Rehabilitation und Prävention 24

Geoffrey D. Maitland

Manipulation der Wirbelsäule

Mit Beiträgen von
D. A. Brewerton, J. Graham und B. C. Edwards

Zweite, korrigierte Auflage

Mit 353 Abbildungen und 32 Tabellen

Springer-Verlag
Berlin Heidelberg New York
London Paris Tokyo
Hong Kong Barcelona
Budapest

GEOFFREY D. MAITLAND, MBE, AUA, FCSP
FACP (Monograph), FACP (Specialist Manipulative Physiotherapist)
M. Appl. Sci. (Physiotherapy)
7 Warburton Court, Beaumont, South Australia 5006
Australia

Übersetzer:
Dr. med. KLAUS BUCKUP
Städtische Kliniken Dortmund, Akademisches Lehrkrankenhaus
Beurhausstraße 40, D-44137 Dortmund

Textüberarbeitung für die 2. Auflage:
Martha Hauser
Dipl. Advanced Manip. Physiotherapist
Instruktorin Maitland Konzept (IMTA)
CH – 6370 Stans

Titel der englischen Originalausgabe: *Vertebral Manipulation*
© Butterworth & Co (Publishers) Ltd., London 1964, 1968, 1973, 1977, 1986

ISBN 3-540-56946-4 Springer-Verlag Berlin Heidelberg New York

Die Deutsche Bibliothek – CIP-Einheitsaufnahme
Maitland, Geoffrey D.: Manipulation der Wirbelsäule / Geoffrey D. Maitland. Mit Beitr. von D. A. Brewerton ... [Übers.: Klaus Buckup]. – 2., korrigierte Aufl. / [Textüberarb. für die 2. Aufl.: Martha Hauser]. – Berlin; Heidelberg; New York; London; Paris; Tokyo; Hong Kong; Barcelona; Budapest; Springer, 1994
 (Rehabilitation und Prävention; 24)
 Einheitssacht.: Vertebral manipulation
 ISBN 3-540-56946-4
NE: Hauser, Martha [Bearb.]; GT

Dieses Werk ist urheberrechtlich geschützt. Die dadurch begründeten Rechte, insbesondere die der Übersetzung, des Nachdrucks, des Vortrags, der Entnahme von Abbildungen und Tabellen, der Funksendung, der Mikroverfilmung oder der Vervielfältigung auf anderen Wegen und der Speicherung in Datenverarbeitungsanlagen, bleiben, auch bei nur auszugsweiser Verwertung, vorbehalten. Eine Vervielfältigung dieses Werkes oder von Teilen dieses Werkes ist auch im Einzelfall nur in den Grenzen der gesetzlichen Bestimmungen des Urheberrechtsgesetzes der Bundesrepublik Deutschland vom 9. September 1965 in der jeweils geltenden Fassung zulässig. Sie ist grundsätzlich vergütungspflichtig. Zuwiderhandlungen unterliegen den Strafbestimmungen des Urheberrechtsgesetzes.

© Springer-Verlag Berlin Heidelberg 1991, 1994
Printed in Germany

Die Wiedergabe von Gebrauchsnamen, Warenbezeichnungen usw. in diesem Werk berechtigt auch ohne besondere Kennzeichnung nicht zu der Annahme, daß solche Namen im Sinn der Warenzeichen- und Markenschutzgesetzgebung als frei zu betrachten wären und daher von jedermann benutzt werden dürften.

Produkthaftung: Für Angaben über Dosierungsanweisungen und Applikationsformen kann vom Verlag keine Gewähr übernommen werden. Derartige Angaben müssen vom jeweiligen Anwender im Einzelfall anhand anderer Literaturstellen auf ihre Richtigkeit überprüft werden.

Umschlaggestaltung: Konzept & Design, Ilvesheim
Satzarbeiten: Mitterweger, Plankstadt
Druck: Druckerei Zechner, Speyer
Verarbeitung: Buchbinderei Schäffer, Grünstadt
21/3111-5 4 3 2 1 – Gedruckt auf säurefreiem Papier

Vorwort zur deutschen Ausgabe

Die Manualtherapie ist ein uraltes Verfahren, das schon in den Schriften von Hippokrates erwähnt wird. Von Amerika und England ausgehend kamen nach 1945 zunehmend auch im deutschsprachigen Raum manualtherapeutische Verfahren zum Tragen, die in entsprechenden Schulen ihre theoretische und praktische Grundlage fanden. Hier wurde dann die Manualtherapie auf eine wissenschaftliche Basis gestellt und weiterentwickelt.

Ein umfassendes Wissen über die anatomischen und physiologischen Zusammenhänge des menschlichen Körpers ist die unabdingbare Voraussetzung für das Verständnis manualtherapeutischer Inhalte.

Bei der Manualtherapie handelt es sich um eine genaue und ausgefeilte Diagnostik von Funktionsstörungen im Bewegungssystem. Mit Hilfe gezielter Mobilisationen und Manipulationen lassen sich Wirbelsäulen- und Gelenkerkrankungen, die mit einer Funktionsstörung im Sinne einer Blockierung einhergehen, therapieren.

Die Manualtherapie hat sich heute zu einem voll in die Schulmedizin integrierten interdisziplinären klinischen Teilgebiet entwickelt. Die Möglichkeit der Erlangung der Zusatzbezeichnung Manualtherapeut bzw. Chirotherapeut zeigt den wichtigen Stellenwert dieses Verfahrens der Diagnostik und Therapie von Erkrankungen des Stütz- und Bewegungsapparates.

Die Schmerzsyndrome der Wirbelsäule sind in ihrer auffälligen Variationsbreite differentialdiagnostisch oft schwer einzuordnen. Da das Röntgenbild allein selten in der Lage ist, eine krankheitsgerechte Wirbelsäulendiagnose zu liefern, kommt der funktionsorientierten manualtherapeutischen Diagnostik eine besondere Bedeutung zu.

Eine Vielzahl guter Bücher zum Thema „Wirbelsäule" sind heute erhältlich, darunter auch einige ausgezeichnete Darstellungen aus manualtherapeutischer Sicht. Das Buch von G. D. Maitland, welches eine hervorragende praxisgerechte Orientierung der Diagnostik und Therapie von Wirbelsäulenerkrankungen vermittelt, ist eine sinnvolle Ergänzung zu dem vielfältigen Literaturangebot. Aufgrund dieses Sachverhaltes hat sich der Springer-Verlag zur Übersetzung dieses mehrfach neu aufgelegten Buches entschlossen.

Das Werk zeichnet sich durch einen differenzierten Aufbau und eine prägnante Darstellung der wichtigsten Aspekte der Diagnostik und Therapie von Wirbelsäulenerkrankungen aus.

Ein Großteil der in diesem Buch beschriebenen diagnostischen Verfahren und Behandlungstechniken ist heute zwar allgemein bekannt und verbreitet, der vorliegende Text gibt darüber hinaus aber auch den über Jahrzehnte erarbeiteten Erfahrungsschatz und die eigenen Erkenntnisse des Verfassers wieder.

Besonderer Wert wird auf die Befragung und Untersuchung des Patienten gelegt. Manchem Leser mögen diese Kapitel zu detailliert und zu ausführlich erscheinen. Aber gerade dies muß als eine Besonderheit dieses Buches hervorgehoben werden in einer Zeit, in der die apparative Medizin immer mehr Priorität gewinnt, und das eingehende anamnestische Gespräch mit dem Patienten in den Hintergrund getreten ist.

Neben der Darstellung von anamnestischen Gesprächsbeispielen und der Möglichkeiten ihrer Dokumentation wird der Schmerz in seinen verschiedenen Intensitätsgraden und Äußerungsmöglichkeiten erörtert.

Die wichtigsten erworbenen Wirbelsäulenleiden, deren gezielte Diagnostik und die möglichen Behandlungstechniken werden nach Wirbelsäulenabschnitten ausführlich beschrieben. Der Text wird durch eine Vielzahl von Tabellen, instruktiven schematischen Darstellungen und Diagrammen ergänzt, die einen wertvollen Bestandteil des Buches bilden. Immer wieder wird der theoretische Sachverhalt zu praktischen Beispielen in Beziehung gesetzt, wodurch es dem Leser ermöglicht wird, die oft komplexe Materie besser zu verstehen und „in den Griff zu bekommen".

Als Fazit läßt sich feststellen, daß dieses Buch dem an der Manualtherapie Interessierten die Möglichkeit gibt, weiter in die Kunst der Anwendung manipulativer Techniken einzudringen, um seinen Patienten besser helfen zu können. Darüber hinaus sollte es so manchem Verfechter frühzeitiger chirurgischer Eingriffe einiges zu denken geben.

Dortmund, 1991   KLAUS BUCKUP

Vorwort zur fünften englischen Auflage

Seit der Überarbeitung des Textes zur 4. Auflage dieses Buches sind sehr wichtige klinische Entwicklungen eingetreten. R. McKenzie (MNZSP, MNZMTA), ein international bekannter neuseeländischer Physiotherapeut, hat die Palette der Behandlungsmöglichkeiten auf einem Gebiet erweitert, bei dem es sich nach meiner Überzeugung um einen neuartigen Beitrag zur manipulativen Therapie handelt: Die Rede ist von den von ihm entwickelten Behandlungen mit seitlichen Verschiebungen bei Patienten mit diskogenen Beschwerden im unteren Lendenwirbelsäulenbereich. In Westaustralien setzte R. L. Elvey (B. AppSc/Physio, MMTAA, Grad. Dip. Manip. Th.) die von ihm selbst initiierten Studien zu Untersuchungsverfahren von Verspannungen in Strukturen der Halswirbelsäule und Arme, die zu Schulter-und Armsymptomen führen, fort. B. C. Edwards (BSC/Anat, B. AppSc/Physio, Grad. Dip. Manip. Th.), ebenfalls aus Westaustralien, ist in der Fachwelt durch seine Initiative zur Einrichtung des Studiengangs „Graduate Diploma in Advanced Manipulative Therapie" („Fachdiplom für fortgeschrittene Manualtherapie") am Institute of Technology, Westaustralien, bekannt geworden. Er war es auch, der die klinischen Standards für die Mitgliedschaft in der International Federation of Orthopaedic Manipulative Therapy („Internationaler Verband für Orthopädische Manipulative Therapie") formulierte. Seinen Besonderen Beitrag zur Weiterentwicklung des therapeutischen Konzepts leistete er durch die Formalisierung der Kombinationsbewegungen bei der Untersuchung und Behandlung und ihres Bezuges zu den symptomatischen Befundmustern. Es ist bezeichnend für ihn, daß er nun auch einen Beitrag für die vorliegende Ausgabe dieses Buches geschrieben hat. Eine weitere bedeutsame klinische Entwicklung hat sich hinsichtlich des Verhältnisses zwischen der Untersuchung der Bewegungen schmerzintensiver Strukturen im Wirbelkanal und Intervertebralkanal durch den sogenannten „Slump-Test" und seine Variationen ergeben, ebenso wie durch die Arbeiten von Dr. Alf Breig, einem schwedischen Neurochirurgen. Alle genannten Aspekte haben die Konzeption dieser 5. Auflage mitbeeinflußt.

Eine weitere Zielsetzung dieser Neuauflage war auch eine Änderung des Aufbaus; beabsichtigt war dabei, daß jedes Kapitel als Einheit betrachtet werden kann und daß nicht mehr, wie bei den vier vorausgegangenen Ausgaben, die Notwendigkeit besteht, die jeweils relevanten Aspekte aus fünf verschiedenen Kapiteln herauszusuchen. Diese Umarbeitung war eine Mammutaufgabe, und ich muß besonders drei Mitarbeitern dafür meinen besonderen Dank aussprechen, wenngleich viele andere Helfer ihrerseits durch Anregungen und konstruktive Kritik ihren besonderen Beitrag geleistet haben. An erster Stelle möchte ich Helen Allen für ihre Unterstützung bei der Texterfassung am Computer danken und für ihre Geduld beim Lesen meiner Aufzeichnungen sowie beim Einarbeiten der nie endenwollenden Änderungen, die ich vorgenommen habe. Sie hat dazu beigetragen, daß diese Ausgabe überhaupt möglich wurde. Ihre Fähigkeit, den Inhalt richtig zu verstehen und seine Wiedergabe zu verbessern, war für mich von unschätzbarem Wert. A. H. Dennis (B.A., Dip. Ed., MACE), einen Gymnasiallehrer, erwähne ich hier mit besonderem Vergnügen. Er war so freundlich, Teile des neu hinzugefügten Textes für mich durchzusehen, um mein Englisch zu verbessern. Trotz all ihrer anderweitigen Verpflichtungen hat meine Frau Anne für die vorliegende Auflage noch viele weitere Zeichnungen angefertigt. Ich bin sehr dankbar dafür, daß sie bereit und in der Lage ist, für mich zu arbeiten, besonders deshalb, weil ihre Zeichnungen genau die charakteristischen Züge aufweisen, die ich für wichtig halte. Daß sie seit seiner Entstehung ein Teil dieses Buches war und ist, erfüllt mich mit großer Freude.

Ich danke auch David Thompson, der am südaustralischen Institute of Technology für Audiovisuelle Medien zuständig ist, Neil Merkel (Fachfotograf/Medien, AIMBI), Wally Attwell und Margaret Simmonds (Absolventinnen der Fachschule für Graphische Darstellung, AIMBI) für ihr Engagement beim Erarbeiten der Zeichnungen mit den Golfbällen. Ohne ihre Hilfe wäre diese Veröffentlichung nicht möglich gewesen. Auch die Mitarbeiter des Verlags Butterworths (London) haben durch ihre Geduld meine Arbeit sehr erleichtert, nicht zuletzt auch durch ihre Bereitschaft, den Text in der von mir vorgelegten Form anzunehmen. Das gleiche gilt für die Darstellung der Bewegungsdiagramme. Es war für mich ein außerordentliches Privileg, mit diesem Team zusammenzuarbeiten, und ich danke allen Beteiligten herzlich dafür.

Im Laufe der letzten Jahre habe ich aufgrund meiner Lehrtätigkeit auf dem Gebiet der Manualtherapie für angehende Physiotherapeuten die Erfahrung gemacht, daß die Schulung der Fähigkeit, Beschwerdebilder zu beurteilen mit dem Ziel, dies als echte analytische Herausforderung zu verstehen, zum wichtigsten Entwicklungsbereich geworden ist. In Verbindung mit der „retrospektiven Beurteilung" und mit Hilfe verbesserter Kommunikationsformen, hat dies, so meine ich, bewirkt, daß die Manualtherapeutin zu einer unverzichtbaren Beraterin des Ärzteteams geworden ist, wenn es darum geht, die Patienten von ihren Symptomen zu befreien. Ohne diese Fortentwicklung wären wir nicht in der Lage, so viel zur Therapie beizutragen.

Dank der modernen technischen Möglichkeiten der Textverarbeitung bin ich in der Lage, hier ergänzend zu dem vorstehenden ursprünglichen Vorwort meine Anerkennung für die Hilfe zu äußern, die mir zuteil wurde, als es darum ging, die vorliegende 5. Auflage zu rekonstruieren. Hätten mich meine Kollegen im Australischen Verband der Manualtherapeuten, Südaustralien, nicht finanziell unterstützt, so daß ich die Zeit fand, den Text noch einmal neu zu schreiben, nachdem das fertige Original beim Brand am „Aschermittwoch" vollständig verbrannt war, und wären insbesondere nicht Kay Hunkin und Helen Mackie gewesen, die soviel Zeit für das Redigieren, Korrekturlesen und Zeichnen von Tabellen aufwandten, so wäre diese Ausgabe noch in Jahren nicht fertiggestellt worden. Es gibt kaum Worte der Anerkennung, die auch nur in etwa ausdrücken können, wie beeindruckt ich von Annes Stärke und Tatkraft war, als es darum ging, all die neuen Zeichnungen für diese Ausgabe noch einmal zu erstellen und uns zu ermutigen, unter den schwierigsten Bedingungen mit der Arbeit an der Neufassung dieser Ausgabe zu beginnen.

Adelaide/Australien, 1986 GEOFFREY D. MAITLAND

Vorwort zur ersten englischen Auflage

Die Manualtherapie im Bereich der Wirbelsäule wird nur allzu häufig mit falschen Diagnosen und roher Kraftanwendung nach dem Prinzip „gleichgültig, ob richtig oder falsch" assoziiert. Diese Assoziationen haben dazu geführt, daß die Manualtherapie aus der routinemäßigen physikalischen Medizin ausgegrenzt wurde. Die vorsichtige und empfindliche Haltung gegenüber dieser Behandlungsform ließe sich weitgehend korrigieren, wenn anerkannt würde, daß die meisten Patienten durch die sanfteren Behandlungsformen von ihren Beschwerden befreit werden können.

Es gibt zwei Techniken in der Manualtherapie. Die erste Form, die man eher als Mobilisation bezeichnen sollte, ist die sanftere Form der Bewegung durch passive, rhythmisch oszillierende Bewegungen innerhalb oder im Endbereich des Bewegungsspielraumes. Die zweite ist eine Bewegung am Ende des Bereichs in Form eines Impulses, der aus der maximalen Vorspannung heraus erfolgt. Der Unterschied zwischen diesen beiden Techniken mag unbedeutend erscheinen, wenn man eine kräftig applizierte Mobilisationsbehandlung mit einem sanften manipulativen Impuls vergleicht; doch gibt es hier einen wichtigen Unterschied. Der Patient kann sich der Mobilisationsbewegung widersetzen, wenn sie zu schmerzhaft zu werden droht, während die plötzlich erfolgende, impulsartige manipulative Behandlung jede Beeinflussung durch den Patienten ausschließt.

Das praxisbezogene Vorgehen beim Einsatz der manipulativen Verfahren besteht darin, die Behandlung eher an den Symptomen und Zeichen des Patienten zu orientieren als an der Diagnose. Durch eine solche Art des Vorgehens vermeidet man sowohl die Konfusion, die dadurch entstehen kann, daß eine bestimmte diagnostische Bezeichnung jeweils mit unterschiedlichen Symptomen assoziiert wird, als auch Kontroversen über die Ursache einer Erkrankung. In der Tat ist es häufig unmöglich festzustellen, welche Ursache in einem bestimmten Fall eigentlich vorliegt. Auch dürfte Einigkeit darüber bestehen, daß z.B. bei der Diagnose „Bandscheibenerkrankung" die Symptome und feststellbaren Zeichen oft nicht übereinstimmen und unterschiedliche Behandlungsformen erforderlich machen.

In diesem Buch werden nur die Wirbelgelenke vom Okziput bis zum Sakrum behandelt, und der Text ist so strukturiert, daß er den Leser in logischer Folge von der Untersuchung der verschiedenen Intervertebralebenen zu den in jedem Einzelfall anzuwendenden Mobilisationstechniken führt. Es folgt dann die Beschreibung der kraftvollen manipulativen Verfahren und ihrer Anwendung. Im letzten Kapitel werden Leitlinien der Behandlung angesprochen, die auf spezifische Krankengeschichten bezogen erläutert werden. Es sollte dabei nicht vergessen werden, daß alle in diesem Buch beschriebenen Behandlungstechniken, wenn sie von Physiotherapeuten durchgeführt werden, nur nach Überweisung des Patienten durch den behandelnden Arzt angewandt werden dürfen.

Den vielen Menschen, die so entscheidend zur endgültigen Fassung dieses Buches beigetragen haben, kann ich kaum in gebührender Form danken. Ohne die konstruktive Mithilfe all jener, die das Abschreiben des Manuskripts und das Modellstehen für die Zeichnungen übernahmen, wäre meine Arbeit sehr viel schwieriger gewesen.

Einige Personen wurden gebeten, das Manuskript aufmerksam und kritisch zu lesen und zu beurteilen, um zu gewährleisten, daß es so weitgehend wie möglich den Erfordernissen der therapeutischen Praxis entspricht; ich bin sicher, daß sie alle nun feststellen können, wie unschätzbar wichtig ihre Beratung und Anleitung tatsächlich war. Im besonderen möchte ich meinen aufrichtigen Dank M.J. Hammond (AUA, MCSP/Lehrerzertifikat), J.-M. Ganne (MCSP/Lehrerzertifikat), M. Martin-Jones (MCSP/Lehrerzertifikat), Dr. A.W. Burnell (D. Phys. Med.), H.B. Culshaw (BA, Dip. Ed.), Lansell Bonnin (MCh/Orth., FRCS) und Dr. Bryan Gandevia (MD, BS, Melbourne, MRACP, Beratender Herausgeber des Australian Journal of Physiotherapy) aussprechen. Alle genannten Personen haben mir durch ihre Kommentare und kritischen Anmerkungen wertvolle Ansatzpunkte zu verschiedenen Aspekten der Arbeit vermittelt, vor allem im Hinblick auf den Unterricht für Studenten der Physiotherapie, sowie auf die medizinische Richtigkeit und den Aufbau des Buches. Mein Dank gilt auch meiner Frau, die mit soviel Sorgfalt alle in diesem Buch enthaltenen Zeichnungen angefertigt hat.

Mit besonderer Dankbarkeit erinnere ich mich an die freundliche Aufnahme, die mir während meiner kürzlichen Studienreise in Großbritannien, den Vereinigten Staaten von Amerika und Kanada zuteil wurde.

Adelaide/Australien, 1964   GEOFFREY D. MAITLAND

*Meiner Frau Anne
in Dankbarkeit
für ihre unerschöpfliche Geduld
und Ermutigung*

Inhaltsverzeichnis

1	**Einleitung**	1
1.1	Passive Bewegung	4
1.2	Manipulation	4
1.3	Mobilisation	4
1.4	Manipulative Therapie	5
1.4.1	Die Beziehung zwischen Techniken und Beurteilung	5
1.4.2	Die Techniken	5
1.4.3	Umgang mit den Problemen der Diagnosestellung	7
1.4.4	Theorie	9
1.4.5	Angemessene Ausdrucksweise	11
1.4.6	Zuhören	11
1.4.7	Die Untersuchung	12
1.4.8	Die Behandlung in ihrem Bezug zu Vorgeschichte, Symptomen und Zeichen	14
1.4.9	Beurteilung und analytische Beurteilung	14
1.5	Zwei besondere Fähigkeiten des Körpers	16
1.6	Zusammenfassung: Das Konzept	16
2	**Die Rolle des Arztes bei Diagnosestellung und Verschreibung manualtherapeutischer Verfahren im Bereich der Wirbelsäule**	19
2.1	Organische Störungen ohne Einbeziehung der Wirbelsäule	19
2.1.1	Schwangerschaft	20
2.1.2	Erkrankungen des Rückenmarks oder der Cauda equina	20
2.1.3	Die Vertebralarterien	20
2.2	Wirbelsäulenerkrankungen	21
2.2.1	Spondylolisthesis	21
2.2.2	Osteoporose	21
2.2.3	Ankylosierende Spondylitis und primär-chronische Polyarthritis (PCP)	22
2.2.4	Nervenwurzelschmerzen	22
2.3	Die übrigen Beschwerdebilder	23
2.3.1	Körperhaltung und berufliche Tätigkeit	24
2.3.2	Psychologische Faktoren	24
3	**Kommunikation**	26
3.1	Nichtverbale Kommunikation	29
3.2	Verbale Kommunikation	31

3.3	Fertigkeiten bei der Anamneseerhebung	32
3.4	Geschickte Wortwahl	34
3.4.1	Beeinflussung der Antwort	34
3.4.2	Kürze	34
3.4.3	Spontane Aussagen	35
3.4.4	Stichworte	35
3.5	Störungen bei der verbalen Kommunikation	35
3.5.1	Fehlinterpretationen	37
3.5.2	Vermutungen	39
3.6	Interviewbeispiele	39
3.6.1	Spontane Rückfragen	41
3.6.2	Stichworte	45
3.6.3	Spezifische Aussagen	47
3.6.4	Die erste Behandlungssitzung	47
3.6.5	Die nachfolgenden Behandlungssitzungen	57
3.6.6	Während einer Behandlungssitzung	59
3.6.7	Verlaufsrückblicke	62
3.7	Schlußbemerkung	64
4	**Untersuchung**	**65**
4.1	Die subjektive Untersuchung	65
4.1.1	Art der Beschwerden	66
4.1.2	Vorgeschichte	67
4.1.3	Lokalisation der Symptome	67
4.1.4	Verhalten der Symptome	75
4.1.5	Spezielle Fragen	77
4.1.6	Aufnehmen der Vorgeschichte	78
4.2	Planung	82
4.2.1	Planung der subjektiven Untersuchung	82
4.2.2	Planung der objektiven Untersuchung	85
4.3	Die objektive Untersuchung	86
4.3.1	Aktive Tests	87
4.3.2	Passive Tests	98
4.3.3	Differenzierungstests	119
4.3.4	Neurologische Tests	125
4.3.5	Röntgenuntersuchungen	132
5	**Prinzipien der Techniken**	**134**
5.1	Die Bewegung „fühlen"	135
5.2	Die Bewegungsgrade	138
5.3	Rhythmus	142
5.4	Rhythmus/Symptomreaktion	145
5.4.1	Typ 1	146
5.4.2	Typ 2	146
5.5	Manipulative Behandlung unter Anästhesie (MUA)	146

6	**Anwendung der Techniken**	148
6.1	Beurteilung der Behandlung	148
6.1.1	Deformität	150
6.1.2	Bewegungen	151
6.1.3	Pathologie	151
6.2	Tiefe der Mobilisationsbehandlungen	152
6.2.1	Schmerz	152
6.2.2	Muskelspasmus	153
6.3	Dauer und Häufigkeit der Behandlung	154
6.4	Bewegungsmuster	156
6.4.1	Wahl der Technik	157
6.4.2	Regelmäßige Bewegungsmuster	158
6.4.3	Unregelmäßige Bewegungsmuster	159
6.5	Kontraindikationen	159
6.5.1	Neurologische Veränderungen	160
6.5.2	Röntgenologische Veränderungen	160
6.5.3	Vertigo	161
6.5.4	Hypermobilität	161
6.6	Aufzeichnungen	163
7	**Wahl der Techniken**	167
7.1	Auswahlkriterien: Allgemeine Aspekte der Wahl der jeweiligen Technik	171
7.1.1	Aktueller Kenntnisstand hinsichtlich der pathologischen und der mechanischen Störungen	171
7.1.2	Diagnose	184
7.1.3	Vorgeschichte, Symptome und Zeichen	190
7.2	Auswahlkriterien: Aspekte der Technik als solcher	192
7.2.1	Mobilisation oder Manipulation	192
7.2.2	Bewegungsrichtung der Technik	193
7.2.3	Position des Intervertebralgelenks, in dem die Bewegung durchgeführt wird	194
7.2.4	Art der Durchführung der Technik	195
7.2.5	Dauer der Behandlung	196
7.3	Auswahlkriterien in Abhängigkeit von der Diagnose und den derzeitigen Symptomen	196
7.3.1	Mechanische Blockierung	197
7.3.2	Bänder und Kapseln. Arthritisches/arthrotisches Apophysealgelenk	197
7.3.3	Arthritisches/arthrotisches Intervertebralgelenk	204
7.3.4	Bandscheibe/Nervenwurzel	205
7.4	Auswahlkriterien: Zusammenfassung	208
8	**Beurteilung**	211
8.1	Die Beurteilung bei der erstmaligen Untersuchung	215
8.2	Die Beurteilung im Verlauf der Behandlung	217

8.2.1	Die Beurteilung zu Beginn einer jeden Behandlungssitzung .	236
8.2.2	Die Beurteilung während der Durchführung einer Behandlungstechnik	240
8.2.3	Die Beurteilung nach der Durchführung der Technik	243
8.2.4	Die Beurteilung zum Abschluß der Behandlungssitzung	244
8.2.5	Die Beurteilung über einen Zeitraum von 24 h unmittelbar im Anschluß an die letzte Behandlungssitzung .	245
8.2.6	Die rückblickende Beurteilung	246
8.2.7	Wenn der Behandlungsfortschritt sich verringert oder verlangsamt hat oder stationär bleibt	246
8.2.8	Die Beurteilung im Anschluß an eine Unterbrechung der Behandlung	248
8.2.9	Die Beurteilung bei Abschluß der Behandlung	249
8.2.10	Die Beurteilung zur Unterstützung der Differentialdiagnose	250
8.2.11	Die analytische Beurteilung	250
8.2.12	Zusammenfassung	253
9	**Halswirbelsäule**	**254**
9.1	Subjektive Untersuchung	254
9.1.1	Symptombereich	254
9.1.2	Verhalten der Symptome	257
9.1.3	Besondere Fragen	257
9.1.4	Vorgeschichte	257
9.2	Objektive Untersuchung	258
9.2.1	Weiterführende Tests	263
9.2.2	Reihenfolge der Kombination von Bewegungen	264
9.2.3	Testbewegungen unter Kompression	266
9.2.4	Vertebrobasilararterie	268
9.2.5	Richtige Beurteilung	272
9.2.6	Bewegung im Wirbelkanal und in den Foramina intervertebralia	273
9.2.7	Palpation	278
9.2.8	Passiver Bereich der physiologischen Bewegungen der einzelnen Intervertebralgelenke	289
9.3	Techniken: Mobilisation	300
9.3.1	Longitudinalbewegung (↔)	300
9.3.2	Posteroanteriorer vertebraler Druck, zentral (↕)	301
9.3.3	Posteroanteriorer vertebraler Druck, zentral als Kombinationstechnik	303
9.3.4	Posteroanteriorer vertebraler Druck, unilateral (⌐)	305
9.3.5	Posteroanteriorer vertebraler Druck, unilateral (⌐ C2 und ⌐ C2 bei 30° Linksrotation Ⓛ)	306
9.3.6	Posteroanteriorer vertebraler Druck, beidseitig (⌐⌐)	307
9.3.7	Anteroposteriorer vertebraler Druck, unilateral (⌐)	308
9.3.8	Articulatio cricothyreoidea (Spanngelenk der Stimmbänder)	309
9.3.9	Transversaler vertebraler Druck (←•)	310
9.3.10	Transversaler vertebraler Druck C2–C6 (←•), Alternative	312

9.3.11	Transversaler vertebraler Druck C1 (↔)	312
9.3.12	Rotation (↺)	313
9.3.13	Lateralflexion ( )	316
9.3.14	Flexion der Halswirbelsäule (F)	318
9.3.15	Allgemeine Anmerkungen	319
9.4	Techniken: Traktion der Halswirbelsäule	319
9.4.1	Allgemeine Hinweise zur Anwendung	319
9.4.2	Traktion in neutraler Position (CT ↑)	323
9.4.3	Traktion in Flexionsstellung (CT ↗)	325
9.5	Techniken: Manipulation, Grad V	327
9.5.1	Rotation der Halswirbelsäule (↺)	327
9.5.2	Atlantookzipitalgelenk (Rotation Iv ↻ O/1)	327
9.5.3	Atlantookzipitalgelenk, posteroanteriorer Impuls unilateral (Iv ↗ O/1)	328
9.5.4	Obere Halswirbelgelenke – Okziput bis C3 (Transversalimpuls Iv ↔ Öffnung O/1, 1/2 oder 2/3)	329
9.5.6	Obere Halswirbelgelenke, Okziput bis C3 (Transversalimpuls, Schließung des rechten Iv ↔)	330
9.5.7	Atlantookzipitalgelenk (Longitudinalbewegung ↔ Ⓡ)	330
9.5.8	Atlantoaxiales Gelenk (Rotation Iv C1/2 ↺)	331
9.5.9	Intervertebralgelenke C2–C7 (Rotation Iv ↺)	332
9.5.10	Intervertebralgelenke C2–C7 (Lateralflexion Iv)	333
9.5.11	Intervertebralgelenke C2–C7 (Transversalimpuls Iv Öffnung ↔)	334
9.5.12	Zwischenwirbelgelenke C2–C7 (Transversalimpuls zum Schließen der rechten Seite Iv ↔)	335
10	**Brustwirbelsäule**	**336**
10.1	Subjektive Untersuchung	336
10.2	Objektive Untersuchung	338
10.2.1	Rotation der Brustwirbelsäule	338
10.2.2	Differenzierungstests	339
10.2.3	Kombinationstests	340
10.2.4	Kompressions-Bewegungs-Tests	342
10.2.5	Slump-Test	342
10.2.6	Palpation	342
10.2.7	Passiver Bereich der physiologischen Bewegungen der einzelnen Wirbelgelenke	344
10.3	Techniken: Mobilisation	349
10.3.1	Posteroanteriorer vertebraler Druck, zentral (↓)	349
10.3.2	Posteroanteriore intervertebrale Druckanwendungen, rotatorisch	352
10.3.3	Transversaler vertebraler Druck (↔)	353
10.3.4	Posteroanteriorer vertebraler Druck, unilateral (⌐)	355
10.3.5	Posteroanteriorer kostovertebraler Druck, unilateral (⌐)	356
10.3.6	Rechtsrotation (T2–T12)	359
10.3.7	Mobilisation der Rippen (R2–12)	361
10.4	Techniken: Traktion der Brustwirbelsäule	361

10.4.1	Obere Brustwirbelsäule (TT ↗)	361
10.4.2	Untere Brustwirbelsäule (TT →)	362
10.5	Techniken: Manipulation	363
10.5.1	Intervertebralgelenke C7–T3 (Lateralflexion ↰)	363
10.5.2	Intervertebralgelenke T3–T10 (PAs ↨)	364
10.5.3	Intervertebralgelenke T3–T10 (Longitudinalbewegung ↔)	365
10.5.4	Intervertebralgelenke T3–T10 (Rotation ↻)	366
10.6	Ein Behandlungsbeispiel	367

11 Lendenwirbelsäule ... 370

11.1	Allgemeines	370
11.1.1	Patientengruppe 1	370
11.1.2	Patientengruppe 2	370
11.2	Subjektive Untersuchung	371
11.2.1	Symptombereich	371
11.2.2	Verhalten der Symptome	373
11.2.3	Anamnese	374
11.3	Objektive Untersuchung	375
11.3.1	Flexion der Lendenwirbelsäule	376
11.3.2	Extension der Lendenwirbelsäule	381
11.3.3	Seitenverlagerungen	382
11.3.4	Kombinationsbewegungen	384
11.3.5	Palpation	392
11.3.6	Passiver Bereich der physiologischen Bewegungen einzelner Intervertebralgelenke	395
11.3.7	Slump-Test	399
11.4	Techniken: Mobilisation	399
11.4.1	Posteroanteriorer vertebraler Druck, zentral (↨)	400
11.4.2	Posteroanteriorer vertebraler Druck, zentral als Kombinationsbewegung in Lateralflexion nach rechts (in LF ®, ↨)	402
11.4.3	Anteroposteriorer vertebraler Druck, zentral (↥)	402
11.4.4	Posteroanteriorer vertebraler Druck, einseitig (↰)	403
11.4.5	Transversaler vertebraler Druck (↔)	404
11.4.6	Rotation	406
11.4.7	Rotation mit kombinierten Bewegungspositionen	411
11.4.8	Longitudinalbewegung (↔)	418
11.4.9	Flexion (F)	419
11.4.10	Entkräftende Schmerzen im unteren Rücken, die den Patienten ans Bett fesseln	422
11.4.11	Posteroanteriore Bewegung	423
11.4.12	Anheben des gestreckten Beins (SLR, Ⓛ)	423
11.4.13	Slump-Technik	424
11.5	Techniken: Traktion der Lendenwirbelsäule	425
11.6	Techniken: Manipulation	434
11.6.1	Rotation der Lendenwirbelsäule (↻)	434

11.6.2	Posteroanteriorer zentraler vertebraler Druck, posteroanteriorer einseitiger vertebraler Druck, und transversaler vertebraler Druck	435
11.6.3	Zwischenwirbelgelenke T10–S1 (Rotation ↻)	435
11.7	Ein Behandlungsbeispiel	436

12 Sakroiliakalbereich 441

12.1	Objektive Untersuchung	441
12.2	Behandlungstechniken	445

13 Sakrokokzygeal- und Interkokzygealbereich 446

13.1	Objektive Untersuchung	446
13.2	Behandlungstechniken	448

14 Behandlungsbeispiele 449

14.1	Untersuchung	449
14.2	Behandlung	449
14.3	Krankengeschichten	450
14.3.1	Nervenwurzelsyndrome	450
14.3.2	Halswirbelsäule	460
14.3.3	Lendenwirbelsäule	473
14.3.4	Brustwirbelsäule	485

Anhang 1 Theoretische Grundlagen und Erstellung des Bewegungsdiagrammes 495

Anhang 2 Klinische Beispiele 512

Anhang 3 Untersuchungsbeispiele 517

Anhang 4 522

Epilog 529

Literaturverzeichnis 530

Sachverzeichnis 535

Glossar

Ausstrahlungsschmerz s. Schmerz

Auswertung. Dieser Begriff wird im vorliegenden Buch nicht verwendet; er bezeichnet eine bestimmte Art der Beurteilung (s. Beurteilung).

Beschwerden. Weil es häufig sehr schwierig ist, eine spezifische Diagnose zu stellen, wird in diesem Buch meistens ein beschreibender Begriff wie „die Beschwerden des Patienten" verwendet. Solche Begriffe werden ganz bewußt gebraucht, um die Gedanken des Lesers für die Aufnahme anderer wesentlicher Elemente der dargestellten Zusammenhänge freizuhalten. Die Alternative besteht darin, Diagnosebegriffe zu verwenden, doch kann sich dies als unproduktiv erweisen, wenn die im übrigen Text enthaltenen Aussagen dadurch verfälscht werden und so wesentliche Informationen verlorengehen.

Beurteilung. Zu diesem Begriff gibt es drei Definitionen:

1. Die Beurteilung der bei der Untersuchung eines Patienten festgestellten Befunde, die dem Untersuchenden die Daten und Informationen vermitteln, die er für eine Diagnose benötigt. Hierfür wird in einigen Ländern auch der Begriff „Auswertung" verwendet.

2. Die Beurteilung der Veränderungen, die als Ergebnis der Anwendung einer Technik auftreten, um die Auswirkung der jeweiligen Technik auf die Störung nachzuweisen oder auch um die Auswirkung der Behandlungstechniken bzw. der Behandlungssitzungen auf die Störung zu bestimmen.

3. Die *analytische* Beurteilung erfolgt während oder nach Abschluß der Behandlung. Sie berücksichtigt alle Details der Vorgeschichte des Patienten und der derzeitigen Krankengeschichte, die Einzelheiten der Diagnose und die Reaktionen der Beschwerden auf die verschiedenen Behandlungen, die eingeleitet wurden. Diese Sammlung von Daten wird analysiert, so daß der wahrscheinliche weitere Verlauf der Beschwerden des Patienten im voraus eingeschätzt werden kann.

Bewegung. Man versteht darunter den jeweiligen *Grad der Bewegung* oder *Rhythmus der Bewegung*. Diese beiden Begriffe dienen aber nur dem einen Zweck, in gekürzter Form die Qualität der angewandten passiven Behandlungsbewegung zu beschreiben. Die Begriffe sind für die Praxis der Behandlung durch passive Bewegung nicht wesentlich. Sie werden nur als Hilfsmittel zur schnellen Aufzeichnung und zur Kommunikation verwendet.

Bewegungsdiagramme. Diese werden in Anhang 1–4 ausführlich erläutert. Für die Behandlungspraxis sind sie nicht wesentlich. Sie haben jedoch den eindeutigen Vorteil, daß sie die Therapeutin veranlassen, die bei der passiven Bewegung eines Gelenks festgestellten Befunde zu analysieren. Sie fördern somit einen Selbstlernprozeß und sind als Lehrmedium und Kommunikationsmittel vonnutzen.

Bewegungsgrade s. Bewegung.

Gelenk. Dieser Begriff wird im vorliegenden Text sehr umfassend gebraucht. Er soll jedes nichtkontraktile Gewebe miteinbeziehen, das durch die Bewegung eines Gelenks beeinflußt wird. *Intraartikulär:* (a) die Strukturen vom subchondralen Knochen zum subchondralen Knochen der aneinander grenzenden Gelenkflächen, und (b) alle Strukturen, die sich innerhalb des Gelenkraums befinden, einschließlich der inneren Kapsel. *Periartikulär:* die Strukturen außerhalb des Gelenks neben und einschließlich der äußeren Kapsel.

Hypermobilität s. Instabilität. Hypermobilität ist ein übermäßig vergrößertes Bewegungsausmaß (Beispiele: Überdehnung oder Überstreckung des Ellbogens oder Knies), wobei eine uneingeschränkte Muskelkontrolle vorhanden ist, die Stabilität verleiht.

Instabilität. Dieser Begriff wird nur verwendet, um ein übermäßig vergrößertes Ausmaß abnormer Beweglichkeit zu bezeichnen, wofür keine schützende Muskelkontrolle besteht.

Irritierbarkeit. Dieser Begriff wird im vorliegenden Text sehr begrenzt und klar definiert verwendet. Er hat einen direkten Bezug zu drei Aspekten der Auswirkung einer wiederholten Bewegung auf die Beschwerden des Patienten. Die Irritierbarkeit solcher Beschwerden umfaßt:
1. wie schnell der Schmerz provoziert wird;
2. wie stark der Schmerz wird;
3. die Zeitdauer, bis dieser Schmerz nachgelassen hat (s. S. 76).

Ischiasbedingte Skoliose s. Schonfehlhaltung.

Latenter Schmerz s. Schmerz.

Manipulation. Dieser Begriff wird in zweierlei Bedeutung verwendet:
 1. In seiner allgemeinen Bedeutung bezieht er sich auf jede „passive Bewegung" im Rahmen der Untersuchung oder Behandlung (s. *Passive Bewegung* und *Mobilisation*).
 2. In seiner eingeschränkten Bedeutung bezeichnet er eine rasche Bewegung mit kürzerer Amplitude (die nicht notwendigerweise im Endbereich des Bewegungsvermögens erfolgt), deren Durchführung der Patient nicht verhindern kann.

Mobilisation. Hierbei handelt es sich ebenfalls um eine „passive Bewegung", jedoch sind deren Rhythmus (s. S. 142) und Ausmaß (s. S. 134) dergestalt, daß der Patient (bzw. die Testperson) ihre Durchführung stets verhindern kann.

Passive Bewegung. Jede Bewegung eines beweglichen Segments, die nicht durch die Muskeln herbeigeführt wird, die mit der Bewegung des betreffenden Segments in Zusammenhang stehen, ist eine passive Bewegung; dies schließt sowohl die mobilisierenden als auch die manipulativen Techniken ein.

Schmerz. Dieser Begriff wird im vorliegenden Buch zur Bezeichnung einer Vielzahl von Schmerzformen verwendet. Dazu gehören auch Empfindungen wie Unbehaglichkeit, das Gefühl der Anomalie, der Schwere, usw. *Latenter Schmerz* tritt in vielfältigen Formen auf (s. S. 176, 221, 223) und umfaßt Schmerzen und andere Empfindungen, die nicht sofort bei einer Bewegung eintreten, sondern vielmehr zu unterschiedlichen Zeitpunkten nach der Bewegung oder nachdem eine bestimmte Position längere Zeit beibehalten wurde. *Geleiteter (Ausstrahlungs-)Schmerz:* Darunter versteht man einen Schmerz, ein Unbehagen oder ein anderes Gefühl, das der Patient an einer Stelle empfindet, die abseits der eigentlichen Schmerzquelle liegt. *Wurzelschmerz:* Dieser Begriff bezeichnet einen Ausstrahlungsschmerz, der im allgemeinen (richtiger- oder fälschlicherweise) als klar umschriebener Schmerzbereich im Zusammenhang mit einer Nervenwurzelirritation definiert wird. *Schmerz durch den gesamten Bewegungsbereich:* Diese Art von Schmerzen wird sehr frühzeitig innerhalb des möglichen Bewegungsbereichs empfunden und hält an, bis das Ende des möglichen Bewegungsbereiches erreicht ist. *Schmerz im Endbereich:* Dieser unterscheidet sich von dem zuvor genannten Schmerz dadurch, daß er nur dann empfunden wird, wenn eine Bewegung das Ende des Bewegungsausmaßes erreicht oder nahezu erreicht.

Seitabweichung s. Schonfehlhaltung.

Seitneigung s. Schonfehlhaltung.

Schonfehlhaltung. Eine geläufige „Schonhaltung" der Halswirbelsäule ist der „*Schiefhals*", sowie im Bereich der Lendenwirbelsäule die „*Ischiasbedingte Skoliose*". Der Begriff *Ischiasbedingte Skoliose* ist ungenau, weil die Skoliose (als Schonhaltung) auch ohne Ischiasbeschwerden auftreten kann. Treffendere Begriffe sind *Seitneigung* oder *Seitabweichung* (s. S. 92, 380).

Sternchen (Asterisk). Die Verwendung von Sternchen beim Aufzeichnen der bei der Untersuchung eines Patienten festgestellten Befunde sowie der Auswirkungen der Behandlung hat den Zweck, die festgestellten Hauptelemente hervorzuheben. Die Verwendung solcher Sternchen bei der Protokollierung ist zeitsparend und versetzt die Therapeutin in die Lage, rasch die wesentlichen Punkte zu erkennen, wenn sie die entsprechenden Beurteilungen vornimmt. Für die Behandlung ist die Verwendung von Sternchen nicht wesentlich.

Wurzelschmerz s. Schmerz.

1 Einleitung

Die manipulative Therapie ist *nicht,* wie häufig behauptet wird, eine rein „empirische" Behandlungsform. Dies ist in erster Linie den Fortschritten der modernen Technologie, besonders den Möglichkeiten moderner Computertechnik, zu verdanken. Abweichend von den meisten Publikationen zu diesem Thema, die einzig und allein Techniken beschreiben, ist das Konzept dieses Buches an folgendem Zitat ausgerichtet:

„Obwohl sich das Krankheitsgeschehen häufig als eine ‚black box' darstellt, kann doch viel getan werden, um Beschwerden zu lindern.
Manualtherapeuten nähern sich gewöhnlich der Behandlung einer Lumbalgie, indem sie die ‚outputs' (Krankheitszeichen und Symptome) der ‚black box' beobachten, um dann sorgfältig und methodisch ihre eigene Geschicklichkeit einzubringen (inputs), und so letztlich ein günstiges Ergebnis erzielen. Die Hypothesen darüber, was sich innerhalb der black box abspielt, werden weniger relevant, es sei denn, es existieren verläßliche krankheitsbezogene Daten." (The Manipulative Therapists Association of Australia, 1984)

Obwohl sich dieses Buch fast ausschließlich mit der Behandlung durch Manipulation (d.h. passive Bewegung) befaßt, bedeutet dies nicht, daß der Autor sie für die Lösung aller Probleme bei der Behandlung von Wirbelsäulenerkrankungen hält. Auf der anderen Seite werden die Möglichkeiten der manipulativen Therapie von den meisten Ärzten und Physiotherapeuten nicht ausreichend berücksichtigt. Es ist daher wichtig, mit besonderem Nachdruck auf diese Therapieform zu verweisen, damit Leser, Lehrer und Anwender sie angemessen und umfassend einsetzen können.

Manipulative Therapie ist nicht mit dem Golfspiel zu vergleichen (Abb. 1.1), bei dem die Spieler eine Technik einsetzen, um den Ball in die von ihnen gewünschte Richtung zu schlagen, obwohl die meisten Therapeuten dazu tendieren, diese Techniken so zu verstehen. Die manipulative Therapie ist eher mit dem Schachspiel vergleichbar (Abb. 1.2), bei dem die verschiedenen Figuren auf unterschiedliche und spezifische Weise bewegt werden können, und bei dem so lange Pläne ersonnen und wieder verworfen werden, bis letztlich das Ziel erreicht ist.

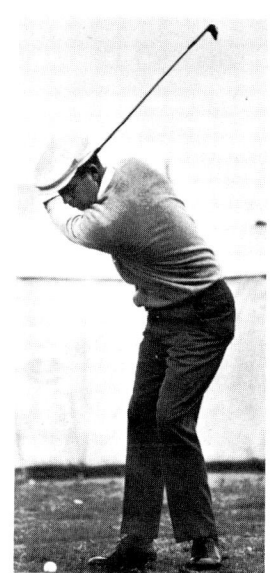

Abb. 1.1. Die Technik des Golfspiels

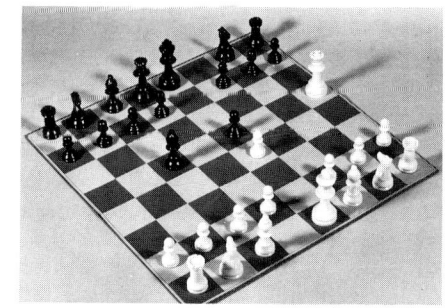

Abb. 1.2. Schach

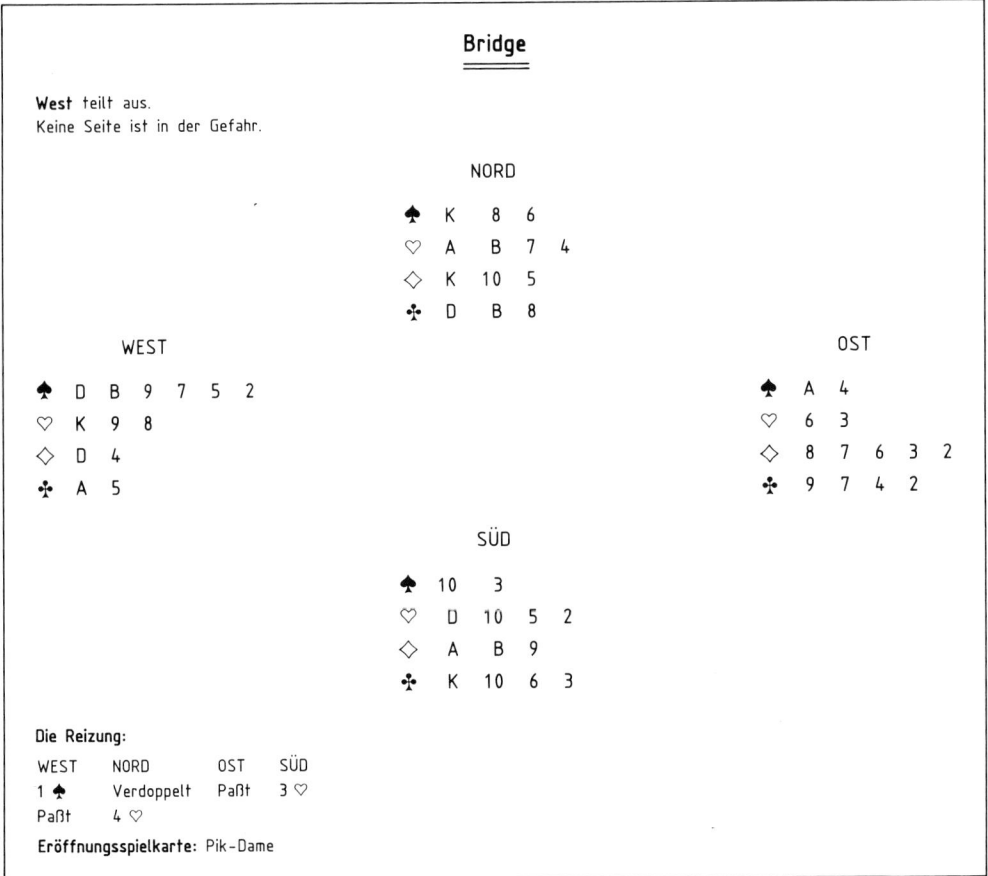

Abb. 1.3. Bridge. Angenommen, *Sie sind West*, und *Süd* hat 4 Karten in Herz wie abgebildet. Sie spielen die Pik-Dame aus, die den Stich macht, *Ost* gibt die Pik-4 dazu und *Süd* die Pik-3. Die fehlenden Pik sind As und 10, und Ihnen ist klar, daß keine Möglichkeit besteht, den Kontrakt zu brechen, wenn nicht *Süd* die 10 hat. In diesem Fall, wenn Sie noch einmal Pik spielen, wird Ihr Partner gezwungen sein, das As zu spielen, selbst wenn der Tisch klein dazu gibt.

Es ist auch klar, daß die Chance, den Kontrakt zu brechen, ziemlich schlecht steht, da Süd wahrscheinlich alle für seine Reizung fehlenden Figurenpunkte hat. Deshalb werden Sie wahrscheinlich nicht mehr als zwei Stiche in Pik und einen in Treff machen.

Trotz dieser trüben Aussicht besteht die Chance, den entscheidenden 4. Stich zu machen, wenn Ihr Partner die Trumpf-6 oder -10 hat. Da das Ihre einzige wirkliche Hoffnung ist, planen Sie die Verteilung dementsprechend und spielen die Pik-2 beim zweiten Stich. Ihr Partner gewinnt die acht vom Tisch mit seinem As und spielt ein Treff aus, ganz wie Sie es von ihm erwartet haben, als Sie eine unnötig niedrige Karte ausspielten, um ihn zum Ausspielen einer niedrigen Karte einer Unterfarbe aufzufordern.

Sie machen den Treff-Stich mit dem As und spielen nun den Pik-Buben aus in der Hoffnung, daß Ihr Partner aus dieser besonderen Reihenfolge des Ausspielens von Pik ersehen wird, daß Sie versuchen, ihn den Pik-König mit seinem höchsten Trumpf fangen zu lassen.

Wenn er den König mit der Trumpf-6 nimmt, hat er tatsächlich Glück, und nun kann *Süd* Sie nicht davon abhalten, einen Trumpf-Stich zu machen.

Und so können Sie sich selbst auf die Schulter klopfen, selbst wenn Sie nur magere 50 Punkte gutgeschrieben bekommen, daß Sie den einzig möglichen Weg gefunden haben, den Kontrakt zu brechen

Eine noch bessere Analogie stellt das Bridge dar (Abb. 1.3). Hierbei spielt die Kommunikation während des Bietens eine wichtige Rolle, ebenso die Einschätzung, wo eventuell Schlüsselkarten sein könnten. Beim Ausspielen der Karten ist eine sorgfältige, wohldurchdachte Planung erforderlich. Jeder Einzelaspekt ist für das gesamte Spiel wichtig und muß durch Erfahrung, Geschicklichkeit und Wissen mit anderen Aspekten in Einklang gebracht werden.

Das „Konzept" der manipulativen Therapie, wie es im folgenden verstanden wird, basiert, selbstverständlich stets von der Diagnose ausgehend, auf der Schmerzreaktion (deren Qualität und Verhalten) bei Bewegungen und Stellungen. Die Schmerzreaktion bei Bewegung des Gelenkes bildet die eine Hälfte des Fundaments dieses Konzeptes, die andere Hälfte besteht in der analytischen Beurteilung. Es ist die analytische Beurteilung, die die Veränderungen der Schmerzreaktion während der Behandlung transparent macht.

Der zunehmende Einsatz der manipulativen Therapie in der orthodoxen medizinischen Behandlung ist für den Patienten sehr positiv, vor allem, wenn man berücksichtigt, daß staatlich anerkannte Weiterbildungskurse in manipulativer Physiotherapie durchgeführt werden, und daß es (wie z. B. in Australien) innerhalb des Physiotherapie-Berufs eine Spezialisierung gibt. Dies führt auch dazu, daß der Begriff „manipulative Therapie" innerhalb der Ärzteschaft kein Reizwort mehr darstellt. Diese wachsende Akzeptanz der manipulativen Therapie bei der konservativen Behandlung von Gelenkbeschwerden ist auf das zunehmende Wissen über die bei der Durchführung einer solchen Behandlung notwendigen Fertigkeiten zurückzuführen, gleichzeitig auf die verbesserte Fähigkeit, die Prognose zu dem Grad der Funktionsbeeinträchtigung des Patienten in Beziehung zu setzen. Es gibt drei Aspekte, die den Weg für eine größere Akzeptanz der manipulativen Therapie, wie sie heute durchgeführt wird, bereitet haben. Der erste ist die Erkenntnis der Ärzte, daß der Manualtherapeut größten Wert auf die *ständige analytische Beurteilung* vor, während und nach der Anwendung jeder Technik bei jeder Sitzung im Verlaufe der gesamten Behandlung legt. Der zweite ist die „Sanftheit" der zu Beginn angewandten Behandlungstechniken. Energischere Techniken werden erst eingesetzt, nachdem die initialen Techniken stufenweise wohlüberlegt in ihrer Dosierung gesteigert worden sind. Der dritte Aspekt ist der nachweisbare Erfolg einer solchen Behandlung sowie die Möglichkeit, daraus hochspezifische Informationen für Differentialdiagnose und Prognose zu gewinnen.

Die manipulative Therapie konnte sich dennoch aus zwei Gründen nur langsam durchsetzen. Der erste ist, daß die diagnostischen Titel, die von manchen Manualtherapeuten gebraucht werden und auf denen sie ihre Therapien aufbauen, den Medizinern häufig nicht akzeptabel erscheinen. Der zweite Grund ist, daß die manipulative Behandlung in manchen Fällen unüberlegt durchgeführt wird, was zu Komplikationen führt – dies belegt die Literatur. Solche Fälle sollten jedoch im richtigen Kontext gesehen werden. Um Brewerton (1964) zu zitieren:

„Trotz der Tragik solcher Fälle muß ihre Bedeutung doch relativiert werden; innerhalb eines Zeitraumes von 10 Jahren war in der amerikanischen Literatur nur von fünf solchen Fällen die Rede. Während dieses Zeitraums waren in den Vereinigten Staaten 16 000 Chiropraktiker regelmäßig tätig, und man kann davon ausgehen, daß sie pro Tag wenigstens eine Halswirbelsäule behandelten; dies würde eine Inzidenz von 1:10 Mio. bedeuten."

Unglücksfälle können durch die Beachtung der drei folgenden Regeln vermieden werden:

1. ständige analytische Beurteilung während der Behandlung;
2. die initiale Anwendung einer Technik muß vorsichtig erfolgen;
3. die symptomatischen Reaktionen während und nach der Anwendung müssen erfaßt und analysiert werden, bevor die Behandlung gesteigert wird.

Bevor wir uns dem „Konzept" der manipulativen Therapie widmen, das in diesem Buch dargestellt werden soll, bedürfen einige Begriffe, die mit der manipulativen Therapie eng verknüpft sind, der Klärung.

1.1 Passive Bewegung

Als passive Bewegung bezeichnet man jede Bewegung eines Körperteiles einer Person, die von einer anderen Person oder mit einem technischen Hilfsmittel ausgeführt wird. Passive Bewegung bezieht sich auf die akzessorischen und die physiologischen Bewegungen eines Gelenkes. *Physiologische Bewegungen* sind Bewegungen, die der Patient selbst aktiv ausführen kann. *Akzessorische Bewegungen* sind die Bewegungen eines Gelenkes, die nicht aktiv vom Patienten durchgeführt werden können, wohl aber von der Therapeutin. Zum Beispiel kann niemand aktiv eine Rotation in den Interphalangealgelenken ausführen, die Therapeutin aber kann diese Bewegung am Patienten vornehmen. Daher ist die Rotation eines Interphalangealgelenkes eine akzessorische Bewegung dieses Gelenks.

1.2 Manipulation

Das Wort „Manipulation" kann in vielen Bedeutungen gebraucht werden. Im medizinischen Sinne kann es weitläufig für jede passive Bewegung verwandt werden. Die Definitionen der Manipulation in Sprachwörterbüchern sind nicht die gleichen wie die in medizinischen Wörterbüchern. Die medizinischen Definitionen unterscheiden sich von Arzt zu Arzt und von Schule zu Schule. Manipulation, Mobilisation und passive Bewegung können synonym gebraucht werden, was auch häufig geschieht. Die Manualtherapeutin ist jedoch durchaus in der Lage, präzise Definitionen für die verwandten Begriffe zu formulieren. In diesem Buch wird das Wort „Manipulation" in zwei Bedeutungen gebraucht.

1. Als allgemeiner Begriff für jede Art von passiver Bewegung jedes Körperteiles als Form der Behandlung von Störungen des Stütz- und Bewegungsapparates. In dieser Bedeutung deckt es alle Formen der passiven Bewegung ab, die oben angeführt sind, sowie auch die folgende spezifische Definition der Manipulation.

2. Eine Technik, die mit solcher Geschwindigkeit durchgeführt wird, daß sie abgeschlossen ist, bevor der Patient in der Lage ist, sie zu verhindern, ist eine manipulative Technik. Solche Techniken werden meist vorsichtig durchgeführt, sind immer klein im Bewegungsausmaß und werden selten kräftig dosiert angewandt (s. Vorwort zur 1. Auflage).

1.3 Mobilisation

Mobilisation bedeutet passive Bewegung in der Art (besonders was die Geschwindigkeit der Bewegung betrifft), daß sie zu jedem Zeitpunkt vom Patienten unterbrochen werden kann, falls dieser es wünscht (s. Vorwort zur 1. Auflage).

Die zwei Arten der Mobilisation sind:

1. passive Bewegungen, die durchgeführt werden, um Schmerzen zu lindern und eine schmerzfreie funktionelle Bewegung wieder herzustellen. Es gibt dabei zwei Vorgehensweisen:
    a) *passive, oszillierende (periodische) Bewegungen*, die langsam (1 pro 2 s), oder schnell (3 pro s), gleichmäßig oder stakkatoartig, mit großer oder kleiner Amplitude durchgeführt werden und in jeder Position innerhalb des gesamten Bewegungsspielraumes eines Gelenkes erfolgen. Diese Bewegungen können unter Kompression oder Distraktion des Gelenkes durchgeführt werden. Distraktion bedeutet das Auseinanderziehen der benachbarten Gelenkflächen und Kompression deren Annäherung bzw. ein Aufeinanderpressen.
    b) *anhaltend dehnende, passive Bewegungen* können mit oder ohne oszillierende Bewegungen mit sehr kleiner Amplitude durchgeführt werden.
2. passive Bewegungen mit dem Ziel, die funktionelle Beweglichkeit der Gelenke von anästhesierten Patienten oder von Patienten mit Gelenkerkrankungen, wie primär-chronischer Polyarthritis, zu erhalten.

1.4 Manipulative Therapie

Wenn Fachleute über manipulative Therapie sprechen, scheint es unvermeidlich, daß sie die Techniken zu sehr in den Vordergrund stellen (und sogar die von verschiedenen Praktikern und Autoren angewandten Techniken miteinander vergleichen). Diese Einstellung ist, um es noch einmal zu betonen, höchst unglücklich, da sie den Blick für das Gesamtbild des Behandlungskonzeptes trübt. Selbst Studien und Untersuchungsprojekte verfolgen manchmal das falsche Ziel, den Wert bestimmter Techniken gegeneinander abzuwägen. Um solchen Fehldeutungen zu begegnen, will dieses einleitende Kapitel das Konzept einer umfassenden Behandlung vorstellen und den Techniken ihren Stellenwert darin zuordnen. Wesentlich ist, daß sich dieses Konzept besonders stark am Schmerz und verwandten Symptomen orientiert, was im Zusammenhang mit anderen Aspekten des Konzeptes im folgenden näher erläutert wird.

1.4.1 Die Beziehung zwischen Techniken und Beurteilung

Die manualtherapeutische Behandlung kann in drei Abschnitte gegliedert werden: Untersuchung des Patienten, Behandlungs*techniken* und Beurteilung. Das erste Merkmal des „Konzeptes" ist das Verstehen der Beziehung dieser drei Bereiche der manipulativen Therapie zueinander. Obwohl in jedem einzelnen Abschnitt besonderes Können erforderlich ist, ist der Grad der in jedem benötigten Geschicklichkeit jeweils unterschiedlich. Jede Manualtherapeutin muß immer daran denken, daß die beste Behandlung nicht durchgeführt werden kann ohne perfekt ausgeführte Untersuchungs- und Behandlungstechniken. Trotzdem haben die Techniken von allen drei Bereichen die geringste Bedeutung. Die *ständige analytische Beurteilung* überwiegt die anderen Bereiche bei weitem, was ihre Bedeutung für die Therapie betrifft. Wer versucht, eine bestimmte Technik zu kopieren und diese unbesehen an seinen Patienten anzuwenden, hat eine völlig falsche Vorstellung von der manipulativen Therapie, und jeder, der in Kursen in erster Linie Techniken vermittelt, muß selbst ernsthaft eines besseren belehrt werden.

Wie bereits erwähnt, gibt es drei Hauptbereiche, die zusammengenommen eine effektive und konstruktive Therapie ergeben, nämlich:
1. Untersuchung des Patienten
2. Behandlungstechniken
3. Beurteilung.

Diese drei Bereiche sind in Abb. 1.4 dargestellt, wo ihre jeweilige relative Bedeutung veranschaulicht wird.

Eine manipulative Therapie sollte nie ohne sorgfältige Untersuchung eingeleitet werden; diese erfordert sowohl geistige als auch manuelle Geschicklichkeit. Ohne sorgfältige Untersuchung ist keine präzise Beurteilung möglich.

Die *Beurteilung* beinhaltet das Abschätzen der Veränderungen der Symptome und Zeichen des Patienten, die als Ergebnis der Behandlungstechniken auftreten, was der Grundstein einer konstruktiven Behandlung ist. Die Beurteilung wird ausführlich in Kap. 8 diskutiert. Sie ist eine Fertigkeit, die nicht leicht zu erlernen ist, und ein Bereich, in dem die meisten Manualtherapeuten ihre Effizienz bei der Behandlung einbüßen.

1.4.2 Die Techniken

Die Behandlungstechniken werden in bezug auf ihre Wichtigkeit diskutiert und im Hinblick auf die Tatsache, daß manche Therapeuten nach immer neuen Techniken suchen, anstatt zu lernen, wie und wann sie modifiziert angewandt werden sollten. Abbildung 1.4 veranschaulicht die Relevanz der Techniken in bezug auf das Gesamtkonzept der Behandlung.

Techniken, wie sie bei dem in diesem Buch vorgeschlagenen Konzept angewandt werden, sind niemals endgültig. Solange Patienten unterschiedliche Symptome und Zeichen aufweisen, werden Veränderungen der Techniken notwendig sein, um die Patienten von diesen Symptomen zu befreien.

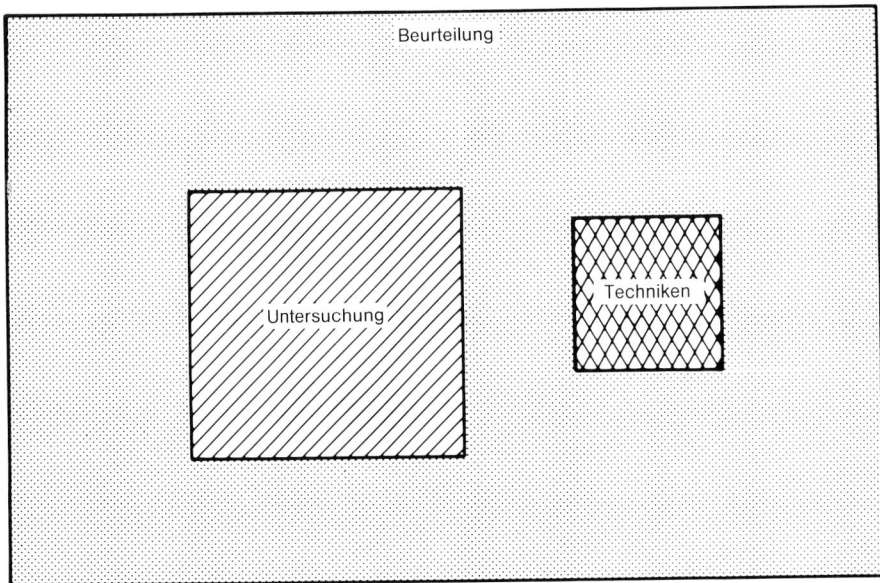

Abb. 1.4. Die Bedeutung von Behandlungstechniken, Untersuchung des Patienten und Beurteilung im wechselseitigen Verhältnis

Cyriax (1978a) schreibt, daß die Mobilisationstechniken, die im vorliegenden Buch beschrieben werden, zuerst in Frankreich eingesetzt wurden (Recamier 1838); es ist erwiesen, daß die „Knochenrichter" sich schon vor Jahrhunderten ihrer bedient haben (Cyriax 1978b). Wir müssen immer wieder feststellen, daß es „nichts Neues unter der Sonne gibt" (Ecclesiastes 1:9) und zugestehen, daß alles was wir tun, ein „Gehen auf Straßen ist, die andere angelegt haben" (chinesisches Sprichwort).

Wenn man all die verschiedenen Techniken, die über die Jahrhunderte hin beschrieben worden sind, aufeinanderschichten würde, wäre die Höhe dieses Berges erstaunlich. Selbst dann wären noch nicht alle Möglichkeiten berücksichtigt. Es gibt eine unermeßliche Zahl unterschiedlicher Techniken, und jede einzelne bietet die Möglichkeit unerschöpflicher Variationen.

Während der Demonstration von Behandlungen an Patienten wird öfters einmal gesagt: „Letztes Jahr haben Sie uns diese Technik aber noch nicht gezeigt." Die Antwort ist dann häufig: „Das konnte ich auch nicht, ich habe sie vorher noch nie durchgeführt." Der Grund liegt darin, daß diese Technik, wie dies immer geschehen sollte, den Untersuchungsbefunden angepaßt wurde.

Obwohl es Basistechniken gibt, die gelehrt werden müssen, besteht das „Konzept" darin, daß der Geist der Manualtherapeutin für alle Variationsmöglichkeiten der Techniken offen sein muß, bis das Ziel der Behandlung erreicht ist. Die Basisbehandlungstechniken müssen jede mögliche Gelenkbewegung berücksichtigen, d. h. die physiologischen und akzessorischen Bewegungen sowie auch alle möglichen Kombinationen. Bei der Wahl der Behandlungstechnik ist es zunächst wichtig zu wissen, welche passiven Bewegungen oder Stellungen die Symptome provozieren bzw. erleichtern. Wenn die Symptome leicht zu reproduzieren sind, kann die gewählte Technik entweder in der Bewegung bestehen, die die Symptome lindern, oder in der Bewegung, die die Symptome hervorrufen.

> Eine Technik ist das geistige Produkt der Erfindungsgabe.

Es gibt keine festgelegten und unveränderbaren Techniken; es gibt kein „Du darfst das *nie* auf diese Art und Weise machen", oder „Du darfst niemals dies oder das machen". Das einzige *Muß,* das existiert, besteht darin, daß die Technik sowohl während als auch nach ihrer Anwendung ihr Ziel erreichen muß. Der Geist der Therapeutin muß immer offen und darf niemals dogmatisch sein.

In erster Linie verlangt das „Konzept" Kenntnisse darüber, wie der Rhythmus, die Gelenkstellung, der Bewegungsausschlag und die Kraft, mit der die Technik ausgeführt wird, zum Untersuchungsbefund in Beziehung zu setzen sind.

Weil die Bewegung, die als Behandlungstechnik eingesetzt wird, mit unterschiedlicher Amplitude und in verschiedenen Teilbereichen des vorhandenen Bewegungsspielraumes ausgeführt werden kann, nehmen die *Bewegungsgrade* einen bedeutsamen Platz innerhalb des Konzeptes ein. Sie werden in Abschn. 5.2 beschrieben. Aus drei Gründen sind sie so besonders wichtig:

1. Sie stellen die beste Basis für den Unterricht und die wissenschaftliche Diskussion dar.
2. Sie zwingen die Manualtherapeutin, wesentlich differenzierter über die Techniken, die sie anwendet, nachzudenken.
3. Sie stellen eine wesentliche Methode zur Vereinfachung der Dokumentation der Behandlung dar. Ihre Anwendung spart Zeit und darüber hinaus wird die Manualtherapeutin, dadurch, daß sie sich gezwungen sieht, die relevanten Details zu Papier zu bringen, zu einer gründlichen Analyse der Technik veranlaßt.

Bei der Anwendung einer Technik muß sich die Manualtherapeutin in ähnlicher Weise mit dieser auseinandersetzen wie ein Solist, der mit einem Orchester auftritt, mit der Interpretation eines Konzertes, d. h. eines „geistigen Kindes" des Komponisten.

1.4.3 Umgang mit den Problemen der Diagnosestellung

Die Probleme, die sich im Zusammenhang mit der Diagnosestellung ergeben, sind schwieriger Natur, besonders wenn es darum geht, die

Tabelle 1.1. Einem Beschwerdebild können 6 verschiedene Diagnosetitel zugeordnet werden

Diagnosetitel	Beschwerdebild
Bandscheibenvorfall 1)	Anamnese (A)
Macnab 2)	
Macnab 3)	Symptome (S)
Macnab 4)	
Macnab 5)	Zeichen (Z)
Macnab 6)	

Diagnose in einen bestimmten Begriff zu fassen. Auch in der Medizin gibt es viele diagnostische Begriffe, die zum Teil inadäquat oder unkorrekt sind, oder lediglich die Symptome beschreiben; gelegentlich stützen sie sich auch nur auf Vermutungen. Viele medizinische Behandlungen wurden anfänglich empirisch angewandt, erst später, mit dem Fortschreiten wissenschaftlicher Erkenntnisse, entstanden die entsprechende theoretischen Grundlagen dazu.

Es ist manchmal schwierig, der Anamnese und den Untersuchungsbefunden eines Patienten eine präzise und aussagekräftige Diagnose zuzuordnen, und zu einer klaren Beurteilung des Grades der pathologischen Veränderungen und der entsprechenden biomechanischen Folgeerscheinungen zu gelangen. Ein Beispiel dafür wird von Macnab (1971) angeführt. Von 842 Patienten, die wegen Bandscheibenbeschwerden operiert worden waren, wiesen 68 intraoperativ nicht in dem erwarteten Maß pathologisch veränderte Bandscheiben auf. Die Untersuchung ergab, daß neben dem eigentlichen Bandscheibenvorfall fünf andere Ursachen für die Symptome der Patienten festgestellt wurden. Dieses Beispiel zeigt, daß auf die Erkrankung eines Patienten, der bei der klinischen Untersuchung Symptome einer Nervenwurzelirritation zeigt, sechs unterschiedliche Diagnosen zutreffen können (Tabelle 1.1).

Das Problem kann sich auch umgekehrt darstellen. Ein Patient, bei dem ein Bandscheibenvorfall mit Nervenwurzelirritation diagnostiziert wurde, kann klinisch viele verschiedene Symptome und Zeichen aufweisen mit vielen unterschiedlichen Mustern, was das Einsetzen der Symptome betrifft (Tabelle 1.2).

Tabelle 1.2. Ein bestimmter Diagnosetitel kann 6 unterschiedlichen Beschwerdebildern zugeordnet werden

Diagnosetitel	Beschwerdebild		
„Bandscheibenvorfall mit Nervenwurzelreizung"	A_1 A_2 A_3 A_4	S_1 S_2 S_3 S_4	Z_1 Z_2 Z_3 Z_4

Hierdurch wird klar, daß die Therapeutin, wenn sie die Behandlung allein auf eine Diagnose stützt, sich der Schwierigkeiten bewußt sein muß, die mit einer präzisen Diagnosestellung verbunden sind. Woran kann sie sich orientieren? Für gewöhnlich läßt sich bestimmen:

1. ob eine systemische Erkrankung die Beschwerden verursacht; und
2. ob eine mechanische Störung des Bewegungsapparates vorliegt, die einer manipulativen Therapie zugänglich ist.

Innerhalb dieses Rahmens ist die Manualtherapeutin, wenn sie die eventuell vorhandenen pathologischen und biomechanischen Veränderungen kennt, dann in der Lage, die Behandlungstechniken und die sich ergebenden Abwandlungen der Techniken auf der Basis der analytischen Beurteilung der Veränderungen der Symptome und Zeichen des Patienten einzusetzen. In diesem Sinne und auch im Hinblick auf die Grenzen unseres wissenschaftlichen Wissens ist es für die Manualtherapeutin hilfreich, ihr Denken in zwei Kategorien zu organisieren (Tabelle 1.3); die eine umfaßt „Theorie und Spekulation", die andere das „klinische Erscheinungsbild".

Es gibt drei wichtige Gründe dafür, dieses Denken in zwei Kategorien anzuwenden:

1. Die manipulative Therapie kann selbst dann eingesetzt werden, wenn keine präzise Diagnose möglich ist, vorausgesetzt, es ist bekannt, daß die Symptome von einer Störung im Bereich des Stütz- und Bewegungsapparates herrühren und nicht auf eine lokale Manifestation einer systemischen Erkrankung zurückzuführen sind.
2. Es ermöglicht die Awendung der manipulativen Therapie und der analytischen Beurteilung mit dem Ziel, die Differentialdiagnose einzugrenzen.
3. Es versetzt den überweisenden Arzt und die Physiotherapeutin in die Lage, ihre Vorstellungen über die Wirkungsweise der Manualtherapie zu diskutieren, ohne daß Spekulationen oder Hypothesen als unumstößliche Dogmen behandelt werden müssen. Von entscheidender Bedeutung ist, daß dabei immer Wege für die Diskussion offenbleiben. Ein solches Vorgehen wird auch zur Realisierung aussagekräftiger Studien und Forschungsprogramme führen. Die Verknüpfung des klinischen und des theoretischen Bereichs ist für den Zuwachs an nützlichem Wissen unerläßlich. Dadurch wird auch der Kliniker in die Lage versetzt, zu spekulieren und Hypothesen aufzustellen; denn der Theoretiker hat sich häufig zu weit von der klinischen Praxis entfernt, um ihn in diesem Punkt unterstützen zu können. Der Kliniker sollte jedoch nicht in den Fehler verfallen, dogmatisch an seinen Hypothesen festzuhalten. Im theoretischen Bereich wird durchaus dem Irrtum Raum zugestanden, während im klinischen Be-

Tabelle 1.3. Denken in voneinander getrennten Kategorien bei der Diagnosefindung

Theorie/Spekulation			Beschwerdebild
Anatomie	Erwiesene Fakten		
Physiologie	Vermeintliche Fakten		Vorgeschichte
Biomechanik	Unbekanntes	Diagnosetitel	Symptome
Pathologie	Spekulation		Zeichen
	Hypothese		

Tabelle 1.4. Die „durchlässige Mauer"

Theorie/Spekulation	Beschwerdebild
Diagnosetitel	Vorgeschichte Symptome Zeichen

reich keine Irrtümer vorkommen dürfen, die sich aus der mangelnden Fertigkeit des Untersuchers ergeben könnten. Selten erweisen sich die Untersuchungsbefunde im Hinblick auf den tatsächlichen physischen Zustand des Patienten als falsch. Um Anspruch auf Richtigkeit erheben zu können, muß eine Theorie dem klinischen Bild entsprechen. Falls sie davon abweicht, muß der Fehler in der theoretischen Analyse liegen, da das klinische Erscheinungsbild nicht falsch sein kann.

Diese Abgrenzung der Denkprozesse in zwei miteinander verknüpften Bereiche kann bildlich als „durchlässige Mauer" gesehen werden, wobei die „Mauer" die Trennungslinie zwischen dem Bereich „Theorie/Spekulation" und dem Bereich „Klinisches Erscheinungsbild" darstellt. Die Mauer ist aber nicht undurchdringlich; sie hat viele Öffnungen, die es den Gedanken erlauben, von einer Seite zur anderen zu fließen (Tabelle 1.4).

1.4.4 Theorie

In Tabelle 1.3 wird die Beziehung zwischen „theoretischem" und „klinischem" Wissen dargestellt. Der nächste Aspekt des hier erläuterten „Konzeptes" basiert auf der Feststellung: „Wir dürfen uns von den theoretischen Aspekten einer Erkrankung nicht in dem Maße ablenken lassen, daß der klinische Aspekt dadurch vernachlässigt wird". Nach wie vor ist unser Wissensdefizit enorm. Der theoretische Aspekt muß ausgewogen betrachtet werden. Zwei Beispiele sollen dies verdeutlichen. Beim ersten wird eine zu starke Gewichtung auf die Röntgenbefunde gelegt, ohne daß die Dauer der Symptomatik bei der Patientin (6 Wochen) berücksichtigt wird.

Das zweite Beispiel demonstriert, wie in einem konkreten Fall die *theoretischen Schlußfolgerungen,* die sich aus dem Röntgenbefund einer Halswirbelsäule ableiten, nicht mit der *klinischen Situation* in Einklang zu bringen sind.

Beispiel A – Schulter
Einer gesunden 74jährigen Frau, die über einen Zeitraum von 6 Wochen wegen „Schwäche und einem unangenehmen Gefühl in der Schulter" weder in der Lage war, sich die Haare zu kämmen, noch weit genug auf den Rücken greifen konnte, um den BH zu öffnen, wurde mitgeteilt, daß in ihrem Fall nur ein größerer operativer Eingriff in Frage komme, oder daß sie sich mit ihrem Zustand abfinden müsse. Sie lehnte eine Operation ab und wollte stattdessen lieber ihre Beschwerden weiterhin in Kauf nehmen. Weil ihre Schwester, die „genau die gleichen Beschwerden gehabt hatte", durch „Physiotherapie geheilt worden war", drängte sie auf die gleiche Behandlung. Die Diagnose lautete damals „Arthrosis deformans". Die Patientin wies tatsächlich sowohl klinisch als auch radiologisch erhebliche Gelenkveränderungen auf. Bei der körperlichen Untersuchung war die Beweglichkeit um 35% eingeschränkt, eine Dehnung der Bewegung führte zu Schmerzen und bei aktiver Bewegung innerhalb des möglichen Bewegungsspielraumes zeigte sich deutlich eine schmerzlose Krepitation über dem Gelenk. Bei passiver Bewegung unter Kompression der Gelenkflächen des Glenohumeralgelenks nahmen die Krepitationen zu und es stellte sich ein unangenehmes Gefühl (kein Schmerz) ein. Vor dem Einsetzen der Beschwerden 6 Wochen zuvor hatte die Patientin keinerlei Behinderung empfunden, obwohl sie wußte, daß sie eine Omarthrose hat. Die „größere Operation" war aufgrund der radiologischen Befunde, die akademisch interpretiert worden waren, vorgeschlagen worden. Es ist höchst unwahrscheinlich, daß sich diese radiologische Veränderungen innerhalb eines Zeitraumes von 6 Wochen entwickelt hatten. Eher ist wohl anzunehmen, daß sie schon seit langem bestanden, obwohl die Symptome mehr akuter Art waren. Bei der klinischen Untersuchung zeigte sich, daß die Bewegungen in erster Linie endgradig eingeschränkt waren; innerhalb des vorhandenen Bewegungsbereichs bestanden keine Beschwerden (wie dies bei einer fortgeschrittenen Omarthrose zu erwarten gewesen wäre). Ihre Schulter zeigte eine recht zufriedenstellende Reaktion auf die mobilisierende Behandlung und erreichte wieder das gleiche Maß an Beweglichkeit, wie sie vor der Exazerbation bestanden hatte.

Beispiel B – Halswirbelsäule
Abbildung 1.5 zeigt die Röntgenaufnahme der Halswirbelsäule einer 73jährigen Patientin, die im Anschluß an einen Sturz (3 Wochen zuvor) Nackenschmerzen hatte. Vor diesem Unfall hatte sie niemals Zeichen eines Zervikalsyndroms, nicht einmal Verspannungen, gehabt.

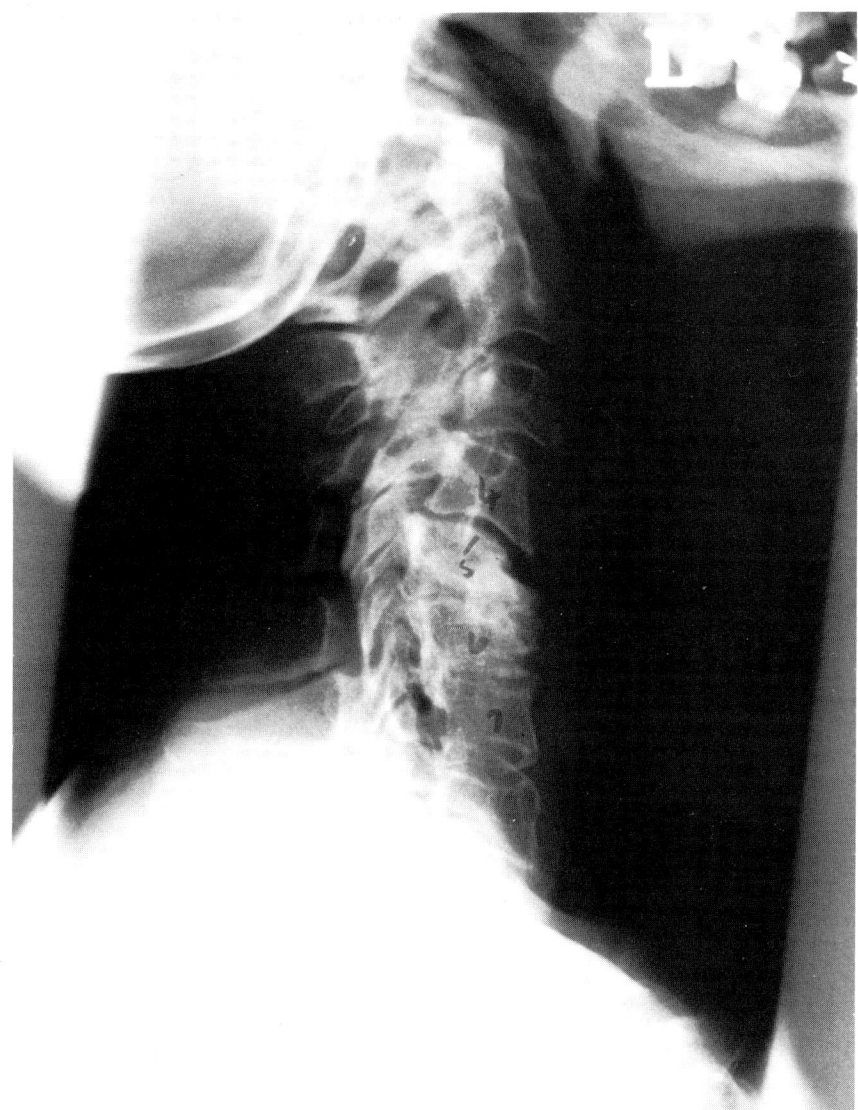

Abb. 1.5. Röntgenaufnahme der Halswirbelsäule, Beispiel B. Die Halswirbelsäule ist konvex nach rechts gekrümmt. Deutlich erkennbar ist eine markante vordere Achsenknickung auf der Ebene C4–5 mit leichter vorderer Subluxation von C4 auf 5. Bei der Flexion ist außerdem eine vordere Subluxation von C3 auf 4 festzustellen. Alle Bandscheibenräume unterhalb von C2 sind verengt, am stärksten jedoch auf der Ebene C5–6 und C6–7. Osteoarthrotische Veränderungen zeigen sich auch bei den unkovertebralen Gelenken beiderseits unterhalb der Ebene von C2. Betroffen sind auch die Zwischenwirbellöcher links bei C2–3, C3–4, C4–5 und C5–6. An der oberen Facette von C2 liegt eine gewisse Asymmetrie vor. Das erklärt hauptsächlich die Rotation und Krümmung der Halswirbelsäule. Beurteilung: starke degenerative Veränderungen der Halswirbelsäule. (Gab es eine frühere Verletzung?)

Dies zeigt, daß sich erhebliche radiologische Veränderungen entwickeln können, ohne daß es zu Schmerzen kommt. Umgekehrt gilt auch, daß jemand ernsthafte Symptome haben kann, ohne daß sich radiologisch entsprechende Veränderungen nachweisen lassen.

1.4.5 Angemessene Ausdrucksweise

> In falschen Begriffen zu schreiben oder zu sprechen bedeutet, in falschen Begriffen zu denken.

Die Methode, theoretisches Wissen zu den bei einem Patienten vorhandenen Symptomen und Zeichen in Beziehung zu setzen, stellt eine weitere Anforderung an das Können der Manualtherapeutin. Sie muß eine bestimmte Linie im Denken einhalten, die eine sehr sorgfältige Wahl der Worte und Begriffe, sowohl beim Sprechen als auch bei der schriftlichen Fixierung erfordert. Die Ausdrucksweise, die jemand benutzt, läßt klare Rückschlüsse auf sein Denken zu. Wenn also jemand in falschen Begriffen spricht, muß das Denken, das dahintersteht, ebenfalls falsch sein.

Ein einfaches Beispiel verdeutlicht diesen Umstand. Eine Physiotherapeutin stellt bei einem klinischen Seminar einen Patienten, Herrn X, vor; dieser Patient zeigt nach Aufforderung den Bereich, in dem er Schmerzen verspürt. Im Verlaufe der anschließenden Diskussion spricht dann die Physiotherapeutin von Herrn X's „iliosakralem Schmerz". In Anlehnung an das Konzept, das klar zwischen „akademischem/spekulativem Bereich" und „klinischem Bild" unterscheidet, hätte sie sagen müssen: „Schmerzen in der Iliosakralregion", oder besser „Schmerzen in diesem Bereich", wobei sie auf die entsprechende Stelle an ihrem eigenen Körper zeigt. Die Verwendung des Begriffes „iliosakraler Schmerz" zeigt, daß sie möglicherweise denken *könnte*, daß der Schmerz vom Iliosakralgelenk ausgeht. Natürlich bedeutet das nicht unbedingt, *daß* sie dies denkt, aber sie *könnte* so denken. Wenn sie, wie es richtiger gewesen wäre, von Schmerzen in der Iliosakralregion gesprochen hätte, wäre klar geworden, daß sie nicht unbedingt davon ausgeht, daß der Schmerz Folge einer Erkrankung des Iliosakralgelenkes *ist*. Dies ist ein wichtiges, grundlegendes Element des Konzepts.

Viele Leser mögen meinen, daß das *Beharren auf solchen Details* ein wenig übertrieben ist. Genau das Gegenteil ist der Fall; werden die richtigen Worte gebraucht, muß auch der Denkprozeß richtig sein. Und wenn dies der Fall ist, ist der gesamte Prozeß der Untersuchung, Behandlung und Beurteilung optimal.

1.4.6 Zuhören

Es ist erstaunlich, wie häufig Ärzte und Physiotherapeuten (wie übrigens alle Berufsgruppen, die mit Menschen zu tun haben) nicht zuhören, d. h. dem Patienten nicht sorgfältig genug, nicht einfühlsam genug und nicht mit der nötigen Aufmerksamkeit zuhören.

„Das Zuhören an sich ist eine Kunst; darin unterscheidet es sich vom bloßen Hören. Hören ist passiv; zuhören ist aktiv. Hören ist unwillkürlich; zuhören verlangt Aufmerksamkeit. Hören ist natürlich; zuhören ist eine erworbene Fertigkeit."
(The Age, 21. 8. 1982)

Wir können so viel über die Beschwerden unserer Patienten erfahren, wenn wir nur zuhören. Dies gewinnt besondere Bedeutung, wenn man davon ausgeht, daß dem Patient von seinem Körper viele Informationen vermittelt werden, die wir durch eine aufmerksame Anamnese herausfinden können. Unser Geist muß frei fließen, aber auch in der Lage sein, sich von subtilen Bemerkungen, die der Patient möglicherweise nur beiläufig macht, beeinflussen und lenken zu lassen. Wir müssen gute Zuhörer sein und den beiläufigen Bemerkungen des Patienten Glauben schenken. Wenn eine solche Bemerkung gemacht wurde, die unseren Gedankengang beeinflußt, muß ihre Relevanz durch Nachfragen geprüft werden. Es ist dem Patienten gegenüber sehr unfair, eine akademische Entscheidung über die notwendigen Behandlungsmaßnahmen zu treffen, anstatt zunächst eine klinische Beurteilung auf der Basis der vom Patienten gelieferten Fakten vorzunehmen, die dann durch akademisches Wissen modifiziert werden kann. Selbstverständlich beinhaltet das Zuhören sowohl Elemente der verbalen als auch der nonverbalen Kommunikation, sowie die Fähigkeit, „Stichworte" aufzugreifen und eine vertrauensvolle Beziehung zum Patienten aufzubauen. Darauf wird in Kap. 3 näher eingegangen.

Der Prozeß des Untersuchens und Verstehens wird durch Fragen unterstützt, wobei davon auszugehen ist, daß der Patient von seinem Körper Informationen über die Erkrankung erhält, die bei der körperlichen Untersuchung nicht zutage treten. Beispiele:

1. „Rühren die Schmerzen von der Erkrankung her, oder ist es meine Behandlung, die schmerzt?"
2. „Nein, es ist keine dumme Frage, ob Ihre Kopfschmerzen mit Ihrer Rückenerkrankung zusammenhängen können. Was ist Ihnen in dieser Hinsicht aufgefallen?"
3. „Wir stimmen beide darin überein, daß Sie sich wieder besser bewegen können, aber Sie haben offensichtlich das Gefühl, daß Ihre Symptome sich nicht gebessert haben. Können Sie sagen, warum Sie sich nicht besser fühlen oder in welcher Hinsicht Sie sich nicht besser fühlen?"

Innerhalb der Medizin sind bis zum heutigen Tage schon viele Zusammenhänge erkannt und verstanden worden. Vieles wird Tag für Tag, in dem Maße, wie die Wissenschaft voranschreitet, neu entdeckt. Dennoch bleiben noch viele Bereiche zu erforschen. Auch muß folgendes bedacht werden: vieles *glauben* wir zu wissen; mit zunehmender wissenschaftlicher Erkenntnis kann sich dies jedoch als falsch erweisen. Ein gutes Beispiel dafür ist das sich im Wandel befindende Wissen über die Neurophysiologie des Schmerzes, wie es in der „Gate-Theorie" deutlich wird. Ein anderer Problembereich zeigt sich an einem Beispiel aus Gray's Anatomy (1981): „Die Funktionssysteme vieler Gelenke sind nach wie vor noch nicht umfassend bekannt." Schon allein aufgrund dieser Fakten darf die Therapeutin in ihrem Denken nicht starr oder dogmatisch sein, wenn sie untersucht, behandelt oder die Symptome und Zeichen eines Patienten beurteilt. Neben den Dingen, die wir wissen oder glauben zu wissen, existieren solche, über die wir Spekulationen anstellen oder Hypothesen aufstellen.

Zusammenfassend bedeutet dies:

1. Es gibt *vieles, was wir wissen*.
2. Es gibt *vieles, was wir glauben zu wissen*.
3. Es gibt *viel mehr, was wir nicht wissen*.
4. Wir können *Spekulationen anstellen*.
5. Wir können *Hypothesen aufstellen*.

Von besonderer Relevanz für die manipulative Therapie sind vier Hauptgebiete des medizinischen Wissens: Anatomie, Physiologie, Biomechanik und Pathologie. Auf allen diesen Gebieten wird fortwährend wissenschaftlich gearbeitet, was zu immer neuen Erkenntnissen führt. Sie alle enthalten Elemente des Bekannten, des Unbekannten, der Hypothese und der Spekulation. Eine Diagnose wird gestellt, indem die klinische Untersuchung des Patienten zu dem Kenntnispotential auf den vier Hauptgebieten des medizinischen Wissens in Beziehung gesetzt wird.

Die Informationen, die sich aus solchen Fragen ergeben, können von unschätzbarem Wert sein. *Wir müssen lernen zuzuhören, wir müssen nachfragen und wir müssen glauben.*

1.4.7 Die Untersuchung

Im Rahmen dieses „Konzepts" wird eine detailliertere und gründlichere Untersuchung verlangt, als sie bei der Mehrzahl der Kliniker üblich ist. Normalerweise werden vorallem Punkt 1 und 3 der folgenden Liste nicht weitgehend genug berücksichtigt:

1. die genaue *Region,* in der der Patient die Schmerzen verspürt (sie zeigt häufig, von welcher anatomischen Struktur die Schmerzen *nicht* ausgehen können und umgekehrt);
2. die Standardtests zur Überprüfung der Beweglichkeit der Gelenke und der Wirbelkanalstrukturen;

3. *funktionelle Bewegungen,* die der Patient ausführt, um seine Symptome zu reproduzieren;
4. die akzessorischen Bewegungen und Palpationsbefunde (Gewebe und Gelenkbewegungen), die die Symptome beeinflussen.

Die Manualtherapeutin muß dann während und nach der Untersuchung die zusammengetragenen Informationen ordnen und sie auswerten. Anhand dieser Informationen werden die angemessenen Behandlungstechniken ausgewählt. Grieve (1980) legt in seinem Buch besonderen Wert auf eine eingehende Palpation.

Manchmal können bei der Untersuchung die Befunde einzig und allein durch Palpation bestimmter Gelenkzeichen gefunden werden, während alle physiologischen und funktionellen Bewegungen normal sind.

Bewegungsdiagramme werden in diesem Buch im Anhang, nicht in einem eigenständigen Kapitel, vorgestellt, da das Arbeiten mit Bewegungsdiagrammen für die Manualtherapeutin nicht obligatorisch ist. Dennoch geht jede effizient arbeitende Manualtherapeutin im Sinne des Bewegungsdiagrammes vor, was sie vielleicht eher intuitiv tut. Bei der Vermittlung des Konzepts, das dieses Buch umreißt, stellen Bewegungsdiagramme einen wesentlichen Teil des Lernprozesses dar. Dieser Lernprozeß vollzieht sich sowohl beim Lehrenden als auch beim Lernenden in dem Maße, wie er an Praxis gewinnt und von seinen Erfahrungen profitiert. Rein oberflächlich betrachtet ist es nachvollziehbar, daß manche Leute Bewegungsdiagramme für überflüssig halten und meinen, daß sie den Lernvorgang nur komplizieren. Eine solche Einstellung ist jedoch falsch; ihr Wert ist unermeßlich und kann erst richtig erkannt werden, wenn die Therapeutin sich mit dem Erstellen von Bewegungsdiagrammen vertraut gemacht hat und sie zum Bestimmen von Grad und Rhythmus der jeweiligen Techniken einsetzen kann, die sie bei einem Patienten mit seiner spezifischen Symptomatik anwendet.

Es ist eine unumstößliche Regel, daß bei der Bewegungsprüfung *Beweglichkeit* und *Schmerzreaktion* immer zueinander in Beziehung gesetzt werden müssen:

> „Die Beweglichkeit ist *immer* im Zusammenhang mit dem Schmerzverhalten zu beurteilen."
> „Das Schmerzverhalten ist *immer* im Zusammenhang mit der Beweglichkeit zu beurteilen."

Eine eingehende Untersuchung hat das Ziel, selbst die kleinsten Veränderungen des Schmerzverhaltens und der Bewegungseinschränkung in jeder Ebene aufzudecken. Werden z. B. der Schmerz oder das Unbehagen während der gesamten Bewegung verspürt oder nur endgradig? Stimmt das Ansteigen des Schmerzes überein mit der zunehmenden Bewegungsbehinderung im Gelenk? usw. Das Erkennen feinster Unterschiede im Verhalten der anomalen Bewegungselemente ist bei der Anwendung dieses „Behandlungskonzeptes" von grundlegender Bedeutung.

Ein weiterer Gesichtspunkt der Untersuchung, vielleicht der wichtigste überhaupt, ist das Wissen, in welchem Umfang bestimmte Behandlungstechniken zu Veränderungen des Untersuchungsbefundes führen: „Behandeln Sie so vorsichtig wie möglich, aber so energisch, wie es die Beschwerden erfordern" (O. Evjenth, unveröffentlichte Äußerung). Dies ist richtig, aber viele Manualtherapeutinnen können nicht abschätzen, wie sanft eine Technik angewandt werden kann und dabei noch effektiv sein kann bzw. wie energisch manche Techniken durchgeführt werden müssen, selbst wenn dies für den Patienten mit großem Unbehagen verbunden ist. In der Ausbildung und in der Praxis spielen diese Extreme eine wesentliche Rolle (O. Evjenth, unveröffentlichte Äußerungen).

Von Bedeutung ist auch, auf welche Art und Weise die aktiven und passiven Bewegungsprüfungen durchgeführt werden und zu denjenigen Aktivitäten des Patienten in Beziehung gesetzt werden, die eingeschränkt sind, weil sie Symptome hervorrufen. Zum Beispiel hat ein Patient seine linksthorakalen Symptome vielleicht nur dann, wenn er beim Golf beim 14. Loch angelangt ist. Bei den nächsten vier Löchern ist er dann in seinem Spiel beeinträchtigt. Da der Schmerz nur unter diesen Umständen auftritt und im Verlauf des nächsten Tages nachläßt, wird sich die objektive Untersuchung und die Beurteilung des Behandlungserfolges an Bewegungen orientieren, wie sie beim Golf vorkommen. Das Ziel einer objektiven Untersuchung muß hier sein, eine Bewegung oder Kombination von Bewegungen zu finden, die den von Patienten beschriebenen Symptomen vergleichbare Schmerzen hervorruft.

Differentialdiagnostische Tests werden eingesetzt, wenn eine passive Bewegung von wenigstens zwei Gelenken gleichzeitig die Symptome des Patienten hervorruft. Die Methode beruht auf folgendem Prinzip: wenn eine Bewegungsprüfung an dem Punkt angelangt ist, an dem Schmerzen auftreten, wird nur in einem von beiden Gelenken eine weitergehende Bewegung erzeugt, während im anderen die Bewegung zurückgenommen wird. Der gleiche Test wird dann auch umgekehrt angewandt. Die Schmerzreaktion (d.h. Zunahme bzw. Abnahme des Schmerzes) zeigt, welches Gelenk betroffen ist (s. Abschn. 4.3.3).

1.4.8 Die Behandlung in ihrem Bezug zu Vorgeschichte, Symptomen und Zeichen

Die Informationen aus dem theoretischen/spekulativen Bereich und der Anamnese des Patienten geben der Physiotherapeutin Aufschluß über den Grad der pathologischen Veränderungen, die der Störung zugrundeliegen (vorausgesetzt, daß solche bestehen). Sie beeinflussen die Interpretation der Beurteilung von Veränderungen bei den Symptomen, die sich während der Behandlung vollziehen. Dieses Trennen und Wiederverknüpfen der beiden Bereiche bei gleichzeitiger Beurteilung der Veränderungen der Symptome und Zeichen als Auswirkung der Behandlung ist ein grundlegender Aspekt des Behandlungskonzeptes. Die Bewertung der Veränderungen, die eine Behandlungstechnik bewirkt, erstreckt sich auf alle Komponenten der Funktionsstörungen des Patienten. Die Komponenten „Gelenkbewegung/Schmerzreaktion", Muskelspasmus und durch eine eingeklemmte Nervenwurzel eingeschränkte Bewegung werden jeweils separat betrachtet (s. Kap. 8).

Der Schmerz kann bei Patienten in einer schier endlosen Zahl von Formen und Varianten auftreten. Daß eine bestimmte Art des Bewegens in einem Gelenk entweder zu Schmerzen führt, die nur im Rhythmus der Bewegung auftritt oder aber einen Dauerschmerz provoziert, stellt erst einen Aspekt des Wissens über die Schmerzreaktionen dar. Ein weiterer Aspekt ist das Wissen darüber, was die verschiedenen Reaktionen bedeuten. Ein wesentlicher Teil des Konzepts besteht darin aufzuzeigen, wie die Behandlung infolge der sich verändernden Symptome und Zeichen zu modifizieren ist. Genaue Kenntnisse über die Schmerzen des Patienten zu haben – ihre Lokalisation, ihr Verhalten, ihre Reaktionen bei verschiedenen Gelenkstellungen, ihre Reaktionen auf diagnostische und therapeutische Bewegungen und ihr Verhalten nach der Behandlung – heißt, auf eindeutige Informationen zurückgreifen zu können, die die Basis für eine Behandlung nach dieser Methode darstellen. Schon die Verwendung des Begriffes „Schmerz" bedeutet eine Eingrenzung, da viele Patienten keine Schmerzen im eigentlichen Sinne verspüren; häufig sind die Begriffe Unbehagen, Beschwerden oder einfach das Gefühl, daß in einer bestimmten Körperregion „etwas nicht stimmt", zutreffender. Vielleicht sollte im weiteren Verlauf des Textes der Begriff „Beschwerden" verwandt werden, um die wichtige Rolle, die die Symptome spielen, zu betonen.

Das Protokollieren eines Behandlungsabschnittes ist ein wichtiger Teil der Behandlung. Die Aufzeichnungen müssen so angelegt werden, daß die Auswirkungen des vorangegangenen Behandlungsabschnittes, die Schmerzreaktionen während einer bestimmten Behandlungstechnik und die Sofortwirkung einer Technik erfaßt werden (s. Abschn. 6.2).

1.4.9 Beurteilung und analytische Beurteilung

Die Beurteilung war bereits seit der ersten Auflage (1964) der Grundstein des vorliegenden Buches und wird dies auch immer bleiben.

Manualtherapie

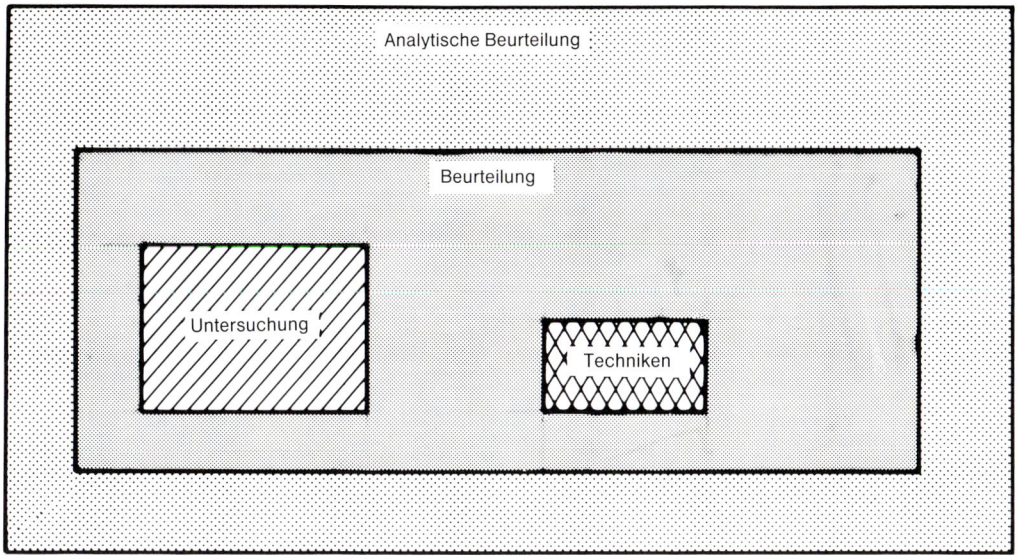

Abb. 1.6 Die jeweilige Bedeutung von analytischer Beurteilung, Beurteilung, Behandlungstechniken und Untersuchung des Patienten im wechselseitigen Verhältnis

Sie verlangt von der Manualtherapeutin eine geistige Grundhaltung, die folgendermaßen ausgerichtet sein sollte:

1. beweglich und offen für die Aufnahme von Informationen;
2. gestaltend und innovativ bei der Analyse der Informationen;
3. diszipliniert, methodisch und logisch bei der Umsetzung der Information.

Warum besteht die Unterscheidung zwischen „Beurteilung" und „analytischer Beurteilung"? Sind sie nicht dasselbe?

Nein, sie sind verschieden, obwohl es sich in beiden Fällen um spezifische Varianten eines Verfahrens handelt.

Während die *Beurteilung* der Überprüfung des Wertes einer Technik gilt, deckt die *analytische Beurteilung* ein weiteres Feld der Prüfung und Bewertung ab (Abb. 1.6) und kann unter dem allgemeinen Kriterium betrachtet werden, daß sie dazu dient, unterschiedliche Gesichtspunkte miteinander in Einklang zu bringen.

Allgemein gesagt bedeutet dies, die Aussagen auszuwerten, die der Patient über seine Beschwerden machen kann. Im einzelnen bezieht sich die analytische Beurteilung auf:

1. die Anamnese: einen Zusammenhang herzustellen zwischen dem Beginn der Beschwerden, der Art, wie sie den Patienten beeinträchtigen und den Untersuchungsbefunden;
2. die Untersuchung: eine Verbindung herzustellen zwischen jedem einzelnen erhobenen Befund und den Beschwerden des Patienten;
3. die Veränderungen, die sich während der Behandlung einstellen: herauszuarbeiten, warum die Behandlungsziele manchmal nicht erreicht werden, und warum sich einzelne Bewegungen oder Symptome bessern, während andere bestehen bleiben;
4. andere Behandlungsformen, die eventuell eingesetzt werden können: bei bestimmten Entwicklungen im Verlauf der Behandlung zu entscheiden, daß eine andere Behandlung, z. B. eine intraartikuläre Injektion, zu diesem Zeitpunkt dem Patienten eher helfen wird;
5. das Endergebnis der Behandlung: verstehen warum ein nicht optimales Endergebnis erreicht wurde; zu entscheiden, ob eine erhaltende Behandlung indiziert ist und ob sich alle Symptome und Zeichen mit dem Gesamtverlauf der Beschwerden in Einklang bringen lassen, usw.

Die Denkprozesse bei der „analytischen Beurteilung" sind einfacher, logischer Art, obwohl sie vertikales und laterales (de Bono 1980) sowie induktives und deduktives Denken umfassen.

Gerade auf diesem Gebiet kann sich die Manualtherapeutin als „Spezialistin" bewähren. Hunkin (unveröffentliche Äußerung) stellt fest: „Ihre Erfolge werden bestimmt durch das Ausmaß ihrer Fähigkeit zu lateralem und logischem Denken."

1.5 Zwei besondere Fähigkeiten des Körpers

Die Fähigkeit des Körpers, sich anzupassen

Es ist erstaunlich, in welchem Umfang sich der Körper z. B. an angeborene Fehlbildungen, Traumafolgen oder lebenslange schwere Arbeit anpassen kann. Diese Erkenntnis versetzt die Therapeutin in die Lage, ihre Untersuchungsbefunde in einem präziseren Kontext zu sehen, wenn sie eine Situation beurteilt. Anders ausgedrückt, kann die Fähigkeit des Körpers, einen bleibenden Schaden zu kompensieren, so vollständig sein, daß ein lange zurückliegender Unfall oder eine Erkrankung des Patienten kaum oder gar nicht an momentan bestehenden Beschwerden beteiligt ist.

Die Fähigkeit des Körpers, Informationen zu liefern

Der Patient empfängt von seinem Körper Informationen über die zugrundeliegende Störung, die die Physiotherapeutin selbst bei sorgfältigster objektiver Untersuchung niemals herausfinden kann. Der Patient gibt sie häufig in einem Nebensatz weiter, und sie können doch höchst wertvoll sein. Der einzige Weg, auf dem die Manualtherpeutin solchen subtilen Informationen auf die Spur kommen kann, ist der über das Zuhören, und indem sie den Patienten dazu anhält, alles zu erzählen, wie trivial und unwichtig es ihm selbst auch erscheinen mag.

Ein Patient, der „auf seinen Körper eingestimmt" ist, wird eher auf solche Feinheiten achten. Für den Patienten ist es ein Erziehungsprozeß, Kleinigkeiten zu registrieren und darüber zu sprechen. Zum Beispiel kann die Antwort auf die Frage „Welche Wirkung hatte die letzte Behandlung?" lauten: „Ich weiß nicht – ich kann es nicht erklären – ich fühle mich irgendwie anders", oder: „Ja, es ist eine Besserung eingetreten".

1.6 Zusammenfassung: Das Konzept

Die wesentlichen Aspekte, die das Behandlungskonzept ausmachen, basieren auf den folgenden zehn Punkten. Natürlich gelten sie im einzelnen auch für Methoden, die von anderen Manualtherapeuten angewandt oder gelehrt werden, aber ihre Gewichtung wird von Methode zu Methode unterschiedlich sein. Die Aussagen, die für das Konzept von besonderer Bedeutung sind, werden im folgenden *hervorgehoben*.

1. Die Beziehung zwischen Techniken und Bewertung

Durch Verwendung der *„durchlässigen Mauer"* werden der theoretische und der klinische Bereich in eine angemessene Beziehung zueinander gesetzt.

2. Diagnose

Mit dem „Denken in zwei Kategorien" (dem Modell der symbolischen „durchlässigen Mauer" entsprechend) wird es möglich, zu einer *präzisen, effektiven und aussagekräftigen Behandlung* zu finden, obwohl viele Aspekte in der Medizin noch nicht erforscht und eine genaue Diagnose nicht immer möglich ist.

3. Techniken

Verlangt wird eine aufgeschlossene Haltung gegenüber Behandlungstechniken, wodurch die Therapeutin in die Lage versetzt wird, *unbeeinflußt von Theorien zu improvisieren,* sowie die Fähigkeit, Techniken *zu den funktionellen Störungen in Beziehung zu setzen.*

Um genaue Aussagen über die Art einer Technik machen zu können, müssen im Sinne einer eindeutigen Verständigung die Techniken unter Angabe des *Bewegungsgrades,* des *Bewegungsrhythmus* und des Verhaltens der Beschwerden dokumentiert werden.

Es wird ein kompetentes Wissen über die *Schmerzbehandlung* durch „oszillierende" Techniken verlangt, die *völlig schmerzfrei* sind und *keine Dehnungskomponenten* enthalten. Eine solche Behandlung kommt in anderen Konzepten nicht vor.

Des weiteren wird das Beherrschen der Technik der *Kompression* von Gelenkflächen bei der Durchführung oszillierender Techniken vorausgesetzt. Eine solche Behandlung ist für dieses Konzept spezifisch und wird von anderen Autoren nicht beschrieben.

Eine weitere Voraussetzung ist die Kenntnis von Techniken zur Behandlung von Gelenkversteifungen sowie Modifikationen dieser Techniken, wenn Muskelspasmus die Beweglichkeit einschränkt.

Die „Bewegungsgrade" und „Bewegungsrhythmen" von Techniken müssen den klinischen Befunden und pathologischen Veränderungen angepaßt sein.

4. Theorie

Weder das Wissen (welches falsch sein kann) noch ein Mangel an Wissen darf *die Sicht* auf die klinischen Befunde *versperren.*

5. Angemessene Wortwahl

Da es viele unbekannte theoretische Aspekte gibt, muß die Beantwortung von Fragen nach den Wirkungen der manipulativen Therapie *immer flexibel* und darf *niemals dogmatisch* sein und sollte sich stets am Prinzip der symbolischen „durchlässigen Mauer" orientieren.

6. Zuhören

Das Zuhören erfolgt in einer *aufgeschlossenen, nichtwertenden* Weise, wobei die Therapeutin dem Patienten Glauben schenkt und gleichzeitig seine Aussagen in Frage stellt. Dies ist eine sehr anspruchsvolle Fertigkeit, die ein hohes Maß an Selbstkritik erfordert.

7. Untersuchung

Im Rahmen dieses Konzepts, sind einige Besonderheiten bei der körperlichen Untersuchung zu beachten:

a) die eingehende *palpatorische Untersuchung* der Weichteilgewebe und der akzessorischen Bewegungen;
b) die Bedeutung von *Kombinationsbewegungen,* die die *entsprechenden Symptome* hervorrufen; und
c) die Berücksichtigung der *funktionellen Bewegungen* des Patienten, durch die er seine Störung oder Behinderung demonstrieren kann;
d) die Kenntnis der *differentialdiagnostischen Tests* und deren Durchführung;
e) die Einsicht, daß Patienten bei der gleichen Störung *verschiedene Arten von Schmerzen* haben können: Schmerzen während der gesamten Bewegung, Schmerzen gegen Ende einer Bewegung, latenter Schmerz und Schmerzhemmung. Ferner die Berücksichtigung der Irritierbarkeit der Beschwerden mit ihrer Bedeutung für die Behandlungsplanung;
f) das diagnostische Bewegen der Gelenke unter *Kompression* der Gelenkflächen wird mit den entsprechenden Bewegungen ohne Kompression verglichen;
g) die Verwendung von *Bewegungsdiagrammen* bei der Analyse der Untersuchungsbefunde.

8. Die Behandlung im Verhältnis zu Anamnese, Symptomen und Zeichen

Obwohl diese Überschrift die Basis des Behandlungskonzeptes reflektiert, wird die Behandlung auch durch die Erkenntnisse beeinflußt, die die Diagnose über das Beschwerdebild des Patienten ergibt (s. S. 7).

Die Behandlung beinhaltet auch die exakte Dokumentation kleinster Details der *Auswirkungen, die die Technik während und nach der Behandlung hat;* dies ist ein wesentlicher Aspekt der Behandlung (s. 3.).

9. Beurteilung und analytische Beurteilung

Eine fehlerlose *analytische Beurteilung* ist der Grundstein dieses Konzeptes der Manualtherapie. Jeder Schritt findet seine *Bestätigung* in der *Überprüfung* der klinischen Situation.

10. Die dem Körper innewohnenden Fähigkeiten

a) Es wird vorausgesetzt, daß der Körper des Patienten eine *enorme Anpassungsfähigkeit* gegenüber Störungen entwickeln kann, ohne daß Symptome auftreten;

b) weiterhin gilt, daß *der Körper dem Patienten* – und, durch den Patienten, auch der Manualtherapeutin – subtile, aber überaus wichtige Informationen über die Störungen vermitteln kann, die von größter Bedeutung für die Untersuchung, Behandlung und Prognose sind.

Die Anforderungen dieses Konzeptes sind Aufgeschlossenheit, geistige Beweglichkeit und Disziplin in Verbindung mit einem logischen und methodischen Vorgehen bei der Beurteilung von Ursache und Wirkung.

2 Die Rolle des Arztes bei Diagnosestellung und Verschreibung manualtherapeutischer Verfahren im Bereich der Wirbelsäule

D. A. Brewerton[*]

Jeder Patient, der sich einer durch die Physiotherapeutin vorgenommenen Mobilisation oder Manipulation im Bereich der Wirbelsäule zu unterziehen hat, sollte zuvor einen Arzt konsultiert haben. Diese übernimmt eine zweifache Verantwortung: zum einen, die Diagnose zu stellen, und zum anderen, über die beste Behandlungsmethode zu entscheiden. Die primäre Absicht dieses Kapitels besteht daher darin zu erläutern, welcher Patiententypus vom Arzt zur Manipulation, Mobilisation oder Traktion der Wirbelsäule an die Physiotherapeutin überwiesen werden sollte und bei welchen Patienten dies nicht ratsam erscheint. Die Betonung liegt dabei auf den Kontraindikationen einer solchen Behandlung. Leider gibt es noch keine Leitlinien für Ärzte, die sich auf die Analyse erwiesener Fakten stützen könnten. Bisher liegen nur wenige ausführliche Studien über die Ergebnisse von Behandlungen oder kontrollierten Versuchen vor. Solche Versuche wurden zwar eingeleitet, und viele weitere werden noch folgen; doch werden Jahre vergehen, ehe sie als Grundlage eines umfassenden Behandlungsschemas herangezogen werden können. Zum gegenwärtigen Zeitpunkt kommt es deshalb darauf an, die Erfahrungen und Erkenntnisse von Ärzten und Therapeuten auszuwerten.

Der Physiotherapeutin kommt die Aufgabe zu, den Patienten vor Beginn der Behandlung zu befragen und zu untersuchen und wiederholt einen bestimmten Behandlungsablauf zu erproben. Solange die Physiotherapeutin nicht in der Lage ist, in dieser Form vorzugehen, sollte sie die Behandlungsformen, die G. D. Maitland beschreibt, nicht anwenden.

Diese Art der Untersuchung ist umfassend und erfordert ein hohes Maß an Sachverstand, doch ist sie weitgehend auf den Stütz- und Bewegungsapparat beschränkt. Dementsprechend besteht eine weitere Zielsetzung dieses Kapitels darin, der Physiotherapeutin einige allgemeinere Kriterien zu erläutern, die ein Arzt bei seiner Beurteilung in Betracht zu ziehen hat.

Der Erfolg einer Therapie hängt weitgehend von der Zusammenarbeit zwischen Arzt und Physiotherapeutin ab. Der Arzt muß der Therapeutin seine klinischen Befunde und seinen allgemeinen Behandlungsansatz erläutern und bereit sein, Veränderungen der klinischen Situation, die sich während der Behandlungszeit ergeben können, mit ihr zu besprechen. Die Therapeutin erwartet keine Anweisungen zu Einzelheiten der Behandlung, sondern lediglich Hinweise im Hinblick auf das allgemeine Behandlungsziel.

2.1 Organische Störungen ohne Einbeziehung der Wirbelsäule

Die klinische Vorgeschichte und die Untersuchung durch den Arzt sind wesentliche Kriterien für den Ausschluß einer Vielzahl von Störungen und Beschwerden, die Schmerzen im Bereich der Wirbelsäule verursachen können (Tabelle 2.1). Besondere Aufmerksamkeit gilt dabei stets dem Patienten, der den entsprechenden Bereich der Wirbelsäule ohne Beschwerden frei bewegen kann.

Bei den meisten der in den Lehrbüchern aufgeführten ernsthaften Erkrankungen ergeben sich Schwierigkeiten im Hinblick auf die Diagnosestellung. Die Beschwerden rühren

---

[*] Consultant Physician, Rheumatology Department, Westminster Hospital, London, England.

Tabelle 2.1. Beschwerden, die Schmerzen im Wirbelsäulenbereich verursachen können

Beschwerden im Bereich der Halswirbelsäule

Maligne Lymphadenopathie
Pancoast-Tumor
Arteria vertebralis Syndrom
Subarachnoidale Hämorrhagie
Erkrankung der Koronararterien
Polymyalgia rheumatica

Schmerzen im Thoraxbereich

Bronchogenes Karzinom
Andere Lungenerkrankungen
Erkrankung der Koronararterien
Aortenaneurysma
Massive Herzvergrößerung
Hiatushernie
Gallenblasenerkrankung
Herpes zoster

Schmerzen im Bereich der Lendenwirbelsäule

Ulcus pepticum
Nierenerkrankungen
Pankreaskarzinom
Obstruktion der Aorta oder der Beckenarterien
Karzinom des Kolons oder Rektums
Andere Karzinome im Beckenbereich
Endometriose
Schwangerschaft
Disseminierte Sklerose
Rückenmarkstumor
Hüftleiden
Beinlängendifferenz

---

häufig von einem Gallenleiden, einem Hiatusbruch oder einer Angina her, die mit Rückenschmerzen einhergehen, oder von relativ kleinen gastrointestinalen Ulzera, die Schmerzen im Lumbalbereich verursachen. Eine Okklusion der Aorta oder der A. iliaca communis bzw. A. interna und externa können beim Gehen zu Schmerzen im Bereich der Lendenwirbelsäule führen. Ein Patient mit Wirbelsäulenbeschwerden sollte deshalb nie behandelt werden, ohne daß zuvor eine Thoraxaufnahme gemacht wurde.

Liegt die Ursache der Schmerzen nicht im Bereich der Wirbelsäule, ist für eine manualtherapeutische Behandlung keine Indikation gegeben.

2.1.1 Schwangerschaft

Eine Schwangerschaft in den letzten Monaten wird von einigen maßgeblichen Autoren als Kontraindikation für eine manipulative Behandlung angesehen. Es ist richtig, daß eine Schwangerschaft mechanische und technische Probleme mit sich bringt, doch wenn eindeutig markante Beschwerden im Bereich der Wirbelsäule vorliegen, besteht kein absoluter Hinderungsgrund für eine manipulative Behandlung, vorausgesetzt, daß vernünftige Vorsichtsmaßnahmen getroffen werden.

2.1.2 Erkrankungen des Rückenmarks oder der Cauda equina

Eine Erkrankung des Rückenmarks oder der Cauda equina oder eine augenscheinliche Druckeinwirkung auf diesen Bereich ist eine absolute Kontraindikation für jede Form der Mobilisation oder manipulativen Behandlung. Dies gilt selbst für die geringfügigsten Symptome wie z. B. eine leichte bilaterale Parästhesie der Füße. Der Begriff „Spinalstenose" beschreibt ein klinisches Syndrom, das im allgemeinen durch einen starken Bandscheibenvorfall verursacht wird, der auf die Cauda equina einwirkt. Dies führt zu Schmerzen in beiden Beinen, verbunden mit zunehmenden Schmerzen, Taubheit und Schwäche beim Gehen, was häufig mit Claudicatio intermittens als Folge einer Erkrankung der peripheren Arterien verwechselt wird.

2.1.3 Die Vertebralarterien

Die Vertebralarterien können durch Arteriosklerose oder durch eine Erkrankung oder Verformung der Wirbelsäule verschlossen werden. Einige der allerdings sehr seltenen Tragödien infolge einer manipulativen Behandlung der Wirbelsäule sind auf eine Okklusion der Vertebralarterien besonders bei einer Rotationsbewegung des Nackens zurückzuführen. Ehe eine Mobilisation oder manipulative Behandlung des Nackens vorgenommen wird, muß eingehend überprüft werden, ob

Symptome vorliegen, die auf eine Erkrankung der Arterien hindeuten. Dazu gehören insbesondere jede Form von Schwindel oder Sehstörungen, die im Zusammenhang mit der Nackenhaltung auftreten. Die Physiotherapeutin sollte den Nacken vorsichtig in beide Richtungen drehen, soweit es geht, und in beiden Positionen einige Sekunden innehalten, um sicher zu sein, daß dabei keine Symptome hervorgerufen werden. Erst dann sollte sie vorsichtig mit einer Mobilisation beginnen. Die Untersuchung auf vertebrobasiläre Insuffizienz wird in Abschn. 9.2.4 beschrieben.

Tabelle 2.2. Von der Wirbelsäule herrührende Ursachen von Rückenschmerzen

Entwicklungsbedingt
Spondylolisthesis
Skoliose
Hypermobilität
Verschiedene seltene Störungen

Degenerativ
Bandscheibenerkrankung ohne Wurzelkompression
Wirbelscheibenverletzungen mit Wurzelkompression
Wirbelscheibenverletzungen mit Kompression des Rückenmarks oder der Cauda equina
Osteoarthrose der apophysären Gelenke
Hyperostose
Instabilität

Trauma
Fraktur
Überlastungsfraktur (Stress fracture)
Subluxation
Bänderverletzungen

Tumor
Sekundäres Karzinom (Metastase)
Myelomatose (Plasmozytom)

Infektion
Staphylokokken
Tuberkelbakterien
Kolibakterien
Brucella melitensis

Entzündliche Arthropathie
Ankylosierende Spondylitis
Rheumatoide Arthritis (cP)
Reiter'sche Erkrankung
Colitis ulcerosa
Morbus Crohn
Psoriasis

Stoffwechselbedingt
Osteoporose
Osteomalazie

Unbekannte Ursachen
Paget-Krankheit

2.2 Wirbelsäulenerkrankungen

Eine Auflistung der von der Wirbelsäule herrührenden Ursachen von Rückenschmerzen beinhaltet eine Vielzahl allgemein bekannter pathologischer Störungen (Tabelle 2.2). In der Praxis zeigen viele Patienten Veränderungen, die schwer zu klassifizieren sind, so daß es häufig unmöglich ist, eine genaue Diagnose zu stellen. Häufig liegt den Beschwerden eine degenerative Veränderung zugrunde, die bisweilen durch Überlastungen und kleinere Traumen verschlimmert wird. Die allgemeine medizinische Beurteilung sowie entsprechende Röntgenaufnahmen der Wirbelsäule sind wesentliche Voraussetzungen dafür, eine manipulative Behandlung der Wirbelsäule – gleichgültig auf welcher Ebene – zu empfehlen.

2.2.1 Spondylolisthesis

Die Spondylolisthesis ist eine Kontraindikation für eine intensive manipulative Behandlung der betroffenen Ebene; doch ist die Behandlung häufig dann erfolgreich, wenn sie auf die Entlastung von Schmerzen ausgerichtet ist, die von einer höheren Ebene der Wirbelsäule ausgehen.

2.2.2 Osteoporose

Eine Osteoporose ist eine absolute Kontraindikation für eine manipulative Behandlung der Wirbelsäule. Diese Beschränkung gilt auch für Bedingungen, die eine Osteoporose hervorrufen können, was die Behandlung mit Steroiden einschließt. Das Alter als solches ist keine Kontraindikation für diese Behandlungsform; gerade bei älteren Patienten werden häufig die besten Ergebnisse erzielt.

2.2.3 Ankylosierende Spondylitis und chronische Polyarthritis (cP)

Die ankylosierende Spondylitis und die primär-chronische Polyarthritis wirken beide meist auf die Längsbänder der Wirbelsäule ein, was zu Subluxationen innerhalb der Halswirbelsäule, selten auch zum plötzlichen Tod führen kann. Der Nachweis einer Gelenkentzündung der Wirbelsäule ist eine absolute Kontraindikation für Manipulationen im HWS-Bereich, selbst wenn klinisch oder röntgenologisch kein Nachweis dafür vorliegt, daß auch die Halswirbelsäule in das pathologische Geschehen einbezogen ist.

2.2.4 Nervenwurzelschmerzen

Nervenwurzelschmerzen als Folge eines Bandscheibenvorfalls oder lokaler degenerativer Erscheinungen können unter Umständen das klinische Gesamtbild beherrschen und viel stärkere Schmerzen und Beeinträchtigungen der Beweglichkeit der Wirbelsäule herbeiführen als die zugrundeliegende Ursache. Die Klärung der Frage, ob Nervenwurzelschmerzen irgendwelcher Art vorliegen, ist eine wesentliche Voraussetzung für die Wahl der für den Patienten am besten geeigneten Behandlung. Dies zu bestimmen ist einfach, wenn der Schmerz über den gesamten Wurzelbereich verteilt auftritt und Parästhesien hinzukommen, aber schwierig, wenn der Schmerz nur in Teilbereichen empfunden wird. Das Ausmaß der Schmerzausstrahlung kann hierbei aufschlußreich sein. Strahlen die Schmerzen über den Ellbogen oder das Knie hinaus, ist eine Beteiligung der Nervenwurzel wahrscheinlich, dies gilt umso mehr, wenn der Schmerz Parästhesien oder andere Merkmale aufweist, die auf eine Nervenreizung hindeuten. Ist die Nervenwurzel einbezogen, kann eine sanfte Bewegung des Rückgrates sehr schnell eine Schmerzausstrahlung in einen weiter entfernten Bereich hervorrufen, als eigentlich erwartet worden wäre; das Beibehalten einer bestimmten Wirbelsäulenhaltung, wie z.B. der Drehung der HWS vom Schmerz weg, kann die Nervenwurzelsymptome wieder auslösen, wenn diese Stellung 10–20 s beibehalten wird.

Manipulative Behandlung

Die Experten sind sich nicht uneingeschränkt darüber einig, ob Patienten mit Nervenwurzelsymptomen kräftig dosierten manipulativen Behandlungen unterzogen werden sollten. Einige Fachleute vertreten die Ansicht, daß ihre Anwendung gerechtfertigt ist, wenn keine neurologischen Zeichen vorliegen; andere befürworten eine solche Behandlung unter der Voraussetzung, daß sich die Symptome nicht über den Ellbogen oder das Knie hinaus ausbreiten, wobei sie argumentieren, daß Schmerzausstrahlungen in diese Bereiche nicht unbedingt darauf schließen lassen, daß die Spinalwurzel einbezogen ist. Meine eigene Einstellung ist es, kräftige manipulative Behandlungen bei Patienten zu vermeiden, bei denen der Nachweis einer Beteiligung der Nervenwurzel erbracht ist; allerdings wird sich diese kontroverse Frage solange nicht definitiv klären lassen, solange nicht ausführliche Studien über Patienten mit Wurzelsymptomen vorliegen, anhand derer genauer bestimmt werden kann, welche Behandlung von Nutzen ist und welche nicht. Während diese Erkenntnisse noch ausstehen, dürfte es weise sein, alle diejenigen Patienten von einer kräftigen Manipulation auszuschließen, deren Symptome von einer – wenn auch nur geringfügigen – Wurzelkompression herzurühren scheinen; jedoch eine manipulative Behandlung bei Patienten mit Schmerzen ähnlicher Ausbreitung zu gestatten, bei denen die Schmerzen eindeutig auf eine Wirbelsäulenpathologie ohne Einbeziehung der Nervenwurzel zurückzuführen sind. Trotzdem muß eingeräumt werden, daß manche Experten auf dem Gebiet der passiven Mobilisation und

Manipulation der Wirbelsäule bisweilen erstaunliche Erfolge bei der Linderung von Schmerzen im Arm oder im Ischiasbereich erzielen, selbst wenn neurologische Zeichen vorliegen. Auch ist es wahrscheinlich richtig, eine Ausnahme zu machen, wenn ein Patient schon seit längerer Zeit an Wurzelsymptomen leidet und dann durch eine mechanische Störung der Wirbelsäule, die mit den chronischen Nervenwurzelschmerzen nicht in Verbindung steht, einen steifen Nacken oder Rücken bekommt.

Traktion

Traktionsbehandlungen können konstant bei bettlägerigen Patienten angewandt werden, die über heftige Nervenwurzelschmerzen im Bereich der Halswirbel- oder Lendenwirbelsäule klagen, oder gelegentlich bei ambulanten Patienten. Eine Traktionsbehandlung im Bett wird meistens bei Patienten mit besonders schmerzhaften Ischiasbeschwerden angewandt, bei denen sich im Anschluß an die Behandlung durch Bettruhe allein keine Besserung erreichen ließ. Durch die Behandlung wird die Lendenwirbelsäule unzweifelhaft wirksamer immobilisiert, und die Distraktion trägt vermutlich zur Schmerzlinderung bei.

Intermittierende Traktion

Eine intermittierende Traktionsbehandlung bei ambulanten Patienten erfolgt vorzugsweise täglich und kann sowohl im Bereich der Hals- als auch der Lendenwirbelsäule angewandt werden. Die Halswirbeltraktion der Patienten mit Armschmerzen, deren Ursache in einer Wurzelkompression vermutet wurde, war das Thema einer ausführlichen Studie (British Medical Journal, 1966). Es wurde gezeigt, daß praktisch jeder Patient während der Durchführung der Traktionsbehandlung eine deutliche Schmerzlinderung verspürte. Der Kopf des Patienten befand sich dabei normalerweise in einer gebeugten Haltung. Häufig hielt die Schmerzlinderung mehrere Stunden an, doch konnten die natürliche Ursache der Beschwerden oder die langfristigen Ergebnisse durch die Behandlung nicht beeinflußt werden. Bei 75% der Patienten verbesserte sich der Zustand innerhalb eines Monats wesentlich, unabhängig davon, ob die Traktionsbehandlung ausgeführt wurde oder nicht. Das bedeutet, daß eine intermittierende Traktionsbehandlung bei ambulanten Patienten wahrscheinlich denjenigen vorbehalten bleiben sollte, die unter heftigen Schmerzen leiden und auch für eine vorübergehende Schmerzlinderung dankbar sind, selbst wenn sich dabei der Gesamtzustand nicht bessert. Bei Patienten mit Ischiasbeschwerden, wird im allgemeinen eine Traktion im Lendenwirbelbereich vorgenommen, wobei bis jetzt noch keine angemessene statistische Bewertung der Wirkung dieser Behandlungsform vorliegt.

Drohende Wurzelkompression

Bei Patienten der Altersgruppe zwischen 15 und 35 Jahren, bei denen sich akute Schmerzen im Lenden- oder Halswirbelsäulenbereich einstellen, ist die Wahrscheinlichkeit eines echten Bandscheibenvorfalls größer als bei älteren Patienten. Lendenwirbelschmerzen bei jüngeren Patienten deuten häufig darauf hin, daß in naher Zukunft mit einer Ischiaserkrankung zu rechnen ist; dies ist dann eine Kontraindikation für die manipulative Behandlung.

2.3 Die übrigen Beschwerdebilder

Wenngleich die weitaus meisten Patienten, die über Rückenschmerzen klagen, nicht klassifiziert oder diagnostiziert werden können, sind dieser heterogenen, komplexen Gruppe gerade diejenigen Patienten zuzuordnen, die einer Behandlung der Wirbelsäule durch Mobilisation oder Manipulation am besten zugänglich sind. Als wesentliches Auswahlkriterium erweist sich die Frage, ob die Schmerzen des Patienten von der Wirbelsäule ausgehen, um dann all die Patienten auszuschließen, bei denen ein Nachweis dahingehend besteht, daß das Rückenmark, die Cauda equina, die Nervenwurzeln oder die Wirbelarterien in das Schmerzgeschehen einbezogen sind, sowie diejenigen Patienten, bei denen ein Befund einer Krankheit vorliegt, die ihre Wirbelsäule oder die Längsbänder der Wirbelsäule in Mitleidenschaft gezogen hat.

Bei der Behandlung dieser breitgefächerten Gruppe von Beschwerden gibt es praktisch keine absoluten Kontraindikationen für die vorgesehene Behandlung, vorausgesetzt, daß die richtigen Techniken angewandt werden, wie G. D. Maitland sie skizziert. Die Hauptzielsetzung der Behandlung besteht darin, durch Anwendung der jeweils sanftesten Behandlungsformen zu dem gewünschten Ergebnis zu gelangen, und die Behandlung den Fortschritten des Patienten entsprechend und auf der Grundlage regelmäßig wiederholter Beurteilungen durch die Physiotherapeutin zu modifizieren. Eine solche Behandlung, die mit sanften Mobilisationsanwendungen und Bewegungen mit kleiner Amplitude beginnt, sollte für sämtliche Patienten dieser gemischten Gruppe absolut sicher und problemlos sein. Alles hängt dabei von den angewandten Techniken ab: Niemand würde die Anwendung der Traktionstherapie bei einem Patienten empfehlen, der an akuten Schmerzen im Lendenwirbelbereich leidet oder eine kraftvolle manipulative Behandlung bei einem Patienten mit Ischias oder brachialer Neuropathie, die mit neurologischen Zeichen einhergeht.

Manche Fachleute fordern eindeutigere Indikationen für diese Art der Behandlung, die sich auf der Grundlage einer genaueren Diagnose ergeben müßten, doch ist es zweifelhaft, ob ein solch hohes Maß an Präzision hier überhaupt möglich ist. Selbst wenn der Ursprung des Schmerzes auf der richtigen Ebene der Wirbelsäule lokalisiert worden ist, können, nach Ausschluß von Wurzelsymptomen, oftmals nur kluge Vermutungen darüber angestellt werden, ob vielleicht eine degenerative Bandscheibe oder ein Bandscheibenvorfall, eine Instabilität der Wirbelsäule, degenerative Veränderungen in einem Wirbelgelenk, oder ein gerissenes interspinales Ligament dafür verantwortlich sind oder ob sich eine andere präzise Diagnose stellen läßt. Hinzu kommt, daß es gerade bei dieser schwer zu definierenden Patientengruppe unmöglich ist, genaue Indikationen und Kontraindikationen für die Behandlung zu geben. Auch ist es nicht klug, kategorisch bestimmen zu wollen, welche Verfahrensweisen die besten Aussichten auf Erfolg bieten würden. Verschiedene Manualtherapeuten erzielen mit ganz unterschiedlichen Behandlungstechniken die besten Ergebnisse. Im Augenblick kann nur festgestellt werden, daß viele dieser Patienten, wenn sie von erfahrenen Physiotherapeuten behandelt werden, eine Linderung ihrer Beschwerden erfahren und offensichtlich auch rascher gesunden als dies bei einer Behandlung mit anderen Methoden der Fall wäre. Leider müssen wir noch die Ergebnisse eingehenderer Untersuchungen und Beurteilungen abwarten, ehe definitive Aussagen gemacht werden können.

2.3.1 Körperhaltung und berufliche Tätigkeit

Jeder Physiotherapeut, der einen Patienten mit Rückenschmerzen behandelt, sollte grundsätzlich gemeinsam mit dem Patienten analysieren, wie sich dessen Wirbelsäule bei seinen täglichen Aktivitäten verhält, wobei die Aufmerksamkeit besonders solchen Körperhaltungen oder Bewegungen gelten sollte, durch die der Schmerz verschlimmert wird. Es ist falsch, sich ganz auf die Mobilisation der Wirbelsäule zu konzentrieren, während die Schmerzen des Patienten durch eine bestimmte ungünstige Körperhaltung oder durch einen sich wiederholenden Bewegungsablauf bei der Arbeit immer von neuem verschlimmert werden.

2.3.2 Psychologische Faktoren

Ein rein psychogener Schmerz im Nacken oder Rücken tritt nicht allzu häufig auf, doch werden im Grunde genommen alle chronischen Rückenschmerzen durch soziale und psychologische Gegebenheiten beeinflußt, weshalb die Beurteilung durch den Arzt niemals vollständig sein kann, wenn sie sich ausschließlich auf physische Komponenten stützt. Wenn Patienten die Möglichkeit erhalten, sich zu äußern, sind viele, die an solchen Symptomen leiden, durchaus bereit, über ihre Probleme zu sprechen, wobei der Arzt dann erfährt, daß diese Patienten auch an Depressionen, Angstgefühlen, Problemen in der Ehe oder im sozialen Umfeld leiden oder daß ein anderes Symptom vorliegt, das in sich der Hilfe bedarf. In manchen Fällen hat man dem Patienten z. B. gesagt, daß er an einer „Arthritis der Wirbelsäule" leidet, und er sucht nun Hilfe, um den verheerenden Auswirkungen einer weitverbreiteten, verkrüppelnden Krankheit zu entgehen.

Zwar können Patienten, deren Symptome hauptsächlich psychisch bedingt sind, aus einer manipulativen Behandlung und der allgemeinen Unterstützung, die ihnen die Physiotherapeutin anbietet, sehr großen Nutzen ziehen, jedoch kann diese Behandlung niemals ein angemessener Ersatz für psychologische Hilfe sein, weshalb bessere und auch längerfristige Ergebnisse im allgemeinen dann erzielt werden können, wenn der Arzt und der Patient sich den wahren Problemen stellen. Hinzu kommt, daß eine sich über einen längeren Zeitraum erstreckende physikalische Behandlung ohne positive Ergebnisse die Befürchtungen des Patienten verstärken könnte, er leide vielleicht an einer organischen Krankheit, die zu schwierig zu behandeln sei; dies gilt für viele Patienten, die von einem Therapeuten zum andern gehen und jahrelang ohne jeden Erfolg behandelt werden.

Unter den Patienten mit chronischen Rückenschmerzen finden sich auch solche mit mäßigen oder schweren Depressionen. Sie weisen sofort jede Andeutung zurück, daß ihre Probleme psychogener Natur sein könnten, und sie sind im allgemeinen auch nicht bereit, über ihre Probleme zu sprechen, solange sie nicht antidepressive Medikamente oder eine andere entsprechende Behandlung erhalten haben. Diese Art der Therapie ist für solche Patienten meist besser als eine rein physikalische Behandlung.

Chronische Angstzustände können eine Erscheinungsform der Depression sein, die dementsprechend zu behandeln ist; sie können aber auch auf einer Persönlichkeitsstörung beruhen. Selbstverständlich läßt sie die Persönlichkeit nicht ohne weiteres verändern, doch haben diese Patienten häufig Verständnis und Einsicht und erkennen, daß sie aufgrund von Spannungszuständen auch an anderen Symptomen leiden. Sie sind dann häufig überraschenderweise bereit, über die psychogenen Aspekte ihrer Schmerzen zu sprechen. Eine Erklärung dafür, daß „manche Menschen, die unter Spannungszuständen leben, Magengeschwüre bekommen, während andere verspannte Nackenmuskeln haben und einen schmerzenden Nacken" kann verstanden und akzeptiert werden, wobei sich gleichzeitig offensichtlich Erleichterung darüber einstellt, daß die Ursache nichts Ernsteres ist.

Bisweilen ist allerdings eine Doppelstrategie erforderlich. Wenn ein Patient nicht sofort einsehen kann, daß sein Schmerz psychogener Natur ist, kann er sich mit der Aussage einverstanden erklären, daß psychogene Faktoren vorherrschen, wenn die Therapeutin ihm gleichzeitig sagt, daß bei ihm eine geringfügige organische Störung vorliegt, die wahrscheinlich auf eine physikalische Behandlung ansprechen wird.

3 Kommunikation

Mit einem Beitrag von J. Graham*

Einer der wichtigsten Aspekte dieses Konzeptes der manipulativen Physiotherapie ist die Beurteilung und die analytische Beurteilung (s. Abschn. 1.4.9). Sie ist das Fundament oder besser, die Fähigkeit zur retrospektiven Beurteilung ist das Fundament. Wichtigstes Element in der retrospektiven Beurteilung ist die Beurteilung der Wahrnehmung von Veränderungen durch den Patienten. Die einzige Methode, diese Information zu erlangen, besteht in einer sehr geschickten Kommunikation. Um es ganz deutlich zu sagen, das wichtigste Anliegen dieser fünften Auflage besteht ohne Zweifel darin, die Fähigkeiten zu verstehen, die die Physiotherapeutin bei der Kommunikation mit dem Patienten in die retrospektive Beurteilung während des gesamten Behandlungsablaufs einbringen muß. Gerade deshalb wird diese Thematik im vorliegenden Kapitel auch so ausführlich behandelt.

Dr. J. Graham bekräftigt die besondere Bedeutung dieses Kapitels in seiner Einführung, die er dazu geschrieben hat. Graham ist Facharzt am Flinders Medical Centre und hat wichtige Aufgaben im Bereich der Schmerztherapie und in der Behandlung von Bluthochdruck. Seine Kenntnisse auf dem Gebiet der Kommunikation mit all ihren Verzweigungen gehen weit über den Rahmen dieses Kapitels hinaus. In Anbetracht seiner Fähigkeiten und seiner Fachkenntnis freue ich mich besonders, dieses Kapitel mit seiner Einführung beginnen zu können, die im folgenden in vollem Wortlaut wiedergegeben ist.

„Der Leser dieses Buches über manipulative Therapie, ob Arzt oder Therapeut, sieht sich mit den Gedankengängen eines außergewöhnlich klaren und scharfsinnigen Verstandes konfrontiert.

Während ich Gelegenheit hatte, G. D. Maitland dabei zu beobachten, wie er Patienten direkt oder anhand von Videoaufnahmen beurteilte, war ich einerseits begeistert und andererseits verblüfft über die Techniken, die ein so erfahrener und gewandter Kommunikator einsetzt.

Gerade diese Fähigkeit zur Kommunikation kann der Leser sich aneignen, wenn er mit diesem Buch arbeitet. Genauso, wie er vielleicht die Anleitung zu einer bestimmten Beurteilungsmethode immer wieder nachlesen sollte, so möchte ich ihm empfehlen, das vorliegende so immens wichtige Kapitel über die Kommunikation immer wieder von neuem zu lesen.

Maitland spricht von „meiner Art zu denken", von „analytischer Beurteilung" und von „Flexibilität".

Er weiß, daß Flexibilität im Denken solche Kriterien einbezieht wie „Erfindungsgabe", „Kreativität" und „den Versuch, neue Wege zu beschreiten", wobei jedoch die neuen Wege stets im Vergleich zu den alten Wegen gewichtet werden.

Er ist jederzeit bereit, neue Wege zu beschreiten. Flexibilität bedeutet daher das Aufgeben einer starren Haltung. Er weiß, daß „eine Landkarte nicht mit dem darauf dargestellten Territorium identisch ist." Namen und Begriffe sind Darstellungen von Gegebenheiten.

Er hat seine feststehende Metapher der „durchlässigen Backsteinmauer" entwickelt. Backsteinmauern sind undurchschaubar und schwer zu überwinden. Auf der einen Seite der Mauer befinden sich Vorgeschichte, Symptome und Zeichen. Diese Seite ist der geschickten und präzisen Aufnahme der Vorgeschichte, der korrekten Überprüfung der Beschaffenheit der Symptome und der sorgfältigen Ermittlung von physischen Zeichen vorbehalten. Die andere Seite repräsentiert die „Pathologie", die weitgehend von konkreten Befunden abgeleitet wird.

Das Kapitel über die Kommunikation behandelt die eine Seite der „Mauer". Die Klärung von Vorgeschichte, Symptomen und Zeichen bedeutet nachzuprüfen, ob die abgesandte Botschaft auch der empfangenen Botschaft entspricht.

Neu aufgenommene Informationen ergeben für ein (ganz bestimmtes) Individuum einen Sinn, wenn es diese Informationen mit den bereits in seinem Kopf (Gedächtnis) gespeicherten Daten (Landkarten) vergleicht.

---

* Visiting Specialist Physician, Flinders Medical Centre Pain Clinic and Coronary Hypertension Unit, Bedford Park, South Australia 5042, Australia.

Maitland ist bereit, die subjektive Welt seiner Patienten sorgfältig und gründlich zu erforschen, um sicherzustellen, daß er seine eigene Denkweise und Vorstellungskraft der des Patienten annähert. Sein Ansatz zeigt sehr deutlich, daß er sich mit seinen Patienten eingehend befaßt und dabei erkannt hat, daß sie über bestimmte Potentiale verfügen, die sie erfolgreich einsetzen können, um spezifische Ergebnisse zu erzielen.

Er tritt zu diesem Zweck in ein enges, punktuelles und momentspezifisches Rückkopplungsverhältnis zu seinen Patienten. Sie können dies wahrnehmen, und deshalb kooperieren sie umso besser. Sein Augenkontakt, sein bereitwilliges Lächeln, sein Sinn für Humor, d. h. Nuancen seines persönlichen Verhaltens, die den Patienten in den richtigen Augenblicken in der richtigen Form ansprechen, bewirken, daß seine verbale Botschaft voll und ganz mit der Kommunikation ohne Worte in Einklang steht.

Wenn er Schwierigkeiten erkennt, ist er bereit, Fragen zu stellen, die zur Klärung oder Eingrenzung des Problems führen und es dem Patienten leichter machen, Antworten zu finden.

Teil seiner Kommunikationstechnik ist es häufig, dem Patienten zu vermitteln, daß ihm als Therapeuten und somit auch dem Patienten mehr als eine Behandlungstechnik zur Verfügung steht. Zum Beispiel sagt er: „Eines, was ich tun könnte...", wodurch er zu verstehen gibt, daß es auch noch andere Möglichkeiten gibt.

Er formuliert seine Fragen so, daß die Patienten dadurch motiviert werden, während der Sitzung und auch zwischen den Sitzungen kleine Veränderungen selbst zu erkennen. Sie wissen deshalb, wo Erfolge zu erwarten sind.

Indem er seine Hypothesen selbst verdeutlicht, ist er frei in seiner Entscheidung, das erreichte Resultat zu bestätigen oder zu verwerfen. (Manche Menschen wissen in der Tat häufig nicht, was sie mit einer bestimmten Technik erreichen wollen, so daß sie es oft gar nicht erkennen, wenn sie eine Hypothese bereits widerlegt haben, die ihnen jedoch selbst nicht klar war.)

So spricht Maitland von der „Anwendung einer Technik...", wobei er genau weiß, was sie während der Durchführung leisten soll.

Man betrachte diese meisterliche Ausdrucksweise: „Bei dem Patienten war die Besserung des Zustands problematisch... darin ist eine Vielzahl von Informationen enthalten". Statt in eine pessimistische oder negative Denkweise zu verfallen, versucht er herauszufinden, warum ein Patient ein Problemfall sein könnte, und hat erkannt, daß dieser Sachverhalt an sich schon darauf hindeutet, daß in dem „Problem" eine besondere zusätzliche Information eingebettet sein muß.

Er ist bereit, „jeden möglichen Beweis" zu suchen, „jede Methode" in Betracht zu ziehen und ein Denken in erweiterten Begriffen zu erproben (siehe „Slump-test").

Für den Lehrer stellt sich nun die Frage: „Wie vermittle ich der Studentin die Informationen, die sie zur Anwendung dieser Technik und zu ihrer Wirkungsweise benötigt?" Oder für den Studenten: „Was genau tut Maitland hier?" „Wie kann ich es genauso gut machen?"

Im vorliegenden Buch werden diese Fragen detailliert beantwortet. Der Leser kann seine Erfahrungen aus seinen eigenen Kenntnissen schöpfen und darüber hinaus auf die Fülle der von Maitland im folgenden wiedergegebenen Erfahrungen und Erkenntnisse zurückgreifen."

Die meisten Menschen glauben, daß die Kommunikation zwischen zwei Menschen, die die gleiche Sprache sprechen, einfach, routinemäßig, automatisch und unkompliziert vonstatten geht. Aber selbst bei ganz normalen Gesprächen in der Familie gibt es Tag für Tag Mißverständnisse. Jeder von uns war schon einmal in einer Situation, wo er im Gespräch nicht in der Lage war, einen bestimmten Standpunkt zu vertreten, weil es ihm schwerfiel, seine Gedanken in Worte zu kleiden. Ein solcher Mißerfolg kann sehr frustrierend sein, besonders dann, wenn der Gesprächspartner einen anderen Standpunkt vertritt, den er uns vermitteln möchte. In einer Gruppe wechselt das Gesprächsthema häufig sehr rasch, da jeder den Gesprächsfaden seinem persönlichen Interesse entsprechend weiterspinnt. Dies kann im Gespräch zwischen nur zwei Menschen genauso leicht der Fall sein. Das normale Gespräch entwickelt sich deshalb gar nicht so einfach und freimütig wie man dies gern glauben möchte.

Ärzte, Psychologen, Physiotherapeuten und Vertreter vieler anderer Berufe, die gehalten sind, die Probleme ihrer Patienten zu verstehen, müssen sich mit der Komplexität von Kommunikation auseinandersetzen. Eine klare, erfolgreiche Kommunikation zu erreichen mag schwierig sein; es ist jedoch nicht so schwierig, wenn es uns gelingt, im Hinblick auf Worte und Verhaltensweisen Wahrnehmungsstrategien zu entwickeln, die es uns ermöglichen, jedes Wort, jeden Satz und jede Verhaltensnuance zu entschlüsseln.

Unsere Aufmerksamkeit kann sich vielleicht zunächst nur auf eine Kommunikationsebene (z. B. Inhalt, Wortbedeutung) richten, bis wir Stück für Stück ein hohes Maß an

Geschick in der Deutung von Aussagen entwickelt haben. Auch beim Sprechenlernen haben wir die Sprache Wort für Wort aufgebaut, indem wir nach und nach unser Verständnis für die spezifische Bedeutung der einzelnen Wörter und den Kontext entwickelten, in dem sie benutzt werden.

Jede andere Kommunikationsebene kann auf die gleiche Art Schritt für Schritt analysiert werden. Wenn wir auf zwei Ebenen über entsprechende Fähigkeiten verfügen, können wir diese Fähigkeiten gleichzeitig oder nacheinander viel effizienter einsetzen, um unser Ziel einer geschickten und erfreulichen Kommunikation zu erreichen.

Meister der Kommunikation wie Virginia Satir und Milton Erickson verwandten viel Zeit darauf, durch Beobachtung und praktische Übung zu lernen, wie man bei der Wortwahl überlegt vorgeht; dies gelang ihnen über den Umweg vieler Fehler (Zeig 1980).

Ihr Erfolg beruhte weitgehend auf ihrer Lernbereitschaft, wobei der Lernprozeß gekennzeichnet war durch fortwährendes Versuchen und das Analysieren ihrer eigenen Fehler sowie der Reaktionen ihrer Patienten und Klienten, aber auch der Reaktionen von Freunden und Verwandten. Eine besonders gute Methode, mehr über unseren eigenen Interviewstil zu erfahren, ist es, die Interviews auf Video- oder Tonband aufzunehmen und diese Aufzeichnungen alleine, aber auch gemeinsam mit kritischen Kollegen oder Lehrern zu analysieren.

Ein solches Verfahren bietet uns die Möglichkeit nachzuvollziehen, wie unsere eigenen Worte und Tonlagen verstanden, aber auch mißverstanden werden können. Die Fähigkeit dazu muß bis zu einem hohen Grad entwickelt sein, wenn es darum geht, das Problem eines Patienten zu erfassen und dabei kein Detail zu vernachlässigen. Die Fähigkeit zur wechselseitigen Kommunikation ist notwendig, wenn dem Patienten Anweisungen erteilt werden müssen, und dabei jedes Risiko eines Mißverständnisses ausgeschlossen werden soll. Das Erlernen dieser Kunst oder Fertigkeit erfordert Geduld, Bescheidenheit, Klarheit der Gedanken und Selbstkritik. Ohne diese Eigenschaften kann niemals eine gute Beziehung zu Patienten aufgebaut werden. Die Worte, Sätze und ihre Betonung müssen, wenn Fragen gestellt werden, sorgfältig gewählt werden, um Mißverständnisse zu vermeiden, und den Aussagen der Patienten muß aufmerksam zugehört werden, so daß die Bedeutung der von ihnen gebrauchten Worte nicht mißverstanden wird.

Wenn während dieses Lernprozesses Kommunikationsfehler auftreten, sollte die Physiotherapeutin die Verantwortung dafür bei sich selbst suchen und nicht bei dem Patienten. Um Mißverständnisse auszuschließen, soll in diesem Buch von der Physiotherapeut*in* die Rede sein, während der Patient immer in der männlichen Form angesprochen wird.

Im Laufe der Jahre wurden in satirischen Darstellungen häufig Kommunikationsprobleme aufs Korn genommen. Abbildung 3.1 zeigt ein recht hintersinniges Beispiel dafür.

Den drei letzten Zeilen kommt dabei eine besondere Bedeutung zu. Man könnte sie anders formulieren, indem man sagt: „Was ich sagte, war so schlecht in Worte gefaßt, daß es nicht den Gedanken ausdrückte, den ich im Sinn hatte", doch ist es auch möglich, daß der Empfänger der Aussage nur jene Teile der Botschaft vernahm oder nur bei den Teilen zuhörte, die seinen eigenen Gedanken entsprachen, während er andere Teile, die diesen nicht entsprachen, ignorierte. Es ist auch möglich, daß die Aufmerksamkeit des Zuhörers durch seine Erwartungen oder seine Gemütsverfassung beeinträchtigt wurde.

Die Kommunikation besteht sowohl aus nichtverbalen als auch aus verbalen Komponenten.

Als *nichtverbale Komponente* werden z. B. jeweils bestimmte Stimmqualitäten eingesetzt, um den Sinngehalt der gebrauchten Worte zu unterstreichen sowie bestimmte Verhaltensnuancen, die von der Physiotherapeutin beachtet, interpretiert und auch von ihr selbst benutzt werden müssen, wenn sie mit dem Patienten spricht. Nichtverbale und verbale Kommunikation werden im folgenden in getrennten Abschnitten behandelt. Gerade die mit manipulativen Verfahren arbeitende Physiotherapeutin verwendet wiederholt die stärkste Form der nichtverbalen Kommunikation, die „Berührung".

Ich weiß, daß
Sie glauben,
Sie hätten das verstanden,
was Sie glauben, daß ich gesagt habe,
aber
ich bin nicht sicher,
daß Sie gemerkt haben,
daß das, was Sie hörten,
nicht das ist,
was ich meinte.

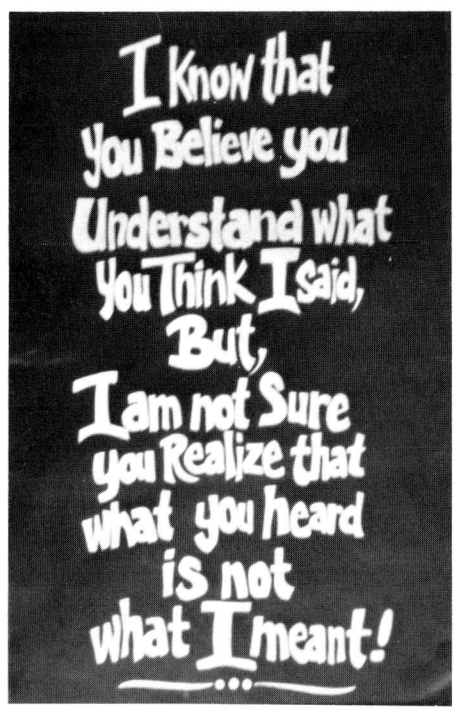

Abb. 3.1. Eines von vielen Kommunikationsproblemen

Die *verbale Komponente* erfordert Geschick in der Wahl von Worten und Redewendungen bei der Formulierung von Fragen und Antworten. Sir Ernest Gowers (1979) spricht von der „Wahl und Anordnung der Worte in der Weise, daß ein Gedanke so genau wie möglich aus dem Kopf des einen Menschen in den des anderen übermittelt wird".

3.1 Nichtverbale Kommunikation

Als erster Aspekt der Kommunikation soll der nichtverbale Aspekt oder der Aspekt der „Körpersprache" näher betrachtet werden. Er ist ein grundlegender Bestandteil der Kommunikation. Die Wirkung nichtverbaler Signale ist meist stärker, rascher und direkter als die Wirkung von Worten. Die Signale sind häufig aussagekräftiger als Worte und haben den Vorteil, daß sie als vom Unterbewußtsein gesteuerte Reflexe bestimmte Botschaften übermitteln können, ehe genügend Zeit vergangen ist, um sie in Worten zu formulieren. Weil die nichtverbale Kommunikation ihrer Art nach reflexhaft erfolgt und deshalb weniger leicht kontrolliert werden kann, ist sie vermutlich gerade deshalb umso ehrlicher. Sie hat außerdem den Vorteil, subtilere Botschaften genauer und klarer ausdrücken zu können, als dies mit Worten möglich wäre.

Es gibt natürlich viele nichtverbale Signale, die vom Patienten bewußt eingesetzt werden und dabei nicht immer mit seinen verbalen Botschaften übereinstimmen. Es ist deshalb sehr wichtig, verbalen *und* nichtverbalen Botschaften Aufmerksamkeit zu schenken und darauf zu achten, wann sie übereinstimmen (Kongruenz) bzw. wann dies nicht so zu sein scheint (Inkongruenz). Auf jeden Fall ist es wichtig, sich auf *beide* Kommunikationsebenen einzulassen (und beide zu respektieren). Allerdings sind sie nicht das Thema des vorliegenden Buches, das ohnehin umfangreich genug ist; es geht hier nicht darum, alle Aspekte der Kommunikation und Interpretation umfassend darzustellen.

Um aus der nichtverbalen Kommunikation des Patienten den größtmöglichen Nutzen zu ziehen, muß die Physiotherapeutin sehr aufmerksam, wach und aufnahmefähig sein. Sie sollte bewußt von Beginn an den Blickkontakt zum Patienten aufnehmen, so daß innerhalb der ersten 5 min des Zusammenseins mit dem Patienten eine Vertrauensbasis geschaffen werden kann. Allerdings wäre es unangemessen zu erwarten, daß jeder Patient bereit ist, innerhalb so kurzer Zeit ein solches Vertrauensverhältnis einzugehen. Für jemanden, der in anderen Situationen nicht zu seiner Zufriedenheit behandelt wurde, könnte es durchaus angemessen sein, gegenüber der neuen Therapeutin zunächst argwöhnisch zu sein. Eine Möglichkeit, dem entgegenzutreten, wäre folgende:

„Offensichtlich waren Ihre früheren Behandlungen nicht erfolgreich. Da ich dies weiß, möchte ich Ihnen sagen, daß ich Ihre Hilfe benötige, und zwar in der Form, daß Sie genau beobachten, was ich tue und es mir sagen, wenn sie irgend etwas erklärt haben möchten. Ich muß alles wissen, was Sie mir sagen können, selbst Dinge, die Sie vielleicht für nebensächlich und unwichtig halten. Auch sollten Sie keine Heilung erwarten; sonst werden Sie enttäuscht sein, wenn ich mich in die Gruppe der Versager einreihe".

Damit bittet die Therapeutin den Patienten, den vernünftigen Grundsatz, „erst zu schauen, bevor man springt" zu beherzigen und spricht die Frage an, „wie der Patient wissen soll, wann er der Helferin vertrauen kann?" Die Verhaltensnuancen des Patienten, aber auch die der Physiotherapeutin können äußerst informativ sein. Wenn sie die Verhaltensnuancen des Patienten richtig interpretiert und ihr eigenes Verhalten entsprechend steuert, kann sie rasch das Vertrauen des Patienten gewinnen und dazu beitragen, daß er ihr Bemühen um seine Probleme anerkennt. Auch der Klang der Stimme, die Betonung und der begleitende Gesichtsausdruck sind Komponenten der nichtverbalen Kommunikation, die mit großem Erfolg eingesetzt werden können.

Die Menschen haben unterschiedliche Charaktere und Mentalitäten, unterschiedliche Eigenschaften, unterschiedliche Intelligenzgrade usw. Im Gespräch mit dem Patienten kann die Physiotherapeutin ihre persönlichen Eigenarten jeweils den seinen anpassen. Sie sollte auf seine Verhaltensmuster eingehen; sie sollte keinesfalls versuchen, ihn so zu beeinflussen, daß er auf ihre Verhaltensmuster reagiert. Anders ausgedrückt, sollten die Eigentümlichkeiten des Patienten und nicht die der Physiotherapeutin den „gemeinsamen Nenner" darstellen. Es ist interessant festzustellen, wie wir selbst auf ganz besondere Weise unsere spezifischen Eigenschaften erworben haben durch viele Lernprozesse, die von Mutter und Vater und auch von anderen Menschen initiiert wurden, mit denen wir zusammengelebt, gespielt und gearbeitet haben. Auf die gleiche Art hat auch der Patient mit seinen andersgearteten Lebenserfahrungen seine spezifischen Eigenschaften erworben. Bei der Begegnung der beiden ergibt sich nun für die Therapeutin die überaus wichtige Aufgabe, eine flexible Position einzunehmen, die mit der Position des Patienten problemlos in Einklang steht. Bandler und Grinder (1975) nennen diesen Prozeß „Beobachten und das Tempo bestimmen".

Zu einer solchen Verhaltensstrategie könnte es gehören, daß wir unseren Kopf genau so neigen, wie es der Patient tut (jedoch nicht, um ihn nachzuahmen, wenn er unter einem akuten „Schiefhals" leidet). Auch können wir unsere Hände in etwa genau so halten wie der Patient, und wir können sogar mit der gleichen Geschwindigkeit atmen wie der Patient und mit der gleichen Lautstärke, dem gleichen Tonfall und Tempo sprechen. All dies muß natürlich ganz ungezwungen geschehen. Für solch eine Übereinstimmung im Verhalten ist es wichtig, daß sie gefällig und mit Geschick gelingt und nicht etwa gezwungen oder unnatürlich wirkt.

Wie bei der verbalen Kommunikation sollte die Physiotherapeutin nicht von vornherein annehmen, daß sie die Verhaltensnuancen des Patienten richtig interpretiert, da sein Bezugsrahmen vielleicht vollständig von dem ihren abweicht. Auch sollte sie sich darüber im klaren sein, in welcher geistigen und körperlichen Verfassung sie selbst sich befindet, weil dies ihre Interpretation der nichtverbalen

Signale des Patienten beeinflußt. Soweit erforderlich, sollten alle vorhandenen Mutmaßungen über Verhaltensnuancen des Patienten geklärt werden, so daß es nicht zu Fehlinterpretationen kommen kann. In gleicher Weise muß, wenn eine Diskrepanz zwischen verbalen und nichtverbalen Botschaften besteht, jeweils eine korrekte Interpretation angestrebt werden.

Der Gesichtsausdruck und die Augenbewegungen des Patienten (neurolinguistische Programmierung) sowie Bein-, Fuß-, Arm- und Handbewegungen sind äußerst informativ bei der Vermittlung spontaner Informationen, und die Physiotherapeutin sollte darauf achten und in der Lage sein, diese Botschaften zu interpretieren. Interessant sind in diesem Zusammenhang die Worte eines Romanautors, der wie folgt formuliert: Sein Mund war bekränzt mit unausgesprochenen Worten"[1] (Macdonald 1970).

Im Bereich der nichtverbalen Kommunikation müssen noch viele andere Aspekte erlernt und berücksichtigt werden; dem Leser wird empfohlen, ein Buch wie z.B. „Bodily Communication" („Körpersprache") (Argyle 1975) zu lesen und den dort im Literaturverzeichnis gegebenen Hinweisen zu weiterführender Literatur nachzugehen.

In den vorangegangenen Abschnitten ging es um die nichtverbale Kommunikation im Zusammenhang mit der Frage-Antwort-Situation während der subjektiven Untersuchung des Patienten. Nachstehend wird nun anhand eines Beispiels gezeigt, wie die nichtverbalen Verhaltensnuancen bei der Untersuchung der Gelenkbewegungen eines Patienten genutzt werden können.

Während der objektiven Untersuchung der Bewegungen eines Patienten sagt die Physiotherapeutin vielleicht folgendes: „Ich möchte, daß Sie sich nun vorwärtsbeugen, bis Sie Beschwerden im Rücken spüren. *Halten Sie ein*, sobald sie etwas spüren, und richten Sie sich wieder auf". Trotz dieser präzisen Anweisung beugt sich der Patient im allgemeinen immer weiter nach vorne und verspürt dabei zunehmende Beschwerden. Während des Vorwärtsbeugens kann nun der Patient ganz unbewußt eine nichtverbale Botschaft vermitteln, so z.B. durch das Zusammenpressen der Lippen; wenn dies von der Physiotherapeutin bemerkt wird, kann sie ihn davon abhalten, sich weiter nach vorne zu beugen, ihn dann bitten, sich wieder aufzurichten und ihn fragen, ob er irgendwelche Beschwerden empfunden hat. Sie kann ihn noch einmal darauf hinweisen, daß das „*Einhalten*" besonders wichtig ist; damit ist dann Genauigkeit und Sicherheit bei diesem Test gewährleistet.

3.2 Verbale Kommunikation

Der Prozeß, in dessen Verlauf die Physiotherapeutin bei der erstmaligen Konsultation oder bei der Behandlung eine klare Vorstellung von den Symptomen des Patienten gewinnt, hängt sehr stark von einer erfolgreichen verbalen Kommunikation ab. Manche Menschen haben keine Schwierigkeiten, ihre Gedanken auszudrücken, während andere sich damit schwer tun. Die Fähigkeit der Kommunikation kann jedoch erlernt werden. An anderer Stelle in diesem Kapitel werden Beispiele von Gesprächen zwischen Patient und Physiotherapeutin wiedergegeben, anhand derer die Physiotherapeutin die besonderen Kommunikationsfertigkeiten erlernen kann, die für eine präzise Beurteilung wichtig sind.

Zusammenfassend erscheint es wichtig festzuhalten, daß die Antworten des Patienten auf Fragen stets durch seine spezifische Lebenserfahrung modifiziert werden und daß sein „Bezugsrahmen" in der Regel von dem der Therapeutin abweicht. Von gleichrangiger Bedeutung ist die Tatsache, daß die Interpretation der Aussagen des Patienten durch die Physiotherapeutin von ihrem eigenem „Bezugsrahmen" beeinflußt wird. Diese Komponenten sollte sie bei jeder Behandlungssitzung stets im Auge behalten.

---

[1] "His mouth was wreathed with unspoken language".

3.3 Fertigkeiten bei der Anamneseerhebung

Das erste Erfordernis für das Gespräch mit dem Patienten besteht vermutlich darin, daß die Physiotherapeutin jederzeit die Kontrolle über den Gesprächsablauf behalten sollte. Bei besonders gesprächigen Patienten ist das ein schwieriges Unterfangen. Der redselige Patient wird allerdings alle seine Probleme bereitwillig darlegen, während es sich als äußerst schwierig erweisen kann, einem schweigsamen und zurückhaltenden Patienten alle benötigten Informationen zu entlocken.

Bei der Anamneseerhebung mit einem redseligen Patienten ist es ganz entscheidend, daß die Therapeutin die Kontrolle über das Gespräch behält. Bei dem Interview sollte sie in der Lage sein, den Patienten in seinem Redefluß zu stoppen, wenn er entweder:

1. ihre eigene Fähigkeit überbeansprucht, das Gehörte aufzunehmen; oder
2. auf ein Thema überwechselt, das sie als nicht relevant ansieht.

Ein solche „Unterbrechung" erreicht sie, indem sie sagt: „Es tut mir leid, aber was ich eigentlich wissen muß, ist...", wobei sie das zuletzt angesprochene Thema aufgreift, oder indem sie einfach sagt: „Es war interessant, etwas über X zu hören, aber könnten sie mir mehr über diesen anderen Punkt berichten?" oder: „Ich möchte, daß Sie diese Sache Y im Gedächtnis behalten, aber darf ich später darauf zurückkommen, nachdem ich mir über die Frage X ein deutlicheres Bild verschafft habe?"

Eine flexible Physiotherapeutin kennt viele Möglichkeiten, das Gespräch abzubrechen oder in eine andere Richtung zu lenken, und sie versteht es auch, rechtzeitig das Thema wieder aufzunehmen, zu dem der Patient gerne zurückkehren möchte.

Eine weitere Strategie besteht darin, dem Patienten zu gestatten, einiges von dem zu sagen, was er gerne sagen möchte, wobei die Physiotherapeutin nachhaltiges Interesse an seinen Ausführungen zeigt; wenn dann klar wird, daß keine hilfreiche spontane Information mehr zu erwarten ist, kann sie eine Frage einflechten in einer etwas kräftigeren Lautstärke als der des Patienten, wobei auch nichtverbale Techniken eingesetzt werden können, wie z. B. ein Anheben des Armes oder eine Berührung seines Armes, ehe sie die Frage stellt. Dadurch unterbricht sie den Gedankenfluß des Patienten, so daß sie nun ihre jeweilige Frage stellen kann, ohne die Stimme erheben zu müssen.

Manche redseligen Patienten neigen dazu, die Frage der Physiotherapeutin zu beantworten, ehe sie sie überhaupt vollständig formuliert hat. Wenn dies der Fall ist, kann die Physiotherapeutin sagen: „Entschuldigen sie, was ich eigentlich wissen wollte, ist dies und das".

Dem zurückhaltenden Patienten muß mit freundlichen Worten gesagt werden, es falle ihm offensichtlich schwer, über seine Beschwerden zu sprechen, aber es sei nun einmal erforderlich, daß er sich darüber äußere. Ihm sollte vor Augen geführt werden, daß er sich ja nicht über etwas beklagt, sondern vielmehr über etwas berichtet, und daß die Physiotherapeutin auch nicht erkennen kann, worin sein Problem besteht, wenn er nicht darüber spricht.

Um das Bestmögliche aus dem Gespräch mit dem Patienten zu machen, sollte die Physiotherapeutin versuchen, sich in das Problem des Patienten „hineinzufühlen". Sie sollte sich sozusagen „in seine Schuhe stellen" und ihm zu erkennen geben, daß sie seine mißliche Lage versteht. Sie sollte zeigen, daß sie ihn beim Wort nimmt und ihm glaubt, selbst wenn ihr in Wirklichkeit Zweifel an seinen Aussagen kommen. Ihr Gesichtsausdruck und ihre Stimme sollten Zuversicht ausstrahlen und Sympathie bezeugen.

Es gibt viele Möglichkeiten, wie die Physiotherapeutin die Fragen, die sie stellen muß, modifizieren kann um dem Patienten das Verständis zu erleichtern, so daß es ihm auch leichter fällt, präzise zu Antworten. Während eines Gesprächs ist es beispielsweise wichtig, so weitgehend wie möglich die Sprache des Patienten zu gebrauchen und sogar bestimmte Worte auf seine Art auszusprechen, gleichgültig, ob die Aussprache korrekt ist oder nicht, denn so werden die Dinge für ihn viel klarer und sind dann schneller und leichter verständlich. Deshalb sollte keine Frage fachtechnische Begriffe enthalten, und wir müssen einen erstaunten Blick, leicht erweiterte Pupillen, umherschweifende Blicke oder einen veränderten Gesichtsausdruck als Hinweise darauf werten, daß der Patient den Inhalt einer Frage nicht verstanden hat.

Es ist wichtig, die folgenden vier Regeln stets zu beachten:

> 1. langsam sprechen;
> 2. überlegt sprechen;
> 3. kurze Fragen stellen;
> 4. nur jeweils eine Frage auf einmal stellen.

Jeder dieser Aspekte erleichtert es dem Patienten, die gestellten Fragen genau zu beantworten. Es ist wichtig, stets daran zu denken, daß sich der Patient ja in einer ihm ungewohnten Umgebung befindet und daß seine Beschwerden alles andere in den Hintergrund drängen. Sind die Fragen zu lang und zu ungeschickt gestellt, empfindet er sie vielleicht nur als lästig, und sie werden keinerlei Reaktion bei ihm auslösen. Das kann dazu führen, daß er den Sinn der Frage gar nicht erfaßt.

Bei einem ersten Gespräch ist es ganz natürlich, daß der Patient das starke Bedürfnis hat, alle Aspekte seines Problems darzulegen, die *er* für wichtig hält. Die Physiotherapeutin sollte ihm deshalb in angemessener Weise zugestehen, diese Aspekte zu erläutern. Zu keinem Zeitpunkt sollte sie jedoch zulassen, daß das Gespräch ihrer Kontrolle entgleitet. Indem sie ihm ein gewisses Maß an kontrollierter Bewegungsfreiheit einräumt, kann sie viel über den Patienten als Person und über seine Beschwerden erfahren. So zeigt z. B. die Art, in der der Patient die ersten spontanen Äußerungen über sein Problem macht, der Fragenden, welche relative Bedeutung der Patient den einzelnen Aspekten seiner Beschwerden zumißt. Wenn z. B. zwei Patienten über ihre Schulterprobleme berichten, sagt der eine Patient vielleicht, sein Arm sei so steif, daß er sein Hemd im Rücken nicht in die Hose stekken könne, während der andere meint, er habe so starke Schmerzen, daß er seine Hand nicht auf den Rücken bringen könne, um sein Hemd in die Hose zu stecken. Allein aus diesen beiden Äußerungen geht schon hervor, daß jeder dieser Patienten jeweils eine andere Art der Behandlung brauchen wird. Solche anfänglichen spontanen Aussagen sind ein Spiegelbild der Einstellung des Patienten zu seinem Problem und sie sagen auch etwas über seine „Schmerzschwelle" bzw. „Schmerzakzeptanz" aus.

Wenn ein Patient auf eine Frage antwortet, kann in seiner Antwort eine zusätzliche Information enthalten sein, die außerhalb der eigentlichen Frage liegt. So wurde er vielleicht gefragt: „Wann haben Sie die Symptome zum ersten Mal bemerkt?", woraufhin er in seine Antwort einflicht, daß er den Arbeitsplatz gewechselt habe. Es muß ein bestimmter Grund dafür vorliegen, daß er das erwähnt hat. Vielleicht steht dieser „Arbeitsplatzwechsel" mit einer Veränderung seiner Symptome in Zusammenhang. Die Physiotherapeutin sollte deshalb folgende Zwischenfrage stellen: „Bringen sie das mit dem Auftreten Ihrer Symptome in Zusammenhang?" und daran anschließen: „Wann war das?". In diesem Augenblick des Gesprächs konzentrieren sich die Gedanken des Patienten auf seinen Arbeitsplatzwechsel. Wird die erwähnte Frage gerade in diesem Moment gestellt, ist die Antwort genauer und erfolgt schneller, als wenn es dem Patienten gestattet wird, weiterzureden und einen anderen Gedankengang weiter zu verfolgen. Stellt man dagegen die Frage bis zu einem späteren Zeitpunkt zurück, muß der Patient seine Gedankengänge wieder neu orientieren, ehe er antworten kann. Das erfordert zusätzliche Zeit, und andere Gedanken, die ihm vielleicht gerade „auf der Zunge gelegen haben", bleiben dann leider unausgesprochen. Diese Fähigkeit, sich die Gedankengänge des Patienten zunutze zu machen, ist von entscheidender Bedeutung. Die einzige Gefahr bei einer solchen Vorgehensweise liegt darin, daß man darüber vielleicht den „roten Faden" der Gedanken verliert. Die Parallelität der Fragen zu den Gedankengängen des Patienten ist eine wichtige Fähigkeit, die es zu entwickeln gilt.

Wenn eine Frage offensichtlich mißverstanden wurde, sollte die Physiotherapeutin sich selbst und nicht den Patienten wegen des Kommunikationsfehlers tadeln. Sie sollte das Mißverständnis registrieren und es zurückverfolgen (z. B. durch ein Umformulieren der Frage, notfalls auf unterschiedliche Weise). So könnte sie z. B. sagen: „Es tut mir leid – was ich eigentlich sagen wollte, war dies und jenes...". Gerade dieser Prozeß der Selbstkritik ist unser bester Lehrmeister.

Ein sehr wichtiger Aspekt, der sich während des ersten Gesprächs ergibt, ist die Tatsache, daß die Therapeutin einen Einblick in die Persönlichkeit des Patienten gewinnt; dies dient ihr wiederum als Orientierungshilfe für die weitere Gesprächsführung. Am Ende des Gesprächs sollte die Physiotherapeutin in der Lage sein, sich ein angemessenes Urteil über Sensibilität und Glaubwürdigkeit des Patienten zu bilden.

3.4 Geschickte Wortwahl

3.4.1 Beeinflussung der Antwort

Die hier beschriebene Methode kann zwar in vielen Fällen die richtige sein, doch ist es für die Therapeutin wichtig, sich vor Augen zu halten, daß

1. manche Menschen für suggestive Formulierungen sehr empfänglich sind, und
2. andere Menschen Suggestivfragen gegenüber sehr ablehnend sind.

Es ist eine besondere Fertigkeit zu unterscheiden, wann ein bestimmter Fragestil anzuwenden ist, der in bestimmten Situationen angebracht erscheint, in anderen hingegen nicht.

Auch bei der Formulierung von Fragen bedarf es besonderer Fertigkeiten, die sich die Physiotherapeutin aneignen muß, wenn das Konzept des „Wiederbefundes" optimal eingesetzt werden soll. Die erste dieser Fertigkeiten bezieht sich darauf, daß die Fragestellung der Physiotherapeutin eine bestimmte Antwort vorwegnimmt, wenn sie nicht darauf bedacht ist, dies zu vermeiden. Es ist äußerst wichtig, daß Fragen in keiner Weise tendenziös auf eine erhoffte Antwort hin formuliert werden. Diese Grundregel kann auch noch erweitert werden: Wenn die Physiotherapeutin auf ein „Ja" als Antwort auf eine bestimmte Frage hofft, ist es im Hinblick auf die Beurteilung besser, wenn die Frage so gestellt wird, daß sie in ihrer Tendenz auf ein „Nein" hinzielt. Wenn der Patient z. B. zur dritten Behandlung erscheint und die Physiotherapeutin hofft, daß eine gewisse subjektive Besserung eingetreten ist, könnte sie ihn fragen: „Hat meine letzte Behandlung Ihren Zustand in irgendeiner Form verschlechtert?" Das wird den Patienten beeinflussen, etwa folgendes zu sagen: „Nein, nicht viel jedenfalls". Wenn man fragt: „Fühlen Sie sich besser nach der letzten Behandlung?" wird er (besonders wenn die Veränderungen minimal sind) dahingehend beeinflußt, daß er antwortet: „Ja, danke, ich glaube schon", statt ihr die in der ersten Antwort enthaltene äußerst wichtige Information zu übermitteln: „Nein, nicht viel jedenfalls".

3.4.2 Kürze

Wenn die Physiotherapeutin Fragen stellt und auf Fragen des Patienten antwortet, sollte sich die Zahl der von ihr gebrauchten Worte auf ein absolutes Minimum beschränken. Dadurch vermeidet sie es, den Patienten zu verwirren, es entstehen keine Mißverständnisse, und man spart Zeit. Dient jedoch die Konversation dazu, zu dem Patienten eine Beziehung aufzubauen, können beliebig viele Worte verwendet werden, die mit einer Vielzahl freundlicher nichtverbaler Zeichen verbunden werden sollten.

Häufig kann ein einzelnes Wort eine ganze Frage angemessen ausdrücken, und dieses eine Wort spart nicht nur Zeit beim Fragen, sondern beschleunigt auch die Antwort, weil die Denkprozesse des Patienten dadurch stimuliert werden, so daß die Antwort rasch erfolgt. Wenn z. B. ein Patient gesagt hat, daß der Schmerz auf beide Seiten seines Rückens ausstrahlt, bewirkt die Frage: „Gleichmäßig?" eine schnellere und eindeutigere Antwortung als: „Haben Sie auf einer Seite mehr Schmerzen als auf der anderen?" Ein anderes wichtiges Wort ist: „Weil". Zum Beispiel ist der Satz: „Ich konnte eine halbe Stunde lang nicht laufen" eine Feststellung, die zu einer qualifizierenden Aussage gemacht werden kann, indem man sagt: „weil..." „Ich konnte eine halbe Stunde lang nicht laufen." „Weil... (Pause)?" „Weil der Schmerz in meinem Rücken unerträglich war."

3.4.3 Spontane Aussagen

Eine weitere wichtige Fähigkeit ist es, Fragen in der Weise zu stellen, daß dem Patienten beim Antworten die Möglichkeit einer spontanen Aussage eröffnet wird. Jede spontane Aussage ist viel wertvoller als eine direkte Antwort auf eine direkte Frage, weil sie jeweils eine besondere Qualität annimmt, d. h. sie vermittelt der Therapeutin einen Einblick in die Persönlichkeit des Patienten, in seine Fähigkeit bzw. mangelnde Fähigkeit, seine Symptome zu akzeptieren, während gleichzeitig seine Symptome in ihrer für ihn spezifischen Bedeutung aufgezeigt werden (s. S. 33 und 48).

3.4.4 Stichworte

Schließlich enthält die Antwort des Patienten auf eine Frage häufig einen Satz, der sofort die nächste Frage aufwirft, oder der Patient verwendet ein bestimmtes Wort, wie z. B. „Samstag", dem offenbar eine besondere Bedeutung zukommt. Diese sollte ergründet werden, solange sie dem Patienten noch gegenwärtig ist. Sich von den Gedankengängen des Patienten leiten zu lassen ist eine weit bessere Methode als ausschließlich den eigenen Gedankengängen zu folgen.

3.5 Störungen bei der verbalen Kommunikation

Daß es in der Kommunikation zwischen Menschen zu Mißverständnissen kommen kann, ist unbestreitbar. Diese Aussage läßt sich jedoch leichter nachvollziehen, wenn wir folgenden Gedanken näher betrachten:

> „Die Landkarte ist nicht identisch mit dem Territorium und eine Bezeichnung ist nicht identisch mit der bezeichneten Sache"
>
> (Bateson 1980)

Im Grunde genommen bedeutet dies nichts anderes, als daß ein Gedanke eine Darstellung einer äußeren (visuellen, auditiven oder kinästhetischen) Sache ist. Eine Landkarte von Adelaide ist eine Darstellung von Adelaide – und nicht Adelaide selbst, sondern nur eine Umsetzung bestimmter Daten über Adelaide. Die im Verstand eines Menschen verfügbaren Informationen ergeben eine solche Landkarte (bzw. ein Modell, eine Darstellung), die dazu dient, neuen und alten Informationen jeweils einen Sinnzusammenhang zu geben.

Zu einer solchen Umsetzung (Kodierung) kommt es, wenn eine Sache zum Objekt der Wahrnehmung wird. Die Benennung eines Objekts bedeutet stets eine Klassifizierung; eine Kartographierung entspricht im wesentlichen einer solchen Benennung. Der nächste entscheidende Punkt ist der, daß die Menschen in ihrem Handeln von ihren inneren Kartographien (Modellen) geleitet werden und nicht durch die unmittelbare sensorische Erfahrung. Einer neuen Information können sie nur dann einen Sinn zuordnen, wenn sie sie mit dem Datenmaterial vergleichen, das sie bereits umgesetzt haben.

Da die Menschen ihre Informationen zu unterschiedlichen Zeiten und auf unterschiedliche Weise umsetzen, neigen sie dazu, Gedanken und Vorstellungen auf eine eigene, je spezifische Art miteinander zu verknüpfen.

Sie rufen sich beim Hören bestimmter Worte (unbewußt) entsprechende Informationen ins Gedächtnis zurück. Die Mitteilenden müssen nachprüfen, welche Informationen der Empfänger auf ihre Mitteilung hin abruft (sich ins Gedächtnis zurückruft). Dieser Vorgang wird von Bandler und Grinder (1975) auch als „transderivationale Suche" bezeichnet, d. h. der Betreffende vollzieht über einen Suchprozeß eine Ableitung (Derivation). Wir wollen uns dies nun im Zusammenhang mit der Vorgehensweise einer Physiotherapeutin

Therapeutin **Patient**

1. Irrtum/Fehler

1. Prozeß

Die Gedankengänge hinter der zu stellenden Frage

Der fundamentale Fehler, der vielen schlecht gestellten Fragen zugrunde liegt, ist in unzureichenden theoretischen und klinischen Kenntnissen zu suchen, wobei diese erforderlich sind, um gezielt die benötigten präzisen Informationen erfragen zu können.

1. Irrtum/Fehler

2. Prozeß

Formulierung der Frage

Fehler treten dann auf, wenn die gestellte Frage nicht eindeutig auf das ausgerichtet ist, was die Physiotherapeutin erfahren will.

3. Prozeß

Hören und Verstehen der Frage

Zwei Fehler können in diesem Stadium auftreten:
1. Es wird ein Wort bzw. mehrere Worte benutzt, die der Patient nicht versteht;
2. der Patient kann das Gehörte anders verstehen, als es eigentlich gemeint war.

1. Irrtum/Fehler

4. Prozeß

Nachdenken über die Antwort

Weil der Patient bestimmte Vorstellungen hinsichtlich seiner Beschwerden hat, kann er auch andere als die tatsächlichen Gründe für die Frage annehmen, die die Physiotherapeutin gestellt hat. Auch kann seine Erinnerung an die mit der Frage angesprochenen Tatsachen unvollständig oder ungenau sein.

1. Irrtum/Fehler

2. Denkfehler

6. Prozeß

Hören und Verstehen der vom Patienten bei der Antwort benutzten Worte

Der Patient kann beschreibende Worte benutzen, die schwer zu verstehen sind, besonders beim Beschreiben seltsamer Symptome. Der Fehler liegt darin, über die Bedeutung der Worte Vermutungen anzustellen, statt sie durch Fragen eindeutig zu klären.

5. Prozeß

Formulierung der Antwort

Gedanken zur Beantwortung der Frage in Worte umzusetzen, ist für den Patienten noch schwieriger als für die Physiotherapeutin, weil es ihm im Vergleich zu ihr an entsprechender Erfahrung mangelt.

1. Irrtum/Fehler

2. Denkfehler

7. Prozeß

Interpretieren der Antwort

Weil die Physiotherapeutin die Symptome des Patienten nicht selbst spürt, muß sie die Antwort vor dem Hintergrund ihrer eigenen Erfahrungen interpretieren (wozu auch ihre Erfahrungen mit anderen Patienten gehören). Die Interpretation kann falsch sein, wenn die Antwort nicht durch Rückfragen abgeklärt wird.

2. Denkfehler

8. Prozeß

Verknüpfung von Antwort und Frage

Wenn die Physiotherapeutin davon ausgeht, daß die Antwort des Patienten alle notwendigen Informationen enthält, was aber doch nicht der Fall ist, sind bei der anschließenden Untersuchung größere Fehler nicht auszuschließen.

2. Denkfehler

9. Prozeß

Festlegen der nächsten Frage

Wenn die erste Frage auf unzureichenden Kenntnissen basierte, ergibt sich, ungeachtet der Genauigkeit der Antwort des Patienten, auch für die zweite Frage eine falsche Grundlage.
Sind in keinem der vorstehenden 8 Kommunikationsprozesse Irrtümer aufgetreten, sollte auch der 9. Prozeß ohne Fehler vonstatten gehen.

Abb. 3.2. Fehlerbereiche in der verbalen Kommunikation

betrachten, die ein Interview führt. Die Worte, die sie verwendet, sind eine mögliche Art der Darstellung dessen, was sie denkt. Im gezielten Umgang mit einer „aspezifischen Suchsprache" oder einer „zunehmend spezifizierenden Suchsprache", zeigt die Physiotherapeutin ihr Geschick, was die richtige Wortwahl und den Einsatz modifizierender Fragen betrifft, wenn sie der Bedeutung einer Äußerung nachspürt.

Im Anschluß an einige allgemeine einführende Bemerkungen folgt für gewöhnlich die Beschreibung der Beschwerden durch den Patienten, wobei die Physiotherapeutin Gelegenheit erhält, das Problem in seiner „nichtredigierten" Form kennenzulernen. Hier kann die Physiotherapeutin ihre eigene Fähigkeit sehr stark verbessern, eine präzise Übermittlung der Informationen von dem Patienten zu ihr selbst zu erreichen.

Dieser Prozeß könnte auch als Interpretation bezeichnet werden, doch ist er stets mit gezielten Rückfragen an den Patienten verknüpft, durch die die Physiotherapeutin sich rückversichert, daß sie die jeweilige Aussage richtig verstanden hat. Es ist dies eine Art Rückkoppelungsschleife, ohne die bei der Kommunikation zwischen Menschen häufig das Risiko großer Ungenauigkeit bestünde. Somit ist sich die Hörerin auch wirklich stets der Gefahr bewußt, daß sie sich auf bloße Vermutungen einläßt.

Fehler in der verbalen Kommunikation können in vielen Bereichen auftreten, z.B. bei den Überlegungen der Physiotherapeutin, wie sie eine Frage stellen soll, bei den Worten, die sie verwendet, wenn sie die Frage stellt, und dann in der Art, in der der Patient die Frage aufnimmt und interpretiert. Die Fehler multiplizieren sich weiter durch die Denkprozesse des Patienten bei der Vorbereitung seiner Antwort und in den Worten, die er dann verwendet. Schließlich kommt es auch zu Fehlern in den Denkprozessen der Physiotherapeutin, wenn sie die Antwort des Patienten auf ihre Frage interpretiert. Abbildung 3.2 verdeutlich diese Fehlerbereiche anhand eines Beispiels, wobei eine Frage von der Physiotherapeutin gestellt, vom Patienten beantwortet und von der Physiotherapeutin interpretiert wird.

Vor allem in drei Bereichen können der Physiotherapeutin während eines Interviews Fehler unterlaufen: erstens dadurch, daß sie ihre Gedanken nicht klar genug zum Ausdruck bringt, ähnlich wie in dem Vers „Was Du hörtest, ist nicht das, was ich meinte" (s. S. 29); zweitens durch die Fehlinterpretation der Antwort des Patienten auf eine Frage und drittens dadurch, daß sie *Vermutungen* darüber anstellt, was der Patient gemeint haben könnte. Die von dem Patienten gewählten Worte und ihre Intonation können sehr irreführend sein. Diese Faktoren muß die Untersuchende daher mit besonderer Sorgfalt beobachten.

Es gibt eine Vielzahl von Einflüssen, die bestimmen, auf welche Weise sich ein Patient äußert; obgleich es unmöglich ist, diese hier alle aufzuzählen, sollten doch einige allgemeine Faktoren erwähnt werden.

3.5.1 Fehlinterpretationen

1. Verfügt ein Patient über eine hohe Schmerztoleranz, wird er, wenn er das Ausmaß oder den Grad seiner Beschwerden beschreibt, sanfte Ausdrücke gebrauchen. Die Untersuchende kommt zu einer falschen Beurteilung, wenn sie während des Interviews nicht erkannt hat, daß seine Schmerztoleranz besonders hoch liegt. Ein solcher Patient ist für gewöhnlich sehr zurückhaltend, wenn er über seine Schmerzen und Beschwerden spricht. Aber auch das Gegenteil kann der Fall sein, d.h. die Untersucherin kann den Schweregrad des Problems ebenso falsch einschätzen, wenn der Patient eine niedrige Schmerztoleranz besitzt und seine Schmerzen in extravaganten Formulierungen wie z.B. „peinigend", „Agonie" usw. beschreibt.

Hohe Schmerztoleranz. Dieses Problem beinhaltet eine Vielzahl von Faktoren, z.B. Kultur, Erwartungen des sozialen Umfelds oder besondere Gründe, ein Symptom oder eine bestimmte Seite des Problems hoch- bzw. herunterzuspielen.

Niedrige Schmerztoleranz. Der Patient gebraucht hier extravagante Formulierungen wie „peinigend", „agonisierend". Auch hier sind wiederum viele unterschiedliche Aspekte zu berücksichtigen.

Die vom Patienten gebrauchten Worte vermitteln unter Umständen, welche psychischen Auswirkungen die Beschwerden auf ihn haben oder geben Aufschluß über sein Bedürfnis, andere durch den „Schweregrad" seines Leidens und durch die als Folge seiner Beschwerden notwendige Veränderung seines Lebensstils zu beeindrucken.

Andererseits möchte der Patient dadurch vielleicht sicherstellen, daß die Physiotherapeutin bei der Beurteilung und Behandlung sanft vorgeht.

Schließlich können auch gewisse äußere Kriterien, wie etwa Forderungen an eine Versicherung, darauf Einfluß nehmen, in welchem Maß die Symptome als psychisch oder somatisch bedingt, als bewußt oder unbewußt wirkend dargestellt werden. Das Verständnis, das die Physiotherapeutin dem Patienten entgegenbringt, beinhaltet auch die Erkenntnis, daß Menschen stets bewußte oder unbewußte, physisch oder psychisch bedingte Gründe für die besondere Art der Darstellung ihrer Probleme haben.

Die Physiotherapeutin *darf* deshalb der Art, in der der Patient sich äußert, *niemals* kritisierend gegenüberstehen. Auch die spezifische Darstellung als solche ist eine Botschaft, die genauso entschlüsselt werden muß wie die anderen Feststellungen aus Vorgeschichte und Untersuchung des Patienten.

2. Mancher Patient ist nicht gerne bereit, über seine Symptome zu sprechen, obgleich sie ihn so stark beeinträchtigen, daß er sich zu einer Behandlung entschlossen hat. Der Schweregrad einer Störung oder eines Leidens kann leicht falsch eingeschätzt werden, wenn dieser Aspekt im Charakterbild des Patienten nicht wahrgenommen wird. Wird er wahrgenommen, sollte die Physiotherapeutin den Patienten dazu anleiten, über seine Symptome zu sprechen, indem sie ihm erklärt, daß ohne seine Mitarbeit Fehler in der Beurteilung seiner Symptome auftreten können und wichtige Informationen vielleicht außer acht gelassen werden.

3. Wenn ein Patient in der Sprache des betreffenden Landes nicht ausreichend bewandert ist, kann es sein, daß sein einziges Ausdrucksmittel, mit dem er die Schwere seiner Symptome beschreiben kann, in übertrieben wirkendem Gestikulieren besteht. Hier ist es wesentlich zu erkennen, daß solche Verhaltensnuancen nichts anderes sind als einfache Mittel nichtverbaler Kommunikation, die naturgemäß übertrieben wirken, wenn die verbale Kommunikation schwierig ist. Da es so leicht ist, die Beschwerden des Patienten falsch einzuschätzen, muß das Verhalten der Physiotherapeutin stets von Verständnis für seine besondere Situation geprägt sein.

4. Die ethnische Herkunft eines Patienten beeinflußt sein jeweiliges Verhalten bei der Darstellung seines Problems. In manchen Ländern sind die Menschen robust und abgehärtet, während man in anderen Ländern von ihnen erwartet, daß sie stöhnen und „ein Theater machen", wobei die ganze Familie umherschwirrt, um beim Anziehen, Gehen usw. zu helfen. Die Physiotherapeutin muß sich dieser ethnischen Besonderheiten bewußt sein, um eine Fehlinterpretation der verbalen und nichtverbalen Kommunikation zu vermeiden.

5. Die Art, wie ein Patient seine Behinderung darstellt, kann leicht falsch beurteilt oder interpretiert werden, wenn Faktoren wie Streitigkeiten, belastende familiäre oder soziale Situationen oder finanzielle Probleme mit im Spiel sind. In gleicher Weise kann der Einfluß der Psyche des Patienten falsch beurteilt werden. Um solche Kommunikationsfehler zu vermeiden, sollte die Therapeutin dem Patienten gegenüber von vornherein die Möglichkeit des Zweifels einräumen, zumindest bis z.B. nachgewiesen ist, daß das emotionale Element bei der Hartnäckigkeit der Symptome eine wesentliche Rolle spielt. Häufig kann eine solche Beurteilung nur retrospektiv vorgenommen werden (und sollte vielleicht auch nur so vorgenommen werden). Interessanterweise hat Miller (1978) festgestellt, daß der Patient (bzw. seine Krankheit) „unschuldig ist, bis seine (ihre) Schuld erwiesen ist".

6. Manche Patienten neigen dazu, nur über die nach wie vor bestehenden Symptome zu berichten, nicht aber über andere Aspekte der Symptome, die sich vielleicht gebessert haben. Wenn subjektive Sternchen (s. S. 218) verwendet werden, kann die erfahrene Physiotherapeutin auch die positive Seite der symptomatischen Veränderungen verfolgen und ist nicht allein auf die negativen Andeutungen des Patienten angewiesen. Genauso irreführend kann die umgekehrte Situation sein.

7. Schließlich kann es zu einer Fehlinterpretation kommen, wenn die derzeitigen Symptome eines Patienten nur eine verstärkte Variante von Symptomen darstellen, die immer vorhanden, aber dabei weniger stark ausgeprägt sind. Ein solcher Patient hat sich damit abgefunden, ein gewisses Maß an Beschwerden als normal anzusehen, und neigt deshalb dazu, bei der Beschreibung seines aktuellen Problems den Schweregrad (oder das Leiden) als geringfügiger darzustellen, als dies ein Patient mit den gleichen Beschwerden tun würde, der aber sonst symptomfrei ist.

3.5.2 Vermutungen

Wenn ein Patient äußert, er leide „konstant" an Schmerzen, ist es falsch anzunehmen, daß er damit meint, er habe ständig, bei Tag und bei Nacht, Schmerzen. Vielleicht will er sagen, daß die Schmerzen, wenn sie auftreten, konstant sind, aber nicht, daß sie den ganzen Tag über anhalten. Es ist wichtig, hier die genauere Bedeutung des Wortes zu ergründen, d. h. ob unter „konstant" hier „ständig" oder „im Ausmaß unverändert" zu verstehen ist, konstant an einer bestimmten Stelle oder konstant in der Zeit.

Obwohl der folgende Merksatz die Problematik extrem formuliert, ist er es doch wert, daß man sich immer wieder daran erinnert:

> Stütze Dich niemals auf bloße Vermutungen.

Wenn wir bedenken, daß zu den oben erwähnten Fehlern noch die Kommunikationsprobleme hinzukommen, die durch sprachliche Schwierigkeiten, persönliche Konflikte, Kummer und Sorgen verursacht werden, läßt sich leicht nachvollziehen, daß die Physiotherapeutin sowohl mißverstehen als auch mißverstanden werden kann.

3.6 Interviewbeispiele

Es ist höchst erfreulich zu sehen, daß in Macnab's Buch „Backache" („Rückenschmerzen") (1977) der Dialog mit dem Patienten über die Vorgeschichte der Krankheit so wichtig genommen wird, daß er in der Form eines Frage- und Antwortspiels zur Darstellung kommt. Die Tatsache, daß ein Autor wie Macnab in seinem Buch Dialoge als Anleitungsbeispiele verwendet, läßt diese Darstellungsform nun voll und ganz akzeptabel erscheinen. Eine Krankengeschichte detailliert aufzunehmen ist ebenso wichtig wie die präzise Erfassung der subjektiven und objektiven Veränderungen, die während der Behandlung eintreten. Deshalb soll hier die Dialogform verwendet werden, um Leitlinien zu vermitteln, die hoffentlich der Physiotherapeutin helfen, bei der Befragung ein hohes Maß an Präzision und Verfeinerung zu entwickeln, wie dies für eine gute Beurteilung erforderlich ist.

Der Prozeß des Lernens, wie man Fragen formuliert und welche automatischen Folgefragen sich aus bestimmten Antworten ergeben, kann durch das Verstehen der in den folgenden Dialogen aufgezeigten Leitlinien beschleunigt werden. Diese Leitlinien sollten aber nicht als Belehrung Unwissender interpretiert werden oder Anlaß zu dem Verdacht geben, daß der Leser hier „geschulmeistert" wird. Die Leitlinien werden vielmehr zeigen, welch große Bedeutung der Regel „Sich niemals auf Vermutungen stützen" zukommt. In ähnlicher Weise werden sie den Prozeß der Bestätigung von Aussagen veranschaulichen, durch den fehlerhafte Interpretationen vermieden werden können. Es ist realistisch zu akzeptieren, daß der Umgang mit Vermutungen oder Hypothesen unumgänglich ist – aber wenn wir bewußt für uns selbst Vermutungen anstellen, haben wir den Vorteil zu wissen, *daß* es sich um Vermutungen handelt, und zu analysieren, wenn sie falsch sind bzw. wann sie bestätigt oder modifiziert werden müssen.

Außerdem werden diese Leitlinien zeigen, wie bei der Befragung Genauigkeit erreicht werden kann, ohne daß der Patient das Gefühl hat, wie ein Geistesschwacher behandelt zu werden, und ohne ihn durch ständige Wiederholung von Fragen zu irritieren. Tatsächlich haben die Menschen in dem Computer, den wir Gehirn nennen, riesige Mengen von Informationen gespeichert; nur wirklicher Respekt vor diesem Phänomen und die Pflege der Qualität der Kommunikation ermöglichen es uns, ein gutes Klima für unsere Beziehung zum Patienten zu schaffen.

Bevor sie eine Frage stellt, muß sich die Physiotherapeutin über vier Dinge im klaren sein:

---

1. was sie wissen möchte und warum;
2. auf welche Weise sie dies am besten formuliert;
3. welche verschiedenen Antworten sie erhalten kann;
4. wie die mögliche Antwort auf ihre Frage ihre Planung der nächsten Frage beeinflussen kann.

Wahrscheinlich erweist es sich gerade anhand des letzten Aspekts, ob die Interviewerin eine gute oder eine weniger gute Physiotherapeutin ist.

Ein Fehler, der in Ausbildung stehenden Manualtherapeutinnen passieren kann, ist der, daß sie eine Antwort als adäquat akzeptieren, während sie in Wirklichkeit nur wenig informativ und unvollständig ist und der Sache nicht tief genug auf den Grund geht. Meist akzeptiert die Physiotherapeutin die unzureichende Antwort deshalb, weil sie sich nicht darüber im klaren ist, warum sie die Frage gestellt hat, und daher auch nicht die Vielschichtigkeit der jeweiligen Antwort erkennt; diese muß sie jedoch erfassen, wenn die gegebene Antwort der jeweiligen Frage gerecht werden soll. Dieses Defizit kann auch zu einem anderen Fehler führen: daß sie sich nämlich durch den Patienten von ihren Gedankengängen ablenken läßt, ohne sich dessen bewußt zu sein.

Um sicherzustellen, daß der Leser aus den folgenden Dialogbeispielen auch den größtmöglichen Gewinn zieht, wobei es für ihn darum geht zu lernen, wie Kommunikationsfehler vermieden werden können, werden die Fragen der Physiotherapeutin durch den Buchstaben „F" (*Frage*) bezeichnet (dabei ist mit dem Pronomen „sie" die Physiotherapeutin gemeint), während ihre Gedankenprozesse als „Ü" (*Überlegungen* der Untersuchenden) und die verbalen Antworten des Patienten mit „A" (*Antwort*) gekennzeichnet werden (das Pronomen „er" bezieht sich auf den Patienten).

In den nachfolgenden Dialogen sollen anhand der gezeigten Kommunikationstechniken bestimmte Aspekte besonders deutlich herausgearbeitet werden:

– die Fähigkeit des Körpers, Informationen zu übermitteln;
– der Grundsatz, den Patienten nicht zu irritieren;
– die Formulierung kurzer Fragen;
– das richtige Einordnen charakteristischer Merkmale;
– der Grundsatz, sich nicht auf Vermutungen zu stützen;
– die Kontrolle über das Interview zu behalten;
– die Parallelisierung von Fragen;
– gezieltes Fragen;
– spontane Antworten;
– Zweck der Fragen;
– Stichworte;
– spontane Rückfragen.

Wenn das Problem des Patienten in Schmerzen mit oder ohne Beeinträchtigung seines Bewegungsvermögens besteht, können spezifische Fragen dazu nach folgenden Kriterien formuliert werden:

1. *Spontane Rückfragen.* Spontane Fragen als Reaktion auf bestimmte Aussagen des Patienten;
2. *Stichworte.* Worte, die auf bestimmte Gedankengänge des Patienten hinweisen;

3. *Spezifische Aussagen.* Den Patienten darin unterstützen, aussagekräftige Feststellungen zu treffen;
4. *Bei den ersten Sitzungen.* Fragen:
   a) zur Vorgeschichte;
   b) zum Verhalten der Symptome;
   c) nach Schmerzreaktionen während der Testbewegungen.
5. *Bei späteren Behandlungssitzungen.* Fragen nach Veränderungen der Symptome.
6. *Während einer Behandlungssitzung.*
   a) Änderungen der Schmerzreaktion während der wiederholten Beurteilung bestimmter Testbewegungen;
   b) Schmerzreaktion während der Durchführung einer Behandlungstechnik;
   c) Fragen nach Veränderungen der Schmerzreaktion nach Durchführung einer Behandlungstechnik.
7. *Bei Verlaufsrückblicken*
   a) Fragen der retrospektiven Beurteilung;
   b) nach jeweils 3–5 Behandlungen;
   c) wenn der Fortschritt sich entweder verlangsamt hat oder ausgeblieben ist;
   d) bei Nachkontrollsitzungen, die auf eine Behandlungsunterbrechung folgen.

Die meisten Patienten der Physiotherapeutin kommen gerade wegen ihrer Schmerzen zur Behandlung, während alle anderen Aspekte des Problems relativ bedeutungslos für sie sind. Nur ein sehr geringer Prozentsatz der Patienten sucht die Praxis der Physiotherapeutin entweder wegen schmerzloser Steifigkeit, die zu Funktionsverlusten geführt hat, oder wegen Muskelschwäche auf. Das Behandlungskonzept, das in diesem Buch vorgestellt wird, will keineswegs den Schmerzfaktor unter Ausschluß aller anderen Kriterien in den Vordergrund stellen; vielmehr erkennt es an, daß die *meisten* Patienten eben aufgrund ihrer Schmerzen Patienten sind; ohne ihre Schmerzen wären sie keine Patienten. Dies wird deshalb hier erwähnt, weil sich die verwendeten Dialogbeispiele fast ausschließlich auf die Schmerzsymptome des Patienten beziehen.

Wenn Schmerz das einzige Kriterium wäre, das es zu berücksichtigen gilt, müßte die erste Frage, die dem Patienten bei seinem ersten Besuch zu stellen wäre, stets lauten: „Wo ist Ihr Schmerz?" Der Patient könnte nun aber ganz verblüfft antworten: „Ich habe keine Schmerzen", woraufhin sich eine in der Ausbildung befindliche Manualtherapeutin vielleicht verloren vorkäme und sich fragen würde: „Und was soll ich nun tun?"

Deshalb sollte die einleitende Frage lauten: *„Worin besteht Ihr Hauptproblem?"*, oder: „Was stört Sie im Augenblick am meisten?" Weitere einleitende Fragen werden im folgenden besprochen.

3.6.1 Spontane Rückfragen

Während einer ersten Konsultation müssen dem Patienten viele Fragen gestellt werden; die Antworten des Patienten auf diese Fragen sind normalerweise Zustandsbeschreibungen. Während der folgenden Behandlungssitzungen geht es darum, den Behandlungseffekt zu beurteilen; deshalb müssen die als Anwort auf bestimmte Fragen gegebenen *Beschreibungen* zu *Vergleichen* modifiziert werden. So kann ein Patient z. B. eine bestimmte Frage wie folgt beantworten: „Als ich mein Hemd säumte, bekam ich ein Kribbeln in den Händen". Diese rein beschreibende Aussage ist für die Beurteilung wertlos, solange die Physiotherapeutin nicht weiß, was vor der Behandlung beim „Säumen eines Hemdes" geschehen wäre. Kommunikationstechnisch ist hier zu betonen, daß die Aussage: „Ich hatte ein Kribbeln in den Händen, als ich ein Hemd säumte" nach der spontanen Rückfrage verlangt: „Was wäre im Vergleich dazu vor Beginn unserer Behandlung beim Säumen eines Hemdes passiert?" Viel Zeit wird vergeudet und wertvolle Informationen gehen verloren, wenn man sich nicht ständig an diese Methode hält.

> Beschreibende Aussagen zu Vergleichen umformulieren

Es gibt viele mögliche Reaktionen auf Aussagen des Patienten, die Sachverhalte beschreiben, und die, betrachtet man sie oberflächlich, ein falsches Bild ergeben können. Auf die Frage: „Wie fühlen sie sich?" kann der Patient z. B. antworten: „Besser, danke". Anstatt anzunehmen, daß dies eine Besserung infolge der Behandlung bedeutet, muß die Physiotherapeutin der Aussage „Besser" weiter nachgehen mit Fragen wie: „Besser als wann?", „Besser als was?" oder „Besser in welcher Weise?"

Die folgenden Beispiele sollen veranschaulichen, wann spontane Rückfragen automatisch erfolgen müssen. Die Fragen werden unter verschiedenen Gesichtspunkten besprochen, um die verschiedenen Arten von Antworten zu zeigen, die vom Patienten gegeben werden können. Die Gruppen sind:

1. bei aufeinanderfolgenden Behandlungen;
2. zur Klärung subjektiver Beurteilungen;
3. zur Klärung subjektiv empfundener Unterschiede;
4. bei erstmaligen Konsultationen;
5. bei nichtverbalen Antworten.

Bei aufeinanderfolgenden Behandlungen

Alle im folgenden aufgeführten Beispiele sind mögliche Antworten auf die erste Frage, die zu Beginn einer jeden Behandlungssitzung gestellt werden sollte: „Wie fühlen Sie sich?", „Wie ist es gewesen?", oder: „Wie geht es Ihnen? Hat sich etwas geändert?"

1) A „Nicht schlecht" oder: „Gut, danke".
   F Die spontane Rückfrage lautet dann: „Irgendwie anders als gewöhnlich?" oder: „Und was bedeutet das?".
2) Wenn ein Patient bei der zweiten Behandlung sagt, es sei „alles wie vorher", gehört es zum Erziehungsprozeß, diese Aussage besonders hervorzuheben.
   F „Wollen sie damit sagen, daß es Ihnen weder besser noch schlechter geht?"
   A „Richtig."
   F „Sie meinen, daß trotz allem, was ich beim letzten Mal gemacht habe, sich nichts bewegt hat?"
   A „Richtig."
   F „Als sie hier weggingen, fühlten sie sich genauso, wie Sie sich beim Herkommen gefühlt hatten?"
   A „Das ist richtig."
   F „Und auch später kam es zu keiner Reaktion?"
   A „Nein."

Eine solche tiefschürfende Art der Fragestellung ist bei der ersten Beurteilung notwendig, damit die Patienten erkennen, mit welcher Präzision hier nach Antworten gesucht wird. Alle vier Fragen sind Spontanfragen als Reaktionen auf Antworten des Patienten.

3) F „Wie geht es ihnen?"
   A „Den ersten Anfall mit unglaublichen Schmerzen hatte ich um 3.00 Uhr nachts."
   Ü Diese Antwort ist eine beschreibende Aussage. Hier gilt die Regel, daß daraus ein Vergleich zu machen ist. Ich frage mich, ob dieser Schmerzanfall ungewöhnlich ist und mit meiner Behandlung in Zusammenhang steht? Meine Spontanfrage muß etwa so lauten:
   F „Wie verhält es sich mit diesem Schmerz im Vergleich zu Ihren sonstigen Schmerzen?"
4) F „Wie geht es Ihnen?"
   A „Samstag ging es mir viel besser."
   Hier sollte etwa folgende Spontanfrage gestellt werden:
   F „Ist das ungewöhnlich?" oder: „Kann es sein, daß Sie sich vor Beginn der Behandlung an manchen Tagen noch viel besser fühlten als am Samstag?"
5) F „Wie fühlen Sie sich?"
   A „Viel, viel besser. Es ist unglaublich."
   Ü Es erscheint vernünftig anzunehmen, daß sich der Zustand des Patienten wesentlich gebessert hat, und daß das vermutlich auf die Behandlung zurückzuführen ist. Ich frage mich allerdings, ob er wohl meint, daß er geheilt ist und keine weitere Behandlung mehr braucht. Deshalb sollte die spontane Rückfrage hier etwa so lauten:

F „Meinen Sie, daß Sie wieder hundertprozentig fit sind und wir die Behandlung abbrechen können?" oder: „ist von den Symptomen überhaupt nichts zurückgeblieben?"
6) F „Wie fühlen sie sich?"
A „Ein bißchen steif."
Ü Das ist insoweit informativ, als wohl die Steifigkeit sein Hauptproblem darstellt. Allerdings wird die Art der Steifigkeit nur durch die Aussage qualifiziert, daß es sich um eine geringe und nicht um eine ausgeprägte Steifigkeit handelt. Die Spontanfrage muß hier lauten:
F „Meinen Sie steifer als gewöhnlich?"
7) F „Wie fühlen sie sich?"
A „Ich wurde letzte Nacht nicht von dem Kribbeln geweckt."
Die Spontanfrage lautet hier:
F „Ist das ungewöhnlich?"
8) F „Wie ist es für Sie gewesen?"
A „Schlechter."
Der Ausdruck „schlechter" muß *immer* ganz eindeutig qualifiziert werden. Häufig erweist sich bei einer ausführlicheren Analyse die Verschlechterung eher als empfindliche Reaktion auf die Behandlung, als daß sie auf eine Zunahme der Beschwerden hindeutet.
F „Auf welche Weise ist es schlimmer geworden?" usw.
9) F „Wie fühlen Sie sich?"
A „Schlechter."
F „Und Sie glauben, das kommt von der Behandlung?"
A „Ja."
F „Wann haben Sie das bemerkt?"
Ü Es ist besser, wenn ich die Frage auf diese Weise stelle, um eine spontane Antwort zu provozieren, als wenn ich fragen würde, ob es nach der Behandlung schlimmer war.
A „Ziemlich bald, nachdem ich von hier weggegangen war."
F „Meinen Sie 2 Minuten oder 1 Stunde danach oder so?"
A „Ich würde sagen, es fing innerhalb einer Viertelstunde an, schlimmer zu werden."

Ü Hier muß festgestellt werden, ob es sich bei den Schmerzen um „Behandlungsschmerzen" oder „Schmerzen, die von der eigentlichen Störung herrühren" handelt, d. h. ob die angewandte Behandlungstechnik die Beschwerden reizt und sie verschlimmert hat oder ob es Beschwerden sind, die (z. B.) auf die Druckanwendungen mit den Daumen bei der Behandlungstechnik zurückzuführen sind.
F „Können Sie mir sagen, ob diese Beschwerden durch den Druck meiner Daumen ausgelöst worden sind oder ob sich die Störung, die wir behandeln, als solche verschlimmert hat?"
Ü Patienten sind nicht immer in der Lage, ihre Beschwerden auf diese Weise differenzierend zu beurteilen, aber mindestens in zwei Dritteln aller Fälle können sie es; daher sollte man es immer damit versuchen.
A „Ich würde sagen, es waren Ihre Daumen".
F „Gut – danke. Dies ist sehr hilfreich."
10) F „Wie fühlen Sie sich?"

Der redselige Patient braucht immer sehr viel Zeit, um zu antworten, und sagt dabei vielleicht auch gar nicht viel, was zu einem Vergleich herangezogen werden könnte. Vielleicht gibt er eine detaillierte Beschreibung der Symptome, die er von dem Zeitpunkt unmittelbar nach der letzten Behandlung hatte bis zu dem Moment, wo die Frage gestellt wird: „Wie fühlen Sie sich?". Der Patient muß sagen können, was er für notwendig hält, aber nur unter der Voraussetzung, daß die Physiotherapeutin nicht die Kontrolle über das Interview verliert. So frühzeitig wie irgend möglich sollte daher die folgende Spontanfrage gestellt werden:

F „Insgesamt gesehen, welche Wirkung hatte Ihrer Meinung nach die letzte Behandlung?" oder:
„Glauben Sie, daß die letzte Behandlung die Sache irgendwie verschlimmert hat?"

Klärung subjektiver Beurteilungen

Wenn die Auswirkung der letzten Behandlung beurteilt werden soll, sind möglicherweise bestimmte Aspekte besonders zu berücksichtigen, wie z.B. die Frage, wie das Anziehen der Schuhe und Socken war am Morgen oder wie der Schmerz beim Gehen war.

F „Wie war es heute morgen mit Ihrem Bein beim Gehen?"
A „Oh, es war *sehr gut*."

Weil es wichtig ist zu wissen, wie die Symptome im Bein auf die Behandlung reagieren, muß die Aussage „sehr gut" umfassend analysiert werden. Im folgenden sind vier mögliche spontane Rückfragen zu dieser Antwort aufgeführt.

F „Was bedeutet das im Vergleich zu gestern?"
F „Heißt das, es war hundertprozentig in Ordnung?"
F „Spüren Sie jetzt irgendeinen Unterschied zwischen dem Gefühl im rechten und im linken Bein?"
F „Wie beim anderen Bein – überhaupt keine Beschwerden – hundertprozentig in Ordnung?"

Subjektiv empfundene Unterschiede

Die Art, in der der Patient auf die Frage: „Wie geht es Ihnen?" antwortet, deutet häufig darauf hin, daß er zwar meint, es sei ein Unterschied eingetreten, jedoch nicht in der Lage ist, dies genauer zu erklären. Bei dem Versuch, hier einen passenden Vergleich zu finden, kann die spontane Rückfrage stets wie im folgenden Beispiel eingesetzt werden; dies ist eine sehr vorteilhafte Methode, eine wenig informative Aussage in einen aufschlußreichen Vergleich umzuformulieren.

F „Wie geht es Ihnen?"
A „Ich habe den Eindruck, daß sich in meinem Rücken etwas verändert hat."

Die spontane Rückfrage lautet dann:

F „Ist es eine positive oder eher eine ungünstige Veränderung?"

Der Patient ist in der Lage, Dinge zu empfinden, die die Physiotherapeutin durch die objektive Untersuchung nicht feststellen kann. Sie muß sich dann auf die Aussage des Patienten verlassen. Es ist sehr wichtig, daß die Physiotherapeutin das akzeptiert, was der Patient sagt, und diese Äußerung dann durch gut gestellte Fragen präzisiert. Die weiteren Antworten des Patienten werden dann den Wert der Aussage offenbaren.

A „Wie geht es Ihnen?"
A „Es fühlt sich anders an."

Durch einfaches Fragen: „Ist es ein positiver oder ein negativer Unterschied?" kann Zeit gespart werden, anstatt daß sie vergeudet wird, indem man dem Patienten mögliche Varianten der Veränderungen vor Augen führt. Tatsächlich kann die Antwort des Patienten auf die Frage nach dem „positiven oder negativen Unterschied" informativer sein als erwartet.

Bei der ersten Konsultation

Bei der ersten Konsultation zeigt der Patient vielleicht Symptome, die sich aus Beschwerden im Bereich der Halswirbelsäule oder des Schultergelenks ergeben haben. Während der subjektiven Untersuchung sagt der Patient vielleicht: „Ich spüre es am meisten bei schnellen Bewegungen." Die Spontanfrage, die die Physiotherapeutin hier stellen *muß*, ist folgende:

F „Was für schnelle Bewegungen?",

um dann auf die Antwort des Patienten hin nachzuhaken:

F „In welcher Richtung?" oder:
F „Können Sie mir diese schnelle Bewegung jetzt zeigen?"

In manchen Fällen hat der Patient eine bestimmte Vorstellung von dem, was bei ihm nicht in Ordnung ist. Jede Äußerung in dieser

Richtung erfordert ein sofortiges Nachhaken, so daß sein Anliegen weder mißverstanden noch übergangen wird. So sagt er vielleicht: „Wenn ich den Schmerz bekomme, fühlt es sich wie ein gequetschter Nerv an." Eine solche Aussage enthält auch ein Beispiel für ein Stichwort.

Die naheliegenden Spontanfragen darauf lauten:

F „Was ist das für ein Schmerz, der Ihnen wie ein eingequetschter Nerv vorkommt?" oder:
F „Wo ist der Nerv Ihrem Gefühl nach eingeklemmt?"

Der betreffende Patient hatte einen stechenden intermittierenden Schmerz, an einer Stelle tief im Glutäalbereich. Seine Schilderung der episodisch auftretenden Schmerzen im Rükken und in der Glutäalregion hätten die Untersucherin zu der *Vermutung* veranlassen können, er spreche von einem eingequetschten Nerv im Rückgrat, wohingegen seine Symptome dann durch eine Behandlung der Hüfte verringert wurden.

Nichtverbale Reaktionen

Beispiel A

All die vorangegangenen Beispiele für spontane Rückfragen auf Antworten des Patienten bezogen sich auf die verbale Kommunikation, doch gibt es viele Beispiele, wo die Untersucherin auch eine nichtverbale Reaktion entweder auf eine Frage oder auf eine während der Untersuchung durchgeführte Testbewegung erkennen muß. Die Physiotherapeutin *muß* solche Ausdrucksformen qualifizieren. Als Antwort auf die Frage: „Wie geht es Ihnen?" reagiert der Patient vielleicht nur dadurch, daß er die Nase rümpft. Die Spontanfrage auf eine solche Reaktion hin muß dann sein:

F „Das sieht ja nicht allzu gut aus. Wollen sie damit sagen, daß es schlimmer geworden ist?" usw.

Beispiel B

Bei der objektiven Untersuchung seiner Bewegungen verdreht der Patient möglicherweise die Augen oder macht eine andere zurückschreckende Bewegung. Zeigt der Patient solche Verhaltensnuancen, muß die Physiotherapeutin das Gelenk in eine schmerzfreie Position zurückbringen und sofort fragen:

F „Was genau haben Sie gefühlt und wo haben Sie es gefühlt?" „... war da noch etwas?"

Es ist auch notwendig, dann durch weitere Fragen festzustellen, ob es wegen einer Zunahme an Schmerzintensität war oder weil die Symptome sich ausgebreitet haben.

Andere häufig zu beobachtende Verhaltensnuancen, die spontane Rückfragen erforderlich machen, sind kleine Bewegungen in Form eines Zusammenkneifens der Augenlider, eines Naserümpfens, einer Veränderung der Kopfhaltung, das Zusammenbeißen der Zähne, das Ballen der Fäuste oder das Zusammenpressen der Lippen. Diese Liste könnte noch beliebig ergänzt werden.

3.6.2 Stichworte

Häufig gebraucht der Patient bei der Befragung ein Wort oder eine Formulierung, dem bzw. der eine besondere Bedeutung zukommt. Erkennt die Physiotherapeutin dies nicht, läßt sie eine Gelegenheit, den Beurteilungsstandard zu verbessern, ungenutzt. Die Beurteilung kann dann falsch sein.

Der nachfolgende Dialog ist die wortgetreue Wiedergabe der Befragung eines Patienten, der kein allzu guter Interviewpartner war. Sein Hauptsymptom war eine schmerzhafte Schulter.

F „Wie geht es Ihnen?"
A „Danke, ganz ordentlich."
F „Wie geht es Ihrer Schulter?"
A „Unverändert. – Schmerzhaft seit Montag."

Ü Ich habe nun zwei Möglichkeiten, hier einzuhaken. Die eine ist die Aussage „schmerzhaft", die andere ist „Montag".
F „Wollen Sie damit sagen, daß die Beschwerden genau die gleichen geblieben sind?"
A „Ja."
F „Das bedeutet, daß die letzte Behandlung nichts gebracht hat, d.h. die Schulter ist nicht besser geworden und auch nicht schlimmer?"
A „Nein, es ist genauso wie vorher."
F „Sie haben zuvor gesagt, daß die Schulter wehtut, und heute sprechen sie von Schmerzhaftigkeit. Ist dies irgendwie anders oder haben Sie das gleiche Gefühl und Sie verwenden einfach andere Worte?"
A „Ach, ich weiß nicht. Es ist einfach nur so, daß es schmerzhaft war."
F „War es vorher auch schmerzhaft?"
A „Ich glaube ja, es ist genau so wie vorher."

Die Diskussion über die Frage der Schmerzen ist vielleicht zu trivial, als daß es gerechtfertigt erschiene, den Patienten zu einer Klarstellung zu drängen. Es ist jedoch hier für die Manualtherapeutin sehr wichtig, präzise vorzugehen, weil gerade die subjektive Beurteilung häufig zu subtileren und genaueren Erkenntnissen führt als die objektive Beurteilung.

Das bisher geführte Gespräch ist weder zufriedenstellend noch vollständig, denn ein Patient geht in seiner Beschreibung nicht ohne Grund von dem Ausdruck „weh tun" plötzlich zu dem Wort „schmerzhaft" über. Aus einigem von dem, was der Patient gesagt hat, könnte man den Eindruck gewinnen, daß sich in der Art seiner Symptome eine Änderung ergeben hat trotz der Tatsache, daß er darauf besteht, sein Befinden sei „gleich". Die sondierende Befragung muß deshalb fortgesetzt werden.

Der Patient hat noch eine weitere Aussage gemacht, die die Aufmerksamkeit der Physiotherapeutin auf die Tatsache lenken sollte, daß bei seinen Symptomen eine Änderung eingetreten *ist*. Dieses eine Wort, das Schlüsselwort in diesem Beispiel, muß sie in seiner Bedeutung erkennen und den Patienten befragen, bis Bedeutung und Aussage des Wortes geklärt ist. Der Patient hat in seiner ursprünglichen Äußerung darauf hingewiesen, daß seine Schulter „seit Montag" schmerzhaft sei. Ungeachtet dessen, daß der Patient ein schwieriger Interviewpartner ist, muß doch ein Grund dafür vorliegen, weshalb er spontan den Zeitbegriff „Montag" benutzt. Das Gespräch sollte deshalb fortgesetzt werden. Nachstehend folgt nun die wortgetreue Fortsetzung des Gesprächs.

F „Ganz zu Anfang haben Sie gesagt, daß Ihre Schulter seit Montag schmerzhaft sei. Warum bringen Sie die Schmerzhaftigkeit mit Montag in Verbindung?"
A „Nun, weil sie an dem Tag schmerzhaft wurde."
F „War sie auch am Sonntag schmerzhaft?"
A „Nein, das war am Montag."
F „Wann am Montag wurden Sie sich dessen bewußt?"
A „Es war schmerzhaft, als Sie die Schulter behandelten."
F „War es das erste Mal, daß es während der Behandlung schmerzhaft wurde?"
A „Ja."
F „Ist es immer noch schmerzhaft?"
A „Ja."
F „Wenn es genauso schmerzhaft ist, warum meinen Sie, es ist genau dasselbe wie es vor Montag war?"
A „Nun, weil es genauso weh tut wie damals, als ich zuerst mit der Behandlung begann."

Die Wiedergabe solcher Dialoge könnte in dieser Weise fortgesetzt werden, doch was die Physiotherapeutin notwendig wissen muß, ist lediglich folgendes:

1. wie sie begrenzte Ausdrucksmöglichkeiten erkennen kann;
2. wie sie durch spezifische Fragen den Patienten dazu bringen kann, nach bestimmten Antworten zu suchen.

Man muß nur etwas Verständnis haben, um zu erkennen, wie jemand, der Schmerzen hat, darauf bestehen kann, daß sie genauso sind wie zuvor, weil die ursprünglichen Schmerzen sich nicht verändert haben, wenngleich sie nun durch eine Empfindlichkeit überlagert werden.

Der Wert der Fortsetzung dieser analytischen Beurteilung der subjektiven Veränderungen bis zum Erreichen einer Schlußfolgerung ist darin zu sehen, daß die Physiotherapeutin jetzt zweierlei Dinge weiß:

1. Ihre Methode hat die Symptome des Patienten nicht günstig beeinflußt; und
2. Ihre Methode hat zu Beschwerden geführt, die bis jetzt noch nicht nachgelassen haben.

Sie muß deshalb ihre Behandlungsmethode ändern und eine Technik finden, bei der solche Beschwerden vermieden werden. Ohne eingehende Klärung der Aussage des Patienten könnte leicht eine falsche Technik angewandt werden.

Es gibt zahlreiche Beispiele für Stichworte, wie z.B.: „Nein, nicht sehr" oder: „Nein, eigentlich nicht", die darauf hindeuten, daß es da doch etwas gibt, was es zu ergründen gilt. Wenn ein Patient sagt: „Heute geht es mir gut", aber darauf hinweist, daß dies gestern nicht der Fall war, muß die Therapeutin nachhaken. „Eigentlich nichts" bedeutet, daß da durchaus etwas ist. Die Aufzählung könnte noch weiter gesponnen werden; worauf es dabei ankommt, ist folgendes: Die Therapeutin darf solche Bemerkungen nicht außer acht lassen, und sie darf es auf keinen Fall unterlassen, ihnen nachzugehen, um die vollständige Antwort zu erhalten.

3.6.3 Spezifische Aussagen

Das Heranziehen extremer Vergleichswerte kann dazu beitragen, daß der Patient seine Antwort genauer formuliert. Auch numerische Skalenwerte können hilfreich sein. So berichtet der Patient beispielsweise: „Es geht mir etwas besser". Die Physiotherapeutin kann dies genauer bewerten, indem sie dem Patienten eine Skala von 0–10 vorgibt, mit deren Hilfe er seine eigene Beurteilung des Behandlungsfortschritts vornehmen soll. Auch Prozentzahlen können hierbei nützlich sein. Verbale Gegensätze können den Patienten dazu veranlassen, spezifischere Angaben zu machen. Während einer retrospektiven Beurteilung bezeichnet der Patient sein Befinden vielleicht als „besser". Das ist eine vage Aussage, und die Physiotherapeutin veranlaßt den Patienten zu einer spezifischeren Äußerung, indem sie darauf antwortet: „Oh, geheilt?" Worauf der Patient vielleicht antwortet: „Oh, nein, so viel besser ist es auch wieder nicht." In ähnlicher Weise kann die Physiotherapeutin beim Aufnehmen der Vorgeschichte des Patienten nach dem Zeitpunkt fragen, zu dem ein bestimmter Vorfall eingetreten ist. Der vage formulierende Patient kann sagen: „Oh, vor Urzeiten", während der redselige Patient vielleicht antwortet: „Oh, ich glaube, das war damals, als ich in Indien war oder vielleicht ..." Um solche Antworten zu präzisieren, kann die Physiotherapeutin jeweils nachhaken: „Vor 2 oder vor 20 Jahren?"

3.6.4 Die erste Behandlungssitzung

Es ist unmöglich, hier jede erdenkliche Frage/Antwort/Frage-Situation zu berücksichtigen. Nach der Begrüßung und nachdem die Physiotherapeutin den Namen des Patienten richtig auszusprechen gelernt hat (so wie er selbst ihn ausspricht, und vielleicht indem er ihn phonetisch niederschreibt), kann die einleitende Frage kurz und knapp gefaßt werden, wenn folgende Regeln beherzigt werden:

1. Wurde der Patient kürzlich unter Anästhesie manipulativ behandelt oder verzichtet er seit kurzem auf ein Hilfsmittel (Korsett, Bandage o.ä.), könnte die einleitende Frage etwa wie folgt lauten: „Haben Sie zur Zeit irgendwelche Schmerzen?"
2. Wenn die Physiotherapeutin weiß, daß der Patient zuvor schon eine erfolgreiche Behandlung erhalten hat, und daß er jetzt so weit wieder hergestellt ist, daß er an seinen Arbeitsplatz zurückkehren kann, könnte die einleitende Frage lauten: „Was können sie jetzt noch nicht tun?"
3. Wenn die Physiotherapeutin weiß, daß der Patient chronische Beschwerden hat, oder Beschwerden, die sich in mehreren Bereichen manifestieren, könnte die einleitende Frage sein: „Welche Probleme haben Sie gerade jetzt?" oder: „Welches ist im Augenblick Ihr *Haupt*problem?"

Die Antwort des Patienten auf die erste Frage des Untersuchers wird die nächste Frage in eine von zwei möglichen Richtungen führen:
1. die Vorgeschichte der Beschwerden; oder
2. das Verhalten der Symptome.
Diese beiden Bereiche sollen im folgenden getrennt behandelt werden.

Vorgeschichte (erstmalige Konsultation)

Das Aufnehmen der Vorgeschichte wird später ausführlich behandelt (s. Kap. 4); hier soll zunächst von den Kommunikationsregeln die Rede sein, die dabei zu beachten sind. Allerdings müssen zu diesem Zweck die Patienten willkürlich in zwei Gruppen eingeteilt werden. Die erste Gruppe umfaßt die Patienten, deren jetzige Vorgeschichte ein Trauma beinhaltet. Zur zweiten Gruppe gehören die Patienten, die sich an keine Verletzung erinnern können, bzw. lediglich an einen unbedeutenden Vorfall wie z.B. einen leichten stechenden Schmerz beim Heben eines Gewichts. Die meisten Patienten gehören der zweiten Gruppe an; es ist hier sehr wichtig zu bestimmen, welche Faktoren zu dem Einsetzen der Schmerzen geführt haben, um den Status der Anomalie richtig einschätzen zu können und objektiv zu behandeln.

Die Kommunikationsprobleme beim Aufnehmen der Vorgeschichte sind in der zweiten Gruppe am größten; nachdem die Beschwerden mit keiner offensichtlichen Verletzung in Verbindung gebracht werden können, ist ein erheblicher Sondierungsaufwand erforderlich, um die für das Einsetzen der Beschwerden verantwortlichen Faktoren zu ermitteln.

In dieser Situation zeigt sich, daß dem Patienten die fein nuancierten Details, die die Physiotherapeutin mit ihren Fragen anspricht, oft gar nicht bewußt sind. Der nachfolgende Dialog ist nur ein Beispiel für das Vortasten, das in der Erhebung der Vorgeschichte bei Patienten der zweiten Gruppe erforderlich ist.

Ü Wenn ich eine unbestimmte Frage stelle, kann mir der Patient durch eine spontane Antwort beträchtlich helfen zu erfahren, welche Bereiche seiner Vorgeschichte er für besonders wichtig hält. Die Punkte, die für mich wichtig sind, kann ich später herausfinden, wenn sie sich nicht spontan offenbaren.
F „Wie hat alles angefangen?"
Ü Damit kann ich mir die Frage sparen, *wann* es begann.
A „Ich weiß nicht. Ich habe einfach vor 3 Wochen Schmerzen bekommen, und sie sind bis jetzt nicht besser geworden."
Ü Es ist wichtig zu wissen, was die Schmerzen ausgelöst hat, ob sie auf einen mechanischen Vorgang zurückzuführen sind oder nicht. Wenn es da einen Vorfall gab, durch den die Beschwerden ausgelöst wurden, war er entweder so unbedeutend, daß der Patient sich nicht daran erinnern kann, oder er verbindet ihn nicht mit seinen Symptomen. Bevor ich dies feststelle, spare ich vielleicht Zeit, indem ich zu erfahren versuche, ob er schon früher solche Beschwerden hatte. Wenn ja, sind sie vielleicht der Schlüssel zu einer weiter zurückliegenden Geschichte einer speziellen Diagnose, und vielleicht auch der Schlüssel zum auslösenden Moment der derzeitigen Symptome.
F „Hatten Sie schon früher einmal diese Beschwerden oder ähnliche Schmerzen?"
Ü Hier muß ich sehr aufmerksam sein, denn er könnte mit „nein' antworten, weil frühere Erscheinungsformen der Symptome vielleicht als „Fibrositis" diagnostiziert wurden und er sie deshalb mit seinen derzeitigen Beschwerden, die als „Arthrose" oder „Bandscheibenbeschwerden" bezeichnet werden, nicht in Zusammenhang bringt.
A „Nein."
Ü Ich kann nun das Interview durch meine Fragen in unterschiedliche Richtungen lenken, doch da seine Gedanken im Augenblick auf seine „Vorgeschichte" ausgerichtet sind, dürfte es vermutlich am meisten einbringen, wenn ich bei seinem „Nein" noch etwas nachhakte.
F „Wollen Sie damit sagen, daß Sie in Ihrem Leben noch niemals an irgendeinem Tag Rückenschmerzen hatten?"
A „Nein, eigentlich nicht."

Ü Aha... „Eigentlich nicht" bedeutet für mich, daß da doch irgendetwas war. Ich muß das also unbedingt klären.
F „Wenn Sie sagen: ‚Eigentlich nicht', so klingt das, als ob da vielleicht doch irgendetwas gewesen sein könnte."
A „Nun, mein Rücken wird manchmal etwas steif, wenn ich viel im Garten arbeite, aber das passiert doch bei jedem."
Ü Jetzt ist es heraus. Jetzt muß ich noch wissen, wie sich der Grad dieser Steifigkeit zur Intensität der Gartenarbeit verhält.
F „Wie lange dauert es, bis Sie sich nach einigen Stunden Gartenarbeit wieder wohlfühlen?"
A „Es könnten 2 oder 3 Tage sein, wenn ich ein ganzes Wochenende im Garten gearbeitet habe."
Ü Das ist eine sehr nützliche Auskunft. Sie hilft mir zu beurteilen, was sein Rücken aushalten kann. Mir fällt ein, daß ich im Augenblick noch nicht weiß, ob sein Rücken sich allmählich verschlimmert oder statisch bleibt; um jedoch Zeit zu sparen, hebe ich mir diese Frage für später auf – wobei ich aber nicht vergessen darf, sie zu klären. Ich muß über diesen Faktor Bescheid wissen, weil die Dosierung der Behandlung davon abhängt und weil er für die Prognosestellung relevant ist. Die Antwort kann sich auch während anderer Phasen der Behandlung ergeben. Jetzt muß ich aber erst einmal feststellen, wie diese Episode begann. Die anfängliche vage Darstellung des Patienten zeigt mir an, daß ich Suchfragen stellen muß, um eine klare Antwort zu bekommen. Es gibt viele Möglichkeiten für die Formulierung der Fragen, und die Beantwortung jeder dieser Fragen wird etwa gleichviel Zeit in Anspruch nehmen. Ich schlage folgende Linie ein:
F „Sie sagten, daß die Beschwerden etwa vor 3 Wochen anfingen. Traten sie *plötzlich* auf?"
A „Ja, ziemlich schnell."
Ü Ziemlich schnell bedeutet für ihn „plötzlich", doch ist das für mich nicht präzise genug. Ich muß deshalb tiefer schürfen.
F „Was haben Sie *zuerst* gespürt?"
A „Es fing einfach an, weh zu tun."

F „Am Morgen oder am Nachmittag?"
A „Daran kann ich micht nicht mehr erinnern."
F „Erinnern sie sich daran, ob es an einem bestimmten Tag anfing? Mit anderen Worten, hatten Sie an dem einen Tag keinerlei Beschwerden und dann Schmerzen am nächsten?"

Nach einer gewissen Pause, während der er die Frage überdacht hat, kommt die Antwort:

A „Ja, ich glaube, so war es."
F „An welchem Tag war das, können Sie sich daran erinnern?"
Ü Um diesen Gedanken weiterzuverfolgen, helfe ich seinem Gedächtnis nach; dadurch erinnert er sich vielleicht auch an etwas, was sonst unausgesprochen bliebe.
A „Es war am Donnerstag."
F „Hatten Sie Beschwerden, als Sie an dem Tag aufwachten, oder traten die Schmerzen später auf?"
A „Ich glaube, ich wachte damit auf. Ja, ich bin sicher, so war es, denn ich kann mich erinnern, daß ich während des Frühstücks zu meiner Frau gesagt habe, mein Rücken schmerzt."
F „Und als sie am Abend davor zu Bett gingen, hatten Sie keine Rückenschmerzen? Ist das so gemeint?"
A „Ja, das stimmt."
(Er hätte durchaus auch sagen können: „Nein, ich glaube nicht, daß es so anfing." Die nächste Frage hätte dann lauten müssen: „Ehe die Schmerzen begannen, hatten Sie irgendwelche anderen unangenehmen Empfindungen wie Müdigkeit oder Steifigkeit im Rücken, oder spürten Sie ihn einfach? Mit anderen Worten, hat sich die Sache so nach und nach entwickelt, ohne daß Sie es anfänglich bemerkten?" Er könnte dann antworten: „Ja, ich glaube, so war es, wenn ich jetzt zurückdenke.")
Ü Damit wäre dieser Teil der Frage geklärt oder zumindest soweit, wie das für mich im Moment wichtig ist. Nun geht es darum herauszufinden, wodurch die Beschwerden verursacht wurden. Als erstes sollte der Patient darüber nachdenken, ob es an dem

Tag, ehe die Rückenschmerzen begannen, vielleicht irgendeinen nebensächlichen Vorfall gab. Wenn sich das als ergebnislos erweist, werde ich nach entsprechenden „prädisponierenden Faktoren" (s. Tabelle 4.1, S. 81) fragen.

F „Haben Sie an jenem *Mittwoch* irgend etwas getan, wodurch Ihr Rücken, vielleicht auch nur geringfügig, *verletzt wurde* – oder etwas, wobei Sie Ihren Rücken irgendwie *gespürt* haben?"

A „Nein, ich habe versucht, mich zu erinnern, ob ich da irgend etwas Derartiges getan habe, aber es fällt mir nichts ein, wodurch ich meinen Rücken verletzt haben könnte."

Ü Ich muß also jetzt auf die erwähnten „prädisponierenden Faktoren" zurückkommen. Wenn ich mit Fragen über seine Aktivitäten fortfahre, während seine Gedanken auf körperliche Aktivitäten konzentriert sind, wird er wahrscheinlich rascher antworten können, und die Antworten werden zuverlässiger sein. Wenn ich ihn nach den „prädisponierenden Faktoren" frage, die nicht mit körperlichen Aktivitäten zusammenhängen (Müdigkeit, Krankheit usw.) wird er gezwungen, seine Gedanken in eine ganz andere Richtung zu orientieren. Erst die nächste Frage soll auf diesen neuen Aspekt eingehen. Danach zuerst zu fragen und dann später wieder zu den anfällig machenden körperlichen Aktivitäten zurückzukehren, führt zu Verzögerungen durch die notwendige Neuorientierung seiner Gedankengänge. Es kann auch dazu führen, daß wichtige Informationen verloren gehen, die ihm „auf der Zunge lagen".

Diese Methode der *parallelen Ausrichtung der Fragen zu den Gedankengängen des Patienten* ist eine wichtige Kommunikationstechnik, die jederzeit anzuwenden ist, es sei denn, daß ein wichtiger Grund dafür vorliegt, davon abzuweichen (s. S. 1).

F „Haben Sie an jenem Mittwoch oder um diese Zeit herum irgendeine *ungewohnte* Arbeit getan?"
A „Nein".

F „Haben Sie irgendeine *schwerere* Arbeit als gewöhnlich ausgeführt?"
A „Nein."
F „Haben Sie eine bestimmte Arbeit *länger* als gewöhnlich verrichtet?"
A „Nein."
Ü Demnach wurde dieser Schmerz nicht *eindeutig* durch eine besondere körperliche Aktivität herbeigeführt. Der nächste Schritt besteht nun in der Untersuchung der anderen „prädisponierenden Faktoren" – denn es *muß* einen Grund dafür geben, daß die besagten Schmerzen am Donnerstag morgen auftraten.
F „Haben Sie sich zu dieser Zeit unwohl – oder übermüdet – gefühlt, oder standen Sie unter irgendwelchem Streß?"
A „Ja, tatsächlich, ich war ziemlich müde. Mein Urlaub ist überfällig, und uns fehlen zwei Männer, die krank sind, bei der Arbeit – jetzt, wo Sie es erwähnen, fällt mir ein, daß wir Überstunden gemacht haben, um einen Termin einzuhalten – das hatte ich vergessen; und ich mußte an diesem Tag viel heben und tragen."
Ü Oft dauert es sehr lange (was aber durchaus verständlich ist), bis sich jemand an bestimmte Zusammenhänge erinnert. Anstatt daß ich nun denke: „Warum hat er das nicht gleich gesagt, als ich ihn vorhin fragte", sollte ich lieber denken: „Nun, wenigstens habe ich jetzt diese kleine Information aus ihm herausbekommen."
F „Und das ist für Sie ungewohnt, nicht wahr?"
A „Nun ja, das ist es schon. Ich muß auch sonst eine ganze Menge heben, aber gerade zu dem Zeitpunkt war der Druck besonders groß."
Ü Vielen Dank, genau das wollte ich wissen. Nun ergibt alles einen Sinn, die Geschichte und die Symptome stimmen überein.

Damit ist die Befragung zur „Vorgeschichte" noch nicht beendet, doch dürfte der gezeigte Dialog ausreichen, um ein Kommunikationsmodell zu veranschaulichen, das vom Leser übernommen werden kann. Genauso wie das unbeantwortete: „Nur darf ich es nicht vergessen", das vorhin erwähnt wurde, muß die

Physiotherapeutin auch die Frage klären, ob es bei dem Patienten während des 3wöchigen Zeitraums zu einer spontanen Besserung oder Verschlechterung der Symptome gekommen ist. Auch gibt es noch eine Vielzahl von Aspekten der Vorgeschichte des Patienten, die zu analysieren sind, und auch Fragen, an die die Physiotherapeutin vielleicht erst später denkt, können durchaus wertvoll sein. Diese Fragen sollen in Kap. 4 angesprochen werden, während sich das vorliegende Kapitel nur mit den Problemen der Kommunikation befaßt.

Eine andere Kommunikationsregel – die besonders dann gilt, wenn die Antwort eines Patienten auf die einleitende Frage zur Vorgeschichte: „Wann hat das angefangen?" in etwa lautet: „Ach, vor langer, langer Zeit" – ist folgende:

Ü Seine Antwort besagt, daß es nicht letzte Woche anfing, aber das ist auch alles. Die Methode, hier auf dem schnellsten Weg zu einer aussagekräftigen Antwort zu kommen, besteht darin, ihm zwei klare Bezugspunkte vorzugeben und ihn so zu veranlassen, sich deutlicher auszudrücken.

F „Meinen Sie damit vor 6 Monaten oder vor 6 Jahren?"
A „Oh, nein, nein – erst vor etwa 2–3 Monaten."

Wie bereits erwähnt, ist es bei einem redseligen Patienten schwierig, die Kontrolle über das Gespräch zu behalten. Während der Aufnahme der Vorgeschichte neigen solche Patienten dazu, unvermittelt vom Thema abzuschweifen und eine Menge irrelevanter Einzelheiten zu berichten. So können z.B. die einleitende Frage und Antwort wie folgt lauten:

F „Wann fing es an?"
A „Nun, ich war gerade auf dem Weg, meine alte Tante zu besuchen, und ich kam nach..."

Ob die Physiotherapeutin ihm nun erlaubt, fortzufahren wie *er* will, oder ob sie ihn dazu bringt, ihre Frage zu beantworten oder ihn sanft dazu überredet, einige ihrer anderen Fragen zu beantworten, wird von zwei Dingen abhängen: erstens, inwieweit sein Reden nur Reden um des Redens willen ist; zweitens, wieviel an spontaner, verwertbarer Information eventuell zu erwarten ist, wenn sie ihn fortfahren läßt. Im erstgenannten Fall wird sie eingreifen. Beispiele intervenierender Fragen, die es der Physiotherapeutin ermöglichen, die Kontrolle über das Interview zu behalten, sind etwa:

F1 „Was geschah?"
F2 „Fielen Sie hin?"
F3 „Wie lange ist das her?"

Solche Fragen sollten geschickt eingeflochten werden, wobei die Physiotherapeutin während der Frage die Lautstärke, mit der sie spricht, vorsichtig so steigert, daß die Gedanken des Patienten von dem Thema, das sie gerade verfolgen, abgelenkt und sanft zu der von ihr eingeflochtenen Frage hingeführt werden. Es kommt hier darauf an, daß die Physiotherapeutin die Kontrolle über das Gespräch behält und es andererseits doch vermeidet, den Patienten zu beleidigen oder zu verstimmen.

Verhalten der Symptome (erstmalige Konsultation)

Ohne ausreichende Erfahrung in der Wortwahl oder Formulierung von Fragen kann die Physiotherapeutin beim Ermitteln des Verhaltens der Symptome des Patienten viel Zeit vergeuden. Die erforderlichen Informationen hinsichtlich des Symptomverhaltens sind:

1. Das Verhalten der Symptome bei Ruhelage, bestimmten Aktivitäten und Körperhaltungen;
2. Beständigkeit, Häufigkeit und Dauer der in Intervallen auftretenden Beschwerden und Remissionsstadien.

Leider braucht es Zeit, bis man sich Geschicklichkeit in der Befragung angeeignet hat, denn man lernt am besten durch Erfahrung. Das folgende Beispiel kann als Anleitung für Wortwahl und Formulierung im Gespräch dienen, die sowohl Zeit sparen als auch Fehlinterpretationen vermeiden hilft und unkorrekte Vermutungen gar nicht entstehen läßt. Es handelt sich um ein Gespräch zwischen der Untersucherin und dem schon im vorhergehenden Interview befragten Patienten, der seit 3 Wochen an Rückenschmerzen leidet. Der Dialog konzentriert sich auf das Verhalten der Rückenschmerzen.

Ü Zu Beginn des Gesprächs sagte der Patient, seine Rückenschmerzen seien „konstant". „Konstant" kann bedeuten „ständig/24 h am Tag anhaltend" oder „ständig/unverändert, wenn sie auftreten", im Gegensatz zu einem momentanen starken Schmerz. Dies muß im Zusammenhang mit der Tatsache gesehen werden, daß erstaunlich viele Patienten angeben, ihr Schmerz sei konstant; wenn man sie jedoch unmittelbar vor dem ersten Bewegungsversuch fragt: „Haben Sie im Augenblick irgendwelche Beschwerden im Rücken?", antworten sie: „Nein." Der sogenannte „konstante Schmerz" und „keine Symptome" sind nicht miteinander vereinbar. Um eine Fehlinterpretation hinsichtlich des Ausdrucks „konstant" zu vermeiden, ist es wesentlich, daß er genau definiert wird. Möglicherweise erhalte ich eine ergiebigere Antwort, wenn ich die Frage andersherum stelle.

F „Ist es im Augenblick so, daß Sie zu keiner Zeit ohne irgendeine Form von Rückenschmerzen sind?"

A „Nein, sie sind die ganze Zeit da."

Ü Als nächstes muß ich ihn jetzt fragen, ob er Schmerzen hat, wenn er nachts aufwacht, denn das dürfte der Zeitpunkt sein, wo er frei von Symptomen ist.

F „Wie verhält es sich mit Ihren Rückenbeschwerden, wenn Sie während der Nacht aufwachen?"

A „Dann ist alles in Ordnung."

F „Wollen Sie damit sagen, daß Sie dann schmerzfrei sind?"

A „Ja, das stimmt."

F „So haben Sie also doch *einige* Phasen, in denen es nicht schmerzt?"

A „Nur während der Nacht. Aber sonst tut es den *ganzen Tag* weh."

Wenn vom Patienten das Wort „ständig" benutzt wird, bedarf dies immer der Klärung.

Ü Das ist nun klar. Seine Gedankenprozesse konzentrieren sich im Moment auf die Aussage „keine Beschwerden während der Bettruhe" und „es tut den ganzen Tag weh". Zu zwei miteinander in Zusammenhang stehenden Aspekten der Tagesbeschwerden brauche ich nun Informationen:

1. Sind die Schmerzen während des Tages unterschiedlich stark? (Wenn ja, wie groß sind die Schwankungen, weshalb treten sie auf, und wie lange dauert es, bis die Schmerzen abklingen?).
2. Spürt der Patient eine Steifigkeit im Lendenwirbelbereich und/oder Schmerzen, wenn er am Morgen aufsteht? Um den augenblicklichen Gedankengang des Patienten zu nutzen, sollte gleich im Anschluß an seine Antwort: „... es tut den ganzen Tag über weh." folgende Frage gestellt werden:

F „Verändert sich der Schmerz überhaupt während des Tages?"

A „Ja."

Ü Nun, das hilft mir nicht viel, doch habe ich jetzt einen Ansatzpunkt, an dem ich arbeiten kann. Es gibt verschiedene Möglichkeiten, die nächsten Fragen zu stellen. Was ich im Grunde genommen wissen muß, ist, ob die Schmerzen im Laufe des Tages zunehmen oder ob sie von *besonderen* Aktivitäten oder *Körperhaltungen* abhängig sind? Wie bekomme ich hierauf am schnellsten eine Antwort? Ich werde es zuerst so versuchen:

F „Was verschlimmert den Schmerz?"

A „Es wird einfach im Lauf des Tages schlimmer."

F „Meinen Sie damit, Sie können nicht sagen, wodurch sie schlimmer werden – sie verschlimmern sich einfach ohne besonderen Grund?"

A „Ja, das ist richtig."

Ü Weil die Beurteilung einfacher ist, wenn er eine bestimmte Bewegung oder Haltung vorführt, wodurch sich seine Schmerzen verschlimmern, muß jetzt eine näher an die Sache heranführende Frage gestellt werden.

F „Gibt es etwas, das Sie hier und jetzt tun können, von dem Sie wissen, daß es Ihrem Rücken wehtut?"
A „Nun, ich weiß, daß die Rückenschmerzen stärker geworden sind, während ich hier gesessen und auf Sie gewartet habe."
Ü Der Patient kann irgendwelche körperlichen Anstrengungen unternommen haben, ehe er hierher kam, die die Schmerzen ebenso gut verstärkt haben können wie das Sitzen, als er auf mich wartete; deshalb muß folgende Frage gestellt werden:
F „Sie meinen, beim Sitzen bekommen Sie normalerweise Schmerzen?"
A „Ja, wenn ich sitze und fernsehe, habe ich Schmerzen."
Ü Ich frage mich immer noch, ob es nicht doch eine *Tätigkeit* gibt, durch die die Schmerzen herbeigeführt werden. Auch möchte ich wissen, wie lange es beim Sitzen dauert, bis die Schmerzen schlimmer werden und ob der Patient Mühe hat, vom Stuhl aufzustehen. Die Antworten auf diese Frage liefern mir nützliche Informationen hinsichtlich des Schweregrads seiner Beschwerden. Da der Patient jetzt gerade an die Schmerzen denkt, die er hat, während er fernsieht, ist es weiser, seinen augenblicklichen Gedanken zu folgen und eine damit in Zusammenhang stehende Frage zu stellen, als nach einer körperlichen Tätigkeit zu suchen, die die Symptome hervorruft; das kann für später aufgehoben werden.
F „Haben sie nach dem Fernsehen Mühe, von Ihrem Stuhl aufzustehen, oder können Sie gleich gerade stehen und normal gehen?"
A „Nein, es dauert eine Weile, bis ich gerade stehen kann."
Ü Diese Information ist sehr wertvoll, weil sie in ein bekanntes Schmerzmuster für den unteren Rückenbereich paßt, das auf eine Mobilisationsbehandlung anspricht. Wenn dieses Muster richtig erkannt wurde, müssen seine Antworten auf bestimmte weitere Fragen mit bestimmten festgelegten Kriterien in Einklang stehen (d. h. die Merkmale müssen dazu passen). Ein solches Merkmal ist, daß seine Lendenwirbelsäule versteift sein müßte, wenn er morgens aus dem Bett steigt. Er hat vielleicht Schwierigkeiten, seine Strümpfe anzuziehen oder sich beim Waschen oder Zähneputzen über das Waschbecken zu beugen. Die Steifigkeit ist möglicherweise geringfügig und dauert nur 10–15 min. Würden seine Aktivitäten jedoch durch seine Schmerzen beeinträchtigt (er hat bereits darauf hingewiesen, daß dies nicht der Fall ist), so wäre die Steifigkeit stärker und würde länger anhalten. Ich muß die Frage so stellen, daß ich eine spontane Antwort erhalte, weil dies ein viel klareres Bild von der Qualität und dem Grad der Steifigkeit vermittelt. Deshalb sollte ich nicht fragen: „Ist Ihr Rücken steif, wenn Sie morgens das Bett verlassen?" Die Begründung dafür ist bedenkenswert. Würde ich ihm die Frage so stellen, brauchte er nur mit: „Ja" zu antworten, was keinen Anhaltspunkt dafür ergäbe, wie wichtig für ihn dieser Aspekt im Zusammenhang mit seinem gesamten Beschwerdebild ist. Deshalb muß ich die Frage weniger spezifisch formulieren.
F „Wenn Sie morgens aufstehen, wie fühlt sich das dann an?"
A „Ich glaube, es ist ein bißchen steif, denn ich habe einige Probleme, meine Strümpfe anzuziehen."

Der besondere Wert dieser Antwort liegt darin, daß *er* das Wort „steif" benutzt hat, ohne auf diese Antwort hingelenkt worden zu sein, und daß er von Steifigkeit, nicht von Schmerzen gesprochen hat. Auch hat er dadurch, daß er spontan von Steifigkeit gesprochen hat, was in ein spezifisches, erkennbares Muster paßt, gezeigt, daß seine Beschwerden echt sind. Die spontane Antwort auf die neutral formulierte Frage führt zu den benötigten Angaben über die genaue Qualität und den Grad der Steifigkeit. Diese Form des Fragens beinhaltet auch noch einen anderen Aspekt: die Therapeutin hat die Wahl zwischen einer spezifischeren Frage, die als Antwort nur ein „Ja" oder „Nein" (oder ein „Ich weiß nicht") erfordert, und einer weniger spezifischen Frage, die offener gehalten ist.

F „Wie lange hält die Steifigkeit an?"
A „Nur ein paar Minuten. Ich spüre sie noch, wenn ich mich über das Waschbecken beuge, um mein Gesicht zu waschen, aber beim Frühstück ist sie vorbei."
Ü Nun werde ich auf die Frage nach seinen Aktivitäten zurückkommen, doch ich werde sie unter zwei verschiedenen Gesichtspunkten stellen, um zu sehen, ob unterschiedliche Aktivitäten den Schmerz oder die Steifigkeit beim Aufstehen am nächsten Morgen jeweils unterschiedlich beeinflussen.
F „Haben Sie mehr Schwierigkeiten, morgens aus dem Bett zu kommen, wenn der Tag zuvor sehr anstrengend war? Wenn Sie z. B. am Wochenende im Garten gearbeitet haben, haben sie dann mehr Probleme mit Schmerzen und Steifigkeit als während der Woche?"
A „Ja, so ist es. Ich brauche viel länger, um einzuschlafen, und mein Rücken ist auch am nächsten Morgen um einiges steifer."
Ü Gut – das paßt in das vorher erwähnte Muster und untermauert meine Beurteilung der Diagnose.

Einige Leser halten diese Antworten vielleicht für zu eindeutig, um wahr zu sein. Je besser die Physiotherapeutin jedoch lernt, *Schlüsselfragen* zu stellen, um dem Patienten spontane Antworten zu entlocken, umso informativer und zum Verstehen der Person und ihres Problems hilfreicher werden die Antworten sein; gleichzeitig faßt der Patient schnell Vertrauen zur Physiotherapeutin. Weil die „spontanen" Antworten auch eine genauere Beurteilung des Zustandes des Patienten ermöglichen, sind ihre Erfassung von größtem Wert für den Verlaufsbericht an den überweisenden Arzt.

Das spezifische Verhalten der Steifigkeit des Patienten kann auch dann von Bedeutung sein, wenn ein „pathologisches Geschehen" vorliegt. Zu Beginn einer erstmaligen Konsultation kann die Untersucherin vielleicht den Eindruck gewinnen, daß der Patient an einer frühen ankylosierenden Spondylitis leidet. Das Gespräch und die Überlegungen dazu können dann in etwa folgende Form annehmen:

Ü Ich möchte wissen, ob sich sein Rücken beim morgendlichen Aufstehen steif anfühlt. Leidet der Patient an einer ankylosierenden Spondylitis, müßte sein Rücken sehr steif und wahrscheinlich schmerzhaft sein. Selbst wenn die Schmerzen nicht sehr stark sein sollten, müßte die Steifigkeit mehr als 2 h anhalten, bis sie zu seiner normalen, eingeschränkten Beweglichkeit zurückgeht. Um eine Antwort mit einem möglichst hohen Aussagewert zu erhalten, darf ich keine Suggestivfrage stellen.
F „Wie fühlt sich Ihr Rücken an, wenn Sie morgens aufstehen?"
A „Nicht so gut."
Ü Wenn der Patient an einer ankylosierenden Spondylitis leidet, müßte er sagen, daß sein Rücken steif ist. Also frage ich, wiederum eine Suggestivfrage vermeidend:
F „Inwiefern fühlt er sich nicht gut an?"
A Er ist steif."
Ü Das ist eine Feststellung, und alle Feststellungen müssen überprüft werden, wenn sie zur Prognosestellung herangezogen werden sollen.
F „Wie steif?"
A „Sehr steif."
F „Wie lange dauert es dann, bis die Steifigkeit verschwindet?"
A „Oh, so gegen Mittag ist es wieder einigermaßen gut."
Ü Vielleicht arbeitet er im Schichtdienst; dann kann es gar nicht sein, daß die Steifigkeit etwa 5 h anhält.
F „Wann stehen Sie morgens auf?"
A „Etwa um 7.00 Uhr."
Ü Das bedeutet, daß er mindestens 4 h lang einen steifen Rücken hat. Das ist allerdings zu lange für ein ganz gewöhnliches mechanisches Rückenproblem.

Schmerzreaktionen
während der Testbewegungen
(erstmalige Konsultation)

Um das Verhalten der Symptome des Patienten während der objektiven Untersuchung zu beurteilen, müssen einige Fragen wiederholt gestellt werden. Deshalb muß die Physiotherapeutin darauf achten, den Patienten nicht dadurch zu irritieren, daß sie ständig die gleiche Frage mit den gleichen Worten wiederholt. Wenn ein Patient sowohl an lokalen Wirbelsäulenschmerzen als auch an ausstrahlenden Schmerzen leidet, ist es wichtig zu wissen, wie diese jeweils durch Bewegungen beeinflußt werden. Es ist in höchstem Maße gefährlich anzunehmen, daß das Verhalten der Ausstrahlungsschmerzen dem Verhalten der in der Wirbelsäule lokalisierten Schmerzen entspricht. Deshalb sollte die Formulierung der Fragen gut überlegt werden, da es für die Therapeutin wesentlich ist, sich das Vertrauen des Patienten zu erhalten. Sein Vertrauen, so ist zu hoffen, wird durch die Gründlichkeit der Untersuchung gefördert.

Vor dem folgenden im Wortlaut wiedergegebenen Dialog ist festzuhalten, daß der Patient ständige Schmerzen hat, die vom rechten sakroiliakalen Bereich über das Gesäß und die Dorsalseite des Oberschenkels bis zur Wade ausstrahlen. In Gesäß und Wade treten dabei die stärksten Schmerzen auf. Es wird davon ausgegangen, daß für die Untersuchung aller Bewegungen durch den vollen Bewegungsbereich keine Kontraindikationen vorliegen. Ehe die Bewegungsfunktionen getestet werden, ist es wesentlich, den Status der Symptome zu überprüfen.

F „Während Sie jetzt hier stehen, was empfinden Sie da in Ihrem Rücken und im Bein?"
A „Den ganzen Schmerz."
F „Überall gleichmäßig?"
A „Nein, am Oberschenkel ist es nicht so schlimm."
F „Also, im Gesäß und in der Wade ist es schlimmer, ja?"
A „Ja."
F „Wo ist es am schlimmsten?"
A „Überall etwa gleich."
Ü Gut, das ist geklärt. Nun muß die Vorwärtsflexion untersucht werden.

Eine ausführliche Beschreibung der Untersuchung von Bewegungen, folgt in Kap. 4. Der nun folgende Text vermittelt ein Beispiel für die ins Detail gehende Fragetechnik, die von der Physiotherapeutin eingesetzt werden muß, damit sie das Verhalten der Symptome möglichst eindeutig bestimmen kann; darüber hinaus zeigt der Dialog auch, welche Worte dazu beitragen können, das Verfahren zu beschleunigen.

Der Patient wird gebeten, sich nach vorne zu beugen, um dann wieder in die aufrechte Stellung zurückzukehren.

F „Hat sich an dem Schmerz etwas geändert?"
A „Ja."
F „Was ist geschehen?"
A „Die Schmerzen am Gesäß sind stärker geworden."
F „Hat sich an der Wade etwas geändert?"
A „Nein."
F „Und sonst hat sich auch nichts verändert?"
A „Nein."
F „Gut. Und jetzt, hat der Schmerz am Gesäß sich wieder soweit abgeschwächt, daß er wie zuvor ist?"
A „Ja."
F „Geschah das sofort, nachdem Sie sich wieder aufgerichtet haben oder hat es eine Weile gedauert?"
A „Es hat nur stärker geschmerzt, während ich mich ganz nach vorn gebeugt habe."
Ü Das ist eine ideale Antwort. Ich habe nun eine sehr umfassende Vorstellung von dem Verhalten der Symptome bei der Vorwärtsflexion. Nun wollen wir einmal sehen, was mit den anderen Bewegungen geschieht.
F „Nun beugen Sie sich einmal zurück" (während er das tut, beobachte ich seine Bewegungen und seinen Gesichtsausdruck) „und stehen Sie dann wieder gerade. Irgendwelche Schmerzen jetzt?"
A „Ja."
Ü Die Bewegung hat vermutlich im Gesäß und/oder der Wade geschmerzt. Genauigkeit und Zeit sind die wesentlichen Faktoren im Hinblick auf die Wortwahl, wenn Fragen nach dem Schmerz gestellt werden.
F „Wo?"
A „Im Gesäß."
F „und nicht in der Wade?"
A „Nein."

Ü Nun möchte ich gerne zwei Dinge wissen. Erstens, hat er nun stärkere Schmerzen beim Vorwärtsbeugen oder beim Rückwärtsbeugen gehabt, und zweitens, hat der Schmerz nach der Rückwärtsbeugung ähnlich wie nach dem Vorwärtsbeugen nachgelassen.
Da die Frage nach dem „Nachklingeffekt" (s. S. 173, 221) vom Patienten besonders sorgfältiges Nachdenken über die Antwort erfordert, werde ich danach zuerst fragen.
F „Hat der Schmerz im Gesäß wieder nachgelassen?"
A „Ja."
F „Genauso wie bei dem Vorwärtsbeugen?"
A „Nein, er hat erst jetzt nachgelassen."
Ü Das ist eine sehr nützliche Aussage. Ich muß sie aufzeichnen und mit einem Sternchen versehen, bevor ich es vergesse.
F „Hat Ihr Gesäß nun beim Vor- oder beim Rückwärtsbeugen mehr geschmerzt?"
A „Ich glaube beim Rückwärtsbeugen."
Ü Da der Patient bei der Antwort „Ich glaube" gesagt hat, kann der Unterschied nicht groß sein. Es mag sein, daß die Verzögerung beim Nachlassen der Symptome seine Antwort beeinflußt hat. Dieser Verzögerung in Verbindung mit dem Rückwärtsbeugen muß ich nun während der Behandlung besondere Aufmerksamkeit widmen.

Dieses Beispiel zeigt, welch große Aufmerksamkeit den auf die Gelenkbewegungen folgenden Schmerzreaktionen geschenkt werden muß. Es wäre ein schwerer Fehler, in diesem Bereich nicht mit der erforderlichen Gründlichkeit vorzugehen. Somit können, nachdem das Verhalten der Schmerzreaktionen einmal ermittelt worden ist, die Behandlungstechniken in geeigneter Form modifiziert werden, und die Physiotherapeutin kann mit der erforderlichen Sorgfalt an die Behandlung und Beurteilung gehen.
Auch anhand der Intonation der Worte kann die Physiotherapeutin den Äußerungen des Patienten wichtige Anhaltspunkte entnehmen, vorausgesetzt, daß sie auch mit Verstand zuhört. Während der Konsultation sollten alle Möglichkeiten der verbalen und nichtverbalen Kommunikation ausgeschöpft werden. Je mehr Patienten die Physiotherapeutin untersucht, desto rascher und genauer kann sie die Befundaufnahme durchführen.

F „Nun lassen sie mich sehen, wie Sie sich nach links beugen."

Und so wird die Untersuchung fortgesetzt.

Die dargestellten Beispiele sollten zeigen, wie es möglich ist, ohne großen Zeitverlust sehr genaue und spezifische Informationen über die Schmerzreaktionen zu erlangen, die bei den Gelenkbewegungen auftreten. Naturgemäß verläuft die Untersuchung nicht immer so problemlos wie in dem dargestellten Beispiel, aber es ist fast immer möglich, zu präzisen Feststellungen zu gelangen.

Einige Patienten werden rasch irritiert, wenn man ihnen mehrmals die gleichen Fragen in der gleichen Ausführlichkeit stellt. Eine Physiotherapeutin, die für die nichtverbalen Signale des Patienten sensibilisiert ist, wird eine solche Reaktion sehr bald spüren. Eine Möglichkeit, dies zu umgehen, ohne dabei an Genauigkeit einzubüßen, besteht darin, die Frage zu variieren. Beim Testen der 4. Bewegung, und der Frage, wie es sich dabei mit dem Schmerz verhält, sagt die Therapeutin einfach:

F „Wieder am Gesäß?"
A „Ja."

Beim Testen der 5. Bewegung:

F „Nur am Gesäß?"
A „Ja."

Beim Testen der 6. Bewegung:

F „Dasselbe?"
A „Ja."

Diese Art des Fragens respektiert nicht nur das Temperament, sondern auch die Intelligenz des Patienten; gleichzeitig wird er dazu veranlaßt, ihr Wahrnehmungsvermögen und ihre Rücksichtnahme auf seine Gefühle anzuerkennen.

Die nichtverbale Kommunikation wurde in diesem Kapitel bereits besprochen. Qualität, Spontanität und Präzision der Körpersprache sind unschätzbar, doch muß die Untersucherin wachsam und aufnahmefähig sein, wenn die nichtverbale Kommunikation in vollem Umfang nutzbringend in die Beurteilung einbezogen werden soll. Vielleicht trägt das folgende Beispiel dazu bei, ihren besonderen Wert in Situationen zu zeigen, wo die verbale Kommunikation durch nichtverbale Signale modifiziert wird. Nehmen wir an, wir befassen uns nach wie vor mit den Bewegungen des Mannes, dessen Schmerzen sich vom rechten sakroiliakalen Bereich bis zur rechten Wade erstrecken, wobei die Schmerzen im Gesäß und in der Wade besonders stark ausgeprägt sind.

Nach der subjektiven Untersuchung und dem Testen der Vorwärtsbeugung kann der Gesichtsausdruck des Patienten andeuten: „Wie lange geht das noch weiter?" oder: „Wenn sie noch einmal sagt: ‚Tat das weh?' oder: ‚Wo tat es weh?', werde ich schreien." Die Physiotherapeutin sollte auf diese Ausdrucksform achten, und, was noch wichtiger ist, sie respektieren und darauf reagieren. Manchmal ist es sogar notwendig, sorgfältig abzuwägen, ob es nun wichtiger ist, eine bestimmte Information weiterzuverfolgen oder den Patienten nicht aufzuregen. Entscheidet die Physiotherapeutin, daß das letztgenannte Kriterium wichtiger ist, kann sie die Antworten des Patienten zeitweilig nur vermuten, und, wenn dies risikolos möglich ist, Teile der Untersuchung auf eine spätere Sitzung verschieben. Sie kann den Patienten fragen: „Können Sie noch eine weitere Bewegung aushalten?", wodurch sie andeutet, daß diese auch die letzte sein wird.

Ü Ich sehe, daß der Patient allmählich gereizt wird; deshalb muß ich sehr darauf achten, wie ich ihn jetzt behandle.
F „Beugen Sie sich einfach nach rückwärts."
Ü Ich werde seinen Gesichtsausdruck beobachten, wie ein Falke und bei der kleinsten Änderung werde ich ihn bitten, sich wieder aufzurichten.

Nehmen wir an, daß der Patient nach einem Rückwärtsbeugen von 20° *beginnt,* die Muskeln rund um das linke Auge herum zusammenzukneifen. Die sofortige Reaktion der Therapeutin hierauf muß sein:

F „Und wieder geradestehen." (Gleichzeitig stützt sie ihn beim Hochkommen).
Ü Ich sollte ganz vorsichtig sein, wenn ich ihn frage, wo es geschmerzt hat. Wenngleich es im Prinzip falsch ist, von Vermutungen auszugehen, ist dies jetzt eine Situation, wo, wie gesagt, eine Ausnahme gemacht werden muß. Wenn ich hier richtig vermute, daß die Schmerzen in seiner Gesäßbacke auftraten, ist es gut und richtig, ihm das so zu sagen, so daß er dann nichts anderes zu tun hat als „ja" zu sagen oder nur mit dem Kopf zu nicken.
F „Ich nehme an, daß es jetzt in Ihrem Gesäß und nicht in der Wade geschmerzt hat?"
A (Zustimmendes Nicken.)
F „Jetzt nur noch zwei Bewegungen, und dann möchte ich Sie bitten, sich hinzulegen. Beugen sie sich zur linken Seite ... jetzt zur rechten (mit den gleichen Beobachtungen und den gleichen Fragen wie oben).

3.6.5 Die nachfolgenden Behandlungssitzungen

Veränderungen der Symptome (nachfolgende Sitzungen)

Nehmen wir an, daß der Patient ein guter Beobachter seiner Beschwerden in der rechtsseitigen Gesäßhälfte und Wade ist, und daß er seinen Widerwillen gegen die Fragen beim ersten Gespräch inzwischen vergessen hat. Die letzte Behandlung liegt zwei Tage zurück.

Ü Ich möchte auf die bestmögliche, informativste Weise die Wirkung der letzten Behandlung bestimmen. Meine ersten Fragen sollten spontane Antworten bewirken, weil dadurch die Äußerungen des Patienten über die Gegebenheiten aufgewertet werden.
F „Nun, wie geht es Ihnen mittlerweile?" oder: „Wie fühlen Sie sich heute im Vergleich zum letztenmal?"
A „Es geht so."

Ü Das sagt mir nichts, deshalb ...
F „Irgendwie anders?"
A „Ich weiß nicht, ob das normal ist, aber ich war schrecklich müde."
Ü Zumindest sagt mir dies, daß sich seine Symptome nicht merklich verschlechtert haben. Wäre das der Fall gewesen, so hätte er mir das geradeheraus mitgeteilt. Weil die Müdigkeit mit der Behandlung in Zusammenhang stehen *kann,* und weil sie ein positives Zeichen sein kann, sollte die Antwort auf seine Frage wie folgt lauten:
F „Ja, das ist ganz normal, und es kann ein gutes Zeichen sein. Wie war es mit Ihrem Rücken und Ihrem Bein?"
A „Etwas schlimmer."
Ü Die meisten Antworten müssen qualifiziert werden, doch bei der Aussage „schlimmer" ist eine Klärung unbedingt erforderlich. Ich muß wissen:
1) in welcher Form;
2) welcher Bereich;
3) wann;
4) warum.

Spontane Antworten sind nach wie vor wichtig. Deshalb werde ich meine Fragen möglichst nicht zielgerichtet formulieren.

1) In welcher Form:

F „In welcher Form war es schlimmer?"
A „Die Schmerzen im Gesäß waren stärker."
F „Intensiver oder durchdringender?"
A „Es ist schwieriger, bequem im Bett zu liegen."
Ü Das beantwortet nun meine Frage nicht genau, doch hat die Aussage immerhin einen gewissen Informationswert, was ich im Augenblick als ausreichend akzeptiere.

2) Welcher Bereich:

Ü Weil es sich vielleicht um ein Nervenwurzelproblem handelt, sollte ich feststellen, ob sich die Schmerzen in seiner Wade verändert haben; wegen seiner stärkeren Schmerzen im Gesäß wäre es besser, dies vor den Fragen nach dem „Wann" und „Warum" zu tun. Weil ich hoffe, daß sich nicht auch die Schmerzen in der Wade verschlimmert haben, stelle ich die Frage so, daß es ihn beeinflussen wird zu sagen „Ja, die Wade war auch schlimmer."
F „Meinen Sie Ihre Wade?"
A „Nein, dort ist es in etwa gleichgeblieben."
Ü Das ist eine ganz eindeutige Antwort auf das, was ich wissen wollte. Ich weiß, daß es drei bestimmte Zeitpunkte gibt, an denen Veränderungen der Symptome höchst wahrscheinlich auf die Behandlung zurückzuführen sind, was für mich besonders informativ ist (s. S. 236). Doch ich möchte die Frage nach diesen drei Zeitpunkten nicht stellen, wenn ich keine spontanen Antworten erwarten kann.

3) Wann:

F „Wann haben sie festgestellt, daß die Schmerzen im Gesäß schlimmer geworden sind?"
A „Letzte Nacht."
F „Wie war es in der Nacht davor?"
A „Nicht anders als gewöhnlich."
F „Es hat sich also nichts geändert seit der Zeit nach der Behandlung bis zur letzten Nacht?"
A „Richtig."

4) Warum:

Ü Es ist wesentlich, dem Patienten ein Gefühl des Vertrauens zu vermitteln, aus dem heraus er sagen kann, er sei der Meinung, die stärkeren Schmerzen seien auf die Behandlung zurückzuführen.

Manche Patienten sind durchaus bereit, der Physiotherapeutin zornig zu sagen: „Sie haben es schlimmer gemacht", aber die meisten Patienten sind nicht so direkt heraus und sagen nur ungern, daß die Behandlung für die Verschlimmerung verantwortlich war, selbst wenn sie der Meinung sind, daß es so ist. Diese Patienten sind so rücksichtsvoll, daß sie eine solche Aussage möglichst zu umgehen versuchen. Keine Therapeutin hat das Gefühl gern, die Beschwerden eines Patienten verschlimmert zu haben, und das dann auch noch gesagt zu bekommen. Solche Gefühle müssen jedoch überwunden werden. Die Informationen, die es zu ergründen gilt, sind wichtiger als die Emotionen der Physiotherapeutin, und es ist nun einmal wesentlich zu wissen, worauf die Verschlimmerung der Symptome zurückzuführen ist. Die beste Methode, die eigenen Skrupel zu überwinden und durch die Art der Fragestellung dem Patienten die Antwort leicht zu machen, besteht darin, geradeheraus zu sagen:

F „Glauben Sie, daß die Verschlechterung auf die Behandlung zurückzuführen sein könnte, die ich letztesmal bei Ihnen durchgeführt habe?"
A „Nicht wirklich, weil vorletzte Nacht alles ganz in Ordnung war, und weil ich mich tatsächlich besser fühlte, als ich letztesmal die Praxis verließ; ich glaube, daß ich sogar eine bessere Nacht als gewöhnlich hatte."
Ü Das ist eine gute Antwort – es ist überraschend, wie hilfreich ein „guter Beobachter" sein kann. Ich weiß jetzt, daß meine Behandlung seine Beschwerden in der besagten Nacht nicht verschlimmert hat, aber irgendetwas muß dann doch gewesen sein.
F „Können Sie mir irgendeinen Grund sagen, weshalb die Beschwerden in der letzten Nacht schlimmer geworden sind?"
A „Vielleicht lag es daran, daß ich zweieinhalb Stunden lang bei einer Besprechung in einem unbequemen Stuhl sitzen mußte an dem Abend – mein Gesäß tat richtig weh während der letzten Stunde."
Ü Danke – sehr hilfreich.
F „Und wie war es heute Morgen im Vergleich zu anderen Tagen um diese Zeit?"
A „Es war wieder so, wie die ganze Zeit über."
Ü Ausgezeichnet. Dies ist eine nützliche Information, die mir hilft, meine Beurteilung der augenblicklichen Stabilität der Beschwerden zu festigen. Ich habe jetzt auch einen Leitfaden, der mir sagt, mit welcher Intensität ich die jetzt anstehende Behandlung durchführen kann und vielleicht durchführen muß.

Nachstehend folgt nun das Beispiel eines Patienten, der auf die betreffende Frage nicht richtig antwortet. Es ist wichtig, daß die Physiotherapeutin die Information, die sie gerade erfragen will, immer im Auge behält. Nur so kann sie vermeiden, daß sie durch die Antwort des Patienten ganz unabsichtlich vom eigentlichen Kern der Sache abgelenkt wird. Diese Frage lautete:

F „Wie geht es Ihnen im Vergleich zur Zeit *vor der* Behandlung am Freitag?"
A „Es tut schrecklich weh, hier genau in der Mitte."

Dies ist keine Antwort auf die Frage, und die Physiotherapeutin könnte jetzt von der Spur abgelenkt werden. Die folgende Frage sollte deshalb lauten:

F „Ja, so ist es jetzt im Augenblick, aber wie ist es *im Vergleich* zu Freitag, als Sie zur Behandlung kamen?
A „Es ist ungefähr genauso."

3.6.6 Während einer Behandlungssitzung

Veränderungen der Schmerzreaktion während des Wiederbefundes von Testbewegungen (nachfolgende Sitzungen)

Hier gelten grundsätzlich die gleichen Regeln, wie sie bereits für die Testbewegungen bei der ersten Sitzung beschrieben wurden, jedoch sind zwei Ausnahmen zu berücksichtigen. Die erste ist die, daß jetzt nur diejenigen Bewegungen zu überprüfen sind, die zu anomalen Testergebnissen geführt hatten. Manchmal muß man sich jedoch vergewissern, daß bestimmte Bewegungen wie das Vorbeugen und das Anheben des gestreckten Beines nach wie vor normal sind. Die zweite Ausnahme ist die, daß es beim wiederholten Überprüfen einer Testbewegung häufig hilfreich ist, den Patienten zu fragen, wie er die Testbewegung empfindet im Vergleich zum letzten Test derselben Bewegung. Die Frage lautet dann:

F „Was empfinden Sie jetzt im Vergleich zum letzten Mal, als Sie zur Behandlung kamen?"

A „Es ist anders – leichter."
Ü Ich selbst konnte keinen Unterschied im Bewegungsbereich und der Bewegungsqualität feststellen. Die Aussage des Patienten ist deshalb für mich von besonderem Wert.

Schmerzreaktion während der Durchführung einer Behandlungstechnik (nachfolgende Behandlungssitzungen)

Bei der Durchführung einer bestimmten Behandlungstechnik ist es wichtig zu wissen, welche Schmerzreaktionen dabei auftreten können. Folgende Reaktionen sind möglich: es treten keine Schmerzen auf; oder es sind anfänglich keine Schmerzen zu verzeichnen, sie manifestieren sich jedoch im weiteren Verlauf des Verfahrens; oder es gibt während der Durchführung der Behandlungstechnik Beschwerden oder eine Reproduktion der Symptome des Patienten, die sich in einer der drei folgenden Formen äußert:

1. Die Symptome klingen ab und verschwinden (sie sind vielleicht während der ersten 10–20 s stärker, um dann abzunehmen).
2. Die Symptome kommen und gehen im Rhythmus des angewandten Verfahrens.
3. Es entsteht ein Schmerz, der sich nicht im Rhythmus des angewandten Verfahrens entwickelt.

Die Kommunikationsprobleme beim Bestimmen des Verhaltens der Symptome während der Durchführung der Behandlungstechnik bestehen darin, daß die Physiotherapeutin dem Patienten zu helfen versucht, Unterschiede im Verhalten der Symptome zu erkennen, so daß er nützliche Antworten geben kann.

Ü Nachdem ich mit der Behandlungstechnik begonnen habe, muß ich sofort wissen, wie sich die Symptome des Patienten verhalten.
F „Spüren Sie irgendwelche Beschwerden, während ich dies tue?"
A „Nein, ich spüre nur die Dehnbewegung."
Ü Dieser Zustand kann sich sehr rasch ändern. Deshalb wiederhole ich meine Frage nach ungefähr 10 s.
F „Immer noch nichts?"
A „Nein, ein bißchen spüre ich jetzt in der linken Gesäßseite."
F „Und das spürten Sie am Anfang noch nicht?"
A „Doch, es war schon da, es ist stets da."
F „Hat es sich geändert, seit ich angefangen habe?"
A „Ja, es ist jetzt etwas schlimmer."
Ü Jetzt muß ich wissen, ob dieser Schmerz nach und nach kontinuierlich stärker geworden ist, oder ob er im Rhythmus der Behandlungstechnik „kommt und geht". Um es für den Patienten leichter zu machen, wird die Frage am besten so gestellt, daß er eine von zwei Aussagen wählen kann.
F „Kommt und geht der Schmerz im Rhythmus mit der Bewegung, oder ist es ein ständiger Schmerz?"
A „Es ist einfach ein leichter Schmerz."
Ü Ich muß nun so schnell wie möglich bestimmen, ob der Schmerz bei Fortsetzung meiner Behandlungstechnik zunimmt, ob er gleichbleibt oder ob er abnimmt und verschwindet.

Nach weiteren 10 s lautet die Frage:

F „Ist es immer noch gleich oder nimmt der Schmerz zu?"
Ü Die Frage wird so gestellt, weil zu hoffen ist, daß die Symptome abnehmen; deshalb ist es besser, die Antwort eher in einer Richtung zu beeinflussen, die eigentlich nicht erwünscht ist, als daß man eine falsche Antwort erhält, indem man sie in Richtung einer erhofften Aussage beeinflußt.
A „Es ist ungefähr gleich."

Zehn s später:

F „Wie ist es jetzt?"
A „Es ist weniger, glaube ich."

Nach weiteren 10 s:

F „Und jetzt?"
A „Der Schmerz ist weg."
Ü Das ist eine ideale Antwort.

In solch aussagekräftiger Form zu erfahren, was während der Durchführung einer Behandlungstechnik geschieht, ist von entscheidender Bedeutung, wenn der Wert einer solchen Technik nachgewiesen werden soll.

Der nächste Patient war kein guter Interviewpartner und Beobachter. Als ich die Behandlung durchführte, antwortete er auf eine Frage:

A „Ja, ich fühle etwas, während Sie dies tun."
F „Ist es wie der Schmerz, den Sie manchmal haben?"
A „Das ist schwer zu sagen."
F „Ist es ein angenehmes oder ein unangenehmes Gefühl?"
A „Ich weiß nicht."
F „Ist es dabei im Nacken angenehm oder nicht?"
A „Ich weiß nicht."
F „Fühlt es sich an, als ob das, was ich tue, auf die Sache zugeht, die in Ihrem Nacken nicht in Ordnung ist?"
A „Oh ja, das ist sicher der Fall."

Nur die letzte Antwort gibt mir die benötigte Information, und ich muß so lange fragen, bis ich mein Ziel erreiche.

Wenn die Physiotherapeutin eine Behandlungstechnik durchführt, bei der sie mit der Hand auf eine schmerzende Stelle drückt und der Patient auf die Frage, ob er etwas spürt, antwortet: „Unter Ihrer Hand", so sollte hier die spontane Rückfrage lauten:

F „Ist es der Druck meiner Hand, oder ist es die Bewegung, die Ihren Schmerz hervorruft?"
A „Ich weiß nicht."
F „Ist der Schmerz an der Oberfläche oder tief drinnen?"
A „Oh, bestimmt nicht an der Oberfläche."

Wenn die Antwort nicht so eindeutig ist, kann die Physiotherapeutin auch ihre Berührung der Schmerzstelle ändern, um zu sehen, ob der Schmerz sich verändert.

Schmerzreaktion nach Beendigung einer Behandlungstechnik (während einer Behandlungssitzung)

Um die Auswirkungen einer Technik zu ermitteln, müssen sowohl die subjektiven als auch die objektiven Aspekte beurteilt werden. Der Patient wird gebeten, sich hinzustellen, so daß die Physiotherapeutin seine Bewegungen beurteilen kann. Vor der Untersuchung der Bewegungen wird der Patient gefragt, ob er sich infolge der Behandlung irgendwie anders fühlt. Das folgende Gespräch zeigt, wie man das rasch erfahren kann, ohne auf die benötigte gründliche Information verzichten zu müssen.

F „Wie fühlen sie sich jetzt im Vergleich zum letzten Mal, als ich Sie bat, aufrecht zu stehen?"
A „Etwa gleich."
Ü Subjektiv hat sich also nichts geändert – nun müssen die Bewegungen überprüft werden.
F „Nun beugen Sie sich nach vorne – und jetzt wieder aufrecht stehen. Wie war es diesmal mit Ihrer Gesäßbacke?"
Ü „Ich habe festgestellt, daß das Bewegungsvermögen um 5 cm größer war, und auch qualitativ sah der Bewegungsablauf besser aus."
A „Diesmal hat sich der Schmerz in meinem Gesäß nicht verschlimmert."
F „Und jetzt, wo Sie wieder aufrecht stehen, ist das schlimmer, nachdem Sie sich nach vorne gebeugt haben?"
A „Nein."
F „Ehe Sie Schmerzen in Ihrem Rücken bekamen, wie weit konnten Sie sich da nach vorne beugen?"
A „Ich glaube, das ist jetzt so weit, wie ich es immer konnte."
Ü Nun, wenigstens scheint das Vorwärtsbeugen besser geworden zu sein, weil durch diese Bewegung kein Schmerz mehr erzeugt wird. Wir wollen nun sehen, wie es um die anderen Bewegungen steht...

Und so geht es routinemäßig weiter.

3.6.7 Verlaufsrückblicke

Fragen
während einer retrospektiven Beurteilung
(nach jeder 3. – 5. Behandlung)

Es ist häufig notwendig, bei der 3., 4. oder 5. Behandlungssitzung die Entwicklung der Symptome und Zeichen des Patienten im Vergleich zu den bei der ersten Sitzung festgestellten Befunden zu beurteilen.

F „Wie fühlen Sie sich heute im Vergleich zu damals, als wir die Behandlung begannen?"

Diese Frage ist äußerst wertvoll, weil sie es der Physiotherapeutin ermöglicht, die Fortschritte aus der richtigen Perspektive zu sehen. Es ist nicht ungewöhnlich, daß ein Patient bei jeder folgenden Sitzung angibt, er fühle sich besser: „ja, ich bin sicher, daß es mir etwas besser geht", jedoch bei der 4. Behandlungssitzung auf die Frage nach seinem jetzigen Befinden im Vergleich zum ersten Tag nur „um" und „ah" von sich gibt, zögert und schließlich sagt:

A „Nun ... es geht mir eigentlich nicht schlechter."

Aus diesen und ähnlichen Gründen muß die retrospektive Beurteilung zu einem routinemäßigen Bestandteil der Behandlung gemacht werden. Sind allerdings gewisse Fortschritte zu verzeichnen, kann die Befragung auf folgende Art geschehen:

F „Inwieweit haben sich Ihrer Meinung nach Ihre Beschwerden prozentual im Vergleich zu unserer ersten Sitzung gebessert?"

Da einige Patienten nicht in der Lage sind, dies so anzugeben, ist es notwendig, die Frage zu ergänzen. Dabei ist es besser, die Frage auf eine ungünstige Antwort hin auszurichten.

F „Nun, kann man sagen, daß Sie bis jetzt weniger als die Hälfte auf dem Weg zu einer vollständigen Besserung zurückgelegt haben?"

A „Oh nein, es geht mir mehr als um die Hälfte besser, danke."

Wenn der Fortschritt sich verlangsamt hat
oder zum Stillstand gekommen ist

Eine Überprüfung des Behandlungseffekts in einem Stadium zu machen, wenn die Besserung nicht so fortschreitet, wie sie sollte, ist ebenso schwierig oder vielleicht noch schwieriger als eine erstmalige Konsultation. Der Kommunikationsaspekt stellt sich weitgehend so dar wie bereits ausgeführt. Vom didaktischen Standpunkt aus gesehen, bestimmt das spezifische Problem des Patienten, welche Details die Physiotherapeutin im konkreten Fall herausfinden möchte. Aus diesem Grund wird die entsprechende Interviewtechnik getrennt auf S. 247 erörtert.

Veränderungen der Symptome
bei Verlaufsrückblicken im Anschluß
an eine Unterbrechung der Behandlung

Verlaufsrückblicke werden durchgeführt, um die Veränderungen zu beurteilen, die während des Zeitraums einer Unterbrechung der Behandlung eingetreten sind. Dabei soll hier nur auf den Kommunikationsaspekt in Bezug auf die Beurteilung von Veränderungen bei den Symptomen des Patienten eingegangen werden.

Der Patient, um den es hier geht, ist derselbe Mann, der sich zuvor schon als ein guter Beobachter erwiesen hatte, und bei dem die Schmerzen im rechten Gesäß stärker waren als in der Wade. Er wurde zuletzt 10 Tage zuvor behandelt. Im Anschluß an die üblichen Begrüßungsfloskeln werden die Fragen und Antworten konkreter.

F „Nun, wie ist es Ihnen ergangen?"
Ü Um zu spontanen Aussagen zu gelangen, sollten die einleitenden Fragen recht vage formuliert sein, um den Patienten zu ermutigen, die verschiedenen Aspekte so zu beschreiben, wie sie ihm in den Sinn kommen. Auf diese Weise werden sie auch in der Reihenfolge der Bedeutung geäußert, die er ihnen beimißt.

A „Ich freue mich, sagen zu können, besser."
Ü Nun, das ist schon einmal ein erfreulicher Beginn. Ich muß jetzt aber wissen, *was* ist besser, in welcher *Weise* ist es besser, wieviel davon ist auf die Behandlung allein zurückzuführen, und wieviel ist eine spontane Gesundung? Um diese Feststellungen treffen zu können, muß ich zunächst wissen, in welcher Form sich die Schmerzen gebessert haben, und wann dies der Fall war. Die Frage, um *wieviel besser* es ihm geht, kann später kommen, falls sie nicht spontan eingeflochten wird. Ich habe ganz bestimmte Fragen hinsichtlich seiner Symptome, die ich bei der letzten Behandlung aufgezeichnet und dabei die wesentlichen Punkte besonders markiert hatte. Vor allem geht es mir darum, spontane Antworten zu erhalten.
F „Das hört sich gut an. Sagen Sie mir, in welcher Form es Ihnen besser geht."
A „Die Schmerzen plagen mich nun nicht mehr tagsüber, und wenn ich morgens aufstehe, habe ich keine Schwierigkeiten mehr, mir die Schuhe und Strümpfe anzuziehen."
Ü Vom Sitzen hat er noch nichts gesagt, doch muß ich zuerst klären, was er mit der Aussage „quälen mich nicht mehr tagsüber" meint. Er hat gesagt: „. . . quälen mich nicht . . .", was so klingt, als ob nach wie vor noch einige Symptome vorhanden wären. Ich frage mich, in welchem Bereich.
F „Ich nehme an, Sie wollen damit sagen, daß während des Tages immer noch gewisse Symptome vorhanden sind, daß sie aber geringer geworden sind. Was empfinden Sie?"
A „Mein Gesäß schmerzt, wenn ich länger gesessen habe."
F „Nach welcher Zeit?"
A „Nach 2–3 Stunden."
F „Haben Sie immer noch Mühe, von einem Stuhl aufzustehen?"
A „Nein, jetzt nicht mehr."
F „Und ist das alles?"
A „Ja."
Ü Gut, damit ist, wie es sich mit dem Sitzen verhält, zumindest teilweise, geklärt; ohne daß ich nachfragen mußte, doch werde ich eventuell später diese Aussage noch qualifizieren müssen. Nun möchte ich gerne Antworten auf zwei verschiedene Fragen haben: die eine bezieht sich auf die Schmerzen in der Wade, die andere darauf, wann eine Besserung eingetreten ist und ob sie auch weiterhin anhält. Die Klärung der letzten Frage könnte sich als langwierig erweisen. Also wollen wir zunächst die Sache mit der Wade klären.
F „Wie steht es mit der Wade?"
A „Oh, da habe ich keine Schmerzen mehr."
Ü Diese Antwort kann die Frage nach der spontanen Gesundung erleichtern, besonders wenn die Symptome in der Gesäßbacke und in der Wade unmittelbar miteinander verknüpft sind.
F „Wann verschwand der Schmerz?"
A „Seit 4 Tagen habe ich keine Beschwerden mehr in der Wade."
Ü Und ich habe ihn seit 10 Tagen nicht mehr gesehen. Ohne daß ich ihn danach gefragt habe, hat es den Anschein, daß während dieser 10 Tage die Besserung angehalten hat. Da ich das nicht einfach so annehmen kann, werde ich nach Veränderungen bei den Beschwerden im Gesäß fragen.
F „Und was war während der letzten 4 Tage mit den „Gesäßschmerzen beim Sitzen"?"
A „Ich haben den Eindruck, sie lassen nach."
F „Sie haben den Eindruck?"
A „Nun, ich sitze den Tag über nicht viel, aber ich habe den Eindruck, es bessert sich."
Ü Das verstärkt den Eindruck, daß sich das Befinden des Patienten kontinuierlich bessert, selbst wenn er keine Behandlung erhält, doch will ich ihm die Möglichkeit geben, diesem Eindruck zu widersprechen.
F „Haben Sie das Gefühl, Ihr Zustand hat sich während der letzten 10 Tage gleichmäßig gebessert, oder denken Sie, daß ein Großteil der Besserung in den ersten paar Tagen eintraten, und daß sich seitdem nichts mehr verändert hat?"
Ü Indem ich die Frage in dieser Form gestellt habe, habe ich ihn absichtlich von der Antwort, die ich eigentlich erwarte, weggeführt.
A „Oh nein, ich bin sicher, daß die Besserung nach wie vor anhält."

Ü Diesen Aspekt brauche ich wohl nicht weiterzuverfolgen. Es scheint sicher, daß seine Besserung anhält, und zwar in einem Maße, das den Patienten zufriedenzustellen scheint. Wahrscheinlich werde ich ihm vorschlagen, ihn in etwa 3 Wochen wieder zu untersuchen, wobei ich ihm anbieten kann, daß er nur anzurufen und die Verabredung abzusagen braucht, wenn er frei von Symptomen ist, daß er aber auch eher kommen kann, falls die Besserung zum Stillstand kommt oder sogar eine Verschlechterung eintritt. Wir wollen jedoch sehen, ob die Besserung seiner Testbewegungen mit der subjektiven Besserung in Einklang steht. Ist das der Fall, spricht das zugunsten des Nachsorgeplans.

3.7 Schlußbemerkung

Wenngleich dieses Kapitel über die Kommunikation und die damit verbundenen Probleme manchem Leser vielleicht etwas langatmig erscheinen, berührt es doch nur die Oberfläche des Themas; mehr als dies ist im vorgegebenen Rahmen auch nicht möglich. Dessen ungeachtet wurden alle wesentlichen Aspekte berücksichtigt. Vom Standpunkt des Autors zeigt sich die Vorrangigkeit dieses Themas besonders deutlich im Abschnitt „Retrospektive Beurteilungen". Es steht zu hoffen, daß diese Ausführungen, wenn sie richtig verstanden und aufgenommen wurden, dazu beitragen, die retrospektive Beurteilung zu einem wichtigen Instrument der Manualtherapeutin zu entwickeln, das ihr eine maßgebliche beratende Funktion bei der Beurteilung der Beschwerden des Patienten im Bereich des Stütz- und Bewegungsapparates zuweist.

4 Untersuchung

Mit einem Beitrag von B. C. Edwards*

Eine klug angelegte manipulative Behandlung beruht auf der richtigen Einschätzung der Vorgeschichte der Beschwerden des Patienten und auf der richtigen Interpretation der Untersuchungsergebnisse. Es wird als selbstverständlich vorausgesetzt, daß alle nicht im Bereich des Stütz- und Bewegungsapparates liegenden Ursachen vom überweisenden Arzt ausgeschlossen wurden. Im Hinblick auf die mechanischen Probleme der Wirbelgelenke konzentriert sich die Untersuchung auf das Auffinden des für die Symptome verantwortlichen Niveaus und es geht darum festzustellen, wie das Bewegungsvermögen des Wirbelgelenks beeinträchtigt wird.

Ein Vorgehen, das eine klare und methodische Untersuchung begünstigt, führt vom subjektiven Teil der Untersuchung zum objektiven Teil mit einer dazwischengeschalteten „Planungsphase". Die Planungsphase zwingt die unerfahrene Physiotherapeutin, mental die zahlreichen Fakten der Vorgeschichte des Patienten mit den Bereichen in Zusammenhang zu bringen, die der Untersuchung bedürfen. Diese Verknüpfungsprozesse werden von der erfahrenen Physiotherapeutin automatisch durchgeführt und bedürfen keiner solchen Planung. Die unerfahrene Therapeutin muß dagegen erst von einem bestimmten Ausgangspunkt aus ein klar definiertes und systematisches Vorgehen entwickeln.

Wenngleich die Zeichnungen in diesem Buch den Patienten und den Therapeuten jeweils als männliche Personen zeigen, würde es den erläuternden Text nur komplizieren, wenn vom Patienten *und* vom Therapeuten in der männlichen Form gesprochen würde. Einige Leser und Rezensenten haben auf diese Diskrepanz hingewiesen, auch wenn sie alle einräumten, daß das keine allzu große Bedeutung hätte. Das Pronomen „sie" in bezug auf die Person des Therapeuten wird absichtlich gewählt, um die Tatsache zu unterstreichen, daß es sich bei den passiven Behandlungsverfahren um sehr sanfte Prozeduren handeln kann und daß die Kraft, die ein männlicher Manualtherapeut darüber hinaus aufzubringen in der Lage ist, auch bei den stärker dosierten manipulativen Verfahrensweisen nicht unbedingt erforderlich ist. Eine der Zielsetzungen des Verfassers ist es, die manipulative Therapie als ein Gebiet darzustellen, das eher Geschick als Körperkraft erfordert.

4.1 Die subjektive Untersuchung

Die subjektive Untersuchung bezieht sich auf das Beschwerdebild und die Anamnese des Patienten. Die Befragung des Patienten wird von Fall zu Fall unterschiedlich gehandhabt, denn während manche Patienten ausgezeichnete Gesprächspartner sind, scheinen andere häufig unfähig zu sein, diese oder jene Frage zu verstehen und sie auf einfache Art zu beantworten. Die Fertigkeit der Therapeutin, vom Patienten jeweils die relevanten Informationen zu erhalten, setzt Sorgfalt, Geduld und eine kritische Haltung voraus. Ist das angewandte Verfahren gut, kann über die Antworten auf die Fragen hinaus viel gewonnen werden. Der Patient gewinnt Vertrauen in die Physiotherapeutin, die dann ihrerseits in der Lage ist, die mißliche Lage des Patienten bes-

---

* Manipulative Physiotherapist, School of Physiotherapy, West Australian Institute of Technology, Perth, Australia.

ser zu verstehen. Die Einflüsse der Vererbung und der Lebensumstände des Patienten müssen berücksichtigt werden, und es darf nicht vergessen werden, daß sowohl die Gedankengänge der Therapeutin als auch die des Patienten dadurch beeinflußt werden.

Die Kommunikation ist ein schwieriges Feld voller Fußangeln. Da kann es sein, daß die Physiotherapeutin die Frage vielleicht nicht in einer Form stellt, die klar zum Ausdruck bringt, was sie eigentlich gerne erfahren möchte. Dann kann es sein, daß die bei der Frage verwendeten Worte für den Patienten nicht das gleiche bedeuten wie für die Fragestellerin, oder daß der Patient die Frage mißversteht. So hat er vielleicht Probleme, die für ihn selbst von Bedeutung sind, und er nimmt fälschlicherweise an, daß die Frage sich darauf bezieht. Es gibt viele Arten von Schwierigkeiten, die das Gespräch, diesen häufig fälschlicherweise als unkompliziert eingestuften Vorgang, beeinträchtigen können.

Um es für den Patienten leichter zu machen, sollte jedoch nur eine Frage gestellt werden, und die Physiotherapeutin sollte, soweit es ihr vernünftig und angemessen erscheint, auf dieser Frage beharren, bis sie eine Antwort erhält. Die Frage selbst kann unterschiedlich formuliert werden, wenn sie vom Patienten nicht klar und deutlich verstanden wird, und dies sollte sorgfältig geschehen, so daß eine Beeinflussung der Antwort des Patienten vermieden wird. Wenn der Patient eine offensichtlich zusammenhanglose Antwort auf die Frage gibt, liegt der Fehler wahrscheinlich in der Art der Fragestellung. Es ist freundlicher, die Frage neu zu formulieren oder zu erläutern, als sie in unveränderter Form zu wiederholen, selbst wenn sie so einfach formuliert war, daß der Irrtum beim Patienten liegen muß. Wichtig ist dabei, das Interview stets auf der Basis von Bescheidenheit und Nachsicht anzugehen.

Die subjektive Untersuchung erfolgt in fünf Abschnitten.

1. „Art" der Beschwerden
2. Vorgeschichte
3. Lokalisation der Symptome
4. Verhalten der Symptome
5. Besondere Fragen

Die dabei jeweils für jeden Abschnitt der Wirbelsäule relevanten Punkte sind in den Tabellen aufgelistet und werden in den einschlägigen Kapiteln für jeden Bereich der Wirbelsäule im Text erläutert. Die allgemeinen Kriterien werden im folgenden behandelt.

4.1.1 Art der Beschwerden

Der erste Schritt bei der subjektiven Untersuchung besteht darin, die Art der Beschwerden zu ermitteln, über die der Patient klagt. Dies erreicht die Physiotherapeutin durch eine Frage wie z. B.: „Was ist, soweit es Sie betrifft, im Augenblick Ihr Hauptproblem?" Eine so formulierte Frage wird den Patienten veranlassen, spontan über die besonderen Gründe Auskunft zu geben, die ihn dazu bewegt haben, die Behandlung aufzunehmen. „Was können Sie zur Zeit nicht tun?" ist eine andere nützliche Frage im Anfangsstadium des Gesprächs, wenn der Patient nicht in erster Linie Schmerzen als wesentlichen Aspekt benennt. Wenn er jedoch deutlich zu erkennen gibt, daß es sich bei seinen Beschwerden in erster Linie um eine Einschränkung seiner Bewegungsfreiheit handelt, und wenn er Schmerzempfindungen nur am Rande oder überhaupt nicht erwähnt, sollte folgende Frage gestellt werden: „Haben Sie auch Schmerzen oder ein unangenehmes Gefühl?"

Es gibt eine Vielzahl möglicher Arten von Beschwerden (s. unten), doch ist die Antwort auf die einleitend gestellte Frage meist sehr allgemein gehalten: „Ich habe hier Schmerzen", wobei der Patient gleichzeitig auf den Schmerzbereich zeigt. In dieser Situation sollte im allgemeinen der Bereich der Symptome abgeklärt werden, ehe man Fragen zur Vorgeschichte der Beschwerden stellt.

Die „Art" der Beschwerden muß jeweils festgestellt werden: Warum hat der Patient um Behandlung gebeten bzw. warum wurde er zur Behandlung überwiesen?

1. Schmerzen
2. Steifigkeit
3. Unsicherheit
4. Instabilität
5. Schwäche
6. Funktionsverlust
7. Posttraumatisch
   a) Chirurgischer Eingriff
   b) Manipulation unter Anästhesie
   c) Traktionsbehandlung im Krankenhaus

4.1.2 Vorgeschichte

Wie aus den Tabellen zur subjektiven Untersuchung der Hals-, Brust- und Lendenwirbelsäule (S. 255, 337, 376) zu ersehen ist, kann die Vorgeschichte des Patienten in jeder Phase der Befragung angesprochen werden, ja sie kann bruchstückhaft auch während der weiteren Befragung, wann immer dies vorteilhaft erscheint, wieder in das Interview einbezogen werden. Wenn es sich um eine chronische, nicht regelmäßig auftretende Störung handelt, verschiebt man die Fragen zur Vorgeschichte am besten bis zum Ende des Gesprächs, weil die Fragen zum Schmerzbereich und dem Verhalten der Symptome das Interview leiten, und die Untersucherin somit unnötige Daten der Vorgeschichte des Patienten zunächst ausklammern kann. Weil die meisten Menschen durch Schmerzen dazu veranlaßt werden, zum Arzt zu gehen, wird im folgenden die Untersuchung in einer Reihenfolge erläutert, wie sie zu berücksichtigen wäre, wenn die Antwort des Patienten auf die erste Frage lautete: „Ich habe hier Schmerzen."

4.1.3 Lokalisation der Symptome

Der erste Schritt müßte darin bestehen, den Bereich, die Tiefe, die Art, das Verhalten und die Chronologie der Symptome zu klären und sie auf einer Körpertabelle zu markieren. Auch auf Bereiche sensorischer Beschwerden sollte eingegangen werden, und es sollten kurze Angaben über die Stellen gemacht werden, wo es am meisten schmerzt, und darüber, wie der Schmerz sich äußert (Abb. 4.1). Eine solche Körpertabelle ist eine zeitsparende, klare Erinnerungshilfe, was die Symptome des Patienten betrifft.

Der Bereich und die Tiefe ausstrahlender Schmerzen kann bisweilen mit Dermatomen, Myotomen und Sklerotomen im Zusammenhang stehen, während Parästhesie- oder Anästhesiebereiche auf eine Beteiligung bestimmter Nervenwurzeln hindeuten.

Dermatome

Dermatome können auf folgende Weise bildlich dargestellt werden:

1. theoretische (embryologische) Darstellung, wie man sie häufig in Anatomie-Büchern findet (Abb. 4.2);
2. Darstellung der Schmerzbereiche, wenn die Nervenwurzel als Schmerzursache beteiligt ist (Abb. 4.3);
3. Darstellung der Bereiche von Schmerzausstrahlungen, wie man sie bei den meisten Patienten antrifft, wenn die Nervenwurzel in das Geschehen einbezogen ist. In diesen häufig anzutreffenden Fällen sind andere schmerzempfindliche Strukturen am Schmerzgeschehen beteiligt; dazu gehören Strukturen wie z. B. die Nervenwurzelscheide, die Dura und die hinteren Fasern des Anulus fibrosus. Diese Ausstrahlungen sind in Abb. 4.4 dargestellt.

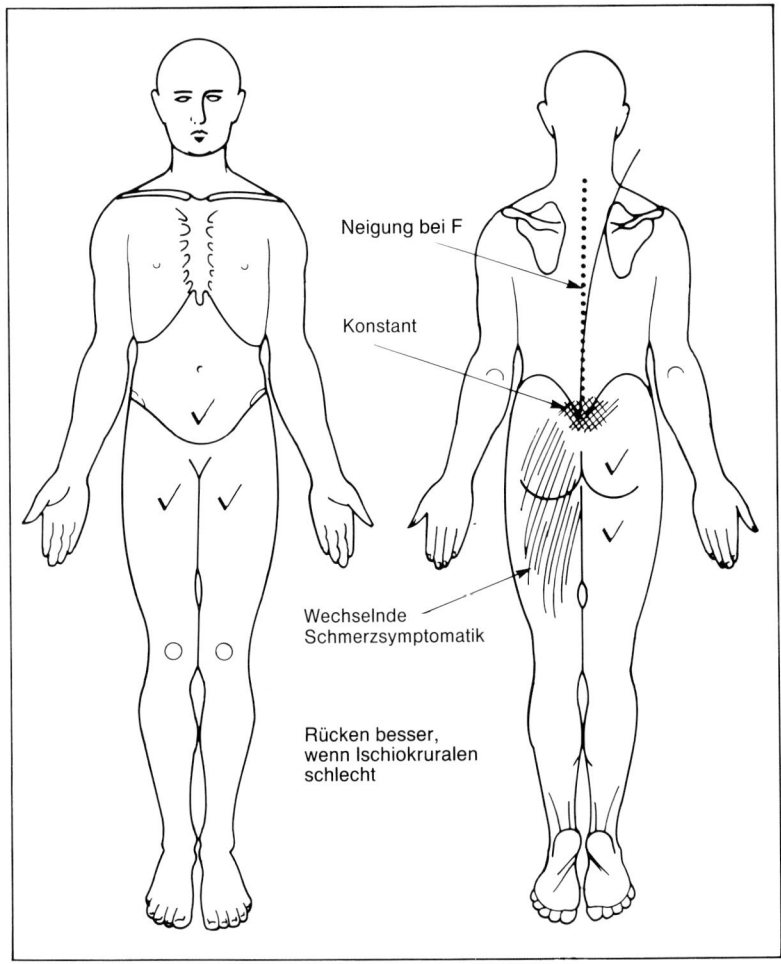

Abb. 4.1. Beispiel für die Notierung von Untersuchungsbefunden

In der Lendenwirbelsäule können zwei Nervenwurzeln beteiligt sein bei Beschwerden aus dem Stütz- und Bewegungsapparat. Hingegen läßt die Möglichkeit zweier nebeneinanderliegender posterolateraler Bandscheibenvorfälle oder Anomalien der Nervenwurzeln einen solchen Befund im Bereich der Halswirbelsäule als unwahrscheinlich erscheinen. Bei dem Versuch festzustellen, welches Segment in das pathologische Geschehen einbezogen ist, wenn neurologische Veränderungen auf eine bestimmte Nervenwurzel zurückgeführt werden können, muß die Möglichkeit eines „eingeklemmten" Nervenplexus in die Überlegungen einbezogen werden. Es muß auch daran gedacht werden, daß z.B. die 5. Lendennervenwurzel durch einen Bandscheibenvorfall im Bereich der Zwischenwirbelräume L4/5 oder L5/S1 betroffen sein kann.

Manche Autoren führen alle im Tiefenbereich empfundenen Schmerzen auf Sklerotome zurück. Allerdings sind die Patienten durchaus in der Lage zwischen (1) Schmerzen, die tief in den Muskeln und den dazugehörigen Geweben sitzen, und (2) Schmerzen, die tief in den Knochen, Gelenken und Bändern empfunden werden, zu unterscheiden.

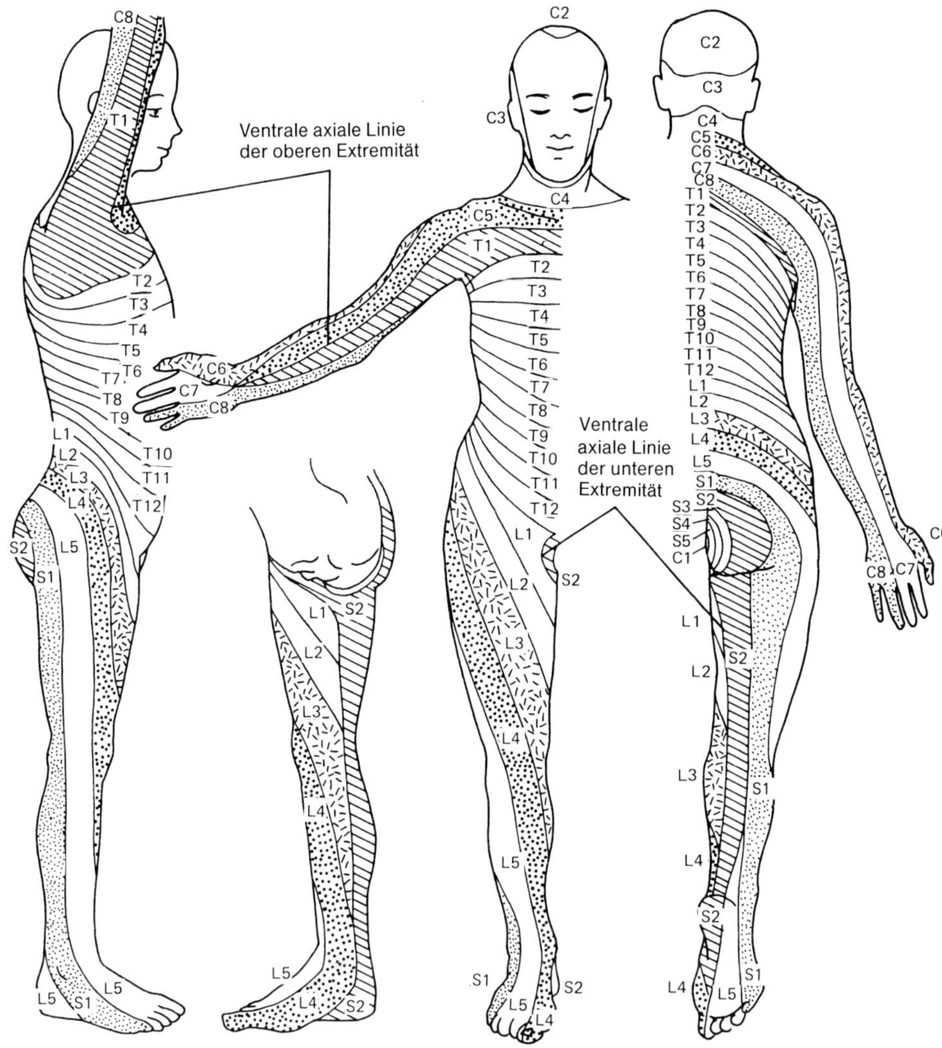

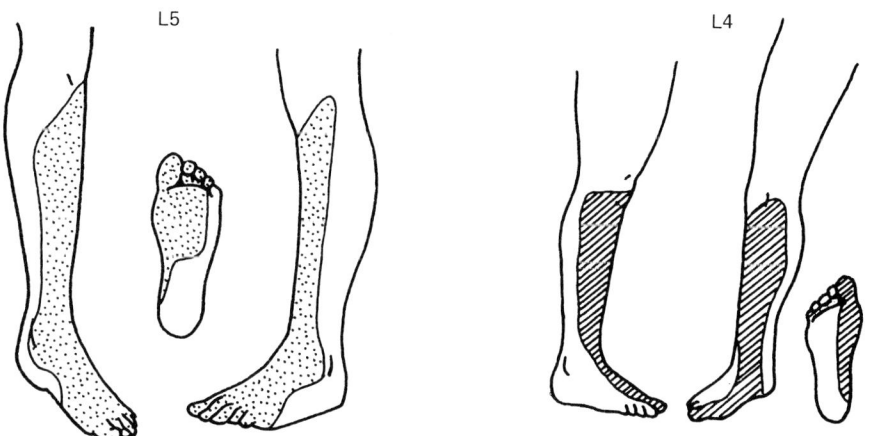

Abb. 4.2. Dermatomdiagramm, auf der Basis embryologischer Segmente

Abb. 4.3. Dermatomdiagramm, basierend auf der Verteilung der Nervenwurzeln

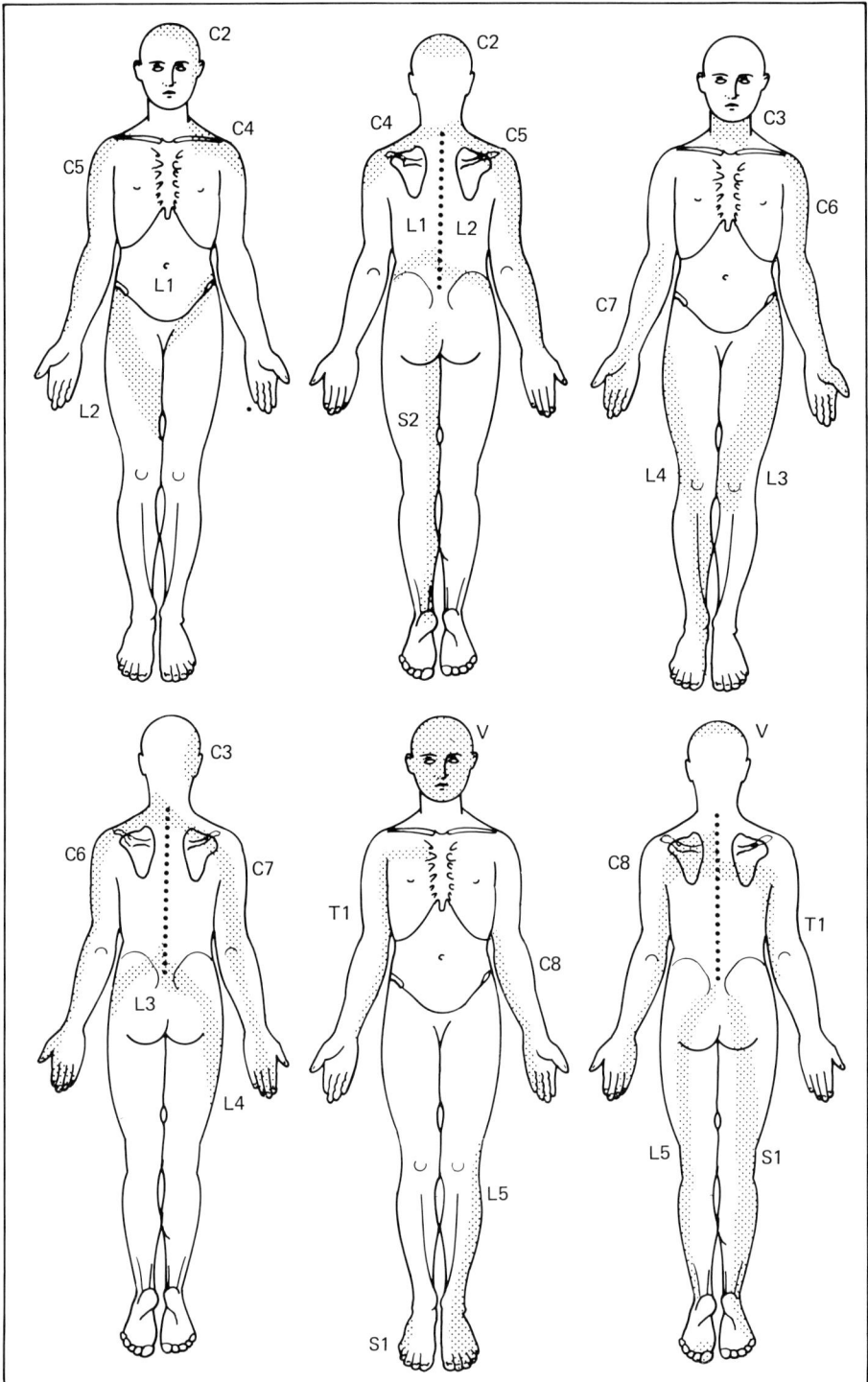

Abb. 4.4. Dermatomdiagramm auf der Grundlage der Schmerzausstrahlungsbereiche

Myotome

Viele Patienten, die an ausstrahlenden Schmerzen leiden, sind nicht in der Lage, die Abgrenzungen ihrer Schmerzsymptome zu definieren, weil sie sie als tiefsitzend und vage empfinden. Trotzdem können sie aber zwischen oberflächlich angesiedelten Schmerzen und solchen im tieferen Körperbereich unterscheiden. Myotomdiagramme, wie sie in diesem Zusammenhang verwendet werden, beziehen sich auf Schmerzbereiche (Paintal 1960) und nicht auf die motorischen Einflüsse (Abb. 4.5).

Sklerotome

Hier sollte eine Unterscheidung getroffen werden zwischen zwei klinischen Erscheinungsformen des Schmerzes, der tief „im Knochen" empfunden wird. Bei der einen Form handelt es sich um einen tiefliegenden Schmerz im Bereich des Knochenschafts und bei der anderen um einen tiefliegenden Schmerz in Zusammenhang mit peripheren Gelenken (Abb. 4.6).

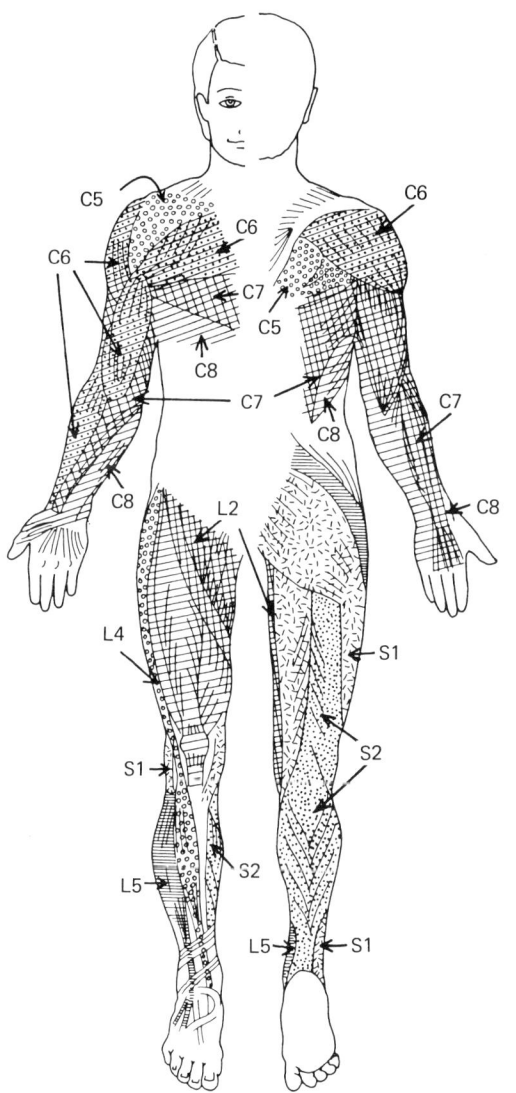

Abb. 4.5. Myotomdiagramm

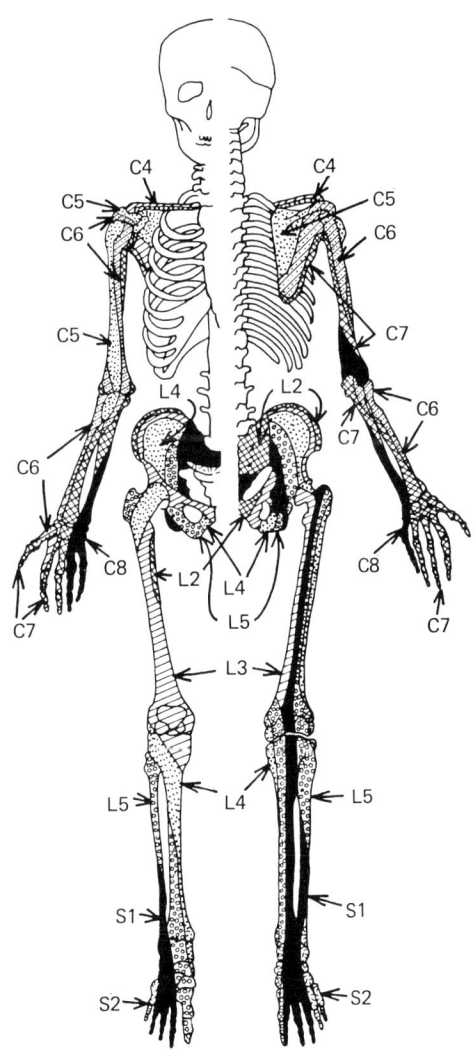

Abb. 4.6. Sklerotomdiagramm

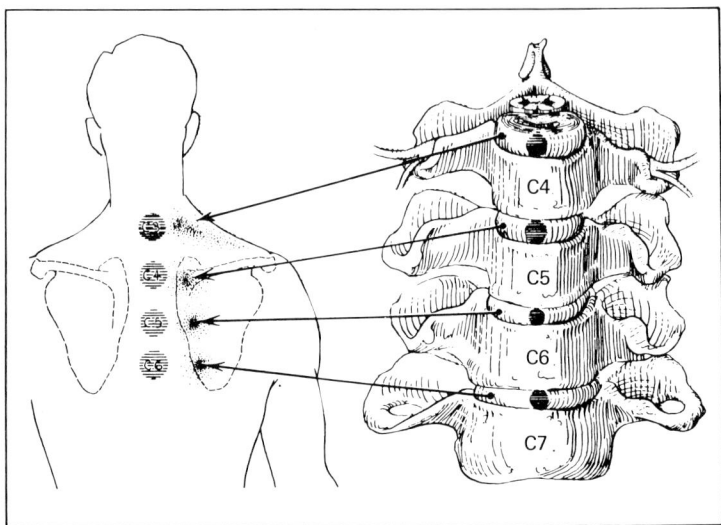

Abb. 4.7. Diskogene Schmerzen, von der Vorderseite der unteren Halswirbeldisken ausstrahlend. (Aus Cloward 1959, mit freundlicher Genehmigung des Autors und des Verlages)

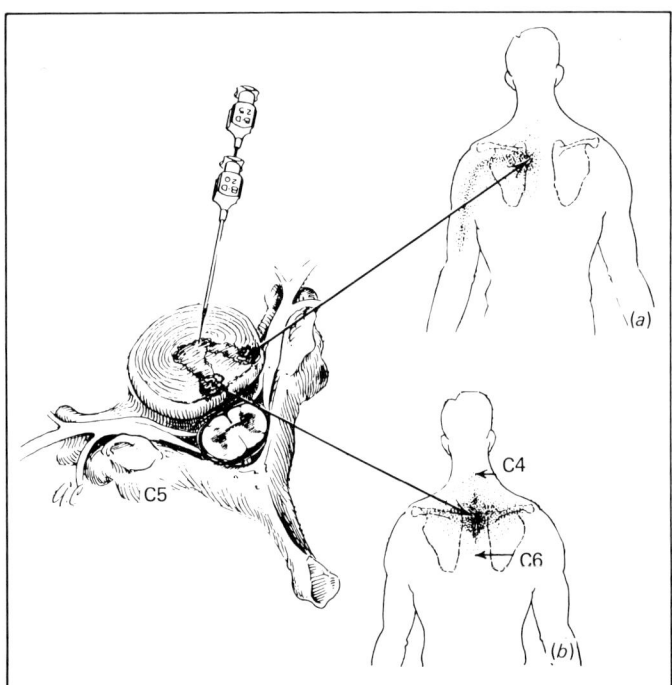

Abb. 4.8 a, b. Diskogene Schmerzen. **a** von der posterolateralen Fläche der Halswirbelbandscheiben ausstrahlend, **b** von zentralen Bandscheibenrupturen ausstrahlend. (Aus Cloward 1959, mit freundlicher Genehmigung des Autors und des Verlages).

Cloward-Bereiche

Cloward hat seit 1958 in erheblichem Maße zur Bestimmung spezifischer Bereiche von Schmerzausstrahlungen beigetragen (Cloward 1958, 1959, 1960). Die Bedeutung dieser Bereiche liegt darin, daß sie die Vorgeschichte des Einsetzens vieler Symptome des Patienten ergänzen und so möglicherweise auf eine Diagnose diskogener Beschwerden hindeuten, ja sogar einen Hinweis auf das Fortschrittsstadium der Beschwerden geben können. Die beiden am häufigsten angetroffenen Symptombereiche sind in Abb. 4.7 dargestellt. Die Symptome sind im allgemeinen vage verteilt und werden als tiefliegender, nagender Schmerz empfunden.

Variationen hinsichtlich dieser beiden Bereiche sind möglich; die Abb. 4.8 a, b enthält hierzu nützliche Hinweise.

Schmerzen im Thoraxbereich

Bei Schmerzen im Thoraxbereich ist es angebracht, eine separate Körpertabelle anzulegen, weil sie auch in anderen Bereichen angesiedelt sein können, als nur lokaler Wirbelsäulenschmerz und ausstrahlender Nervenwurzelschmerz. Der Nervenwurzelschmerz breitet sich von der Wirbelsäule entlang der Rippen nach unten und rund um den Brustkorb aus. Die Schmerzen können sich aber auch horizontal über den Rücken ausdehnen, oder sie werden als vom Rücken ausgehend durch den ganzen Brustraum hindurchgehend empfunden. Eine weitere Erscheinungsform äußert sich darin, daß ein Schmerzbereich oder eine Schmerzstelle vorne empfunden wird, ohne daß Rückenschmerzen auftreten (Abb. 4.9). Auch sollte daran gedacht werden, daß Schmerzen im unteren Abdominalbereich in zweierlei Form auftreten können, zum einen als Abdominalschmerzen, die vom unteren Bereich der Lendenwirbelsäule ausgehen, zum anderen als Schmerzen in der Leistengegend, die von einer Nervenwurzelirritation in Höhe von L1 ausgehen (Abb. 4.10a, b).

> Nur sehr wenigen Praktikern scheint bewußt zu sein, welche enorme Bedeutung der Feststellung der genauen Lokalisation der Symptome des Patienten zukommt.

Präzision ist ein unerläßliches Fundament für die weitere Untersuchung.

1. Die Untersucherin muß genau beobachten, wie der Patient auf seinen Schmerzbereich zeigt, und sie muß dann ihren Finger oder ihre Hand genau auf die gezeigte Stelle legen, um den Schmerzbereich genau zu lokalisieren.
2. Wenn der Patient einen Bereich im Rücken zeigt, sollte die Untersucherin fragen: „Verläuft der Schmerz in einer Linie über Ihren Rücken oder in einem breiteren Bereich?" Benutzt der Patient dann seine Hand oder seinen Finger, um die Stelle zu zeigen, beantwortet er die Frage in der Tat nichtverbal, weil er mit der Hand einen Bereich angibt und mit dem Finger eine Linie.
3. Die Übereinstimmung nichtverbaler Aussagen mit verbalen Äußerungen und mit dem Berühren des betreffenden Bereichs untermauert die Genauigkeit der jeweiligen Information.
4. Der eine Patient ist vielleicht in der Lage, eine bestimmte Stelle, an der sich der Schmerz äußert, präzise anzugeben, ein anderer verwendet dabei vielleicht die ganze Hand, während wieder ein anderer vielleicht nur einen relativ großen, vagen Bereich umschreibt. Kann ein Patient eine Stelle genau markieren, bedeutet das im allgemeinen, daß der Schmerz auch genau dort verursacht wird (s. dazu 5.).
5. Es sollte gefragt werden: „Können Sie die Stelle berühren oder liegt sie dafür zu tief?" Die Antwort hierauf kann eine Differenzierung zwischen einem tiefen Myotom und einem tiefen Sklerotom ergeben. Größere, vage Gebiete weisen auf Störungen in anderen Strukturen hin (s. Abschn. 7.1.1, S. 174).
6. Schmerzen im unteren Lendenwirbelbereich können ihre Ursache auch im oberen Lendenwirbelbereich haben.

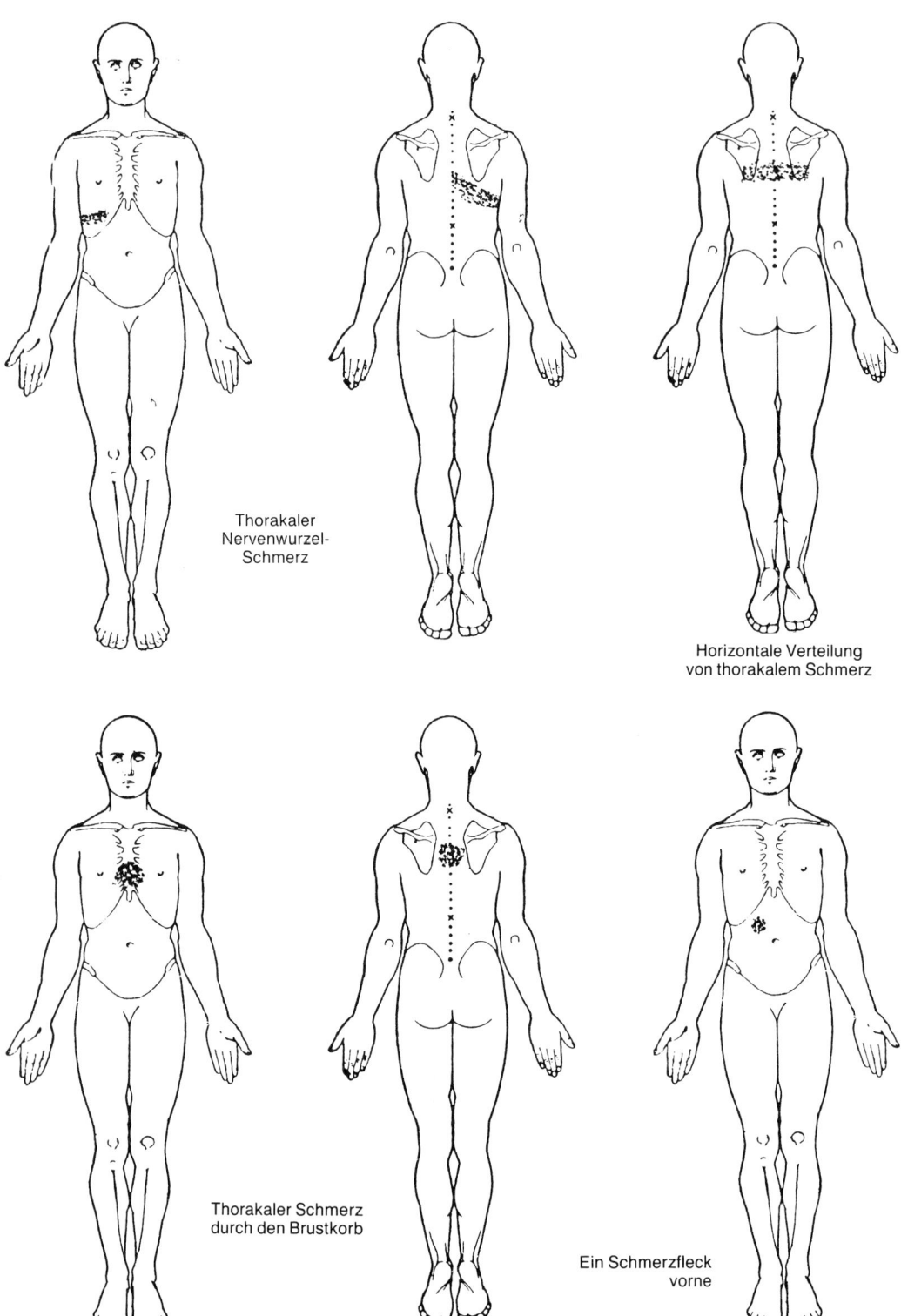

Abb. 4.9. Von der Brustwirbelsäule ausgehende Schmerzen

Die subjektive Untersuchung

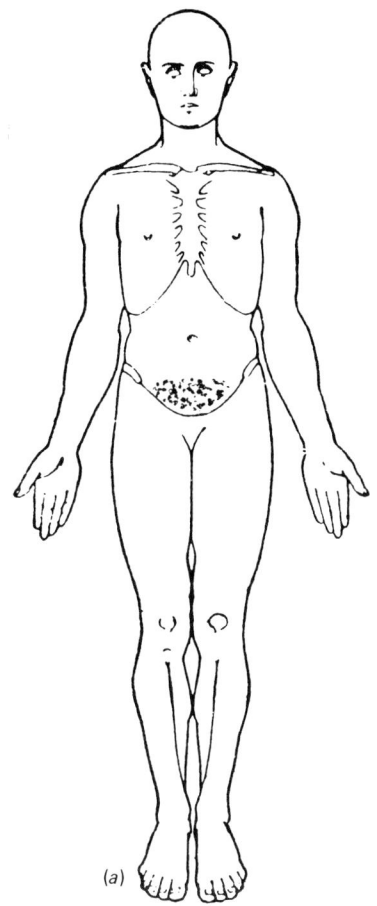 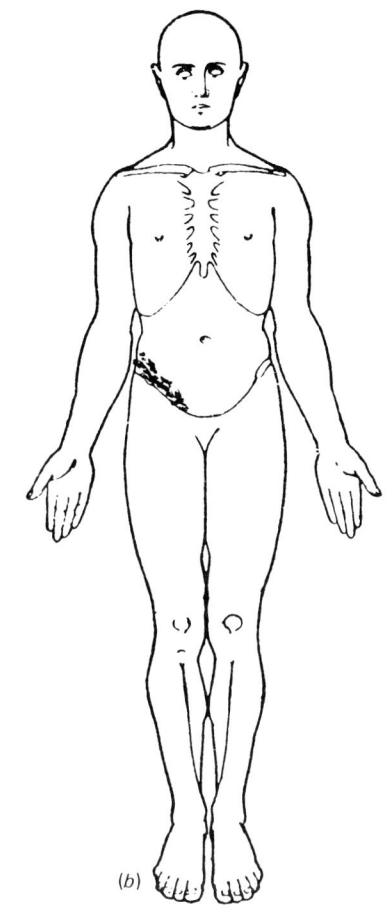

Abb. 4.10a, b. Schmerzen im unteren Abdominalbereich. **a** von der unteren Lendenwirbelsäule oder von einer Störung der Nervenwurzel L1 ausstrahlend **b**

7. Patienten können im unteren Abdominalbereich vom Skelettsystem herrührende Schmerzen haben, die eher auf Bandscheibendefekte im unteren Lendenwirbelbereich als auf Nervenwurzelstörungen im unteren Brustwirbelbereich hindeuten.

Die Vielzahl der Schmerzmuster, die erkennbar sein können, geben nicht nur Aufschluß über die vermutlich betroffene Struktur, sondern auch darüber, auf welcher intervertebralen Ebene eine Störung vorliegt. Präzision ist ein unerläßlicher Grundstein auch für die verbleibende Untersuchung.

4.1.4 Verhalten der Symptome

Veränderungen der Symptome eines Patienten hinsichtlich Lokalisation und Intensität sollten mit seinen Alltagsaktivitäten, seinen Körperhaltungen und kürzeren und längeren Ruhephasen (bezogen auf die gesamte Nachtruhe) in Zusammenhang gebracht werden. Während der Befragung ist es wichtig, das Verhalten lokaler Schmerzen von dem Verhalten ausstrahlender Schmerzen zu unterscheiden. Dabei können die Symptome einander ähneln, sie können sich aber auch völlig unterschiedlich voneinander verhalten, wobei letzteres auf unterschiedliche Schmerzursachen hinweist. In Abb. 4.11 wird gezeigt, welche allgemeinen Fragen hier gestellt werden sollten.

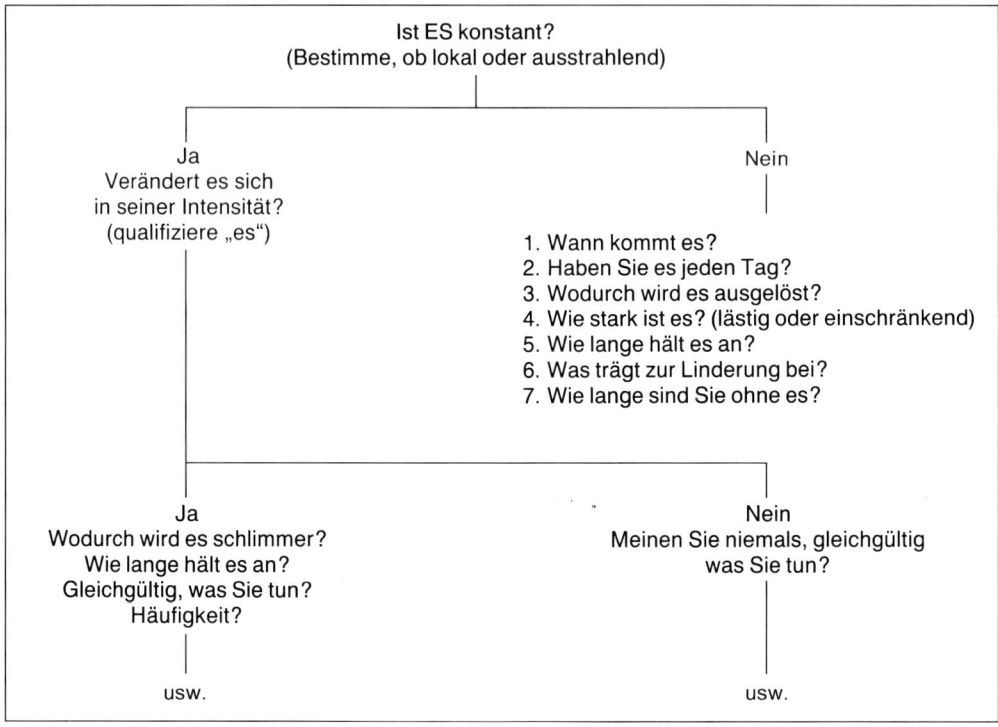

Abb. 4.11. Allgemeine Fragen zum Verhalten der Symptome

Das Verhalten der Schmerzen des Patienten bei verschiedenen Aktivitäten läßt darauf schließen, in welcher Form die Schmerzen ihn beeinträchtigen und vermittelt eine Vorstellung von ihrem Schweregrad. Mit Hilfe von Fragen sollten entsprechende Fakten herausgearbeitet werden, auf deren Grundlage der später erzielte Fortschritt bewertet werden kann. So sagt z.B. ein Patient, daß er nur bis zum Gartentor gehen kann, weil seine Schmerzen im Bein dann zu stark werden. Diese Tatsache ist eine Beurteilungsgrundlage für den Behandlungsfortschritt, wenn der Patient im Verlauf der Behandlung ein Stadium erreicht, in dem er weiter als bis zum Gartentor gehen kann. So werden diese subjektiven Bewertungen dann zu objektiven Fakten.

Es sollten Fragen gestellt werden, die es ermöglichen zu bestimmen, wie leicht die Symptome des Patienten durch Tätigkeiten verschlimmert werden und wie schnell die Symptome wieder nachlassen. So kann eine Verschlimmerung durch eine zu intensive Untersuchung vermieden werden. Dieses Kriterium wird im weiteren Verlauf als „Irritierbarkeit" bezeichnet und in dem „Planungsbogen" im einzelnen spezifiziert (s. Tabelle 4.3, S. 84 f).

Um die Irritierbarkeit einer Störung zu beurteilen, muß die Physiotherapeutin drei Aspekte im Verhalten der Symptome des Patienten zur jeweiligen Funktion oder Bewegung in Beziehung setzen:

1. Bestimmen einer Aktivität, die die Schmerzen des Patienten hervorruft, und Kenntnis der Stärke dieser Aktivität, speziell bezüglich der objektiven Untersuchung und der Behandlungsbewegungen;
2. Kenntnis des Grades und der Qualität der durch diese Aktivität verschlimmerten Symptome;
3. Kenntnis der Dauer, bis die verstärkten Symptome wieder auf das Maß vor der provozierenden Aktivität zurückgegangen sind.

Wenn eine vergleichsweise leichte Tätigkeit wie z.B. eine halbe Stunde Bügeln der Patientin derart starke Schmerzen verursacht, daß sie diese Tätigkeit einstellen muß, die aber innerhalb einer halben Stunde nachlassen (so daß eine weitere halbe Stunde gebügelt werden kann), deutet dies auf eine relativ geringe Irritierbarkeit der Beschwerden hin und ermöglicht schon am ersten Tag eine umfassende Untersuchung und die Anwendung einiger Behandlungstechniken, ohne daß die Wahrscheinlichkeit einer Verschlimmerung besteht. Wenn jedoch die Symptome bis zur Nachtruhe des Patienten nicht nachlassen, muß die Physiotherapeutin die Beschwerden als irritierbar einstufen; dann müssen die Untersuchungen und die Behandlung unter Berücksichtigung der Irritierbarkeit entsprechend modifiziert werden, um eine Verschlimmerung der Beschwerden zu vermeiden.

Unabhängig davon, ob die Schmerzen des Patienten konstant oder intermittierend sind, in Ruhestellung oder bei körperlicher Bewegung auftreten, gibt es Bewegungen, Körperhaltungen und Tätigkeiten, die den Schmerz verschlimmern bzw. lindern. Diese Körperhaltungen oder Tätigkeiten sollten sorgfältig analysiert werden, da sich daraus Anhaltspunkte für die Wahl der Körperpositionen ergeben, die während der Behandlung einzunehmen bzw. zu vermeiden sind.

Besondere Sorgfalt ist notwendig, wenn die Auswirkungen der Ruhehaltung auf den Schmerz beurteilt werden. Häufig berichtet der Patient, daß sich die Schmerzen nach dem Zubettgehen verschlimmern, während die Symptome in Wirklichkeit vielleicht nur in der ersten Stunde schlimmer werden und eigentlich auf die Aktivitäten während des Tages zurückzuführen sind. Bei intensiver Befragung findet die Physiotherapeutin dann heraus, daß der Schmerz am darauffolgenden Morgen erheblich nachgelassen hat. Solche Schmerzen, die in der Nacht schlimmer werden und so stark sind, daß der Patient aufstehen muß, erfordern jedoch eine besonders sorgfältige Untersuchung, da hier die Möglichkeit einer ernsteren Erkrankung besteht, die über die rein mechanischen Probleme hinausgeht, die im allgemeinen an die Physiotherapeutin überwiesen werden.

Es kann manchmal große Schwierigkeiten bereiten, den Schweregrad der Schmerzen des Patienten richtig zu beurteilen. Verschiedene Menschen haben, physiologisch und psychologisch bedingt, unterschiedliche Schmerzschwellen (Keele 1967). Eine Beurteilung der Schmerzintensität kann erleichtert werden, wenn die Physiotherapeutin ein oder zwei normale Gelenke des Patienten dehnt und dabei seine Reaktion beobachtet. Diese Beobachtungen werden in Beziehung gesetzt zu seiner Vorgeschichte und seiner Beschreibung der Aktivitäten, die er aufgrund der Schmerzen nicht ausführen kann, was für die Beurteilung hilfreich ist.

Das Ziel der Fragen besteht darin, die Schmerzen und Probleme des Patienten so umfassend kennenzulernen, daß die Physiotherapeutin in der Lage ist, diese selbst zu „leben". Es ist dann ein natürlicher Schritt zur Frage über den Beginn und den Verlauf der jetzigen Episode, bevor übergegangen wird zur relevanten Langzeitgeschichte. Für die unerfahrene Physiotherapeutin ist es leichter, die Befragung konstruktiv zu gestalten, wenn sie die Fragen zur „Vorgeschichte" am Ende des Interviews stellen kann.

4.1.5 Spezielle Fragen

Dieser Abschnitt befaßt sich mit besonderen Fragen, die gestellt werden *müssen,* um festzustellen, ob im Hinblick auf eine manipulative Behandlung irgendwelche Gefahren bestehen oder ob Faktoren vorliegen, deretwegen die Behandlung vielleicht eingeschränkt werden muß (z.B. vertebrobasiläre Insuffizienz, Osteoporose usw.). Diese Fragen sind für jeden Bereich der Wirbelsäule unterschiedlich und werden in den jeweiligen Kapiteln angesprochen. Allgemeine Fragen wie die nach einem auffälligen Gewichtsverlust und der allgemeinen medizinischen Verfassung gehören ebenfalls zu diesem Abschnitt der Untersuchung.

4.1.6 Aufnehmen der Vorgeschichte

Das Aufnehmen der Vorgeschichte erfordert Erfahrung und Übung. Die Ausführungen von Macnab (1977) über die Vorgeschichte sollten von jedem Untersucher gelesen, verstanden und praktisch nachvollzogen werden. Die feineren Details, die mit der derzeitigen Symptomatik sowie mit der einer etwaigen früheren Krankengeschichte in Zusammenhang stehen, können, selbst wenn die Physiotherapeutin keine genaue Diagnose stellen kann, unschätzbar wertvolle Informationen über den Status der betroffenen Strukturen enthalten.

Es reicht nicht aus zu wissen, daß die Symptome eines Patienten sich „allmählich" einstellen. Was bedeutet „allmählich"? „Meinen Sie, daß sie sich heimtückisch und schleichend bei Ihnen einnisten?" Lautet die Antwort: „Ja", bedeutet „allmählich" vermutlich, daß der Patient die Symptome nach und nach über einen Zeitraum von 1–4 Wochen bewußt wahrgenommen hat. Es ist jedoch notwendig, diese Art von „allmählich" einsetzenden Symptomen von solchen zu unterscheiden, die allmählich im Laufe eines Tages einsetzen. „Können Sie sich daran erinnern, ob die Beschwerden, wenn auch nur schwach ausgeprägt, an *einem* Tag begannen, und ob Sie am Tag davor noch völlig in Ordnung waren?" Lautet die Antwort: „Ja", muß die Therapeutin unbedingt folgendes erfahren:

1. „Wachten Sie damit auf?", – dies würde darauf hindeuten, daß während der Tage davor etwas Besonderes geschehen war. Die Fragen sollten dann darauf ausgerichtet sein, prädisponierende Faktoren wie ungewöhnliche Aktivitäten oder vergessene kleinere Vorfälle aufzuspüren.
2. „Traten sie später im Lauf des Tages auf?", – wenn es zu keinem unbedeutenden Vorfall kam und auch keine besonders schweren oder ungewohnten Arbeiten verrichtet wurden, zeigt dies, daß sich etwas nach und nach asymptomisch entwickelt hat, und daß an dem Tag, an dem die Symptome zum ersten Mal auftraten, dann eben das „letzte auslösende Moment" hinzukam.

Wenn ein unbedeutender Vorfall am darauffolgenden Tag zum Einsetzen von Symptomen führt, geben der Schweregrad der Symptome, der Schweregrad des Vorfalls und die Fähigkeit oder Unfähigkeit des Patienten weiterzuarbeiten wertvolle Hinweise auf die Art der Schädigung der betroffenen Struktur. In ähnlicher Weise liefert ein Vergleich zwischen den Symptomen beim Aufstehen am Morgen nach dem Vorfall und dem Status der Symptome vor dem Zubettgehen Informationen über das Ausmaß der zugrundeliegenden Strukturschädigung, auf die der eigentlich unbedeutende Vorfall eingewirkt hat. Bei solchen Störungen geht die Symptomatik häufig von lokalen Schmerzen zu lokalen und ausstrahlenden Schmerzen über. Es ist dann notwendig zu wissen, ob sich der Schmerz nach und nach ausgebreitet hat oder ob er sich ganz plötzlich zu einem ausstrahlenden Schmerz verändert hat.

Bei den Fragen nach der Vorgeschichte der Symptome des Patienten muß bedacht werden, daß bei dem Patienten vielleicht zwei unterschiedliche Störungen vorliegen. Ein neues Problem kann ein älteres, schon länger bestehendes überlagern, weshalb alles dafür getan werden muß, daß der jeweilige Anteil dieser Symptome am Beschwerdebild des Patienten differenzierend beurteilt werden kann.

Bisweilen weist ein Patient Symptome auf, die einer späteren Phase einer erkennbaren Störung entsprechen, wobei er keinerlei Angaben zur damit zusammenhängenden Vorgeschichte machen kann. Die Manualtherapeutin erkennt hier vielleicht, daß es ziemlich unrealistisch ist, das vorhandene Beschwerdebild als den ersten bei dem Patienten manifesten Symptomenkomplex aufzufassen. In solchen Fällen muß der Patient intensiv nach früheren Symptomen befragt werden, die er vielleicht tatsächlich hatte, jedoch als normal ansah.

Wenn ein Trauma größeren Umfangs (z. B. durch einen Verkehrsunfall verursacht) zu Symptomen führt, ist es wichtig, die folgenden Details zu klären:

Die subjektive Untersuchung

1. das Ausmaß des Traumas, und zwar anhand folgender Kriterien:
   a) Stärke der Quetschwunden oder Prellungen, deren Farbe und Dauer
   b) Schäden am Fahrzeug;
2. die Frage, ob dem Patienten bewußt war, daß sein Fahrzeug angefahren werden würde, d. h. ob er in der Lage war, sich auf den Stoß vorzubereiten oder ob es ein nicht vorhergesehener Stoß oder Schlag war (wobei im letzteren Fall stets ein schwerer Schaden zu vermuten ist).

Die Hauptaspekte der Vorgeschichte sind folgende:

1. das Einsetzen und die Entwicklung der derzeitigen Beschwerden,
2. das derzeitige Stadium der Beschwerden,
3. derzeitig stabiles Verhalten der Beschwerden,
4. die Vorgeschichte, einschließlich episodischer Entwicklung.

Die am häufigsten von Manualtherapeuten behandelten Beschwerden im Bereich der Wirbelsäule, die spontan auftreten, sind:

1. diskogene Störungen;
2. Beschwerden der Ligamente und Gelenkkapseln als Folgen von Überlastungen wegen fehlerhafter Haltung, Überanstrengung, falschem Gebrauch oder Mißbrauch;
3. Störungen im Bereich der Ligamente und Gelenkkapseln als Folgen geringfügiger Distorsionen;
4. Gelenksperre oder -blockierung;
5. strukturelle Störungen im Wirbelkanal und des intervertebralen Foramens;
6. mechanisch veränderte arthrotische Störungen.

All diese Störungen haben eindeutig erkennbare Anfangsmuster und Entwicklungsformen.

Ligamentäre und arthrotische Störungen der Wirbelsäule weisen in ihrer Vorgeschichte genau die gleichen Muster auf wie vergleichbare Störungserscheinungen bei peripheren synovialen Gelenken.

Die Überprüfung der Vorgeschichte des Patienten mit ligamentären Störungen muß darauf ausgerichtet sein zu ergründen, welche Rolle Stress, Überdehnung, Distorsionen, Überbelastung, Fehlbelastung, Neubelastung oder Mißbrauch dabei gespielt haben mögen.

Arthrotische Beschwerden haben jeweils eine lange Vorgeschichte, die von dem konstanten Bewußtsein eines körperlichen Unbehagens und gelegentlichen Verschlimmerungsphasen geprägt ist. Bei manchen Patienten stehen die Störungen mit einem früheren Trauma in Zusammenhang; bei anderen ist vielleicht eine familiäre Verbindung gegeben; für alle ist jedoch der „Schmerz durch den gesamten Bewegungsbereich" charakteristisch. Unter Umständen liegt ein Gelenkkrepitus vor. Die Vorgeschichte diskogener Störungen, die die Nervenwurzel und andere Strukturen miteinbeziehen können oder auch nicht, wird in Abschn. 7.1.1, S. 171–184 erörtert. Die Vorgeschichte einer Gelenksperre ist sehr spezifisch (s. Abschn. 9.1.4). Ausstrahlende Schmerzen haben Eigenschaften, die auf die schmerzauslösende Struktur hinweisen können (s. Abschn. 4.1.3).

Wenn die Physiotherapeutin zuerst die Vorgeschichte der derzeitigen Beschwerden ermittelt, erhält sie dadurch Informationen, die sie in die Lage versetzen, die Fragen zur gesamten Geschichte spezifischer zu stellen. Lautet beispielsweise die erste Frage: „Wie lange haben Sie das schon?", und der Patient beginnt seine Antwort mit: „Vor 20 Jahren habe ich ... usw.", sollte er freundlich unterbrochen werden: „Nein, entschuldigen Sie, was ich meine ist, wie lange Sie die jetzigen Beschwerden schon haben?" Wenn die Physiotherapeutin dann das „Wann" ermittelt hat, richten sich ihre nächsten Fragen auf das „Wie begann es?" und „Wodurch begann es?" Patienten sagen oft: „Es begann ganz plötzlich", was für die Manualtherapeutin „zu einem bestimmten Zeitpunkt" bedeuten kann, während der Patient „einen Zeitraum von 2 oder mehr Tagen" darunter versteht. Ein allmähliches Auftreten bedeutet im allgemeinen ein schleichendes Einsetzen (s. oben), aber welche Begriffe der Patient auch verwendet, ihre Bedeutung muß in jedem Fall geklärt werden. Traten die Beschwerden allmählich auf, so ist festzustellen, ob sich der Patient an einen bestimmten Grund für ihr Einsetzen erinnert, – was er zuerst spürte bzw. was ihn zuerst darauf aufmerksam machte, daß etwas nicht in Ordnung ist.

Jede Frage muß im Hinblick auf die Diagnosefindung gestellt werden. Je klarer deshalb das Bild ist, das sich die Untersuchende von der Entwicklung der verschiedenen Beschwerden machen kann, desto mehr Informationen kann sie durch das Stellen der richtigen Fragen gewinnen, mit deren Hilfe sie ihre Einschätzung der Diagnose festigen kann.

Patienten, deren Beschwerden durch einen Zwischenfall verursacht wurden, gehören normalerweise einer der drei folgenden Gruppen an:

1. Patienten, die hinfielen oder eine Verletzung erlitten haben;
2. Patienten, die einen kleineren oder unbedeutenden Zwischenfall hatten, aber bis zum folgenden Morgen kaum etwas davon spürten;
3. Patienten, die auf eine bloße Dreh- oder Bückbewegung hin einen plötzlichen Schmerz fühlten und nicht mehr in die normale Körperhaltung zurückkehren konnten.

> Es ist besonders wichtig, dafür zu sorgen, daß „die Befunde zueinander passen".

Dies soll anhand eines Beispiels illustriert werden:

> Ein sehr rüstiger 45jähriger Bauer hatte plötzlich, während er am Frühstückstisch saß, einen lähmenden Schmerz, als er sich über den Tisch beugte, um von seiner Frau eine Tasse Tee entgegenzunehmen. Jede Bewegung verursachte ihm starke Schmerzen. Er wurde daraufhin zu Bett gebracht, und man rief den Arzt. Zuvor hatte er trotz der sehr harten körperlichen Arbeit auf seinem Hof niemals irgendwelche Rückenbeschwerden gehabt.

Ein solcher trivialer und doch folgenschwerer Vorfall wie der beschriebene, ist isoliert betrachtet, völlig unerklärlich. Es muß einen bestimmten Grund dafür geben, daß die Wirbelsäule auf solch eine einfache Bewegung so heftig reagierte. Der Grund muß entweder (1) darin bestehen, daß ein ernstes pathologisches Geschehen im Bereich der Wirbelsäule vorliegt, oder daß (2) Faktoren vorhanden gewesen sein müssen, die eine Prädisposition dafür schufen, daß die Wirbelsäule „nachgab".

Durch Analyse solcher möglicher „prädisponierender Faktoren" (Tabelle 4.1) müssen Elemente herausgefiltert werden, die, wenn man sie zusammenfügt, mit dem Umstand in Zusammenhang gebracht werden können, daß den besagten Bauern das Ausstrecken seiner Hand nach einer Tasse Tee so hart traf.

> Interessanterweise hatte 2 Wochen vor dem „Vorfall mit der Tasse Tee" sein kleiner Wagen eine Reifenpanne gehabt, als er draußen auf dem Feld arbeitete. Da er keinen Wagenheber hatte, hob er den Wagen an der Kante an, damit sein Sohn das Rad austauschte. Anzeichen irgendwelcher Rückenschmerzen verspürte er dabei nicht. Eine Woche später mußte er ein junges Kalb in seinen Kombiwagen ziehen und heben. Auch hier verspürte er kein Anzeichen von Rückenschmerzen. Dann, eine Woche später, streckte er die Hand nach der „ruinösen" Tasse Tee aus.

Der Vorfall mit der Tasse Tee wird durch diese Fakten verständlicher, denn es handelte sich hier einfach um den berühmten „Tropfen, der das Faß zum Überlaufen bringt".

Beim Ermitteln der Ursache einer Schmerzepisode muß herausgearbeitet werden, in welcher Weise die Symptome zuallererst aufgetreten sind, um dann plausible Ursachen zu finden, die damit vergleichbar sind. Ein solches Vergleichen ist wichtig, ob der Patient nun an posturalen Rückenschmerzen, einer Bandscheibenschädigung oder an einer Verschlimmerung bestimmter arthrotischer Beschwerden leidet.

Manchmal ist es notwendig, ausführlich zu sondieren und sich vielleicht sogar während der beiden ersten Konsultationen ausschließlich damit zu beschäftigen, um sicherzustellen, daß die charakteristischen Merkmale der Vorgeschichte mit den Befunden der derzeitigen Beschwerden übereinstimmen. „Zusammenpassen" müssen sie.

Die subjektive Untersuchung

Tabelle 4.1. Aufnehmen der Vorgeschichte

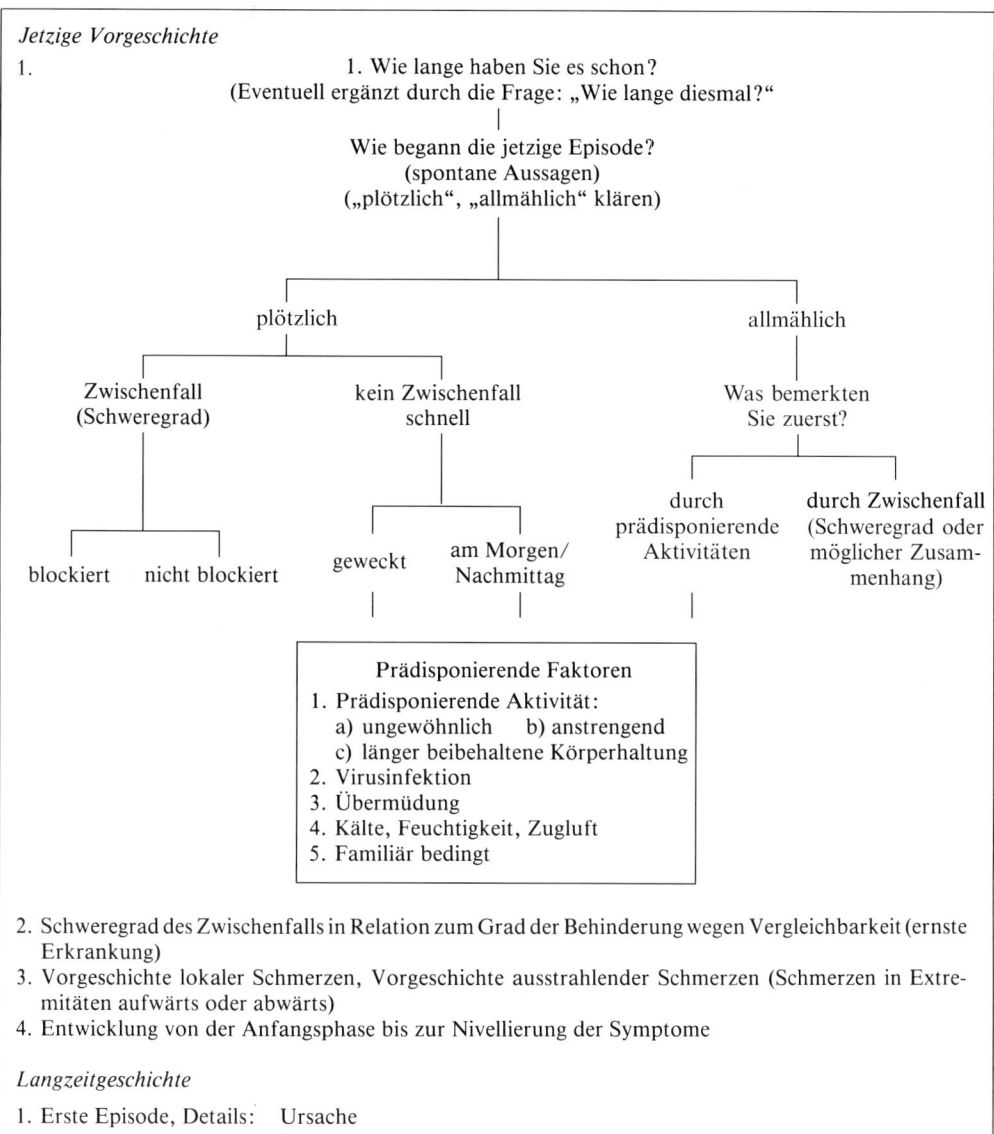

Es ist wesentlich, die Langzeitgeschichte genau aufzunehmen, besonders bezüglich des erstmaligen Auftretens der Symptome, wenn man die weitere Entwicklung der Beschwerden verstehen will. Der redselige Patient kann diesen Prozeß für eine Anfängerin zu einem ermüdenden Unterfangen werden lassen, die erst lernen muß zu unterscheiden, welche Aspekte seiner 20 Jahre umfassenden Vorgeschichte ignoriert werden können. Nach einer

Analyse des erstmaligen Einsetzens der Symptome können die dazwischenliegenden Jahre durch solche Fragen abgedeckt werden wie:

„Wie lange dauerten die schmerzfreien Phasen?"
„Wie oft hatten Sie Beschwerden?"
„Mußten Sie deshalb das Bett hüten?"
„Was hat sie verursacht?"

Bei der jetzigen Vorgeschichte ist es wesentlich zu wissen, wie sich die Symptome seit dem Zeitpunkt ihres Einsetzens bis zu dem jetzigen Stadium entwickelt haben, sowie welche Wirkung eine Behandlung hatte, die vielleicht zwischenzeitlich eingeleitet wurde. Fragen über die medizinische und die sozioökonomische Vorgeschichte sollten gleichfalls gestellt werden. Tabelle 4.1 bietet einen raschen Überblick über die hier erwähnten allgemeinen Kriterien. Spezifische Fragen hinsichtlich der Vorgeschichte werden später in den jeweiligen Kapiteln behandelt.

4.2 Planung

Bei der Planung der objektiven Untersuchung sollte die Physiotherapeutin drei Aspekte berücksichtigen:

1. Welche Strukturen müssen untersucht werden, um die Ursache bzw. die Ursachen der derzeitigen Symptome des Patienten zu bestimmen? (s. Tabelle 4.3, A).
2. Gibt es besondere Einschränkungen hinsichtlich des Umfangs der Untersuchung, die sich aus der Pathologie, sonstigen Störungen, wie z.B. einer strukturellen Schädigung oder dem spezifischen Verhalten der Symptome ergeben (s. Tabelle 4.3, B).

Hat die Physiotherapeutin bezüglich dieser beiden Aspekte entsprechende Entscheidungen getroffen, sollte sie in der Lage sein, sich gedanklich festzulegen, welche Untersuchungen angewandt werden sollen (s. Tabelle 4.3, C). Der nächste Schritt besteht darin, die restliche objektive Untersuchung unter einem anderen Gesichtspunkt zu betrachten.

3. Welche anderen Aspekte der objektiven Untersuchung, abgesehen von der Suche nach der Quelle der Symptome, sollten einbezogen werden als Grund, warum die verantwortliche Struktur überhaupt symptomatisch wurde? (s. Tabelle 4.3, D).

Klinische Erfahrungen und die Ergebnisse einschlägiger experimenteller Versuche haben gezeigt, daß von einer Muskelverletzung herrührende Schmerzen sich auf den Ort der Verletzung lokalisieren, wenngleich sie sich bei zunehmender Stärke ausbreiten. Störungen der Gelenke und der sie umgebenden inerten Strukturen verursachen Schmerzen, die oft nicht auf das Gelenk begrenzt auftreten, sondern auch in weit entfernt liegende Bereiche ausstrahlen können. So weiß man beispielsweise, daß die osteoarthrotische Hüfte Knieschmerzen verursachen kann und Störungen der Wirbelsäule häufig Schmerzen im Abdominal- und Thorakalbereich hervorrufen. Klinische Untersuchungen haben gezeigt, daß die Bandscheibe ohne Anzeichen eines Bandscheibenvorfalls oder einer Nervenwurzelkompression lokale und ausstrahlende Schmerzen verursachen kann (Cloward 1959). Zu vermuten wäre, daß dieser Schmerz in dem distalen Segment eines Dermatoms niemals stärker ausgeprägt ist. Wenn jedoch ein Bandscheibenvorfall zu einer Nervenwurzelkompression führt, spürt der Patient den Schmerz gemeinhin stärker in einem distalen Bereich wie z.B. der Wade oder dem Unterarm. Die Symptome können in Oberflächenbereiche ausstrahlen, die dann überempfindlich werden (Glover 1960), in Muskeln, die empfindlich werden, oder Gelenke einbeziehen, die dann bei Bewegung schmerzen (Brain 1957).

4.2.1 Planung der subjektiven Untersuchung

In den Tabellen 9.1 (S. 255), 10.1 (S. 337) und 11.2 (S. 376) sind alle Punkte aufgelistet, zu welchen der Patient bei der erstmaligen Konsultation befragt wird. Wie bereits gesagt, kann die Reihenfolge der Aufnahme der Vorgeschichte so variiert werden, wie es den jeweiligen Umständen entspricht. Wenn man dann durch die alle Details umfassende Untersuchungspraxis bei jedem einzelnen Patienten an Erfahrung gewinnt und auch auf dem Gebiet der Kommunikation Fortschritte macht, kann das Grundschema der Fragen zur Diagnosefindung in vielerlei Hinsicht variiert werden. Für die Anfänger ist es wesentlich, daß Variationen in der Reihenfolge der Fragen nur dann vorgenommen werden, wenn dies durch das Vertrauen in die eigenen Fähigkeiten gerechtfertigt erscheint. Entscheidend ist dabei, daß die Physiotherapeutin zu keiner Zeit den „Faden" ihres Gedankengangs verliert, denn sollte dies einmal geschehen, können leicht wesentliche Fragen vergessen werden. Tabelle 4.2 veranschaulicht die Planung der subjektiven Untersuchung.

Bei der Planung der subjektiven Untersuchung kann als Erstes Gebrauch gemacht werden von der Beobachtung der Bewegungen des Patienten und der Nuancen seines Verhaltens, während er in das Behandlungszimmer gebeten wird.

In der zweiten Phase geht es um einführende Fragen, wobei die erste pointierte Frage, die unmittelbar mit der Untersuchung im Zusammenhang steht, lautet: „Was ist Ihrer Meinung nach zur Zeit Ihr Hauptproblem?" Von der Antwort auf diese Frage ausgehend besteht der weitere Plan darin, die „Art der Störung" zu ergründen, über die der Patient klagt (hierauf beziehen sich alle in Tabelle 4.2 aufgeführten Positionen).

Während der Befragung ist es sehr wichtig, genügend aufmerksam zu sein auf „Stichworte" und Aussagen, die „automatische, spontan gestellte Rückfragen" zum besseren Verständnis erforderlich machen, wobei man sich bemüht, die Fragen jederzeit parallel zu den Gedankengängen des Patienten auszurichten. Die Zielsetzung besteht darin, alle Äußerungen des Patienten richtig zu interpretieren in dem Bemühen, die Befunde miteinander in Übereinstimmung zu bringen.

Wenn festgestellt worden ist, um welche Art von Störung es sich handelt, kann das Fragemodell auf jeweils einen der drei folgenden Bereiche ausgerichtet werden:

1. Vorgeschichte
2. Symptombereich
3. Verhalten der Symptome.

Wenn der Patient an einem akuten Geschehen oder unter starken Schmerzen leidet, wird vermutlich zunächst seine Vorgeschichte zur Sprache kommen. Ist die Störung jedoch chronisch, sollte das Verhalten der Symptome erst analysiert werden, wenn eine allgemeine Vorstellung von dem Beschwerdebereich des Patienten gewonnen worden ist. Die dritte Möglichkeit ist die, daß der Patient an ausstrahlenden Schmerzen in einer Extremität leidet. Da nun zu bestimmten ist, ob diese Ausstrahlung radikulären Ursprungs ist oder nicht, ist es vielleicht notwendig, daß zunächst einmal der Symptombereich klar definiert wird, ehe mit der Vorgeschichte oder mit dem Verhalten der Symptome weitergefahren wird. Gleichgültig, welcher Bereich zunächst gewählt wird, die letztendliche Zielsetzung besteht darin, zu einer aussagekräftigen Diagnose zu gelangen (Tabelle 4.2). Beim Planen der subjektiven Untersuchung muß die Physiotherapeutin folgendes beachten:

1. Ihre Überlegungen sollten sich an der Überweisung des Arztes und seinen Vorstellungen bezüglich der Diagnose orientieren.
2. Ihre Überlegungen sollten an ihre Eindrücke aus der Beobachtung des Patienten anknüpfen, als er in den Behandlungsraum gebeten wurde.

Tabelle 4.2. Planung der subjektiven Untersuchung

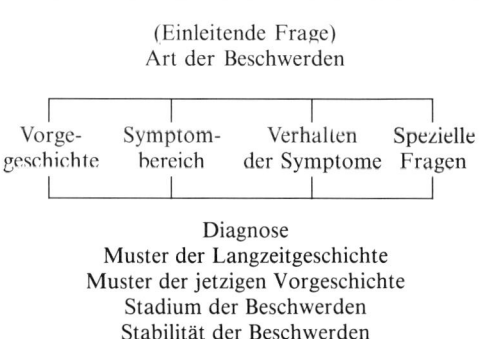

Tabelle 4.3. Planung der objektiven Untersuchung

A. Ursprung der Symptome
1. Alle Gelenke und Muskeln, die als mögliche Quellen irgendeines Teils der Symptome des Patienten untersucht werden müssen.

Gelenke, die im Symptombereich liegen	*Gelenke,* die Symptome in den betreffenden Bereich leiten können	*Muskeln,* die im Symptombereich liegen

2. Gelenke „oberhalb und unterhalb" der Störung, die überprüft werden müssen . . . .
. . . .
. . . .
3. Sind spezielle Tests indiziert?
   a) neurologische Untersuchung
   b) andere Untersuchungen – welche . . . .
   . . . .
   . . . .
4. Soll auf eine Insuffizienz der Vertebralarterie untersucht werden   *Ja/Nein*
5. Soll auf Rückenmarkszeichen untersucht werden?   *Ja/Nein*

B. Einfluß der Symptome und Pathologie auf Untersuchung und Erstbehandlung
1. Ist der Schmerz „stark"? *Ja/Nein* oder „latent"? *Ja/Nein*
2. Läßt die subjektive Untersuchung eine leicht irritierbare Störung vermuten?
Lokale Symptome   *Ja/Nein*   Ausstrahlende/andere Symptome   *Ja/Nein*

Beispiel, das die obigen Antworten begründet
    a) *Lokale Symptome*
       – Wiederholte Bewegung, die Schmerz auslöst . . . .
       – Stärke des so hervorgerufenen Schmerzes . . . .
       – Dauer, bis der Schmerz nachläßt . . . .
    b) *Ausstrahlende/andere Symptome*
       – Wiederholte Bewegung, die Schmerz auslöst . . . .
       – Stärke des so hervorgerufenen Schmerzes . . . .
       – Dauer, bis der Schmerz nachläßt . . . .
3. Läßt die Art der Störung besondere Vorsicht geboten erscheinen? *Ja/Nein*
   – Pathologie/Verletzung – nähere Angaben . . . .
   – Verschlimmerung oder akute Anfälle leicht zu verursachen . . . .
   – Persönlichkeit
4. Gibt es Kontraindikationen? *Ja/Nein*
                Nähere Angaben . . . .

C. Art der Untersuchung
1. Soll die Untersuchung der Bewegungen sanft oder mäßig stark ausgeführt werden?
2. Wird ein „vergleichbares" Zeichen *leicht* oder *schwer* zu finden sein?
3. Welche Bewegungen werden voraussichtlich „vergleichbar" sein?

D. Begleitende Untersuchungen
1. Welche „neurologischen/muskel- oder skelettspezifischen/medizinischen" Faktoren könnten dazu geführt haben, daß die verantwortliche Struktur symptomatisch wurde?
Welche damit verbundenen Faktoren müssen untersucht werden?
    a) Als Grund, weshalb das Gelenk, der Muskel oder eine andere Struktur symptomatisch wurde
. . . .
       bzw.
    b) Warum die Gelenk- oder Muskelstörung wieder auftreten kann (z.B. spezifische Körperhaltung, Muskelungleichgewicht, Muskelkaft, Fettleibigkeit, Steifigkeit, Hypermobilität, Instabilität, Deformitäten im proximalen und distalen Gelenk usw.) . . . .
2. Auswirkung der Störung auf die Stabilität des Gelenks . . . .

Tabelle 4.3 (Fortsetzung)

> *E. Behandlung*
> 1. Planung der *Behandlung* (im Anschluß an die Untersuchung): Welche Ratschläge und/oder Maßnahmen sollen einbezogen werden, um das Wiederauftreten der Symptome zu verhindern oder zu vermindern.
> 2. Ist die Behandlung voraussichtlich auf Schmerz, Steifigkeit, Schwäche oder Instabilität auszurichten?

3. Ihre Überlegungen sollten sich auch an der Art der Beschwerden orientieren, an denen der Patient vermutlich leidet.

4.2.2 Planung der objektiven Untersuchung

Im Anschluß an die subjektive Untersuchung sollte die ungeübte Physiotherapeutin die objektive Untersuchung des Patienten planen. Der Planungsprozeß umfaßt vier Abschnitte:

1. Mit einer gründlichen Kenntnis der Schmerzmuster, die jeweils den von Muskeln, Bandscheiben, Synovialgelenken und Nervenwurzeln herrührenden Beschwerden entsprechen, können die Namen der Gelenke und Muskeln aufgezeichnet werden, die als mögliche Schmerzursache untersucht werden müssen:
   a) die Gelenke, die im Schmerzbereich liegen;
   b) die Gelenke, die nicht im Schmerzbereich liegen, aber Schmerzen in dieses Gebiet leiten können;
   c) die Muskeln, die im Schmerzbereich liegen.
2. Der zweite zu bedenkende Aspekt ist die Wirkung des Schmerzes auf den Patienten.
3. Der dritte Planungsabschnitt befaßt sich mit der Art der Untersuchung (z.B. Umfang und Stärke von Testbewegungen)
4. Der letzte Abschnitt befaßt sich mit der Untersuchung der zugrundeliegenden Anomalien, um die Faktoren festzustellen, die für das Einsetzen der Schmerzen prädisponierend waren, oder die, wenn sie nicht behoben werden, zu Rückfällen führen können.

Tabelle 4.3 zeigt ein Beispiel für die „Planung einer Untersuchung".

In der nun folgenden Diskussion werden Untersuchungsaspekte, wie allgemeiner Gesundheitszustand, Körperhaltung, Muskelgleichgewicht und ähnliche Faktoren nicht berücksichtigt. Sie wurden absichtlich vernachlässigt, um dafür um so mehr die Aspekte zu betonen, die so eminent wichtig sind für die Wahl der während der Behandlung anzuwendenden mobilisierenden und manipulativen Techniken sowie für die Beurteilung ihrer Wirkung.

Das folgende Beispiel wird das Prinzip der „Planung" verdeutlichen, wobei sich hier der Begriff „Gelenk" auf die inerten Strukturen bezieht, auf die die passive Bewegung einwirkt:

Ein Patient hat Schmerzen, die zentral und seitlich von C6 bis T6 über die linke hintere Thoraxwand von der Schulterhöhe bis zur Spitze des Schulterblattes reichen. Der Schmerz weitet sich aus in den linken Trizepsbereich und den hinteren Teil des Unterarms bis hinunter zum Handgelenk (Abb. 4.12). Da diese Schmerzen von Gelenken, Muskeln oder Nervenwurzelstörungen herrühren können, wird es notwendig sein, die folgenden Strukturen als mögliche, für diese Symptome teilweise oder insgesamt veranwortliche Ursachen, zu untersuchen:

1. *Die Gelenke, die im Schmerzbereich liegen: C6 bis T6,*
linke kostovertebrale Gelenke T1 bis T6,
Interkostalbewegung zwischen Rippen 1 bis 6 auf der linken Seite,
skapulothorakale Bewegung auf der linken Seite,
linkes Glenohumeralgelenk und Schulterrotatorenmanschette,
linker Ellbogen,
linkes Handgelenk.

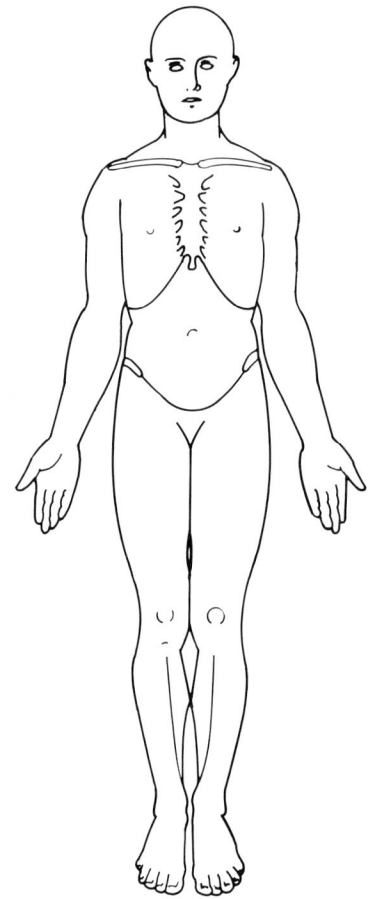
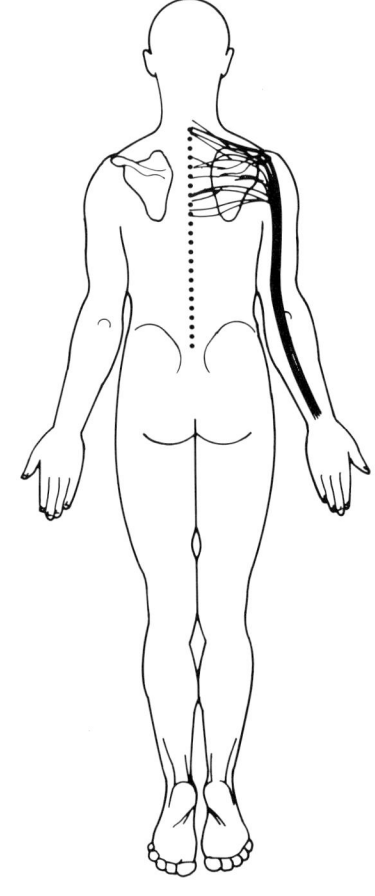

Abb. 4.12. Verteilung des Schmerzes

2. *Die Gelenke, die nicht im Schmerzbereich liegen, aber Schmerzen in diesen Bereich ausstrahlen können* (andere Gelenke müssen einbezogen werden im Hinblick auf die Beteiligung eines Nervenplexus und Interpretationsirrtümer hinsichtlich der Schmerzbereiche):
C4 bis C6,
T6 bis T8 einschließlich der kostovertebralen Gelenke und der interkostalen Bewegung;
3. *Die Muskeln, die im Schmerzbereich liegen:*
die Skapula betreffende Muskeln,
Extensoren des Ellbogengelenks,
Extensoren des Handgelenks und der Finger.

Erfahrene Physiotherapeutinnen werden einige der aufgeführten Strukturen nur kurz untersuchen, da die Vorgeschichte und das Verhalten der Schmerzen klar erkennen lassen, daß diese Strukturen wahrscheinlich nicht für den Schmerz verantwortlich sind. Trotzdem sollte eine solche Untersuchung nie allein aufgrund der *Vermutung,* sie trüge *nicht* zum Schmerzgeschehen bei, ganz unterlassen werden.

4.3 Die objektive Untersuchung

Der Zweck der objektiven Untersuchung durch die Physiotherapeutin besteht darin, 1) die Auffassung des Patienten über seine Beschwerden im Sinne von Schmerz verursachenden Muskeln, Gelenken und Nerven zu interpretieren, und 2) die körperlichen Faktoren zu bestimmen, die für das Einsetzen der Beschwerden prädisponierend gewesen sein könnten. Durch die Tests der isometrischen Kontraktionen und der passiven Bewegungen ist es möglich, zwischen Schmerzen, die von

Die objektive Untersuchung

Muskeln herrühren, und solchen, die von Gelenken ausgehen, zu differenzieren. Auch ist es notwendig, die aktiven Bewegungen zu beurteilen, um die durch die Beschwerden bedingten funktionellen Einschränkungen zu ermitteln, und um die Bewegungbereitschaft des Patienten zu prüfen.

Wenn die inerten Strukturen eines Gelenks schmerzhaft sind, ist die passive Bewegung dieses Gelenks in einer bestimmten Position des Bewegungsbereichs schmerzhaft. Um den Schmerz hervorzurufen, ist es vielleicht notwendig, das Gelenk zu bewegen und dabei gleichzeitig die Gelenkflächen zu komprimieren oder akzessorische Bewegungen zu testen. Bei einer Muskelläsion ist eine passive Bewegung des Gelenks nicht schmerzhaft, solange der Muskel dabei nicht gedehnt oder „gequetscht" wird. Die Schmerzen werden jedoch stets dann reproduziert, wenn Fasern, die in die Läsion einbezogen sind, stark kontrahiert werden. Gelenkprobleme werden daher durch passive Bewegungstests festgestellt und Muskelschäden durch isometrische Muskelkontraktionstests, die eine Gelenkbewegung ausschließen.

Die isometrischen Tests führen nicht immer zu eindeutigen Ergebnissen, weil ein isometrischer Test notwendigerweise eine Kompression der Gelenkfläche beinhaltet. In ähnlicher Weise bewirken isometrische Tests im Bereich der Lenden- und Halswirbelsäule stets ein erhebliches Maß an Intervertebralbewegung. Somit kann der isometrische Test Schmerzen verursachen, weil sich das Gelenk dabei bewegt. Es ist daher gegebenenfalls erforderlich, den Muskel isometrisch in verschiedenen Positionen des Bewegungsbereichs zu testen und den Schweregrad der Schmerzen, die durch eine aktive resistierte Bewegung hervorgerufen werden, zu vergleichen mit den Schmerzen bei einer passiven Bewegung.

Die Untersuchung eines Gelenks differenziert nicht, ob die Schmerzen durch die Bandscheibe, die apophysealen Gelenke oder deren Ligamente verursacht werden; sie wird aber eine vorhandene Bewegungsstörung offenbaren. Zu beachten ist, daß die Analyse der Bewegungen nicht auf die Bandscheibe und die apophysealen Gelenke begrenzt bleiben darf;

das Rückenmark mit seinen Auskleidungen und die Nervenwurzeln mit ihren Nervenscheiden müssen sich im Wirbelkanal und den Foramen intervertebrale frei bewegen können. Tests zur Ermittlung der Beweglichkeit dieser Stukturen müssen folglich ebenfalls Bestandteil der objektiven Untersuchung durch die Physiotherapeutin sein.

Die *Untersuchung des Intervertebralsegments* kann in die folgenden Abschnitte unterteilt werden:

1. Aktive Tests:
   a) Aktive Bewegungen
   – Physiologische Bewegungen;
   – Kombinationsbewegungen;
   – Bewegungen, die der Patient ausführen kann, um den Schmerz zu reproduzieren (s. S. 87–92);
   b) Hilfstests in Verbindung mit aktiven Bewegungstests, z. B. Gelenkkompressionstests und Tests zur Ermittlung einer vertebrobasilären Insuffizienz;
   c) neurologische Untersuchung als wesentlicher Bestandteil der Untersuchung der neuralen Elemente.

2. Passive Tests:
   d) Bewegung der schmerzempfindlichen Strukturen im Wirbelkanal und den Foramen intervertebrale;
   e) physiologische Bewegungen der Wirbelsäule;
   f) Palpation;
   g) passives Bewegungsausmaß der physiologischen Bewegung einzelner Intervertebralgelenke.

4.3.1 Aktive Tests

Aktive Bewegungen

Physiologische Bewegungen

Wenn festgestellt wurde, daß ein Gelenk Schmerzen verursacht, sollte eine sorgfältige Beurteilung der aktiven und passiven Bewegungen vorgenommen werden. Die aktiven Bewegungen sollten zuerst getestet werden, da der Patient diese Bewegungen seinem subjektiven Schmerzempfinden anpaßt und damit in einem für ihn sicheren Bereich durchführt; die Befunde dieser Bewegungen vermitteln Hinweise auf den Schweregrad des Problems und geben der Untersucherin Aufschluß darüber, in welcher Dosierung eine passive Behandlung an dem Gelenk vorgenommen werden kann. Aktive Bewegungen der Brust- und Lendenwirbelsäule werden in stehender Haltung getestet mit Ausnahme von Drehbewegungen, die manchmal auch im Sitzen getestet werden sollten. Die sitzende Position ist auch am besten geeignet zur Untersuchung der Bewegungen der Halswirbelsäule, weil dabei der Rumpf stabil ist.

Bewegung bis zum Auftreten des Schmerzes. In den Tabellen zur objektiven Untersuchung der einzelnen Abschnitte der Wirbelsäule wird die Formulierung gebraucht: „Bewegung bis zum Schmerz oder Bewegung bis zum Ende des Bewegungsbereiches." Dies bezieht sich auf die beiden Methoden, die bei der Untersuchung der aktiven Bewegungen verwendet werden. Wenn der Schweregrad oder die Irritierbarkeit der Symptome des Patienten oder die Art der Störung, die diese Symptome hervorruft (s. Planungsbogen, S. 84) darauf hindeuten, daß Vorsicht bei der Untersuchung der Bewegungen angezeigt ist, sollte der Patient zunächst gebeten werden, bis zu der Position zu bewegen, in der die Symptome einsetzen oder beginnen stärker zu werden, um dann sofort anzuhalten und in die gerade Körperhaltung zurückzukehren.

Bewegung bis zum Ende des Bewegungsbereiches. Wenn andererseits der Schweregrad oder die Irritierbarkeit der Symptome des Patienten oder die Art der Störung, die diese Symptome hervorruft, anzeigen, daß die Bewegungen bis zum Ende des Bewegungsausmaßes geführt und gedehnt werden können, dann sollte dies tatsächlich für jede Bewegungsrichtung durchgeführt werden. Ob nun die Bewegungen (1) bis zum Auftreten des Schmerzes oder (2) bis zum Ende des Bewegungsbereichs getestet werden, in beiden Fällen sollten sie zusätzlich über den jeweils erreichten Punkt hinaus geführt werden, um das Verhalten der Symptome bei weitergehender Bewegung zu beurteilen.

Vor dem Testen der Bewegungen sollten die derzeitigen Symptome des Patienten erfragt werden. Verspürt er keine Schmerzen, ehe mit den Testbewegungen begonnen wird, sollte er gebeten werden, in die zu testende Richtung zu bewegen, bis Schmerzen auftreten. Wenn er schon vor der Bewegung leichte Schmerzen verspürt, sollte er gebeten werden, soweit in die jeweilige Richtung zu bewegen, bis der Schmerz zunimmt. Dieser Bewegungsbereich sollte gemessen werden, wobei der Teilbereich notiert wird, innerhalb dessen der Schmerz durch die Bewegung ausgelöst wird. Ist der Schmerz nicht sehr ausgeprägt und ist nicht von der Art, wo er nicht verschlimmert werden darf, sollte der Patient gebeten werden, weiter in den Bewegungsbereich hinein zu bewegen und jede Zunahme der Schmerzintensität bzw. jede Veränderung der Schmerzverteilung anzugeben, so daß Schweregrad und Verhalten des Schmerzes bei dieser Weiterbewegung bestimmt werden können.

Wenn keine Einschränkungen beachtet werden müssen, was die Untersuchung der Bewegungen betrifft, sollte der Patient ermutigt werden, das Gelenk bis zum Ende des Bewegungsbereichs zu bewegen und die Physiotherapeutin sollte dann einen kontrollierten „Überdruck" ansetzen, um das „Endgefühl" der Bewegung und jede Veränderung in der Qualität der Symptome zu bestimmen. Dieser „Überdruck" ist ein wesentliches Kriterium der Befundaufnahme, wenn bei der Untersuchung eine Bewegung schmerzfrei durch den ganzen Bewegungsbereich möglich ist. Es ist falsch, eine Bewegung im Protokoll als normal zu registrieren, bevor nicht festgestellt wurde, daß ein fester, kleine oszillierende Bewegungen erzeugender Druck schmerzfrei am Ende des Bewegungsbereichs angewandt werden kann. Bei bestimmten Bewegungen ist besondere Sorgfalt angezeigt, wenn dieser „Überdruck" angewandt werden soll. Bei der Extension der Halswirbelsäule muß beachtet werden, daß es sich dabei nicht lediglich um eine Traktions- oder Kompressionsanwendung handeln darf, gleichgültig ob der Druck durch ein Anheben des Kinns oder einen Druck gegen die Stirn ausgeübt wird.

Beim Testen der Lateralflexion der Halswirbelsäule sollte die Physiotherapeutin ihre Hände rechts- und linksseitig an den Kopf und Nackenbereich des Patienten anlegen. Sie plaziert ihre Hand jeweils auf der Seite, nach der der Patient sich beugt, gegen den Gelenkfortsatz und lokalisiert mit der ulnaren Handkante die stattfindende Bewegung, während ihre andere Hand seitlich am Kopf des Patienten liegt. Wenn bei der Flexion oder Extension der Halswirbelsäule Schmerzen auftreten, ist es auch möglich, zwischen einer Störung im unteren oder oberen Halswirbelbereich zu unterscheiden, indem der obere Bereich der Halswirbelsäule extendiert und der untere Bereich der Halswirbelsäule flektiert wird. Diese Bewegung führt die Therapeutin in der Weise herbei, daß sie den Patienten bittet, sein Kinn vorzustrecken. In ähnlicher Weise kann durch Zurückziehen des Kopfes der obere Bereich der Halswirbelsäule flektiert werden, während der untere Bereich extendiert wird. Ein Vergleich der durch diese Bewegung herbeigeführten Schmerzen mit jenen, die durch normale Flexions- und Extensionstests ausgelöst wurden, kann aufzeigen, ob der Schmerz seinen Ursprung in den oberen oder unteren Gelenkbereichen hat.

Im Zusammenhang mit der Untersuchung der aktiven Bewegungen soll auf drei Punkte hingewiesen werden, die immer dann in Betracht zu ziehen sind, wenn die Bewegung im Hinblick auf den Schmerz wenig aussagt.

1. Gelegentlich ist es notwendig, daß der Patient eine Testbewegung schnell ausführt, wenn der Schmerz bei der Bewegung durch den vollen Bewegungsbereich in normaler Geschwindigkeit nicht ausgelöst wird. So sagt vielleicht ein Patient, daß er beim Drehen des Kopfes Schmerzen empfindet; bei der Untersuchung der Bewegungen mit normaler Geschwindigkeit ist die Bewegung normal und im Endbereich des Bewegungsvermögens kann ein *Überdruck* angewandt werden, ohne daß Schmerzen auftreten. Wird der Patient jedoch gebeten, den Kopf rasch zu drehen, wird der Schmerz häufig reproduziert.

2. Wenn ein Patient sagt, daß das Vorwärtsbeugen der Lendenwirbelsäule nicht allzu schmerzhaft sei, jedoch das Bewegungsvermögen begrenzt ist, muß die Physiotherapeutin herausfinden, wie weit er in der Lage war, sich nach vorne zu beugen, ehe die Symptome auftraten. Manche Menschen können normalerweise ihre Zehen nicht mit den Fingern berühren oder in manchen Fällen nicht einmal über ihre Knie hinausreichen. Auch bei der Rotation der Halswirbelsäule bei gleichzeitigen markanten spondylitischen Veränderungen sind Kenntnisse über das früher mögliche Bewegungsausmaß hilfreich. In solchen Fällen ist die Steifigkeit nicht unbedingt als primäres objektives Zeichen bei dem derzeitigen Beschwerdebild des Patienten anzusehen.

3. Scheint die Flexion der Brust- und Lendenwirbelsäule normal zu sein, ist es, besonders wenn bei der weiteren Untersuchung wenig Konkretes zutage tritt, nützlich, jeden Dornfortsatz aufmerksam der Reihe nach mit einem Reflexhammer oder mit den Fingerspitzen zu klopfen. Ein Gelenk, das Schmerzen verursacht, wird auf diesen Klopftest schmerzhaft reagieren.

Nach der Untersuchung des Bewegungsausmaßes und der Schmerzreaktionen sollte der Patient, sofern seine Schmerzen es zulassen, von der Normalposition ausgehend sich nach vorwärts und rückwärts beugen, während die Physiotherapeutin auf *Störungen des normalen Rhythmus der Intervertebralbewegung* achtet. Wiederholte Bewegungen sollten vermieden werden, wenn sich eine Bewegung als sehr schmerzhaft erweist, da dies die Beschwerden des Patienten unnötigerweise entweder auslösen oder noch verschlimmern kann. Die erfahrene Manualtherapeutin ist in der Lage, den Rhythmus der Bewegung während der bereits erläuterten Befundaufnahme des Bewegungsausmaßes und der Schmerzkomponente zu bewerten. Am Anfang muß sie jedoch vielleicht den Patienten bitten, manche Bewegungen mehrmals durchzuführen.

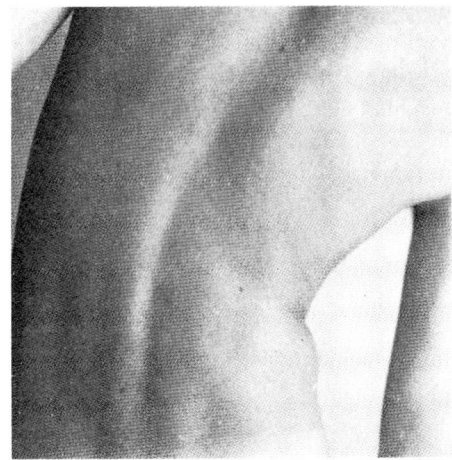
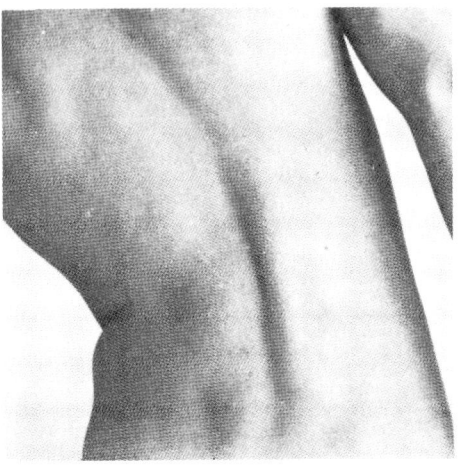

Abb. 4.13 a, b. Der Patient scheint sich bei der Untersuchung gleichmäßig nach beiden Seiten beugen zu können. In den Abbildungen ist jedoch ein Unterschied im Erscheinungsbild der Lendenwirbelsäule erkennbar, die eine Einschränkung des Bewegungsvermögens zeigt, wenn die Wirbelsäule seitlich nach links gebeugt wird. Wird der Patient gebeten, sich kontinuierlich von einer Seite zur anderen zu beugen, ist leicht festzustellen, daß bei der Bewegung nach links der Bereich der Wirbelsäule zwischen L1 und L3 der Beugung nicht folgt. Diese Bewegungseinschränkung zeigt sich in etwa so, als würde ein Stück Schlauch gebogen, in dem an einer bestimmten Stelle ein mehrere Zentimeter langes Stück Zement steckt. Bei der Lateralflexion der Wirbelsäule nach rechts war keine solche Einschränkung festzustellen

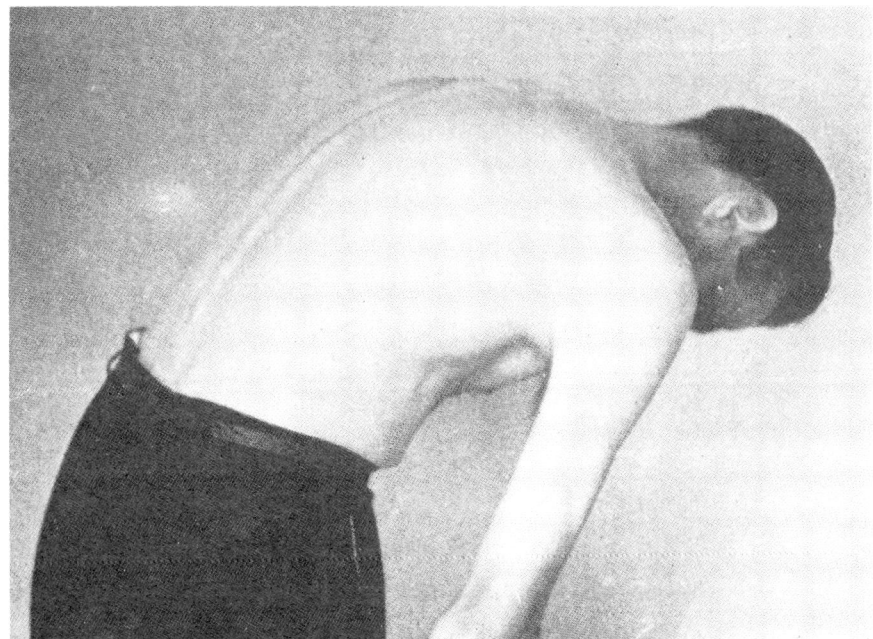

Abb. 4.14. Einschränkung der Flexion nach vorne in zwei Ebenen der Brustwirbelsäule. Ungefähr zwischen T5 und T8 ist die Vorwärtsflexion sehr stark beeinträchtigt, während sie zwischen T10 und L1 weniger stark beeinträchtigt erscheint. Das Bewegungsvermögen oberhalb von T5, unterhalb von L1 und zwischen T8 und T10 scheint normal zu sein

Die objektive Untersuchung

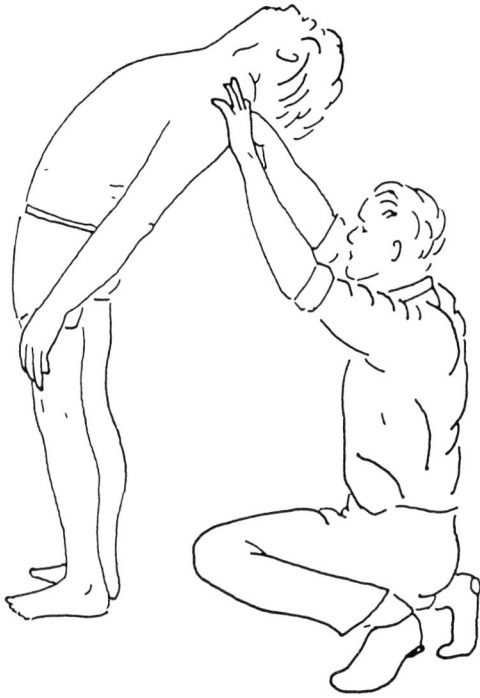

Abb. 4.15. Beurteilung der Extension im Lendenwirbelbereich

Störungen des normalen Rhythmus der Intervertebralbewegung während der Flexion und Lateralflexion der Lenden- und Brustwirbelsäule kann die Physiotherapeutin von hinten problemlos erkennen (Abb. 4.13, 4.14). Anomalien der Rumpfrotation sind dagegen weit schwieriger feststellbar. Um die Intervertebralbewegung des Patienten während der Extension der Wirbelsäule zu beobachten, muß sich die Physiotherapeutin gegebenenfalls hinter dem Patienten niederknien, während sie seine Schultern abstützt, um zu vermeiden, daß er die Balance verliert (Abb. 4.15).

Sämtliche Bewegungen der Wirbelsäule können getestet werden, indem entweder der obere Bereich der Wirbelsäule auf dem unteren bewegt wird oder der untere Bereich der Wirbelsäule unter dem oberen. Diese beiden Modalitäten können auch miteinander kombiniert werden, wenn z. B. der stehende Patient gebeten wird, sich so weit wie möglich nach rechts zu drehen, um dann, während sein Thorax von der Physiotherapeutin in dieser Position fixiert wird, sein Becken nach links zu drehen. Gelenkbewegungen in anscheinend gleicher Richtung, jedoch auf unterschiedliche Weise ausgeführt, können zu sehr unterschiedlichen Schmerzreaktionen führen und sollten, soweit erforderlich, untersucht werden.

Auch sollte daran gedacht werden, daß die Untersuchung einer Bewegung in einer gewichtsbelasteten Position eine andere Schmerzreaktion hervorrufen kann als die gleiche Bewegung, wenn sie in einer nicht gewichtsbelasteten Position durchgeführt wird.

Alle Bewegungen der Halswirbelsäule sollten sorgfältig von vorne beobachtet werden, da jede dieser Bewegungen nützliche Informationen offenbaren kann (Abb. 4.16); allerdings sollte der Umriß des vollständig gebeugten Nackens am besten von hinten oder von oben betrachtet werden. Der Patient beugt möglicherweise bei der Rotation zur einen Seite seinen Nacken mehr, als bei der Rotation zur anderen Seite, was gegebenenfalls auf eine schmerzhafte Veränderung im mittleren oder oberen Bereich der Halswirbelsäule hindeutet. Eine Bewegungsanomalie, die bei der Untersuchung festgestellt wird, muß dann auch bei jeder Wiederholung der betreffenden Bewegung erkennbar sein, um tatsächlich als signifikant bewertet zu werden.

Das Beobachten der wiederholten Bewegung ist aus folgendem Grund besonders wichtig: Wenn eine Bewegung nur zu dem Zweck getestet wird, den Bereich festzustellen, innerhalb dessen der Schmerz einsetzt, wird das Bewegungsverhalten der Wirbelsäule insgesamt beurteilt, wobei nur unzureichend auf die Bewegungsvorgänge in den einzelnen Segmenten geachtet wird.

Ein anomales Bewegungsmuster kann aufgrund einer schmerzhaften Läsion bestehen oder auf eine Anomalie zurückzuführen sein wie z. B. eine Gelenksteifigkeit ohne Schmerzkomponente. Wurde es durch eine schmerzhafte Läsion verursacht, so wird der Schmerz dadurch provoziert, daß der anomale Bewegungsablauf verhindert wird.

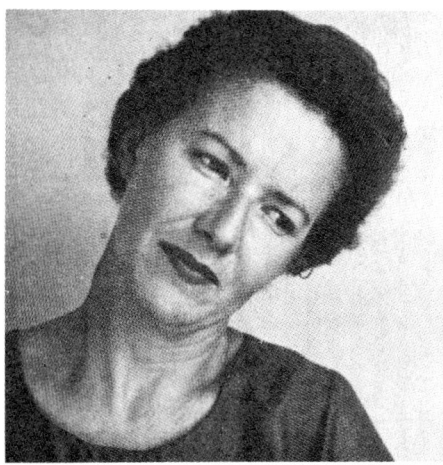 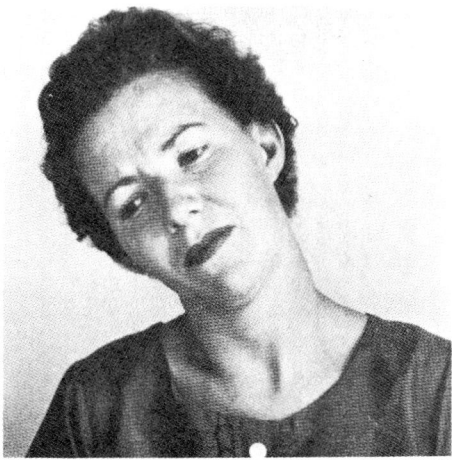

Abb. 4.16 a, b. Auf den ersten Blick normale Lateralflexion in beiden Richtungen. Allerdings ist hier doch ein Unterschied bei der Lateralflexion nach der jeweiligen Seite festzustellen, und zwar oberhalb der mittleren Ebene der Halswirbelsäule. Diese Einschränkung zeigt sich anhand der Kurvenlinie der rechten Nackenkontur oberhalb der mittleren Ebene der Halswirbelsäule während der Lateralflexion nach links (**a**) im Vergleich zur linksseitigen Nackenkontur während der Bewegung nach rechts (**b**). Diese Beeinträchtigung ist leichter zu erkennen, wenn die Patientin ihren Nacken wiederholt in dieser Ebene bewegt.

Wurde es durch eine Gelenksteifigkeit verursacht, kommt es zu keiner Schmerzreaktion. Wenn z. B. ein Patient, der an einem schmerzenden Nacken leidet, seinen Nacken stärker flektiert, während er den Kopf nach links dreht als bei Drehung nach rechts, sollte die Physiotherapeutin seinen Kopf und Nacken abstützen, um die Flexionsbewegung während der Linksdrehung zu verhindern. Kommt es zu keiner Schmerzreaktion während dieses Tests, steht die beobachtete Anomalie in keinem Zusammenhang mit der den Schmerz verursachenden Läsion. Würden die Schmerzen des Patienten durch diesen Test tatsächlich reproduziert, wäre dies ein Beispiel für eine Schonfehlbewegung.

Zwei allgemein bekannte Beispiele einer Schonfehl*haltung* sind die „ischiasbedingte Skoliose" und der sogenannte „Schiefhals". Eine passive Korrektur dieser Fehlhaltungen führt ebenfalls zu Schmerzen. Die beschreibenden Titel für diese Abnormitäten können leicht fehlinterpretiert werden. So kommt es beispielsweise zu einer sogenannten „ischiasbedingten Skoliose" gemeinhin nicht dann, wenn ein Patient „Ischiasschmerzen" verspürt, sondern einfach nur bei Rückenschmerzen. In diesen Fällen sollte nicht von einer „ischiasbedingten Skoliose" gesprochen werden. Die eindeutigste Bezeichnung wäre hier „ipsilaterale Neigung" oder „kontralaterale Neigung", je nach Richtung der „Neigung" des Thorax oder des Kopfes des Patienten im Vergleich zur Seite, auf der der Schmerz verspürt wird. Eine ipsilaterale Neigung ist nichts anderes als eine laterale Verschiebung des Thorax oder des Kopfes des Patienten zur schmerzenden Seite hin; eine kontralaterale Neigung ist dann vorhanden, wenn die Verschiebung der Seite des Schmerzes entgegengesetzt ist. Der Zusammenhang zwischen der Seitneigung und der Schmerzseite ist wichtig, doch noch wichtiger ist es zu beobachten, was während der Bewegung mit der Neigung geschieht. Bisweilen läßt sie nach, in anderen Fällen jedoch verstärkt sie sich, und ein Weiterbewegen wird unmöglich. Ein Patient, dessen seitliche Neigung bei zunehmender Bewegung zunimmt, reagiert weniger leicht auf eine konservative Behandlung als ein Patient, dessen Fehlhaltung abnimmt oder verschwindet.

Wann immer eine Anomalie in dem jeweils untersuchten Abschnitt der Wirbelsäule festgestellt wird, sei es, daß es sich dabei um eine Schonhaltung oder um eine Bewegungsanomalie handelt, kann durch eine Korrektur der anomalen Komponente getestet werden, ob sie eine Bedeutung im Hinblick auf die Beschwerden des Patienten hat. Das Maß der durch einen solchen Test reproduzierten Schmerzen ist das entscheidende Beurteilungskriterium; doch sollte auch versucht werden, die Fehlhaltungen mit der Vorgeschichte des Patienten in Zusammenhang zu bringen. Die gleiche Schonhaltung kann schon bei früheren Schmerzattacken vorhanden gewesen sein und hat sich unter Umständen nicht vollständig erholt. Die Bedeutung der bestehenden Schonhaltung wäre dann als geringer einzuschätzen. Wird z.B. bei einem aufrecht stehenden Patienten eine Kyphose der Lendenwirbelsäule festgestellt, kann diese Verformung zu einem gewissen Teil schon lange vorhanden gewesen sein, was besonders dann gilt, wenn vorausgegangene rezidivierende Rückenschmerzen ähnlich stark ausgeprägt waren. Da eine solche Fehlstellung im allgemeinen nicht vollständig verschwindet, dürfte seine augenblickliche Kyphose im Lendenwirbelbereich zu mindestens 50% in keinerlei Zusammenhang mit seinen derzeitigen Schmerzen stehen. In bezug auf Fehlhaltungen ist noch vieles zu klären, doch gibt es für dieses Phänomen über das Beschwerdebild einer reflektorischen Schonhaltung aufgrund einer schmerzenden Wurzel oder deren duraler Beteiligung hinaus auch andere verursachende Faktoren. In bestimmten Fällen muß auch eine mechanische Störung vorhanden sein, die bisweilen irreversibel ist (Maitland 1961).

Wenn die Ursache der Schmerzen im Arm eines Patienten nicht eindeutig zu bestimmen ist, ist es bisweilen notwendig zu versuchen, den Schmerz durch Bewegungen der Halswirbelsäule zu reproduzieren. Allerdings ist es unklug und auch nicht erforderlich, dies bei Vorhandensein starker Nervenwurzelschmerzen zu versuchen. Wenn die normalen Tests der Bewegungen der Halswirbelsäule den Schmerz nicht auslösen, sollten drei Bewegungen, nämlich Rotation, Lateralflexion, besonders in Richtung zu der schmerzhaften Seite hin, und Extension, auf eine besondere Art getestet werden. Der Kopf sollte so weit bewegt werden, wie es möglich ist, oder bis zu der Stelle, wo die Schmerzen beginnen. Treten keine Schmerzen auf oder wird der Schmerz nur im Nacken empfunden, sollte ein sanfter Druck appliziert werden, um die Bewegung etwas weiterzuführen und diese Stellung dann 10 s zu halten um festzustellen, ob der Schmerz sich in den betreffenden Bereich ausbreitet. Gelegentlich wird ein ausstrahlender Schmerz nicht empfunden, während die Stellung beibehalten wird, und setzt erst dann ein, wenn die Bewegung zurückgenommen wird. Ein ähnlicher Test kann in der Lendenwirbelsäule durchgeführt werden, indem die Lateralflexion zur Schmerzseite hin mit einer Extensionsbewegung kombiniert wird. Es gibt einen weiteren Test für die Halswirbelsäule um zu bestimmen, ob ein ausstrahlender Schmerz einen intervertebralen Ursprung hat. Es ist eine auf den Scheitel ausgeübte Kompression, während die Halswirbelsäule leicht zu der schmerzhaften Seite hin geneigt und geringfügig extendiert ist. Die Kompression sollte langsam vorgenommen und nur dann verstärkt werden, wenn der geringere Druck nicht schmerzhaft ist. Das Einsetzen des ausstrahlenden Schmerzes ist ein Indiz dafür, daß er aus der Halswirbelsäule stammt. Ähnliche Kompressionstests können auch auf die Brust- und Lendenwirbelsäule angewandt werden, doch sind sie in diesen Bereichen selten dazu geeignet, ausstrahlende Schmerzen zu reproduzieren.

Kombinationsbewegungen

Die Kombination physiologischer Bewegungen zu Testbewegungen bildet einen wesentlichen Teil der im vorliegenden Buch behandelten Themen. Für die Untersuchungen werden sie zunächst in den Richtungen kombiniert, die eine Seite des intervertebralen Segments entweder öffnen oder schließen. Mit Hilfe dieser Methode kann eventuell ein bestimmtes

Muster (Pattern) schmerzhafter Bewegungen ermittelt werden. Selbst wenn kein solches Muster gefunden wird, sollten die Bewegungskombinationen getestet werden, um festzustellen, durch welche Kombination die Symptome des Patienten jeweils gelindert bzw. verstärkt werden können. Wenn zum Beispiel ein Patient sich bis zum Beginn des Schmerzes im lumbosacralen Bereich vorgeneigt hat, dann soll die Untersucherin dem Patienten helfen, Lateroflexion nach links und dann nach rechts auszuführen. Wird bei dieser Bewegung durch eine seitliche Bewegung nach links der Schmerz hervorgerufen, sollte die Physiotherapeutin eine Drehbewegung des Rumpfes nach links und dann nach rechts in dieser kombinierten Stellung von Flexion und Lateralflexion nach links anfügen. Dies ist nur eine von vielen möglichen Abfolgen von Kombinationsbewegungen; der Leser soll durch diese Beschreibung eine Vorstellung davon gewinnen, wie die Bewegungen miteinander verknüpft werden können, um zu der gesuchten Information zu gelangen. Die Kombinationsbewegungen werden in jedem Kapitel für die jeweiligen Ebenen der Wirbelsäule besprochen.

Bewegungsmuster
(B. C. Edwards)

Die Bewegungen der Wirbelsäule sind von komplexer Natur und wurden bis heute noch nicht in allen Details erforscht. Die Gelenkverbindungen sind so ausgebildet, daß jeder Wirbelabschnitt, wenn er bewegt wird, die Bewegung dreier verschiedener Gelenke, zweier Apophysealgelenke und der Bandscheibe einbezieht. Bei der Halswirbelsäule spielen auch die Unkovertebralgelenke nach Luschka eine gewisse Rolle, während bei der Brustwirbelsäule die Bewegungen durch die Gelenkverbindungen der Rippen noch zusätzlich kompliziert werden. Hinzu kommt, daß die Form der Gelenke, das Bewegungsausmaß und die Art der Bewegung, die in jeder Ebene möglich sind, durch die Weichteilgewebestrukturen zwischen den knochigen Gelenkverbindungen und die Strukturen im Foramen intervertebrale und im Wirbelkanal beeinflußt werden.

Die Bewegungen im Wirbelsäulenbereich erfolgen nicht getrennt voneinander, sondern in kombinierter Form. Einige Aspekte davon wurden bereits untersucht (Farfan 1957; Loebl 1973; Troup et al. 1968; Rolander 1966). Gregson und Lucas (1967) stellten fest, daß die Achsendrehung im Bereich der Lendenwirbelsäule nach links erfolgt, wenn sich die betreffende Person nach links beugt, und nach rechts, wenn sie sich nach rechts beugt. Interessanterweise zeigte sich dabei, daß bei einer Testperson genau das Umgekehrte der Fall war. Stoddard (1959) fand heraus, daß die Ausrichtung der Rotation während der Lateralflexion im Bereich der Lenden- und Brustwirbelsäule davon abhängig ist, ob die Wirbelsäule dabei insgesamt flektiert oder extendiert ist. Er kam zu dem Schluß, daß die Rotation in gleicher Richtung erfolgt wie die Lateralflexion, wenn diese bei flektierter Wirbelsäule vonstatten geht, jedoch in umgekehrter Richtung, wenn sie bei extendierter Wirbelsäule geschieht. Kapandji (1974) stellte seinerseits fest, daß die kontralaterale Rotation in Verbindung mit der Lateralflexion erfolgt, erwähnte jedoch nichts von Veränderungen, die auftreten, wenn die Bewegungen in Extensions- bzw. Flexionshaltung erfolgen.

Vom Verfasser selbst durchgeführte Laboruntersuchungen an nichtkonservierten Präparaten der Lendenwirbelsäule (die innerhalb von 24 h nach dem Tod des Patienten entfernt und dann eingefroren worden waren) scheinen darauf hinzudeuten, daß die Rotationsbewegung der Lateralflexion der Wirbelsäule entgegengesetzt erfolgt, gleichgültig, ob die Wirbelsäule sich in einer Flexions-, Extensions- oder in neutraler Haltung befindet. Allerdings scheint es doch gewisse Abweichungen von diesem Muster zu geben, und zwar in Abhängigkeit davon, ob degenerative Veränderungen in dem Apophysealgelenk oder der Bandscheibe vorliegen oder nicht.

Hinsichtlich der Rotationsrichtung der Halswirbelsäule (C2–C7) gibt es offensichtlich keinerlei Meinungsgegensätze. Dieser

Aspekt wurde von verschiedenen Autoren (Lysell 1969; Kapandji 1974; Parke 1975; Penning 1978; Mesdagh 1976) untersucht. Die Richtung der Rotationsbewegung ist hier offensichtlich stets gleich, ob nun die Seitbewegung in Flexions- oder Extensionshaltung erfolgt. Die bis heute durchgeführten einschlägigen Untersuchungen scheinen darauf hinzudeuten, daß die Kombination von Lateralflexion und Rotation stets zur gleichen Seite hin erfolgt, was mit dem Bewegungseffekt der Aphophysealgelenke im Zusammenhang steht. Wie jedoch bereits erwähnt, spielen auch die Weichteilgewebe, Muskeln, Bänder und die Strukturen im Bereich des Wirbelkanals und des Foramens eine gewisse Rolle für die auf jeder Ebene möglichen Bewegungsarten.

Wegen der Kombinationsbewegungen, die im Bereich der Wirbelsäule auftreten, können und müssen diese Prinzipien bei der Untersuchung der Bewegungen des Patienten mit einbezogen werden. Es gibt Fälle, wo die Untersuchung der Grundbewegungen Flexion, Extension, Lateralflexion und Rotation zu keinen Erkenntnissen führt, und wo eigentlich andere Bewegungen, die diese Grundbewegungen miteinander verbinden, untersucht werden müssen. Einige Aspekte dieser Thematik wurden bereits beschrieben (Edwards 1979, 1980). Die Symptome und Zeichen, die bei der Untersuchung der Rotation oder Lateralflexion auftreten im Verhältnis zu anderen Bewegungen aus neutraler Position der Wirbelsäule, können recht verschieden von jenen Zeichen und Symptomen sein, die auftreten, wenn die gleichen Bewegungen bei flektierter oder extendierter Wirbelsäule durchgeführt werden. Die Untersuchung von Bewegungen bei flektierter oder extendierter Wirbelsäule kann zu einer Intensivierung, Reduzierung oder zu einer Veränderung der Symptome führen oder zu einem Übergang rein lokaler Wirbelsäulenschmerzen zu ausstrahlenden Schmerzen.

> Die Untersuchung der Rotation und Lateralflexion bei unterschiedlicher Flexion und Extensionshaltung der Wirbelsäule trägt dazu bei, das vorliegende spezifische Bewegungsmuster des Patienten zu ermitteln.

Die Kombination einzelner Bewegungen gibt Aufschluß darüber, wie sich Zeichen und Symptome verändern, wenn dieselbe Bewegung in Flexions- oder Extensionshaltung erfolgt. So ist beispielsweise das Ausmaß der Rotationsbewegung, die zwischen C2 und C3 möglich ist, entsprechend dem Grad an Flexion oder Extension, in dem die Bewegung ausgeführt wird, jeweils unterschiedlich. In ähnlicher Weise kann im Bereich der Lendenwirbelsäule das mögliche Ausmaß der Lateralflexion recht unterschiedlich sein, je nach dem Grad der Flexions- oder Extensionshaltung, in dem die Lateralbewegung durchgeführt wird. Demnach können Symptome, die durch Bewegungstests mit Rotation der Halswirbelsäule und Lateralflexion im Bereich der Lendenwirbelsäule ausgelöst werden, recht erhebliche Unterschiede zeigen, je nach Flexions- oder Extensionsgrad, in dem die Bewegung erfolgt. So ruft beispielsweise die Linksrotation der Halswirbelsäule Schmerzen an der Fossa suprascapularis hervor, wenn die Rotationsbewegung in neutraler Haltung erfolgt. Dieser Schmerz kann noch verstärkt werden, wenn die gleiche Bewegung in Extensionshaltung erfolgt, und er kann gelindert werden, wenn sie in Flexionshaltung geschieht. Im Bereich der Lendenwirbelsäule kann eine Lateroflexion links Schmerzen in der linken Gesäßbacke hervorrufen, wenn die Bewegung in neutraler Haltung erfolgt; der Schmerz kann noch verstärkt werden, wenn die Bewegung in Extensionshaltung erfolgt, und er kann gelindert werden, wenn sie in Flexionshaltung stattfindet.

Die oben beschriebenen Bewegungsabläufe beinhalten somit jeweils eine Kombination zweier Bewegungen. Es kann jedoch auch eine Kombination dreier Bewegungen vorgenommen werden. So kann beispielsweise die Lateralflexion und die Rotation entweder in Flexions- oder Extensionshaltung erfolgen. Diese

Bewegungen können in jedem Abschnitt der Wirbelsäule ausgeführt werden. Wesentlich ist auch, daß die Reihenfolge der Bewegungen verändert werden kann, wodurch gegebenenfalls unterschiedliche symptomatische Reaktionen herbeigeführt werden. Dies erklärt sich dadurch, daß die zuerst ausgeführte Bewegung unter Umständen das mögliche Ausmaß der zweiten Bewegung einschränkt und naturgemäß auch das mögliche Ausmaß der dritten Bewegung. Werden solche Bewegungskombinationen als Untersuchungsbewegungen herangezogen, muß sichergestellt werden, daß die jeweilige Position beibehalten wird, während die nächste Bewegung untersucht wird. Auch darf dabei nicht vergessen werden, daß im Bereich der Halswirbelsäule die Flexionskomponente der Bewegung, wenn sie aus Linksrotation ausgeführt wird, verlangt, daß der Nacken und Kopf mehr bewegt werden müssen in Bezug auf die Schulter, zu der Nacken und Kopf gedreht sind, als das Kinn der Brust anzunähern wie das der Fall wäre bei Flexion der Halswirbelsäule aus anatomischer Position. Eine Vorstellung hinsichtlich der Variationsmöglichkeiten bei den Sequenzen vermittelt das Beispiel einer Lateralflexion und Rotation im Halswirbelsäulenbereich:

1. Zuerst Flexion, dann Lateralflexion nach links, schließlich Linksrotation;
2. Zuerst Flexion, dann Linksrotation, schließlich Lateralflexion nach links;
3. Zuerst Lateralflexion nach links, danach Flexion, schließlich Linksrotation nach links;
4. Zuerst Lateralflexion nach links, dann Linksrotation, schließlich Flexion;
5. Zuerst Linksrotation, dann Flexion, schließlich Lateralflexion nach links;
6. Zuerst Linksrotation, dann Lateralflexion, schließlich Flexion.

Verschiedene Bewegungen der Wirbelsäule, d.h. Flexion, Lateralflexion in einer Richtung und Rotation in einer Richtung, können jeweils ähnliche Dehn- oder Kompressionsbewegungen auf der Seite des Intervertebralgelenkes herbeiführen. Erfolgt die Flexion in der Sagittalebene, reiben die Gelenkflächen des Aphophysealgelenks aneinander, wobei die untere Gelenkfacette des oberen Wirbelkörpers auf der oberen Gelenkfacette des unteren Wirbelknochens abgleitet, während der Zwischenwirbelraum vorne eingeengt und hinten erweitert wird. Die Rotationsbewegung nach links kann eine *ähnliche* Bewegung auf der rechten Apophysealfacette herbeiführen wie eine Lateralflexion nach links. Diese führt zu einer Öffnungsbewegung, die auf der rechten Seite des Intervertebralgelenks ähnlich vonstatten geht. Die Bewegung ist insoweit ähnlich, als es sich um eine rechtsseitige Öffnungsbewegung handelt, *sie ist jedoch keine identische Bewegung.*

Die Erkenntnisse aus der detaillierten Analyse von Kombinationsbewegungen lassen sich auch auf Patienten beziehen, die bei der Bewegung Schmerzen empfinden. Manche der schmerzhaften (oder schmerzlosen) Kombinationsbewegungen lassen bestimmte Muster erkennen. Grundsätzlich gibt es zwei Arten von Bewegungsmustern, die die Physiotherapeutin bei der Untersuchung der Bewegungen des Patienten feststellen kann, wenn diese mechanisch gestört sind; sie sind entweder regelmäßig oder unregelmäßig. Regelmäßige Muster sind Dehnungsmuster oder Kompressionsmuster.

Regelmäßige Bewegungsmuster

Bei diesen Mustern werden durch Bewegungen ähnliche Bewegungen bei den Intervertebralgelenken erzeugt, und es werden dabei jeweils die gleichen Symptome hervorgerufen, obwohl sich diese in Qualität und Schweregrad voneinander unterscheiden können. Liegen die Symptome auf der gleichen Seite, nach der auch die Bewegung gerichtet ist, handelt es sich um ein *Kompressionsmuster*, das heißt, daß diese Symptome durch Kompressionbewegungen hervorgerufen werden. Das Umgekehrte gilt, wenn die Symptome bei der Bewegung zur anderen Seite hin auftreten; dann handelt es sich um ein *Dehnungsmuster*.

Einige Beispiele für *regelmäßige Kompressionsmuster:*

1. Die Zervikalrotation nach rechts verursacht Schmerzen im rechten Supraskapularbereich; diese Schmerzen verschlimmern sich, wenn die gleiche Bewegung in Extensionshaltung erfolgt, während sie in Flexionshaltung nachlassen.
2. Die zervikale Extensionsbewegung verursacht Schmerzen im rechten Supraskapularbereich; diese Schmerzen verschlimmern sich, wenn zur Extension noch eine Rotationsbewegung nach rechts hinzukommt, und werden zusätzlich verschlimmert, wenn außerdem noch eine Lateralflexion nach rechts erfolgt.
3. Die Lateralflexion nach rechts im Bereich der Lendenwirbelsäule führt zu Schmerzen in der rechten Gesäßseite, die sich verschlimmern, wenn diese Bewegung in Extensionshaltung geschieht, während sie bei Flexionshaltung nachlassen.

Beispiele *regelmäßiger Dehnungsmuster:*

1. Eine Lateralflexion nach rechts im Bereich der Halswirbelsäule führt zu Schmerzen im linken supraskapularen Bereich; diese Schmerzen werden verstärkt, wenn die gleiche Bewegung in Flexionshaltung erfolgt und lassen nach, wenn sie in Extensionshaltung ausgeführt wird.
2. Die Flexion der Halswirbelsäule führt zu Schmerzen im linken supraskapularen Bereich; diese Schmerzen werden verschlimmert, wenn zusätzlich noch eine Lateralflexion nach rechts erfolgt und verschlimmern sich weiter, wenn eine Rotationsbewegung nach rechts hinzukommt.
3. Die Lateralflexion der Lendenwirbelsäule nach rechts führt zu Schmerzen in der linken Gesäßseite, diese Schmerzen verschlimmern sich, wenn die Bewegung der Lateralflexion nach rechts in Flexionshaltung erfolgt und sie lassen nach, wenn die Lateralflexion nach rechts in Extensionshaltung vorgenommen wird.

Es gibt neben den beschriebenen einfachen Dehnungs- und Kompressionsmustern eine Vielzahl weiterer Muster. Diese stehen ohne Zweifel mit biomechanischen Komponenten im Zusammenhang, die in vielen Aspekten noch nicht genügend erforscht sind. Der Einfluß der jeweils veränderten Rotationsachse ist nur eines von zahlreichen verwirrenden Elementen.

Es soll nun noch von einem weiteren Aspekt im Zusammenhang mit Bewegungsmustern die Rede sein. Bisher wurden in dem Bemühen, das Thema leicht verständlich darzustellen, nur physiologische Bewegungen berücksichtigt. Es gibt jedoch auch Bewegungsmuster, bei denen die physiologischen Bewegungen durch akzessorische Bewegungen ergänzt werden. Zwei Beispiele regelmäßiger Muster sind:

1. Schmerzen und eingeschränkte Beweglichkeit bei Extension der unteren Halswirbelsäule, die ähnlichen Schmerzen und Bewegungseinschränkungen bei einem posteroanterior ausgeübten Druck über den Dornfortsatz von C5 entsprechen.
2. Schmerzen und eingeschränkte Beweglichkeit bei Extension und Lateralflexion nach rechts der unteren Halswirbelsäule, die vergleichbaren Befunden bei einem posteroanterior ausgeübten Druck auf den Gelenkfortsatz der C5/6 Intervertebralebene entsprechen.

Unregelmäßige Bewegungsmuster

Alle Muster, die nicht in die Kategorie der regelmäßigen Bewegungsmuster gehören, sind unregelmäßige Bewegungsmuster. Die unregelmäßigen Muster weisen nicht die gleiche Übereinstimmung auf wie die oben beschriebenen Muster. Dehn- und Kompressionsbewegungen erfolgen hier nicht nach erkennbaren Mustern. Augenscheinlich gibt es keine Wechselbeziehungen bei den Untersuchungsbefunden, wenn Bewegungen entweder mit Kompression oder Dehnung kombiniert werden. Trotz der Kombination von Bewegungen, die ähnliche mechanische Wirkungen herbeiführen, kommt es zu einer eher zufälligen Reproduktion von Symptomen.

Nachstehend drei Beispiele solcher *unregelmäßiger Bewegungsmuster:*

1. Eine Rotation der Halswirbelsäule nach rechts (Kompressionsbewegung) führt zu Schmerzen im rechten Supraskapularbereich; diese Schmerzen verschlimmern sich, wenn die Rotation nach rechts in Flexionshaltung erfolgt (Dehnbewegung), lassen andererseits nach, wenn die Bewegung in Extensionshaltung (wiederum Kompressionsbewegung) vorgenommen wird.
2. Eine Lateralflexion nach rechts im Bereich der Lendenwirbelsäule (Kompressionsbewegung) führt zu Schmerzen in der rechten Gesäßseite; diese Schmerzen verschlimmern sich, wenn die gleiche Bewegung in Flexionshaltung (Dehn- und nicht Kompressionsbewegung) erfolgt, um andererseits nachzulassen, sobald sie in Extensionshaltung (Kompressionsbewegung) ausgeführt wird.
3. Eine Lateralflexion nach links im Bereich der Lendenwirbelsäule (Dehnbewegung) führt zu Schmerzen in der rechten Gesäßseite; diese Schmerzen verschlimmern sich, wenn die gleiche Bewegung in Extensionshaltung (Kompressionsbewegung) erfolgt, um nachzulassen, wenn die Lateralflexion in Flexionshaltung (Dehnbewegung) ausgeführt wird.

Es gibt viele Beispiele solcher unregelmäßiger Muster. Kombinationen einzelner Bewegungen zeigen häufig, daß mehr als eine Komponente für die Störung verantwortlich ist, so z.B. das Aphophysealgelenk, das Intervertebralgelenk und die Strukturen des Kanals und der Foramina. Im allgemeinen weisen traumatische Schäden, z.B. das Schleudertrauma und andere traumatische Ursachen von Schmerzen keine regelmäßigen Bewegungsmuster auf. Nichttraumatische Störungen im Bereich der Apophyseal- und Intervertebralgelenke lassen im allgemeinen regelmäßige Bewegungsmuster erkennen, was darauf zurückzuführen ist, daß die Flexions-, Extensions-, Lateralflexions- und Rotationsbewegungen ähnliche Auswirkungen auf die Gelenke haben.

Bewegungen, die der Patient machen kann, um seine Symptome zu reproduzieren

Der Patient sollte gebeten werden, Bewegungen zu demonstrieren, durch die seine Beschwerden reproduziert werden. Die Physiotherapeutin sollte dann analysieren, welche Bewegungskomponente mit den jeweiligen Beschwerden im Zusammenhang steht.

Hilfstests in Verbindung mit aktiven Bewegungstests

Zu solchen Tests gehört die Durchführung von Bewegungen bei komprimierten Gelenkflächen sowie auch Tests z.B. zum Nachweis einer vertebrobasilären Insuffizienz oder der neurologischen Integrität. Diese Tests werden in den jeweiligen Kapiteln erläutert, in denen sie vorkommen.

4.3.2 Passive Tests

Es gibt eine Reihe passiver Bewegungstests, die Bestandteile der Gesamtuntersuchung sind:
– die Bewegung der schmerzempfindlichen Strukturen im Wirbelkanal und im Foramen intervertebrale;
– physiologische Bewegungen der Wirbelsäule;
– die Spannung in den Weichteilen und die Bewegungsqualität des Intervertebralgelenks durch Palpation zur Beurteilung der akzessorischen Bewegungen;
– das passive Bewegungsausmaß der physiologischen Bewegungen der einzelnen Intervertebralgelenke.

Bewegung von schmerzempfindlichen Strukturen im Wirbelkanal und im Foramen intervertebrale

Die Voraussetzung dafür, daß die Wirbelsäule voll beweglich ist und der Patient die Zehen bei Vorbeugung mit den Fingern berühren kann, ist ein uneingeschränktes Bewegungsvermögen des Rückenmarks sowie der lumbosakralen Nervenwurzeln und ihrer Hüllen. Ist die Vorwärtsflexion beeinträchtigt, kann dies auf ein versteiftes Intervertebralgelenk hindeuten, aber auch darauf, daß die Strukturen in dem Wirbelkanal oder dem Foramen nicht mehr uneingeschränkt bewegungsfähig sind. Es gibt nur wenige Tests, bei denen die Strukturen im Wirbelkanal ohne gleichzeitige Bewegung der Intervertebralgelenke bewegt werden.

Durch Anheben des gestreckten Beins wird das freie Bewegungsvermögen der Nervenwurzel im unteren Lenden- und Sakralwirbelbereich innerhalb des Wirbelkanals und des intervertebralen Foramens getestet. Wenngleich eine Limitierung des Anhebens des gestreckten Beins auf 40° gegebenenfalls auf eine Restriktion der Nervenwurzel durch herniiertes Bandscheibenmaterial (Charnley 1951) zurückgeführt werden kann, können andererseits Schmerzen bei vollständiger Beweglichkeit auf eine gewisse Beeinträchtigung der schmerzlosen Bewegung der Strukturen im Wirbelkanal oder Foramen hindeuten. Eine erhebliche Einschränkung der passiven Knieflexion des Patienten in Bauchlage ist in ähnlicher Weise ein Anzeichen für eine Beeinträchtigung der Motilität einer der Nervenwurzeln des Lumbalplexus, während das Auftreten von Schmerzen bei nahezu uneingeschränktem Bewegungsbereich auf eine geringfügige Beeinträchtigung hindeutet und beachtet werden sollte.

Beim Test des Anhebens des gestreckten Beins muß mit besonderer Aufmerksamkeit vorgegangen werden, da eine minimale Beeinträchtigung unbemerkt bleiben kann, wenn der Test nicht einwandfrei durchgeführt oder wenn er rasch aufeinanderfolgend 2- bis 3mal wiederholt wird. Sorgfältig sollte jede Anomalie der Beckenbewegung bzw. ein Spannungsunterschied beim Vergleich mit dem Bewegungsverhalten des anderen Beins beobachtet werden.

Anheben des gestreckten Beines
(„straight leg raising", SLR)

Beim Anheben des Beines darf das Knie nicht gebeugt werden; das Becken darf sich nicht von der Liege abheben oder zu der Schulter auf der betreffenden Seite hochgezogen werden. Das untersuchte Bein sollte in geringfügig adduzierter Stellung gehalten werden, während gleichzeitig eine Außenrotation der Hüfte unterbunden werden muß. Bei der Untersuchung des Anhebens des gestreckten Beins kann die Physiotherapeutin die auf die Nervenwurzeln einwirkende Spannung (Macnab, unveröffentliche Beobachtungen) dadurch steigern, daß sie den Fuß des Patienten passiv dorsalflektiert, während das Bein am Ende des Bewegungsbereichs gehalten wird. Die Spannung läßt sich zusätzlich noch verstärken, indem in der beschriebenen Position Kopf und Nacken des Patienten vollständig flektiert werden.

Für den Test des Anhebens des gestreckten Beins ist noch ein weiterer Aspekt von Bedeutung. Da es im Vergleich zur liegenden Stellung des Patienten zu einer Erhöhung des intradiskalen Drucks kommt, wenn der Patient sitzt oder steht (Nachemson u. Morris 1964), kann sich bei einem Vergleich zwischen stehender und sitzender Position ein Unterschied im Ausmaß der Limitierung beim Anheben des gestreckten Beins zeigen. Ein Test in beiden Positionen kann deshalb wertvoll sein.

Die Beweglichkeit der duralen Hüllen des Rückenmarks kann auch beeinträchtigt sein, wenn beim auf dem Rücken liegenden Patienten Kopf und Nacken passiv flektiert werden. So empfindet beispielsweise ein Patient Schmerzen in der Gesäßmuskulatur, deren Ursache bei der Untersuchung nicht eindeutig auf die Lendenwirbelsäule oder die Hüfte zurückgeführt werden können. Wenn die passive Flexion von Kopf und Nacken des Patienten in Rückenlage die besagten Schmerzen herbeiführt, und insbesondere wenn der Bewegungsbereich durch den Schmerz limitiert wird, kann eine Einschränkung der Bewegung schmerzempfindlicher Strukturen im Wirbelkanal als Ursache des Schmerzes angenommen werden. Dieser Test wird bei der Untersuchung von Brust- und Lendenwirbelsäule angewandt. Auf die Strukturen der Wirbelsäule kann eine maximale Spannung ausgeübt werden, wenn der Patient zusammengesunken sitzt und sein Kinn bis zur Berührung der Brust nach vorne neigt.

Die Bewegungsteste für die Nervenwurzeln der Hals- und Brustwirbelsäule, bzw. deren Scheiden durch Spannungserhöhung sind nicht so eindeutig klar. Im Bereich der Halswirbelsäule können sich jedoch Befunde ähnlicher Art zeigen, wenn der Patient dadurch eine Erleichterung seiner Beschwerden verspürt, daß er sich die Hand auf den Kopf legt und auf diese Weise die Spannung auf der fünften Zervikalnervenwurzel lindert, oder indem er den Ellbogen nach Art einer Schlinge in der anderen Hand abstützt, um die Spannung auf der siebten Zervikalnervenwurzel zu verringern. Umgekehrt kann in manchen Fällen die Spannung durch ein Vorstrecken der Schulter und Strecken des Arms quer über die Frontseite des Körpers intensiviert werden.

Die Ausführungen von Breig (1978) bieten Anlaß zu umfangreichen Überlegungen in bezug auf Positionen und Bewegungen der Strukturen des Wirbelkanals. In Kap. 9 wird hiervon ausführlicher die Rede sein. Im Vorwort zu dieser Ausgabe findet sich auch ein Hinweis auf die von Elvey durchgeführten Studien im Zusammenhang mit der Bewegung schmerzempfindlicher Strukturen im Zervikalbereich. Auch dieser Aspekt wird in Kap. 9 behandelt.

Es gibt noch einen weiteren Test zur Untersuchung der Motilität in kranialer/kaudaler Richtung innerhalb des Wirbelkanals und der intervertebralen Foramen. Hier wird die Beweglichkeit in der gesamten Länge der Wirbelsäule getestet. Dieser Test wird auch „Slump-Test" genannt, was soviel bedeutet wie „In-sich-Zusammensacken".

„Slump-Test"

Der Test wird aus zwei Gründen als „Slump-Test" bezeichnet: Wenn, zum einen, der sitzende Patient von der Untersucherin gebeten wird, die im folgenden beschriebene Haltung (s. 2.) einzunehmen, reagieren die meisten Patienten rasch und präzise auf die Anweisung, sie sollten in sich zusammensinken („slump"); zum anderen entspricht die Einnahme der Testhaltung als Vorgang genau einem Test, der von Architekten und Ingenieuren verwendet wird, um die Festigkeit von feuchtem Zement zu beurteilen. Dieser Test wird ebenfalls „Slump-Test" genannt.

Der Patient sitzt auf der Liege und erhält folgende Anweisungen:

1. Er wird gebeten, sich so weit zurückzusetzen, bis die Kniekehlen an die Kante der Liege stoßen, so daß eine stabile Testposition gewährleistet ist. In dieser aufrechten Sitzhaltung wird er nach etwaigen Schmerzempfindungen oder anderen Gefühlen des Unbehagens gefragt (Abb. 4.17).

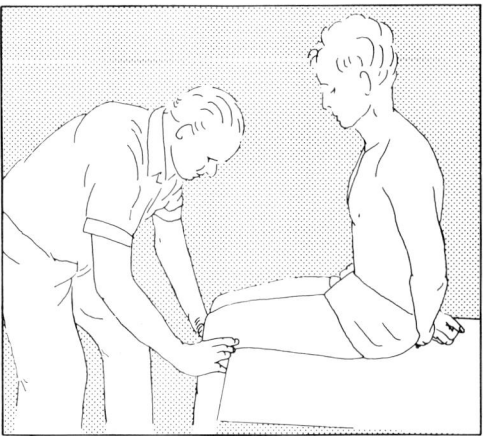

Abb. 4.17. Slump-Test: Schmerzreaktion, während der Patient ganz zurück sitzt

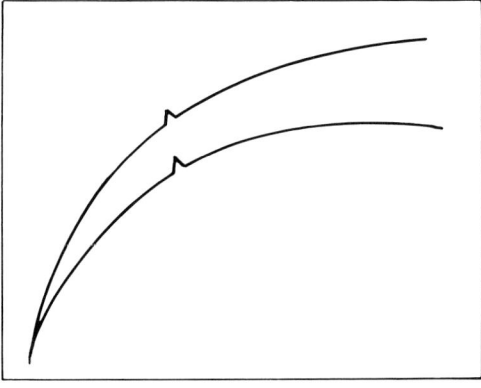

Abb. 4.18. Auswirkung des Überdrucks auf die Wirbelsäule während des Slump-Tests

2. Dann wird der Patient gebeten, Brust- und Lendenwirbelsäule durch den gesamten Flexionsbereich zusammensinken zu lassen, wobei Kopf und Nacken in diese Bewegung nicht einbezogen sein sollen. Wenn er diese Haltung erreicht hat, wird auf den Schulterbereich ein starker Druck ausgeübt, um damit die Brust- und Lendenwirbelsäule in die vollständige Flexion zu bringen. Die Druckeinwirkung erfolgt dabei in einer geraden Linie von T1 zu den Sitzbeinhöckern, als ob der konvexe Verlauf eines Bogens noch verstärkt werden sollte (Abb. 4.18.). Dabei muß jede Extension der Hüfte, die erfolgen könnte, verhindert werden. Dies geschieht dadurch, daß die Physiotherapeutin die Schultern des Patienten näher an seine Knie heranbringt. Jede Schmerzreaktion in dieser Position wird notiert (Abb. 4.19).

3. a) Nachdem ein Hüftflexionswinkel von 90° erreicht ist, wird der Patient gebeten, auch Kopf und Nacken so weit wie möglich zu beugen, indem er das Kinn zum Brustbein führt. Dabei wird ein ausreichender Überdruck auf die flektierte Nackenstel-

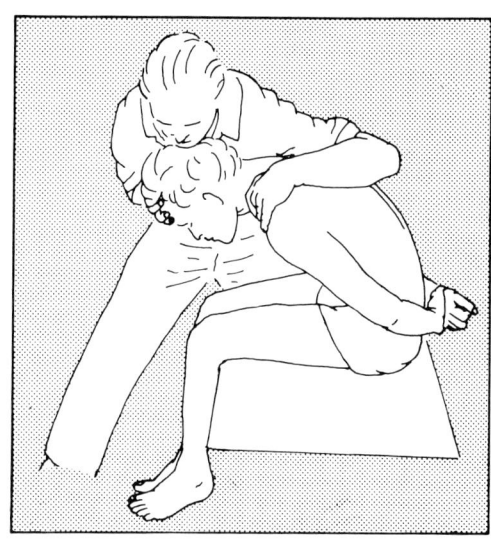

Abb. 4.20. Vollständig flektierte Wirbelsäule von T1 bis zum Kreuzbein

lung angewandt, um sicherzustellen, daß die gesamte Wirbelsäule vom Kopf bis zu den Tuber ischii gleichmäßig gedehnt ist. Der Flexionsbereich, in welchem eine Schmerzreaktion auftritt, wird notiert (Abb. 4.20).

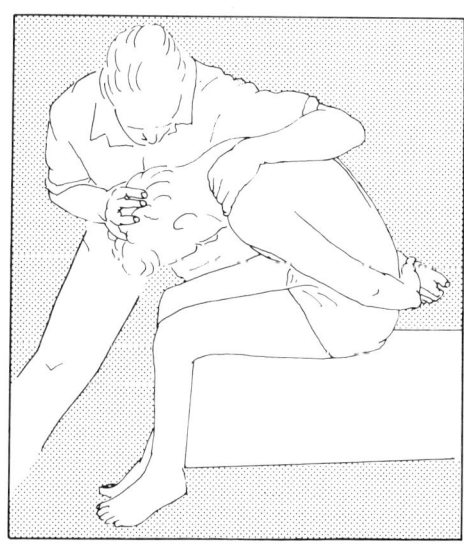

Abb. 4.19. Vollständig flektierte Wirbelsäule von T1 bis zum Sakrum

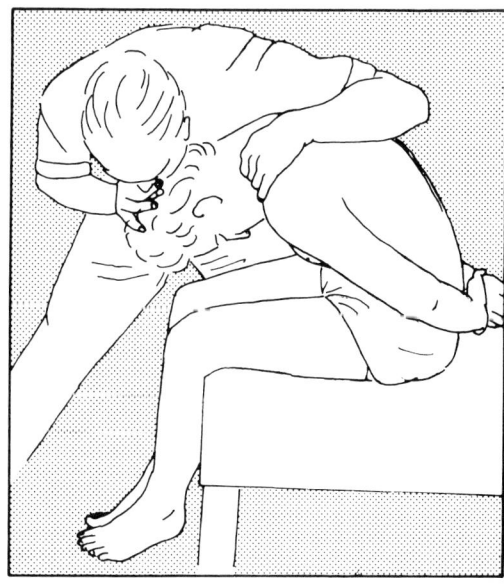

Abb. 4.21. Beibehaltung des Überdrucks, unterstützt durch das Kinn des Physiotherapeuten

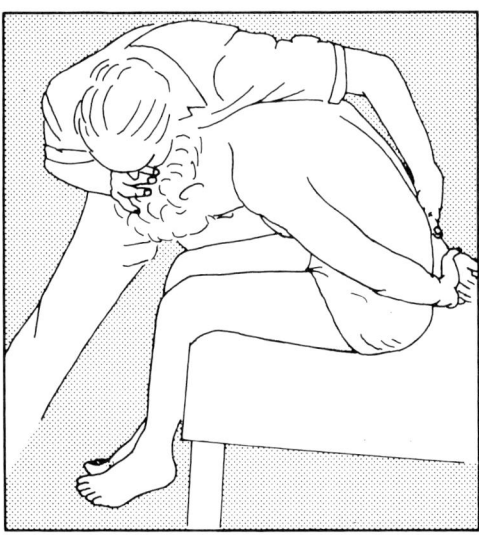

Abb. 4.22. Palpation der Wirbelsäule unter Beibehaltung des Überdrucks

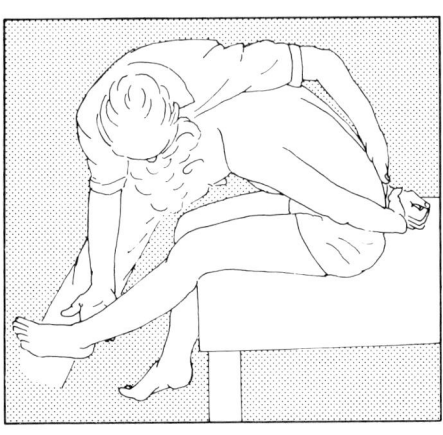

Abb. 4.23. Knieextension bei Einwirkung von Überdruck auf die gesamte Wirbelsäule während des Slump-Tests

b) Danach wird der Überdruck, durch den die Kopf- und Nackenflexion aufrechterhalten wird, durch das Kinn des Physiotherapeuten übernommen (Abb. 4.21), wobei nun die linke Hand des Physiotherapeuten frei wird, um die Wirbelsäule zu palpieren (Abb. 4.22).
4. Während die Wirbelsäule durch Überdruck in vollständiger Flexion gehalten wird, wird der Patient gebeten, das linke Knie so weit wie möglich zu strecken. Während er das Knie in dieser Position hält, werden Bewegungsausmaß und Schmerzreaktion notiert (Abb. 4.23).
5. Der nächste Schritt besteht darin, die Knieextension durch eine aktive Dorsalflexion des Fußes zu ergänzen (Abb. 4.24) und die dabei beobachtete Schmerzreaktion zu notieren.

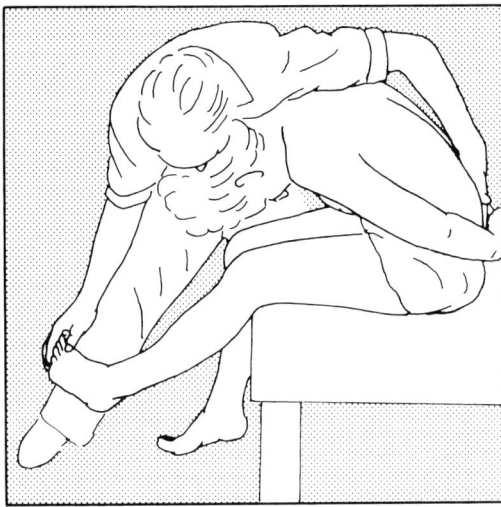

Abb. 4.24. Aktive Dorsalflexion des Fußgelenks bei gleichzeitiger Knieextension und Überdruckeinwirkung auf die Wirbelsäule

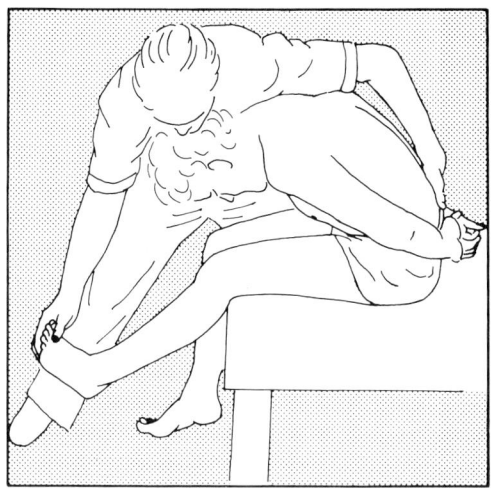

Abb. 4.25. Aufrichten des Nackens bis zur neutralen Position während des Slump-Tests

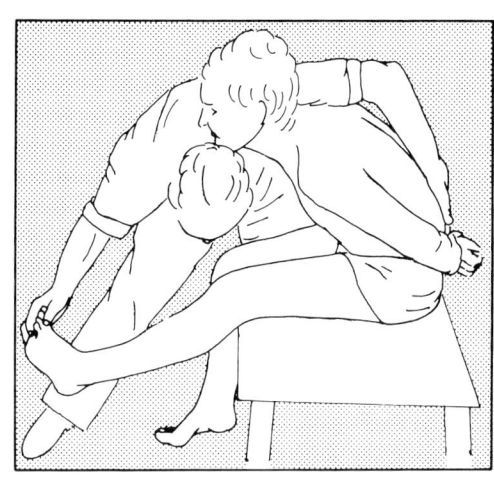

Abb. 4.27. Beurteilung des vergrößerten Ausmaßes der Knieextension sowie der Dorsalflexion des Fußes bei extendiertem Kopf und Nacken

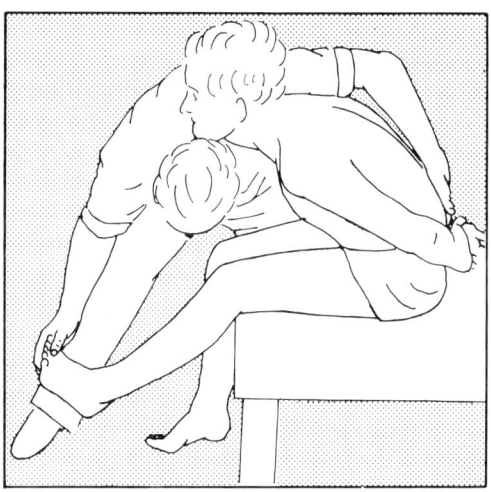

Abb. 4.26. Extension von Kopf und Nacken während des Slump-Tests

6. Während diese Position von der Nackenflexion bis zur Knieextension beibehalten wird, wobei die Physiotherapeutin sich vergewissert hat, daß die Symptome stabil und gleichförmig bleiben, übt sie nach wie vor den gleichen Druck auf die Flexion im Brust- und Lendenwirbelbereich aus, während sie gleichzeitig die Nackenflexion etwas zurücknimmt, bis der Kopf des Patienten die neutrale Position (Abb. 4.25) oder die extendierte Position (Abb. 4.26) einnimmt. Dann wird der Patient gebeten, präzise zu beschreiben, was jetzt mit seinen Beschwerden geschieht. In der vollständig zusammengesunkenen Haltung ist die Knieextension vielleicht nicht vollständig möglich. Sollte er nicht in der Lage sein, das Knie ganz zu strecken, wird er, nachdem die Nackenflexion zurückgenommen wurde, gebeten, das Knie weiter zu strecken, falls er dies kann. Das Ausmaß der in dieser neuen Position möglichen Extension sowie eventuell auftretende Schmerzreaktionen werden notiert (Abb. 4.27).

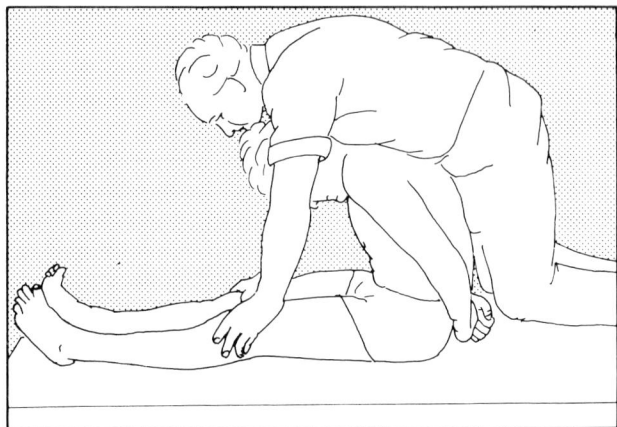

Abb. 4.28. Der Slump-Test in Sitzhaltung mit vollständig aufliegenden Beinen

Dieser Test ist für alle Ebenen der Wirbelsäule von Bedeutung und sollte deshalb Bestandteil der Untersuchung bei Beschwerden im Bereich der Halswirbelsäule wie auch der Lendenwirbelsäule sein. Falls für eine sachgerechte Beurteilung eine noch festere Druckeinwirkung erforderlich ist, kann das Verfahren auch in der Weise durchgeführt werden, daß sich der Patient noch weiter zurücksetzt, so daß die Beine in voller Länge gestreckt auf der Liege aufliegen (Abb. 4.28).

Bei der Beurteilung der Befunde aus dem Test sind die Schmerzreaktionen, besonders im Zusammenhang mit der Entspannung der Nackenflexionskomponente, das wichtigste Kriterium. Eine schmerzfreie Einschränkung von 30° bei der Knieextension kann ebenso normal sein wie Schmerzen, die zentral auf der Ebene von T9, T10 empfunden werden (Maitland 1980).

Passive physiologische Bewegungen der Wirbelsäule

Die weniger spezifischen passiven Bewegungstests für den Bereich der Wirbelsäule sollen hier kurz beschrieben werden, wenngleich sie relativ naheliegend sind.

Die physiologischen Bewegungen der Flexion, Extension, Lateralflexion und Rotation im Sitzen und Stehen können passiv in der nichtgewichtsbelasteten Position wiederholt werden. Dieser sehr allgemeine Bewegungstest ist nur erforderlich, wenn festzustellen ist, ob eine Belastung des Gelenks die Schmerzen bei der Bewegung als solche beeinflußt.

Die physiologischen Bewegungen der Wirbelsäule werden passiv in liegender Stellung getestet. Die dabei angewandten Techniken sind, abgesehen von der Lateralflexion und Rotation der Lendenwirbelsäule, eindeutig und bedürfen keiner gesonderten Beschreibung. Die Lateralflexion im Bereich der Lendenwirbelsäule wird von der Physiotherapeutin in der Weise ausgeführt, daß die im rechten Winkel flektierten Knie und Hüften des Patienten unterstützt und seine Füße von ihr weg bewegt werden. Wenn die Rotation der Hüfte das Ende des Bewegungsbereichs erreicht hat, neigt sich das Becken seitlich und die Lateralflexion erfolgt dann im Bereich der

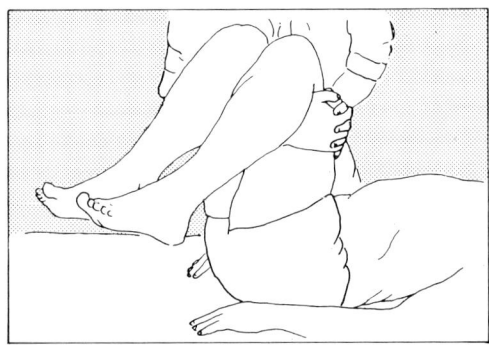

Abb. 4.29. Passive Lateralflexion der Lendenwirbelsäule

Lendenwirbelsäule. Die Lateralflexion in die entgegengesetzte Richtung wird in der Weise getestet, daß die Füße des Patienten in die entgegengesetzte Richtung bewegt werden (Abb. 4.29). Die Rotationsbewegung erfolgt durch Flexion jeweils einer der Hüften und Knie des Patienten im rechten Winkel und dadurch, daß das Knie quer zum Körper des Patienten bewegt wird, so daß mit Hilfe des Beins auch Becken und Lendenwirbelsäule gedreht werden.

Intervertebraltest durch Palpation

Im Zusammenhang mit der Untersuchung der Intervertebralbewegungen sind die im folgenden beschriebenen Verfahren die wichtigsten. Während einerseits die physiologischen Bewegungen des Patienten als normal erscheinen mögen, können andererseits die Palpationstests zur Untersuchung der Intervertebralbewegungen entsprechende positive Gelenkzeichen ergeben. Wenn ein Patient Nervenwurzelschmerzen verspürt und diese Schmerzen nur im distalen Bereich des Dermatoms empfunden werden, können die Symptome häufig durch die auf S. 93f. beschriebenen spezifischen physiologischen Bewegungen reproduziert werden. Dabei handelt es sich um die Tests mit Beibehalten einer bestimmten Körperhaltung und um die Quadrantentests. Die Methode, durch die diese Testbewegungen die Schmerzsymptome reproduzieren, ist die Veränderung der Position der schmerzempfindlichen Strukturen im Intervertebralbereich zueinander. Unter diesen Bedingungen können passive Bewegungstests der Intervertebralsegmente negativ sein. Im Gegensatz hierzu sind die Tests durch Palpation stets positiv, wenn der Patient vom Intervertebralgelenk ausgehende Symptome hat und bei der Bewegung der schmerzempfindlichen Strukturen im Wirbelkanal keine Anomalien auftreten. Es mag schwierig sein, diese Befunde zu ermitteln, doch wenn die Bewegungsrichtungen sachgerecht getestet werden, d.h. so, wie es in dem folgenden Abschnitt beschrieben wird, werden sich in einer oder mehreren Richtungen der Palpationsbewegung eindeutige Zeichen für Schmerz, Bewegungseinschränkungen oder Muskelspasmus feststellen lassen. Auch muß darauf hingewiesen werden, daß die aktive oder passive Untersuchung der physiologischen Bewegungen die akzessorischen Bewegungen der Intervertebralgelenke nicht miteinbeziehen, während die Bewegungstests durch Palpation mit den akzessorischen Bewegungen unmittelbar in Zusammenhang stehen.

Da es gewisse Unterschiede im Vorgehen bei der Untersuchung der verschiedenen Ebenen der Wirbelsäule gibt, soll jedes Verfahren einzeln für den jeweiligen Bereich der Wirbelsäule beschrieben werden. Die Beschreibung der Bewegungstests schließt sich dann an.

Die Palpation des dem abnormalen Intervertebralsegment zugehörigen Weichteilgewebes führt zu Erkenntnissen, die auf andere Weise nicht gewonnen werden können. Selbst wenn alle anderen physikalischen Tests negativ sind, ist hier die Palpation positiv. Grieve (1980) äußert sich nachdrücklich zu diesem Aspekt.

Ehe nun die Untersuchung durch Palpation besprochen werden soll, ist es notwendig, zunächst zu definieren, was unter der „idealen" Wirbelsäule, der „durchschnittlichen" Wirbelsäule und der „abnormalen" Wirbelsäule zu verstehen ist.

Die ideale Wirbelsäule

Die „ideale" Wirbelsäule besteht aus einer Reihe intervertebraler motorischer Segmente (d.h. Zwischenwirbelkörper- und Apophysealgelenke mit all ihren stützenden ligamentären und motorischen Strukturen), die in jeder Hinsicht normal sind, d.h. keines dieser Segmente ist in irgendeiner Form durch eine Verletzung, durch Abnutzung, durch eine strukturelle Anomalie oder Pathologie geschädigt. Jedes motorische Segment ist sozusagen perfekt.

Die durchschnittliche Wirbelsäule

Die „durchschnittliche" Wirbelsäule ist *keine* „ideale" Wirbelsäule. Sie besteht nicht aus einer Aufeinanderfolge ideal ausgebildeter motorischer Segmente. Eines oder mehrere davon ist bzw. sind auf eine bestimmte Art „anomal", auch wenn sie keinerlei Beschwerden mit schwerwiegenden Folgen verursachen.

Das Gelenk oder die Gelenke können aus folgenden Gründen unvollkommen sein:

1. wegen angeborener oder erworbener struktureller Anomalien;
2. wegen degenerativer Veränderungen; oder
3. aufgrund von Krankheitsprozessen durch Traumata.

Manche Leser werden die Genauigkeit der (im folgenden zu beschreibenden) Palpationstests in Frage stellen, wenn es um die Bestimmung des Intervertebralgelenks geht, das für das Syndrom des Patienten verantwortlich ist. Jull (1984) sagt dazu im Vorbericht zu einem Forschungsprojekt folgendes:

> „Die Schlußfolgerung, die vorläufig aus dieser Studie gezogen werden kann, ist die, daß eine manuelle Diagnose, von einer ausgebildeten Manualtherapeutin vorgenommen, konstant und genau zu bestimmen vermag, welches die verursachende Ebene von Schmerzen aus der Wirbelsäule ist, die durch die medialen Äste der Rami dorsales geleitet werden. In dieser Hinsicht ist eine manuelle Diagnose ebenso genau wie röntgenologisch kontrollierte Diagnoseblocks."

Unter den in diesem Abschnitt diskutierten Aspekt gehören folgende Tests zur Palpationsuntersuchung:

1. Hauttemperatur und Schweißabsonderung
2. Veränderungen des Weichteilgewebes
3. Lage der Wirbel
4. Bewegung der Wirbel.

Bei der Untersuchung der Wirbelsäule liegt der Patient auf dem Bauch, und die Haut wird zunächst auf Schweißabsonderungen und Temperatur untersucht. Dem schließt sich eine Palpation zur Ermittlung von Muskelspasmen und zur Überprüfung der allgemeinen Gewebespannung an. Vor einer Untersuchung der Intervertebralbewegungen sollte die Lage der einzelnen Wirbel im Verhältnis zu den jeweils angrenzenden Wirbeln beurteilt werden. Etwaigen Anomalien, die man bei dieser Beurteilung feststellt, sollte keine allzu große Bedeutung beigemessen werden, da sie nur dann relevant sind, wenn sie röntgenologisch nachgewiesen werden können.

Die „durchschnittliche" Wirbelsäule weist entsprechend ihrer Definition keine schwerwiegenden Symptome auf; dies muß jedoch näher qualifiziert werden. Manche Personen haben überhaupt keine Symptome, während andere gewisse Symptome zeigen, die sie aber als „normal" hinnehmen.

Bei der „durchschnittlichen" Wirbelsäule sind drei Arten von Mangelhaftigkeit zu unterscheiden:

1. Es gibt Menschen, deren Wirbelsäule durch eine angeborene oder erworbene strukturelle Anomalie benachteiligt ist. Beispiele hierfür sind ein gespaltener Dornfortsatz, bei dem einer der Fortsätze fehlt, ein nach links oder rechts geneigter Dornfortsatz (Abb. 4.30), oder eine angeborene Fusion zwischen dem 2. und 3. Halswirbel, was nicht außergewöhnlich ist. Solche

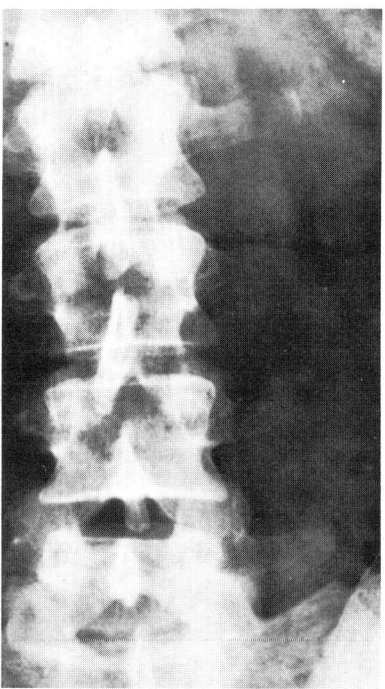

Abb. 4.30. Wirbelsäule, die durch abweichende Dornfortsätze der Lendenwirbelsäule benachteiligt ist. (Aus Australian Journal of Physiotherapy, 28, 1982, mit freundlicher Genehmigung des Autoren und des Verlages)

Anomalien sind an sich schmerzlos, doch andererseits ein Indiz entweder für eine Asymmetrie oder dafür, daß angrenzende Intervertebralsegmente einer stärkeren Belastung ausgesetzt sind.
2. Trotz degenerativer intervertebraler Veränderungen, die auf Verschleißerscheinungen, alte Traumata oder alte, noch nicht vollständig inaktive Krankheitsprozesse zurückzuführen sind, zeigen manche Patienten überhaupt keine Symptome. Bei manchen Personen dieser Gruppe ist die Wirbelsäule, wenn sie palpiert oder gedehnt wird, schmerzlos, während bei anderen etwas Schmerzen oder Unbehagen auftreten. Auch innerhalb dieser letztgenannten Gruppe mit degenerativen Erscheinungen in den Intervertebralgelenken gibt es Patienten mit Symptomen, die diese selbst als normal klassifizieren. Wird deren Wirbelsäule palpiert oder gedehnt, treten immer gewisse Schmerzempfindungen auf (im Gegensatz zu der zuvor erwähnten Gruppe, bei der entweder kein Schmerz oder nur ein gewisses Unbehagen auftritt). Innerhalb dieser Untergruppierungen unterscheidet sich die Gruppe 1) (d.h. jene mit angeborenen oder erworbenen strukturellen Anomalien) grundlegend von der Gruppe 2) (jener mit Anomalien, die mit degenerativen Erscheinungen oder traumatischen Veränderungen in Zusammenhang stehen) und sollte auch entsprechend beurteilt werden. Sie sind nur „benachteiligt", weil die einzelnen Segmente in jeder anderen Hinsicht der „idealen" Gruppe zuzuordnen sind.
3. Zu dieser Gruppe gehören Patienten, deren Halswirbelsäule Anzeichen von Veränderungen der Gelenke zeigt, die auf einen Krankheitsprozeß oder ein Trauma zurückzuführen sind, und Symptome haben, deretwegen sie vielleicht eine entsprechende Behandlung erhalten haben, wobei sie diese Symptome als normal ansehen, obgleich sie ihr normales Leben in gewisser Weise beeinträchtigen. Bei der Untersuchung sind hier die Gelenkbewegungen schmerzhaft, wenn sie gedehnt werden; auch die Palpationsbefunde sind offensichtlich.

Die anomale Wirbelsäule

Von einer „anomalen" Wirbelsäule spricht man, wenn der betreffende Patient sich aufgrund einer symptomatischen Wirbelsäule in Behandlung begibt. Die Untersuchung ergibt in diesem Fall signifikante vergleichbare Zeichen bei der Palpation der entsprechenden Intervertebralebene. Die Bewertung „anomal" bezieht sich dabei in erster Linie auf eine anomale Ausprägung der Symptome und nicht auf anomale Gelenke als solche, die, wie bereits gesagt, durchaus vollständig schmerzlos sein können.

Eine solche Klassifizierung in verschiedene Gruppen verdeutlicht wichtige klinische Zusammenhänge zwischen Symptomen und Untersuchungsbefunden, die durch die Untersuchung mit Palpation beurteilt werden können. Diese Einteilung versetzt die Physiotherapeutin in die Lage, die Unterschiede zwischen Palpationsbefunden, die sich auf bestimmte Symptome des Patienten beziehen, und solchen zu erkennen, die nicht unbedingt damit in Zusammenhang stehen. Solche Differenzierungen können dann auch auf die mit der Behandlung verknüpften Erwartungen ausgedehnt werden. So ist es z.B. möglich, Palpationsbefunde dahingehend zu interpretieren, daß die realistische Zielsetzung der Behandlung eher auf einen minimal symptomatischen oder einen schmerzfreien „Durchschnitts"-Status gerichtet sein kann als auf einen „idealen" Status.

Leider gibt es nur sehr wenige Personen in der Altersgrupe der über 40jährigen, bei denen der Zustand der intervertebralen Gelenke insgesamt als „ideal" bezeichnet werden kann. Die meisten Menschen sind aus dem einen oder anderen Grund einer der „Durchschnitts"-Gruppen zuzuordnen. Wenn eine Gruppe von 40jährigen Personen, die keine Schmerzen oder sonstige Beschwerden haben, und den Zustand ihres Nackens als normal bezeichnen, durch Palpation untersucht würden, wäre fast bei allen diese oder jene Anomalie festzustellen.

Wenn eine solche Person plötzlich Schmerzen im Bereich der Wirbelsäule verspürt und sich deshalb in Behandlung begibt, erhebt sich die Frage, wie zwischen den Befunden zu differenzieren ist, die sich auf das momentane Problem beziehen, und jenen, die vor dem plötzlichen Auftreten der Nackenschmerzen bereits vorhanden waren. Eine ähnliche Schwierigkeit ergibt sich, wenn zu bestimmen ist, bis zu welchem Grad die körperliche Behinderung auf ein erst kurz zurückliegendes Trauma zurückgeführt werden kann, und in welchem Umfang sie auf bereits zuvor bestehende, jedoch nicht schmerzhafte „Durchschnitts"-Befunde an den Gelenken zurückzuführen ist.

Frische oder alte Gewebeveränderungen

Wenn ein Intervertebralgelenk plötzlich aus keinerlei ersichtlichem Grund schmerzhaft wird, haben mit großer Wahrscheinlichkeit Veränderungen der Gelenkstrukturen stattgefunden.

Wenn diese vor kurzem entstandenen Veränderungen an einem „idealen" Gelenk aufgetreten sind, haben die Befunde, die sich aus einer Untersuchung durch Palpation ergeben können, ausschließlich den Charakter „neuer" oder „vor kurzem entstandener" Erscheinungen, wie z. B. bei einer Verstauchung des Fußgelenks.

Wenn diese erst kurze Zeit zurückliegenden Veränderungen an einem asymptomatischen „durchschnittlichen" Halswirbelgelenk entstanden sind, wird die Physiotherapeutin bei der Untersuchung durch Palpation feststellen, daß neue Veränderungen die älteren „durchschnittlichen" Veränderungen überlagert haben.

Gelingt es, eine Differenzierung zwischen neuen und alten Veränderungen vorzunehmen, wird dadurch die Prognose, sowohl was den Erfolg der derzeitigen Behandlung als auch die Wahrscheinlichkeit künftiger Rückfälle betrifft, erleichtert. Die Fertigkeit und Geschicklichkeit, die erforderlich sind, um zu einer solchen Diagnose zu gelangen, können erlernt werden.

Wenn solche neueren Gewebeveränderungen in einem symptomatisch „durchschnittlichen" Segment eingetreten sind, haben „neuere" Veränderungen diejenigen überlagert, die bereits schmerzhaft waren, wenn sie gedehnt oder palpiert wurden. Da der Patient vor der Verschlimmerung seines Zustandes bereits Beschwerden hatte, dürften die tastbaren Veränderungen nicht so „alt" gewesen sein wie die der schmerzfreien „Durchschnitts"-Gruppe zugehörigen Veränderungen. Eine Differenzierung zwischen den „neuen" und „alten" Veränderungen ist unter diesen Umständen viel schwieriger.

Die Fähigkeit, zwischen diesen Strukturveränderungen zu differenzieren, kann unerfahrenen Praktikern nur schwer vermittelt werden, doch kann zumindest die „Methode" der gedanklichen Ausrichtung und Beurteilung gelehrt werden, die die Grundlage für die Entwicklung der notwendigen Fertigkeiten bildet.

Durch Palpation lassen sich die folgenden Arten von Anomalien ermitteln:

Veränderungen der Weichteilgewebe

Diese Veränderungen finden sich in den ligamentären Geweben, den Kapsel-, Muskel- und Bindegeweben in Form von Verdickungen oder von Muskelspasmus. Die Palpation kann hier einen schmerzhaften Zustand aufdecken.

Anomalien der ligamentären Gewebe und der Kapsel- und Bindegewebe erweisen sich beim „Fühlen" als um so härter, je älter sie sind, und um so weicher, je neueren Datums sie sind. Palpiert die Physiotherapeutin beispielsweise eine alte Kapselverdickung rund um das apophysäre Gelenk, fühlt sich dies an, wie wenn man gegen Leder drückt; es gibt aber auch Unterschiede in der Härte des ledrigen Gefühls. Eine Verdickung aus jüngeren Belastungen fühlt sich weicher oder schwammiger an und kann ein älteres lederartiges „feeling" überlagern. Eine Verdickung im Muskelgewebe ist meist diffuser und fühlt sich nie wie hartes Leder an. Trotzdem fühlt sich auch hier eine vorhandene Verdickung zäh an, wenn sie „alt" ist, während sie sich weicher anfühlt, wenn sie „neu" ist.

Knochenanomalien

Hier können durch Palpation folgende Anomalien festgestellt werden:

- abnorme Abweichung eines Dornfortsatzes von der Mittelachse mit oder ohne Vertebralrotation;
- Fehlen eines Fortsatzes beim gespaltenen Dornfortsatz;
- anomale Position eines Halswirbels im Verhältnis zum angrenzenden Wirbel;
- osteoarthrotisch bedingte Entstehung eines Osteophyten an den Rändern der Intervertebralgelenke.

Fehlbildungen in Form einer Abweichung des Dornfortsatzes bzw. einer veränderten Lage der Wirbel können durch eine Röntgenuntersuchung bestätigt werden. Wenn ein Befund einer abweichenden Stellung bereits lange besteht, wird auch die Form des Alignments der Wirbel eine Abweichung von ihrer ursprünglich symmetrischen Ausrichtung zeigen, um die veränderte Position auszugleichen. Die abnormalen Befunde der Gelenkfortsätze, die auf osteoarthrotische Veränderungen hindeuten, können durch Palpation problemlos diagnostiziert und durch eine Röntgenaufnahme bestätigt werden. Wenn die Veränderungen „alt" und vollständig inaktiv sind, sind die Knochenränder der Exostosen hart und glatt ohne Zeichen einer lederartigen oder weichen Überdeckung.

Bewegungsanomalien

Diese Veränderungen äußern sich in folgenden Erscheinungen:

- Hyper- oder Hypomobilität;
- abnorme Bewegungsqualität innerhalb des Bewegungsspielraums;
- Steifigkeit und Spasmen.

Solche pathologischen Veränderungen können ausnahmslos durch Palpation ermittelt werden, die so durchgeführt wird, daß jeweils eine intervertebrale Bewegung herbeigeführt wird. Anomalien des Bewegungsablaufs sollten in der Weise qualifiziert werden, daß nicht nur der mögliche Bewegungsspielraum untersucht und beurteilt wird, sondern auch alle Veränderungen des normalen uneingeschränkten Bewegungsablaufs innerhalb des Bewegungsbereiches bis zum Ende des vorhandenen Ausmaßes. Die Bewegung kann durch Faktoren wie arthrotische Veränderungen, Kontrakturen der stützenden Kapsel- und ligamentösen Strukturen oder durch protektive Muskelspasmen beeinträchtigt werden.

Eine „alte" Hypomobilität bewirkt eine abrupte Bewegungseinschränkung am Ende des vorhandenen Bereichs, wobei die Bewegung vor dem Ende des Bereichs glatt und reibungsfrei verläuft. Eine „neue" Hypomobilität bewirkt andererseits ein Einsetzen von Steifigkeit an einer früheren Stelle des Bewegungsspielraums und führt zu allmählich sich verstärkenden Widerstandsempfindungen bis zu der Stelle, wo der Bewegungsspielraum endet. Mit anderen Worten: hier besteht ein „Widerstand durch den gesamten Bewegungsspielraum". Kommt es während der Bewegung zu einer Krepitation, ist diese schmerzlos, solange sie nicht mit den derzeitigen Symptomen in Zusammenhang steht; sie ist jedoch schmerzhaft, wenn dies der Fall ist.

Bei „idealen" Gelenken ist die Bewegung schmerzlos, wenn die synovialen Gelenkflächen unter starker Kompression bewegt werden (Maitland 1980). Es gibt Fälle, in denen Schmerzen durch eine größere Amplitude des Bewegungsbereichs empfunden werden, die manchmal verstärkt werden können durch kräftige Kompression der Gelenkflächen, während das Gelenk durch die gleiche Amplitude des Bewegungsspielraums bewegt wird.

Schmerzreaktion

Die Schmerzreaktion des Patienten während der Palpationsuntersuchung der Gewebe und Bewegungen zu beobachten ist äußerst wichtig. Die Schmerzen oder Beschwerden können dabei entweder durch den gesamten Bewegungsspielraum empfunden werden oder nur am Ende des vorhandenen Bereichs. Der Schmerz kann als tiefliegend empfunden werden oder die Symptome des Patienten reproduzieren.

Sowohl bei „neuen" als auch bei den „alten" Situationen kann es zu oberflächlichen oder tiefliegenden lokalen Schmerzempfindungen kommen. Verspürt der Patient starke Schmerzen, wenn nur ein mäßiger Druck auf die Weichteilgewebe ausgeübt wird, oder wenn dieser mäßige Druck ausgeübt wird, um eine Bewegung herbeizuführen, so ist dies stets ein „neuer" Schmerz. Wenn ein Patient über ausstrahlende Schmerzen klagt, die durch Palpation reproduziert werden können, deutet dies darauf hin, daß dieser Schmerz mit einer „neuen" Störung in Zusammenhang steht.

Im folgenden wird das routinemäßige Vorgehen bei der Palpationsuntersuchung beschrieben, und die allgemeinen Befunde, die sich dabei ergeben, werden der Reihe nach im einzelnen erläutert.

Allgemeine routinemäßige Palpation

Die Untersuchung durch Palpation wird routinemäßig in einer bestimmten Reihenfolge durchgeführt. Zunächst liegt der Patient auf dem Bauch und zwar so, daß keine Lateralflexion oder Rotation erfolgt, und sich die Wirbelsäule in neutraler mittlerer Flexions- und Extensionsstellung befindet.

Temperatur und Schweißabsonderung

Die erste Maßnahme sollte darin bestehen, die Rückenpartie zu palpieren, um festzustellen, ob sich durch eine entzündliche Affektion eine Temperaturerhöhung ergeben hat. Zur Beurteilung wird hier die Rückseite der Finger benutzt. In ähnlicher Weise wird auch die Schweißabsonderung beurteilt.

Die Temperaturschwankungen im Wirbelsäulenbereich zeigen normalerweise eine spindelförmige Verteilung, wobei die wärmeren Bereiche in etwa bei T4± und L4± zu finden sind.

Veränderungen des Weichteilgewebes

Um das Vertrauen des Patienten zu gewinnen, sollte die Physiotherapeutin in der zweiten Phase mit den Händen und Fingern in allgemeinen Bewegungen über den entsprechenden Teil des Rückens streichen wie bei einer wohltuenden kreisförmigen Massage, wobei sie einen allgemeinen Eindruck von dem Zustand der oberen Weichteilgewebsschichten gewinnt. Dies muß nicht länger als einige Sekunden dauern und ist von unschätzbarem Wert, um das Vertrauen des ängstlichen oder des extrem empfindlichen Patienten zu gewinnen.

Zu Beginn der mehr gezielten Untersuchung des Weichteilgewebes sollte der Bereich mit den Fingerkuppen der drei mittleren Finger palpiert werden.

Die Palpation wird fortgesetzt, indem die volle Länge der Kuppen von Mittel- und Ringfinger einer jeden Hand im Sulkus des Wirbelbogens (von der seitlichen Fläche des Dornfortsatzes bis zum seitlichen Rand des Gelenkfortsatzes) eingesetzt wird. Bei dieser Technik werden beide Hände im gleichen Rhythmus bewegt, indem die Haut mit den Fingerspitzen so weit auf und ab bewegt wird, wie dies möglich ist, während gleichzeitig die tastenden Finger einen sanften Druck auf die Muskelbäuche und andere Weichteilgewebe ausüben. Der Zweck dieses Vorgehens ist es, etwaige Verdickungsbereiche, Schwellungen und Verspannungen im Weichteilgewebe aufzuspüren wie auch etwaige Anomalien der allgemeinen Knochenkontur. Nachdem auf diese Art 2 oder 3 Auf- und Abwärtsbewegungen in dem betreffenden Bereich durchgeführt worden sind, werden die Finger 2 oder 3 cm nach kaudalwärts verlagert, um hier das beschriebene Verfahren zu wiederholen. Dieses wird dann fortgesetzt, indem die Finger die jeweils abwärts angrenzenden Bereiche palpieren. Wenn auf einer Ebene eine Anomalie festgestellt wird, kann man nochmals dorthin zurückgehen.

Nachdem über die großflächig eingesetzten Fingerkuppen ein allgemeiner ungefährer Eindruck gewonnen worden ist, sollte das Verfahren wiederholt werden, aber diesmal mit Spitze und Kuppe nur eines Fingers einer jeden Hand, wobei sich nun die Untersuchung vor allem auf die Bereiche konzentriert, wo Abweichungen von entsprechenden Normalbefunden festgestellt wurden.

Lage und Art einer Gewebeanomalie sollten einigermaßen genau bestimmt werden, so daß später eine ausführliche Bestimmung vorgenommen werden kann.

Die am häufigsten in dieser Phase der Untersuchung vorkommenden Befunde sind folgende:

1. allgemeine Verspannung des Muskelgewebes fast entlang der gesamten Wirbelsäule;
2. lokale Verdickungsbereiche unmittelbar neben einem oder mehreren Dornfortsätzen;
3. örtliche Verdickungen im größten Teil der Muskelmasse im mittleren Wirbelbogenbereich;
4. weiche Verdickungen über den hinteren Gelenkfortsätzen auf einer oder mehreren intervertebralen Ebenen;
5. harte knöcherne Verdickungen und Erhöhungen über den Apophysealgelenken;
6. verkürzte Ligamente oder örtlich begrenzte Verdickung in einem Abschnitt.

Knochenanomalien

Die Knochenpunkte und interspinalen Zwischenräume werden als nächstes palpiert. Mit den Spitzen beider Daumen wird zuerst der knöcherne Umriß der Dornfortsätze palpiert. Besonders wichtig ist es, die Position der Dornfortsätze in zwei Ebenen zu untersuchen. Die erste ist die zentrale Lage der Dornfortsätze in der Sagittalebene. Die zweite ist ihre ungefähre Lage entlang eines Bogens eines gleichmäßig ausgeformten Sagittalkreises. Dies bedeutet, daß die Dornfortsätze sich gleichmäßig entlang der lordotischen oder kyphotischen Kurve verändern sollten. Normale Variationen bezüglich der Tiefe oder des Vorstehens sollten jedoch berücksichtigt werden bei der Interpretation der Positionen in dieser Ebene. Häufig beobachtete Befunde werden in den betreffenden Kapiteln behandelt.

Bewegungsanomalien

Das Bewegungsvermögen wird in der Weise beurteilt, daß die Therapeutin zuerst mit der Spitze des Daumens gegen die Dornfortsätze drückt. Zwei oder drei oszillierende posteroanteriore Bewegungen werden abwechselnd auf jeder Ebene ausgeführt, wobei die Therapeutin ziemlich rasch auf der Wirbelsäule auf und ab fährt, bis sie einen allgemeinen vergleichenden Eindruck des Bewegungsvermögens sowohl in qualitativer Hinsicht als auch im Hinblick auf das Bewegungsausmaß gewonnen hat.

Die durch Druck auf die Dornfortsätze herbeigeführten Bewegungen können noch feiner beurteil werden, indem die Therapeutin die Richtung der Druckeinwirkung variiert, d. h. sie nach links, rechts, kranial- und kaudalwärts neigt. Auch Kombinationen dieser Neigungsrichtungen können vorgenommen werden. Dabei sollte nicht nur die Richtung der Druckeinwirkung variiert werden, sondern auch die Kontaktstelle auf dem Dornfortsatz; dies bewirkt auch eine Änderung in der Bewegung an dem Intervertebralgelenk.

Das gleiche Verfahren wird auf jeder Ebene der Gelenkfortsätze durchgeführt, wobei die Therapeutin die entsprechenden Bewegungen in benachbarten Ebenen sowie die Bewegung, die sie auf einer Intervertebralebene links festgestellt hat, mit der Bewegung auf derselben Ebene rechts vergleicht.

Ähnliche Variationen von Druckrichtung und Kontaktstelle werden, wie es für die Dornfortsätze beschrieben wurde, auch an den Gelenkfortsätzen vorgenommen. Eine der nützlichsten Testbewegungen für den Wirbelsäulenbereich erzielt die Therapeutin jedoch dadurch, daß sie den Daumendruck in einer kombinierten Richtung posteroanterior und medial ansetzt. Diese Bewegungsrichtung bewirkt eine maximale Gleitbewegung des apophysären Gelenks unmittelbar unter den Daumen. Wird diese Bewegungsrichtung durch den gesamten Bewegungsbereich ausgeführt, d. h. von der maximalen Öffnung bis zum maximalen Schluß des Foramen, ermöglicht dies eine überaus wertvolle Beurteilung der Flexibilität und Qualität der Bewegung am apophysären Gelenk. Auch kann die Therapeutin dadurch, daß sie ihre Hand- und Fingerhaltung verändert, diesen posteroanterioren Druck so ansetzen, daß eine Rotations- oder Lateralflexionsbewegung herbeigeführt wird.

Folgende Bewegungsanomalien können auf diese Weise festgestellt werden:
- eingeschränkter Bewegungsbereich oder Hypomobilität;
- Widerstand bei der Bewegung durch den Bewegungsbereich als Folge von Krepitation, Steifigkeit oder Muskelspasmus; und
- verschiedene Qualitäten des „Endgefühls".

Bei der Auswertung der Befunde ist es wichtig zu berücksichtigen, daß ein hypomobiles oder hypermobiles Gelenk nicht notwendigerweise ein schmerzhaftes Gelenk sein muß. Dessen ungeachtet müssen Qualität der Bewegung und Bewegungsausmaß analysiert werden, ehe die Physiotherapeutin versucht, die festgestellten Abnormitäten mit den möglichen Ursachen der Symptome des Patienten in einen Zusammenhang zu bringen.

Schmerzreaktion

Die nächste Phase der Untersuchung bezieht sich auf die Beurteilung der Schmerzreaktionen. Während der ersten zehn Untersuchungsphasen wird der Patient nicht aufgefordert, sich über seine Empfindungen zu äußern. Tatsächlich ist es empfehlenswert, den Patienten zu bitten, sich so lange nicht zu Beschwerden, Schmerzhaftigkeit oder Schmerzen zu äußern, bis er in einer späteren Phase der Untersuchung dazu befragt wird.

Nachdem die Physiotherapeutin die Feststellungen über Gewebe- und Knochenveränderungen, Bewegungsqualität und Bewegungsspielraum getroffen hat, wird es notwendig, die beobachteten Schmerzreaktionen zu diesen Feststellungen in Beziehung zu setzen. Dabei ist es nicht nur erforderlich zu wissen, welche Bewegungen entweder den Schmerz reproduziert haben, weswegen der Patient behandelt werden soll, oder nur einen lokalen Schmerz hervorgerufen haben; es muß auch festgestellt werden, ob die Schmerzempfindungen oberflächlich oder tieferliegend wahrgenommen werden. Es kann notwendig sein, einen festen Druck auszuüben, um eine genaue Bestimmung vornehmen zu können.

Ein steifes Gelenk muß nicht unbedingt auch Schmerzen hervorrufen; es kann jedoch durchaus dafür verantwortlich sein, daß ein benachbartes Gelenk schmerzhaft wird. Das gleiche gilt für Gewebeverdickungen.

Bewegung der Wirbel

Die Palpationsuntersuchung der Bewegungen beinhaltet Techniken, die sowohl bei der Behandlung als auch bei der Untersuchung angewandt werden. Mit Hilfe des Tests sucht die Physiotherapeutin nach Informationen nicht nur über den Bewegungsbereich, sondern auch über das „Endgefühl" des Bewegungsbereichs. Über das Schmerzverhalten innerhalb des gesamten Bewegungsbereichs und über die Qualität vorhandener Widerstände und Muskelspasmen. Solche Informationen werden für die physiologischen Bewegungen sowie für die akzessorischen Bewegungen bestimmt. Eine ausführliche Beschreibung der Techniken erfolgt in jedem Kapitel unter Bezugnahme auf die verschiedenen Abschnitte der Wirbelsäule.

Die passiven Intervertebralbewegungen werden durch Druck gegen tastbare Teile des Wirbels herbeigeführt. Diese Druckanwendungen sollten mit der richtigen Geschwindigkeit durchgeführt werden, so daß die Bewegung des Wirbels im Verhältnis zu den benachbarten Wirbeln beurteilt werden kann. Wird der Druck in Form einer einzelnen, langsam ausgeübten Bewegung angewandt, kann die Bewegung des Wirbels überhaupt nicht beurteilt werden. Wird der Druck zu rasch ausgeübt, ist nur ein Schütteln zu erkennen. Wird ein Druckimpuls gegeben, dann weggenommen und nochmals gegeben, was dann 2- oder 3mal pro s wiederholt wird, kann der Bewegungsspielraum mühelos beurteilt werden. Auch ist es wichtig, daß der Test höchstens aus 2 oder 3 Impulsen besteht, ehe der nächste Wirbel untersucht wird. Werden zu viele Impulse auf einen Wirbel ausgeübt, ehe man zu dem nächsten übergeht, sind die Vergleiche der Bewegungsbereiche weniger genau.

Die objektive Untersuchung

Bei der Untersuchung der Bewegung sollte die erste Druckanwendung äußerst sanft vorgenommen werden. Wird ein Bereich der Wirbelsäule auf diese Art behandelt, übt die Physiotherapeutin höchstens 2 oder 3 sanfte Druckeinwirkungen abwechselnd auf jeden Wirbelkörper aus. Ergibt sich bei solchen sanften Bewegungen keine Schmerzreaktion, vergrößert sie Amplitude und Tiefe der Bewegung, gibt aber auch dann nur 2 oder 3 Druckeinwirkungen pro Wirbel. Die Untersuchung sollte dann weiter in die Tiefe gehen, bis Schmerzen auftreten oder Anomalien entdeckt werden oder bis die erreichte Position der Bewegung zeigt, daß das Gelenk in dieser Richtung durch den gesamten Bewegungsspielraum schmerzlos ist. Treten während der Bewegung Schmerzen auf oder werden durch die Bewegung ein physischer Widerstand oder protektive Muskelkontraktionen ausgelöst, sollte der jeweils bis zu diesem Punkt erreichte Spielraum beurteilt werden. Gelegentlich kann es vorkommen, daß vor einer zweiten Untersuchung eine umfassende Beurteilung gar nicht möglich ist, weil die durch die Bewegung ausgelösten Schmerzen nicht evident werden, bis das Gelenk auf die erste Untersuchung reagiert hat.

Die Kostovertebralgelenke werden auf die gleiche Weise getestet wie die Intervertebralgelenke, außer daß jetzt der Druck nacheinander auf den jeweiligen Rippenwinkel ausgeübt wird.

Die drei Hauptrichtungen, in die der Druck auf die Wirbel angesetzt wird, sind folgende:

1. von hinten nach vorne (posteroanterior) auf den Dornfortsatz (Abb. 4.31 a);
2. posteroanterior auf die Gelenkfortsätze (Abb. 4.31 b);
3. quer (transversal) auf die Seitenfläche des Dornfortsatzes (Abb. 4.31 c).

Um die Art der Gelenkstörung genauer zu ermitteln, kann der Test dann ergänzend verfeinert werden, indem die Richtung der drei oben erwähnten Druckeinwirkungen sowie die Kontaktstelle mit dem Wirbelknochen wie folgt variiert werden.

Variation der Neigungsebene

Posteroanterior auf den Dornfortsatz

Die Richtung dieser Druckanwendungen kann wie folgt variiert werden:

1. durch eine Neigung in Richtung zum Kopf des Patienten (Abb. 4.32 a) und
2. eine Neigung in Richtung zu seinen Füßen (Abb. 4.32 b).

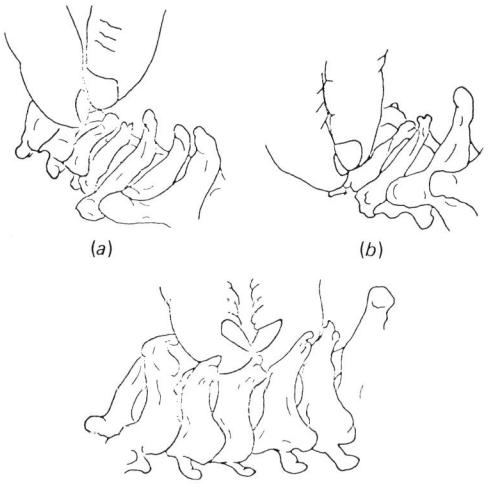

Abb. 4.31. **a** Posteroanteriorer Druck auf den Dornfortsatz. **b** Posteroanteriorer Druck auf den Gelenkfortsatz. **c** Transversaler Druck auf die Seitenfläche des Dornfortsatzes

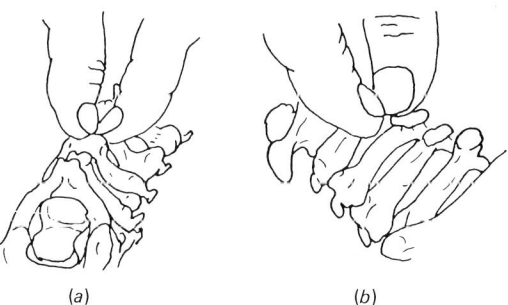

Abb. 4.32 a, b. Posteroanteriorer Druck auf den Dornfortsatz. **a** Schräg in Richtung zum Kopf des Patienten. **b** Schräg in Richtung zu den Füßen des Patienten

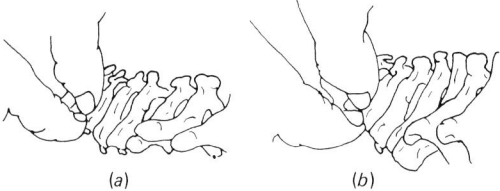

Abb. 4.33 a, b. Druck in posteroanteriorer Richtung auf den Gelenkfortsatz, **a** nach lateral schräg vom Dornfortsatz weg angesetzt; **b** nach medial schräg in Richtung zum Dornfortsatz angesetzt

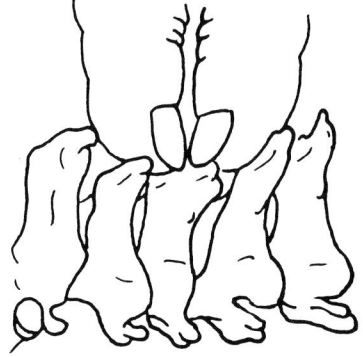

Abb. 4.34. Posteroanterior geneigter Transversaldruck gegen den Dornfortsatz

Posteroanterior über dem Gelenkfortsatz oder dem Querfortsatz

Dieser Test kann auf zwei Arten variiert werden. Erstens kann er seitlich:

a) in Richtung zum Kopf des Patienten; oder
b) in Richtung zu den Füßen (s. oben) durchgeführt werden.

Die zweite Variation besteht darin, den Druck in posteroanteriorer Richtung:

a) nach lateral schräg vom Dornfortsatz weg anzusetzen (Abb. 4.33 a); oder
b) nach medial schräg in Richtung zum Dornfortsatz hin anzusetzen (Abb. 4.33 b).

Transversaldruck gegen den Dornfortsatz

Dieser kann durch Neigung der Druckrichtung wie folgt variiert werden:

1. in Richtung zu den Füßen des Patienten; oder
2. in Richtung zum Kopf des Patienten.

3. Dabei ist es noch wichtiger, den Druck, der quer gegen die seitliche Fläche des Dornfortsatzes angesetzt ist, zu variieren in einem Bogen, der als posteroanteriorer Druck gegen den Wirbelbogen bzw. den Gelenkfortsatz auf derselben Seite des Wirbelknochens endet (Abb. 4.34).

Intervertebraltests durch Palpation

Die Abbildungen 4.35–4.37 zeigen die Richtung der in Abb. 4.32–4.34 gezeigten Druckanwendung auf die Dornfortsätze.

Bei Bewegungstests durch solche Palpationstechniken sollte der Wirbel als Kugel angesehen werden, die in jede Richtung bewegt werden kann (Abb. 4.38).

In ähnlicher Weise sollte, wenn z.B. ein Wirbel durch einen in transversaler Richtung ausgeübten Druck gegen seinen Dornfortsatz (Abb. 4.39) bewegt wird, der Bewegungseffekt, der davon auf andere Abschnitte des Wirbelkörpers ausgeht, visuell dargestellt werden (Abb. 4.40).

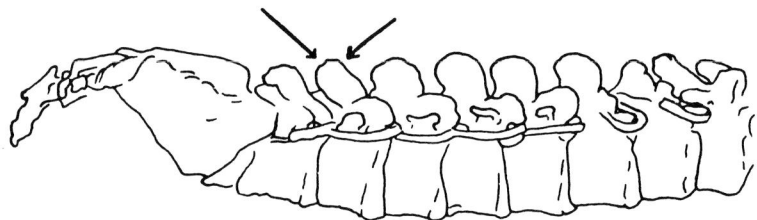

Abb. 4.35. Posteroanteriorer zentraler Druck, schräg kopf- und kaudalwärts ausgeübt

Die objektive Untersuchung

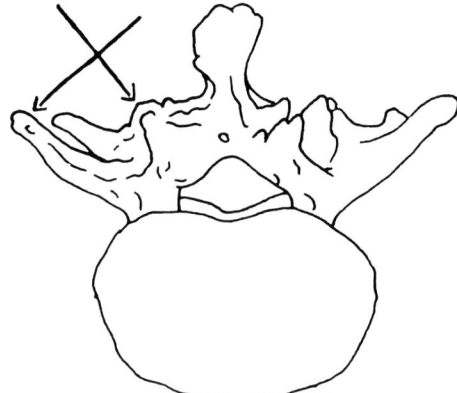

Abb. 4.36. Posteroanteriorer unilateraler Druck, medial und lateral schräg angesetzt

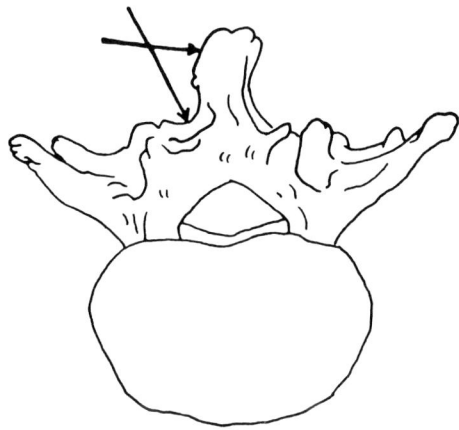

Abb. 4.37. Transversaldruck schräg transversal bis posteroanterior angesetzt

Wenn die Bewegungsrichtungen des durch Druckanwendung bewegten Wirbels visuell dargestellt werden, läßt sich auch leichter veranschaulichen, was mit dem oberhalb und unterhalb liegenden Wirbel geschieht (Abb. 4.41).

Variation der Kontaktstelle

Ähnlich wie der Winkel, unter dem jeweils der Druck auf die Wirbel ausgeübt wird, sollte auch die Kontaktstelle am Intervertebralgelenk variiert werden. Wenn beispielsweise das Gelenk C2/3 in der Weise untersucht wird, daß ein unilateraler vertebraler

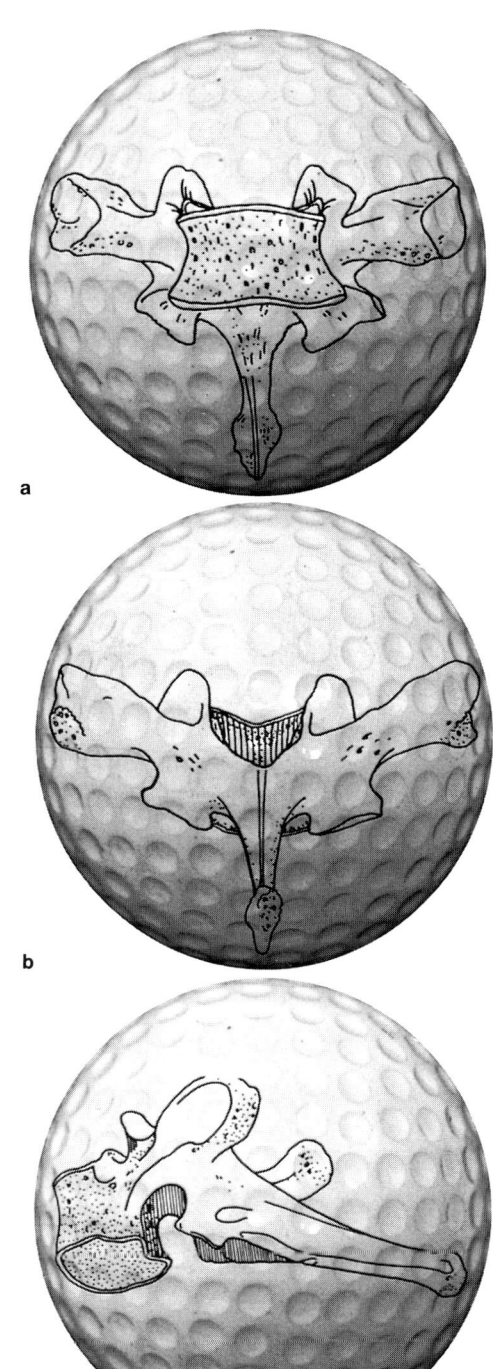

Abb. 4.38 a–c. Drei grafische Darstellungen eines Wirbelknochens auf einem Golfball zur Veranschaulichung seiner kugelförmigen räumlichen Ausdehnung. **a** Vorderansicht **b** Rückansicht **c** Seitenansicht

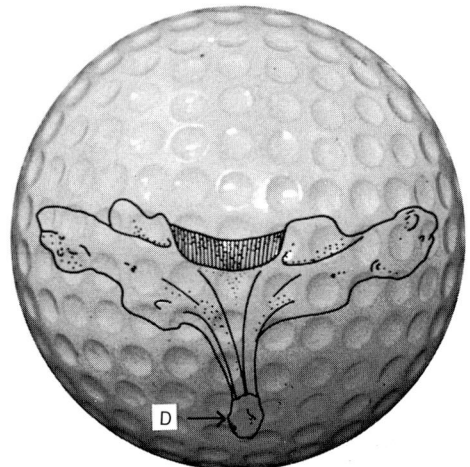

Abb. 4.39. Transversaldruck (*D*) auf den Dornfortsatz

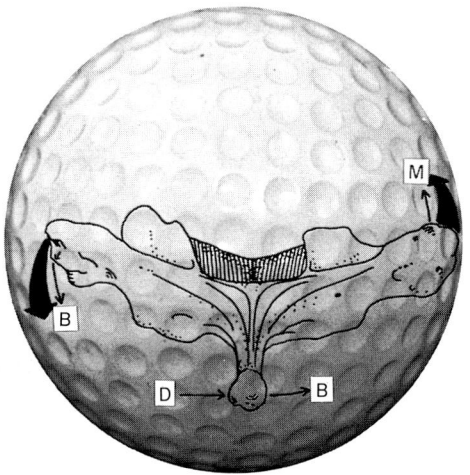

Abb. 4.40. Richtung der Bewegung (*B*) der Wirbelabschnitte, die durch den Transversaldruck (*D*) betroffen werden

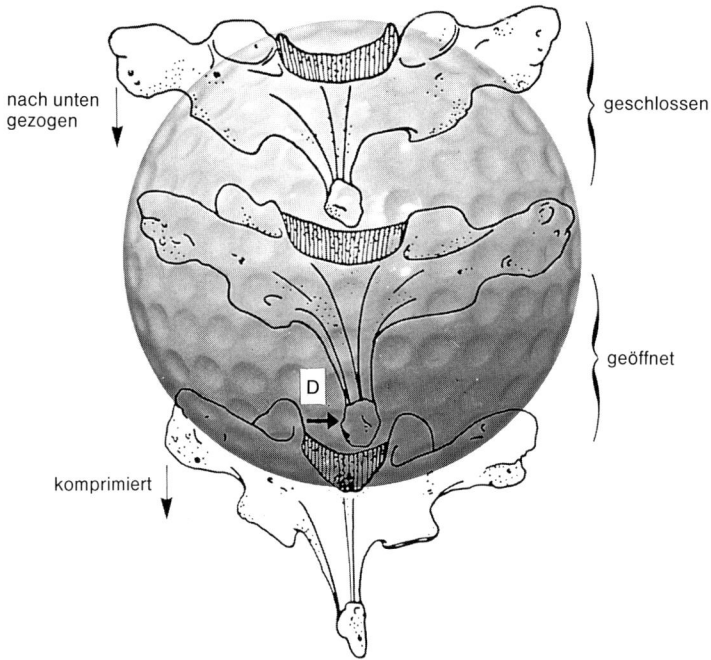

Abb. 4.41. Die Bewegung eines Dornfortsatzes wirkt sich auf die benachbarten Wirbelknochen aus. *D* Transversaldruck

Druck in posteroanteriorer Richtung linksseitig ausgeübt wird, sollte die Kontaktstelle durch Druck auf C2, danach auf C3 und schließlich auf die Verbindungslinie von C2/3 variiert werden. Diese Tests offenbaren bei sachgemäßer Ausführung nicht nur, welches Intervertebralgelenk „defekt" ist, und welche Gelenkbewegungen dadurch in Mitleidenschaft gezogen sind, sondern sie zeigen auch, auf welche Weise die jeweilige Bewegung beeinträchtigt wird.

Die objektive Untersuchung

Reaktionen auf die Bewegungen

Es gibt drei variable Kriterien, die die Physiotherapeutin berücksichtigen muß, wenn bestimmt werden soll, in welcher Weise das Bewegungsvermögen eines Gelenks beeinträchtigt ist; die Kriterien des Schmerzes, des Muskelspasmus (Schutzspasmus) und des physischen Widerstands. Es ist wichtig zu beachten, daß jeder dieser Faktoren zahlreiche unterschiedliche Verhaltensweisen aufweisen kann. So kann es sein, daß z. B. eine Schmerzempfindung nur dann auftritt, wenn eine Gelenkbewegung bis zum Ende des Bewegungsbereichs gedehnt wird, aber auch das Gegenteil kann der Fall sein, d. h. das Gelenk kann äußerst schmerzhaft sein, selbst wenn es sich in Ruhestellung befindet. Der Schmerz kann auch auf andere Weise variieren: Tritt er schon an einem frühen Punkt des Bewegungsbereichs des Gelenks auf, verschlimmert er sich nicht stets nach dem gleichen Muster, wenn das Gelenk weiter bewegt wird. Beispielsweise kann der während der Bewegung empfundene Schmerz recht gering sein, bis das Ende des Bewegungsausmaßes erreicht ist, um dann plötzlich sehr stark zuzunehmen. Andererseits kann der Schmerz im ersten Teil des Bewegungsbereichs beträchtlich an Intensität zunehmen, um dann bis zum Ende des Bewegungsausmaßes die gleiche Intensität beizubehalten (s. Anhang 1, S. 509). Verschiedene Muster des Schmerzverhaltens erfordern auch unterschiedliche Behandlungstechniken.

Der physische Widerstand, wie er durch eine Gewebekontraktur entsteht, kann ebenfalls in seiner Ausprägung erheblich variieren. So kann die Bewegung vor dem Ende des Bewegungsausmaßes absolut reibungsfrei sein, und erst am Ende der Beweglichkeit wird ein Widerstand empfunden. Die Amplitude und Stärke dieses leichten Widerstands können ihrerseits recht unterschiedlich sein (s. Anhang 2, S. 512). Diese Unterschiede beeinflussen auch die Wahl der anzuwendenden Behandlungstechnik.

Der Muskelspasmus ist die dritte variable Größe bei der normalen Gelenkbewegung. Der Bewegungsspielraum kann durch einen sehr starken Muskelspasmus eingeschränkt werden, oder es kann sich bei dem Spasmus um einen Typus handeln, der nur dann auftritt, wenn eine Gelenkbewegung auf eine bestimmte Art durchgeführt wird. Wird das Gelenk langsam und vorsichtig bewegt, kommt es zu keinem Muskelspasmus, erfolgt die Bewegung dagegen rasch und ruckartig, schützt ein solcher Spasmus das Gelenk davor, daß die Bewegung schmerzhaft wird. Die bei den Behandlungen durchgeführten Bewegungen müssen deshalb so modifiziert werden, daß sie der spezifischen Kombination und dem Verhalten von Schmerz, Widerstand und Spasmus jeweils entsprechen (s. Anhang 2, S. 514).

Wenn sich bestimmte passive Bewegungen bei der Untersuchung als schmerzhaft erweisen, sollte die Physiotherapeutin sich bemühen festzustellen, in welcher Phase des Bewegungsbereichs die Gelenkbewegung Schmerzen hervorruft. Sie sollte dann bestimmen, wie die Schmerzintensität oder der Schmerzbereich sich verändern, wenn die Gelenkbewegung im Bewegungsspielraum weitergeführt wird. Ist der Schmerz nicht allzu stark, und kann die Bewegung weitergeführt werden, sollte festgestellt werden, bis zu welchem Punkt des Bereichs die Bewegung möglich ist. Wenn aufgrund eines physischen Widerstands der volle Bewegungsspielraum nicht erreicht werden kann, sollte festgestellt werden, um welche Art von Widerstand es sich handelt, d. h. ob ein reflektorischer Muskelspasmus (Schutzspasmus) oder nur eine Verkürzung inaktiver Strukturen dafür verantwortlich ist.

Diese Tests führen zu wertvolleren Erkenntnissen über Gelenkstörungen als alle Befunde, die aus anderen Tests gewonnen werden können. In Anhang 1 und 2 wird ausführlich erläutert, wie das Fühlen dieser bei der Gelenkbewegung gefundenen Faktoren erlernt werden kann und wie diese zu Kommunikationszwecken und zur Vermittlung im Unterricht schematisiert aufgezeichnet werden können. Es genügt hier, darauf hinzuweisen, daß auf der Grundlage dieser Art der Untersuchung eine äußerst wertvolle und ausführliche Beurteilung der Bewegungen eines Intervertebralgelenks möglich ist.

Beim Testen dieser Bewegungen müssen drei spezifische Vergleiche vorgenommen werden, sobald eine Anomalie festgestellt wird:

1. ein Vergleich mit den Bewegungen der Gelenke oberhalb und unterhalb des getesteten Gelenks;
2. ein Vergleich mit den Bewegungen des Gelenks auf der entgegengesetzten Seite;
3. ein Vergleich mit den für dieses Gelenk als normal angesehenen Befunden.

Da die Tests in den verschiedenen Ebenen der Wirbelsäule unterschiedlich ausgeführt werden, sind sie für jede Ebene in dem jeweiligen Kapitel getrennt beschrieben; im folgenden werden allgemein relevante Informationen dargestellt.

Viele der als Bewegungstests der Intervertebralgelenke verwendeten Verfahren werden in den entsprechenden Kapiteln erläutert. Andere Tests (passive physiologische Intervertebralbewegungen) dienen nur der Beurteilung des Bewegungsspielraums. Kein einzelner Aspekt der Untersuchungstechnik kann für sich getrennt betrachtet werden. In der Tat vermittelt erst die Kombination aller Befunde aus den verschiedenen Tests eine zuverlässige Information über das Bewegungsvermögen. Die zuvor beschriebenen Tests, die auf der Palpationstechnik basieren, sind allerdings besonders wichtig, da sie den Bewegungsbereich, das Schmerzempfinden, den Widerstand und den Muskelspasmus für jedes getestete Intervertebralgelenk offenbaren. Damit verbunden ist auch die Untersuchung der akzessorischen Bewegungen und der physiologischen Bewegungen. Diese Tests können aber auch als sehr wirkungsvolle Behandlungstechniken eingesetzt werden.

Um Gelenkfunktionsstörungen zu verstehen und zu behandeln, ist es wichtig, daß die Physiotherapeutin in der Lage ist, die verschiedenen Wechselbeziehungen im Verhalten von Schmerz, Widerstand und Muskelspasmus innerhalb des Bewegungsbereichs zu erkennen. Am besten kann sie diese Faktoren beurteilen, indem sie sie in Form von Bewegungsdiagrammen graphisch veranschaulicht. Eine interessante Parallele kann aus C. P. Snow's Betrachtung über Geographie und Wirtschaft bezogen werden (1965):

„Die Geographie wäre ohne Landkarten unverständlich. Diese bringen eine Vielzahl verwirrender Fakten in eine Form, die ein unmittelbares Verständnis ermöglicht. Nun meine ich auch, daß die Wirtschaftswissenschaften im Grunde genommen nicht komplizierter sind als die Geographie, außer daß es in diesem Bereich um Dinge geht, die in Bewegung sind. Wenn nur jemand eine dynamische Karte erfinden würde."

Wenn das Wort „Wirtschaft" in dem Zitat durch die Worte „passive Bewegung" ersetzt würde, könnte das Bewegungsdiagramm durchaus auch als „dynamische Karte" verstanden werden. In Anhang 1 wird der theoretische Hintergrund des Bewegungsdiagramms beschrieben, und es wird im einzelnen erläutert, wie für jede Testbewegung ein Bewegungsdiagramm erstellt werden kann, gleichgültig, ob es sich dabei um eine Extension der Halswirbelsäule oder einen posteroanterioren Druck auf den Dornfortsatz C4 usw. handelt. Im Zusammenhang damit ist zu betonen, daß das Bewegungsdiagramm lediglich zwei Zwecken dienen soll, und zwar:

1. Die Anfängerin soll in die Lage versetzt werden, die mit ihren Händen palpierten Befunde zu analysieren, wenn sie ein Gelenk passiv bewegt.
2. Die Bewegungsdiagramme sollen als Kommunikationshilfen eingesetzt werden.

Passive physiologische Bewegungen der einzelnen Intervertebralgelenke

Diese Tests sind für jedes einzelne Wirbelgelenk verschieden. Es gibt zwei wichtige Situationen, in denen die Untersuchung eine Beurteilung der Flexion, Extension, Lateralflexion und Rotation bei dem einzelnen Intervertebralgelenk erfordert:

1. wenn eine vorausgegangene Untersuchung gezeigt hat, daß das in Mitleidenschaft gezogene Gelenk steif, aber nicht schmerzhaft ist;
2. wenn ein Gelenk sich plötzlich in einer anomalen Stellung fixiert hat.

Die Informationen, die sich aus einer solchen Untersuchung ergeben, werden auch verwendet, um eine mögliche Besserung des Bewe-

Die objektive Untersuchung

gungsspielraums aufgrund der Behandlung zu beurteilen. Um den Bewegungsspielraum abzuschätzen, bewegt die Untersucherin das Intervertebralgelenk durch das volle Bewegungsausmaß zwischen palpablen Teilen der beiden angrenzenden Wirbel. Diese Bewegung wird dann mit folgenden Aspekten verglichen:

1. dem Bewegungsvermögen, das bei den Gelenken proximal und distal des untersuchten Gelenks festgestellt wird;
2. mit dem Bewegungsvermögen, das auf der entgegengesetzten Seite festgestellt wird;
3. mit dem Bewegungsvermögen, das für das betreffende Gelenk bei dem betreffenden Patienten unter Berücksichtigung seines Alters, seines Körperbaus, seiner Beschwerden usw. als normal zu erwarten wäre.

Die Beschreibung der jeweiligen Testmethode für jedes einzelne Wirbelgelenk vom Okziput bis zum Sakrum folgt in den Kapiteln über die einzelnen Abschnitte der Wirbelsäule. Die Bewegungen werden dabei getestet:

1. innerhalb des vorhandenen Bewegungsbereichs; und
2. durch stärkere Druckanwendung am Ende des Bewegungsbereichs, um das maximal mögliche Bewegungsausmaß zu erfassen und das „Endgefühl" am Ende des Bereichs zu bestimmen. Die oszillierende Testbewegung wird hier im Vergleich zur oszillierenden Technik bei der Mobilisationsbehandlung etwas langsamer ausgeführt.

4.3.3 Differenzierungstests

Bei den Differenzierungstests handelt es sich um Spezialtests, die während der objektiven Untersuchung durchgeführt werden, um die Ursache der Symptome des Patienten unter gewissen erschwerten Bedingungen „herauszufiltern". Im Zusammenhang mit Problemen der Wirbelsäule lassen sich drei Differenzierungstests unterscheiden:

1. Es kann sich als notwendig erweisen festzustellen, ob eine schmerzhafte Störung von der Wirbelsäule ausgeht oder von einem peripheren Gelenk.
2. Vielleicht ist es auch erforderlich festzustellen, ob ein Schmerz von den Wirbelgelenken oder den schmerzempfindlichen Strukturen im Wirbelkanal oder den intervertebralen Foramen ausgeht.
3. Schließlich kann es, wenn ein auf T7 ausgeübter Druck die Schmerzsymptome des Patienten reproduziert, notwendig sein festzustellen, ob die Symptome von dem Gelenk zwischen T7/8 oder T6/7 ausgehen, besonders, wenn der gleiche Druck, jeweils auf T6 und T8 ausgeübt, schmerzlos ist.

Differenzierung zwischen Wirbelsäule und peripheren Gelenken als möglicher Schmerzursache

Ein Patient kann Symptome im Bereich der Gesäßmuskulatur haben, wobei routinemäßige Untersuchungen nicht eindeutig zeigen, ob die Beschwerden durch eine Störung im Bereich der Hüfte oder im Bereich der Wirbelsäule hervorgerufen werden. In bestimmten Fällen können jedoch Tests durchgeführt werden, die eine eindeutige Differenzierung zwischen diesen Bechwerden ermöglichen. Voraussetzung hierfür ist entweder, daß (1) der Patient in der Lage ist, eine Bewegung vorzuführen oder daß (2) die Untersucherin eine Bewegung findet, die die gleichzeitige Bewegung der Hüfte und der Wirbelsäule bedingt und die Symptome hervorruft. Unter solchen Umständen kann ein Differenzierungstest durchgeführt werden, der vier Teile umfaßt, d. h. vier verschiedene, jedoch miteinander in Zusammenhang stehende Tests. Jeder Test kann für sich getrennt durchgeführt werden, und jeder einzelne Befund kann durch einen der drei anderen Tests bestätigt werden.

Beispiel

Teil 1

Die Untersuchung zeigt folgendes: Wenn der Patient in aufrechtstehender Haltung seinen Rumpf ganz nach rechts dreht, ruft diese Position Schmerzen in seiner rechten Gesäßseite hervor (Abb. 4.42 a). Dies ergibt eine „Voraussetzung", wie sie oben angesprochen wurde; diese Bewegung kann zur Differenzierung zwischen Hüfte und Wirbelsäule als möglichem Ursprung der Schmerzsymptome eingesetzt werden.

1. Der Patient wird gebeten, sein linkes Bein vom Boden abzuheben und es so zu halten, während er seinen Rumpf nach wie vor nach rechts gedreht hält. Er dreht den Rumpf dann weiter nach rechts, während zusätzlich ein Überdruck ausgeübt wird, um sicherzustellen, daß der Schmerz nach wie vor reproduziert wird (Abb. 4.42 b).
2. Er legt dann die Hände auf die Schulter der Physiotherapeutin, um die Balance nicht zu verlieren, so daß die Hände der Untersucherin frei werden. Der Schmerz in der Gesäßseite muß in dieser Stellung nach wie vor vorhanden sein (Abb. 4.42 c).
3. Die Physiotherapeutin stabilisiert dann das Becken des Patienten; der in der rechten Gesäßseite hervorgerufene Schmerz wird dabei weiterhin reproduziert (Abb. 4.42 d). Danach wird der Patient gebeten:
   a) seine Lendenwirbelsäule nach links zu rotieren, d.h. die Lendenwirbelsäule zu derotieren (Abb. 4.42 e);

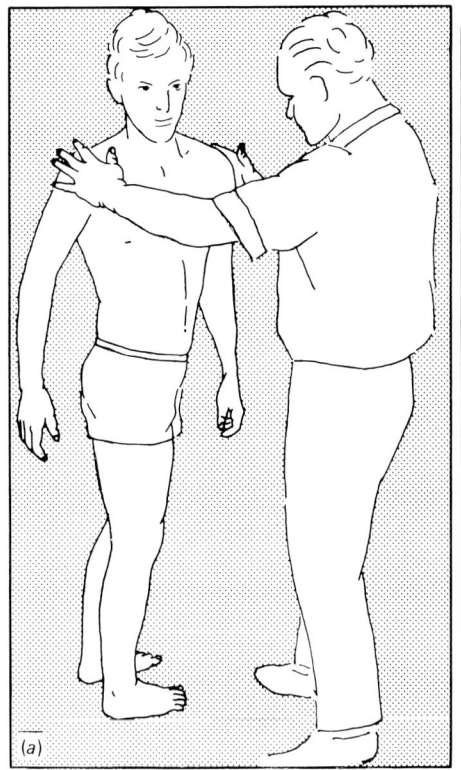
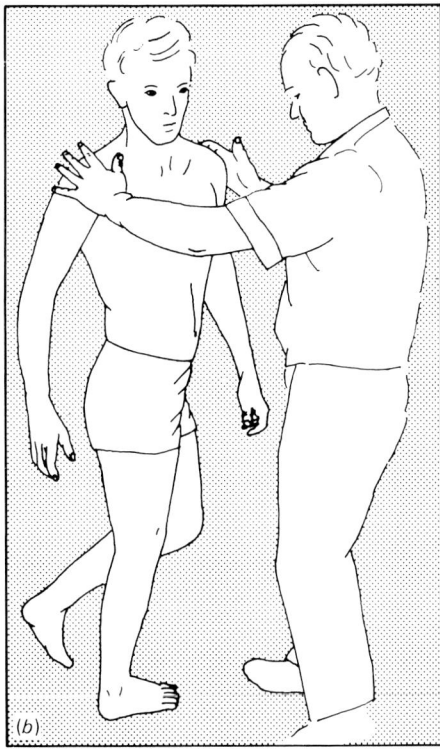

Abb. 4.42 a–f. Differenzierungstest, Schmerzen im Wirbelsäulenbereich und in einem peripheren Gelenk. Teil 1: **a** Rumpfrotation nach rechts; **b** der Patient balanciert auf dem rechten Bein, der Physiotherapeut wendet einen Überdruck an; **c** der Patient ist ausbalanciert; **d** Stabilisierung des Beckens; **e** Beibehalten der Hüftdrehung und Aufheben der Lumbalrotation. Teil 2: **f** Beibehalten der aufgehobenen Lumbalrotation und Verstärkung der Hüftrotation

Die objektive Untersuchung 121

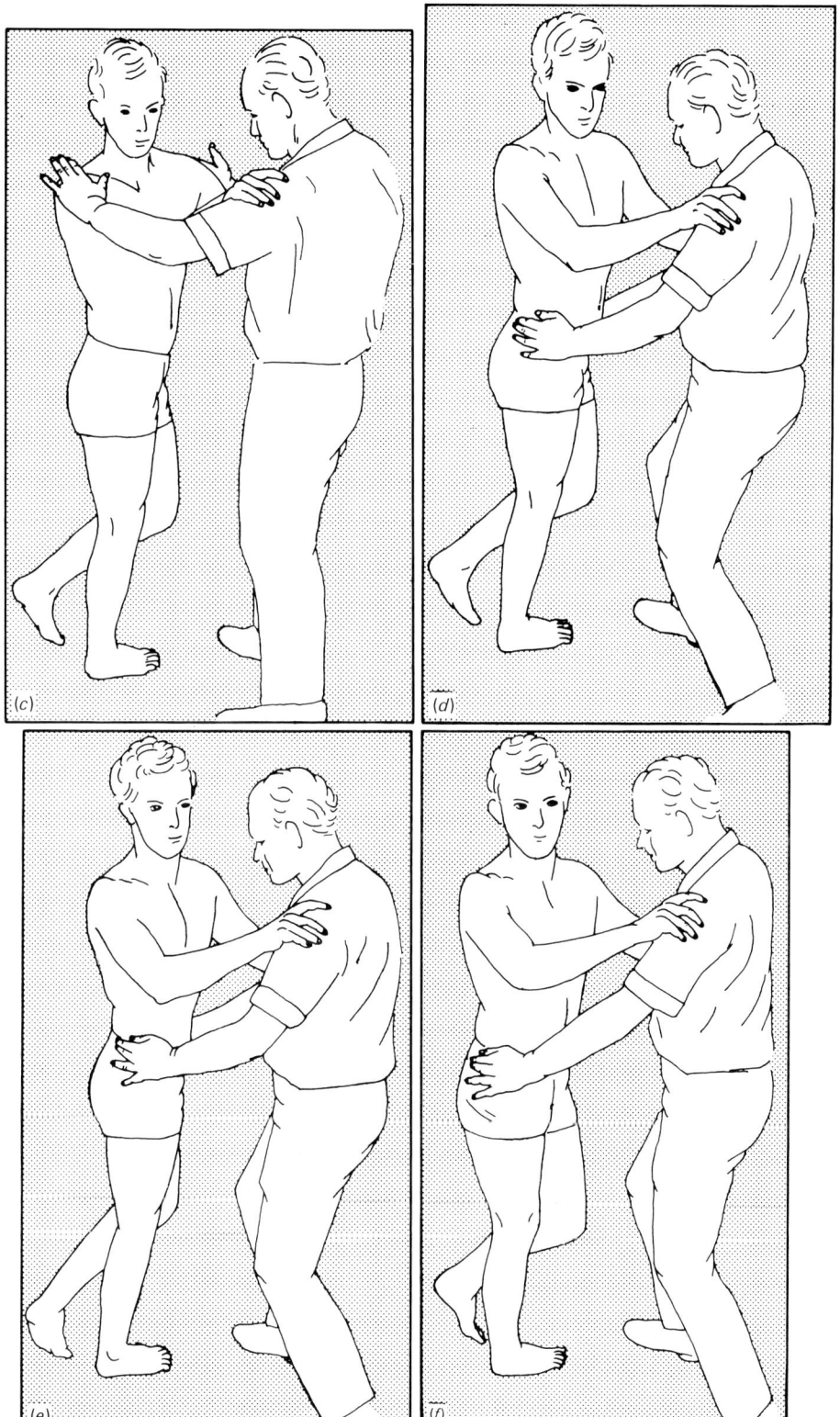

c–f

b) anzugeben, ob der Schmerz in der rechten Gesäßseite unverändert besteht (was dann der Fall ist, wenn der Schmerz durch eine Störung im Hüftbereich hervorgerufen wird) oder ob er nachgelassen hat (was der Fall ist, wenn der Schmerz durch eine Störung im Wirbelsäulenbereich hervorgerufen wird).

Teil 2
1. Von der oben beschriebenen Stellung der 3. Phase ausgehend stabilisiert die Physiotherapeutin das Becken des Patienten, um eine Drehbewegung zu unterbinden, und bittet ihn, den Rumpf noch weiter nach rechts zu drehen (Abb. 4.42 f).
   a) Werden die Schmerzen in der Gesäßseite durch eine Störung im Hüftbereich hervorgerufen, ändert sich der Schmerz nicht.
   b) Werden die Schmerzen in der Gesäßseite durch eine Störung im Wirbelsäulenbereich hervorgerufen, nimmt der Schmerz zu.

Teil 3
Der Patient steht auf dem rechten Bein und legt seine Hände auf die Schultern der Physiotherapeutin, während diese ihre Hände jeweils seitlich auf seinem Darmbeinkamm plaziert hält. Der Patient wird gebeten, das Becken (auf seinem rechten Bein), nach rechts zu drehen, ohne aber die Wirbelsäule zu drehen. Hat der Schmerz seinen Ursprung im Bereich der Lendenwirbelsäule, ist diese Testbewegung schmerzlos, geht er jedoch vom Hüftbereich aus, wird durch diese Bewegung der Schmerz hervorgerufen.

Teil 4
Während der Patient ausbalanciert auf dem rechten Bein steht und das Becken bewegungslos hält, wird er gebeten, den Körper nach rechts zu drehen. Wird der Schmerz durch eine Störung in der Wirbelsäule verursacht, entsteht jetzt der Schmerz in der rechten Gesäßseite. Liegt jedoch eine Störung im Hüftbereich vor, ist diese Testbewegung schmerzlos.

Differenzierung zwischen einem Gelenk und dem Wirbelkanal als möglicher Schmerzquelle

Ein Patient leidet an Schmerzen in der rechten Gesäßseite, die durch die vollständige Vorwärtsflexion in stehender Haltung hervorgerufen werden. Die Physiotherapeutin wendet Überdruck an (Abb. 4.43 a). Diese Schmerzen können durch die Bewegung der Lendenwirbelsäule oder durch die Bewegung der schmerzempfindlichen Strukturen im Wirbelkanal oder dem intervertebralen Foramen ausgelöst werden. Einer der hier in Frage kommenden Differenzierungstests besteht darin, daß der Patient gebeten wird, in voll flektierter Haltung (Abb. 4.43 a) sein Kinn zur Brust zu neigen und die Veränderung der Schmerzsymptome zu beschreiben. Kommt es zu keiner Veränderung, sollte ein Überdruck auf die Nackenflexion ausgeübt werden, dann werden die Schmerzsymptome neu beurteilt (Abb. 4.43 b). Wenn der Schmerz im Gesäßbereich durch die Nackenflexion verstärkt wird, muß die Störung eine im Wirbelkanal bzw. in den Foramina lokalisierte Komponente besitzen; verändern sich die Schmerzsymptome nicht, ist an der Störung offensichtlich keine solche Komponente beteiligt. Allerdings darf dabei nicht vergessen werden, daß der Fuß des Patienten in dieser Position nicht dorsalflektiert ist.

Der „Slump-Test" ist ein weiterer Test, durch den es möglich ist, zwischen einer Gelenkkomponente und einer Kanalkomponente zu differenzieren.

Differenzierung zwischen den einzelnen Intervertebralebenen als möglichen Schmerzquellen

Der dritte Differenzierungstest wird vorgenommen, wenn beispielsweise ein nach rechts gerichteter Transversaldruck auf die linke Seite des Dornfortsatzes von T7 linksseitige Symptome hervorruft, während die gleiche Bewegung, auf T6 und T8 ausgeübt, schmerzlos ist. Es erhebt sich dann die Frage, ob die Störung bei T7/8 oder T7/6 liegt. Zur Differenzierung sind hier folgende Maßnahmen

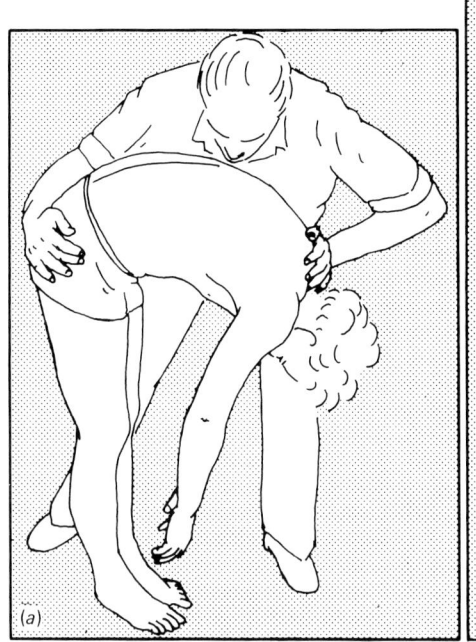 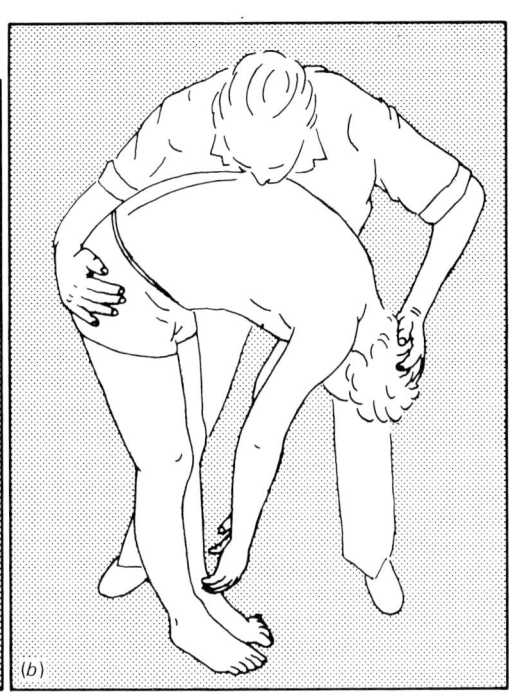

Abb. 4.43a, b. Differenzierungstest, Wirbelkanal- und Gelenkschmerzen **a** Lumbalflexion mit Anwendung von Überdruck; **b** zusätzlicher Überdruck auf die Nackenflexion

durchzuführen (um die Beschreibung zu vereinfachen, wird davon ausgegangen, daß die Symptome von T7/6 herrühren):

1. Auf T7 wird mit dem linken Daumen ein Transversaldruck ausgeübt, bis die linksseitigen Schmerzsymptome einsetzen. Der Wirbel wird dann in einer konstanten Position gegenüber T6 gehalten (Abb. 4.44a).
2. Mit dem rechten Daumen übt die Manualtherapeutin vorsichtig einen Transversaldruck gegen die rechte Seite des Dornfortsatzes von T8 aus. Da die Symptome von T7/6 ausgehen, kommt es zu keiner Veränderung der Schmerzreaktion, weil sich auch die Position von T7/6 nicht geändert hat (Abb. 4.44b).
3. Danach ändert die Physiotherapeutin die Richtung des Transversaldrucks auf T8, die bisher von links nach rechts verlief, so daß sie nun von rechts nach links geht. Erneut kommt es zu keiner Veränderung der Schmerzreaktion, weil sich die Position von T7/6 nicht geändert hat (Abb. 4.44c).
4. Sie ändert nun ihre Handstellung so, daß ihr rechter Daumen transversal auf T7 drückt, d.h. zur rechten Körperseite des Patienten hin, bis die Symptome erneut reproduziert werden (Abb. 4.44d).
5. T7 wird stationär im Verhältnis zu T8 gehalten, doch übt die Physiotherapeutin jetzt mit dem linken Daumen einen sanften Transversaldruck gegen die rechte Seite von T6 aus; selbst ein solcher sanfter Druck führt dazu, daß die linksseitig reproduzierten Symptome nachlassen, weil der Druck zwischen T6 und T7 aufgehoben worden ist (Abb. 4.44e).
6. Wird der Transversaldruck gegen T6 in umgekehrter Richtung gegeben, nimmt der Schmerz zu (Abb. 4.44f).

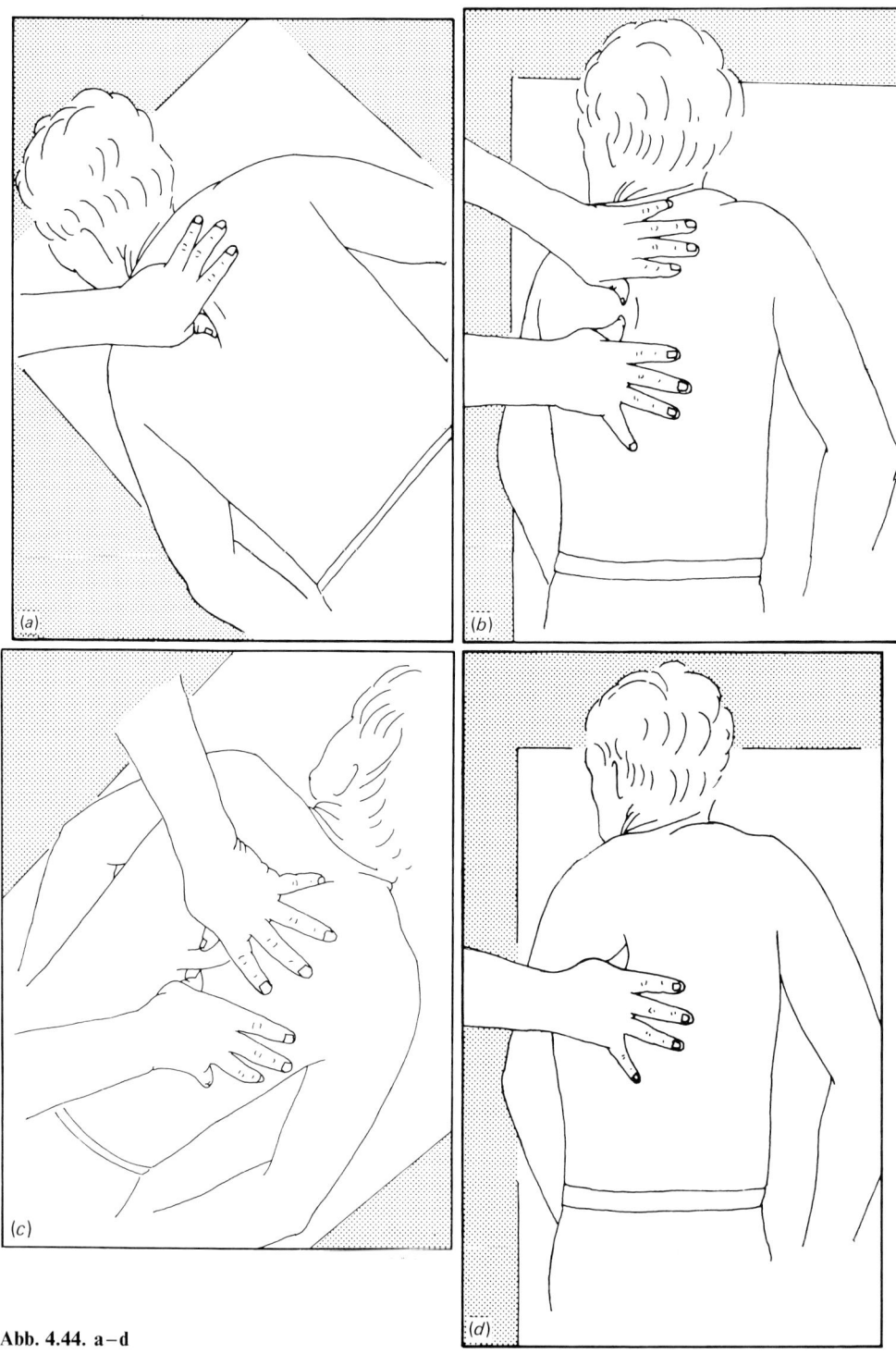

Abb. 4.44. a–d

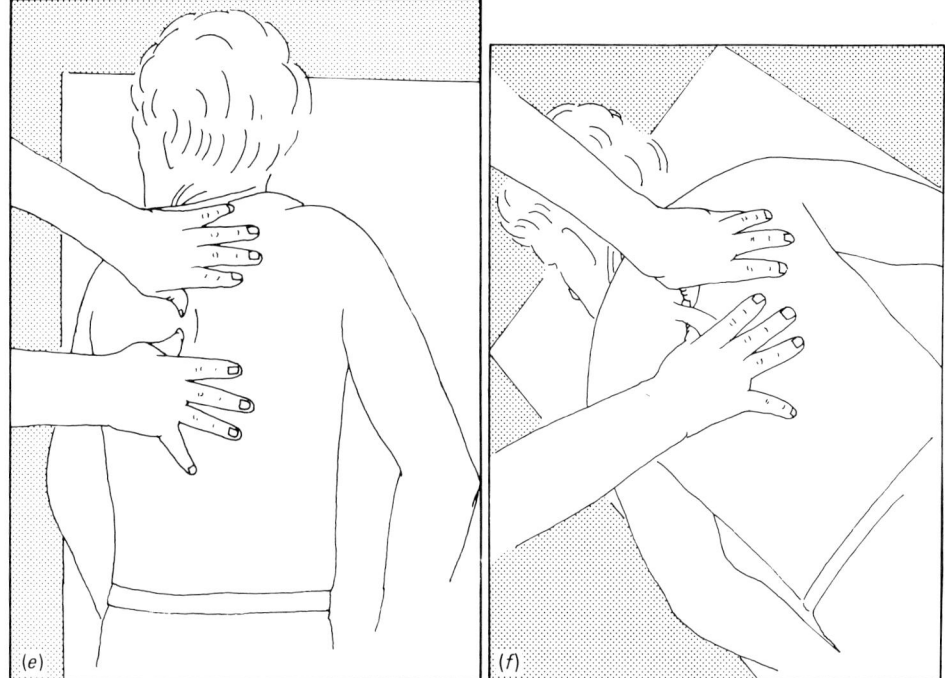

Abb. 4.44a–f. Differenzierungstest, Schmerzen im Intervertebralbereich. **a** Transveraldruck, wobei der Dornfortsatz von T7 nach rechts gedrückt wird, **b** Unter Beibehaltung der Position von T7 und T6 zueinander wird vorsichtig ein zusätzlicher Transversaldruck nach rechts gegen den Dornfortsatz von T8 ausgeübt. **c** Ein zusätzlicher Transversaldruck nach links wird gegen den Dornfortsatz von T8 ausgeübt. **d** Durch den Transversaldruck wird der Dornfortsatz von T7 nach rechts gedrückt. Unter Beibehaltung der Position von T7 und T8 zueinander wird vorsichtig ein zusätzlicher Transversaldruck ausgeübt, und zwar: **e** nach rechts gegen den Dornfortsatz von T6, **f** nach links gegen den Dornfortsatz von T6

4.3.4 Neurologische Tests

Die Physiotherapeutin muß dem Arzt jede Verschlechterung der neurologischen Veränderungen mitteilen, die sich während der Behandlung eventuell ergeben. Dies bedeutet, daß die Physiotherapeutin zu Beginn einer jeden Behandlung nach möglichen neurologischen Veränderungen suchen und diese, falls vorhanden, wiederholt beurteilen muß.

Wie vielfach nachgewiesen wurde, können ausstrahlende Schmerzen durch eine Kompression der Nervenwurzel (Smyth u. Wright 1958) und durch andere Abschnitte des Intervertebralsegments verursacht werden (Feinstein et al. 1954).

Es ist schwierig, den Unterschied zwischen einem Nervenwurzelschmerz und einem Schmerz, der von anderen Strukturen herrührt, genau zu beschreiben. Ein Nervenwurzelschmerz kann häufig anhand seiner charakteristischen Merkmale identifiziert werden. Es ist nicht nur ein Wehtun, sondern ein Schmerz, der oft sehr heftig ist. Die Heftigkeit des Schmerzes zeigt sich häufig im Gesichtsausdruck des Patienten, in seiner Beschreibung der Schmerzen oder in der Weise, wie er die Extremitäten hält. Es ist bezeichnenderweise ein sehr unangenehmer Schmerz, der häufig im distalen Bereich eines Dermatoms am heftigsten ist. Der Schmerz wird nicht unbedingt durch die normalen Bewegungstests reproduziert, er verstärkt sich jedoch häufig, nachdem eine spezifische Bewegung durchgeführt wurde. Der ausstrahlende Schmerz kann in vielen Fällen reproduziert werden, wenn bestimmte Bewegungen einige

Sekunden lang am Ende des Bewegungsbereichs beibehalten werden (s. S. 93 f). Von anderen Quellen ausstrahlende Schmerzen zeigen kein solches Verhalten.

Nicht immer sind Nervenwurzelschmerzen besonders heftig, doch wenn sie es sind, empfiehlt sich eine besonders sorgfältige neurologische Untersuchung. Die Behandlung muß mit aller gebotenen Vorsicht vorgenommen werden, um jegliche Verschlimmerung zu vermeiden und die bestmöglichen Behandlungsergebnisse zu gewährleisten.

Hinweise auf die zahlreichen bekannten Dermatomdiagramme sind nur verwirrend,

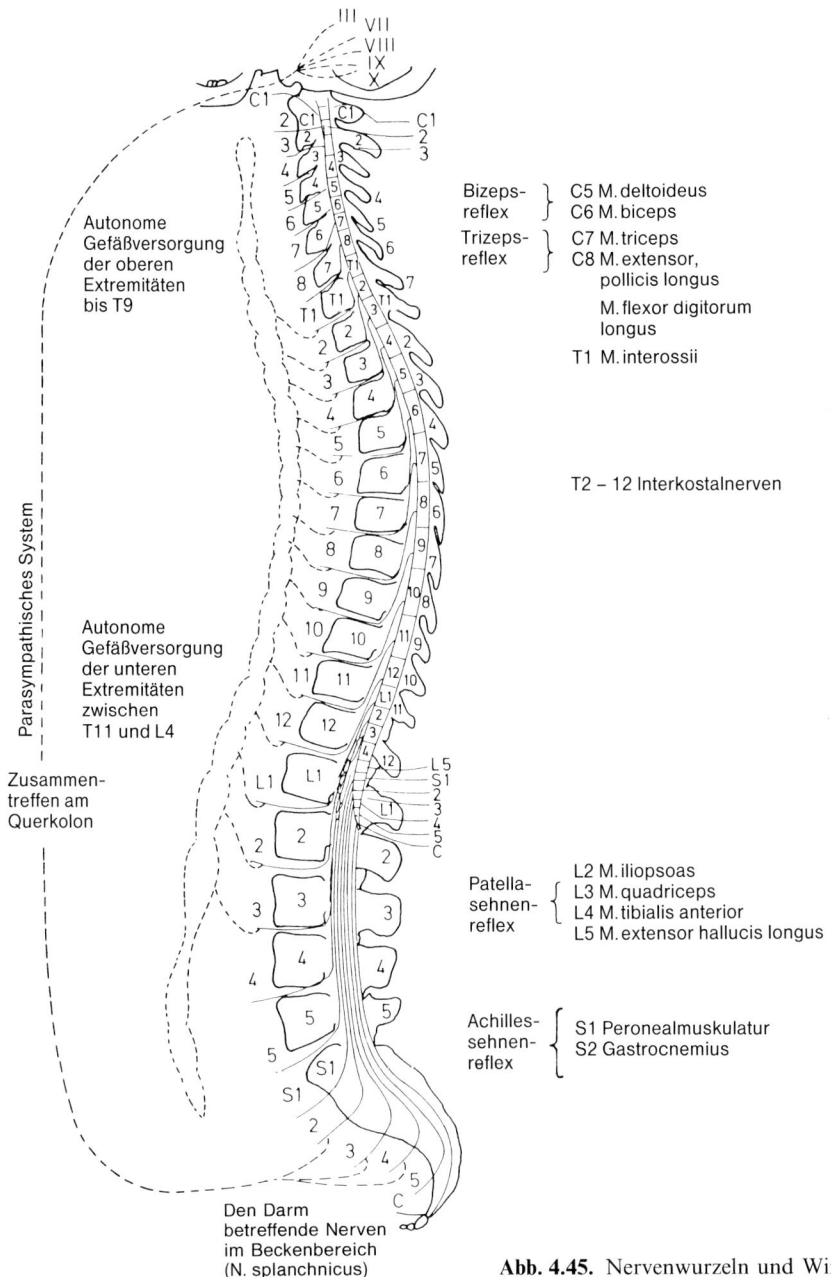

Abb. 4.45. Nervenwurzeln und Wirbelsäule

solange nicht verstanden wird, auf welche Art unterschiedliche Strukturen den Schmerz leiten. Wenn die Nervenwurzel die Ursache der Symptome des Patienten ist, verspürt er sie häufig nur im distalen Bereich des Dermatoms. Dies entspricht auch den von Cyriax (1975) vorgelegten Diagrammen. Klinische Beispiele hierfür sind Patienten, deren Schmerzen distal beginnen, bzw. Patienten, deren Rücken- oder Nackenschmerzen verschwinden, während gleichzeitig Schmerzen im distalen Bereich der Extremität einsetzen. Häufig werden jedoch Patienten zur Behandlung überwiesen mit Schmerzen in der Wirbelsäule und gleichzeitigen Schmerzen in einer Extremität, wobei diese Schmerzen dann distal schlimmer sein können, es jedoch nicht sein müssen. Der Grund hierfür kann darin zu sehen sein, daß die Nervenwurzel zwar für einen Teil der Schmerzen in der Extremität verantwortlich ist, daß jedoch auch andere Schmerzen vorhanden sind, die vielleicht auf eine Bandscheibenpathologie zurückzuführen sind (Cloward 1959). Die Bandscheibe kann ihrerseits *andere* schmerzempfindliche Strukturen im Wirbelkanal reizen, so z.B. die Nervenwurzelscheiden oder die Dura. Kapseln und Bänder der Apophysealgelenke können wegen einer Schädigung der Bandscheibe sekundär ebenfalls lokale und ausstrahlende Schmerzen auslösen. Gerade Schmerzen dieser Art der Schmerzleitung machen Schemata erforderlich, aus denen der lokale Schmerz und der Schmerz in der Extremität ersichtlich ist.

Eine Muskelschwäche aufgrund einer Nervenwurzelkompression kann am besten durch isometrische (statische) Tests beurteilt werden; obgleich jede Nervenwurzel mehr als einen Muskel versorgt, werden einige Muskeln bisweilen vornehmlich von einer Wurzel versorgt. Bei den in Abb. 4.45 aufgeführten Wurzeln handelt es sich um jene, die offenbar von besonderer klinischer Bedeutung sind. Während der Patient auf dem Rücken liegt, kann die Kraft seiner Armmuskeln rasch in der in Tabelle 4.4 gezeigten Reihenfolge beurteilt werden. Wird jedoch eine neurologische Muskelschwäche untersucht, kann es sein, daß die entsprechenden Tests erheblich ausgeweitet werden müssen, um das Ausmaß der Schwäche und den Grad der Beteiligung der entspre-

Tabelle 4.4. Beurteilung der Arm- und Beinmuskulatur durch isometrische Tests

Muskel	Nervenwurzel und Reflexe	Methode
Flexion des Kopfes im oberen HWS-Bereich, M. rectus capitis anterior	C1	Der Patient versucht, den Kopf im oberen HWS-Bereich zu beugen, und zwar gegen den Widerstand der am Kinn und an der Stirn angelegten Hand der Physiotherapeutin.
Extension des Kopfes im oberen HWS-Bereich, M. rectus capitis posterior major und minor mit obliquus capitis superior	C2	Während der Patient versucht, den Kopf im Nacken zu extendieren, wirkt die Physiotherapeutin dieser Bewegung entgegen, indem sie den Okziput mit der einen und das Kinn mit der anderen Hand festhält.
Lateralflexion, Skalenusmuskel	C3	Der Patient versucht, Kopf und Nacken zur Seite zu beugen, während die Physiotherapeutin der Bewegung dadurch entgegenwirkt, daß sie eine Hand auf die Schulter und die andere auf die gleiche Kopf- und Gesichtsseite des Patienten legt.
Ruckartiges Hochziehen der Skapula, Mm. triceps und Levator scapulae	C4	Während sich der Patient bemüht, seinen Schultergürtel hochzuziehen, wirkt die Physiotherapeutin über dem Bereich des Akromioklavikulargelenks der Bewegung entgegen.

Tabelle 4.4 (Fortsetzung)

Muskel	Nervenwurzel und Reflexe	Methode
		Auf dem Rücken liegend
Abduktion des Arms, Deltamuskel	C5 Bizepsreflex	Der Patient hält den Arm 45° von der Körperseite abduziert, während die Physiotherapeutin Druck gegen die seitliche Armpartie knapp oberhalb des Ellbogens ausübt.
Ellbogenflexion, M. biceps	C6 Bizeps und Brachioradialreflexe	Der Patient hält seinen supinierten Unterarm im Ellbogen um 90° flektiert. Die Physiotherapeutin übt Druck gegen die Vorderfläche des Unterarms knapp über dem Handgelenk aus.
Ellbogenextension, M. triceps	C7 Trizepsreflex	Der Patient hält den Ellbogen um 90° flektiert. Die Physiotherapeutin drückt gegen die Streckseite des Unterarms knapp über dem Handgelenk.
Extension des Daumens, M. extensor pollicis longus	C8	Der Patient flektiert den Ellbogen um 90° und supiniert den Unterarm bis zur Mittelstellung, während er den ausgestreckten Daumen von der Handfläche weg in Richtung zum Gesicht streckt. Die Physiotherapeutin drückt gegen den Daumennagel in Richtung des kleinen Fingers.
Interphalangealflexion, M. flexor digitorum profundus	C8	Der Patient flektiert den Ellbogen um 90° und supiniert den Unterarm bis zur Mittelstellung. Die Physiotherapeutin stabilisiert den Unterarm und legt ihre Finger in seine Handfläche, so daß er beim Faustbilden ihre Finger zusammendrückt. Die Physiotherapeutin testet die Kraft der langen Fingerflexoren durch Druck gegen die terminale Flexion der Interphalangealglieder.
Bewegungen der Finger	T1	Der Patient flektiert den Ellbogen um 90°, extendiert das Handgelenk, extendiert die Finger in den Interphalangealgelenken und flektiert sie an den Metakarpophalangealgelenken. Die Physiotherapeutin versucht, die Finger auseinanderzudrücken, während der Patient die gestreckten Finger zusammendrückt. Er spreizt dann die Finger und die Physiotherapeutin versucht, sie zusammenzudrücken.

Die motorische Vorsorgung im Bein wird beim stehenden, auf dem Rücken und auf dem Bauch liegenden Patienten getestet.

		Stehend
Plantarflexion, M. gastrocnemius	S1	Der Patient steht auf einem Bein, geht in den Zehenstand und setzt die Ferse wieder auf, während die Physiotherapeutin seine Hände festhält, um sein Gleichgewicht zu bewahren.
		Auf dem Rücken liegend
Hüftflexion, M. iliopsoas	L2	Der Patient hält die flektierte Hüfte und das Knie in einem Winkel von 90°, während die Physiotherapeutin Druck knapp oberhalb des Knies ansetzt.

Die objektive Untersuchung

Tabelle 4.4 (Fortsetzung)

Muskel	Nervenwurzel und Reflexe	Methode
Knieextension, M. quadriceps	L3 Patellasehnenreflex (PSR)	Die Physiotherapeutin bringt ihren Arm unter den Oberschenkel des Patienten und plaziert ihre Hand auf seinen anderen Oberschenkel. Während der Patient das Bein unmittelbar vor der vollextendierten Stellung hält, wird knapp über dem Fußgelenk Druck gegen die Vorderseite des Beins ausgeübt.
Dorsalflexion mit Inversion des Fußes, M. tibialis anterior	L4 Patellasehnenreflex (PSR)	Der Patient hält den Fuß dorsalflektiert und invertiert, während die Physiotherapeutin gegen die dorsomediale Fläche am proximalen Ende des ersten Mittelfußgelenks drückt.
Extension der großen Zehe, M. extensor hallucis longus	L5	Der Patient hält den Fuß und die Zehen dorsalflektiert, während Druck gegen den Nagel der großen Zehe ausgeübt wird.
Zehenextension, M. extensor digitorum longus	L5 (und S1)	Der Patient hält den Fuß und die Zehen dorsalflektiert, während Druck gegen die dorsale Fläche aller Zehen ausgeübt wird.
Eversion, M. peroneus longus und brevis	S1 Achillessehnenreflex (ASR)	Der Patient wird gebeten, die Fersen beisammenzuhalten und die Fußsohle voneinander wegzudrehen. Die Physiotherapeutin drückt gegen die seitlichen Ränder der Füße und drückt sie gegeneinander.
Zehenflexion	S2	Der Patient flektiert die Zehen über den Fingerkuppen der Physiotherapeutin. Diese wirkt der maximalen Flexion der Zehen entgegen.
		Auf dem Bauch liegend
Knieflexion, Ischiokruralen	L5 und S1	Der Patient hält die Knie um 90° flektiert, während die Physiotherapeutin gegen seine Ferse Druck ausübt.
Hüftextension, M. gluteus maximus	L4 und L5 (S1 und S2)	Der Patient hält die Hüfte extendiert und das Knie flektiert, während die Physiotherapeutin knapp oberhalb des Knies mit einer Hand nach unten drückt und mit der anderen Hand die Muskelmasse des Gluteus medial palpiert, um den Muskeltonus zu beurteilen

Andere neurologische Tests (je nach Bedarf)
1. Babinski; 2. Clonus

chenden Nerven festzustellen. Tabelle 4.5 zeigt eine Auflistung der Muskeln der oberen und unteren Extremitäten einschließlich der Ausgangsnervenwurzeln für die motorische Versorgung und der entsprechenden peripheren Nervenversorgung.

Der Zusammenhang zwischen einer sensorischen Störung und der Einbeziehung einer Nervenwurzel läßt sich leichter nachweisen, da bekanntlich Daumen und Zeigefinger über C6, Zeige-, Mittel- und Ringfinger über C7, und Ringfinger und kleiner Finger über C8

Tabelle 4.5. Nervenwurzeln, motorische Versorgung (M) und entsprechende periphere Nervenversorgung (P)

Bewegungen	Muskeln	Zervikal								T
		1	2	3	4	5	6	7	8	1
Atmung	Zwerchfell			P	M	P				
Nacken:	kurze Flexoren	M	P	P						
Flexion	lange Flexoren	P	P	P	P	P	P	P	P	
	Sternocleidomastoideus	P	M	M	P					
	kurze Extensoren	M								
Extension	lange Extensoren			P	P	P	P	P	P	P
	Trapezius oberer				P	M	M			
	mittlerer				P	M	M			
	unterer				P	M	M			
Skapula	Levator + Rhomboideus major u. minor				P	M	M			
	Serratus anterior					M	M	P		
Schultergelenk										
Außenrotation	Infraspinatus					P	M	P		
	Supraspinatus					P	M	P		
Abduktion	Deltoideus oberer					M	P			
	mittlerer	A				M	P			
	unterer					M	P			
Flexion	Coracobrachialis	MC					P	M		
	Pec. major, klavi- An-					P	P	P	P	P
	kulärer, sternaler teil					P	P	P	P	P
Innenrotation,	Subscapularis					P	M			
Adduktion und	Teres major					P	M	P		
Extension	Latissimus dorsi					P	P	P		
Ellbogen										
Extension	Trizeps	R					P	M	P	
Flexion	Brachialis	MC+R				P	M			
	Brachioradialis	R				P	M			
Supination	Bizeps	MA				P	M			
	Supinator	R				P	M	P		
Pronation	Pronator teres	M					M	P		
	Pronator quadratus	M						P	M	P
Handgelenk										
Extension	Extensoren carpi radialis	R					M	P		
	Extensoren carpi ulnaris	R					M	M/P	P	
Flexion	Flexor carpi radialis	M						M	P	
	Flexor carpi ulnaris	U						M	P	
	Palmaris longus	M						M	P	P
Finger										
Extension	Extensor digitorum	R						M	P	
	Flexor superficialis	M						P	M	P
	Flexor profundus radialis	M							M	P
Flexion	Flexor profundus ulnaris	U							M	P
	Lumbricales 1, 2	M						P	M	P
	Lumbricales 3, 4	U							M	P
	Opponens	U							M	M
Abduktion	Abductor digiti minimi	U							M	M
	Interossei dorsales	U							M	M
Adduktion	Interossei palmeres	U							M	M
Daumen										
Extension	Extensor pollicis longus	R						M	P	
	Extensor pollicis brevis	R						M	P	
	Abductor pollicis longus	R						M	P	
Abduktion	Abductor pollicis brevis	M							M	M
	Opponens pollicis	M						P	M	M
Flexion	Flexor pollicis longus	M						P	M	M
	Flexor pollicis brevis	M+U							M	M
Adduktion	Adductor pollicis	U							M	M

Die objektive Untersuchung

Tabelle 4.5 (Fortsetzung)

Bewegungen	Muskeln		T 1–6	T 7–12	Lumbar 1	2	3	4	5	Sakral 1	2	3
Atmung	Zwerchfell C3, 4, 5		P	P								
	Intercostales		P	P								
Rumpf												
Extension	Sacrospinalis { Thorakal		P	P								
	Lumbar				P	P	P	P	P	P	P	P
Seitliche	Quadratus lumborum			P	P	P	P	P				
Flexion	Obliquus ext.		P	P								
Rotation	Obliquus int.		P	P								
Flexion	Rectus abdominus		P	P								
	Transversus abdominus		P	P								
Hüfte												
Adduktion	Adduktoren	O					P	M	M/P			
Flexion	Iliopsoas				P	M	P					
	Sartorius	F				M	P					
Abduktion und Innenrotation	Tensor fasciae latae	SG							P	M	P	
	Gluteus medius u. minimus	SG							P	M	P	
Außenrotation	Außenrotatoren	O						P	M	P		
Extension	Gluteus maximus	IG							P	M	P	
Knie												
Flexion	Semimembranosus	S						P	P	M	P	
	Semitendinosus	S						P	P	M	P	
	Bizeps	S							P	M	P	
Extension	Quadrizeps	F				P	M	M/P				
	Vastus medialis	F				P	M	M/P				
Fuß												
Dorsalflexion Zehen und Knöchel	Extensor dig. longus	DP							P M	P		
	Extensor dig. brevis	DP							M	P		
	Extensor hallucis longus	DP							M	P		
	Extensor hallucis brevis	DP							M	P		
Inversion	Tibialis anterior	DP						M	P			
	Tibialis posterior	T						P	P			
Plantarflexion	Gastrocnemius	T									M	P
	Soleus	T									M	P
Eversion	Peroneus longus u. brevis	SP							M	M/P	P	
	Peroneus tertius	DP							M	P		
Zehenflexion Abduktion und Adduktion	Flexor digitorum longus	T								P	M	P
	Flexor hallucis longus	T								P	M	P
	Lumbricales										P	M
	Plantares										P	M

DP N. peroneus profundus; *F* N. femoralis; *IG* N. gluteus inferior; *M* N. medianus; *MC* N. musculocutaneus; *O* N. obturatorius; *R* N. radialis; *S* N. ischiadicus; *SG* N. gluteus superior; *SP* N. peroneus superficialis; *T* N. tibialis; *Th* thorakale Spinalnerven; *U* N. ulnaris; *A* N. axillaris

versorgt werden. Die Dermatome von C5 und T1 reichen bis auf den lateralen bzw. medialen Anteil des Handgelenkes. Im Fuß wird die dorsomediale Partie bis zur großen Zehe über L4 versorgt, der dorsale Bereich des Fußes über die Spitze aller Zehen bis zum Fußballen durch L5, und die laterale Partie und die kleine Zehe über S1 (Abb.4.2).

Die Bizeps- und Trizepsreflexe sind die Hauptreflexe des Armes. Sie werden getestet, um Störungen zu ermitteln, die durch eine Nervenwurzelkompression hervorgerufen wur-

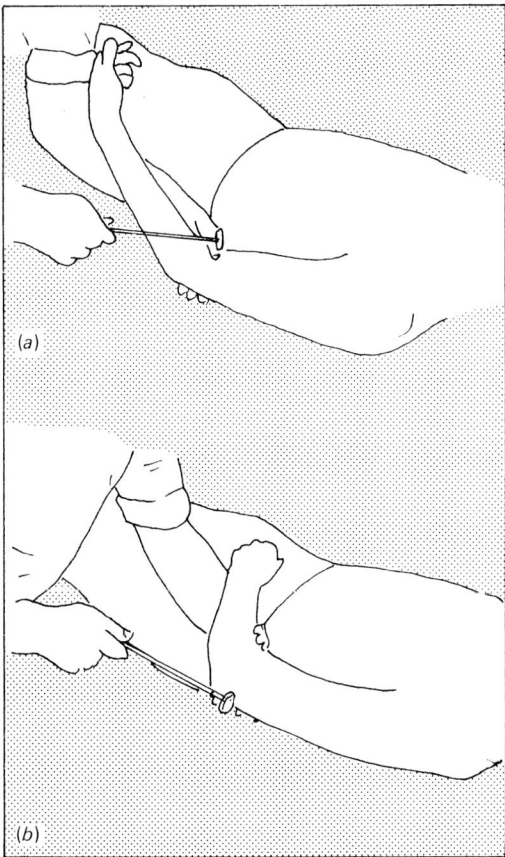

Abb. 4.46 a, b. Untersuchung **a** des Bizepsreflexes, **b** des Trizepsreflexes

den; dieser Test kann auch auf den Supinator, die Fingerflexoren und den Deltamuskel ausgedehnt werden. Um den Bizepsreflex zu testen, muß der leicht flektierte Arm des Patienten fest abgestützt werden und vollständig entspannt sein. Der Daumen, der fest über die Bizepssehne am Ellbogen gelegt wird, wird dann mit dem Perkussionshammer leicht geschlagen. Der Trizepsreflex wird getestet, indem die Physiotherapeutin die Trizepssehne hinter dem Ellbogen des Patienten perkutiert, während seine Hand auf dem Abdomen ruht und sein flektierter Ellbogen durch die Hand der Physiotherapeutin gestützt wird (Abb. 4.46 a, b).

Um den Kniereflex zu testen, muß die Physiotherapeutin das Knie des liegenden Patienten um etwa 30° flektieren und sicherstellen, daß der Quadrizeps entspannt ist, ehe sie die Patellarsehne perkutiert. Ist die Reaktion schwach, kann sie eine gewisse Verstärkung dadurch herbeiführen, daß sie den Patienten bittet, die Finger einzuhaken und kräftig auseinanderzuziehen. Wird der Achillessehnenreflex getestet, während der Patient auf dem Bauch liegt, sollte das distale Ende seiner Tibia unterstützt werden, um so das Knie um etwa 30° zu flektieren. Dann wird die Achillessehne perkutiert. Dieser Reflex kann verstärkt werden, wenn der Patient aufrecht auf den voll aufliegenden Unterschenkeln kniet, wobei die Füße über die Kante der Liege hinausragen.

Ein normales Reflexverhalten kann nicht vollständig beurteilt werden, wenn nicht mindestens 6mal perkutiert wird, um eine etwaige Ermüdung in der Reaktion festzustellen. Dieses mehrfache Wiederholen des jeweiligen Tests ist bei der Untersuchung der Reflexe genauso wichtig wie bei der neurologischen Untersuchung der beeinträchtigten Muskelkraft.

Schließlich sollte zusammenfassend als Ergebnis der Interpretation festgehalten werden, daß einerseits Nervenwurzelsymptome, die zwei Nervenwurzeln in das Geschehen einbeziehen, im Lendenwirbelbereich auf eine gutartige Pathologie hindeuten können, daß aber andererseits duale Wurzelsymptome im Halswirbelbereich kaum einen gutartigen Ursprung haben werden.

4.3.5 Röntgenuntersuchungen

Vom Standpunkt der Physiotherapeutin aus kann die Untersuchung so lange nicht als vollständig angesehen werden, wie bestimmte Fakten nicht geklärt sind. Wenn z. B. Röntgenaufnahmen gemacht wurden, sollte die Physiotherapeutin Wert darauf legen, sie zu sehen, so daß sie sich ein klareres Bild über den Status der zu behandelnden Wirbelsäule machen kann. Es ist wichtig für sie, mit dem normalen Aussehen der Wirbelsäule auf dem Röntgenbild vertraut zu sein, so z. B. mit der Kontur und der Lage der Wirbel, der Größe und dem Aussehen der diskalen Zwischenräume und der Foramina intervertebralia.

Diese Kenntnisse helfen ihr, angeborene und erworbene Anomalien mit den jeweiligen Befunden in Zusammenhang zu bringen. Die Physiotherapeutin sollte herausfinden, ob der Patient zuvor einer längeren Steroidtherapie unterzogen wurde, und sie sollte wissen, in welchem Umfang es durch eine solche Behandlung zu osteoporotischen Veränderungen kam. Wenngleich es zur Aufgabe des Arztes gehört, Patienten mit einer Rückenmarks- oder Kauda-equina-Kompression von einer manipulativen Behandlung auszuschließen, liegt es in unserer Verantwortung, solche Gefahren zu erkennen.

5 Prinzipien der Techniken

Es gibt zwei Methoden der Manipulation am wachen Patienten. Bei der ersten, die eher als *Mobilisation* bezeichnet werden sollte, handelt es sich um eine sanftere, vorsichtig und mit Gefühl ausgeführte Bewegung in Form passiver rhythmisch oszillierender Bewegungen, die innerhalb oder am Ende des Bewegungsspielraums vorgenommen werden. Die zweite Methode besteht darin, daß eine Bewegung am Ende des Bewegungsspielraums durch einen plötzlichen Impuls gedehnt wird. Der Unterschied zwischen beiden Techniken mag geringfügig erscheinen, wenn man eine intensiv angewandte Mobilisation mit einem sanften manipulativen Impuls vergleicht, doch gibt es da einen wesentlichen Unterschied. Der Patient kann sich stets der Mobilisation widersetzen, wenn sie zu schmerzhaft zu werden droht, während bei der abrupt erfolgenden Manipulation jede Kontrolle durch den Patienten von vornherein unmöglich ist.

In diesem Buch wird die verhältnismäßig größere Bedeutung der fachlich kompetent durchgeführten Untersuchung und Beurteilung im Vergleich zur Anwendung der Behandlungstechniken betont. Es gibt jedoch durchaus Fälle, wo eine Technik dem Patienten nicht etwa deshalb nicht hilft, weil es die falsche Technik war, sondern weil sie nicht geschickt genug und mit der nötigen Fachkenntnis angewandt wurde.

Die in diesem Buch beschriebenen Techniken sollen eine Basis bilden, von der sich zahllose Variationen ableiten lassen. Es gibt eine unbegrenzte Zahl unterschiedlicher Techniken, die bei der Behandlung angewandt werden können. Die hier beschriebenen sollten nur als Grundlage und „als Spitze des Eisbergs" angesehen werden.

Es ist wichtig, daß die Physiotherapeutin die Mobilisationstechniken beherrscht, ehe sie an eine manipulative Therapie herangeht. Die Zahl der beschriebenen Techniken wurde auf ein absolutes Minimum beschränkt, doch sollte auf keinen Fall vergessen werden, daß es keine *festgelegten* Techniken gibt, die alle Anforderungen erfüllen; die beschriebenen Methoden *müssen* nicht in dieser Form durchgeführt werden, sondern sie können jeweils entsprechend angepaßt werden, um sowohl die Erfordernisse der Manualtherapeutin als auch die des Patienten zu erfüllen. Eines der wichtigsten Merkmale des in diesem Buch dargestellten Konzepts ist der Grundsatz, daß Techniken nicht in einem starren festgefügten Rahmen angewandt werden, sondern daß sie stets variiert, modifiziert, umgekehrt und neu konzipiert werden sollten, bis sie die Absicht erfüllen, die ihrer Wahl zugrundeliegt.

> Eine Technik ist das geistige Produkt der Erfindungsgabe.

Während sich ihre Fertigkeiten durch Praxis und Erfahrung allmählich entwickeln, wird die Physiotherapeutin bisweilen feststellen, daß andere Ausgangspositionen als die hier beschriebenen für sie einfacher sind; sie kann die erforderlichen Änderungen vornehmen, um so ihren eigenen Bedürfnissen zu entsprechen.

5.1 Die Bewegung „fühlen"

Der wichtigste Faktor im Hinblick auf eine effektive Anwendung der Mobilisation ist das Erlernen der Fähigkeit, die Bewegung zu „fühlen". Man kann das vergleichen mit der Art, in der man ein Gefühl für das Ineinandergreifen der Zahnräder im Getriebegehäuse eines Fahrzeugs gewinnt, wenn man die Gänge von Hand wechselt (Abb. 5.1). Die Bewegungen, die innerhalb des Getriebegehäuses erfolgen, kann man nicht sehen, aber man kann sie fühlen. Mit dem Inneren der Wirbelsäule verhält es sich ähnlich. Solange dieses Gefühl nicht durch wiederholte praktische Übung erlernt worden ist, kann auch die Behandlung durch Mobilisation nicht völlig effektiv sein.

Bei jeder Technik muß die Bewegung durch den Körper der Physiotherapeutin erzeugt werden. Die Hände, Daumen oder Finger der Physiotherapeutin sollten niemals und unter keinen Umständen primär die Bewegung bewirken. Ihre Muskeln müssen exzentrisch und nicht konzentrisch arbeiten. Gleichgültig, welcher Teil der Hände, Arme oder des Körpers die Bewegung auf die Gelenke *überträgt*, es sollte nicht gleichzeitig der Teil sein, der die Bewegung *erzeugt*. Dieses Prinzip ist ein wesentliches Element beim Erlernen des „Fühlens". Bei jeder angewandten Technik ist es in der Tat so, daß das „Gefühl" um so feiner sein wird, je weiter von dem Berührungspunkt entfernt die Bewegung erzeugt werden kann. Auch sollte hier darauf hingewiesen werden, daß das Gefühl um so angenehmer für den Patienten wird, je weiter von dem Berührungspunkt entfernt die Bewegung ausgelöst werden kann. Bei der Lateralflexion der Halswirbelsäule z. B. *übertragen* der Oberkörper, die Arme und Hände der Physiotherapeutin die Lateralflexion auf den Kopf und Nacken des Patienten, was, bildhaft ausgedrückt, „wie aus einem Guß" erfolgt, wobei die Lateralflexion durch die untere Körperhälfte und die Beine *erzeugt* wird. Wenn in ähnlicher Weise die Daumen dazu verwendet werden, z. B. auf C4 einen zentralen posteroanterioren Druck auszuüben, arbeiten die Flexoren der Daumen bei der Übertragung des Drucks, der die

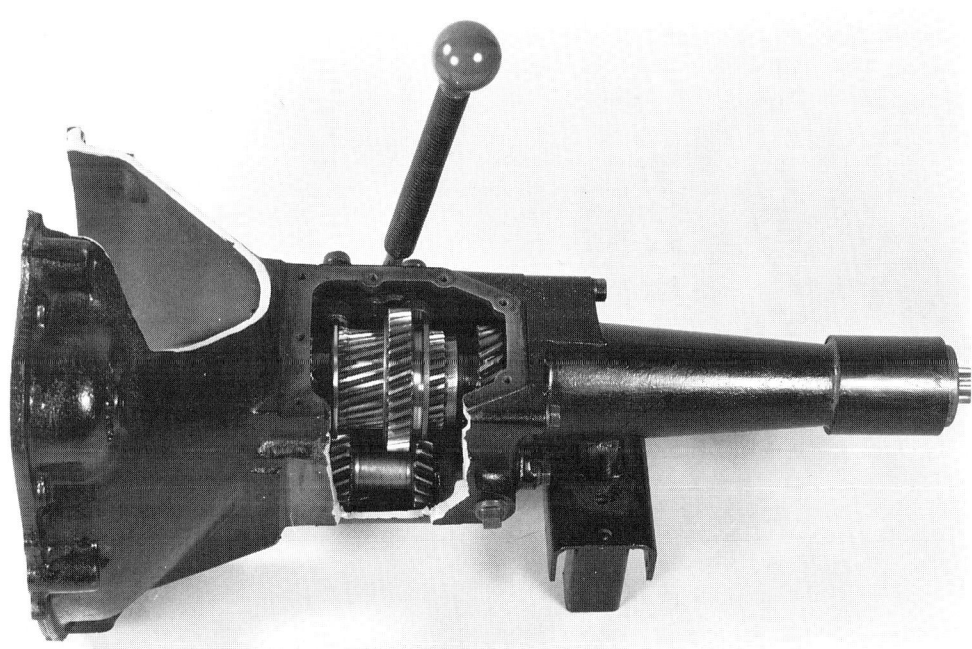

Abb. 5.1 Schnittperspektive eines Handschaltgetriebes

postero-anteriore Bewegung von C4 bewirkt, nur exzentrisch, während der Druck selbst vom Körper der Manualtherapeutin ausgeht.

Bei der Durchführung von Techniken wie der Lateralflexion der Halswirbelsäule muß die Physiotherapeutin den Kopf des Patienten sanft zwischen ihren beiden Händen einbetten, einen Arm seitlich am Kopf anlegen und ihren Körper gegen seinen Kopf lehnen. Ihr anderer Arm sollte fest gegen ihren Körper gedrückt werden, so daß der Kopf des Patienten, ihr Oberkörper und ihre Arme so fest zusammen„-geschweißt" sind, daß sie während des gesamten Verfahrens als eine Einheit agieren. Diese Methode des „Umfassens" wird auch in gleicher Weise für die zentralen posteroanterioren Druckanwendungen auf die Halswirbelsäule benutzt, wobei hier allerdings auf andere Weise vorzugehen ist.

Sozusagen „ferngesteuert" angewandte Techniken sind stets schlecht ausgeführte Techniken, die ein Fühlen der Bewegung kaum zulassen.

Viele Leute scheinen zu glauben, daß eine Behandlung durch passive Bewegung notwendigerweise eine Dehnung mit einschließen müsse; das ist nicht immer der Fall. Die Behandlung ist jedoch stets mit einer Bewegung verbunden, ob es sich dabei nun um eine Dehnung handelt oder nicht; so erklärt sich auch, welche große Bedeutung dem „Erfühlen" der Bewegung zukommt. Fast alle Techniken schließen oszillierende Bewegungen ein, doch wenn diese Bewegungen zu schnell oder zu langsam ausgeführt werden, ist es unmöglich, ein Gefühl für die Bewegung an dem betreffenden Gelenk zu erlangen. Statt dessen fühlt sich die Bewegung wie eine Art Schütteln bzw. Dehnen an. Wenngleich es falsch wäre zu versuchen, bestimmte Richtwerte für die Geschwindigkeit festzulegen, in der Bewegungen auszuführen sind, scheint es doch ratsam, einige Zahlen als Leitlinien zu nennen. Ein solcher Richtwert wären z. B. 2 oder 3 oszillierende Bewegungen pro s. Abweichungen von diesem Rhythmus werden später besprochen (s. Abschn. 5.2). Wie wichtig es ist, eine Bewegung „fühlen" zu lernen, kann nicht nachdrücklich genug betont werden, denn ohne dieses Erfühlen ist die Untersuchung weniger informativ und die Behandlung weniger effektiv.

Bei der Anwendung von Techniken an Kolleginnen sollte die Physiotherapeutin besonders genau auf Details hinsichtlich der Stellung und des Rhythmus achten. Einmal gelernt, müssen diese praktischen Fertigkeiten bei der Behandlung von Patienten dann jeweils abgewandelt werden; denn keine zwei Patienten haben den gleichen Körperbau oder weisen exakt die gleichen Gelenkanomalien auf.

Wenn es darum geht, beim Üben die maximal mögliche Bewegung des normalen Gelenks in jede verfügbare Richtung herbeizuführen, ist der volle Bewegungsausschlag mit der geringsten Anstrengung für die Physiotherapeutin und ohne zu starke Belastung der Versuchsperson dadurch zu erreichen, daß das Gelenk so nahe wie möglich an die Mittelposition zwischen all seinen übrigen Bewegungsrichtungen herangeführt wird. Ein klares Beispiel hierfür läßt sich anhand des normalen Metakarpophalangealgelenks des Zeigefingers geben. Wenn die maximal mögliche Extensionsbewegung mit dem geringstmöglichen Aufwand gewünscht wird, sollte die Ausgangsposition auf halbem Wege zwischen den normalen Endpunkten der Flexion, Extension, Abduktion, Adduktion und Rotation liegen. Das Heranführen des Gelenks an das Ende eines dieser Bewegungsbereiche schränkt grundsätzlich den Bereich der Extensionsbewegung erheblich ein. Wendet man dieses Prinzip auf die Halswirbelsäule an, so leuchtet es ein, daß die untersten intervertebralen Zervikalgelenke ihrer extendierten Stellung viel näher sein werden als ihrer flektierten Stellung, wenn Kopf und Nacken in der normalen Position gehalten werden. Wenn deshalb die Techniken der Longitudinalbewegung, Rotation, Lateralflexion oder Traktion angewandt werden (in geringerem Umfang gilt das Gesagte auch für Techniken, die Druckanwendungen auf die Wirbelsäule beinhalten), ist es notwendig, den Nacken in eine gewisse Flexionsstellung zu bringen, um die Mittelstellung zwischen den Endpunkten des Flexions- und Extensionsspielraums für die untersten intervertebralen Zervikalgelenke zu erreichen.

Das gleiche gilt auch für die Techniken der Traktion, Longitudinalbewegung und Rotation im Bereich der Lendenwirbelsäule. Wird eine Bewegung in den unteren Gelenken gewünscht, sollte die Lendenwirbelsäule in der Flexion angenäherte Haltung gebracht werden; wenn die oberen Lumbalgelenke mobilisiert werden, tendiert die Stellung der Lendenwirbelsäule ingesamt zur Extension.

In Kap. 4.3.1 wurde besonders betont, daß es wichtig sei, auf Störungen des normalen *Bewegungsrhythmus* zu achten (s. S. 87). Das gilt auch, wenn Rotationstechniken im Bereich der Hals- und Lendenwirbelsäule durchgeführt werden. Bei der Behandlung ist die Mobilisation auf das geschädigte Gelenk ausgerichtet, wobei allerdings die angrenzenden Gelenke mitrotiert werden. Während der Mobilisation durch Rotation sollte auf eine mögliche Abweichung der Bewegung geachtet werden; wenn das geschädigte Gelenk als Ursache einer solchen Abweichung in Frage kommt, sollte die Bewegung nur bis zu dem entsprechenden Punkt und nicht darüber hinaus geführt werden.

Bei Techniken, die mit Druckanwendungen gegen einen Teil der Wirbelsäule verbunden sind, muß besonders sorgfältig gearbeitet werden. Die Daumen oder Hände sind nur das Medium, durch das das Körpergewicht der Physiotherapeutin auf die Wirbelsäule übertragen wird, um die Bewegung herbeizuführen. Wenn die Muskeln der Hände diesen Druck erzeugen, wird die angewandte Technik sofort für den Patienten und auch für die Physiotherapeutin unangenehm. Die Hände werden verspannt, und die Fähigkeit, die Bewegung zu „fühlen", geht verloren. Die Abbildungen zeigen, daß die Schultern oberhalb der Hände oder hinter diesen gehalten werden sollten, und daß die Gelenke von den Schultern aus abwärts wie eine Reihe von Federn wirken. Von Beginn an sollte besonders sorgfältig auf diese Punkte geachtet werden.

Bei der Durchführung von Techniken, die eine direkte Druckanwendung auf fühlbare Teile eines einzelnen Wirbelknochens beinhalten, kann es zu zwei grundlegenden Erscheinungen kommen:

1. Die betreffende Technik kann zur Behandlung eines steifen Gelenks angewandt werden in der Absicht, dessen Bewegungsspielraum zu erweitern. Die Bewegung wird hier durch einen Druck des Daumens gegen die Wirbelsäule (s. Abschn. 4.3.2, S. 111–119) herbeigeführt, wobei es sich bei der gewählten Richtung um diejenige handeln sollte, in der die Gelenkbewegung eingeschränkt ist.

2. Die gleichen Techniken können ebenso wie bei Steifigkeit auch bei der Behandlung von Schmerzen angewandt werden. Dabei muß die größtmögliche Bewegungsamplitude bei geringstmöglichem Druck herbeigeführt werden, ohne daß auch nur ein geringes Maß an Widerstand empfunden wird. Wenn posteroanteriorer Druck auf den Dornfortsatz angewandt wird, muß die Physiotherapeutin darauf achten, die richtige Position für die stützenden Finger zu finden. Das gleiche gilt für die richtige Ausrichtung der Arme und Daumen. Dieses Vorgehen läßt sich vergleichen mit der Anwendung von Druck auf einen von mehreren auf einer flexiblen Unterlage aufgereihten Bällen (Abb. 5.2). Wenn die Druckrichtung oder die Stelle, an der der Druck angesetzt wird, nicht genau in der Mitte liegen, ist die dadurch bewirkte Bewegung keine reine posteroanteriore Bewegung. Während der Anwendung des Verfahrens empfindet die Physiotherapeutin dies als ungleichmäßig starken Druck unter den Daumen oder als Abgleiten auf dem Dornfortsatz.

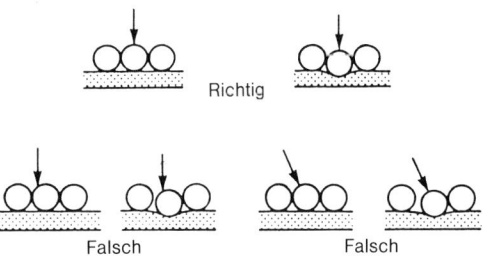

Abb. 5.2. Druckrichtung auf Dornfortsätze

Die *Ausgangspositionen* sind ebenfalls wichtig, da sich der Patient dabei vollständig entspannen soll, während die Physiotherapeutin die Möglichkeit haben muß, mit einem Minimum an Kraftaufwand ein Maximum an Wirkung zu erzielen. Wesentlich ist dabei, daß ihre Hände stets entspannt sind, denn es ist unmöglich, mit verspannten Händen etwas zu fühlen.

Werden die Techniken der Lateralflexion und Rotation im zervikalen Bereich angewandt, erreicht die Physiotherapeutin Entspannung und feinfühligere Kontrolle dadurch, daß sie den Kopf des Patienten zwischen Arm und Brustkorb einbettet, so daß sie ihn praktisch vollständig umfaßt hält.

5.2 Die Bewegungsgrade

Jede dieser Techniken kann bei der normalen Wirbelsäule oder bei der Behandlung in verschiedenen Positionen des Bewegungsspielraums angewandt werden, wobei die Bewegungen mit kleiner oder großer Amplitude durchgeführt werden. Die Anwendung der Technik bei der Behandlung wird in Kap. 6 besprochen; zum Erlernen der Techniken an der normalen Wirbelsäule werden die Bewegungsarten jedoch zunächst in vier *Bewegungsgrade* eingeteilt.

Ich möchte es hier nicht versäumen, mich für eine Anregung zu bedanken, die ich im Jahre 1965 von Ms. Jeanne-Marie Ganne erhielt, als ich einen Vortrag für den 1966 stattfindenden Kongreß der Chartered Society of Physiotherapy vorbereitete (Maitland 1966, 1970). Eines der Ziele dieses Vortrags war es, die verschiedenen Amplituden der passiven Bewegung zu beschreiben, die bei der Behandlung unter spezifischen Gegebenheiten herangezogen werden können, sowie die Positionen innerhalb eines vorhandenen Bewegungsbereichs, in dem sie verwendet werden können. Sie war es dann, die mir die Anregung gab, die Diagrammvorlage für die verschiedenen „Bewegungsgrade" zu entwickeln. Seither gab es zahlreiche weitere Innovationen in diesem Bereich (s. Grieve 1981). Die Anerkennung für die grundlegende Idee gebührt jedoch Ms. Ganne.

Grad I: Bewegung mit kleiner Amplitude in der Nähe der Startposition des Bewegungsbereiches;
Grad II: Bewegung mit großer Amplitude, die weit in den Bewegungsbereich hineinführt. Sie kann jeden Bereich des Bewegungsspielraums erfassen, der frei von Steifigkeit oder Muskelspasmus ist;
Grad III: gleichfalls Bewegung mit großer Amplitude, die jedoch in eine Steifigkeit oder einen Muskelspasmus hineingeht;
Grad IV: Bewegung mit kleiner Amplitude, die in eine Steifigkeit oder einen Muskelspasmus hinein gedehnt wird.

Diese Bewegungsgrade können graphisch in Form einer Linie veranschaulicht werden, die einen Bewegungsbereich von einer Start- oder Ruheposition bis zum Ende eines durchschnittlichen normalen Endbereichs darstellt. Diese Linie kann jede beliebig gewählte Bewegung darstellen, und obgleich das Ende des Bewegungsspielraums stets gleich ist, kann es sich bei der Startposition um jede gewünschte Position handeln. So nimmt man beispielsweise bei der Rotation der Halswirbelsäule des Patienten der Einfachheit halber an, daß sie von der Position ausgeht, in der das Gesicht nach vorne gerichtet ist. Naturgemäß ist dann die Endposition die vollständige Rotation, wobei das Gesicht in etwa zur Schulter hin ausgerichtet ist (Abb. 5.3). Die Bedeutung des Buchstaben *B* wird in Appendix 1 erläutert.

Unterschiedliche Gelenkbewegungen führen zu einem jeweils unterschiedlichen Gefühl am Ende des Bewegungsspielraums. So ergibt sich z. B. bei der Extension des Ellbogens ein hartes, abruptes Endgefühl, während sich bei der Flexion des Ellbogens ein weicheres, elastisches Endgefühl einstellt. Bei den Darstellungen der verschiedenen Grade wurde ein hartes Endgefühl angenommen. Die Pfeile, die jeden der vier Grade markieren, veran-

Die Bewegungsgrade

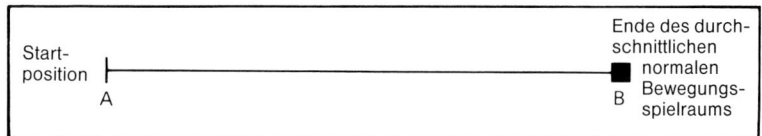

Abb. 5.3. Veranschaulichung eines Bewegungsbereichs

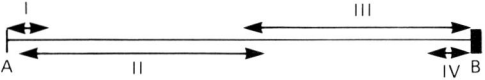

Abb. 5.4. Bewegungsgrade in einem normalen Bewegungsspielraum mit hartem Endgefühl

schaulichen die Amplitude einer jeden Bewegung und die Position, die die einzelnen Bewegungen innerhalb des Bewegungsbereichs einnehmen (Abb. 5.4).

Wenn der Bewegungsbereich durch eine Erkrankung oder eine mechanische Störung eingeschränkt und das Endgefühl hart ist, werden auch die Bewegungsgrade in ihrem Ausmaß eingeschränkt (Abb. 5.5).

Eine hypermobile Bewegung mit einem harten Endgefühl, die asymptomatisch und für die betreffende Person normal ist, würde z. B. solche Bewegungsgrade aufweisen, wie sie in Abb. 5.6 veranschaulicht sind.

Wenn ein hypermobiler Bewegungsspielraum durch eine Gelenkfunktionsstörung beeinträchtigt ist, die eine geringfügige Limitierung mit sich bringt, und dabei jedoch nach wie vor ein hartes Endgefühl aufweist, würden die Bewegungsgrade wie in Abb. 5.7 darge-

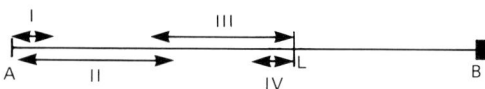

Abb. 5.5. Bewegungsgrade bei einem hypomobilen Gelenk. *L* Pathologischer Endpunkt des Bewegungsbereichs

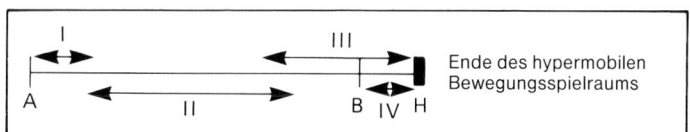

Abb. 5.6. Bewegungsgrade bei einem hypermobilen asymptomatischen Bewegungsbereich. *B* Bewegungsspielraum über den normalen durchschnittli-

chen Bereich hinaus. *H* Normaler hypermobiler Bewegungsspielraum

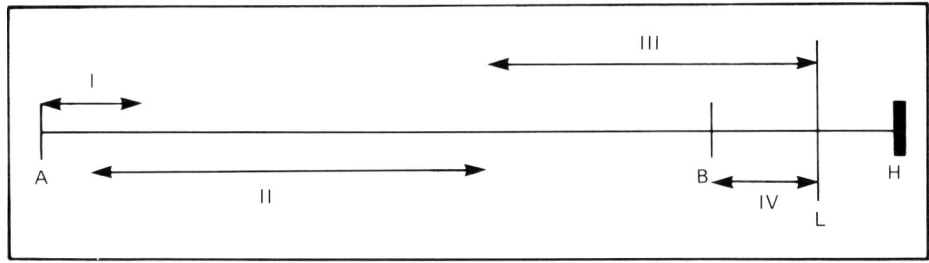

Abb. 5.7. Bewegungsgrade in einem hypermobilen Bewegungsbereich mit leichter Limitierung und hartem Endgefühl

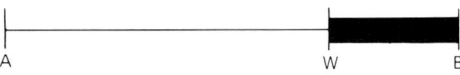

Abb. 5.8. Darstellung eines weichen Endgefühls. *W* Beginn des Widerstands

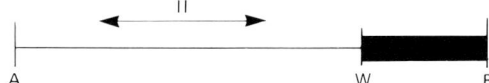

Abb. 5.11. Bewegungen des Grades II sind stets widerstandsfrei

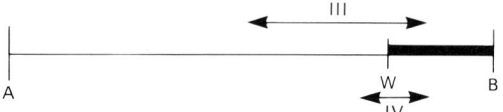

Abb. 5.9. Bewegungsgrade III und IV bei weichem Endgefühl

stellt aussehen. Dabei ist es wichtig zu berücksichtigen, daß diese Bewegungseinschränkung nach wie vor ein Bewegungsausmaß zuläßt, das über dem durchschnittlichen normalen Ausmaß liegt, jedoch im Verhältnis zu dem normalen hypermobilen Bewegungsausmaß steif, d. h. hypomobil ist.

Wie bereits erwähnt wurde, kann das Endgefühl weicher sein und sich über einen Teil des Bewegungsbereichs erstrecken. Wenn wir z. B. die Knieflexion als Linie AB (s. Abb. 5.3) annehmen, kann der Widerstand bei der Flexionsbewegung bei *W* beginnen, selbst wenn das Ende des durchschnittlichen normalen Bewegungsspielraums sich nach wie vor bei *B* befindet (Abb. 5.8).

Die Bewegungsgrade III und IV können für ein weiches Endgefühl wie in Abb. 5.9 gezeigt veranschaulicht werden.

Dadurch ist es möglich, die stärker oder geringer dosierten Techniken, die in einen Widerstand hineingeführt werden, ebenfalls zu veranschaulichen (Abb. 5.10).

Die Darstellung des weichen Endgefühls ermöglicht es auch zu zeigen, daß die Bewegungen des Grades II niemals in den Widerstand hineinreichen; sie sind stets widerstandsfrei (Abb. 5.11).

Es ist ebenso wichtig, die sanfte Bewegung des Grades I wie den gleichmäßigen Rhythmus der Bewegungen der Grade II und III kontrolliert anwenden zu lernen. Sie bedürfen weit stärkerer Beachtung als die Bewegungen des Grades IV. Eine zutreffende Beschreibung der Anwendung von posteroanteriorem Druck des Grades I auf einen Dornfortsatz besagt, daß eine Fliege, wenn sie sich zwischen den Daumen der Physiotherapeutin und dem Dornfortsatz befände, durch diese Technik nicht zerdrückt werden könnte. Daß eine derart sanfte Anwendung bei der Behandlung noch wirkungsvoll sein kann, ist für manche Menschen kaum nachzuvollziehen. Wenn jedoch das Bewegungsvermögen durch Schmerzen stark beeinträchtigt wird, kann eine sanft ausgeführte Technik wie die in diesem Beispiel für Grad I beschriebene durchaus wirksam sein.

Tatsächlich bezweifeln viele Fachleute, darunter auch Manualtherapeuten, daß es möglich ist, einen solch feinen Bewegungs- oder Widerstandsgrad überhaupt zu bestimmen.

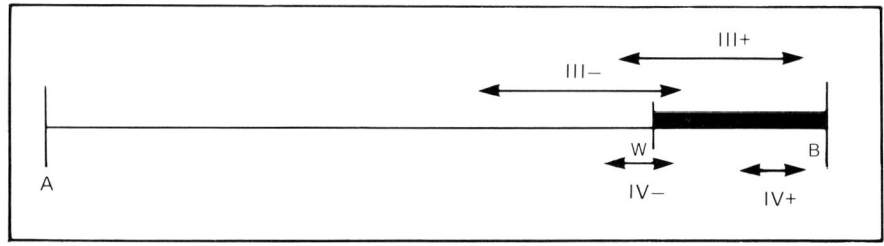

Abb. 5.10. Darstellung von Techniken, die in den Graden III und IV bei weichem Endgefühl in den Widerstand hinein geführt werden

Die Bewegungsgrade

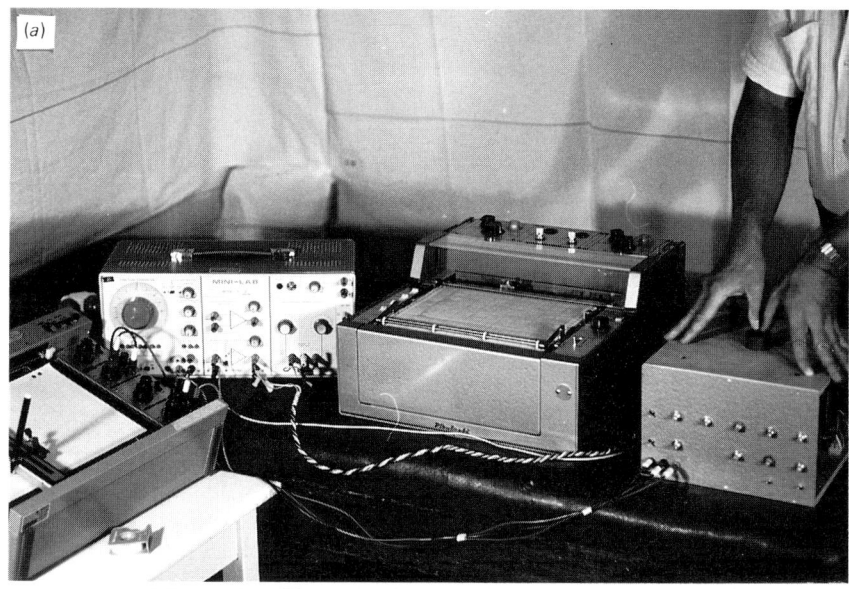

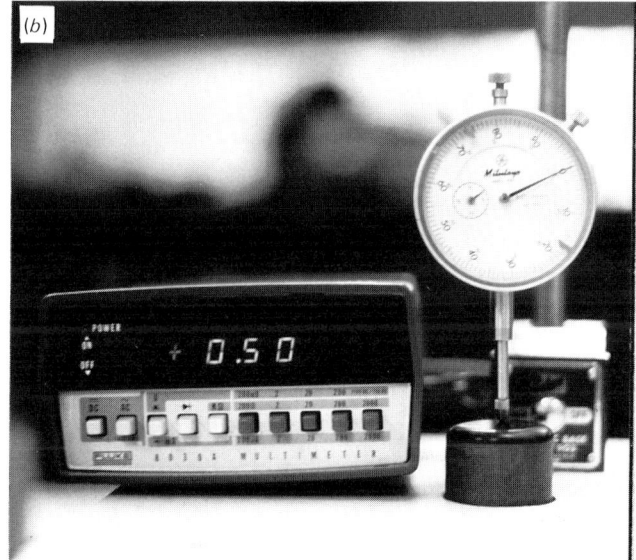

Abb. 5.12a, b. Feingefühl bei der Palpation. **a** Kolben und Registriergerät, **b** Meßinstrumente

Wer sich aber davon überzeugen lassen will, sollte sich einmal mit den Forschungsergebnissen von Evans (1982) beschäftigen. Er stellt folgendes fest:

„Die Präzision der Palpation und die Sanftheit, mit der passive Mobilisationstechniken von erfahrenen Therapeuten durchgeführt werden können, sind schon seit langem anerkannt.

Bei einer kürzlich durchgeführten Studie zur Untersuchung der Präzision von Palpationsbefunden wurde ein Instrument konstruiert, mit dessen Hilfe die Bewegung simuliert werden konnte, die die Therapeutin vorfinden würde, wenn sie bei der Untersuchung der Bewegung in posteroanteriorer Richtung ihre Daumen auf einem Dornfortsatz einsetzte.

Das Instrument hatte einen Kolben, der sich 4,0 mm vertikal bewegen ließ. Mit ihm konnte die Bewegung innerhalb dieses Bereichs genauer gemessen werden als dies mit einer Meßuhr mit einem Auflösungsvermögen von 0,01 mm möglich gewesen wäre.

Der Kolben wurde elektromagnetisch gesteuert, so daß mechanische Markierungen von Federn, Gewichten oder der Reibung vermieden wurden. Ein Widerstand gegen die Kolbenbewegung konnte über das elektromagnetische Steuersystem jederzeit angesetzt werden (Abb. 5.12).

Bei einem Test, bei dem die Therapeutin aufgefordert wurde, das Einsetzen eines sanften Widerstandes (W_1) an einer bestimmten Stelle im Bewegungsbereich des Kolbens zu erfassen, betrug die Standardabweichung für die W_1-Schätzung bei erfahrenen Therapeutinnen 0,16 mm; bei nicht entsprechend trainierten Therapeutinnen betrug sie 0,79 mm.

Bei der Aufgabe, die kleinste oszillierende Bewegung des Grades I an dem Kolben durchzuführen, betrug die durchschnittliche Amplitude der oszillierenden Bewegung bei erfahrenen Therapeutinnen 0,02 mm, und bei den unerfahrenen 0,10 mm.

Wenngleich dies Ergebnisse einer Voruntersuchung sind, und noch viel Forschungsarbeit betrieben werden muß, kann eindeutig festgestellt werden, daß durch Palpation und passive Bewegungstechniken ein bemerkenswerter Grad an Präzision und Feingefühl erreicht werden kann.

5.3 Rhythmus

Der Rhythmus der Mobilisation kann auf viele Arten variiert werden, d.h. von einer scharfen Stakkatobewegung bis zu einer stationären Position ohne jedes Hin- und Herbewegen.

Stakkatotechniken werden angewandt, um zu bewirken, daß ein steifes Gelenk bis zum Ende seines größtmöglichen Bereiches bewegt wird, ehe die benachbarten Gelenke dazu kommen, sich zu bewegen. Es liegt auf der Hand, daß als Voraussetzung für die Anwendung eines solchen Rhythmus die Gelenkschädigung chronischer Art sein muß und nicht allzu schmerzhaft sein darf. Wenn die vom Gelenk verursachten Symptome nur schwach ausgeprägt sind, kann die Geschwindigkeit der Stakkatotechnik im Rhythmus Stakkatotönen entsprechen, wie sie auf der Geige durch Zupfen produziert werden. Sind die Symptome mäßig stark ausgeprägt, kann die Stakkatotechnik dem Rhythmus von Stakkatotönen entsprechen, wie sie mit dem Geigenbogen auf der Geige erzeugt werden.

Wenn eine Gelenkschädigung sehr schmerzhaft ist, sollte die oszillierende Bewegung sanft und gleichmäßig vorgenommen werden, so daß der Augenblick, in dem die Phase des „Druckgebens" zur „Wegnahme des Drucks" übergeht, nicht bestimmt werden kann. Um nochmals auf den Vergleich mit der Geige zurückzukommen: der Geigenspieler kann eine verlängerte Note in der Weise spielen, daß der Zuhörer, wenn er die Augen schließt, nicht in der Lage ist zu sagen, wann die Umkehr vom Aufwärts- zum Abwärtsstrich erfolgt. Auch ist die Geschwindigkeit der Vorwärtsbewegung die gleiche wie die der Rückwärtsbewegung. Bei nahezu allen sonstigen Techniken ist die jeweilige Geschwindigkeit in jeder Richtung unterschiedlich. Die Vorwärtsbewegung (Druck geben) erfolgt stets schneller (wenn auch nur geringfügig) als die Rückwärtsbewegung (Wegnahme des Drucks). Für jede übende Physiotherapeutin ist es eine wertvolle Erfahrung, wenn an ihr eine oszillierende zervikale Rotation mit einer Amplitude von 30° vorgenommen wird, und zwar zuerst mit einer Rotationsbewegung, die schneller erfolgt als die Derotationsbewegung, und dann mit einer Derotationsbewegung, die schneller ausgeführt wird als die Rotationsbewegung, so daß sie den Unterschied zwischen beiden Varianten selbst wahrnimmt.

Es gibt jedoch drei Ausnahmen von dieser allgemeinen Regel, derzufolge die Druckanwendung schneller zu geschehen hat als das Wegnehmen des Drucks.

Die erste Ausnahme gilt dann, wenn eine Bewegung schmerzhaft ist, sobald sie vom Ende des Bewegungsspielraums zurückgenommen wird.

Die zweite ist dann gegeben, wenn der Dornfortsatz sehr tief liegt und bei posteroanteriorer Druckeinwirkung stark schmerzhaft ist. In beiden Fällen sollte die Phase der Oszillationsbewegung, in der der Druck weggenommen wird, deutlich schneller erfolgen als die Phase des Druckgebens.

Die dritte Ausnahme ist dann gegeben, wenn eine Technik in Form eines langsam sich steigernden anhaltenden Drucks entweder bei Muskelspasmus oder starkem Widerstand angewandt wird und durch den Druck ein sehr starker Schmerz hervorgerufen wird. Bei dieser Technik sollte in dem Moment, wenn der Schmerz gerade plötzlich und jäh zunimmt, der Druck augenblicklich zurückgenommen werden, wenn vielleicht auch nur um einen Millimeter, um dadurch die plötzliche heftige Zunahme des Schmerzes zu vermeiden.

Ein anderer Aspekt ist der, daß durch Veränderung des Rhythmus bei der Behandlung anteroposteriore Bewegungen durch Anwendung posteroanterioren Drucks erreicht werden können. Das gelingt dadurch, daß die Betonung der oszillierenden Bewegung auf das Zurücknehmen des Drucks gelegt wird und nicht auf die posteroanteriore Bewegung selbst. Mit anderen Worten, die Geschwindigkeit, mit der die Druckeinwirkung aufgehoben wird, ist schneller als die langsam und bewußt ausgeführte Anwendung des posteroanterioren Drucks. Dieser spezielle Rhythmus wird auch dann angewandt, wenn die Schmerzreaktion des Patienten während der Phase des Zurücknehmens der posteroanterioren Druckbewegung eintritt. Die jeweilige Geschwindigkeit des Druckgebens und der Wegnahme des Drucks richtet sich nach der beabsichtigten Schmerzreaktion. Im allgemeinen gilt: je weiter die Druckanwendung in den Bewegungsspielraum hineinreicht und je schneller das Zurücknehmen des Drucks erfolgt, desto stärker ist der auf diese Weise hervorgerufene Schmerz.

Bei der Schmerzbehandlung (d.h. der Behandlung einer Schmerzsituation, die den gesamten Bewegungsbereich einbezieht) durch Bewegungen des Grads II, muß die Bewegungsamplitude so groß sein wie dies die Symptomreaktion zuläßt. Je stärker der Schmerz ist, desto langsamer und gleichmäßiger sollte der Rhythmus sein. Folgende Änderungen können vorgenommen werden, um die Wirkung dieser Technik (ohne Änderung der Position des Patienten) zu verbessern:

1. Vergrößern der Amplitude;
2. Heranführen der Bewegung an einen Bereich, in dem Beschwerden auftreten;
3. Erhöhung der Geschwindigkeit der oszillierenden Bewegungen unter Beibehaltung des gleichmäßigen Rhythmus der Bewegung;
4. Ausführung der Oszillationsbewegung als leichte Stakkatobewegung.

Wenn der Behandlungsschmerz erst am Ende des Bewegungsbereichs auftritt, oder wenn eine Gelenksteifigkeit behandelt wird, sollte die anzuwendende Technik eine Stakkatobewegung mit kleiner Amplitude im Endbereich des Bewegungsspielraums sein. Durch die Behandlungsbewegung wird das Gelenk bis zum Ende des Bewegungsbereichs gedehnt und von der Manualtherapeutin 5 min lang in dieser Stellung gehalten. Die stakkatoartigen Überdruckeinwirkungen mit kleiner Amplitude werden dabei so lange und mit solcher Intensität angewandt, wie es im Hinblick auf den chronischen Zustand der Beschwerden und auf den Schweregrad der Symptome, die durch die Dehnung hervorgerufen werden sollen, angezeigt ist.

Die erwähnten Druckanwendungen erfolgen dabei nicht nur auf den einen Wirbel, selbst wenn nur die Bewegung dieses einen Wirbels die Beschwerden des Patienten hervorruft. Wenn es sich z.B. bei dem geschädigten Wirbel um T8 handelt und als oszillierende Behandlungstechnik ein posteroanteriorer Druck eingesetzt wird, sollten die Behandlungsbewegungen zumindest auch auf T7 und T9 ausgedehnt werden. Das ist nur eine allgemeine Regel, die durchaus innerhalb eines weiten Spielraums variiert werden kann. Wird allerdings der Druck dazu verwendet, einen geringgradig steifen Wirbel T8 zu behandeln, sollte der Rhythmus der anzuwendenden Technik etwa wie folgt gewählt werden: 4 oszillierende Bewegungen auf T8, 4 auf T7, dann auf T8, dann T9, T8, T7 usw.

Wird als Technik eine schmerzhafte Bewegung eingesetzt, die zu einem reflektorischem Spasmus führt, sollte der Rhythmus hauptsächlich als stationär gehaltene Position eingesetzt werden und weniger als oszillierende Bewegung. Bei dem Verfahren tastet sich die Physiotherapeutin langsam bis zu der Stelle vor, wo der Schmerz einsetzt und der Muskelspasmus einer weiteren Bewegung entgegenwirkt. Diese Position wird eingehalten, bis die Schmerzintensität nachgelassen hat, so daß der Spasmus geringfügig nachlassen kann. Diese Wartezeit kann bis zu 1 min betragen, liegt jedoch im allgemeinen zwischen 10 und 20 s. Dann wird das Verfahren vorsichtig ein Stück weitergeführt. In der dann erreichten Position wird wieder innegehalten und erneut das Nachlassen des Schmerzes und des Muskelspasmus abgewartet, bis im Anschluß daran die Bewegung weitergeführt werden kann. Während dieses langsamen Prozesses werden kleinere oszillierende Bewegungen eingestreut. Dabei sollte es sich um nicht mehr als 3 oder 4 Oszillationsbewegungen auf einmal handeln, und sie müssen langsam durchgeführt werden, damit der Schmerz nicht zunimmt.

Stellt die Physiotherapeutin während der objektiven Untersuchung bei einem Patienten fest, daß bei ihm eine latente Schmerzreaktion (s. Abschn. 4.3.1, S. 87) eintritt, verhält sich die Dauer der Anwendung einer Technik oft direkt proportional zu dem Auftreten dieser latenten Schmerzreaktion. Je länger es dauert, bis die Symptome während der Durchführung einer Testbewegung mit festem Überdruck gegen das Ende des Bewegungsspielraums auftreten, desto länger sollte die Behandlungstechnik beibehalten werden. *Dies ist eine wichtige Grundregel.*

Wenn der vorhandene Bewegungsbereich durch Muskelspasmus eingeschränkt ist, muß der Rhythmus der Technik einer sehr langsam ausgeführten Druckanwendung entsprechen. Auch findet dann keinerlei Oszillationsbewegung statt, abgesehen von einer winzigen Phase, in der Druck zurückgenommen wird, wenn der Spasmus geringfügig, aber jäh zunimmt. Dieser anhaltende Druck wird so präzise und kontrolliert ausgeübt, daß der Patient dem Geschick der Physiotherapeutin vertraut, wenn sie den Augenblick abpaßt, in dem der Druck weggenommen wird und genau weiß, wie langsam die Druckphase dann wieder verstärkt werden darf. Der Patient kann in dieser Phase Kraft für die nächste Anwendung des anhaltenden Drucks sammeln.

Wenn ein bestimmter Rhythmus gewählt worden ist, kann er unterschiedlich tief innerhalb des Bewegungsbereichs angewandt werden. Die Tiefe einer in sanftem, gleichmäßigem Rhythmus ausgeführten Bewegung zur Schmerzbehandlung wird in Abhängigkeit von der während des Verfahrens auftretenden Schmerzreaktion modifiziert, d. h. die Bewegung wird gegebenenfalls in den Bereich zurückgenommen, in dem keine Schmerzen empfunden werden. Besteht in ähnlicher Weise die Absicht, die Technik so nahe wie möglich an der Stelle im Bewegungsbereich durchzuführen, wo der Schmerz einsetzt, ist es gelegentlich erforderlich, den Rhythmus ein Stück weiter in den Bewegungsbereich hineinzuführen, um festzustellen, ob die Position richtig gewählt ist, in der die oszillierenden Bewegungen durchgeführt werden. Wenn durch die Technik die Symptome und Zeichen erfolgreich beeinflußt werden, kann der Schmerz nachlassen, so daß dann der Rhythmus tiefer in den Bewegungsbereich hineingeführt werden kann.

Die angesprochenen Stakkatotechniken können auch in Form eines gebrochenen Rhythmus angewandt werden, d. h. es können im Anschluß an 4 Stakkatobewegungen nach einer kurzen Pause 2 weitere Bewegungen folgen, danach 5, dann 1, dann 3 usw. So gewinnt die Physiotherapeutin ein gutes „Gefühl" für die Bewegung. Gleichzeitig wird dadurch vermieden, daß der Patient im voraus weiß, wann die Bewegung einsetzt, und dann die Muskeln spontan kontrahiert.

Der Rhythmus ist auch in Verbindung mit den manipulativen Verfahren wichtig. Naturgemäß werden solche manipulativen Techniken schnell ausgeführt, doch während die Endposition der manipulativen Bewegung aufgrund der besonderen Bedingungen konstant ist, kann die Ausgangsposition unterschiedlich sein. Nachdem die Position, von der aus die Manipulation durchgeführt werden soll, festgelegt wurde, und die Physiotherapeutin festgestellt hat, daß die gewünschte Symptomreaktion eintritt, wenn die gedehnte Position der Technik getestet wird, kann diese wieder entspannt werden. Es gilt dann zu entscheiden, ob die manipulative Behandlung von der Dehnposition oder von einer Position aus durchgeführt werden soll, in der die Dehnung geringfügig, jedoch deutlich spürbar entspannt worden ist. Welche Entscheidung hier auch getroffen wird, die Manipulation erfolgt immer bis zur gleichen Endposition. Von der Dehnposition aus ist die Amplitude gering; von der entspannten Position aus ist die Amplitude größer, aber nur, weil sie an einer Stelle beginnt, die im Bewegungsspielraum weiter zurück liegt, und nicht, weil sie weiter in den Bewegungsspielraum hineingeht.

5.4 Rhythmus/Symptomreaktion

Im Anschluß an die Untersuchung und Beurteilung wird unter Umständen eine bestimmte Technik mit der bewußten Absicht gewählt, ein kalkuliertes Maß lokaler Beschwerden herbeizuführen. Dies kann aus zwei Gründen so entschieden werden:

1. Man erwartet, daß die Symptome bei anhaltender Anwendung der Technik abnehmen und vielleicht sogar ganz verschwinden. Geschieht das im Verlauf der Anwendung der Technik, sollten die Bewegungen und Symptome des Patienten beim anschließenden Wiederbefund eine Besserung aufweisen.
2. Die Anwendung einer solchen Technik kann weitere wertvolle objektive Untersuchungsbefunde erbringen, weil sie Aufschluß darüber geben, welche Auswirkungen eine wiederholte Bewegung in eine bestimmte schmerzhafte Bewegungsrichtung zeigt. Wenn z. B. eine bestimmte Bewegung in konstantem Rhythmus durchgeführt wird und zunächst keine Schmerzen verursacht, wenn dann jedoch Schmerzen auftreten und über einen Zeitraum von vielleicht 20 s zunehmen, liegt es klar auf der Hand, daß der Zustand des betreffenden Gelenks schlimmer ist, als wenn die Bewegung schon zu Beginn Beschwerden verursacht hätte, die Schmerzen jedoch anschließend innerhalb von 20 s verschwunden wären.

Wichtig ist, daß die Physiotherapeutin bei jeder Anwendung einer Technik jederzeit genau verfolgt, welche Auswirkung das von ihr angewandte Verfahren auf die Symptome des Patienten hat, *während die Technik angewandt wird.*

Bei der Durchführung posteroanteriorer Bewegungen auf einen Dornfortsatz (z. B. L4), der prominent und schmerzhaft ist, sollte der Rhythmus der angewandten Technik wie folgt beschaffen sein:

1. Die Amplitude sollte sehr gering sein, so daß die Bewegung durch den Bewegungsbereich, da sie sehr klein ist, keinen allzu starken „Schmerz durch den Bewegungsbereich" verursacht. Dieser „Schmerz durch den Bewegungsbereich" wird hierbei weit geringer sein, obgleich nach wie vor eine Gelenk*bewegung* erfolgt, die ein wesentlicher Bestandteil der Behandlung ist.
2. Die Geschwindigkeit der Oszillationsbewegung sollte auf etwa 1 Bewegung pro 2 s reduziert werden; dadurch wird auch die Intensität des durch die Behandlungstechnik hervorgerufenen Schmerzes gedämpft, weil dabei die Dosierung der Gelenkbewegung bezogen auf die Zeiteinheit verringert wird.
3. Weil die Amplitude sehr gering ist und die Oszillationsbewegung langsam erfolgt, ist der Schmerz auch geringer, und der Patient kann sich leichter entspannen. Deshalb kann diese Technik auch tiefer in den Bewegungsspielraum hineingeführt werden.
4. Da es möglich ist, tiefer in den Bewegungsbereich hineinzugehen, ist das angewandte Verfahren wirkungsvoller im Hinblick auf das Erreichen einer Besserung. Die Physiotherapeutin wird während der Anwendung der Technik feststellen, daß sie sehr schnell in der Lage ist, tiefer in den Bewegungsbereich hineinzugehen, ohne dadurch eine Zunahme des Schmerzes herbeizuführen.

Das Umgekehrte würde geschehen, wenn eine größere Amplitude gewählt würde und die oszillierende Bewegung 2–3 Einheiten pro s umfaßte. Ist die Amplitude zu groß und die Geschwindigkeit zu hoch, dann wird das Gelenk durch die Behandlung empfindlicher und die Symptome des Patienten verschlimmern sich, wodurch die Physiotherapeutin fälschlicherweise zu dem Schluß kommt, daß eine posteroanteriore Bewegung nicht das richtige Verfahren ist.

Aus allem, was bisher gesagt wurde, sollte klar hervorgehen, daß zur richtigen Durchführung einer Technik etwas mehr gehört als mit rein mechanischem Geschick bestimmte Handgriffe zu verrichten. So wie die Solistin in einem Violinkonzert ihren Part spielt, muß auch die Physiotherapeutin sich intensiv, umfassend und mit emotionaler Beteiligung mit der Technik befassen, die sie durchführt. Wenn sie ein Gelenk mit einer bestimmten Technik mobilisiert, muß sie alle sonstigen das Gelenk betreffenden Informationen aus ihren Gedanken eliminieren. Sie muß versuchen, sich in die Gelenkstrukturen, die sie bewegt, hineinzudenken und ein „feeling" für diese zu entwickeln, als wäre sie ein Teil davon.

Es wurde bereits darauf hingewiesen, daß eine Mobilisation, selbst wenn sie mit Krafteinsatz durchgeführt wird, nicht aus einer plötzlich ausgeführten Bewegung besteht. Eine plötzliche Bewegung oder eine Impulsbewegung ist charakteristisch für die Manipulation. Es gibt *zwei Arten von manipulativen Techniken,* nämlich jene, die den bereits beschriebenen Mobilisationstechniken entsprechen, die jedoch schneller als diese durchgeführt werden, und jene, bei denen die manipulative Bewegung soweit wie möglich auf ein Intervertebralgelenk begrenzt wird, um dessen volle Beweglichkeit wiederherzustellen. Gleichgültig, welche Form der Manipulation angewandt wird, es ist stets eine schnelle Bewegung mit sehr kleiner Amplitude. Die Anwendung starker Traktion ist unnötig und in einigen Fällen sogar eindeutig von Nachteil. Wird sie stark angewandt, schränkt sie den für die manipulative Behandlung zur Verfügung stehenden Spielraum ein. Manche Manualtherapeuten glauben, daß damit ein besonderer Sicherheitsfaktor gegeben sei. Das ist falsch: die Sicherheit wird durch eine graduelle Steigerung der Dosierung der Technik in Verbindung mit fortlaufenden Wiederbefunden gewährleistet.

5.4.1 Typ 1

Während der Behandlung durch Mobilisation kann die Besserungsrate sich verlangsamen, selbst wenn die Mobilisation zu Anfang systematisch tiefer und tiefer in den Bereich geführt wurde und auch einen angemessenen Fortschritt ergab. Unter diesen Umständen ist es vielleicht notwendig, das Verfahren zu ändern und ergänzend eine plötzliche Bewegung gegen Ende des Bewegungsbereichs einzufügen. Ein solcher Überdruck ist im allgemeinen nur bei Mobilisationstechniken wie posteroanteriorem unilateralem Druck im Bereich der Brustwirbelsäule, posteroanteriorem zentralem Druck im Bereich der Brust- und Lendenwirbelsäule und bei der Rotationsbewegung im Bereich der Hals- und Lendenwirbelsäule erforderlich.

5.4.2 Typ 2

Wenn eine nahezu schmerzlose Einschränkung des Bewegungsspielraums, die als Ursache der Beschwerden des Patienten vermutet wird, durch die beschriebenen Mobilisations- oder Manipulationstechniken nicht in ausreichender Weise verbessert werden kann, muß die manipulative Behandlung lokal begrenzt, d.h. so präzise wie möglich auf das eine Gelenk konzentriert ausgeführt werden. Eine solche manipulative Behandlung ist darauf ausgerichtet, die Beweglichkeit des in Mitleidenschaft gezogenen Intervertebralgelenks auf direktem Wege wieder herzustellen.

5.5 Manipulative Behandlung unter Anästhesie (MUA)

In einer äußerst konstruktiven Rezension zur dritten Auflage von „Vertebral Manipulation" und auch in der sich daran anschließenden Korrespondenz mit dem Verfasser sparte der betreffende Rezensent (Bremner 1958) nicht mit Anerkennung für die Durchführung manipulativer Behandlungen unter Anästhesie (MUA), so wie sie von Ärzten und auch manchen Physiotherapeuten verbreitet angewandt wird. Dieser Ansicht schließt sich der Verfasser dieses Buches gerne an.

Bremner (1958) weist die Effektivität der manipulativen Behandlung unter Anästhesie bei der Behandlung von Überlastungen im lumbosakralen Bereich nach. Vermutlich gilt das Gleiche auch für alle lokalen Schmerzen und Blockierungen im Bereich der Wirbelsäule. Mit Sicherheit gilt dies für die Halswirbelsäule. Cyriax (1980) zeigt deutlich die Indikationen und Kontraindikationen für diese Behandlungsform auf.

Die Situation eines Patienten kann in der ersten Phase durch Mobilisation und manipulative Behandlung verbessert werden. Jedoch kann dann eine Phase erreicht werden, wo die Fortschritte sich nach und nach verlangsamen. Hier kann eine Manipulation unter Anästhesie indiziert sein. Die Konstitution des Patienten oder ein gewisses Maß an spontaner Muskelkontraktion, die eine manipulative Behandlung des Patienten ohne Anästhesie verhindern, können eine Behandlung unter Anästhesie angezeigt erscheinen lassen. Bremner kommt deshalb richtigerweise zu der Feststellung, daß es „für den Arzt und die Physiotherapeutin sehr nützlich sein kann, wenn sie Entscheidungen über die Behandlung schwieriger und auf die Behandlung nicht ansprechender Fälle in Absprache miteinander treffen".

Wenn sich der Patient vollständig entspannen kann, ist das Endgefühl des manipulativ behandelten Bewegungsbereichs jeweils gleich, ob der Patient dabei nun bei vollem Bewußtsein ist oder unter Anästhesie behandelt wird.

Zu beachten ist, daß unter Anästhesie nicht mit allzu großem Krafteinsatz vorgegangen werden darf. Anstatt zu versuchen, mit einer einzigen Manipulation das volle Bewegungsausmaß zu erreichen, ist es häufig besser, die Manipulation vorsichtiger und sanfter in zwei oder mehreren Phasen anzuwenden. In einem zweiten Artikel berichtet Bremner (Bremner u. Simpson 1959) über die im Anschluß an die Durchführung einer manipulativen Behandlung unter Anästhesie vorzusehende physiotherapeutische Nachbehandlung.

Der Grad des Erfolges einer manipulativen Behandlung unter Anästhesie erweist sich nach 2 oder 3 Tagen. Wenn der Patient seine Beschwerden vollständig verliert, ist eine Nachfolgebehandlung nicht erforderlich. Tritt jedoch keine zufriedenstellende Besserung im Befinden des Patienten ein, ist eine passive Mobilisation notwendig. Werden durch eine Röntgenaufnahme Gelenkveränderungen (die teilweise für die Bewegungseinschränkung verantwortlich sind) nachgewiesen, sollte der Patient dazu angehalten werden, täglich aktive mobilisierende Übungen durchzuführen. Liegt eine Instabilität vor, sollten täglich stabilisierende Übungen durchgeführt werden.

Wichtig ist, daß eine Anschlußbehandlung nur selektiv und nicht routinemäßig bei jedem Patienten vorgesehen sein sollte.

In Fällen, wo eine manipulative Behandlung des wachen Patienten fehlgeschlagen ist, kann eine Manipulation unter Anästhesie zum Erfolg führen. Aber auch der umgekehrte Fall ist möglich. Bei manchen Patienten müssen, wie das auch von dem Rezensenten nachgewiesen wurde, bisweilen beide Verfahren ins Auge gefaßt werden.

6 Anwendung der Techniken

Mit einem Beitrag von B. C. Edwards*

Viele Menschen glauben, daß es bei der Manualtherapie als Behandlungsform lediglich notwendig sei, die anzuwendenden Techniken zu erlernen. Das ist eine gefährliche Fehleinschätzung, die weit von der Wahrheit entfernt ist. Die gleichen Vorstellungen werden – bedauerlicherweise – auch in manche Ausbildungskurse zur Manualtherapie hineingetragen. Selbstverständlich ist es wichtig, daß bei Anwendung der Techniken die Bewegungen in der richtigen Weise ausgeführt werden, aber selbst eine gut durchgeführte Technik kann Schaden verursachen und völlig fehlschlagen, wenn die falsche Art von Bewegung gewählt wurde oder wenn sie in der falschen Tiefe oder im falschen Rhythmus durchgeführt wird. Die Wahl einer Technik und der Wechsel von einer Technik zu einer anderen wird anhand der wiederholten genauen Beurteilung der Symptome und Zeichen des Patienten vor und nach jeder Anwendung eines Verfahrens und von Behandlung zu Behandlung bestimmt. Diese Routine muß unbedingt beibehalten werden, wenn die Behandlung jederzeit objektiv und sicher sein soll. Aber nicht nur zur Sicherheit und als Orientierungshilfe beim Übergang von einer Technik zur anderen müssen Symptome und Zeichen ständig beurteilt werden; auf diese Weise gewinnt die Therapeutin auch Erfahrungen in der Prognose des wahrscheinlichen Resultates ihrer Behandlung.

Bewirkt eine spezielle Technik überhaupt keine Änderung, sollte sie intensiver wiederholt werden. Führt die Behandlung auch dann zu keiner Besserung, sollte die betreffende Technik aufgegeben werden. – Sagt ein Patient, daß sich seine Beschwerden gebessert haben, oder deuten bestimmte Zeichen auf eine Besserung hin, sollte die bisher angewandte Technik wiederholt werden. Eine Wiederholung der Technik ist immer dann angezeigt, wenn zumindest bei einem der vorhandenen Zeichen eine Besserung erkennbar wird, allerdings nur unter der Voraussetzung, daß bei keinem der übrigen Zeichen eine Verschlechterung eingetreten ist. Werden die Symptome und Zeichen durch eine Technik verschlimmert, sollte sie nicht wiederholt werden. Allerdings kann in einem späteren Stadium der Behandlung noch einmal die zunächst angewandte Technik versucht werden und vorausgesetzt, daß es zu einer Veränderung der Gelenkzeichen gekommen ist, kann die Technik dann von Nutzen sein. Bei der Beurteilung von Symptomen muß mit Sorgfalt vorgegangen werden, weil ein Patient vielleicht sagt, daß seine Symptome schlimmer geworden sind, während in Wirklichkeit der Schmerz vielleicht nur anders geartet ist und es sich dabei eher um eine Reaktion auf eine Dehnung handelt als um eine Verschlechterung der bestehenden Symptome. In solchen Fällen ist es unwahrscheinlich, daß sich die Symptome verschlechtert haben, wenn bei der klinischen Untersuchung keine entsprechende Verschlechterung der Zeichen feststellbar ist.

6.1 Beurteilung der Behandlung

Zwar wird behauptet, daß zwei Anwendungen einer Mobilisationstechnik ausreichend seien, um den Wert einer Technik zu belegen, dies ist aber nicht immer der Fall. Das entscheidende Kriterium bei der Beurteilung verschiedener Techniken ist es, über einen Ver-

---
* Anschrift s. Kap. 4, S. 65.

gleichswert zu verfügen, anhand dessen die Wirkung der betreffenden Techniken gemessen werden kann. Während der ersten Untersuchung eines Patienten sollte die Physiotherapeutin beurteilen, ob es möglich sein wird, bei dem Zustand des Patienten eine rasche Besserung herbeizuführen, oder ob der Fortschritt vermutlich nur sehr langsam erfolgen wird. Ist ein rascher Fortschritt möglich, kann ein Wechsel von einer Technik zu einer anderen rascher vorgenommen werden. Wenn z. B. eine Technik zu einer Besserung führt und die Physiotherapeutin zu der Einsicht gelangt, daß der Prozeß der Besserung langsamer vorangeht als es eigentlich möglich wäre, kann ein Wechsel der Behandlungstechnik den Fortschritt beschleunigen. Wenn bekannt ist, daß der Besserungsprozeß langsam verlaufen wird, kann es durchaus falsch sein, zu einer anderen Technik überzugehen, solange die zunächst angewandte Technik nicht während zweier oder mehrerer Behandlungssitzungen erprobt worden ist.

In welchem Maß müssen sich die klinischen Zeichen des Patienten gebessert haben, um die weitere Anwendung einer Mobilisationstechnik zu rechtfertigen? Das zu entscheiden kann nur durch praktische Erfahrung erlernt werden, die auf der ständigen Beurteilung der unter verschiedenen Bedingungen durch die Technik herbeigeführten Veränderungen basiert. Naturgemäß zeigen manche Patienten eine schnellere Besserung als andere. So hat man festgestellt (Maitland 1957), daß in dem Maße, wie ein Schmerz zunehmend weiter von der Schmerzquelle entfernt auftritt, die Behandlung auch länger dauert und die Wahrscheinlichkeit eines Erfolgs geringer ist (Tabelle 6.1). Da sich die statistische Untersuchung auf 220 Patienten bezog, die von Ärzten zuvor ausgewählt worden waren, können keine absolut präzisen Angaben daraus abgeleitet werden, sondern lediglich annähernde Leitlinien. Weil die Ergebnisse der Behandlung von Zervikalsyndromen in etwa demselben Schema folgen, kann der Student anhand dieser statistischen Untersuchung auch in diesem Bereich jeweils bestimmen, wie viele Behandlungen ein bestimmter Patient benötigt.

Die routinemäßige Abfolge der Behandlung sieht so aus:

Tabelle 6.1. Behandlungsergebnisse

Symptome	Besserung d. Symptome (Anteil der Patienten in %)	Durchschnittliche Dauer der erfolgreichen Behandlungen (Tage)
Rückenschmerzen:		
ohne Schonhaltungsskoliose	96	4,5
mit Schonhaltungsskoliose	91	6
Schmerzen vom Rücken bis zum Gesäß:		
ohne Schonhaltungsskoliose	95	4
mit Schonhaltungsskoliose	95	4
Schmerzen vom Rücken bis zum Knie:		
ohne Schonhaltungsskoliose	96	5,7
mit Schonhaltungsskoliose	60	11
Schmerzen vom Rücken bis zum Fuß:		
ohne Schonhaltungsskoliose	91	7
mit Schonhaltungsskoliose	50	9
Schmerzen mit neurologischen Veränderungen	54	9

Schmerzen mit neurologischen Veränderungen, die auf die dritte Lumbalnervenwurzel zurückzuführen waren, waren schwerer zu beheben als die, die von den sakralen Nervenwurzeln ausgingen; und beide waren schwieriger zu lindern als alle anderen solchen Schmerzen lumbalen Ursprungs.

1. Der Patient wird zunächst nach seiner Reaktion auf die Behandlung des vorausgegangenen Tages befragt. Eine solche Befragung ist nicht so einfach durchzuführen, wie man meinen könnte. Es muß sorgfältig darauf geachtet werden, Fehlinterpretationen der Wortes des Patienten zu vermeiden, und es ist wichtig, die eigenen Interpretationen kritisch zu betrachten.

2. Der zweite Wiederbefund besteht aus dem Vergleich der wesentlichen Zeichen aus den Testbewegungen mit denen, die zuvor feststellbar waren. Diese Feststellungen werden wie in Tabelle 6.4 (s. S. 165) gezeigt aufgezeichnet.

3. Im Anschluß an die Beurteilung der Wiederbefunde wird dann eine bestimmte Technik ausgewählt, wobei die Gründe für die jeweilige Wahl angegeben und aufgezeichnet werden sollten.
4. Diese Technik wird dann durchgeführt; alle Symptomreaktionen während der Durchführung sollten notiert werden.
5. Im Anschluß an die Behandlungstechnik müssen die Symptome und Gelenkzeichen des Patienten in der Weise neu beurteilt werden, daß damit der Wert der eben durchgeführten Technik nachgewiesen werden kann. Ist die Besserung der Beschwerden angemessen, wird das Verfahren wiederholt. Ist jedoch keine angemessene Besserung eingetreten, wird eine andere Technik angewandt. Die neue Technik wird dann über die erforderliche Zeitdauer durchgeführt, danach erfolgt eine weitere Beurteilung. Wenn die Symptome des Patienten nicht ganz minimal sind, wird die Anzahl der Mobilisationen zwischen den Beurteilungen auf etwa 4 pro Sitzung begrenzt.

Es ist wichtig, daran zu denken, daß an einem Tag jeweils nur ein bestimmtes Höchstmaß an Besserung erreicht werden kann und daß deshalb dem Patienten bei einer Sitzung nur eine bestimmte Anzahl von Anwendungen zugemutet werden darf. Die Behandlung muß daher genau ausbalanciert sein, wenn aus dem Wechsel der Techniken ein maximaler Nutzen gewonnen werden soll.

Zwar ist es durchaus möglich abzuschätzen, ob durch die Behandlung ein rascher oder ein langsamer Fortschritt erreicht werden kann, doch soll im folgenden anhand einiger Beispiele erläutert werden, was unter einer angemessenen Besserung der Symptome durch die erfolgreiche Anwendung einer Technik zu verstehen ist. (Die nachstehend aufgeführten Angaben sollten dabei nicht allzu wörtlich genommen werden; sie haben lediglich den Charakter allgemeiner Leitlinien). Bei einem Patienten, dem rasch geholfen werden kann, sollten diese Veränderungen nach jeder Behandlung eintreten, doch bei Fällen, in denen mit einem langsameren Behandlungsfortschritt zu rechnen ist, sollte die Physiotherapeutin solche Veränderungen nicht vor Ablauf von 2–3 Tagen erwarten. Ein Mindestmaß an Besserung, das die Wiederholung einer bestimmten Technik gerechtfertigt erscheinen läßt, zeigt sich z. B. in einer Verbesserung der Vorwärtsflexion in stehender Körperhaltung um 2,5 cm, einer Besserung des Anhebens des gestreckten Beines um 5°, oder einer Vergrößerung der Rotation des Rumpfes oder der Halswirbelsäule um 5–10°.

Bei der Untersuchung kann die Physiotherapeutin eine Vielzahl von Indizien finden, die darauf hindeuten, daß sie wohl mit einem langsamen Fortschritt rechnen muß. Diese Anzeichen können einzeln oder kombiniert auftreten. Sie lassen sich unter den Gesichtspunkten Deformität, Bewegungen und Pathologie zusammenfassen.

6.1.1 Deformität

1. Ein Patient, dessen Schmerzen in ein Bein ausstrahlen und der auch eine schmerzbedingte Seitneigung aufweist, wobei er die Schultern zur Schmerzseite hin neigt (ipsilaterale Neigung), dürfte eine viel langsamere Reaktion auf eine konservative Behandlung zeigen, als wenn es sich um eine kontralaterale Neigung handeln würde.
2. Einem Patienten mit einer Schmerzskoliose, die sich ständig von einer Seite zur anderen verändert, kann stets nur schwer Linderung verschafft werden. Je leichter die Skoliose sich in der Richtung verändert, desto schwieriger wird es sein, dem Patienten zu helfen.
3. Wenn ein Patient mit Schmerzen in der Kreuzgegend deutliche Spasmen der Extensormuskeln zeigt, die das Bewegungsausmaß bei der Vorwärtsflexion einschränken, kann davon ausgegangen werden, daß ihm nur schwer zu helfen sein wird. Diese lordotische Variante eines Muskelspasmus kann beidseitig oder einseitig auftreten. Gelegentlich hat ein Patient aber auch eine ipsilaterale Neigung in Verbindung mit einem einseitigen lordotischen Muskelspasmus. Wenn diese beiden Faktoren zusammenkom-

men, ist es voraussichtlich noch schwieriger, ein Ansprechen auf die Behandlung zu erreichen.
4. Einem Patienten mit einer Lumbalkyphose kann meist relativ problemlos durch Mobilisation geholfen werden, wenn die Kyphose nicht mehr als 30° beträgt. Die Behandlung hat aber nur Erfolg, wenn zusätzlich auch eine Ruhigstellung erfolgt.

6.1.2 Bewegungen

1. Wenn bei einem Patienten mit Schmerzen im Rücken und im Bein die Vorwärtsflexion und das Anheben des gestreckten Beins auf der schmerzhaften Seite erheblich eingeschränkt ist, kann ihm vermutlich nur schwer geholfen werden (Charnley 1951).
2. Ein Patient hat Schmerzen in einer Extremität, wobei ein Teil dieser Gliederschmerzen durch Extension des Nackens oder des Rückens bewirkt wird. Wenn der Extensionsbereich deutlich eingeschränkt ist und durch diese Bewegung der Schmerz im distalen Bereich hervorgerufen wird, wird dem Patienten nur schwer zu helfen sein.
3. Wenn die Bewegungen des Patienten in alle Richtungen sehr begrenzt sind und starke Schmerzen hervorrufen, sind der Schweregrad des Schmerzes und die Einschränkung des Bewegungsvermögens als Indizien dafür zu bewerten, daß ein Behandlungserfolg erst nach längerer Zeit eintreten wird.
4. Ein Patient mit Schmerzen im Bereich der Brust- oder Lendenwirbelsäule weist Spannungszeichen auf, indem die passive Flexion der Halswirbelsäule stark eingeschränkt ist und die Symptome reproduziert. Je stärker diese Bewegung durch den Schmerz eingeschränkt ist, desto schwieriger ist es, dem Patienten zu helfen.
5. Patienten mit starken arthrotischen oder spondylotischen Veränderungen leiden in der Regel an lokal auftretendem „Wehtun". Ihr Bewegungsvermögen ist zwar allgemein durch Steifigkeit vermindert, wird aber durch dieses „Wehtun" nicht schmerzhaft eingeschränkt. Diesen Patienten kann gewöhnlich leicht geholfen werden. Zieht sich ein Patient mit bestehenden röntgenologischen Veränderungen eine lokale Gelenkverletzung zu, kann die Physiotherapeutin mit Sicherheit davon ausgehen, daß das Ansprechen auf die Behandlung sehr langsam erfolgen wird.
6. Bei einem Patienten, bei dem die Schmerzen von der Kreuzgegend in symmetrischer Verteilung in beide Beine ausstrahlen und jeweils gleich stark sind, kann die Physiotherapeutin sicher sein, daß ihm nur schwer geholfen werden kann.

6.1.3 Pathologie

1. Starke Nervenwurzelschmerzen sind, was die Reaktion auf eine Behandlung betrifft, stets mit Sorge zu betrachten. Zunächst können 7–10 Tage vergehen, ehe der Patient ein Nachlassen des Schmerzes bemerkt. Die Gesamtbehandlungszeit ist jedoch länger als die bei ausstrahlenden Schmerzen, die von anderen Quellen herrühren. Es gibt drei Nervenwurzeln, die auf konservative Behandlungsmaßnahmen weniger rasch reagieren als andere: L3, die weniger rasch auf die Behandlung anspricht als S2, und im Zervikalbereich C8.
2. Ein primärer posterolateraler Prolaps führt stets erst nach längerer Behandlungszeit zu positiven Ergebnissen, wenngleich ihm für gewöhnlich doch beizukommen ist (Cyriax 1975).
3. Patienten, deren Symptome auf eine unstabile Spondylose oder Spondylolisthesis zurückzuführen sind, kann durch eine Mobilisationsbehandlung nur schwer geholfen werden. Auch ist ihre Reaktion auf die Behandlung nicht so ausgeprägt wie bei Patienten mit ähnlichen Symptomen anderen Ursprungs.
4. Bei Patienten, deren Symptome direkt auf ein Trauma zurückzuführen sind, kann stets nur unter großen Schwierigkeiten eine Besserung erreicht werden; das ist vermutlich auf das größere Ausmaß der Schädigung zurückzuführen. Eine spezielle Form des Traumas, die gleichfalls zu dieser Kate-

gorie gehört, ist bei dem nachchirurgischen Patienten gegeben, der auf den chirurgischen Eingriff nicht so gut wie erwartet reagiert hat.
5. Einer bestimmten Patientengruppe kann stets nur schwer geholfen werden, was auf die Art der Pathologie oder deren Umfang zurückzuführen sein muß. Jedem jungen Patienten, der sich z.B. im Teenageralter ohne Behandlung von seinen Beschwerden nicht erholt hat, kann stets nur schwer geholfen werden. Junge Leute haben außergewöhnlich gute Gesundungskräfte, und fast ohne Ausnahme dürfte jeder Jugendliche, der schon lange Zeit anhaltende Schmerzen hat, und über verschiedene Ärzte schließlich zu der Physiotherapeutin gelangt, eine viel langsamere Reaktion auf die Behandlung zeigen als ein erwachsener Patient mit ähnlichen Symptomen.

6.2 Tiefe der Mobilisationsbehandlungen

Zunächst ist es schwierig zu wissen, wie intensiv eine Mobilisation angewandt werden sollte. Jede zum ersten Mal angewandte Technik sollte vorsichtig angegangen werden, so daß die im Bereich des Intervertebralgelenks hervorgerufene Bewegung zu geringfügig sein dürfte, um irgendwelche Veränderungen der Symptome oder Gelenkzeichen des Patienten herbeizuführen. Eine solche sanfte Technik ist besonders bei starken Schmerzen, neurologischen Veränderungen oder Vorhandensein von Muskelspasmus wichtig. Die Faktoren, die die Tiefe bestimmen, in der eine Technik ausgeübt wird, sind Schmerz, Muskelspasmus und jeder sonstige physische Widerstand, durch den die Bewegung eingeschränkt wird. Der Schweregrad dieser Faktoren und die jeweilige Position im Bewegungsbereich, in der sie auftreten, sind hier die entscheidenden Orientierungspunkte.

6.2.1 Schmerz

Der Schmerz bei der Bewegung ist vielleicht der wichtigste Maßstab dafür, wie intensiv und wie weit in die Tiefe des Bewegungsspielraums gehend ein Verfahren durchgeführt werden sollte. Schmerzen, die in der Nähe des Gelenks lokalisiert sind und ausstrahlende Schmerzen müssen getrennt voneinander betrachtet werden. Wenn der Schmerz auf das Gelenk lokalisiert ist, dann sollte die Mobilisation innerhalb des Bereichs vorgenommen werden, der schmerzfrei ist, doch sollte die Bewegung bis zu der Stelle ausgeführt werden, wo der Schmerz beginnt. Wenn die Schmerzen am Anfang des Bewegungsbereichs empfunden werden, muß die Mobilisation in Form sehr kleiner rhythmischer Bewegungen durchgeführt werden (Grad I, s. S. 138). Da durch diese Technik der Bereich der schmerzfreien Bewegung vergrößert wird, kann die Mobilisation dann weiter in den Bewegungsspielraum hinein vorgenommen werden (Grad II). Dabei kann es sich in einer bestimmten Phase der Behandlung als notwendig erweisen, die Bewegung in den Schmerzbereich hineinzuführen, um einen Widerstand zu erfassen. Dies gilt dann, wenn die durch diese Technik erzielten Fortschritte sich verlangsamt haben und die Anwendung anderer Techniken keine weitergehenden Ergebnisse erbracht hat.

Ein größeres Maß an Sorgfalt ist erforderlich, wenn durch eine Mobilisationstechnik Schmerzen hervorgerufen werden, die in ein distales Segment ausstrahlen. Zunächst muß die Bewegung im schmerzfreien Teil des Bewegungsbereichs durchgeführt werden, wobei eine sehr vorsichtige Beurteilung der Auswirkungen unmittelbar im Anschluß an das Verfahren und 24 h später vorgenommen werden sollte. Vorausgesetzt, daß die Symptome oder Zeichen sich nicht verschlimmert haben, kann das Verfahren dann wiederholt werden. Vielleicht ist es auch erforderlich, das Bewegungsausmaß minimal bis zu der Stelle zu vergrößern, wo in dem betreffenden Ausstrahlungsbereich erstmals leichtes Unbehagen empfunden werden. Die Beurteilung muß gewissenhaft wiederholt werden. Während der

Durchführung einer Mobilisationsbehandlung, bei der distales Unbehagen auftritt, muß die Physiotherapeutin das Verfahren bei gleichbleibender Amplitude und in der gleichen Position innerhalb des Bewegungsspielraums fortsetzen, während sie gleichzeitig jede Veränderung der Beschwerden beobachtet. Wenn ausstrahlende Symptome ohne jede Steigerung der Technik zunehmen, müssen sowohl die Amplitude als auch die Position innerhalb des Bewegungsspielraums der Mobilisation verringert werden. Eine Beurteilung nach 24 h oder am Tage nach einer weiteren vorsichtigen Mobilisationsbehandlung im gleichen Bewegungsbereich zeigt dann eindeutig, ob das Verfahren fortgesetzt werden sollte. Häufig ist es notwendig, sehr vorsichtig Beschwerden herbeizuführen, um so eine Verbesserung des Bewegungsausmaßes und im Anschluß daran ein Nachlassen der Symptome zu bewirken.

Stellt die Physiotherapeutin fest, daß die Schmerzen im letzten Viertel des Mobilisationsbereichs einsetzen, kann die Technik aller Wahrscheinlichkeit nach durch den Schmerzbereich hindurchgeführt werden, gleichgültig, ob es sich dabei um einen lokalen oder um einen ausstrahlenden Schmerz handelt; diese Bewegung kann dann bis zum Ende des Bewegungsbereichs ausgeführt werden oder bis zu einer Stelle, wo ein physischer Widerstand auftritt, der die Bewegung einschränkt. Wird ein solcher Widerstand empfunden, gilt es zu entscheiden, ob eine Bewegung mit großer oder mit kleiner Amplitude angewandt werden muß (Grad III und IV, s. Abschn. 5.2, S. 138). Die stärkeren Bewegungen mit kleiner Amplitude werden bei der Behandlung von Schmerzen am Ende des Bewegungsausmaßes angewandt. Sie können leicht eine lokale Schmerzhaftigkeit hervorrufen, aber wenn Bewegungen dieses Grades angewandt werden müssen, führen Bewegungen mit größerer Amplitude zu einer Verringerung der Schmerzhaftigkeit. Bewegungen mit großer Amplitude werden dann gewählt, wenn die Schmerzen durch einen größeren Teil des möglichen Bewegungsbereichs empfunden werden.

Empfindet der Patient Schmerzen durch einen Bewegungsbogen, sollte die gewählte Mobilisation mit großer Amplitude (Grad II oder III) durchgeführt werden.

Starke Schmerzen müssen vorsichtig behandelt werden, und die dann in Frage kommenden Bewegungen müssen mit kleiner Amplitude, d. h. üblicherweise als Bewegungen des Grades I ausgeführt werden. Wenn nur sehr geringe Schmerzen auftreten, jedoch das Bewegungsvermögen eingeschränkt ist, können Bewegungen des Grades IV angewandt werden. Dies sind in der Tat häufig auch die einzigen Bewegungsformen, die helfen. Sanftere Bewegungen des Grades III bewirken ein Abklingen jedoch lokaler Schmerzhaftigkeiten, die durch Bewegungen des Grades IV hervorgerufen worden sind.

6.2.2 Muskelspasmus

Es gibt viele Formen von Muskelspasmen; derjenige, von dem hier ausschließlich die Rede sein soll, tritt als Reaktion auf Schmerzen auf. Wenn eine Mobilisation eine plötzliche Muskelkontraktion herbeiführt, muß die Technik langsamer und in einer Tiefe ausgeführt werden, durch die sichergestellt ist, daß ein solcher Spasmus vermieden wird. Wenn der Schmerz als Anhaltspunkt dafür herangezogen wird, in welcher Tiefe die Technik durchzuführen ist, kann der Spasmus vermieden werden, weil der Schmerz früher im Bewegungsbereich auftritt als der Spasmus. Wenn die Zeichen sich bessern, muß die Tiefe der Mobilisationsbehandlung vielleicht gesteigert werden bis zu einer Stelle im Bewegungsbereich, wo noch immer kein Spasmus auftritt. Da die Mobilisation zu einer sofortigen Besserung führen kann, sollte eine gelegentliche oszillierende Bewegung weiter ausgedehnt werden, um einen Muskelspasmus hervorzurufen und dadurch sicherzustellen, daß die angewandte Technik tief genug in den möglichen Bewegungsbereich geführt wird. Von einer vorsichtig angewandten Technik kann man erwarten, daß sie eine sehr rasche Vergrößerung des schmerzfreien Bewegungsbereichs herbeiführt. Das Vorhandensein eines solchen Muskelspasmus bei einem Patienten ist keine Kontraindikation für die Anwendung eines Mobilisationsverfahren; genau das Gegenteil ist der Fall. Es gilt, die Technik zu wählen, die bei zu starker Dosierung die reflektorische Muskelkontraktion (Schutzspasmus) herbeiführen würde.

Ein Muskelspasmus, der den Bewegungsspielraum einschränkt und stets an einer bestimmten Stelle des Bewegungsbereichs auftritt, gleichgültig wie sanft oder langsam die Technik angewandt wird, ist eine andere Art der Muskelkontraktion als die oben beschriebene. Die bei der Behandlung angewandten Techniken können, wie oben beschrieben, bis zu der Stelle geführt werden, wo der Spasmus beginnt. Natürlich muß mit jeder Art von Spasmus behutsam verfahren werden, aber dieser Spasmus, der so intensiv ist, daß ein Weiterführen der Bewegung verhindert wird, darf niemals mit Krafteinsatz angegangen werden. Der im vorhergehenden Abschnitt beschriebene Spasmus kann jedoch vermieden werden, wenn die Technik langsamer oder sanfter ausgeführt wird. Unter keinen Umständen sollte mit irgendeiner Technik der Versuch unternommen werden, einen Spasmus zu „durchbrechen".

6.3 Dauer und Häufigkeit der Behandlung

Der Umfang der für den ersten Tag vorgesehenen Behandlung sollte unabhängig von dem Umfang der nachfolgenden Behandlungen festgelegt werden, da der Patient am ersten Tag umfassend untersucht werden muß, ehe die eigentliche Behandlung eingeleitet werden kann; dies wirkt dann noch zusätzlich belastend auf das vermutlich „defekte" Gelenk. Auch dürfte das erste Dehnen eines Gelenks eine stärkere Reaktion hervorrufen als anschließende Dehnungen. Die Behandlung am ersten Tag sollte deshalb nicht auf die Anwendung einer bestimmten Anzahl von Mobilisationen ausgerichtet sein. Am Ende der ersten Behandlung sollte der Patient in angemessener Weise darauf aufmerksam gemacht werden, daß er eventuell vorübergehend mit einer Zunahme der Symptome wird rechnen müssen. Auf diese Weise soll ihm von vornherein die Angst genommen werden, die durch eine unerwartete Zunahme der Schmerzen bei ihm entstehen könnte. Die Zahl der Mobilisationen, die bei späteren Behandlungen vorgenommen werden können, ist abhängig von der Reaktion des Gelenks auf die vorausgegangenen Sitzungen. Wenn keine unangemessene Reaktion erfolgt ist, und die Symptome und Gelenkzeichen des Patienten nicht besonders schwerwiegend sind, kann viel mehr getan werden, als wenn das Gegenteil der Fall ist. Es sollte jedoch nicht vergessen werden, daß es in jeder Behandlungsperiode ein Optimum gibt, das erreicht werden kann; wenn ein Gelenk über einen bestimmten Zeitraum hinaus mobilisiert wird, kann dies zu verstärkter Schmerzhaftigkeit und zu einer Regression führen. Offensichtlich variiert das jeweils erreichbare Optimum der Behandlung dem jeweiligen Gelenkzustand entsprechend, doch liegt die empfohlene Dosierung der Behandlung bei etwa 3 – 4 Mobilisationen eines Gelenks mit einer Dauer von jeweils etwa 30 s. Bei extrem schmerzhaften Gelenken sind diese Werte zu halbieren; wenn die Symptome und Zeichen minimal sind, kann die Physiotherapeutin auch darüber hinausgehen.

Die Behandlungen sollten in relativ kurzen Zeitabständen erfolgen, damit die Physiotherapeutin in der Lage ist, die durch die Behandlung sich einstellenden Veränderungen zu beurteilen und um Komplikationen zu vermeiden, die mit den Tätigkeiten des Patienten in Zusammenhang stehen. Wenn der Patient fragt: „Soll ich auch weiterhin meine Tabletten nehmen?" oder „Soll ich meine Aktivitäten einschränken?" soll die Physiotherapeutin daher antworten: „Im Anfangsstadium der Behandlung möchte ich so genau wie nur möglich die Wirkung meiner Behandlung beobachten. Unter diesem Gesichtspunkt sollten Sie weiterhin alles tun, was Sie bisher getan haben, so daß ich Ihnen genauer sagen kann, ob die Veränderungen, die sich einstellen, auf meine Behandlung zurückzuführen sind, und nicht darauf, daß Sie bestimmte Dinge nicht mehr oder neuerdings zusätzlich tun." Häufig wird bei der Behandlung ein Stadium erreicht, in dem es schwierig ist zu entscheiden, ob sie fortgesetzt oder aufgegeben werden sollte. Die Beurteilung kann hier dadurch erschwert werden, daß durch die Behandlung anhaltende Schmerzhaftigkeit des Gelenks verursacht werden, oder daß ein Stadium erreicht worden ist, wo der erreichte Zustand so bleibt oder sich ohne Behandlung verbessern müßte. Wenn einer dieser Umstände eintritt, kann die Behandlung durchaus vorübergehend abgesetzt werden, wobei dann nach 7–14 Tagen eine neue Beurteilung erfolgt. Je nach dem, ob die Symptome sich weiter gebessert haben, muß die Behandlung wieder aufgenommen werden oder nicht.

Schließlich soll eine Situation nicht unerwähnt bleiben, die sehr häufig eintritt. Ein Patient wird über 10–14 Tage behandelt, ohne daß sich in seinen Symptomen und Zeichen erkennbare Veränderungen ergeben; hier ist eine 2wöchige Unterbrechung der Behandlung ratsam, weil es Fälle gibt, wo die Besserung erst in der 3. Woche einsetzt. Das geschieht recht häufig und darf deshalb nicht außer acht gelassen werden. Der Patient sollte gebeten werden, der Physiotherapeutin jede Änderung seiner Beschwerden telefonisch mitzuteilen, so daß auf diesem Weg eine entsprechende Beurteilung und Beratung erfolgen kann. Deshalb ist es auch richtig, den Arzt zu bitten, daß er den Patienten jeweils 2 Wochen nach Abschluß der Behandlung nachuntersucht. Eine solche zeitliche Absprache ermöglicht eine genauere Beurteilung des Behandlungserfolges.

Es erhebt sich nun die Frage, *wann eine Mobilisation anzuwenden und wann eine manipulative Behandlung empfehlenswert ist.* Eine Manipulation wird selten zu Beginn einer Behandlung gewählt, und gewiß niemals bei einem sehr schmerzhaften Gelenk oder einem Gelenk, dessen Bewegung durch Schutzspasmus limitiert wird. Eine der Kardinalregeln der Manualtherapie ist die, daß eine durch Schutzspasmus eingeschränkte Bewegung niemals mit Gewalt erzwungen werden darf. Manipulative Behandlungen sind meist die Fortsetzung von Mobilisationen, die mit zunehmender Intensität ausgeführt wurden, wobei schließlich deutlich wurde, daß eine weitere Steigerung notwendig ist. Die verschiedenen Mobilisationsgrade wurden bereits erläutert (s. Abschn. 5.1, S. 135); eine Manipulation ist hinsichtlich der Amplitude und der Position im Bewegungsbereich, in der sie ausgeführt wird, einer Mobilisation des Grades IV ähnlich; sie unterscheidet sich davon nur in der Geschwindigkeit der Ausführung. Eine Mobilisation des Grades IV ist eine oszillierende Bewegung, die der Patient gegebenenfalls unterbinden kann, während die Bewegung bei der manipulativen Behandlung so schnell erfolgt, daß sie vom Patienten nicht verhindert werden kann. Da es dieses Bindeglied zwischen beiden Verfahren gibt, ist es vielleicht von Vorteil, die Manipulation als eine Bewegung des Grades V anzusehen.

Eine Manipulation kann bereits in einer frühen Behandlungsphase gewählt werden, wenn ein durch Steifigkeit eingeschränktes und fast schmerzloses Gelenk für geringfügige Symptome verantwortlich ist. Ob nun die manipulative Behandlung eingesetzt werden soll oder nicht, hängt teilweise davon ab, ob die Physiotherapeutin zu der Überzeugung gelangt ist, daß sie versuchen muß, den Bewegungsbereich des Gelenks mit Krafteinsatz zu vergrößern. In den meisten Fällen können die Symptome allerdings durch eine Mobilisation positiv beeinflußt werden, ohne daß sie auf eine manipulative Behandlung zurückgreifen müßte.

Es ist nicht immer möglich und auch nicht uneingeschränkt ratsam, die Behandlung auf eine Wiederherstellung des vollständigen Bewegungsbereichs auszurichten. Bei degenerativen oder arthrotischen Veränderungen oder wenn als Reaktion auf posturale Verformungen adaptive Verkürzungen eingetreten sind, ist es z.B. unmöglich, den vollen Bewegungsbereich, der bei einer nicht beeinträchtigten Wirbelsäule gegeben wäre, wiederherzustellen. Auch ist vielleicht eine Einschränkung des Bewegungsausmaßes deshalb vorhanden, um ein sonst labiles Intervertebralgelenk zu schützen. Es liegt nicht immer im besten Interesse des Patienten, wenn die Physiotherapeutin eine manipulative Behandlung über ein Stadium hinaus fortsetzt, in dem die Symptome sich gebessert haben, um unter allen Umständen den vollen Bewegungsbereich wieder herzustellen. In der Praxis reagieren ungefähr 85% der erfolgreich behandelten Patienten auf Mobilisationsanwendungen, während bei den restlichen 15% intensivere Verfahren angewandt werden müssen.

Wird die Mobilisation erfolgreich bei der Behandlung eingesetzt, sollte sich bei dem Patienten innerhalb von 4–5 Tagen eine deutliche Besserung der Beschwerden zeigen. Kommt es nicht zu dem erwarteten Fortschritt, sollte zusätzlich eine manipulative Behandlung eingesetzt werden. In einem solchen Fall wird die Behandlung zunächst mit einer mobilisierenden Technik begonnen, an die sich dann die manipulative Behandlung anschließt, die wiederum durch eine Mobilisation abgeschlossen wird. In ähnlicher Weise kann eine manipulative Behandlung zur Vorbereitung einer Traktionsbehandlung eingesetzt werden. Hierbei soll das durch die Manipulation erreichte verbesserte Bewegungsvermögen die Effektivität der Traktionsbehandlung unterstützen. Die Manipulation kann also für sich allein oder in Verbindung mit der Mobilisation angewendet werden.

Die Manipulation unterscheidet sich von der Mobilisation in ihrer Auswirkung auf das behandelte Gelenk. Erfolgt sie kräftig, muß sie einen traumatischen Effekt hervorrufen. Die von dem Trauma herrührende Gewebereaktion beeinflußt den Behandlungsplan, der normalerweise darauf ausgerichtet ist, den schnellstmöglichen Erfolg bei gleichzeitig minimalen Beschwerden für den Patienten zu erzielen. Da ein Gelenk so lange nicht manipuliert werden sollte, ehe nicht alle Beschwerden aus vorausgegangenen manipulativen Behandlungen verschwunden sind, kann vielleicht erst 2–3 Tage nach der 1. Manipulation die nächste Behandlung angesetzt werden. Die Gelenkbeschwerden tendieren dazu, sich zu verschlimmern; das kann zu einer Unterbrechung der Behandlung von 4–5 Tagen führen, ehe die 3. Manipulation vorgenommen werden kann, und zu einer weiteren Unterbrechung von 5–7 Tagen, ehe eine 4. Manipulation erfolgen kann. Es sollten aber nicht mehr als 4 oder 5 manipulative Behandlungen erforderlich sein, um die maximal mögliche Verbesserung des Bewegungsbereichs eines Gelenks zu erzielen. Wenn die Physiotherapeutin die Gelenkbeschwerden jeweils so abklingen läßt, kann sie die Behandlungsfortschritte auch genauer beurteilen. Wenngleich die Symptome als die wichtigste Leitlinie der Behandlung anzusehen sind, sollten auch die Intervertebralbewegungen jeweils auf Verbesserungen hin untersucht werden.

Von den Gelenken der Wirbelsäule herrührende „knackende" Geräusche können während der manipulativen Behandlung auftreten, doch sind sie für die Behandlung nur dann von Bedeutung, wenn das Gelenk mit dem Ziel manipuliert wird, seine Beweglichkeit wiederherzustellen. Wenn in einem Intervertebralgelenk praktisch keine Bewegung mehr vorhanden ist, wird bei anfänglichen Versuchen, dieses Gelenk manipulativ zu behandeln, wahrscheinlich kaum mehr als ein gewaltsames Dehnen des Gelenks erzeugt. Hat sich jedoch das Bewegungsvermögen etwas gebessert, dürfte die manipulative Behandlung dann eher ein solches Knackgeräusch hervorrufen, was ein Indiz für einen verbesserten Bewegungsbereich ist. Dieses Knackgeräusch unterscheidet sich von dem reißenden Geräusch, zu dem es beim Lösen von Adhäsionen kommt.

6.4 Bewegungsmuster

(B. C. Edwards)

Bei den in Kap. 4 beschriebenen Bewegungsmustern kann es auch Teilmuster geben. So können z. B. unregelmäßige Bewegungsmuster, die sich als Ergebnis eines Traumas eingestellt haben, regelmäßige oder wiederum teilweise regelmäßige Bewegungsmuster aufweisen. Demnach sollte, selbst wenn sich bei der Untersuchung der Bewegungen eines Patienten unregelmäßige Bewegungsmuster ergeben haben, festgestellt werden, ob sie vielleicht bestimmte Komponenten eines regelmäßigen Musters aufweisen, die Bestandteil des unregelmäßigen Musters sind und dadurch auf eine erkennbare regelmäßige Komponente in einem Teilbereich der Beschwerden hindeuten. Das Erkennen unterschiedlicher Bewegungsmuster kann dazu beitragen:

1. das Ergebnis der Behandlung vorherzusagen;
2. zu bestimmen, in welcher Weise die Symptome und Zeichen, die die Bewegungen aufweisen, sich bessern können.

Regelmäßige Bewegungsmuster reagieren auf die Behandlung oft in der Weise, daß die am wenigsten schmerzhafte Bewegung sich vor der am heftigsten schmerzenden Bewegung bessert. Wenn z. B. die rechtsseitige Lateralflexion der Halswirbelsäule in neutraler Position zu den Schmerzen des Patienten in der rechten Fossa suprascapularis führt und dieser Schmerz sich verschlimmert, wenn die Bewegung in Extensionshaltung erfolgt, dann wird die rechtsseitige Lateralflexion in neutraler Position sich vor der rechtsseitigen Lateralflexion in Extension bessern.

Man kann auch erwarten, daß eine rechtsseitige Lateralflexion in Flexionshaltung (bei der man bei der Untersuchung festgestellt hat, daß dies die schmerzfreie Position ist) als Behandlungstechnik kaum zu einer Verschlechterung der Symptome führen kann.

Im Falle unregelmäßiger Bewegungsmuster sind die Reaktionen nicht vorhersehbar; die Besserung der Beschwerden kann in scheinbar willkürlicher Form erfolgen.

Bei der Wahl der jeweiligen Technik muß darauf geachtet werden, daß der richtige Bewegungsgrad im Hinblick auf Schmerzreproduktion, Muskelspasmus oder Bewegungseinschränkung gewählt wird (s. Kap. 7).

Die Untersuchungen der Hals-, Thorax- und Lendenwirbelsäulengelenke werden in der Regel am aufrechtstehenden Patienten vorgenommen. Die meisten Behandlungstechniken werden jedoch durchgeführt, während der Patient die Bauch-, Rücken- oder Seitlage einnimmt. Aufgrund der veränderten Gewichtsverteilung und Lage der Wirbelstrukturen bei der Bauch-, Rücken- oder Seitlage kann es zu gewissen Veränderungen der Schmerzreaktion kommen gegenüber den gleichen Bewegungen, die in aufrechter Haltung ausgeführt werden. Wenn somit eine Technik gewählt wird, die in aufrecht stehender Haltung bestimmte Symptome hervorruft, ist es wichtig die Behandlungsposition so zu modifizieren, daß dabei die gleichen Gelenkzeichen und Symptome ausgelöst werden.

Es gibt zwei Alternativen:

1. die Bewegungsmuster in der Position zu untersuchen, in der die Behandlung durchgeführt werden soll;
2. die Behandlung am aufrecht stehenden Patienten durchzuführen.

6.4.1 Wahl der Technik

Es gibt im Grunde genommen zwei Arten von passiven Bewegungstechniken: die *physiologische* und die *akzessorische Bewegung*. Nicht nur können die physiologischen Bewegungen miteinander kombiniert werden, sondern auch die akzessorischen Bewegungen können in einer kombinierten physiologischen Stellung ausgeführt werden. Gewöhnlich zeigt es sich bei regelmäßigen Mustern, daß akzessorische Verfahren wie z.B. ein posteroanteriorer unilateraler vertebraler Druck stärkere Symptome hervorrufen, wenn sie in einer Kombinationsstellung erfolgen, die ebenfalls die verstärkten Symptome hervorruft, als wenn dies in der neutralen Position geschieht. Bei den unregelmäßigen Mustern jedoch braucht dies nicht der Fall zu sein.

Das Erkennen regelmäßiger (bzw. unregelmäßiger) Bewegungsmuster kann bei der Wahl der jeweiligen Technik von Nutzen sein. Bei folgenden Aspekten der Technik sind Bewegungskombinationen hilfreich:

1. Aufeinanderfolge der Komponenten der Bewegungsrichtung,
2. Bewegungsrichtung.

Aufeinanderfolge der Komponenten der Bewegungsrichtung

Es ist wichtig, genau zu beobachten, welche der Untersuchungsbewegungen die Symptome des Patienten entweder verringert oder verstärkt; dies kann als *primäre Untersuchungsbewegung* bezeichnet werden. Zum Beispiel kann ein Patient über Schmerzen im linken Bein klagen, die bis zur Wade hinunter ausstrahlen; die Wadenschmerzen steigern sich, wenn der Patient die Lendenwirbelsäule extendiert; wenn andere Bewegungen der Lendenwirbelsäule zu keinen Veränderungen der Wadensymptome führen, kann die Extension als die primäre Untersuchungsbewegung angesehen werden. Bei Einsatz von Kombinationsbewegungen wird die Auswirkung der Lateralflexion nach rechts und links in Extensionshaltung untersucht. Wenn z. B. die Lateralflexion nach links in Extension die Schmerzen in der linken Wade verstärkt, ist es erforderlich, die Auswirkungen zu untersuchen, die sich ergeben, wenn zuerst eine Lateralflexion nach links und dann eine Extensionsbewegung erfolgt und dies zu vergleichen mit der Wirkung einer zuerst ausgeführten Extension und einer ergänzenden Lateralflexion nach links. Die jeweils unterschiedliche Aufeinanderfolge der Bewegungen kann im Hinblick auf die Reproduktion der Symptome des Patienten wichtig sein. Die Extensionstechnik kann in Lateralflexion nach links angewandt werden oder die Technik der Lateralflexion nach links kann in Extensionshaltung erfolgen.

Ähnliches gilt für die Halswirbelsäule. Wenn die Flexion als primäre Bewegung z.B. Schmerzen im rechten supraskapularen Bereich hervorruft, und dieser Schmerz verstärkt wird, wenn eine Rotation nach links hinzukommt, ist es notwendig, den Effekt von Flexion gefolgt von Rotation zu vergleichen mit Rotation links gefolgt von Flexion.

Bewegungsrichtung

Unter der Bewegungsrichtung ist die Richtung zu verstehen, in die Mobilisation durch oszillierende Bewegungen oder der manipulative Impuls ausgeführt wird; es ist dies die letzte Bewegung der ganzen Kombination.

6.4.2 Regelmäßige Bewegungsmuster

Wenn bei einem Patienten ein regelmäßiges Bewegungsmuster vorliegt, wird im allgemeinen die Technik gewählt, die sich bei der Untersuchung als die am stärksten schmerzhafte Bewegungsrichtung erwiesen hat, andererseits wird sie jedoch in der am wenigsten schmerzhaften Weise durchgeführt. Ein Patient leidet z. B. an rechtsseitigen supraskapulären Schmerzen. Bei der Untersuchung treten bei der Lateralflexion der Halswirbelsäule nach rechts diese rechtsseitigen Schmerzen im Bereich der Fossa supraclavicularis auf. Diese Schmerzen verschlimmern sich, wenn die Lateralflexion nach rechts in Extensionshaltung erfolgt, und klingen ab, wenn dies in Flexionshaltung geschieht. Wird in ähnlicher Weise die Lateralflexion nach rechts beibehalten, wobei der Schmerz im rechten supraskapulären Bereich reproduziert wird, dann läßt der Schmerz nach, wenn eine Flexionsbewegung hinzugefügt wird und verstärkt sich, wenn eine Extensionsbewegung hinzukommt. Wenn diese Bewegungen jeweils in Extensionshaltung erfolgen, verschlimmert sich der Schmerz; er ist jedoch kleiner, wenn die Flexions- oder Rotationsbewegung nach rechts in Flexionshaltung vorgenommen wird und die Ausgangsstellung dann Richtung Extension gesteigert wird.

Ähnliche Grundmuster können sich auch bei der Durchführung akzessorischer Bewegungen zeigen. Um bei dem oben angeführten Beispiel zu bleiben: Es wird festgestellt, daß ein unilateraler posteroanteriorer Druck, auf die rechte Seite z.B. des interlaminären Gelenks C4/5 angewandt, zu maximalen Schmerzsymptomen führt, wenn die Halswirbelsäule in eine Ausgangsstellung gebracht wird, die durch Lateralflexion und Rotation nach rechts gekennzeichnet ist. Wenn die unilaterale posteroanteriore Bewegung rechts den primären Befund ergibt, wird sie als Behandlungstechnik angewandt, beginnend mit dem Verfahren in neutraler Position und gesteigert bis zu der am stärksten schmerzhaften kombinierten Position.

6.4.3 Unregelmäßige Bewegungsmuster

Für unregelmäßige Bewegungsmuster wird in ähnlicher Weise die schmerzhafteste Bewegungsrichtung eingesetzt, die in der am wenigsten schmerzhaften Form durchgeführt wird; wenn es sich andererseits bei den Beschwerden um extreme Schmerzen oder ein hohes Maß an Irritierbarkeit handelt, wird als Technik die am wenigsten schmerzhafte Bewegungsrichtung in der am wenigsten schmerzhaften kombinierten Position angewandt. Wenn sich jedoch keine Kombinationsbewegung bestimmen läßt, die Bestandteil eines auffälligen Musters wäre, wird als Richtung der Behandlungstechnik die am wenigsten schmerzhafte eingesetzt. Hierzu ein Beispiel: Bei der Untersuchung der Lateralflexion nach rechts entstehen Schmerzen im rechten supraskapulären Bereich; diese Schmerzen bessern sich, wenn die Bewegung in Extensionshaltung geschieht, und verstärken sich, wenn sie in Flexionshaltung erfolgt. Die Richtung der Wahl ist hier die Lateralflexion nach rechts in Extensionshaltung. Allerdings wird die Reaktion auf die Behandlung nicht in gleichem Maße vorhersehbar sein.

Wird die Technik in der am wenigsten schmerzhaften Position durchgeführt, kann dadurch die am stärksten schmerzhafte Untersuchungsbewegung verbessert werden, d. h. die Lateralflexionsbewegung nach rechts in Flexionshaltung. Andererseits kann sich die Bewegung der Lateralflexion nach rechts in Extension verschlimmern: Mit anderen Worten, es kann zu einer willkürlichen Reaktion auf die angewandte Technik kommen.

6.5 Kontraindikationen

Bei der Diskussion über diese Behandlungsform wird häufig auf die Möglichkeit ernsthafter Schädigungen als Folgen manipulativer Behandlungen besonders im Halswirbelbereich hingewiesen. Obgleich es tatsächlich zu Todesfällen gekommen ist (Smith u. Estridge 1962), muß andererseits festgestellt werden, daß die Gefahr äußerst gering einzuschätzen ist, wenn die Anzahl der tagtäglich durchgeführten manipulativen Behandlungen der Sterblichkeitsrate gegenübergestellt wird (Brewerton 1964). Im Zusammenhang damit sei auf Belege dafür verwiesen (Liss 1965), daß ähnliche zum Tode führende Schädigungen auch bei alltäglichen Aktivitäten des Patienten auftreten können. Bei sorgfältiger Anwendung der Techniken und ständiger Beurteilung der Symptome und Zeichen des Patienten, wie dies im vorliegenden Buch empfohlen wird, sind ernsthafte Schädigungen nahezu unmöglich, zumal Patienten mit ernsten pathologischen Symptomen vom Arzt schon von vornherein von einer manipulativen Behandlung ausgeschlossen werden.

Es gibt eine Vielzahl von Faktoren, die im Hinblick auf Kontraindikationen für die manipulative Therapie relevant sind. So können z. B. bestimmte medizinische Gegebenheiten als Kontraindikationen angesehen werden, weil in diesen Fällen eine manipulative Behandlung potentiell schädlich ist, während andere Krankheitsbilder in dem Sinne als Kontraindikationen angesehen werden können, daß sie für eine Behandlung ungeeignet sind oder dadurch kaum positiv beeinflußt werden können. Davon ausgehend schließt der Arzt schon von vornherein pathologische Beschwerdebilder wie die Paget-Krankheit, die primär-chronische Polyarthritis, die Osteomyelitis, die ankylosierende Spondylitis, maligne Tumoren, das Rückenmarks- und das Kaudasyndrom sowie die Beteiligung der Vertebralarterien am Krankheitsbild aus.

Eine andere Überlegung ist die, daß bestimmte Befunde als Kontraindikationen für kräftigere manipulative Behandlungen angesehen werden müssen, was jedoch nicht für die in diesem Buch beschriebenen Mobilisationen gilt. Eines der besonders wichtigen Merkmale der Mobilisation ist die Tatsache, daß dank ihrer sanften Anwendung in Verbindung mit einer sorgfältigen Beurteilung die meisten der möglichen Risiken von vornherein ausgeschlossen werden, so daß die Behandlung einen ausgedehnteren Anwendungsbereich hat. Neurologische und röntgenologische Veränderungen sind zwei Arten von Affektionen, die, abgesehen von den sanften Techniken, für alle anderen Verfahren möglicherweise als Kontraindikationen zu betrachten sind.

6.5.1 Neurologische Veränderungen

Schmerzen im Zusammenhang mit Störungen des Reflexvermögens, der Muskelkraft oder der Sensibilität als Folge einer Nervenwurzelkompression werden häufig als Kontraindikationen für die manipulative Behandlung angegeben. Patienten mit diesen Symptomen sollten natürlich nicht gleich zu Beginn der Behandlung mit kräftig dosierten manipulativen Techniken behandelt werden. Wenn jedoch mit entsprechender Sorgfalt vorgegangen und auf die Art der Beschwerden Rücksicht genommen wird, können von Anfang an die sanfteren Mobilisationstechniken angewandt werden. Mit fortlaufender Behandlung kann es sich sogar als notwendig erweisen, die Techniken zu intensivieren, und schließlich kann dann gegebenenfalls auch eine manipulative Behandlung angezeigt sein.

Eine Bandscheibenprotrusion auf einer Intervertebralebene im Bereich der Lendenwirbelsäule kann zu kompressiven Beschwerden zweier Nervenwurzeln führen, während im Bereich der Halswirbelsäule immer jeweils nur eine Nervenwurzel davon betroffen ist. Ein Patient mit Armschmerzen und neurologischen Zeichen, die auf zwei Nervenwurzeln zurückzuführen sind, leidet an einer Erkrankung, die eine Kontraindikation für die manipulative Therapie darstellt. Störungen der Blasen- oder Darmfunktion oder eine perineale Hypästhesie sind ebenfalls Kontraindikationen für manualtherapeutische Anwendungen.

Auch Rückenmarkszeichen stellen eine Kontraindikation für jede Form einer kräftigen manipulativen Behandlung dar. Eine sehr sanfte Mobilisation kann hier wohl durchaus durchgeführt werden, doch dürfte sie kaum etwas bewirken. Auch die Zervikaltraktion ist ein sicheres Verfahren. Obgleich sie gelegentlich verordnet wird, ist es schwierig zu sehen, wie sie überhaupt eine günstige Veränderung der Rückenmarkssymptome bewirken können. Sanfte Techniken können zur Behandlung von Gelenkschmerzen herangezogen werden, wenn diese im Zusammenhang mit Rückenmarkszeichen bestehen; wenn jedoch solche sanften Techniken keinen Erfolg bringen, dürfen auf keinen Fall kräftiger dosierte Maßnahmen ins Auge gefaßt werden.

6.5.2 Röntgenologische Veränderungen

Die Osteoporose und die primär-chronische Polyarthritis sind zwei Krankheitsbilder, die von vornherein eine mit Kraftaufwand ausgeführte manipulative Behandlung ausschließen sollten. Doch können bei beiden Leiden die Schmerzen des Patienten durch eine Mobilisation gelindert werden. Für diese beiden pathologischen Erscheinungsformen sind die in diesem Buch beschriebenen Sicherheitsmaßnahmen nicht ausreichend, um eine Fraktur oder eine ernste Schädigung zu verhüten, wenn allzu kräftige Techniken angewandt werden. Es gibt keine Zeichen, die die Physiotherapeutin davor warnen, daß ein osteoporotischer Knochen oder ein erkranktes Ligament kurz davor steht, unter der Krafteinwirkung zu frakturieren, ehe dies dann wirklich geschieht. Eine mit Kraftaufwand durchgeführte manipulative Therapie darf deshalb in solchen Fällen niemals angewandt werden. Es ist jedoch falsch, in solchen Fällen eine sanfte Mobilisation ganz auszuschließen.

Zwei bestimmte Techniken erfordern besonders große Sorgfalt bei der Anwendung. Die zervikale Rotationsbewegung kann bei primär-chronischen polyarthritischen Veränderungen die Lig. transversaria und alaria zerreißen und eine Dislokation des Atlas/Axis herbeiführen. Druckanwendungen auf die Rippen bei der manipulativen Therapie der Kostovertebralgelenke können zu einer Fraktur der osteoporotischen Rippe führen.

Eine Differentialdiagnose kann schwierig sein; im Anfangsstadium einer Krankheit weist ein Patient unter Umständen Symptome und Zeichen auf, deren Ursprung im Bereich des Skelettsystems vermutet wird. Ein solcher Patient kann für eine manipulative Therapie vorgesehen werden. Wenn jedoch die pathologischen Zeichen nicht dem üblichen Muster entsprechen, oder wenn während der Behandlung keine Besserung eintritt, sollte der Patient an den Arzt zurückverwiesen werden. Eine Behandlung darf nicht über einen längeren Zeitraum fortgesetzt werden, wenn nur minimale Verbesserungen erzielt werden. Kopfschmerzen im Hinterkopf und Nackensteifheit, selbst ein Schiefhals sind manchmal die ersten Anzeichen einer subarachnoidalen Hämorrhagie oder eines Kleinhirntumors. Wenn ein solcher Patient zur manipulativen Behandlung überwiesen wird, ehe eine korrekte Diagnose möglich ist, sollte die Physiotherapeutin den Patienten zu dem behandelnden Arzt zurücksenden, sobald feststeht, daß der Schmerz und die Zeichen sich durch die Mobilisation nicht bessern.

6.5.3 Vertigo

Schwindelgefühle sind ein weiteres Anzeichen, das einer aufmerksamen Beobachtung bedarf, wenn eine manipulative Therapie verlangt wird. Wenngleich Schwindelanfälle ihren Ursprung auch im Zervikalbereich haben können (Cope u. Ryan 1959), hilft eine Mobilisationstechnik im allgemeinen nur dann, wenn diese Erscheinungen als Folge von Kopfschmerzen auftreten (Ryan u. Cope 1955). Es sollten deshalb versuchsweise Bewegungen durchgeführt werden, die den anzuwendenden Zervikaltechniken entsprechen, ehe diese Techniken für die weitere Behandlung tatsächlich eingesetzt werden. Auf keinen Fall darf dabei eine Technik angewandt werden, durch die Schwindelgefühle verursacht werden.

6.5.4 Hypermobilität

Die beiden Begriffe „Hypermobilität" und „Instabilität" werden häufig zu ungenau verwendet, was zu erheblichen Mißverständnissen führen kann. Im Zusammenhang mit Problemen der Wirbelsäule kann der Begriff „Hypermobilität" auf zwei völlig unterschiedliche Arten interpretiert werden.

Die erste Bedeutung bezieht sich auf Patienten, deren Bänder eine allgemeine Laxheit aufweisen, wodurch alle oder die meisten Gelenke des Körpers übermäßig große Bewegungsbereiche haben. Diese Hypermobilität kann leicht festgestellt werden. Bei Patienten mit solchen hypermobilen Gelenken treten jedoch nicht notwendigerweise von diesen Gelenken ausgehende Schmerzen auf.

Die zweite Art der Hypermobilität ist besonders auffällig und bei Wirbelsäulenproblemen auch von besonderer Bedeutung. Der Patient ist hierbei nicht allgemein hypermobil im oben erläuterten Sinne, sondern weist ein Intervertebralgelenk (oder mehrere solcher Gelenke) auf, das im Verhältnis zu seinen Nachbarn übermäßig mobil ist. Wenn ein solcher Patient zur Behandlung von Schmerzen, die von diesem Bereich ausgehen, zur Therapie kommt, wendet die Physiotherapeutin die auf S. 409–410 beschriebenen Tests der Intervertebralbewegungen an (Abschn. 11.4.6), um festzustellen, welche Gelenke steif und welche hypermobil sind. Bei der Behandlung muß dann zunächst festgestellt werden, ob die Schmerzen von dem steifen oder von dem hypermobilen Gelenk ausgehen. Muß das steife Gelenk behandelt werden, ist in angemessener Weise darauf zu achten, daß das hypermobile Gelenk keiner zu starken Belastung ausgesetzt wird. Wird das hypermobile Gelenk jedoch schmerzhaft und muß daher behandelt werden, gehen die Überlegungen in eine ganz andere Richtung, wie dies im folgenden erläutert wird.

Die Hypermobilität gilt im allgemeinen als Kontraindikation für eine manipulative Therapie; diese Aussage muß allerdings qualifiziert werden. Ein klinisch oder röntgenologisch hypermobiles Gelenk kann ebenso schmerzhaft werden wie ein steifes Ge-

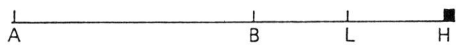

Abb. 6.1. Die Bewegung des hypermobilen Gelenks ist eingeschränkt (Endpunkt L im Bewegungsspielraum) und dennoch erscheint es als hypermobil, weil der eingeschränkte Bewegungsspielraum AL immer noch größer ist als der normale durchschnittliche Spielraum AB. Das bedeutet, daß der Spielraum nach wie vor hypermobil und gleichzeitig für das betreffende Gelenk eingeschränkt ist. A Beginn des Bewegungsspielraums B Ende des normalen durchschnittlichen Spielraums für diese Bewegung H Ende des normalen Bewegungsbereichs, wenn das Gelenk hypermobil ist L Endpunkt des Bewegungsbereichs, wenn die hypermobile Bewegung AL schmerzhaft oder eingeschränkt ist

lenk oder wie ein Gelenk mit einem durchschnittlichen Bewegungsspielraum. Wenn ein hypermobiles Gelenk Schmerzen erzeugt, ist der Bewegungsspielraum meistens geringfügig eingeschränkt. Diese Einschränkung des betreffenden Gelenks kann so klein sein, daß es bei der Untersuchung immer noch als hypermobil erscheint (Abb. 6.1).

Die Mobilisation ist in einem solchen Fall nicht kontraindiziert; vielmehr wäre sie die Behandlungsform der Wahl. Die mit Krafteinsatz ausgeführte Manipulation des hypermobilen Gelenks durch den vollen Bewegungsspielraum ist eine andere Sache. Obwohl eine Vergrößerung des Bewegungsbereichs in manchen Situationen empfehlenswert ist, gilt im allgemeinen die Regel, daß hypermobile Gelenke nicht mit Kraftaufwand manipuliert werden sollten.

Es gibt demnach zwei Arten der Hypermobilität. Bei keiner dieser beiden Formen muß das Gelenk notwendigerweise „instabil" sein, denn die Bewegungen unterliegen nach wie vor der Muskelsteuerung durch den Patienten. Der Begriff der *Instabilität* eines Gelenks trifft zu, wenn die Schlaffheit der Stützbänder es zuläßt, daß sich das Gelenk auf eine Weise anomal bewegt, durch die das Gelenk instabil wird. Das Gelenk muß nicht generell hypermobil sein, wenn es in einer bestimmten Richtung instabil ist. Die in Abschn. 11.3.6, S. 395 beschriebenen Flexions-/Extensionstests zeigen, wie die Lendenwirbelsäule getestet werden kann, wenn eine vorhandene Instabilität an einem bestimmten Intervertebralgelenk festgestellt werden soll.

Jeder Patient, dessen Beschwerden auf ein hypermobiles oder ein instabiles Gelenk zurückzuführen sind, kann mit Mobilisationstechniken behandelt werden; die Wirkung einer solchen Behandlung kann wie in Kap. 8 beschrieben beurteilt werden. Wenn das Gelenk beschwerdefrei geworden ist, muß der Patient mit aktiven Übungen vertraut gemacht werden, durch die die Muskulatur um das hypermobile oder instabile Gelenk gestärkt wird, um das Gelenk zu stabilisieren. Läßt der Schmerz nicht so rasch nach, sollten ergänzend stabilisierende Übungen durchgeführt oder bereits in einer frühen Phase der Behandlung eingesetzt werden. Wird der Schmerz durch mobilisierende Übungen verschlimmert, sollten sie abgesetzt werden, und es sollten statt dessen stabilisierende Übungen gemacht werden. Auch sollte überlegt werden, ob nicht zusätzliche Hilfsmittel eingesetzt werden sollten, um den betreffenden Bereich zu stabilisieren. Es sollte hier auch nicht unerwähnt bleiben, daß die Hypermobilität mit der orthopädischen Diagnose einer „Instabilität" nicht unmittelbar in Zusammenhang steht.

Zweifellos nehmen die Gefahren, die mit der manipulativen Behandlung verbunden sind, mit der Intensität der angewandten Technik zu. Deshalb dürfen bei der manipulativen Therapie die notwendigen Sicherheitsmaßnahmen niemals außer acht gelassen werden, wenn die Ärzteschaft Vertrauen in die Anwendung dieser Therapieform gewinnen soll. In diesem Buch wird immer wieder darauf hingewiesen, welche große Bedeutung dem vorsichtigen und behutsamen Vorgehen bei der Behandlung zukommt, wobei die Dosierung einer Technik nur in dem Maße erhöht werden darf, wie die ständige begleitende Beurteilung der Zeichen dies nötig erscheinen läßt. Und auch dann darf niemals versucht werden, mit Gewalt durch Muskelspasmus zu stoßen.

Mitunter wird behauptet, daß die Aufrechterhaltung einer starken Traktion bei manipulativen Behandlungen im Zervikal- und Thoraxbereich für die Sicherheit wesentlich sei, doch kann dies der Physiotherapeutin ein falsches Gefühl der Sicherheit vermitteln. Wenn im Vertrauen auf die Traktion das Auftreten von Schmerzen und Spasmus ignoriert wird, so sind die Gefahren doch vorhanden. Sorgfalt und Kompetenz bei der Beurteilung sowie die entsprechenden Pathologiekenntnisse sind die entscheidenden Sicherheitskriterien.

6.6 Aufzeichnungen

Die manipulativen Techniken und die Indikationen für deren Anwendung können zwar im Unterricht vermittelt werden, aber das ist nicht genug. Anhand der Erfahrungen, die sich aus der analytischen Beurteilung gewinnen lassen, werden die feineren Details der Behandlung erlernt, um in der kürzestmöglichen Zeit die bestmöglichen Ergebnisse zu erzielen.

Die beste Methode, aus der manipulativen Therapie zu lernen, besteht darin, Ursachen und Wirkungen aller Aspekte genau aufzuzeichnen, die sich während und als Folge der Behandlung ergeben. Eine solche schriftliche Aufzeichnung sollte alle im folgenden genannten Elemente in der hier empfohlenen Reihenfolge umfassen:

1. Sie sollte mit einer Zusammenfassung der Veränderungen beginnen, die sich bei dem Patienten gegenüber der letzten Behandlung ergeben haben. Dabei ist eventuell ein einfühlsames Befragen durch die Untersucherin erforderlich, um die relevanten Auskünfte vom Patienten zu erhalten. Beim Aufzeichnen der betreffenden Information ist es gut, den Patienten direkt in seiner eigenen Ausdrucksweise zu zitieren und die Aussage in Anführungsstriche zu setzen. Diese Information muß als *Vergleich* und nicht als einfache Sachverhaltsdarstellung formuliert sein.
2. Die Aufzeichnungen sollten dann auf Änderungen bei den wesentlichen Gelenkzeichen eingehen, die während der gesamten Behandlung überprüft werden.
3. Dann folgt die Planung der heutigen Behandlung. Die schriftliche Planungsphase bei der Untersuchung eines Patienten ist besonders bedeutsam, doch ist sie noch wertvoller bei der Aufzeichnung der Behandlung. Nachdem die Veränderungen, die sich gegenüber der vorausgegangenen Behandlung erheben haben, beurteilt worden sind, muß die Physiotherapeutin entscheiden, ob sie die gleiche Technik fortsetzen soll, und sie muß eindeutig wissen, warum sie sich gerade so entschieden hat. Entscheidet sie sich dafür, zu einer bestimmten anderen Technik überzugehen, muß sie wissen, warum sie gerade diese Technik gewählt hat. Das Aufzeichnen dieses Plans erleichtert ihr das Nachdenken und kommt ihren Überlegungen zum Behandlungsplan des nächsten Tages zugute.
4. Die Behandlung wird so aufgezeichnet, daß die Physiotherapeutin zunächst die Bezeichnung der angewandten Technik niederschreibt und vermerkt, in welchem Grad sie ausgeführt wurde. *Des weiteren ist zu notieren, welche Wirkung die Technik auf die Symptome des Patienten hatte, während sie durchgeführt wurde.*
5. Im Anschluß an die Aufzeichnungen über die angewandte Technik und getrennt davon durch eine deutliche senkrechte Linie folgt ein Vermerk sowohl über die Angaben des Patienten zu den Auswirkungen der letzten Behandlung, als auch über die Beurteilung der Physiotherapeutin bezüglich der Veränderungen, die bei den Gelenkzeichen des Patienten eingetreten sind.
6. Wenn die Behandlung beendet ist, wird die Physiotherapeutin viele Überlegungen darüber angestellt haben, was sie im besonderen zu klären beabsichtigt und wie sie bei der nächsten Sitzung in der Behandlung vorgehen will. Diese Gedanken sollten gleichfalls zu Papier gebracht werden. In Tabelle 6.2 sind alle angesprochenen Elemente zusammengefaßt.

Tabelle 6.2. Aufzeichnungen während der Behandlung

C/O = Befragung. Beurteilung dessen, was der Patient als Ergebnis der letzten Behandlung mitteilt (Anführungsstriche verwenden) (Vergleiche – keine Feststellungen). Alle mit einem Sternchen versehenen Punkte prüfen. Bei Patienten, bei denen mit langsamen Fortschritten zu rechnen ist, wird dieser Vergleich besser auf wöchentlicher als auf 24-h-Basis durchgeführt.

O/E = Objektive Beurteilung. Beurteilung durch die Physiotherapeutin von Änderungen bei den Zeichen infolge der letzten Behandlung (Sternchen).

Plan = Angaben darüber, welche Technik verwendet werden soll und Begründung

P.P. = Derzeit vorhandene Schmerzen

R *Behandlung* *Angaben:*	Wirkung nach der Behandlung
a) angewandte Technik b) Bewegungsgrad c) Ebene, auf der sie durchgeführt wurde	*C/O*
d) Anzahl der durchgeführten Anwendungen e) Wirkung der Technik *während* der Behandlung	*O/E*

Plan = Begründung für eine mögliche Änderung der Behandlung. Notizen zu Details, die für die nächste Behandlung wichtig sind.

Tabelle 6.3. Symbole

↓	Zentrale posteroanteriore Druckanwendungen (PAs)
↙	mit Neigung nach Ⓛ
↑	Zentrale anteroposteriore Druckanwendungen (APs)
⌐↓	unilaterale PAs Ⓛ ⌐ mit medialer Neigung
⌊↑	unilaterale APs Ⓛ
←—	Transversaldruck nach Ⓛ
↻	Rotation des Kopfes, Thorax oder Beckens nach Ⓛ
⌡	Lateralflexion nach Ⓛ
←→	Longitudinalbewegungen (kranial- oder kaudalwärts)
⌐↓	unilaterale PAs auf Winkel der Ⓡ 2. Rippe
⌐↓	Weiter seitlich auf Ⓡ 2. Rippe
⌐↑	unilaterale APs Ⓡ
CT ↗	Zervikaltraktion in Flexionshaltung
CT ↑	Zervikaltraktion in neutraler Haltung (sitzend)
IVCT ↑	Sitzposition
IVCT ↗	Liegeposition
IVCT ↗ 10 3/0 15	Intermittierende variable Zervikaltraktion bei einem gewissen Grad von Nackenflexion, Zugkraft von 10 kg, Beibehalten der Position über 3 s, keine Ruheperiode, Behandlungszeit 15 min.
LT	Lumbaltraktion
LT 30/15	Lumbaltraktion mit Zugkraft von 30 kg, Behandlungszeit 15 min.
LT crk 15/5	Lumbaltraktion bei flektierten Hüften und Knien, 15 kg über 5 min.
IVLT 50 0/0 10	Intermittierende variable Lumbaltraktion, Zugkraft 50 kg, ohne Halteperiode und ohne Ruheperiode, Behandlungsdauer 10 min.

Einer der Haupteinwände gegen die Protokollierung des Behandlungsablaufs in dieser Form ist, daß diese Methode zu zeitraubend sei. Das ist absolut falsch. Durch Verwendung von Abkürzungen und Verzicht auf überflüssige Worte läßt sich die Aufgabe schneller erledigen. Tabelle 6.3 enthält Vorschläge für Symbole, die zur Beschreibung der einzelnen Techniken verwendet werden können. (Die Entwicklung dieser Symbole ist Miss Margaret Jenkinson, MCSP, King's College Hospital, London, zu verdanken. Eine Vereinbarung hinsichtlich der Identifizierung dieser Symbole wurde im Jahr 1966 in England von einer Gruppe von Physiotherapeuten erzielt.)

Auf der Basis dieser Grundsymbole sind zahlreiche Variationen möglich; wesentlich ist jedoch, daß ihre Bedeutung auf den ersten Blick erkennbar sein sollte, ohne daß diese extra erlernt werden muß. Grieve (1980) zeigt viele solcher Variationen. Die Anzahl der Anwendungen einer bestimmten Technik wird in arabischen Zahlen dokumentiert, während die

Abb. 6.2. Beispiel für die Aufzeichnung von Untersuchungsbefunden

C/O Schlimmer beim Gehen oder Heben. * Länger als 5 min Sitzen verstärkt Rücken, nicht Bein – schnelles Abklingen, hinkt bei ersten Schritten ∴ Beinschmerz, Schlaf: Schmerz in Gesäß und Bein beim Umdrehen – Aufstehen: Rücken steif, Beinschmerz geringer.* Husten, Schmerz im Rücken, nicht im Bein. Allgem. Ges. √ Gew. √ Sensorium u. Mic. √ Röntgen 3. 3. 80 (überprüfen)
Tabl. ‚Indocin' 1/52 leichte Besserung.

Vorgeschichte der jetzigen Beschwerden
Vor 3 Wo fühlte beim Bücken, um etwas aufzuheben, leichte Schmerzen im Rücken. Arbeitete weiter; am Ende des Tages zunehmende Schmerzen. Starke Schmerzen beim Aufstehen am nächsten Morgen (keine Virusinfektion oder sonst. Allgemeinerkrankung). Drei Tage später leichte Schmerzen im ganzen Bein. Zunahme innerhalb 4–5 Tagen bis zum heutigen Stand. Jetzt ISQ

Vorgeschichte (Langzeit)
10 Jahre leichte Rückenschmerzen, 5 Tage anhaltend im Zusammenhang mit einer Erkältung infolge von Zugluft oder Gartenarbeit. Vor 10 Jahren schwerer Sturz aufs Gesäß. Fünf Tage Bettruhe mit Rückenschmerzen. Nach 10 Tagen Wiederaufnahme der Arbeit.

O/E * F $\frac{1}{2}$ Tib., Gesäß Schm. Ⓛ, Seitabw. Ⓡ
    Korr ↑ Schm Gesäß
    E 20 Ⓛ Schm Gesäß
    LF Ⓛ Rü u. Ⓛ Gesäß Schm.; Rot^n Ⓛ √
        Ⓡ √   Rot^n Ⓡ √
    * SLR Ⓛ 30° Ⓛ Gesäß u. Ischios
    plus F: ISG
      SLR Ⓡ 70° PKF √ Ⓛ Hü u. Knie
    Neurol: Evers. ?5, ASR leicht ↓, Sens. √
    Palp Spasm. neben L_5
    L_5 DF leicht Ⓡ verl. u. nahe S_1
    *↓L_5 lim. Spasm., Schm. Ⓛ Gesäß mit IV
      PPIVM L_5/S_1 leicht lim. LF Ⓛ
              sehr lim. Rot^n Ⓛ u. E.

P.P. – unbequem Ⓛ Gesäß im Stehen
Plan – wähle schmerzfreie Rotation

R 2 ×↻ | C/O „Stehen etwas leichter"
L/S IV | O/E SLR etwas besser, LF Ⓛ
kein Schmerz | F unt. $\frac{1}{3}$ (? weniger list)
            | Schm. ISQ

Patient geraten, sich weiterhin zu schonen
Plan: Wenn Seitneigung sich nicht gebessert hat, Versuch einer intermittierenden Traktion

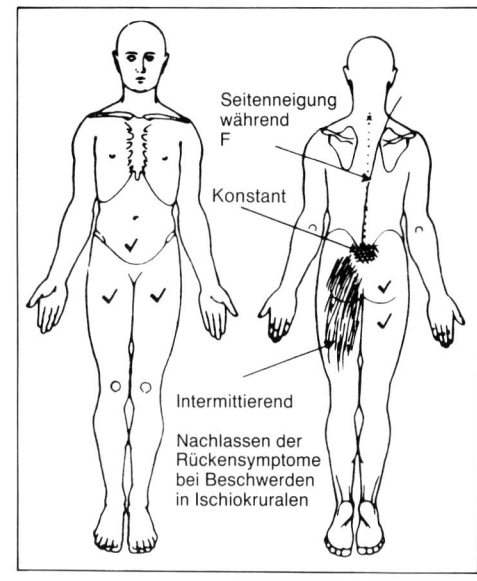

Seitenneigung während F
Konstant
Intermittierend
Nachlassen der Rückensymptome bei Beschwerden in Ischiokruralen

dabei verwendeten Bewegungsgrade in römischen Ziffern notiert werden. Auf diese Weise kann die Physiotherapeutin die gesamte Behandlung zeitsparend protokollieren, wenn sie sich einmal an diese Form der Dokumentation gewöhnt hat.

Tabelle 6.4. Beispiel: Behandlungsprotokoll

C/O – „Bewegungsvermögen verbessert, jedoch stärkere Rückenschmerzen"
O/E – F gleiches Ausmaß, jedoch weniger Schmerzen und weniger Seitneigung
      SLR Ⓛ 40° gleicher „Druck" im Rücken
      ↓ L5? ISQ
P.P. – Leichte Schmerzen im Rücken
Plan – Wiederholung letzte Behandlung, da Besserung entsprechend

R –   3 × L/S IV | C/O „etwa gleich"
      Kein Schmerz | O/E F unt. $\frac{1}{3}$,
                      | weniger Seitneigung
                      | SLR leicht verb.
      1 × U.S. 1,5 cm² | ISQ
      7 min. Kein Schmerz |

Plan – Falls nicht weiter verbessert, (↓) oder LT

Um leichter die Verbindung zur vorausgegangenen Behandlung herstellen und um benötigte Informationen schnell zu finden, empfiehlt es sich, jede Behandlung so aufzuzeichnen, wie dies in Tabelle 6.4 illustriert ist. Nur auf diese Weise ist es möglich, die Behandlung methodisch vorzunehmen und die einzelnen Schritte genau nachzuvollziehen.

Dadurch wird unnötige Behandlungszeit vermieden, die aufgrund falscher Folgerungen vergeudet werden könnte.

Abbildung 6.2 zeigt ein Beispiel für das kurzgefaßte Aufzeichnen sehr detaillierter Daten aus der Untersuchung und Behandlung eines Patienten mit Beschwerden im Lendenwirbelbereich.

7 Wahl der Techniken

Patienten, die zur Manualtherapie überwiesen werden, oder auf eigenen Wunsch in die Praxis kommen, können in zwei unterschiedliche Gruppen eingeteilt werden. Da gibt es zunächst die Patienten, die einen Unfall erlitten haben, sei es durch einen Sturz, einen direkten Schlag oder das indirekte Schleudertrauma. Dieser Gruppe sind auch Patienten zuzurechnen, die im Anschluß an chirurgische Eingriffe überwiesen werden. Zur zweiten Gruppe gehören Patienten, deren Beschwerden spontan oder als Folge eines unbedeutenden Vorfalls aufgetreten sind, sei es, daß sie z.B. einen Koffer in ein Fahrzeug laden wollten oder sich jäh umdrehten. Symptome, Gelenkzeichen und Vorgeschichte der Patienten dieser zweiten Gruppe sind leicht zu bestimmen. Bei den Patienten der ersten Gruppe sind Verletzungen an normalen Geweben eingetreten; die Symptome und Zeichen können vielfältigste Formen annehmen. Einige ihrer Symptome und Gelenkzeichen mögen dabei teilweise mit den pathologischen Mustern der zweiten Gruppe übereinstimmen. Bei der zweiten Gruppe sind die „Auswahl" und die „Vorhersage" am klarsten; ihnen soll das gesamte folgende Kapitel gewidmet werden.

Für die früheren Ausgaben dieses Buches wurden in zwei Tabellen Leitlinien für die Auswahl der Behandlungstechniken zusammengestellt. In der einen Tabelle sind bestimmte Abfolgen von Behandlungsmöglichkeiten aufgelistet, die sich daran orientieren, ob die Symptome der Patienten unilateral oder bilateral verteilt sind (Tabelle 7.1). In der zweiten Tabelle wurden die spezifischen Techniken mit ihren primären Einsatzmöglichkeiten in jedem Bereich der Wirbelsäule in Zusammenhang gebracht (Tabelle 7.2). Diese Tabellen sind, was die Auswahl der Techniken betrifft, als stark vereinfachte Orientierungshilfen nützlich. Allgemeine Regeln für die Auswahl von Techniken zu formulieren ist jedoch schwierig. Es geht dabei nicht nur darum zu entscheiden, wann eine bestimmte Mobilisations- oder Manipulationstechnik eingesetzt werden soll, und auch nicht nur um die Frage, wann von einer Technik auf eine andere übergegangen werden soll. Vielmehr sind hier auch Entscheidungen zu treffen in bezug auf Rhythmus, Amplitude und Stärke der Behandlungstechnik sowie die Position innerhalb des Bewegungsbereichs, in der die Technik angewandt werden soll. Schließlich ist natürlich auch noch die Dauer der Anwendung der Technik bzw. der Techniken von Bedeutung (s. Tabelle 7.3).

Die Position D in Tabelle 7.3 – Art der Durchführung und Dauer der Anwendung der Technik – bezieht sich auf folgende Aspekte:

1. die Position innerhalb des vorhandenen Bewegungsspielraumes, in der das Verfahren durchgeführt werden soll,
2. die Stärke oder Sanftheit der Bewegung,
3. die Amplitude der Bewegung,
4. die Geschwindigkeit der Bewegung,
5. den Rhythmus der Bewegung,
6. die gewünschte Schmerzreaktion bzw. Schmerzfreiheit während der Durchführung der Technik,
7. die zeitliche Dauer für die Ausführung der Bewegung.

Seit 10 Jahren oder mehr ist zu beobachten, daß sich die therapeutischen Fertigkeiten, was Auswahl und Steigerung von Techniken betrifft, parallel zu den wachsenden Kenntnis-

Tabelle 7.1. Reihenfolge bei der Wahl der Technik

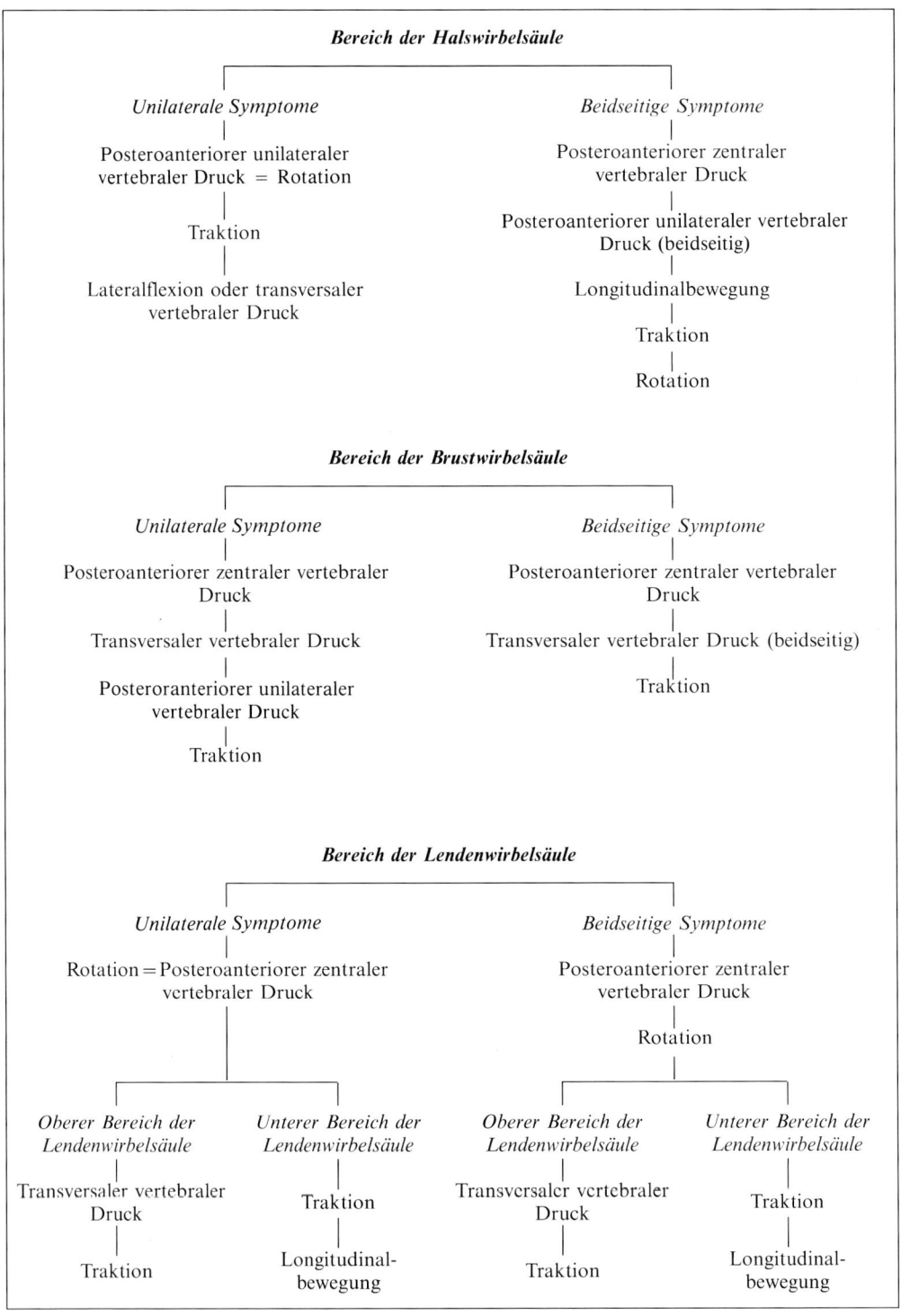

Die Reihenfolge kann für jeden Bereich geändert werden, indem die Traktionsbehandlung in der angegebenen Position übersprungen und an anderer Stelle der Reihenfolge angesetzt wird. Die übrigen Techniken werden dann in der gleichen Reihenfolge angewandt, wie dies aus der Tabelle ersichtlich ist.

Tabelle 7.2. Mobilisationstechniken und ihre Anwendungsmöglichkeiten

Technik	Primäre Anwendungen
	Bereich der Halswirbelsäule
Longitudinal	Häufig wertvoll bei Deformitäten wegen Muskelspasmen
Posteroranteriorer zentraler vertebraler Druck	Beidseitig verteilte Symptome. Knochenveränderungen jeden Ursprungs; Muskelspasmus. Nicht bei schweren Symptomen
Posteroanteriorer unilateraler vertebraler Druck	Unilateral verteilte Symptome, besonders, wenn ihr Ursprung im mittleren oder oberen Bereich der Halswirbelsäule liegt. (Die Druckwirkung nach unten auf der Schmerzseite anwenden)
Transversaler vertebraler Druck	Unilateral verteilte Symptome. Knochenveränderungen jeden Ursprungs. Die Druckwirkung zur Schmerzseite hin ausrichten.
Anteroposteriorer unilateraler vertebraler Druck	Unilateral verteilte Symptome. (Die Druckwirkung auf der Schmerzseite)
Rotation	Äußerst wertvoll – im allgemeinen die zuerst angewandte Technik. Unilateral verteilte Symptome. (Den Kopf des Patienten von der Schmerzseite wegdrehen).
Lateralflexion	Unilateral verteilte Symptome. Häufig zur Wiederherstellung des Rotationsvermögens angewandt. (Von der Schmerzseite wegbewegen)
Flexion	Unbedeutendere Symptome bei gleichzeitiger Einschränkung der Intervertebralflexion
Traktion	Jede Art von Beschwerden im Zervikalbereich; starke Armschmerzen mit deutlich eingeschränktem Bewegungsvermögen des Nackens
Traktion in neutraler Stellung	Beschwerden im oberen Zervikalbereich
Traktion in Flexionshaltung	Beschwerden im unteren Zervikalbereich
Intermittierende variable Traktion	Starke, röntgenologisch nachweisbare degenerative Veränderungen
	Bereich der Brustwirbelsäule
Posteroanteriorer zentraler vertebraler Druck	Im allgemeinen die zuerst angewandte Technik. Beidseitig verteilte Symptome; unilateral verteilte Symptome, falls ungenau definiert oder weitverbreitet
Transversaler vertebraler Druck	Unilateral verteilte Symptome. (Die Druckwirkung zur Schmerzseite hin ausrichten und die angrenzende Rippe mobilisieren)
Posteroanteriorer unilateraler vertebraler Druck	Unilateral verteilte Symptome. (Die Druckwirkung nach unten auf der Schmerzseite und die angrenzende Rippe mobilisieren)
Traktion	Stark verbreitete Symptome, besonders bei Nachweis röntgenologisch degenerativer Veränderungen und wenn die Schmerzen nicht durch aktive Bewegungen verschlimmert werden
	Bereich der Lendenwirbelsäule
Posteroanteriorer zentraler vertebraler Druck	Beidseitig verteilte Symptome (gleichermaßen nützlich wie Rotation), Knochenveränderungen jeden Ursprungs
Posteroanteriorer unilateraler vertebraler Druck	Unilateral verteilte Symptome, besonders wenn ihr Ursprung im mittleren oder oberen Bereich der Lendenwirbelsäule liegt. (Die Druckwirkung nach unten auf der Schmerzseite)
Transversaler vertebraler Druck	Unilateral verteilte Symptome. Vorteilhafter im oberen Bereich der Lendenwirbelsäule als im unteren Bereich. (Die Druckeinwirkung zur Schmerzseite hin ausrichten)

Tabelle 7.2 (Fortsetzung)

Technik	Primäre Anwendungen
	Bereich der Lendenwirbelsäule (Fortsetzung)
Rotation	Häufig die zuerst angewandte Technik. Unilateral verteilte Symptome. (Das Becken auf der Schmerzseite nach vorne drehen)
Longitudinalbewegung	
Beide Beine	Beidseitig verteilte Symptome, vom unteren Lendenwirbelbereich ausgehend
Ein Bein	Unilateral verteilte Symptome, vom unteren Lendenwirbelbereich ausgehend
Flexion	Beidseitig verteilte Symptome chronischer Art bei gleichzeitiger Beeinträchtigung der Flexion
Traktion	Allmähliches Einsetzen der Symptome. Wenn die Schmerzen nicht durch aktive Bewegungen verschlimmert werden
Intermittierende variable Traktion	Starke, röntgenologisch nachgewiesene degenerative Veränderungen
Anheben des gestreckten Beins (SLR)	Einseitige Einschränkung des Anhebens des gestreckten Beins ohne übermäßig starke Schmerzen
	Bei Symptomen chronischer oder stabiler Natur, die von der Nervenwurzel ausgehen. (Diese Technik wird nicht als erste angewandt)

Tabelle 7.3. Leitlinien für die Wahl der anzuwendenden Technik

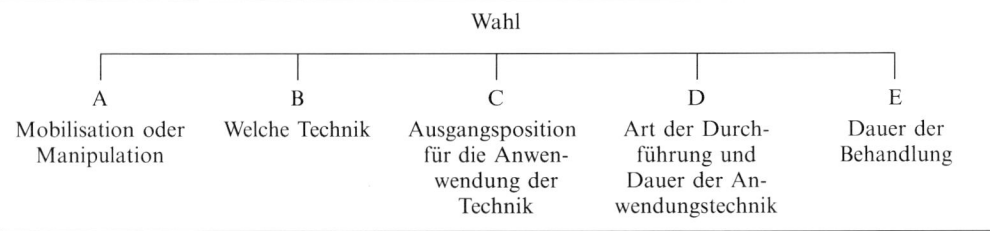

sen in Anatomie, Neurophysiologie, Biomechanik, Pathologie und Diagnose weiterentwickelt und in Verbindung mit verfeinerten Untersuchungs- und Beurteilungsmöglichkeiten kontinuierlich verbessert haben. Die vermutlich größten Fortschritte wurden dabei in den folgenden vier Bereichen erzielt:

1. klares Erkennen und Interpretieren unterschiedlicher Verhaltensmuster von Symptomen, Zeichen und Vorgeschichten des Patienten;
2. Erkennen verschiedener Schmerzformen und verschiedener Verhaltensmuster dieser Schmerzen;
3. Vorhersehbarkeit der Reaktionen;
4. Verfeinerung der Beurteilungsfähigkeiten; was die analytische Beurteilung von Ort, Qualität und Verhalten der Schmerzen des Patienten betrifft, ist die Entwicklung in erheblichem Maße vorangekommen.

Die „Auswahl" wird in diesem Kapitel unter den drei folgenden Gesichtspunkten behandelt:

1. allgemeine Aspekte, was die Wahl der Techniken angeht;
2. Aspekte der Technik als solche;
3. das Verhältnis der Wahl der Technik zur Diagnose und den derzeit vorhandenen Symptomen und Zeichen.

7.1 Auswahlkriterien: Allgemeine Aspekte der Wahl der jeweiligen Technik

Wenn wir davon ausgehen, daß die Physiotherapeutin alle Techniken kennt, die für eine Behandlung in Frage kommen (s. Kommentar, Abschn. 1.4.2 und die Erläuterungen zu den Techniken in Kap. 5), basiert die Wahl oder Entscheidung zugunsten einer bestimmten Technik auf den folgenden drei eng miteinander verknüpften Teilaspekten:

1) Aktueller Kenntnisstand
hinsichtlich der pathologischen
und mechanischen Störungen
im Bereich der Wirbelsäule

Diese Kenntnisse schließen bekannte und erwiesene Tatsachen ein, wobei berücksichtigt wird, daß noch viele Fakten unbekannt sind. Von größter Bedeutung ist dabei das Wissen über die Strukturen, die Schmerzen verursachen können, und über die verschiedenen Verhaltensmuster der Schmerzreaktion während der Testbewegungen.

2) Diagnose

Die Diagnosebezeichnung ist wichtig, muß jedoch in engem Zusammenhang mit der Vorgeschichte des jeweiligen Patienten gesehen werden, wenn eine Entscheidung bezüglich der anzuwendenden Techniken zu treffen ist.

3) Vorgeschichte, Symptome und Zeichen

Vorausgesetzt, daß die Diagnose, was die Beschwerden des Patienten betrifft, bekannt ist, sind für die Entscheidungsfindung hinsichtlich der ersten Behandlungstechnik folgende Aspekte der Vorgeschichte relevant:

1. der Zeitpunkt des Einsetzens und die Entwicklung der Beschwerden;
2. in welchem Stadium der Entwicklung der Beschwerden der Patient sich in Behandlung begibt;
3. der Grad der Stabilität der Beschwerden zu dem Zeitpunkt, an dem er sich in Behandlung begibt.

Die *Symptome* des Patienten umfassen die Schmerzbereiche und Schmerzarten, über die er klagt und die Umstände, unter denen er die Schmerzen fühlt.

Unter den *Zeichen* ist die Gesamtheit aller objektiven Untersuchungsbefunde zu verstehen. Doch der wichtigste Aspekt für die Entscheidung hinsichtlich der anzuwendenden Techniken ist die Art und Weise, in der die Symptome des Patienten reproduziert und verändert werden können durch die während der Untersuchung an der Struktur durchgeführten Testbewegungen, von der die Symptome des Patienten herrühren.

Ehe die Wahl der jeweils anzuwendenden Techniken zu diesen drei Teilkomplexen in Beziehung gesetzt wird, ist es notwendig, jeden dieser Komplexe einzeln ausführlich zu erläutern. Einigen Lesern mag dies langweilig und anderen unnötig erscheinen, aber da die Autoren davon ausgehen, daß der ganze Behandlungsprozeß auf dem Prinzip von „Ursache und Wirkung" basiert, müssen die Bedeutung und Einflüsse der einzelnen Teilaspekte in vollem Umfang verstanden werden. Im Anschluß daran folgen dann Erläuterungen zur Wahl der jeweiligen Behandlungstechniken.

7.1.1 Aktueller Kenntnisstand hinsichtlich der pathologischen und der mechanischen Störungen

Hier gilt es, drei Aspekte näher zu betrachten:

1. die Bewegung und ihre Limitierung/ Schmerzreaktion;
2. schmerzempfindliche Strukturen und deren Schmerzmuster;
3. die pathologischen und mechanischen Störungen bzw. Beschwerden.

Bewegungen

Physiologische Bewegungen

Die hier angesprochenen Bewegungen betreffen sowohl die Wirbelsäule als auch Strukturen im Wirbelkanal und den Foramen intervertebrale. Die Bewegungen der Wirbelsäule umfassen Bewegungen der Bandscheibe, der neurozentralen Gelenke nach Luschka und der Apophysealgelenke, während zu den Bewegungen der foraminalen und Kanalstrukturen auch die Bewegungen des Rückenmarks, der Dura, der Gefäße, der Nervenwurzeln und deren duraler Einbettungen gehören (Breig 1978).

Die drei am wenigsten komplizierten Hauptbewegungen sind Flexion, Extension und Longitudinalbewegung (d. h. Extension in der Längsachse oder axiale Extension). Jede dieser drei Bewegungen kann durchgeführt werden, während das Gelenk sich in unterschiedlichen Positionen der Lateralflexion und Rotation befindet. Darüber hinaus kann die Longitudinalbewegung auch ausgeführt werden, wenn das Gelenk sich in verschiedenen Flexions- und Extensionsstellungen befindet; in ähnlicher Weise können die Flexions- und Extensionsbewegungen in verschiedenen Positionen der Longitudinalbewegung durchgeführt werden, sei es kopfwärts oder kaudalwärts.

Bei der Wirbelsäule beinhaltet die Hauptbewegung der Lateralflexion eine Rotationskomponente; in ähnlicher Weise beinhaltet die Rotationsbewegung eine Komponente der Lateralflexion (White u. Panjabi 1978). So wird z. B. angenommen, daß die Lateralflexion der normalen Lendenwirbelsäule nach links auch eine gewisse Rotationsbewegung nach links beinhaltet, wenn sich die Lendenwirbelsäule in einer Flexionsstellung befindet. In ähnlicher Weise ist, wenn die normale Lendenwirbelsäule sich in Extensionsstellung befindet, die Bewegung der Lateralflexion nach links kombiniert mit einer Rotationsbewegung nach rechts. Wenn diese beiden Aussagen richtig sind, muß es notwendigerweise eine Position zwischen Flexion und Extension der Lendenwirbelsäule geben, wo die Lateralflexion nach links keine Rotation beinhaltet. In dieser Flexions-/Extensionsposition wird jedoch der mögliche Spielraum der Lateralflexion begrenzter sein, als wenn die Flexions-/Extensionsposition so verändert wird, daß eine Rotation stattfindet. Bei der Halswirbelsäule (C2–C7) erfolgen die Lateralflexion und Rotation immer zur gleichen Seite, unabhängig von dem Grad der Flexion oder Extension.

Die Querachse, um die die Flexion und Extension stattfinden, sowie die Sagittalachse für die Lateralflexion und die Längsachse für die Rotation befinden sich nicht in einer bestimmten starren Position; für jede Phase der Bewegung gibt es eine „momentane" Rotationsachse; diese sich verändernden Achsen wurden von White und Panjabi (1978) umfassend beschrieben.

Es muß auch einen Unterschied hinsichtlich der Bewegungsabläufe im Intervertebralgelenk geben, wenn z. B. die Lateralflexion der Lendenwirbelsäule von oben nach unten erfolgt (d. h. wenn der Patient gebeten wird, seinen Rumpf nach rechts zu beugen) im Vergleich zu der entsprechenden Bewegung von unten nach oben, wobei der Patient gebeten wird, seine rechte Hüfte ruckartig nach oben in Richtung zu seiner rechten Schulter hochzuziehen (s. S. 380 und Abb. 11.4b). Hier muß es einen Unterschied geben, weil die Patienten häufig jeweils unterschiedliche Schmerzreaktionen zeigen, wenn die Bewegung von oben nach unten bzw. von unten nach oben ausgeführt wird. Die schmerzempfindlichen Strukturen im Wirbelkanal und den Foramen intervertebrale können entweder kopfwärts oder kaudalwärts bewegt werden. Auch können die Kanalstrukturen in Richtung jeder gewünschten Innenfläche des Kanals bewegt oder dieser angenähert werden, indem der Patient verschiedene Steh- oder Liegepositionen einnimmt (z. B. wenn die Physiotherapeutin ihn bittet, sich auf die linke oder rechte Seite, auf den Bauch oder auf den Rücken zu legen), oder indem sie die Intervertebralgelenke in eine Flexions-, Extensions-, Lateralflexions- oder Rotationsstellung bringt und dabei gleichzeitig die Bewegung der Wirbelkanalstrukturen kopfwärts oder kaudalwärts ausführt. Dieses Thema wird von Breig (1978) ausführlich behandelt.

Reaktion auf die Bewegung
hinsichtlich Bewegungsspielraum/Schmerz

Diese wird mit Hilfe der zahlreichen Testbewegungen der *Gelenke* und der *Wirbelkanal-/Foramenstrukturen* bestimmt. Dabei sind drei Kriterien zu beachten:
a) Dehnungs- oder Kompressionsschmerz;
b) der Schmerz kann sich als Schmerz durch den gesamten Bewegungsspielraum manifestieren, als Schmerz in der Endphase des Bewegungsspielraums oder als Kombination beider Erscheinungsformen;
c) hat ein Patient Schmerzen in der Wirbelsäule und ausstrahlende Schmerzen, können die Bewegungen den lokalen Schmerz, den Ausstrahlungsschmerz oder beide hervorrufen.

a) Dehnungs- oder Kompressionsschmerz
Wenn ein Schmerz, der von einem Intervertebralgelenk verursacht wird, lokal und doch unilateral empfunden wird, können die Bewegungen bei der Untersuchung diesen Schmerz reproduzieren, indem die in Mitleidenschaft gezogene Struktur entweder gedehnt oder komprimiert wird. Wenn der Patient z. B. auf der rechten Seite im Bereich von T10–T12 Schmerzen hat, kann dieser Schmerz durch eine Lateralflexion nach rechts hervorgerufen werden, und es würde sich dabei um eine kompressive Schmerzreaktion handeln, oder er kann durch eine Lateralflexion nach links hervorgerufen werden, und dies wäre dann eine Dehnungsreaktion. Unter den letztgenannten Umständen kann es sein, daß der Patient die Reaktion lediglich als Dehnung wahrnimmt, er kann dabei aber auch Schmerzen empfinden. Demnach gibt es hier drei unterschiedliche Arten von Schmerzreaktionen im Endbereich des Bewegungsspielraums.

b) Schmerzen im Endbereich
oder im gesamten Bereich
des Bewegungsspielraums
Diese Überschrift spricht für sich selbst. Der Patient hat vielleicht nur dann Schmerzen, wenn er den betreffenden Körperteil bis zum Ende des Bewegungsspielraums bewegt. Es kann auch sein, daß der Schmerz nur in einer Bewegungsrichtung auftritt oder aber in verschiedenen Richtungen oder nur in einer Richtung, bei der es sich um eine Kombinationsbewegung handelt, z. B. eine Extension in Verbindung mit einer Lateralflexion nach rechts und einer Rotationsbewegung nach links (wie der Endbereich der Schwungbewegung eines rechtshändigen Golfspielers).

Ein Schmerz durch den gesamten Bewegungsspielraum ist gemeinhin mit Symptomen verbunden, die der Patient ständig verspürt. Bei der Untersuchung der Bewegungen spürt er schon weit vor dem Ende des Bewegungsspielraums der Testbewegung Schmerzen, und der Schmerz nimmt allmählich an Stärke zu, wenn die Bewegung weiter in den Bewegungsspielraum hineingeführt wird. Ein schmerzhafter Bogen kann auch als Schmerz durch den Bewegungsspielraum angesehen werden.

c) Lokaler und ausstrahlender Schmerz
Wenn ein Patient an ausstrahlenden Schmerzen leidet, ist die Schmerzreaktion auf Testbewegungen des Intervertebralgelenks oder der Wirbelkanal-/Foramenstrukturen von entscheidender Bedeutung. Folgende Schmerzreaktionen sind für die Entscheidung hinsichtlich der anzuwendenden Techniken besonders relevant:

1. Testbewegungen können, selbst wenn sie eingeschränkt sind, lediglich lokale Rückenschmerzen hervorrufen, ohne daß dabei ein Unterschied beim ausstrahlenden Schmerz besteht, sei es zum Zeitpunkt der Anwendung der Testbewegungen oder als latente Schmerzreaktion. Diese Bewegungsreaktion erlaubt gefahrlos eine Behandlung mit intensiven Techniken.

2. Testbewegungen können z. B. ein Wehtun, einen einschießenden Schmerz oder ein Kribbeln in dem Ausstrahlungsbereich hervorrufen. Solche Reaktionen müssen ernstgenommen werden; sie sollten während der Behandlung und bei den täglichen Aktivitäten nach Möglichkeit vermieden werden.

3. Testbewegungen können distal ausstrahlende Schmerzsymptome als unmittelbare Reaktion auf die Bewegung hervorrufen, ohne eigentliche Rückenschmerzen zu bewirken. Wenngleich es sich gegebenenfalls als notwendig erweist, im Rahmen der Behandlung ein geringes Maß dieses Schmerzes auszulösen, sollte dies doch nur dann getan werden, wenn der Schmerz weg geht, nachdem die Testbewegung beendet wurde.
4. Wenn durch eine Testbewegung ausstrahlende Schmerzen hervorgerufen werden, kann es sein, daß der Schmerz distal beginnt und sich proximal ausbreitet oder umgekehrt. Keine der beiden Erscheinungen ist eine günstige Reaktion auf die Bewegung; daher sollten beide Reaktionen vermieden werden.
5. Eine Testbewegung muß vielleicht angehalten werden, ehe der ausstrahlende Schmerz hervorgerufen wird. Wenn die latente Periode lange dauert und die Symptome chronischen Charakter haben, sollte die Behandlungstechnik jeweils als angehaltene Technik ausgeführt werden. Sind die Symptome akut, sollte die Provokation vermieden werden.
6. Der durch eine Testbewegung hervorgerufene ausstrahlende Schmerz kann noch anhalten, nachdem der Test beendet worden ist, oder sofort nach Beendigung der Testbewegung verschwinden. Länger anhaltende ausstrahlende Schmerzen erfordern besondere Beachtung, während das sofortige Verschwinden des Schmerzes nach Absetzen des Verfahrens den Einsatz intensiverer Techniken zulässig erscheinen läßt.
7. Eine Testbewegung kann schmerzfrei sein, doch kann der Patient, nachdem sie abgeschlossen ist, den ausstrahlenden Schmerz spüren als eine Art Nachwirkung der Testbewegung. Eine solche Reaktion erfordert eine sanfte Anwendung der Technik, kurze Behandlungssitzungen mit darauffolgenden Ruheperioden und eine sorgfältige Beurteilung über einen Zeitraum von 24 h nach jeder Behandlung, wenn eine Verschlimmerung der Beschwerden vermieden werden soll.

Schmerzempfindliche Strukturen und deren Schmerzmuster

Im folgenden soll der Schmerz, den ein Patient empfindet, zu den schmerzempfindlichen Strukturen eines intervertebralen Segments in Beziehung gesetzt werden. Die nachfolgenden Übersichten dürfen keineswegs als unanfechtbar, vollständig oder absolut genau angesehen werden. Vieles im Zusammenhang mit dem Schmerz ist noch unerforscht, und die auf Experimenten basierenden theoretischen Folgerungen, die darauf ausgerichtet sind, Verbindungen zwischen Bereichen ausstrahlender Schmerzen und schmerzempfindlichen Wirbelsäulenstrukturen nachzuweisen, werden nach wie vor vielfach in Zweifel gezogen.

Im intervertebralen Segment können zwei Arten von Strukturen unterschieden werden, die im allgemeinen die Symptome hervorrufen: erstens die Gelenke und deren unterstützenden Strukturen und zweitens die schmerzempfindlichen Strukturen im Wirbelkanal und in den intervertebralen Foramina.

Das intervertebrale Segment weist die folgenden *Gelenkstrukturen* auf:

1. der intervertebrale Diskus, auch Bandscheibe genannt (Bogduk et al. 1982);
2. die ligamentären Strukturen zwischen benachbarten Wirbeln und der Kapsel des Apophysealgelenks (auch Zygapophysealgelenks);
3. das Apophysealgelenk;
4. die Knochen;
5. Periost, Faszie, Sehnen und Aponeurosen;
6. Arterien und Arteriolen;
7. epidurale und paravertebrale Venen (2–7, nach Wyke 1976).

Bei den schmerzempfindlichen Strukturen im *Wirbelkanal* und den *intervertebralen Foramina,* die hier angesprochen werden, handelt es sich um
1. die Dura;
2. die Nervenwurzelscheide;
3. die Nervenwurzel und die dazugehörigen Nerven.

Wenn eine der genannten Strukturen, – mit Ausnahme der Nervenwurzel oder deren

Schutzhülle – Schmerzen verursacht, kann dieser Schmerz lokal empfunden werden, aber auch in einem entfernt liegenden Bereich. Der ausstrahlende Schmerz zeigt für einige dieser Strukturen unterschiedliche Merkmale. Im folgenden werden lokaler und ausstrahlender Schmerz, die vom Gelenk bzw. von den Wirbelkanalstrukturen ausgehen können, näher betrachtet.

Die Strukturen des Intervertebralgelenks

Intervertebraler Diskus (Bandscheibe)
(Bogduk 1980a, b; Glover 1977; Grieve 1981; Hirsch et al. 1963; Inman u. Saunders 1944; Kellgren 1939; Mooney u. Robertson 1976; Sinclair et al. 1948)
Schmerzen aufgrund einer Störung der Bandscheibe verteilen sich gewöhnlich über einen ausgedehnten Bereich mit schwer definierbaren Randabgrenzungen (Hirsch et al. 1963). Bei der Lendenwirbelsäule kann der Schmerz als breites Schmerzband quer über den Rücken verlaufen oder eine schwer definierbare gluteale Ausdehnung aufweisen, die der Patient nur in der Weise zeigen kann, daß er seine ganze Hand auf die Gesäßseite legt. Wenn er dazu aufgefordert wird, einen bestimmten Bereich abzutasten, um die Verteilung des Schmerzes zu zeigen, ist er dazu nicht in der Lage. Dieser Schmerz kann sich auch vage in den oberen hinteren oder hinteren seitlichen Bereich des Oberschenkels und des Abdomens ausbreiten. Bei der Halswirbelsäule ist der Schmerzbereich gleichfalls weit ausgedehnt und vage und erstreckt sich entweder über den supraskapulären Bereich oder über einen schwer einzugrenzenden Bereich einer Skapula (Cloward 1959). Ein solcher Schmerz kann sich auch vage in den Oberarm ausbreiten. Die Verteilung des diskogenen Schmerzes kann zentral, unilateral, beidseitig symmetrisch oder beidseitig asymmetrisch sein.
Abgesehen von schwach ausgeprägten, unverändert über längere Zeit anhaltenden Symptomen sind Schmerzen oder Beschwerden, die auf den pathologischen Zustand einer bestimmten Bandscheibe zurückzuführen sind, schwerer zu ertragen, als Schmerzen oder Beschwerden, die von ligamentären Störungen verursacht sind. Ein diskogener Schmerz ist meistens in stärkerem Maße quälend, bedrückend, zermürbend, krankmachend und deprimierend.

Der intervertebrale Diskus strahlt im allgemeinen keine Beschwerden in den distalen Bereich einer Extremität aus, solange nicht auch andere schmerzempfindliche Strukturen als Schmerzursache beteiligt sind.

Ein diskogener Schmerz, der neueren Ursprungs ist oder sich neuerdings verschlimmert hat, weist zwei besondere Merkmale auf. Zum einen werden die Symptome tief innen empfunden, sind schwer zu lokalisieren und rufen häufig auch eine Übelkeit hervor. Der Patient kann die Symptome durch bestimmte Körperhaltungen verstärken, lindern oder ganz beseitigen. Wenn ein Patient eine Körperhaltung einnimmt, durch die das Intervertebralgelenk in den Endbereich einer Bewegungsrichtung gebracht wird und er diese Körperhaltung eine Zeitlang beibehält, wird er feststellen, daß die Umkehr oder Rückführung aus dieser Körperhaltung schwierig ist und eine gewisse Zeit (einige Sekunden) erfordert; er ist nicht in der Lage, seine Körperhaltung abrupt zu verändern.

Zum anderen zeigt sich folgende Erscheinung: Selbst wenn Bewegungen durch diskogene Schmerzen eingeschränkt sind, verändert sich die Stelle, wo der Schmerz empfunden wird innerhalb des Bewegungsspielraums, je nach der Geschwindigkeit der Bewegung. Im Zusammenhang mit diesem Merkmal sind die Symptome durch eine Komponente von Schmerz durch den gesamten Bewegungsspielraum gekennzeichnet, und es kann zu einer Summierung oder zu einem Nachlassen der Schmerzen kommen oder zu latenten Schmerzen, die als Folge einer länger beibehaltenen Körperhaltung einsetzen können. Wenngleich diese Merkmale auch im Zusammenhang mit anderen Strukturen als der Bandscheibe auftreten können, sind die Auswirkungen der diskogenen Merkmale charakteristischerweise unangenehmer, setzen langsamer ein und halten länger an.

Diskogene Schmerzen können durch Dehnbewegungen oder durch Kompressionsbewegungen hervorgerufen werden (s. S. 174).

Bänder- und Kapselstrukturen
Die Schmerzen werden fast stets lokal im Bereich der betroffenen Struktur empfunden und können im allgemeinen vom Patienten auch genau gezeigt werden. Die Bereiche der von diesen Strukturen ausstrahlenden Schmerzen lassen sich im Gegensatz dazu nur vage lokalisieren. Wenngleich der ausstrahlende Schmerz sich in den distalen Bereich einer Extremität erstrecken kann, ist dieser distale Schmerz *immer* weniger stark ausgeprägt als der mehr proximal lokalisierte Schmerzbereich. Es ist selten möglich, den ausstrahlenden Schmerz durch eine bestimmte Körperhaltung oder Bewegung herbeizuführen.

Lokale Symptome, die von diesen Strukturen ausgehen, können immer durch eine der drei folgenden Formen der Bewegung ausgelöst werden:

1. Eine Bewegung, durch die die Struktur gedehnt wird, kann einen scharfen Schmerz hervorrufen.
2. Eine Bewegung, die die Struktur dehnt, kann ein ziehendes und dehnendes Gefühl am Ort der Symptome bewirken.
3. Erweisen sich die Dehnbewegungen als schmerzfrei, kann eine Bewegung, durch die die Struktur komprimiert wird, die örtlichen Symptome reproduzieren (s. S. 174).

Das Apophysealgelenk (Zygapophysealgelenk)
Das Apophysealgelenk sollte unter zwei Aspekten, d.h. im Hinblick auf die intraartikulären und die periartikulären Strukturen, betrachtet werden. Das Gelenk unterliegt den gleichen Veränderungen wie jedes Synovialgelenk, wie z.B. osteoarthrotischen Veränderungen (Harris und Macnab 1954) (Abb. 7.1 a – d)

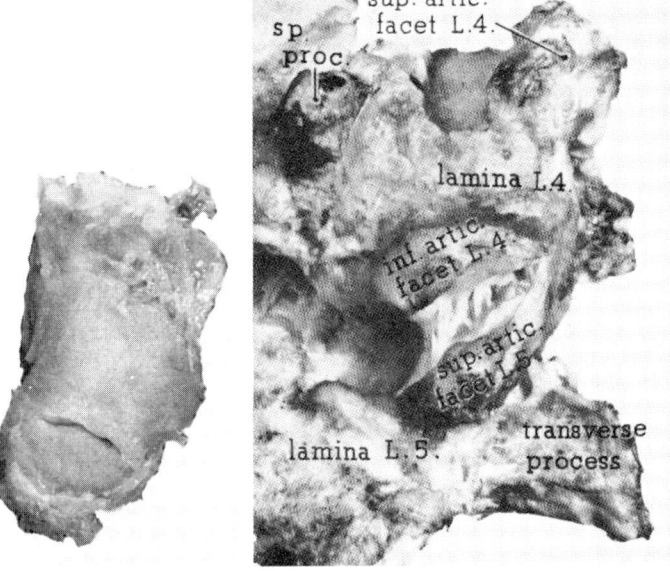

Abb. 7.1. a Eine untere Gelenkfacette eines dritten Lendenwirbel mit einer quer über den unteren Facettenpol verlaufenden Fissurfraktur. **b** Kompakte Verwachsungen an einem hinteren Gelenk. Das Präparat wurde von hinten fotografiert, die Lippen des hinteren Gelenks wurden so weit wie möglich geöffnet. Man erkennt eine kompakte Masse von Verwachsungen von einer Gelenkfläche zur anderen. **c** Degenerative Veränderungen in den hinteren Gelenken. **d** Ein hinteres Gelenk mit einem freien Körper, der mit der Synovialmembran verklebt ist. Die untere Gelenkfacette des Wirbels zeigt, wo der freie Körper unten zwischen den Gelenkflächen liegt. (Aus Harris u. Macnab, 1954, mit freundlicher Genehmigung der Autoren und des Verlages)

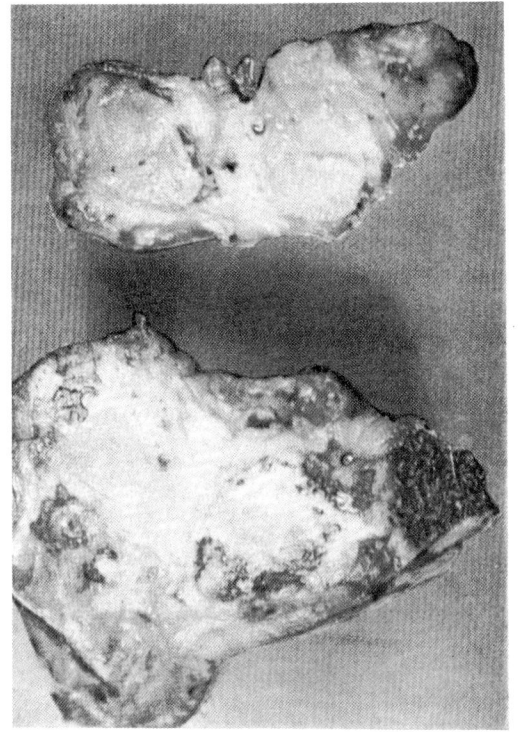

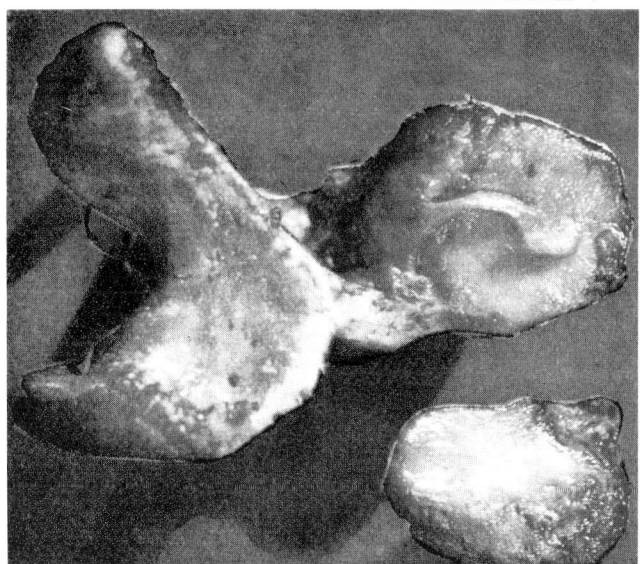

Abb. 7.1. c, d

(degenerativen, posttraumatischen, nichtinfektiösen Störungen) und mechanischen Störungen durch das Eindringen von Strukturen in das Gelenk wie z. B. bei Vorhandensein eines freien Körpers, bei Einklemmung eines Meniskus oder einer Synovialmembran (Abb. 7.1).

Selbst wenn röntgenologisch der Nachweis osteoarthrotischer Gelenkveränderungen erbracht werden kann, ist es durchaus möglich, daß das Gelenk absolut schmerzfrei ist, es kann aber auch sehr schmerzhaft sein. Das Ausmaß der röntgenologisch nachgewiesenen

Veränderungen ist kein Indiz für die Schmerzintensität. Von der „arthrotischen" Hüfte können Schmerzen in das Knie ausstrahlen, ohne daß es im Hüft- oder Wadenbereich zu irgendwelchen Schmerzen kommt. Die Apophysealgelenke zeigen dieselben Eigenschaften in ähnlicher Form.

Von dem Apophysealgelenk ausgehende Schmerzen können demnach zu folgenden Zeitpunkten auftreten:

1. in einer akuten Phase, wenn der Schmerz, der stets lokal empfunden wird und sich ausbreiten kann, sehr heftig geworden ist;
2. in einer schmerzfreien Phase; oder
3. in einer chronischen Phase, wobei möglicherweise kein lokaler Schmerz auftritt, jedoch in einem entfernt lokalisierten Bereich Ausstrahlungsschmerzen empfunden werden. Ein Beispiel hierfür wäre eine Schmerzzone im Abdominalbereich, die von dem entsprechenden Apophysealgelenk der Brustwirbelsäule ausstrahlt (Bogduk 1978; Lewitt et al. 1951).

Ausstrahlende Schmerzen

Schmerzen aus den ligamentären und kapsulären Strukturen sowie den Apophysealgelenken können in Bereiche ausstrahlen, die weit von ihrem Ursprung entfernt sind.

Von der Nervenwurzel weit entfernt gelegene Strukturen können Ausstrahlungsschmerzen verursachen, wenn ihnen ein Reizmittel injiziert wird (Inman u. Saunders 1944; Kellgren 1939; Sinclair et al. 1948; Feinstein et al. 1954; Hockaday u. Whitty 1967; McCall et al. 1979; Mooney u. Robertson 1976).

Wenn der Raum im Wirbelkanal und im intervertebralen Foramen erheblich eingeengt ist, werden die schmerzempfindlichen Strukturen leichter in Mitleidenschaft gezogen, wobei es dann zu Ausstrahlungsschmerz kommt.

Auch die Bandscheibe selbst kann einen Ausstrahlungsschmerz verursachen. Ein Beispiel hierfür ist der Ausstrahlungsschmerz, den Patienten während der Diskographie empfinden. Das kann selbst dann geschehen, wenn das Diskogramm keine in die Außenschichten des Anulus fibrosus reichende Fissur zeigt. Eine beschädigte Bandscheibe kann gegen das hintere Längsband oder die Dura stoßen und dabei einen Ausstrahlungsschmerz auslösen. Auch kann die Bandscheibe, wenn sie sich vorwölbt oder vorfällt, die Nervenscheide der Nervenwurzel, die Nervenwurzel selbst oder die Wurzelfäden komprimieren und dadurch den Ausstrahlungsschmerz hervorrufen. Die charakteristischen Merkmale der von diesen unterschiedlichen Quellen herrührenden Ausstrahlungsschmerzen wurden oben bereits erläutert.

Ein ausstrahlender diskogener bzw. Nervenwurzelschmerz hat drei besondere Merkmale:

1. Es kann sich um einen einschießenden Schmerz handeln, der über die volle Länge des Ausstrahlungsbereichs empfunden wird und nur für den Bruchteil einer Sekunde anhält.
2. Wenn eine bestimmte die Wirbelsäule belastende Position eingenommen und beibehalten wird, kann ein zunächst lokal begrenzter Schmerz empfunden werden, der aber einige Sekunden später in den nahegelegenen Bereich ausstrahlt und sich, wenn die Position noch länger beibehalten wird, über den gesamten Ausstrahlungsbereich ausbreitet. Die Reihenfolge kann auch umgekehrt sein.
3. Im Anschluß an die Durchführung von Bewegungen der Wirbelsäule in eine oder mehrere Richtungen verspürt der Patient in dem Ausstrahlungsbereich den Aufbau eines Schmerzschubes.

Schmerzschub. Während der Untersuchung der Testbewegungen wird kein oder nur ein geringer Schmerz empfunden, aber nach ca. 4–5 s nach Beendigung der Bewegungen fühlt der Patient einen starken Schmerzschub, der bis zu 10 s andauern kann, ehe er allmählich nachläßt; es dauert dann weitere 4 s, bis der Zustand sich wieder normalisiert hat.

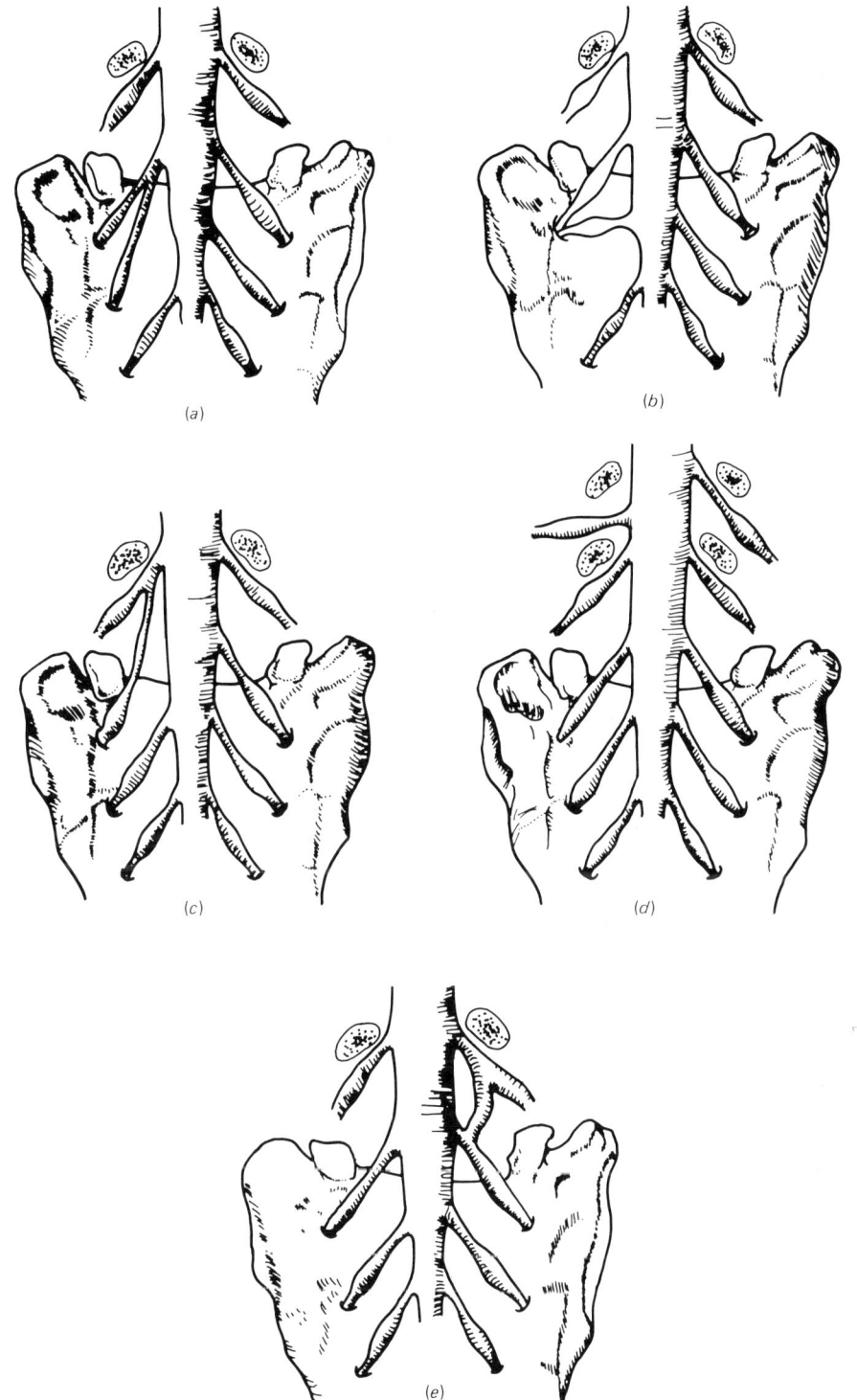

Abb. 7.2 a–e. Anomalien der lumbosakralen Nervenwurzeln. **a** Gemeinsamer Ursprung S1–S2, **b** gemeinsamer Ausgang S1–S2, **c** Y-förmige Teilung L5–S1, **d** Querverlauf L4, **e** interradikuläre Verbindungen. (Aus Agnoli, 1976, mit freundlicher Genehmigung des Autors und des Verlages)

Schmerzempfindliche Strukturen im Wirbelkanal und den Foramina

Die hier angesprochenen Strukturen sind Dura, Nervenwurzelscheide und Nervenwurzel mit den dazugehörigen Nerven.

Dura und Nervenwurzelscheide

Die Lokalisation des von diesen Strukturen ausgehenden Schmerzes ist abhängig davon, welcher Bereich gestört ist. Wenn der mittlere Teil der Dura anterior in Mitleidenschaft gezogen ist, wird der Schmerz vermutlich in der Mitte empfunden. Wenn die seitliche Verlängerung der Nervenwurzelscheide Schmerzen auslöst, kann eine vage Ausstrahlung von Symptomen in einen Bereich vorhanden sein, in den auch ein von der entsprechenden Nervenwurzel ausgehender Schmerz geleitet werden kann (Edgar u. Park 1974). Der distale Schmerz ist jedoch niemals stärker als der proximale Schmerz. Schmerzen, die von der Nervenscheide der Nervenwurzel herrühren, strahlen nicht in den Fuß aus, und es kommt niemals zu einer Parästhesie.

Die Nervenwurzel und die dazugehörigen Nerven

Die Symptome treten häufig nur im distalen Teil des Dermatoms auf. Unter Berücksichtigung prä- und postfixierter Nervengeflechte und neuraler Anomalien (Agnoli 1976) (Abb. 7.2 a–e) weist jede Nervenwurzel spezifische Symptombereiche (Dermatome) auf (s. Abschn. 4.1.3) (Bernini et al. 1980; Ethelberg u. Rüshede 1952; Keon-Cohen 1968; Nathan u. Feuerstein 1970).

Die Art und Weise, in der der Schmerz die Nachtruhe und die Aktivitäten des Patienten beeinträchtigt oder unterbricht und auch die Art, in der der Schmerz sich durch die bei der objektiven Untersuchung angewandten Testbewegungen verändert, liefern zusätzliche Informationen für die Diagnose. So leidet z. B. ein Patient unter Schmerzen im unteren Rückenbereich, die in seine rechte Gesäßseite, die Wade und den Fuß ausstrahlen, und zwar in einer Verteilung, die darauf hindeutet, daß die Nervenwurzel als Ausgangspunkt des Schmerzes anzusehen ist. Bei der Untersuchung der Bewegungen dieses Patienten verursacht die Extension des Lendenwirbelbereichs zunächst Schmerzen im Rücken und in der Gesäßseite; doch wenn diese Position 15 s lang beibehalten wird, breitet sich der Schmerz nach und nach über das Bein bis zum Fuß aus. Ein solches Schmerzverhalten kann diagnostisch so interpretiert werden, daß die Bandscheibe betroffen ist, da sie sich vermutlich als einzige Struktur so bewegen läßt, daß sie diese Art von latenter Schmerzreaktion hervorruft.

Pathologische und mechanische Störungen

Die Ausführungen über die Wahl der Techniken lassen sich in zwei Teile gliedern. Im ersten Teil, der im vorliegenden Kapitel behandelt wird, geht es um Patienten, die an recht häufig vorkommenden pathologischen und mechanischen Beschwerden leiden. Die übrigen Teilaspekte werden in den Kapiteln angesprochen, die sich mit den einzelnen Abschnitten der Wirbelsäule befassen.

Im vorliegenden Kapitel geht es um die folgenden Beschwerdenbilder pathologischer und mechanischer Natur:

1. die weit verbreiteten Bandscheibenbeschwerden, sowohl wenn die Bandscheibe selbst Symptome verursacht als auch wenn sie Beschwerden im Zusammenwirken mit der schmerzempfindlichen Struktur im Wirbelkanal und in den intervertebralen Foramina auslöst;
2. die häufig vorkommenden, auf Verstauchungen und Überbelastung zurückzuführenden Beschwerden im Bereich der Bänder und Kapseln;
3. „arthritisch/arthrotische" Manifestationen, Kapsel- und mechanische Veränderungen an den apophysären Gelenken.

Bandscheibenprotrusion oder Bandscheibenvorfall

Die Bandscheibe

Die Bandscheibe unterliegt während des gesamten Lebens eines Menschen einem ständigen Veränderungsprozeß. Sie verändert sich von einer starken, mobilen, elastischen Struktur im Kindes- und Jugendalter zu einer weit weniger mobilen Struktur, die, wenn sie einmal geschädigt ist, nur geringe oder überhaupt keine Regenerierungspotentiale besitzt (De Palma u. Rothman 1970).

Die normalen alterungsbedingten Veränderungen können durch bestimmte Faktoren negativ beeinflußt werden wie z.B. durch das Verharren in einer Haltung im Endbereich des Bewegungsspielraums, wie sie für die Sitzgewohnheiten am Arbeitsplatz und auch zu Hause charakteristisch ist, durch exzessive, besonders schwere oder stauchende Belastungen der Bandscheibe oder durch unkontrollierte Bewegungen.

Die normale Sitzposition, die gekennzeichnet ist durch eine anhaltende Lumbalflexion, ist ein solcher schädigender Einfluß. Wenn aber dann noch zusätzlich eine rüttelnde oder senkrecht ausgerichtete Vibrationseinwirkung hinzukommt wie z.B. im fahrenden Auto, im Bus oder in einer Zugmaschine, wird dieser negative Einfluß noch verstärkt. All diese Einflüsse sind für unsere moderne Gesellschaft charakteristisch (Frymoyer et al. 1980; Kelsey u. Hardy 1975; Troup 1978).

Es gibt noch zwei weitere Faktoren, die die ansonsten normalen Veränderungen der Bandscheiben beeinflussen können. Zum ersten sind dies Schädigungen durch Stöße, Schläge, Stürze und Verletzungen in der Jugend, die man jedoch bald wieder vergißt, weil der dabei entstandene Schaden sehr rasch heilt. Der Schaden als solcher hinterläßt jedoch seine Spuren und Schwachstellen und schafft die Voraussetzungen für eine raschere Degeneration der Bandscheiben und für intradiskale Rißbildungen. Strukturelle Anomalien (z.B. Spondylolysen) oder Asymmetrien im lumbosakralen Übergang können die oben genannten Faktoren noch verstärken.

Die Veränderungen an der Bandscheibe, die aufgrund der genannten Faktoren eintreten, können asymptomatisch erfolgen, wobei sie sich jedoch zu einem „schwachen Glied" entwickeln kann, das unter Belastung oder Stress unter Umständen nachgibt.

Indem die Physiotherapeutin die Verhaltensmuster der Symptome verfolgt, die von Zeit zu Zeit auftreten, kann sie die Vorgänge in der Bandscheibe bis zu einem gewissen Grad beurteilen. Es ist möglich festzustellen, ob die Bandscheibe nach und nach degeneriert, ohne daß sie aller Wahrscheinlichkeit nach jemals den Wirbelkanal oder das intervertebrale Foramen beeinträchtigt, oder ob die Entwicklung in Richtung eines posterolateralen Prolaps verläuft, der gegebenenfalls den Wirbelkanal oder die Forminalstrukturen beeinträchtigt.

Im erstgenannten Fall geht jeder Beschwerdeschub mit Schmerzen einher, die jedesmal ungefähr im gleichen Bereich auftreten, wobei die Schmerzen (im Bereich der Lenden- und Halswirbelsäule) dabei nicht weiter ausstrahlen als bis in die Gesäßseite oder die Skapula. Im anderen Fall verursachen die fortschreitenden Schübe Schmerzen, die zunehmend weiter in die Extremität ausstrahlen. Dies kann sich über zwei, drei oder mehr Episoden entwickeln oder im Verlauf einer einzigen Episode geschehen.

In dem Maße, wie in der Bandscheibe zunehmende Veränderungen auftreten, zeigen sich entsprechende Begleiterscheinungen in den Apophysealgelenken und den unterstützenden Bindegewebsstrukturen. Sie alle können Schmerzen verursachen und zum Teil auch für die wiederholt auftretenden Schmerzanfälle verantwortlich sein.

Gerade diese beiden Formen von Bandscheibenbeschwerden treten in unserer modernen Gesellschaft besonders häufig auf, und gerade hierfür stehen der Manualtherapeutin viele Möglichkeiten der konservativen Behandlung zur Verfügung. Die folgenden Erläuterungen zur Wahl der anzuwendenden Techniken beziehen sich nur auf diese beiden Beschwerdeformen, doch muß auch auf andere häufig anzutreffende diskogene Situationen eingegangen werden.

Eine Bandscheibe kann ohne ersichtlichen Grund rupturieren, was zu plötzlich auftretenden starken Schmerzen führt. Die Bandscheibe kann auch infiziert oder kalzifiziert sein oder sie kann ein Vakuumphänomen aufweisen. Zu den sonstigen Störungen der

Bandscheibe gehören die juvenile Bandscheibe, die Herniation von Bandscheibenmaterial in den Körper des Wirbels (Morbus Scheuermann, Schmorl-Knötchen) und der primäre posterolaterale Prolaps.

Bei dem primären posterolateralen Prolaps handelt es sich um eine diagnostische Bezeichnung für ein Phänomen, dessen Vorgeschichte, Symptome und Zeichen von Cyriax (1982) ausführlich beschrieben werden; seine Äthiologie ist noch unbekannt.

Bandscheibenprotrusion und Bandscheibenvorfall

Wenn der Anulus fibrosus geschwächt ist oder tiefe Fissuren aufweist, so kann sich seine Außenwand vorwölben und die Strukturen des Wirbelkanals und des intervertebralen Foramens einengen. Eine sich vorwölbende Bandscheibe wird aber wahrscheinlich nicht die Nervenwurzel tangieren, wenn nicht auf dieser Ebene eine Stenose des Wirbelkanals vorliegt. Diese sich vorwölbende oder vorfallende Bandscheibe führt zu schwer definierbaren Beschwerden, die jedoch vage einem Dermatom oder Teilen davon zugeordnet werden können. Wie weit der Schmerz dabei in die Gliedmaße ausstrahlt, hängt von dem Grad der Irritation der Kanal- und Foraminastrukturen ab. Dabei ist es wichtig festzustellen, daß der in dem distalen Segment des Dermatoms empfundene Schmerz nicht stärker ist als der mehr proximal empfundene, es sei denn, daß die Nervenwurzel unmittelbar einbezogen ist (s. S. 175).

Falls der Herniierungsprozeß sich zu einer Herniation entwickelt – d.h., wenn Bandscheibengewebe in den Kanal oder das Foramen durchbricht, sind sowohl Kanal- als auch Foraminastrukturen ernsthafter betroffen. Wenn Bandscheibengewebe eine Nervenwurzel zu komprimieren beginnt, zeigt die Untersuchung des Anhebens des gestreckten Beines (SLR) eine Einschränkung im Bewegungsausmaß und distale Parästhesien im Dermatom können vorhanden sein.

Diese Feststellung sollte nicht so interpretiert werden, daß bei eingeschränktem Anheben des gestreckten Beins lediglich die Nervenwurzel in die Affektion einbezogen ist;

Mooney u. Robertson (1975) haben eindeutig dargestellt, welche Wirkung der Test auf das Apophysealgelenk hat. Die neurologischen Veränderungen umfassen Veränderungen der Sensibilität, Muskelschwäche und Reflexänderungen. Eine die Nervenwurzel einbeziehende herniierte Bandscheibe verursacht, wenn sie auch andere schmerzempfindlichen Strukturen einschließt, Schmerzen in der gesamten Extremität, wobei auch neurologische Zeichen oder Veränderungen vorliegen können. Der distal ausstrahlende Schmerz ist häufig stärker als der proximale Schmerz (Tabelle 7.4).

Geschwindigkeit der Progression der Erkrankung. Es ist wichtig, daß die Physiotherapeutin in der Lage ist, eine Schädigung der Bandscheibe zu erkennen, bei der damit zu rechnen ist, daß es zu einem Bandscheibenvorfall, möglicherweise mit Einbeziehung der Nervenelemente kommt. Wenn diese Situation anhand der Vorgeschichte des Patienten erkannt worden ist, ist es von entscheidender Bedeutung, einschätzen zu können, mit welcher Geschwindigkeit und Leichtigkeit diese stetige Entwicklung voranschreitet. Offensichtlich ist um so mehr Sorgfalt bei der Behandlung und Beurteilung erforderlich, je schneller und leichter dieser Zustand fortschreitet (s. Vorgeschichte, Abschn. 4.1.6).

Stabilität der Störung. Es ist wichtig festzustellen, wie stabil sich die Störung im Bandscheibenbereich zu dem Zeitpunkt verhält, wenn der Patient zur Behandlung kommt. Wenn z. B. in den vorausgegangenen 4 Jahren diese Störung sich sehr rasch fortentwickelt hat, die Symptome und somit auch die Störung sich zum jetzigen Zeitpunkt jedoch recht stabil verhalten, wird diese Stabilität durch die Tatsache belegt, daß der Patient z. B. in der Lage ist, mit manueller Tätigkeit fortzufahren, ohne daß sich der Zustand verschlimmert. Unter diesen Umständen ist die augenblickliche Situation eine stabile, und deshalb werden vermutlich, mit der üblichen Sorgfalt ausgeführte, intensive Verfahrenstechniken erforderlich sein, um die Situation zu ändern und eine Gesundung zu fördern.

Tabelle 7.4. Schmerzverteilung bei herniierender und herniierter Bandscheibe

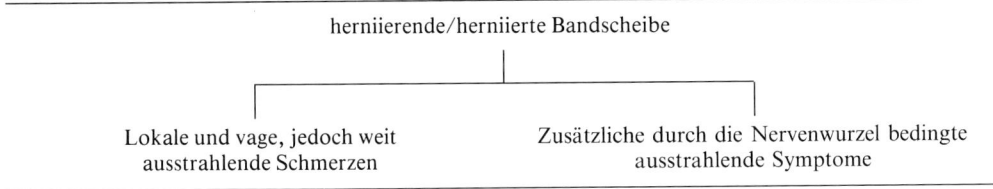

Tabelle 7.5 Symptome und Zeichen bei einer herniierenden und herniierten Bandscheibe und bei intaktem äußeren Anulus fibrosus

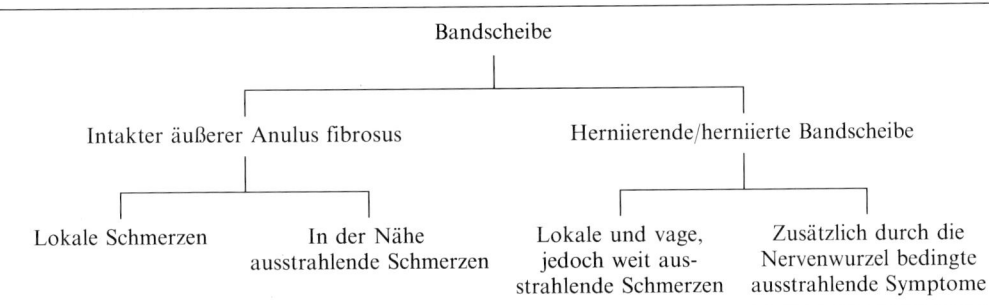

Wechselwirkungen. Wenn eine herniierte Bandscheibe die Nervenwurzel und die anderen schmerzempfindlichen Wirbelkanalstrukturen reizt oder komprimiert, können die Symptome und Zeichen sich in einer Vielzahl von Kombinationen äußern (Tabelle 7.5).

Es kann zu Schmerzen in verschiedenen Bereichen kommen und zu Schmerzen unterschiedlicher Stärke in den verschiedenen Bereichen, zu Parästhesien, neurologischen Zeichen und neurologischen Veränderungen. Es gibt kein einzelnes spezifisches Muster von Schmerzen und neurologischen Zeichen für die Diskushernie-Nervenwurzel-Situation. Die meisten Patienten, die an Nervenwurzelschmerzen leiden, haben auch gleichzeitig Schmerzen, die von anderen intervertebralen Strukturen herrühren.

Eine Untersuchung der Bewegungsmöglichkeiten solcher Patienten kann sehr informativ und wichtig sein. So muß beispielsweise bei einem Patienten mit Schmerzen in der Gesäßseite, der Rückseite des Oberschenkels und der Wade sowie mit stechenden Schmerzen entlang des lateralen Fußrandes und der beiden lateralen Zehen die erste sakrale Nervenwurzel mitbeteiligt sein. Seine Anamnese deutet vielleicht eindeutig auf einen Bandscheibenvorfall hin. Trotzdem können seine Bewegungen durch Schmerzen beeinträchtigt sein, die auf das Gesäß beschränkt bleiben, während die sonstigen Schmerzen oder Parästhesien nicht durch Testbewegungen reproduziert werden können. Die Behandlungstechniken und die Prognose wären anderer Art (was später besprochen werden soll), wenn die Bewegungen des Patienten durch Wadenschmerzen und verstärkte stechende oder brennende Schmerzen im Fuß beeinträchtigt würden, besonders wenn diese Symptome mit einer latenten oder summierenden Komponente verbunden wären.

Ligamente und Kapseln

Der hier angesprochene Aspekt der Störung im Intervertebralgelenk bezieht sich auf die Bandscheibe genauso wie auch auf die Apophysealgelenke und die stützenden intervertebralen Ligamente. Im Rahmen dieses Buches werden Distorsionen und Überdehnungen im Hinblick auf ligamentartige Strukturen betrachtet, da vom Standpunkt der Wahl der Techniken fast dieselben Leitlinien gelten, welche Struktur auch immer verstaucht oder überdehnt ist.

Distorsion. Diese Erscheinung wird durch eine plötzliche Bewegung hervorgerufen. Im vorliegenden Abschnitt sollen nur solche Verletzungen berücksichtigt werden, die auf einen trivialen Zwischenfall zurückzuführen sind, wie das Falten oder Einschlagen der Laken unter der Matratze beim Bettenmachen, ein rasches Umdrehen, um festzustellen, worauf ein plötzliches Geräusch zurückzuführen ist oder eine Stauchung, wie z.B. ein „Fehltritt" beim Spazierengehen, wenn man auf dem Weg eine kleine Bodensenkung übersehen hat. Schwerwiegendere Vorfälle und Traumen werden hier nicht berücksichtigt.

Überlastung. Hierbei wird eine Bewegungsmöglichkeit oder Funktion eines Körperteils überschätzt. Dies geschieht durch schlechte Körperhaltung bei der Arbeit oder in Ruhelage, aber auch durch Überbeanspruchung oder Mißbrauch beim Sport oder bei der Arbeit.

Die hier besprochenen Distorsionen werden nicht durch größere Traumen herbeigeführt. Die Auswirkungen von Distorsionen und Überlastungen im Bereich periartikulärer und ligamentärer Strukturen können sich auf zweierlei Art zeigen: zum einen können sich bei der Untersuchung folgende Reaktionen manifestieren:

1. die Dehnungsreaktion:
   a) verursacht ein lokales Ziehen,
   b) verursacht Schmerzen.
2. die Kompressionsreaktion:
   Der Schmerz wird während der Testbewegungen durch Kompression hervorgerufen.

Sowohl 1. als auch 2. sind für gewöhnlich im oder in der Nähe des Endbereichs des Bewegungsspielraums symptomatisch, wenn eine chronische Situation vorliegt. Der „Dehnungsschmerz" und die „Kompressionsreaktion" können, wenn sie noch nicht lange bestehen, Schmerzen durch den gesamten Bewegungsbereich auslösen.

Lokale Schmerzen, Zustand der Ligamente, kapsuläre und chronische diskogene Veränderungen

In der Frühphase einer durch Übergebrauch bedingten Überlastung kann es sein, daß der Patient nur gelegentlich Beschwerden hat. In solchen Fällen müssen, wenngleich die Dehnungs- oder Kompressionserscheinungen bei der Untersuchung nach wie vor evident sind, die Testbewegungen, durch die die Erscheinungen näher bestimmt werden sollen, in Form von Kombinationsbewegungen durchgeführt werden. Sie orientieren sich oftmals an der funktionellen, über-gebrauchten Bewegung, die der Patient als für ihn schmerzhafte Aktivität vorführen kann.

Die durch Distorsion und Überlastung verursachten Erscheinungen bei den intraartikulären Strukturen (d.h. dem Apophysealgelenk) weichen von den bisher beschriebenen erheblich ab. Die Symptome können sich als ein Wehtun äußern; hierbei treten bei der Untersuchung der Bewegungsmöglichkeiten verhältnismäßig frühzeitig im Bewegungsspielraum anhaltende Schmerzen auf, die häufig noch zunehmen, bis das Ende des Bewegungsspielraums erreicht ist; dies entspricht der Definition des Begriffes „durch den Bewegungsspielraum hindurch", wie er hier verwendet wird. Andere Aspekte hinsichtlich der Apophysealgelenke wurden bereits auf S. 176 angesprochen.

Die periartikulären Beschwerden gehen für gewöhnlich mit einem Schmerz im Endbereich des Bewegungsspielraums einher, während die intraartikulären Beschwerden, von den erwähnten intrusiven Beschwerden abgesehen, durch einen Schmerz durch den ganzen Bewegungsspielraum gekennzeichnet sind.

7.1.2 Diagnose

Im vorhergehenden Abschnitt wurde darauf hingewiesen, wie die Beurteilung von Schmerzbereich und Schmerzverhalten bei einem Patienten im Hinblick auf die Diagnosestellung hilfreich sein können, wenn es zu bestimmen gilt, welche Strukturen in das pathologische Geschehen einbezogen sein können. Wenn Patienten entweder spontan oder nach einem trivialen Vorfall (d.h., ohne Einwirkung eines direkten Traumas) Schmerzen verspüren, kann auch die Geschichte der Entwicklung der gegebenen Situation, die über Jahre hinweg erfolgt ist, zur Diagnosefindung beitragen. Dabei gibt es genauso wie für eine degenerierende, eine herniierende oder eine hernierte Bandscheibe auch für den posturalen ligamentären Schmerz eine charakteristische Anamnese.

Die Geschichte dieser langjährigen progressiven Entwicklung gibt auch Anhaltspunkte hinsichtlich des Stadiums, das die Beschwerden des Patienten erreicht haben, in Relation zu dem schlimmsten denkbaren Entwicklungsstadium dieser Beschwerden. Dieser Aspekt wurde bereits in Abschn. 4.1.6 (s. S. 78) angesprochen.

Die subjektive und objektive Untersuchung des Patienten bei seinem ersten Behandlungstermin muß auch darauf ausgerichtet werden, die Stabilität der Störung zu diesem Zeitpunkt zu bestimmen. Der Grad dieser Stabilität hat einen ganz entscheidenden Einfluß auf die Wahl der anzuwendenden Techniken und wird deshalb in diesem Kapitel noch behandelt werden.

Die Wahl der anzuwendenden Technik richtet sich nach der Diagnose, unter besonderer Berücksichtigung der beiden folgenden Aspekte:

1. der jeweils vorliegenden pathologischen und mechanischen Veränderungen;
2. der Art und Weise, in der sich die Diagnose in Symptomen und Anomalien der Bewegungen des Patienten manifestiert.

Diese *Beziehung zwischen Diagnose und Manifestation der Symptome* ist die primäre, beherrschende und niemals außer acht zu lassende Leitlinie bei der Auswahl und Modifizierung von Techniken während der gesamten Behandlung. Allerdings muß hier der Begriff „Diagnose" näher untersucht werden.

Patienten, bei denen die Diagnose „Bandscheibenvorfall" mit Nervenwurzelreizung" lautet, können unterschiedliche Muster aufweisen, was die Symptome und Zeichen betrifft. Sechs Beispiele verschiedener Patienten sind vielleicht geeignet, der besonders wichtig ist, wenn es darum geht, eine *Beziehung zwischen der Wahl der Behandlungstechniken und der Diagnose* herzustellen.

Der *erste* Patient hat vielleicht Schmerzen, die vom unteren Rückenbereich bis zur Rückseite des Oberschenkels ausstrahlen, während ein anderer Patient Schmerzen verspürt, die über das gesamte Bein, vom unteren Rückenbereich bis zum großen Zeh, ausstrahlen.

Der *zweite* Patient leidet vielleicht an neurologischen Veränderungen, während bei einem anderen mit ähnlichen Symptomen keine derartigen Zeichen vorliegen.

Der *dritte* Patient zeigt vielleicht eine erhebliche Einschränkung beim Anheben des gestreckten Beins und bei der Rumpfflexion, während der gesamte Extensionsbereich schmerzfrei ist; bei einem anderen Patienten sind weder die Vorwärtsflexionen noch das Anheben des gestreckten Beins eingeschränkt, während andererseits der Extensionsbereich durch die Schmerzen in der Wade stark eingeschränkt ist.

Der *vierte* Patient leidet vielleicht an einer ipsilateralen Seitneigung, während bei einem anderen eine kontralaterale Seitneigung vorliegt.

Der *fünfte* Patient weist vielleicht Symptome auf, die chronischen Charakter haben, während sie bei einem anderen erst seit jüngster Zeit auftreten und stärker ausgeprägt sind.

Der *sechste* Patient schließlich leidet an Schmerzen, die proximal stärker ausgeprägt sind, während sie bei einem anderen Patienten mehr distal auftreten.

Und doch gilt bei allen Patienten die gleiche Diagnose!

Abgesehen davon, daß eine Nervenwurzelirritation infolge eines Bandscheibenvorfalls unterschiedliche klinische Erscheinungsformen aufweisen kann, kann sie auch jeweils auf unterschiedliche Ursachen zurückzuführen sein. Macnab (1971) berichtete von der Diagnose eines Bandscheibenvorfalls in Verbindung mit einer Nervenwurzelreizung, die bei 842 Patienten einen chirurgischen Eingriff erforderlich machten. Dabei schloß in 68 Fällen der bei dem Eingriff festgestellte Befund eine Beteiligung der Bandscheibe aus; die Nervenwurzelirritation war auf eine von 5 anderen möglichen Ursachen zurückzuführen. Wenngleich bei 842 Patienten die klinische Diagnose auf einen Bandscheibenvorfall hindeutete, erwies sich diese Diagnose in 8% dieser Fälle bei dem chirurgischen Eingriff als falsch. Natürlich ist dies nur ein geringer Prozentsatz, aber die Tatsache als solche ist bedeutsam. Worauf es hier im Zuammenhang mit der Diagnose und deren Verhältnis zur Wahl der manipulativen Verfahrenstechniken ankommt, ist der Umstand, daß – selbst wenn eine Diagnose auf „Bandscheibenvorfall mit Nervenwurzelirritation" vorliegt – es letzten Endes doch die aktuellen Symptome und Zeichen in Verbindung mit der Vorgeschichte der Beschwerden sind, die die Wahl der manipulativen Techniken leiten, und somit nicht etwa lediglich der Diagnosetitel.

Es ist wichtig zu berücksichtigen, daß Ausstrahlungsschmerzen auch von anderen Strukturen herrühren können als von der Nervenwurzel (s. S. 176–178).

In „Butterworths' Medical Dictionary" (1978) wird der Begriff *Diagnose* wie folgt definiert:

„Die Kunst der Anwendung wissenschaftlicher Methoden zur Aufklärung der bei einem kranken Patienten auftretenden Probleme. Dies umfaßt unter anderem das Sammeln und kritische Bewerten aller aus jeder verfügbaren Quelle und unter Anwendung aller erforderlichen Methoden heranziehbarer Anhaltspunkte. Aus den so gesammelten Daten entsteht in Verbindung mit den vorhandenen Kenntnissen über die grundlegenden Vorgänge ein Bild der Ätiologie, der pathologischen Läsionen und der Funktionsstörungen, die für die Erkrankung des Patienten verantwortlich sind. Dies schafft die Voraussetzungen dafür, daß die Krankheit einer bestimmten anerkannten Kategorie zugeordnet werden kann, und – was weit wichtiger ist – es bildet auch eine sichere Grundlage für die Behandlung und Prognose des einzelnen Patienten."

Diese Definition, die sich nur auf die Pathologie bezieht, sollte erweitert werden, um in entsprechenden Formulierungen auch die rein mechanischen Gelenkstörungen zu erfassen. Patienten mit solchen Beschwerden sind nach der Definition des „Concise Oxford Dictionary" nicht eigentlich krank, doch leiden sie an Schmerzen und können in ihrer Beweglichkeit beeinträchtigt sein. Um die mechanischen Störungen miteinzubeziehen, sollte die Definition des Begriffs *Diagnose* wie folgt erweitert werden:

„Der Begriff ‚Diagnose' beinhaltet auch die Kunst der Anwendung wissenschaftlicher Methoden zur Aufklärung der Probleme von Patienten, die aufgrund einer mechanischen Störung an Schmerzen leiden. Dies umfaßt unter anderem das Sammeln und kritische Bewerten aller aus jeder verfügbaren Quelle und unter Anwendung aller erforderlichen Methoden heranziehbarer Anhaltspunkte. Aus den so gesammelten Daten entsteht in Verbindung mit den vorhandenen Kenntnissen über die grundlegenden Vorgänge ein Bild der Ätiologie, der pathologischen Läsionen und der Funktionsstörungen, die für die Erkrankung des Patienten verantwortlich sind. Dies schafft die Voraussetzungen dafür, daß die Krankheit einer bestimmten anerkannten Kategorie zugeordnet werden kann, und – was weit wichtiger ist – es bildet auch eine sichere Grundlage für die Behandlung und Prognose des einzelnen Patienten."

Ein weiteres wichtiges Kriterium der Diagnose wird in der folgenden Definition des Begriffs *Ätiologie* angesprochen:

„Ätiologie. Wissenschaft der Erforschung von Ursache, Ursprung und Entwicklung wesentlicher Phänomene."

Die *Ätiologiekomponente* bei der Diagnosestellung ist das entscheidende Moment, wenn es um die Auswahl manipulativer Techniken zur Behandlung von Patienten der Gruppe 1) (s. Abschn. 7.3.4) mit Bandscheiben-/Nervenwurzelpathologien geht. Das folgende Beispiel soll dazu beitragen, dies zu illustrieren.

Die ursprüngliche Ursache für die Schmerzen eines Patienten, die von einer Bandscheibe im Lendenwirbelsäulenbereich ausgehen, war möglicherweise ein trivialer Vorfall im ausgehenden Teenageralter. Der Schmerz verschwand so plötzlich wie er gekommen war, doch kam es in den darauffolgenden 10 Jahren zu episodischen Beschwerden, die immer häufiger und bisweilen auch ohne besondere Ursache auftraten. Nach und nach breitete sich der Schmerz aus, den der Patient zunächst nur im Rücken verspürt hatte und der dann aber in das Gesäß und später auf die Rückseite des Oberschenkels ausstrahlte. Ohne erklärbaren Grund war er dann 5 Jahre lang schmerzfrei. Nach einer Phase ungewohnt harter körperlicher Arbeit verspürte er Schmerzen, die bis in die Wade ausstrahlten. Eine konservative Behandlung und die Tatsache, daß der Patient keine schwere körperliche Arbeit mehr verrichtete, führten zu einer vollständigen Schmerzfreiheit. Zwei Jahre später (wir befinden uns jetzt in der Gegenwart) wachte er eines Morgens mit einem dumpfen Schmerz in der Wade und stechenden, brennenden Schmerzen am seitlichen Fußrand auf, die bis zu den beiden seitlichen Zehen ausstrahlten. Selbst auf eingehendes Befragen hin konnte er keinen Grund für diese Beschwerden angeben. Als er sich zur Behandlung anmeldete, dauerten die Symptome schon seit 3 Wochen an. Er wurde an einen Orthopäden überwiesen, der eine Manualtherapie empfahl. Bei der Befragung und Untersuchung stellte sich heraus, daß die Symptome stabil waren und durch körperliche Aktivitäten, und selbst durch Sport (Freizeittennis), nicht beeinflußt wurden.

„Ursache" und „Herkunft" sind bei der Ätiologie dieser Beschwerden durchaus erkennbar. Die „Entwicklung" der Ätiologie ist gleichfalls ziemlich eindeutig erfaßbar. Darüber hinaus sollte jedoch eine dritte, damit in Zusammenhang stehende Komponente in die Definition der „Ätiologie" einbezogen werden, die vielleicht noch wichtiger ist als die drei genannten Aspekte. Es ist der *Grad der Stabilität der Beschwerden zum Zeitpunkt des Beginns der Behandlung.*

Diese Episode begann ohne ersichtlichen Grund, was darauf hindeutet, daß besondere Sorgfalt ein wesentliches Kriterium der Behandlung sein muß, wenn die Unversehrtheit der betreffenden Bandscheibe gewährleistet sein soll. Die wiederholten Episoden sind ein Indiz für die fortschreitende Verschlechterung des Zustandes der Bandscheibe in Richtung einer Herniation. Die derzeitige Situation läßt darauf schließen, daß die Bandscheibe herniiert (und eventuell teilweise schon herniiert ist).

Da die früheren Erscheinungen symptomfrei geworden sind, kann man jedoch berechtigterweise hoffen, daß durch eine sachgerecht durchgeführte Manualtherapie ein entsprechend positives Gesamtergebnis erzielt werden kann. Aufgrund des fortgeschrittenen Stadiums der Störung ist jedoch bei der Behandlung und Beurteilung besondere Sorgfalt angebracht.

Derzeitige Stabilität

Das derzeitige Stadium der Störung deutet auf eine stabile Situation hin, da der Patient in der Lage ist, Tennis zu spielen, ohne daß die Symptome sich verschlimmern; die aktuellen Symptome blieben trotz des Tennissports über einen Zeitraum von 3 Wochen unverändert. Deshalb müssen gegebenenfalls die Behandlungstechniken kräftiger dosiert angewandt werden, um den Erfolg herbeizuführen (eine weitere Verschlimmerung der Symptome kann durch eine sachgemäße Behandlung und durch Anleitung des Patienten im Sinne der „Rückendisziplin" abgeschwächt werden).

Die Ätiologie ist auch für die Diagnose anderer Beschwerden wichtig, doch liegt dabei die Betonung mehr auf der fortschreitenden Entwicklung der Beschwerden und auf deren Ursachen und nicht so sehr auf ihrer augenblicklichen Stabilität, wobei naturgemäß der Status einer entzündlichen Destruktion eine Ausnahme bildet.

Diese erweiterten Begriffsbestimmungen entsprechen den Erfordernissen der Manualtherapie.

Das in dem Buch „Vertebrale Manipulation" seit der ersten Ausgabe vertretene Konzept stützt sich auf die kontinuierliche Beurteilung der Symptome und Zeichen des Patienten vom Beginn der Behandlung bis zu deren Abschluß. Dieses Konzept wurde auch in den später folgenden Ausgaben nachdrücklich vertreten. Dadurch, daß die Behandlung sich nach den Symptomen und Zeichen richtet, kann eine wirkungsvolle Therapie durchgeführt werden, während gleichzeitig Ärzte und Wissenschaftler weiterhin an der Erforschung der Grundlagen der Diagnosefindung arbeiten. Das Konzept hat sich als brauchbar erwiesen, und es gibt den Manualtherapeuten die Möglichkeit, ihren Beitrag zum besseren Verständnis der Diagnosefindung zu leisten. Es ist deshalb erfreulich, in „Butterworths' Medical Dictionary" folgende Definition des Begriffs *Diagnose* zu finden. Die Klammer wurde vom Autor eingefügt, um, wie bereits zuvor geschehen, auch die mechanischen Störungen einzubeziehen.

„Diagnose. Das Erkennen des Vorliegens einer Erkrankung (oder einer mechanischen Störung) durch Untersuchung und Beurteilung der Symptome und äußeren Erkrankungszeichen."

Wenngleich gemäß dieser Definition die Diagnose sowie die Art und Weise, in der sich die Symptome manifestieren „die primäre, alles beherrschende und niemals außer acht zu lassende Leitlinie im Hinblick auf die Wahl und Modifizierung der Techniken bei der Behandlung" sind, ist es nicht immer möglich, eine konstruktive Diagnose zu stellen. Im allgemeinen können zwei unterschiedliche Situationen gegeben sein. Im ersten Fall ist der Arzt, der Patienten an eine Manualtherapeutin überweist, zwar nicht in der Lage, eine aussagekräftige Diagnose zu stellen, kann aber vielleicht doch folgende Anmerkung machen: „Das Problem dieses Patienten liegt im Bereich des Stütz- und Bewegungsapparates." Eine solche Diagnose kann ausreichend sein. Im zweiten Fall können zwar die Beschwerden als mechanisch bedingt diagnostiziert werden, wobei aber auch die Möglichkeit gegeben sein kann, daß Metastasen oder ein entzündlicher Prozeß damit im Zusammenhang stehen. Das Problem einer unvollständigen Diagnose kann in der Weise gelöst werden, daß die Physiotherapeutin den Patienten mit einer vernünftigen manipulativen Therapie behandelt, wobei sie davon ausgeht, daß die Beschwerden zumindest eine mechanische Komponente aufweisen. Die analytische Beurteilung bestimmt rückblickend die Diagnose.

Welche Informationen erhofft sich nun die Manualtherapeutin im Idealfall von der vom Arzt gestellten Diagnose? Zunächst möchte sie wissen, was nach Meinung des Arztes die Ursache der Beschwerden des Patienten ist und welche Anhaltspunkte ihn zu seiner Schlußfolgerung veranlaßt haben. Gerade die Gedankengänge und Folgerungen des Arztes, die ihn zu seiner Diagnose geführt haben, sind für die Manualtherapeutin von besonderem Wert. Zweitens möchte sie wissen, was der Arzt über das augenblickliche Stadium und die vermutliche Entwicklung der Situation denkt. Die Antworten des Arztes auf diese beiden Fragen vermitteln der Physiotherapeutin die entscheidenden Informationen, die sie benötigt, selbst wenn eine eindeutige Diagnose gar nicht möglich ist.

Die verfügbaren Daten und Informationen, die es dem Arzt ermöglichen, die Diagnose zu stellen, umfassen „bekannte Größen", „angenommene bekannte Größen", „unbekannte Größen" und „Spekulationen" (s. Abschn. 1.4.3).

Wenngleich die fachlich ausgebildete Manualtherapeutin mit der Durchführung von Untersuchungen am Stütz- und Bewegungsapparat in vollem Umfang vertraut ist, liegt es nicht im Interesse des Patienten, daß sie die Verantwortung für Bereiche der Diagnose und der medizinischen Untersuchung übernimmt, die über ihre Möglichkeiten hinausgehen. Dies ist von besonderer Bedeutung, wenn eine manipulative Behandlung durchgeführt wird und die Diagnose zweifelhaft erscheint.

Um nun die *Wahl der Techniken zur Diagnose in Beziehung zu setzen,* ist es notwendig, die Beschwerden des Patienten in vier Kategorien einzuteilen (Tabelle 7.6). Jede der vier Gruppen bezieht sich auf sämtliche Abschnitte der Wirbelsäule, doch sind manche Beschwerden in bestimmten Abschnitten häufiger anzutreffen als in anderen.

Tabelle 7.6. Aspekte des Schmerzes, die die Wahl einer Technik beeinflussen

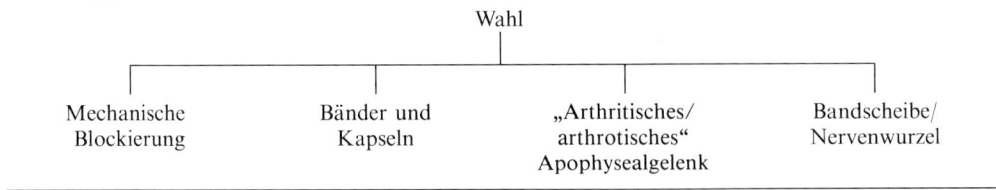

Im vorliegenden Kapitel werden die allgemeinen Prinzipien der Wahl der jeweils geeigneten Techniken erläutert. Die für bestimmte Abschnitte der Wirbelsäule relevanten Aspekte werden in den jeweiligen Kapiteln behandelt.

Das gleiche gilt für die Erläuterungen bezüglich der Behandlung (gegenüber den gegebenenfalls zu wählenden Techniken) von Instabilitäts- und Hypermobilitätsbeschwerden, Bandscheibenprolapsen im jugendlichen Alter, primär posterolateralen Prolapsen und der Spondylolisthesis bzw. des Wirbelgleitens. Im einzelnen sind die folgenden vier Gruppen von Beschwerden zu unterscheiden:

Zur *ersten Gruppe* gehören Patienten mit einer *mechanischen Blockierung* der Bewegungsmöglichkeiten im Intervertebralgelenk. Beispiele einer solchen mechanischen Blockierung der Bewegungen in peripheren Gelenken sind (1) ein gerissener und deplazierter medialer Meniskus im Knie und (2) ein freier Körper im Knie. Eine solche mechanische Blockierung ist im Bereich der Hals- und Lendenwirbelsäule nicht ungewöhnlich. Dieser Gruppe der mechanischen Blockierungen werden zahlreiche Diagnosetitel zugeordnet, von denen viele nicht akzeptiert werden können. Gleichgültig, welche Ursache die Blockierung hat, ihre Vorgeschichte, Symptome und Zeichen sind problemlos erkennbar, und mit Hilfe spezifischer Behandlungstechniken kann das Bewegungsvermögen wiederhergestellt werden. Die Bewegungen des Intervertebralgelenks sind blockiert; die Bewegungen des Wirbelkanals werden im allgemeinen nicht beeinträchtigt.

Zur *zweiten Gruppe* gehören Patienten, deren Symptome von *ligamentären Strukturen* herrühren, die das Intervertebralsegment *einschließlich der Kapsel* des Apophysealgelenks stützen. Die Symptome äußern sich in einer Vielzahl unterschiedlicher Formen, doch besteht dabei stets ein kompatibles Verhältnis zwischen den Symptomen des Patienten und entweder dem Bewegungsvermögen des Intervertebralgelenks und der bei Bewegung ausgelösten Schmerzreaktion oder dem Bewegungsvermögen der schmerzempfindlichen Strukturen im Wirbelkanal und im intervertebralen Foramen und deren Schmerzreaktionen. Die Schmerzreaktionen infolge der Bewegung werden unter Umständen erst in der Endphase des Bewegungsspielraums empfunden oder manifestieren sich durch den gesamten Bewegungsspielraum hindurch bis zu seinem Ende. Wie bereits an anderer Stelle erwähnt, kann es sich dabei um einen lokalen oder einen ausstrahlenden Schmerz handeln.

Zur *dritten Gruppe* gehören Patienten, deren Symptome von einem „*arthritischen/arthrotischen*" Apophysealgelenk herrühren, das sich entweder in der chronischen oder der schmerzhaften akuten Phase befindet. Die Symptome, die der Patient empfindet, können lokal oder ausstrahlend sein, wie auf S. 178 beschrieben, wo zum Vergleich auf die schmerzfreie „arthrotische" Hüfte hingewiesen wird, die ausstrahlende Schmerzen im Knie hervorruft.

Zur *vierten Gruppe* gehören Patienten, deren Symptome von einer Bandscheibe ausgehen, deren Zustand sich fortschreitend verschlechtert. Die Diagnose besagt hierbei eindeutig, daß die Bandscheibe defekt ist und daß ihr Zustand sich zunehmend verschlimmert, wobei die Möglichkeit einer späteren Einbeziehung der Nervenwurzel besteht. Die Bandscheibe beeinträchtigt dabei vielleicht nur die Bewegung des Intervertebralgelenks, während dann aber in einem späteren Stadium der Situation das Bewegungsvermögen der Wirbelkanalstrukturen gleichfalls beeinträchtigt werden kann. In dieser Phase kann auch die Leitfähigkeit der Nervenwurzel betroffen sein. Allerdings ist zu berücksichtigen, daß ein Patient an starken radikulären Schmerzen leiden kann, ohne daß Veränderungen an der Nervenleitung eingetreten sind. Im vorliegenden Kapitel werden dieser Gruppe diejenigen Patienten zugeordnet, deren Schmerzen sehr stark sind, und bei denen offensichtlich die Gefahr besteht, daß die Bandscheibe die Nervenwurzel beeinträchtigt.

Es gibt eine Vielzahl schmerzrelevanter Aspekte, die die Wahl einer bestimmten Technik und die Art und Weise, in der diese ausgeführt werden soll, beeinflussen (s. Tabelle 7.6). Bis jetzt wurden die verschiedenen Arten des Ausstrahlungsschmerzes sowie der Unterschied zwischen Schmerz im Endbereich des Bewegungsspielraums und Schmerz durch den gesamten Bewegungsspielraum behandelt. Ein Schmerz kann aber auch latenten Charakter haben, und er kann die Fähigkeit haben, sich zu verstärken oder über längere Zeit anzuhalten. Die den Schmerz verursachende Störung kann, muß aber nicht, extrem reizbar sein (s. Definition, S. 71). Alle diese Aspekte des Schmerzempfindens müssen eine bestimmte Bedeutung haben, und sie haben zweifellos Auswirkungen auf die Art und Weise, in der die jeweils gewählte Technik durchzuführen ist (s. Tabelle 7.3 C, D). Diese Aspekte werden in Abschn. 7.2.4 erläutert.

7.1.3 Vorgeschichte, Symptome und Zeichen

Der dritte wesentliche Teilbereich bei der Wahl der Technik (s. S. 171) besteht aus:

1. Vorgeschichte
2. Symptomen (d. h. unter welchen Bedingungen der Patient bestimmte Arten von Schmerz in bestimmten Bereichen verspürt)
3. Zeichen (d. h. durch welche gezielten Untersuchungsschritte die Symptome des Patienten reproduziert und verändert werden können).

Vorgeschichte

Die drei Hauptmerkmale der Vorgeschichte sind:

1. Beginn und Verlauf der Beschwerden,
2. Stadium der Störung zum Zeitpunkt des Behandlungsbeginns,
3. Grad der Stabilität der Störung bei Behandlungsbeginn

Sie lassen sich auf die mechanisch blockierte Bewegung (s. detailliertes Beispiel auf S. 189), und auf die Apophysealgelenke ebenso anwenden wie auf die ernsthafteren Probleme der Bandscheibe und der Nervenwurzel.

Symptome

Die Bereiche und die Arten der Symptome des Patienten sowie die Umstände, unter denen er sie spürt, können die Wahl der Technik oft in entscheidender Weise beeinflussen. So leidet der Patient vielleicht an Schmerzen im unteren Rücken, dem rechten Gesäß und dem hinteren Bereich des rechten Oberschenkels bis zum Knie. Er gibt an, daß die Stellung, die ihm die größte Erleichterung verschafft, die Linksseitenlage mit gebeugten Hüften und Knien ist, wobei das rechte Knie auf dem Bett liegt. Legt er sich auf die rechte Seite, nehmen die Schmerzen im Gesäß und Bein zu. Das kann bedeuten, daß er in eine Linksseitenlage gebracht werden sollte und daß die anzuwendende Technik darin besteht, das Becken nach links zu rotieren.

Die Aussagen des Patienten über seine Beschwerden sind nur dann bei der Wahl der Behandlungstechniken von Nutzen, wenn die objektiven Untersuchungsbefunde diese Angaben bestätigen.

Zeichen

Die „Zeichen" sind die objektiven Untersuchungsbefunde; sie zeigen an, ob eine Beteiligung der Wirbelkanalstrukturen vorliegt, ob Nervenleitfähigkeiten beeinträchtigt sind, und ob die Symptome eine Dehnungs- bzw. eine Kompressionskomponente aufweisen. Sie tragen dazu bei, den Grad der Irritierbarkeit der Beschwerden festzustellen.

Zwar ist die Diagnose grundsätzlich das wichtigste Kriterium, aber es ist von ebenso großer Bedeutung, wie die Symptome des Patienten verstärkt oder verringert werden können. Das nachfolgende Beispiel soll die Wichtigkeit der Untersuchungsbefunde im Vergleich zur Bedeutung der Diagnose bei der Wahl der Technik erklären.

Zwei Patienten, bei denen die Diagnose auf „Bandscheibenvorfall mit Nervenwurzelreizung" lautete, leiden vielleicht an linksseitigen Schmerzen im Bereich von Schulterblatt und Arm. Bei dem einen Patienten sind jedoch die Zervikalbewegungen deutlich eingeschränkt wegen stark zunehmenden Schmerzen in Schulterblatt und Arm. Der andere Patient verfügt über die vollständige Bewegungsmöglichkeit; wird aber sein Kopf und Nacken in einer gedehnten Position von kombinierter Rotation nach links mit Lateralflexion des Kopfes nach links gehalten, zeigt sich, daß nur geringe Schmerzen im Schulterblatt auftreten, der Armschmerz jedoch unverändert bleibt. Die für den ersten Patienten gewählte Behandlungstechnik müßte eine Position und Bewegung sein, die die Beschwerden lindert und damit die Strukturen, die die Schmerzen hervorrufen, nicht schädigt; bei dem zweiten Patienten dagegen ist vielleicht eine kräftig dosierte, länger anhaltende Technik angezeigt, die einen einkalkulierten Grad von Skapularbeschwerden hervorruft, um die Störung und die Schmerzen, die dadurch ausgelöst werden, zu verbessern.

Die Untersuchung der Bewegungen erfolgt in drei Abschnitten:

1. Untersuchung der Bewegungen der Wirbelkanal- und Foramina-Strukturen;
2. Untersuchung der physiologischen Bewegungen der intervertebralen Segmente, was einschließt:
   a) routinemäßige anatomische Bewegungen (Flexion, Extension, Lateralflexion und Rotation);
   b) erweiterte physiologische Bewegungen in Bewegungskombinationen, die in unterschiedlichen Sequenzen ausgeführt werden;
   c) angehaltene Positionen, Distraktion und Kompression;
3. Untersuchung durch Palpationstechniken, die einschließen:
   a) Feststellung von Temperaturveränderungen und Schweißabsonderungen auf der Hautoberfläche,
   b) Muskeluntersuchung,
   c) Untersuchung der Weichteilgewebe der interspinalen und der laminaren Strukturen sowie der Apophysealgelenke,
   d) akzessorische Bewegungen in Standardrichtungen,
   e) akzessorische Bewegungen in unterschiedlichen Neigungsrichtungen,
   f) akzessorische Bewegungen in unterschiedlichen Neigungsrichtungen und aus verschiedenen physiologischen Positionen.

Die Wahl der Techniken in bezug auf diese Komponenten wird hauptsächlich danach getroffen, welches Verfahren den Beschwerden des Patienten am besten entspricht. Mit anderen Worten, wenn eine „kombinierte" physiologische Testbewegung die lokalen Symptome eines Patienten hervorruft, während die Palpation und die Beurteilung der Kanalstrukturen keine eindeutigen Befunde erbringen, würde die physiologische Kombinationsbewegung als Behandlungstechnik gewählt werden.

Es muß hier allerdings darauf hingewiesen werden, daß die Mobilisation der Kanalstrukturen nicht vorrangig als Therapie gewählt werden sollte, selbst wenn festgestellt wurde, daß diese Strukturen mit den Beschwerden des Patienten in unmittelbarem Zusammenhang stehen; die entsprechenden Techniken sollten erst dann eingesetzt werden, wenn physiologische und akzessorische Bewegungen keinen Therapieerfolg mehr bringen.

Die Komponenten
erkennbarer regelmäßiger Muster

Zu Beginn dieses Kapitels über die Wahl der Techniken wurde die Feststellung getroffen, daß der größte Fortschritt in der manipulativen Physiotherapie der letzten Jahre in der klareren Erkennung von Schmerzmustern, Bewegungsmustern und Vorgeschichten gemacht worden ist (s. dazu Absch. 4.3.1 S. 87–98; Abschn. 7.1.1, S. 171–184).

Bei bestimmten Krankheitsbildern sind Vorgeschichte, Symptome und Zeichen problemlos zu erkennen, und die Reaktionen auf bestimmte Behandlungstechniken sind vorhersehbar.

Die Vorgeschichte einer degenerierten Bandscheibe ist meist leicht nachzuvollziehen, wenn der Patient einen progredienten Beschwerdeverlauf zeigt. Auch die Beurteilung einer Nervenwurzelreizung oder Kompression bereitet dann keine Probleme.

Wenn bei einem Patienten erkennbare progrediente Beschwerden vorhanden sind und die Art der symptomatischen Reaktion auf die Untersuchungsbewegungen auch ein entsprechendes regelmäßiges Muster zeigt, bestätigen beide Aspekte zusammengenommen das vermutete Muster.

Wenn die Bewegungsmuster regelmäßig sind, kann die Wahl der anzuwendenden Techniken eindeutiger getroffen werden, und die Reaktion auf die Behandlung läßt sich besser vorhersagen (s. Abschn. 4.3.1, S. 87–98, B. Edwards).

Es kommt häufig vor, daß die Vorgeschichte eines Patienten oder die Bewegungszeichen, die er aufweist, nur teilweise in ein bestimmtes Muster passen, da andere Beschwerdekomponenten unregelmäßige Verhaltensmuster zeigen. Unter diesen Umständen ist die Reaktion auf die Behandlung offensichtlich weniger leicht vorherzusagen, obwohl sich die Auswahl der Technik an dem regelmäßigen erkennbaren Muster orientieren kann. Die Vorgeschichte eines blockierten Intervertebralgelenks ist ein weiteres Beispiel für eine eindeutig erkennbare Vorgeschichte, und bei der Untersuchung wird festgestellt, daß auch die Bewegungszeichen einem regelmäßigen Muster entsprechen. Unter diesen Umständen ist wiederum die Reaktion der Symptome auf die Anwendung einer bestimmten Behandlungstechnik vorhersehbar.

Oft ist die Vorgeschichte eines Patienten nicht eindeutig zu klären, so daß sich zunächst kein regelmäßiges Muster feststellen läßt. Bei der Untersuchung können jedoch die Bewegungen ein regelmäßiges Muster aufweisen. Die Lateralflexion und Rotation der Halswirbelsäule nach links können z. B. Schmerzen in der linken Nackenseite hervorrufen. Beide Bewegungen bewirken ein Schließen dieser Seite des Intervertebralgelenks. Auch die Extension der Halswirbelsäule führt zu einer linksseitigen Schließung. Wenn also die Gelenkstörung in den linksseitigen Strukturen posterior zur Querachse der Extension liegt und die Extension auch den Schmerz hervorruft, liegt ein regelmäßiges erkennbares Bewegungsmuster vor. Wenn dieser Patient mit Techniken behandelt wird, deren Wahl auf den Befunden des erkennbaren Bewegungsmusters beruht, sollte die Reaktion auf die Behandlung vorhersehbar sein. Werden die Erwartungen in die Behandlung nicht erfüllt, kann der Grund für die irreguläre Reaktion darin liegen, daß an der Vorgeschichte der Beschwerden des Patienten andere Strukturen beteiligt waren.

Unter den mechanischen Störungen gibt es bei den Untersuchungsbefunden viele erkennbare Muster. Bei degenerativen Apophysealgelenkveränderungen und den diskogenen Störungen ist es die Vorgeschichte, die bezüglich des regelmäßigen Musters die Hauptinformation liefert. Wurden die Beschwerden durch ein Trauma verursacht, kann der Patient progrediente Symptome aufweisen, die nur teilweise einem oder mehreren Aspekten eines erkennbaren Musters entsprechen; die bei der Untersuchung gefundenen Bewegungszeichen können ebenfalls zum Teil einem oder mehreren regelmäßigen Mustern entsprechen, während andere zu keinem solchen Muster passen. B. Edwards befaßt sich ausführlich mit den verschiedenen Aspekten dieser regelmäßigen mechanischen Muster (Abschn. 4.3.1, S. 87–98, Abschn. 6.4, S. 156–159).

7.2 Auswahlkriterien: Aspekte der Technik als solcher

Es geht nun darum, welche „Auswahl"-Kriterien im Hinblick auf die Technik selbst bedacht werden müssen (s. Tabelle 7.3, S. 170). Dabei handelt es sich um die folgenden Aspekte:

1. Mobilisation oder Manipulation
2. Bewegungsrichtung
3. Position, in der die speziell ausgerichtete Bewegung durchgeführt werden soll
4. Art der Durchführung der Technik
5. Dauer der Behandlung

7.2.1 Mobilisation oder Manipulation

Die Mobilisation ist zu Beginn der Therapie meist das günstigste Verfahren. Ausnahmen von dieser Regel dürften selten sein. Es ist jedoch meist notwendig, manipulative Techniken anzuwenden, wenn die Bewegung eines Intervertebralgelenks blockiert ist.

Von blockierten Bewegungen abgesehen, kann es sich bei anderen Störungen frühestens nach der ersten Behandlung erweisen, ob eine Manipulation in Richtung auf die Einschränkung der Bewegungsmöglichkeit hin notwendig ist.

Eine Störung in Form eines irritierbaren Gelenks ist allerdings oft besser durch eine einzelne vorsichtige manipulative Impulsbewegung zu behandeln, da eine wiederholte Mobilisation das Gelenk eventuell nur noch mehr irritiert.

Wenn eine bestimmte Mobilisationsbewegung mit großer Amplitude nicht so wirkungsvoll ist wie erwartet, kann ihre Wirkung vielleicht verstärkt werden, wenn ihr eine Manipulation vorausgeht. In ähnlicher Weise kann eine vorausgehende Manipulation auch die Wirkung einer entweder anhaltenden oder intermittierten Traktion verstärken.

7.2.2 Bewegungsrichtung der Technik

Die Bewegungsrichtung wird, besonders bei Mobilisationstechniken, von dem Zweck der jeweiligen Technik bestimmt. Die folgende Auflistung geht auf die Faktoren ein, die die Wahl der Bewegungsrichtung beeinflussen können.

1. Soll die Technik darauf ausgerichtet sein, *eine Seite des Bandscheibenraums zu öffnen?* Dies bedeutet, daß der Bandscheibenraum zwischen benachbarten Wirbeln auf der geöffneten Seite erweitert wird, was gleichzeitig auch für das intervertebrale Foramen auf der gleichen Seite gilt. Diese Wahl bietet sich in Fällen an, wo der Patient bei der Untersuchung Nervenwurzelschmerzen und markante Zeichen im Bereich des Wirbelkanals/Foramens aufweist.
2. Soll die Technik darauf ausgerichtet sein, *kontrahierte Strukturen, die schmerzhaft sind, zu dehnen?* Wenn ligamentäre Strukturen „überlastet" sind und lokale Schmerzen verursachen (oder ausstrahlende Schmerzen, wie auf S. 178 beschrieben), müssen sie oftmals auf kontrollierte Art und Weise gedehnt werden, um den vollständigen schmerzfreien Bewegungsbereich wiederherzustellen. Ob dies möglich ist, kann nur dadurch festgestellt werden, daß die Physiotherapeutin die Dehntechnik vorsichtig in konstantem Rhythmus und mit gleichbleibender Amplitude durchführt, während sie gleichzeitig die Schmerzreaktion beurteilt. Lassen die Schmerzen während der Durchführung der Technik nach, so ist die getroffene Wahl die richtige. Eine sich verschlimmernde Schmerzreaktion, die noch über einen Zeitraum von 20 s nach Beendigung der vorsichtigen Dehntechnik andauert, bedeutet: „Stop". Eine unzweideutige Aussage darüber, ob die kontrahierten Strukturen gedehnt werden sollten oder nicht, ist erst nach einer Beurteilung der Veränderungen möglich, die als Ergebnis der Behandlung über einen Zeitraum von 24 h auftreten.
3. Soll die Technik darauf ausgerichtet sein, *das Auslösen jeglicher ausstrahlender Schmerzen zu vermeiden,* oder ist es vielleicht besser, *das allergeringstmögliche Maß an ausstrahlendem Schmerz herbeizuführen?* Wird dieser Ansatz in die Überlegungen einbezogen, kann das Auslösen eines ausstrahlenden Schmerzes ins Auge gefaßt werden, wenn der Schmerz chronischer Natur ist, wenn er allem Anschein nach nicht von der Nervenwurzel herrührt, wenn bei der Untersuchung keine distal ausstrahlenden Schmerzen ausgelöst werden und wenn keine Anzeichen eines neurologischen Defizits vorliegen.
4. Soll die Technik darin bestehen, *eine bestimmte Bewegungsrichtung einzusetzen, durch die die Strukturen des Wirbelkanals/ Foramens und nicht die Gelenkstrukturen bewegt werden?* Zum Zeitpunkt der erstmaligen Untersuchung eines Patienten können Bewegungen der Wirbelsäule für die Beurteilung relevante ausstrahlende Schmerzen hervorrufen; auch die Bewegungen der Strukturen des Wirbelkanals können die gleichen relevanten Schmerzen herbeiführen. Zunächst sollte eine Bewegungsrichtung gewählt werden, durch die das Gelenk

bewegt wird, während die Strukturen des Wirbelkanals kaum in Bewegung einbezogen werden. Nur wenn diese Art der Bewegung versagt hat, sollten entsprechende Bewegungen des Wirbelkanals als Techniken eingesetzt werden. Eine Ausnahme ist dann gegeben, wenn die Symptome des Patienten auf die Wirbelsäule oder auf deren unmittelbaren Umgebungsbereich beschränkt sind und nicht in die Gliedmaße ausstrahlen. Dies gilt besonders dann, wenn die Symptome chronisch sind und sich durch Bewegungen der Wirbelsäule schwerer hervorrufen lassen als durch Bewegungen von Kanalstrukturen.

5. Soll eine *physiologische Bewegung oder eine akzessorische Bewegung in direktem Kontakt mit dem Wirbel* gewählt werden? Die Entscheidung dürfte davon abhängen, welche der beiden Techniken die bedeutsamsten Befunde zeigt. Bei der Entscheidungsfindung muß stets bedacht werden, daß physiologische Bewegungstechniken zu markanten Veränderungen der Palpationsbefunde führen können und daß die akzessorischen Bewegungen physiologische Bewegungseinschränkungen beseitigen können.

6. Soll festgestellt werden, *ob eine besondere schmerzhafte Bewegung der betroffenen Struktur ausgeführt werden muß, damit der schmerzfreie Bewegungsspielraum wiederhergestellt werden kann?* Bisweilen wird ein Patient durch die Behandlung schmerzfrei, und doch verbleibt bei der Untersuchung eine Testbewegung, die nach wie vor schmerzhaft ist. Im Interesse der Prophylaxe ist es in solchen Fällen gegebenenfalls wichtig, daß auch diese Bewegung schmerzfrei wird. Andererseits kann die Vorgeschichte der Beschwerden des Patienten daraufhin hindeuten, daß sie wahrscheinlich nicht schmerzfrei gemacht werden kann.

7.2.3 Position des Intervertebralgelenks, in der die Bewegung durchgeführt wird

Dieses Entscheidungskriterium steht in einem engen Zusammenhang mit den Punkten 1)–5) des Abschn. 7.2.2. Die folgenden Ausführungen nehmen Bezug auf diesen Abschnitt, wobei die entsprechende Numerierung verwendet wird.

1. *Wenn eine Seite des Intervertebralsegments zu öffnen ist,* wird die Entscheidung hinsichtlich der zu wählenden Position durch zwei Faktoren bestimmt; zum einen durch bekannte biomechanische Faktoren und zum anderen durch die Schmerzreaktion, die der Patient empfindet, nachdem er in die gewählte Position gebracht worden ist.

Um beispielsweise die rechte Seite des Raumes C6/7 zu öffnen, wäre die „Nacken auf Rumpf" Position des Patienten eine kombinierte Position aus Flexion, linksseitiger Lateralflexion und linksseitiger Rotation. Das jeweilige Ausmaß von Flexion, Lateralflexion und Rotation bzw. die Betonung einer der drei Bewegungsrichtungen ist abhängig von der gewünschten Schmerzreaktion. Besteht die Absicht, Schmerzen zu vermeiden, wird das Ausmaß der Flexion, linksseitigen Lateralflexion und linksseitigen Rotation solange modifiziert, bis die schmerzfreie Position gefunden ist. Um dies weiter auszuführen, entspräche die gewählte Bewegungsrichtung (s. Abschn. 7.2.2), von dieser Position ausgehend, einer Mobilisation in eine weitergehende Flexions- bzw. linksseitige Rotations- oder linksseitige Lateralflexionsposition, je nachdem, welche Richtung die gewünschte Reaktion hervorruft.

2. Die gleichen Feststellungen, wie sie in Abschn. 7.2.2 bezüglich der Bewegungsrichtung getroffen wurden, gelten auch für die *Positionierung*.

Die *Richtung* der Technik und die *Positionierung* des Gelenks sind zwei unterschiedliche Komponenten, die jedoch nach den gleichen Kriterien gewählt werden. Wenn beispielsweise bei der anzuwendenden Technik das Auslösen von Beschwerden oder Schmerzen vermieden werden soll, dann muß die zu wählende Position eine schmerzfreie Position sein und die anzuwendende Bewegungstechnik eine schmerzfreie Technik. Wenn demgegenüber das Ziel darin besteht, die Symptome hervorzurufen, muß entweder die gewählte Position die Symptome bis zu einem bestimmten Grad auslösen, oder das Gelenk bzw. die Wirbelkanalstrukturen müssen in eine Position gebracht werden, in der die gewählte Richtung der Technik zu einer Reproduktion der Symptome führt.

Ein unübliches Beispiel zur *Positionierung* und *Bewegungsrichtung* soll dazu beitragen, deren Verhältnis zueinander zu klären.

Ein Patient klagte über Schmerzen im Bereich der rechten Skapula, die bei der Untersuchung durch den „Slump-Test" (Abschn. 4.3.2, S. 100), aber auch durch Gelenkbewegungen ausgelöst werden konnten. Die an dem Gelenk angewandten Bewegungstechniken bewirkten zunächst eine Besserung sowohl bei den Symptomen des Patienten als auch bei den Gelenkzeichen, während bei den Ergebnissen des Slump-Tests keine Besserung zu verzeichnen war. In dieser Phase bewirkten die „Gelenktechniken" keine weiteren Veränderungen. Man beschloß deshalb:

1. auf der Grundlage der Untersuchungsbefunde Wirbelkanaltechniken anzuwenden;
2. Positionierung und Bewegungsrichtung gezielt einzusetzen, um die Symptome auszulösen.

Das Gelenk wurde in die entsprechende *Position* des Slump-Tests gebracht und die Komponente des Slump-Tests, die die Skapularsymptome am stärksten auslöste, war dann die gewählte *Richtung*.

Die positive Wirkung dieser Technik war geradezu dramatisch und langanhaltend. Die für die Technik gewählte *Position* sah vor, daß der Patient eine sitzende Stellung einnahm und die Beine nach vorne ausstreckte. Die Hals-, Brust- und Lendenwirbelsäule wurde voll flektiert und der Rumpf in Höhe der Hüften nach vorne gebeugt, bis der Patient im Bereich der Kniebeugesehne eine starke Anspannung verspürte. Das rechte Bein war angehoben und wurde in dieser Stellung gestützt, die Knieflexion wurde verhindert. Was die *Richtung* der angewandten Technik betraf, so handelte es sich um eine maximale Dorsalflexion des Fußes. Diese Bewegung löste bei dem Patienten mit jeder Dehnung erhebliche Skapularschmerzen aus.

7.2.4 Art der Durchführung der Technik

Zwei Kriterien spielen hier eine wichtige Rolle. Es handelt sich darum:

1. ob bei dem jeweiligen Problem die Schmerzen durch den gesamten Bewegungsbereich empfunden werden und eine Verschlimmerung unter jeglichen Umständen vermieden werden soll; oder
2. ob der Schmerz gar nicht im Vordergrund steht und das Problem erst im Endbereich des Bewegungsspielraums auftritt, so daß die geschädigten Strukturen ohne Schmerzintensivierung kräftig behandelt werden können.

Wenn der Schmerz berücksichtigt werden muß und wenn Schmerzen im gesamten Bewegungsspielraum auftreten, gilt folgendes:

1. Die Position innerhalb des möglichen Bewegungsbereichs, in der die Technik angewandt werden soll, muß frei von Beschwerden sein.
2. Für den Patienten sollte das Verfahren sehr angenehm und wohltuend sein.
3. Die Bewegungsamplitude sollte so groß wie möglich sein, vorausgesetzt, daß dies keinerlei Beschwerden verursacht.
4. Langsames Vorgehen bei der Bewegung ist angezeigt.
5. Der Rhythmus sollte sanft sein.
6. * Die Dauer der Durchführung der Technik muß zunächst kurz sein, bis die Reaktion über 48 h beurteilt werden konnte.

Gerade in diesem Bereich sind die Bewegungsgrade I und II äußerst wertvoll. Nimmt der Schmerz ab, können Bewegungen des Grades III ins Auge gefaßt werden.

Der Punkt 5. bezieht sich auf den Rhythmus der Technik. Dieser Aspekt wurde bereits auf S. 142 behandelt.

Wenn Steifigkeit der dominierende Faktor ist und die geschädigten Strukturen nicht durch ein Trauma oder eine Erkrankung geschwächt sind, sollte wie folgt vorgegangen werden:

1. Es sollte die Position am Ende des Bewegungsspielraums gewählt werden.

2. Die Technik sollte kräftig dosiert angewandt werden.
3. Die Bewegungsamplitude sollte vorwiegend klein sein, jedoch im Wechsel mit einigen Bewegungen über eine größere Amplitude eingesetzt werden.
4. Die Geschwindigkeit kann gesteigert werden.
5. Der Rhyhtmus muß in etwa stakkatoartig sein.
6. Auftretende Beschwerden sollten berücksichtigt werden, besonders, wenn Anzeichen einer Summierung der Symptome während der Durchführung der Technik festgestellt werden.
7. * Die Dauer kann länger sein, allerdings sollten zwischen die passiven Mobilisationen aktive Bewegungen eingestreut werden.

Es ist manchmal schwierig zu entscheiden, wie kräftig die *Bewegung des Grades IV* durchgeführt werden sollte. Die Entscheidung darüber richtet sich nach folgenden Kriterien:

1. Wie neu oder wie alt sind die Veränderungen im Weichteilgewebe? (Je älter sie sind, desto kräftiger sollte der Druck dosiert werden).
2. Welches Verhältnis besteht zwischen Schmerz und Widerstand bei der Bewegung? (Je enger der Zusammenhang ist, was Intensität und Position im Bewegungsbereich betrifft, desto fester sollte der Druck angewandt werden).
3. Zeigt sich eine „Irritierbarkeit" als Reaktion auf die vorausgegangene Behandlung? (Je weniger „irritierbar" der Zustand des Gelenkes ist, desto fester sollte die Druckanwendung sein).

7.2.5 Dauer der Behandlung

Zwar besteht zwischen der Dauer der Behandlung und der Wahl der anzuwendenden Techniken insofern ein Zusammenhang, als die Häufigkeit des Wechsels von einer Technik zu einer anderen davon abhängig ist, in welcher Intensität die Behandlung im Verlauf einer Sitzung durchgeführt werden kann. Dieser Aspekt wurde in Kap. 6 (*Anwendung der Techniken*) (s. Abschn. 6.3) bereits ausführlicher erörtert. Bei jeder einzelnen Sitzung kann jeweils ein optimales Maß an Anwendungen gegeben werden; die Anzahl der möglichen Wiederholungen einer Technik während einer Sitzung kann dabei durch die oben unter 6.* und 7.* aufgeführten Faktoren eingeschränkt werden.

7.3 Auswahlkriterien in Abhängigkeit von der Diagnose und den derzeitigen Symptomen

Ehe die Behandlung in Angriff genommen werden kann, muß die Manualtherapeutin zunächst wissen, welche Diagnose bei dem Patienten vorliegt, wobei sie sich sowohl auf ihre eigenen Erkenntnisse stützt als auch auf die Überlegungen und Folgerungen des überweisenden Arztes, die diesen zu seiner Diagnosefindung geführt haben. Ein weiterer für die Therapie wesentlicher Aspekt besteht darin, alle Einzelheiten genau zu erfassen, die sich aus der Überprüfung der Vorgeschichte, der Symptome und der Umstände ergeben, unter denen der Patient Beschwerden hat, sowie auch die relevanten Zeichen zu bestimmen (d. h. die Befunde aus den Testbewegungen, durch die die auftretende Schmerzreaktion jeweils zum Bewegungsbereich in Beziehung gesetzt wird) (Tabelle 7.7). Selbstverständlich müssen auch alle anderen Aspekte der Untersuchung zur Feststellung etwaiger Kontraindikationen für die Behandlung subjektiv und objektiv analysiert werden.

Tabelle 7.7. Wechselbeziehungen, die die Wahl der Technik bestimmen

Erster Bereich „Theorie und Spekulation"	Zweiter Bereich „Klinisches Bild"
Diagnosebezeichnung	Vorgeschichte, Symptome, Zeichen

Tabelle 7.8. Wahl der Technik auf der Grundlage einer Unterteilung in Diagnosegruppen

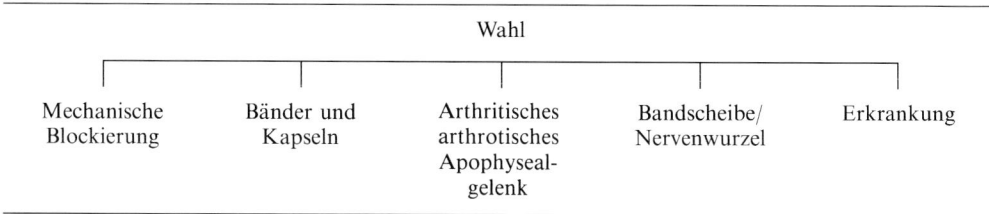

An anderer Stelle wurde bereits mit besonderem Nachdruck darauf hingewiesen, daß es oft äußerst schwierig oder manchmal sogar unmöglich ist, eine präzise, aussagekräftige Diagnose zu stellen. Auch wurde erwähnt, daß die Diagnose häufig erst im Rückblick gestellt werden kann, nachdem die Auswirkungen eines bestimmten Behandlungsverfahrens bekannt sind. Deshalb kommt auch der analytischen Beurteilung so große Bedeutung zu. Dennoch können sich die sehr spezifischen Entscheidungen hinsichtlich der Wahl einer bestimmten Technik jeweils auf Diagnosen stützen, die sich, wie bereits auf S. 188 und in Tabelle 7.8 dargestellt, in vier Gruppen aufteilen lassen.

7.3.1 Mechanische Blockierung

Zu einer mechanischen Blockierung kommt es für gewöhnlich im Bereich der Halswirbelsäule, etwas weniger häufig im unteren Bereich der Lendenwirbelsäule, während im Bereich der Brustwirbelsäule dieses Phänomen kaum auftritt. Zusammenfassend kann festgestellt werden: kam es sehr leicht zu einer solchen mechanischen Blockierung (und gilt dies auch für frühere Ereignisse, wobei jeweils eine spontane Entblockung erfolgte), sollte zunächst die Mobilisationstechnik angewandt werden, durch der die Zwischenwirbelraum auf der blockierten Seite geöffnet werden kann. Bleibt diese Technik ohne Wirkung, gilt es, die blockierte Seite durch einen manipulativen Eingriff zu öffnen.

7.3.2 Bänder und Kapseln. Arthritisches/arthrotisches Apophysealgelenk

Es ist oft unmöglich, die üblichen Befunde, die zu den Störungen dieser beiden Titel gehören, in einer einmaligen Untersuchung voneinander zu unterscheiden. Bei der Gruppe der ligamentären und Kapselbeschwerden, die durch eine geringfügige Distorsion oder durch Überdehnung als Folge von Neubelastung, Mißbrauch, Überbeanspruchung, Fehlbelastung oder Fehlhaltung (im Gegensatz zu traumatischen Ursachen) symptomatischen Charakter angenommen haben, kann es sich um Probleme im „Endbereich" oder um Probleme „durch den gesamten Bewegungsbereich" handeln. Bei der Gruppe der Bänderschäden mit Schmerzen durch den gesamten Bewegungsbereich sind die Schmerzen in der Nähe der den Schmerz verursachenden Struktur lokalisiert. Die progressive „arthritische" Störung ist gleichfalls im allgemeinen mit „Schmerzen durch den gesamten Bewegungsbereich" verbunden, wobei der Hauptschmerz lokal empfunden wird.

Bei der Gruppe der Bänderschäden und „Schmerzen am Ende der Bewegung" können ausstrahlende Schmerzen auftreten, doch sind diese nur vage ausgeprägt und nehmen mit der Entfernung von der Schmerzquelle ab (s. Abschn. 7.1.1, S. 171). Die chronische „arthrotische" Schädigung des Apophysealgelenks kann gleichfalls mit dem Problem von „Schmerzen am Ende der Bewegung" verbunden sein, das einen ausstrahlenden Schmerz hervorruft; dieser kann flächig über einen größeren Bereich verteilt auftreten (s. S. 176).

Es gibt noch eine weitere Erscheinungsform: Der Patient empfindet intermittierend einen scharfen, bei der Bewegung auftretenden Schmerz. Dabei handelt es sich stets um einen lokalen und niemals um einen ausstrahlenden Schmerz. Der Patient ist hier möglicherweise nicht in der Lage, den Schmerz eindeutig durch eine bestimmte Bewegung hervorzurufen.

Für die Wahl der anzuwendenden Technik ist zunächst eine Differenzierung hinsichtlich der Ursache der Symptome kein wesentliches Kriterium, doch wenn die Besserung nicht mehr oder zu langsam fortschreitet, ist eine solche Differenzierung erforderlich. Die nachfolgenden Erläuterungen gelten den Schmerzen und durch Steifigkeit bedingten Bewegungseinschränkungen, die von den Bändern und Kapseln herrühren. Die Anmerkungen zu den überwiegend chronischen „arthritischen/arthrotischen" (d.h. intraartikulären) Problemen des Apophysealgelenks folgen abschließend.

Auswahl

Die folgenden *passiven Bewegungstechniken* können bei der Behandlung von Beschwerden der Intervertebralgelenke eingesetzt werden:

1. die *physiologischen Bewegungen:*
   a) Flexion und Extension
   b) Lateralflexion
   c) Rotation
2. die *allgemeinen akzessorischen Bewegungen:*
   a) Distraktion
   b) Kompression
3. die *lokalisierten akzessorischen Bewegungen,* die durch einen direkten Druck auf palpable Bereiche eines Wirbels oder zweier benachbarter Wirbel hervorgerufen werden können.

Bei der *Richtung der Druckeinwirkungen,* die für die Erzeugung dieser akzessorischen Bewegungen maßgebend ist, unterscheidet man:

1. posteroanteriore zentrale oder unilaterale vertebrale Druckanwendungen,
2. anteroposteriore zentrale oder unilaterale vertebrale Druckanwendungen,
3. transversale vertebrale Druckanwendungen,
4. Veränderungen der Richtung dieser Druckeinwirkungen durch mediale, laterale, kopfwärts und kaudalwärts geneigte Ausrichtung der Druckanwendung und auch durch minimale Veränderung der Kontaktpunkte.

Alle genannten Bewegungen können in *verschiedenen Bewegungsgraden* und mit jeweils *unterschiedlichem Rhythmus* angewandt werden. Sie können auch in einer Vielzahl *unterschiedlicher Sequenzen* kombiniert werden. Die Bewegungen können dazu verwendet werden, fünf verschiedene Kategorien von *Beschwerdeformen* zu behandeln:

1. Schmerz
2. Schmerz in Verbindung mit Steifigkeit
3. Steifigkeit
4. kurzzeitig auftretender Schmerz
5. Beschwerden, die direkt mit einer spezifischen Diagnose in Zusammenhang stehen.

Diese Kategorien werden auch in dem Buch „Manipulation der peripheren Gelenke" (Maitland 1988; S. 47–54) erläutert.

Da der Schweregrad lokaler und kurz ausstrahlender Symptome sehr unterschiedlich sein kann, ist es bei der Entscheidung hinsichtlich der anzuwendenden Techniken hilfreich, zunächst von den beiden Extremsituationen auszugehen, was den Schweregrad der Symptome betrifft. Das eine Extrem, das hier beschrieben werden soll, ist eine Situation, in der Schmerzen durch den gesamten Bewegungsbereich empfunden werden (1), wobei die Schmerzen sehr stark sein und das Bewegungsvermögen des Patienten hemmen können – dabei wird die Bewegung weder durch eine Steifigkeit noch durch einen Muskelspasmus beeinträchtigt. Das andere Extrem ist dann gegeben, wenn der Patient über Steifigkeit, nicht aber über Schmerzen klagt, obwohl Schmerzen ausgelöst werden, wenn die eingeschränkten Bewegungen mobilisiert werden (3); dies geschieht im Endbereich des Bewegungsspielraums, wo die Schmerzen minimal sind.

1) Schmerz

Diese Patienten leiden an starken, das Bewegungsvermögen beeinträchtigenden Schmerzen, wobei daneben keine anderen einschränkenden Faktoren vorhanden sind. Hier können die folgenden Techniken angewandt werden:

Akzessorische Bewegungen in einem Teil des Bewegungsbereichs, der völlig schmerzfrei oder sogar frei von Mißempfindungen ist

Das zu behandelnde Gelenk muß in eine vollständig schmerzfreie Position gebracht werden (s. folgende Beispiele). Die Amplitude der Bewegung des Gelenks sollte die größtmögliche sein, die schmerzfrei erreicht werden kann. Hierbei ist es vielleicht erforderlich, von einem Punkt ganz im Anfangsbereich des Bewegungsspielraums ausgehend zu beginnen (s. folgende Beispiele). Der Rhythmus der Bewegung muß sanft und langsam sein.

Das folgende Beispiel soll diese Punkte verdeutlichen. Wenn ein Patient an starken Schmerzen im mittleren Halswirbelbereich leidet und wenn als Behandlungsbewegung ein posteroanteriorer Druck auf den zentralen Wirbelsäulenbereich eingesetzt wird, sollten Kopf und Nacken des Patienten in einer schmerzfreien Position sein. Das kann dadurch erreicht werden, daß der Patient dabei auf dem Bauch oder auf dem Rücken liegt.

Um für die posteroanteriore Bewegung eine möglichst große Bewegungsamplitude zu erreichen – dies gilt besonders, wenn der Patient auf dem Bauch liegt – ist es vielleicht erforderlich, den mittleren Halswirbelbereich des Patienten mit den Fingern anzuheben (s. Abb. 9.42 b), so daß die posteroanteriore Bewegung in einer weiter nach hinten verlagerten Position innerhalb des Bewegungsbereichs beginnt.

Leidet der Patient an starken linksseitigen Nackenschmerzen, die durch Extension, Linksrotation und linksseitige Lateralflexion reproduziert werden können, ist die symptomfreie Stellung eine Kombination aus Flexion (auf halbem Wege zwischen neutraler Position und voller Flexion), rechtsseitiger Lateralflexion (auf halbem Wege zwischen neutraler Position und voller rechtsseitiger Lateralflexion) und Rechtsrotation (auf halbem Wege zwischen neutraler Position und voller Rechtsrotation). Unter diesen Umständen dürfte die Anwendung eines posteroanterioren unilateralen Drucks auf der linken Seite die Technik der Wahl sein, doch muß dieser unilaterale Druck gegebenenfalls nach lateral geneigt werden, um ein Auslösen von Beschwerden zu vermeiden. Kann diese Technik nicht schmerzfrei durchgeführt werden, wendet die Physiotherapeutin statt dessen einen transversalen vertebralen Druck von der rechten Seite her an.

In dem Maße, wie sich die Symptome des Patienten bessern, kann die Behandlungsbewegung weiter in den Bewegungsbereich hineingeführt werden; die Position des Kopfes des Patienten kann vorsichtig in Richtung zu der schmerzhaften Bewegungseinschränkung hin verlagert werden. Das Verfahren kann auch bis zu einem Stadium fortgesetzt werden, in dem die mit großer Amplitude ausgeführte Bewegung teilweise in den Beschwerdebereich hineinreicht.

Physiologische Bewegungen

Wenn physiologische Bewegungen zur Behandlung von Schmerz herangezogen werden, müssen auch sie so durchgeführt werden, daß sie keine Schmerzen oder Mißempfindungen verursachen. Wie bei den akzessorischen Bewegungen muß die zu behandelnde intervertebrale Ebene in eine schmerzfreie Mittelstellung aller anderen Bewegungsrichtungen gebracht werden, d.h. wenn die linksseitige Lateralflexion angewandt werden soll, um einen rechtsseitigen Schmerz, der von dem Bereich von C5/6 ausgeht, zu behandeln, sollte das C5/6-Gelenk in einer schmerzfreien Position auf halbem Wege zwischen den Endbereichen der Flexion/Extension und der Rotation und in mittlerer Position zwischen Kompression und Distraktion abgestützt werden. Die Lateralflexion sollte in der schmerzfreien Richtung erfolgen, und die große, langsam und sanft ausgeführte Amplitude muß vor dem Einsetzen jeglicher Beschwerden enden. In dem Maße, wie die Beschwerden nachlassen und die Bewegungen des Patienten besser werden, kann das Verfahren auch bis zu einem bereits bekannten und kontrollierten Beschwerdegrad weitergeführt werden. Ein weiterer Fortschritt ergibt sich aus einer Änderung der Position von Kopf und Nacken, in der die physiologische Bewegung durchgeführt wird, bis in allen Positionen der volle Bewegungsbereich möglich wird.

Wenn die Bewegungen des Patienten durch bilaterale oder zentrale Schmerzen erheblich beeinträchtigt werden, muß gegebenenfalls die Amplitude der Behandlungsbewegung möglichst klein gehalten werden, um Mißempfindungen zu vermeiden. Bei der Anwendung einer Lateralflexion oder Rotation hätte die Bewegung dann den Charakter einer sehr langsamen, gleichmäßigen und sanften Oszillation zwischen etwa 5° Lateralflexion nach links bis 5° Rotation nach rechts. Auch die Longitudinalbewegung, die allerdings keine echte „physiologische" Bewegung im Sinne der hier geltenden Definition ist, wird in dieser Situation als Behandlungstechnik nützlich sein. Auch sie wäre in angemessener Weise gleichmäßig, langsam, mit kleiner Amplitude und sanft auszuführen.

In dem Maße, wie sich die Symptome und Zeichen bei diesen Bewegungen bessern, kann die Behandlungsbewegung weiter in den Bewegungsbereich hineingeführt und somit die Amplitude der Bewegung vergrößert werden. Ein weiterer Fortschritt wäre dann, wie oben bereits erwähnt, das Weiterführen der Bewegung in einen kontrollierten Beschwerdebereich hinein.

Weitere Behandlung
Die anfängliche Entscheidung darüber, ob eine akzessorische oder eine physiologische Bewegung anzuwenden ist, richtet sich danach, welche der beiden Arten von Techniken mit der größtmöglichen Amplitude durchgeführt werden kann, die für den Patienten angenehm ist.

Der erste Fortschritt zeigt sich, wenn die jeweilige Technik, mit der gleichen Geschwindigkeit wie zu Beginn ausgeführt, in einen kontrollierten Beschwerdebereich hineingeführt werden kann. Wenn dies im richtigen Behandlungsstadium versucht wird, nehmen die Beschwerden während der Anwendung der Behandlung ab. Die Amplitude der Technik kann dann vergrößert werden, bis schließlich mit großer Amplitude ausgeführte Bewegungen möglich sind.

Der nächste Fortschritt besteht darin, die Position des Gelenks in der Weise zu verändern, daß es in die die Schmerzen hervorrufende Richtung bewegt wird, aber nicht so weit, daß die erreichte Position Schmerzen hervorruft oder daß eine mit großer Amplitude angewandte Bewegung gar nicht möglich ist.

Es gibt noch eine andere Methode zur Schmerzbehandlung, die später beschrieben werden soll (S. 202). Sie unterscheidet sich in der Konzeption eindeutig von den oben erwähnten Methoden, weshalb sie auch getrennt davon erläutert werden soll.

2) Steifigkeit

Zu dieser Gruppe gehören die Patienten, die zur Behandlung kommen, weil die normale Funktion ihres Gelenks durch Steifigkeit beeinträchtigt ist oder weil ein steifes Gelenk leichte Schmerzen verursacht, wenn es stark bewegt wird. Sie kommen nicht zur Behandlung, weil sie an starken Schmerzen leiden, sondern weil sie z.B. Mühe haben, rückwärts zu fahren oder weil es ihnen nicht mehr gelingt, den Golfschläger voll auszuschwingen; es gibt eine Vielzahl anderer ähnlicher Umstände. Wenn die Physiotherapeutin die Bewegungsmöglichkeiten solcher Patienten untersucht, stellt sie fest, daß alle Bewegungen eingeschränkt sind. Werden diese Bewegungen gedehnt, erweisen sie sich entweder als schmerzlos oder als nur minimal schmerzhaft.

Die Auswahl der Techniken für solche Probleme ist darauf ausgerichtet, zwei verschiedene Arten von Dehnbewegungen wechselweise einzusetzen. Nachdem festgestellt wurde, welche primäre Bewegung gedehnt werden soll (z.B. die Rechtsrotation der Halswirbelsäule, weil der Patient Schwierigkeiten hat, seinen Kopf genügend weit zu drehen, wenn er sein Fahrzeug rückwärts fährt), ist die erste durchzuführende Bewegung eine physiologische Bewegung, d.h. eine Rechtsrotation der Halswirbelsäule, die als oszillierende Dehnbewegung am Ende des Bewegungsspielraums erfolgt. Diese Technik sollte etwa 1 min lang durchgeführt werden, wobei die Krafteinwirkung abwechselnd stärker und schwächer sein sollte. Bei der zweiten Bewegungsart handelt es sich um akzessorische Bewegungen (erneut dehnende und oszillierende Bewegungen unterschiedlicher Intensität), wobei sich die Halswirbelsäule in einer Position am Ende des Rotationsbereichs nach rechts befindet; dabei sollten alle Richtungen der akzessorischen Bewegung eingesetzt werden. Im Anschluß an die akzessorische Bewegung wird die Technik der Rechtsrotation wiederholt. Auf diese Weise wird die Behandlungsroutine fortgesetzt, wobei abwechselnd die akzessorische Bewegung und dann wieder die primäre physiologische Bewegung bis zum Ende des physiologischen Bereichs ausgeführt wird. Diese Methode kann zur mobilisierenden Behandlung jeder primären physiologischen Bewegung angewandt werden.

In manchen Fällen kann es sein, daß die Einschränkung des Bewegungsbereichs durch eine spezifische akzessorische Bewegung verursacht wird und nicht durch die physiologische Bewegung als solche. Dies wird bei der Untersuchung festgestellt, wenn der Spielraum der akzessorischen Bewegungen am Ende der eingeschränkten Bewegung beurteilt wird. Bei einer solchen Untersuchung wird sich herausstellen, daß die spezifische akzessorische Bewegung in stärkerem Maß eingeschränkt ist als die übrigen Bewegungen; wenn alle akzessorischen Bewegungen gleichermaßen stark gedehnt werden, wird die primäre akzessorische Bewegung nicht nur weniger „nachgeben", sondern auch ein größeres Maß an Beschwerden verursachen.

Die folgenden Punkte sollten bei der Durchführung der Techniken berücksichtigt werden:

1. Die Biomechanik der Intervertebralgelenke ist dadurch gekennzeichnet, daß Lateralflexion und Rotation gleichzeitig erfolgen können. Deshalb kann es, wenn im Bereich zwischen C2 und C7 eine Rechtsrotation durchgeführt wird, notwendig sein, auch Kopf und Nacken in Richtung der Frontalebene zu dehnen, d.h. das Kinn des Patienten gleichzeitig zur rechten Schulter hin zu bewegen.
2. Während die akzessorische Bewegung eines posteroanterioren unilateralen vertebralen Drucks bei der Behandlung des Schmerzes gegebenenfalls nach lateral geneigt werden muß, ist bei der Behandlung von Gelenksteifigkeit eine mediale Ausrichtung erforderlich.
3. Bei der Behandlung des Schmerzes werden die Techniken vorsichtig, langsam und sanft durchgeführt. Bei der Behandlung von Steifigkeit sollten die akzessorischen Bewegungen für eine gewisse Zeit der Gesamtbehandlungsdauer stakkatoartig durchgeführt werden, um so die Wirkung der Bewegung auf die spezifische intervertebrale Ebene zu verstärken.
4. Bei der Dehntechnik muß damit gerechnet werden, daß sie Behandlungsschmerzen verursacht; doch können diese leicht dadurch beseitigt werden, daß die gleichen Bewegungen mit großer Amplitude in die gleichen Richtungen durchgeführt werden wie jene, die bei der Behandlung angewandt wurden, wobei sie nun aber das Ende des vorhandenen Bereichs nur gering antupfen bzw. kurz vor dem Endpunkt des Bereichs zurückgenommen werden, bis die Behandlungsschmerzen schließlich abklingen.

Bei Patienten dieser Gruppe versagt die Manualtherapeutin häufig deshalb, weil sie nicht dazu bereit ist, ihre Mobilisationstechniken stark genug auszuführen.

3) Schmerz und Steifigkeit

Nachdem die beiden extremen Erscheinungsformen von Beschwerden – Schmerz ohne Steifigkeit und Steifigkeit ohne Schmerz – erörtert wurden, kommen wir nun zu der dritten Gruppe von Patienten, bei welchen Schmerzen und Steifigkeit gleichzeitig auftreten. Es handelt sich dabei um die größte Gruppe, deren Behandlung eine besondere Herausforderung darstellt. Diese Patienten haben entweder Schmerzen als konstantes

Symptom oder Schmerzen, die bei Bewegung auftreten. Bei beiden Beschwerdeformen sind die Bewegungen durch ein gewisses Maß an Steifigkeit gekennzeichnet. Bei der Untersuchung der Bewegungen findet die Physiotherapeutin einen Zusammenhang zwischen der Stelle im Bewegungsbereich, wo die Schmerzen einsetzen, und dem Ende des vorhandenen Bewegungsbereichs. Zwischen den Symptomen, über die der Patient klagt, und den Befunden bei der Untersuchung der Bewegungen der Wirbelsäule sollte ein „passender" Bezug hergestellt werden. Bei Patienten mit ständigen Beschwerden treten die Symptome schon in einem frühen Stadium des Bewegungsbereichs auf und nehmen fortlaufend zu, bis das Ende des Bewegungsbereichs erreicht ist (d.h. es handelt sich hier um eine Situation, in der Schmerzen durch den gesamten Bewegungsbereich auftreten). Bei den meisten Störungen, bei denen der Patient nur bei Bewegung Schmerzen verspürt, treten diese am Ende des vorhandenen Bewegungsbereichs auf (d.h. es liegt eine „end-of-range"-Situation vor).

Über die genannten Beschwerdeformen hinaus gibt es noch einen weiteren Aspekt, der der Klärung bedarf. Bei einem Patienten, bei dem die Schmerzen gegen Ende des Bewegungsspielraums schlimmer werden, ist es notwendig festzustellen, ob die Einschränkung der Bewegung oder der Schmerz als solcher der dominierende Faktor ist.

Mit Hilfe des Bewegungsdiagramms (S. 495) läßt sich dies eindeutig klären.

Wenn der Schmerz der dominierende Faktor ist, beginnt S_1 vor W_1, und selbst wenn W_2 die Bewegung limitiert, wird S' („S-Strich" – technisch-mathematische Bezeichnung) auf der senkrechten W_2L-Linie über L sehr hoch sein.

Wenn die Steifigkeit das dominierende Element ist, beginnt S_1 gegebenenfalls vor W_1, nach W_1 oder an der gleichen Stelle innerhalb des Bereichs wie W_1, doch ist W_2 der Faktor, der den möglichen Bewegungsbereich einschränkt, während S' auf der vertikalen W_2L-Linie über L in jeder Höhe angesiedelt sein kann und weit unter W_2, doch je stärker dominant der Steifigkeitsfaktor ist, desto niedriger ist S' auf der senkrechten W_2L-Linie.

Wenn der Schmerz das bei weitem dominierende Element ist, gelten bei der Wahl der anzuwendenden Techniken die bereits für den *Schmerz* beschriebenen Kriterien.

Innerhalb dieser Kategorie *Schmerz und Steifigkeit* gibt es noch eine weitere Methode der Schmerzbehandlung, auf die auf S. 200 hingewiesen wurde, die jedoch dort wegen ihres besonderen Konzepts ausgespart wurde. Sie kommt nur dann in Frage, wenn die Schmerzen des Patienten unmittelbar mit der Steifigkeit in Zusammenhang stehen, und sie beinhaltet eine Schubbewegung in den Widerstandsbereich hinein, bis das gewünschte Ausmaß von Schmerz ausgelöst wird. Diese Beschreibung der Methode wird sicherlich einige Leser, darunter erfahrene Praktiker, zu dem Einwand veranlassen: „Aber das heißt doch Behandlung der Steifigkeit, nicht des Schmerzes." Dies ist falsch, da die Absicht darin besteht, eine kalkulierte symptomatische Reaktion hervorzurufen, denn die Bewegung wird in den Widerstandsbereich hineingeführt, bis es zur Auslösung der Reaktion kommt. Die Behandlungsbewegung wird nicht durch den Widerstand, sondern vielmehr durch die Schmerzreaktion begrenzt und kontrolliert. Es folgt ein Beispiel für die Behandlung von Schmerz durch Vorantreiben der gewählten Technik bis in den eingeschränkten Bewegungsbereich hinein.

Ein Mann hatte subokzipitate Schmerzen, die sich zu linksseitigen Kopfschmerzen entwickeln können. Bei der Untersuchung stellte man fest, daß bei ihm eine markante Einschränkung der atlantoaxialen Linksrotation vorlag, und daß die Bewegung in diese Richtung die Schmerzen im linken Subokzipitalbereich hervorrief. Bei den einleitenden Behandlungssitzungen wurden Techniken angewandt, wie sie im Abschnitt „*Schmerzen*" beschrieben wurden, doch änderten sie nichts an den Beschwerden des Patienten oder an den bei der Bewegung beobachteten Zeichen. Man entschied sich dann dafür, „den Schmerz durch eine Bewegung in den eingeschränkten Bewegungsbereich hinein" zu behandeln. Die Art der Behandlungstechnik spielt in dieser Phase keine Rolle, es genügt zu erwähnen, daß es sich um eine langsame oszillierende Dehnbewegung mit kleiner Amplitude handelte, die auf die atlantoaxiale Linksrotation ausgerichtet war.

Wichtig ist hierbei, daß, obwohl ein gewisser Dehneffekt eintrat, die Intensität der Behandlungstechnik sich *nach dem beabsichtigten Schweregrad, der Qualität und der Lage des hervorgerufenen Schmerzes richtete*. Nicht maßgebend war dabei die Stärke des auftretenden Widerstands.

Das Ziel der Behandlungstechnik ist es, Schweregrad, Qualität und Lokalisation des Schmerzes abzubauen, so daß er nicht wieder hervorgerufen werden kann, *unabhängig davon*, was mit dem Widerstand geschieht.

Wenn Steifigkeit und Schmerz in gleicher Weise dominant sind, ist es für die weniger erfahrene Praktikerin wichtig, die einleitenden Techniken stets auf solche zu beschränken, die bereits im Zusammenhang mit der Behandlung des Schmerzes beschrieben wurden. Erst wenn diese nichts an den Symptomen des Patienten oder an seinen Testbewegungen ändern, sollten die Techniken zur Behandlung von Steifigkeit in Betracht gezogen werden. Wenn die Steifigkeit das bei weitem dominierende Element ist, sind die Techniken die gleichen, wie sie im Abschnitt *Steifigkeit* beschrieben wurden. Dabei sind lediglich folgende Unterschiede zu beachten:

1. Zunächst werden nur die akzessorischen *oder* die physiologischen Bewegungen eingesetzt, nicht jedoch beide, und zwar entweder, weil die Behandlung am Anfang geringer dosiert sein sollte, oder um die Beurteilung des Wertes der entsprechenden Techniken effektiver durchführen zu können.
2. Es ist notwendig zu entscheiden, ob die am stärksten schmerzhafte und eingeschränkte (d. h. die primäre) akzessorische Bewegung in der Nähe des (und nicht unmittelbar am) Ende des primären physiologischen Bereichs oder die am stärksten schmerzhafte und eingeschränkte (d. h. die primäre) physiologische Bewegung eingesetzt werden soll.
3. Die Intensität und der Rhythmus der angewandten Techniken muß gegebenenfalls aus Rücksicht auf Beschwerden, die während der Anwendung der Technik auftreten können, geändert werden. Die Beschwerden, die während der Durchführung der Technik bei konstantem Rhythmus und in konstanter Position innerhalb des Bereichs empfunden werden, sollten nachlassen oder zumindest unverändert bleiben. Es darf nicht zugelassen werden, daß sie sich verschlimmern.
4. In der Anfangsphase sollte eine Dehntechnik die ausstrahlenden Schmerzen des Patienten nicht hervorrufen.

Klinische Erfahrungen zeigen, daß manche Strukturen bei Distorsion oder Überdehnung (in einer bestimmten Phase der Behandlung) in kontrollierter Form schmerzhaft behandelt werden müssen, damit die Heilungsprozesse in Gang kommen können. Vermutlich steht dies in einem gewissen Zusammenhang mit den mechanischen Maßnahmen, die angewandt werden, um die Verbindung von nicht durchbauenden Frakturstellen zu stimulieren. Führt die Physiotherapeutin ein solches Verfahren durch, wird der Patient häufig spontan sagen: „Es schmerzt zwar, aber das ist ein angenehmer Schmerz." Eine solche Aussage bedeutet fast stets, daß die richtige Technik gewählt wurde, doch dies läßt sich erst bei Wiederbefund eindeutig nachweisen. Bei anderen schmerzhaften Beschwerden darf unter keinen Umständen eine solche schmerzhafte Behandlung vorgenommen werden. Wenn jedoch als erste Maßnahme Behandlungstechniken für *Schmerz* ausgewählt werden, und wenn die Behandlung dann gesteigert wird, indem nur eine Technik, wie eben beschrieben, verwendet wird, so wird sich dies auf keinen Fall als falsch erweisen. Ob die Beschwerden des Patienten es erforderlich machen, ihm bei der Behandlung wehzutun, um den Heilungsprozeß einzuleiten, kann einzig und allein durch die Anwendung der jeweiligen Technik festgestellt werden, die für eine sehr kurze Zeit ein minimales Unbehagen hervorruft, wonach dann deren Auswirkung über 24 h beurteilt wird. Wenn also zunächst ein Verfahren eingesetzt wird, das lokale Schmerzen hervorruft, ist zu beachten, daß:

1. die Unannehmlichkeiten für den Patienten auf ein Minimum beschränkt sein müssen;

2. das Verfahren ohne Hast und sanft an dem vollständig entspannten Patienten durchgeführt werden muß;
3. während der ersten Oszillationsbewegungen bei dem Verfahren, die in konstantem Rhythmus und an gleichbleibender Stelle im Bewegungsbereich durchgeführt werden, die Manualtherapeutin folgendes berücksichtigt:
    a) ob der Schmerz nur leicht ist und im Rhythmus mit der Technik auftritt; wenn ja, wird das Verfahren weitere 10 s fortgesetzt; wenn der im Rhythmus auftretende Schmerz zunimmt, bedeutet dies: *STOP;*
    b) wenn die angewandte Technik ein „Wehtun" auslöst, gleichgültig, ob auch ein rhythmischer Schmerz damit verbunden ist, heißt dies gleichfalls: *STOP;*
    c) daß das Verfahren nur fortgesetzt werden darf, wenn der Schmerz abnimmt oder sich stationär verhält;
4. das Verfahren höchstens $1/2$ min lang durchgeführt wird, ehe die Symptome und Zeichen des Patienten neu beurteilt werden;
5. es besser ist, nur eine geringfügige Behandlung vorzunehmen und die 24-h-Beurteilung heranzuziehen, um dann festzustellen, daß nichts gewonnen wurde, als ein wenig zu viel des Guten zu tun und später feststellen zu müssen, daß es dem Patienten $1/2$ h nach der Behandlung viel schlechter geht.

Gerade dieser Beobachtungszeitraum von 24 h hat sich für alle Beurteilungsformen als besonders informativ und nützlich erwiesen.

4) Momentaner Schmerz

Diese Patienten empfinden den Schmerz in Form eines plötzlichen momentanen stechenden Schmerzes, der unerwartet auftritt. Er steht immer im Zusammenhang mit einer Bewegung, die so minimal sein kann, daß der Patient sie gar nicht bewußt ausführt.

Die Entscheidung über die hier anzuwendende Technik hängt vollständig von dem Ergebnis der Untersuchung ab, durch die festgestellt wurde, welche Bewegung bzw. Bewegungen diesen Schmerz verursachen. Dabei handelt es sich im allgemeinen um eine Kombination aus einer Bewegung und einer Position, die eine akzessorische Bewegung bei direktem Kontakt mit einem tastbaren Teil des Wirbels einschließt. Die gewählte Behandlungstechnik ist dabei die in der Kombinationsposition ausgeführte akzessorische Bewegung, die den „momentanen Schmerz" verursacht, wobei dies fast stets eine starke Bewegung des Grades IV ist, gefolgt von sanften Bewegungen des Grades III, um eventuell auftretende Behandlungsschmerzen zum Abklingen zu bringen.

7.3.3 Arthritisches/arthrotisches Apophysealgelenk

Es gibt für Arthritis, Arthrose, Spondylitis und Spondylose offensichtlich sehr unterschiedliche Definitionen. Eine Synovitis oder ein intraartikulärer mechanischer Entzündungsprozeß zeigt sich darin, daß innerhalb des gesamten Bewegungsspielraums Schmerzen empfunden werden; wenn anstelle anderer Methoden der orthopädischen Medizin eine Behandlung durch passive Bewegungstechniken durchgeführt werden soll, sind die anfängliche Wahl der Techniken und der Fortgang der Behandlung identisch mit den ausführlich im Abschnitt über *Schmerzen* (s. Abschn. 7.3.2, S. 197) beschriebenen Verfahren.

Das Apophysealgelenk kann durchaus für in bestimmte Regionen ausstrahlende Schmerzen verantwortlich sein, ohne daß in der Nähe des Gelenkes Schmerzen auftreten. Bei der Untersuchung einer arthrotischen Hüfte, die ausstrahlende Knieschmerzen verursacht, kommt es bei Belastung zu lokalen Schmerzen; häufig werden dabei auch die Knieschmerzen hervorgerufen. Wenn in ähnlicher Weise das arthrotische Apophysealgelenk, das für eine Schmerzausstrahlung in einen bestimmten Bereich verantwortlich ist, belastet wird, treten lokale Schmerzen auf und bisweilen auch ausstrahlende Schmerzen. Auswahl und Einsatz der hier anzuwendenden Techniken sind identisch mit dem für die Behandlung von Patienten der Gruppe mit *Schmerzen und Steifigkeit* beschriebenen Vorgehen. Innerhalb dieser Kategorie von Beschwerden gibt es jedoch noch zwei weitere Möglichkeiten für die weitere Anwendung der Behandlungstechniken.

Erste Methode der weiteren Behandlung

Wenn die Mobilisation die Grenze ihrer Wirksamkeit erreicht hat, sollte eine manipulative Behandlung gewählt werden, die sich auf die jeweilige die Beschwerden verursachende intervertebrale Ebene beschränkt bzw. konzentriert. Dabei muß das Apophysealgelenk gedehnt werden, gefolgt von einer Wiederholung der Mobilisationsbewegungen im Endbereich des Bewegungsspielraumes, wobei sowohl Bewegungen mit kleiner als auch solche mit großer Amplitude durchgeführt werden.

Zweite Methode der weiteren Behandlung

Wenn die Physiotherapeutin zu der Überzeugung gelangt ist, daß die Beschwerden auf eine intraartikuläre Störung zurückzuführen sind, daß jedoch keine Synovitis vorliegt, entspricht der anfängliche Einsatz der Techniken dem oben beschriebenen Vorgehen. Bringt jedoch eine solche Mobilisation keinen befriedigenden Fortschritt mehr, muß das angewandte Verfahren so modifiziert werden, daß das Apophysealgelenk durch eine große Amplitude bewegt wird, während gleichzeitig die einander gegenüber liegenden Gelenkflächen komprimiert werden. Der Patient verspürt, vorausgesetzt, daß die richtige Wahl getroffen wurde, während der Durchführung dieses Verfahrens lokal begrenztes Unbehagen. Ein Untersuchungsverfahren, das die Wahl der Technik als richtig bestätigt, besteht darin, daß die Bewegung fortgesetzt wird, während die Kompressionseinwirkung allmählich zurückgenommen wird, bis schließlich eine minimale Distraktion zur Anwendung kommt, wobei das lokale Unbehagen dann verschwindet (Maitland 1980).

Ein einfaches Beispiel, das die beschriebenen Kriterien veranschaulicht, wäre das eines älteren Patienten mit linksseitigen okzipitalen Kopfschmerzen in Verbindung mit markanten arthrotischen Veränderungen des linken atlantoaxialen Gelenks. Die Physiotherapeutin, die hinter dem sitzenden Patienten steht, umfaßt den Kopf des Patienten und stützt seinen Nacken mit ihrem Thorax. Sie ist dann in der richtigen Position, um den Kopf des Patienten in einem Winkel von 25° nach jeder Seite nach links und rechts zu drehen und um gleichzeitig nach und nach den Druck auf seinen Scheitelbereich zu verstärken.

Der Druck sollte langsam verstärkt werden, bis der Patient linksseitiges suboczipitales Unbehagen spürt und vielleicht auch sogar das Wiederauftreten seiner okzipitalen Schmerzen. Wenn die Rotationsbewegung durch den Bereich von 50° fortgesetzt wird und die Kompression auf den Scheitel allmählich zurückgenommen wird, nimmt das Unbehagen des Patienten im linksseitigen suboczipitalen Bereich und die Schmerzen im Hinterkopf ab und verschwinden schließlich.

Man kann das Apophysealgelenk insofern mit der osteoarthrotischen Hüfte vergleichen, als es sehr schmerzhafte Beschwerden verursachen kann mit lokalen und ausstrahlenden Schmerzen. Es kann sich auch als steifes Gelenk manifestieren, das, wenn es einer anhaltenden und fortschreitenden Dehnung ausgesetzt wird, jenes rauhe, reibende Geräusch von Knochen an Knochen verursacht, das so typisch für die chronisch osteoarthrotische Hüfte ist.

Bei der letztgenannten Gruppe kann eine Verbesserung des funktionellen Bewegungsbereichs oftmals dadurch erreicht werden, daß die Technik darauf ausgerichtet wird, die Bewegung in die Richtung zu dehnen, die die funktionelle Beeinträchtigung verursacht.

In der erstgenannten Gruppe, wo der Schmerz das eigentliche Problem ist, richtet sich die Auswahl und Entscheidung nach dem für die Schmerzbehandlung beschriebenen Muster (s. Abschn. 7.3.2, S. 197).

7.3.4 Bandscheibe/Nervenwurzel

Ist die Bandscheibe für wiederholte, phasenweise auftretende Beschwerden verantwortlich, kann der Zustand der Bandscheibe sich nach und nach einem von zwei möglichen Grundmustern folgend verschlechtern (s. S. 180 f.). Das *erste Muster* besteht darin, daß die Bandscheibe zunehmend degeneriert und Beschwerden verursacht, die von ihrer eigenen Struktur herrühren und von Belastungseinwirkungen auf andere, an der Mechanik des Intervertebralsegments beteiligten Strukturen. Das *zweite Muster* äußert sich darin, daß der Zustand der Bandscheibe sich verschlechtert, daß sie in den Wirbelkanal oder das Foramen durchbricht und somit die Nervenstrukturen reizt oder komprimiert; dies führt zu ausstrahlenden Schmerzen in der Gliedmaße, die für gewöhnlich mit neurologischen Zeichen und Veränderungen verbunden sind.

Dabei gibt es *drei mögliche Erscheinungsformen:*

1. heftige und behindernde Symptome, die so stark ausgeprägt sind, daß ein chirurgischer Eingriff erwogen wird;
2. weniger schwere Symptome, die, wenngleich sie ernst zu nehmen sind, den Patienten nicht beim Ausführen leichter Arbeiten behindern;
3. chronische Restbeschwerden von Nervenwurzelsymptomen.

Heftige und behindernde Symptome, die so stark ausgeprägt sind, daß ein chirurgischer Eingriff erwogen wird

Eine solche Situation wird sich in der Regel wie folgt äußern:

1. Die Schmerzen des Patienten verschlimmern sich bei fortgesetzter Belastung.
2. Es kann gleichzeitig eine Deformität oder Seitneigung der Wirbelsäule vorliegen.
3. Bewegungen rufen Gliederschmerzen und Parästhesien hervor.
4. Der Patient hat selbst im Liegen Schmerzen, doch sind bestimmte Stellungen weniger schmerzhaft für ihn als andere, selbst wenn diese Erleichterung nur kurze Zeit andauert.
5. Vermutlich liegen auch damit verbundene neurologische Zeichen und neurologische Veränderungen vor.

Im Hinblick auf die Wahl der anzuwendenden Techniken darf die Technik, für die die Physiotherapeutin sich entschieden hat, natürlich die vorhandenen Symptome nicht reizen. Dies bedeutet, daß (1) eine Position gewählt werden muß, in der die Symptome nachlassen; und daß (2) die gewählte Bewegung zu einem weiteren Nachlassen der Symptome beitragen muß.

Die *Position* kann so gewählt werden, daß der Patient sie selber einnehmen kann; es kann aber auch eine Position sein, die der Patient nicht selbst einnehmen kann. Ein Beispiel für beide Fälle wird erklären, was damit jeweils gemeint ist.

Bei dem Beispiel für die erste Art der Position soll von einem Patienten die Rede sein, der über linksseitige Nervenwurzelschmerzen auf der Ebene von S1 klagt. Vielleicht lassen sich die Schmerzen in der Wade und das Brennen und Stechen im seitlichen Fuß lindern, indem er sich auf die rechte Seite legt und beide Hüften und Knie anzieht, wobei das linke Knie auf dem Bett aufliegt. Nachdem er diese Position eingenommen hat, ermittelt die Manualtherapeutin die adäquate Behandlungstechnik dadurch, daß sie langsame Bewegungen mit geringer Amplitude, z. B. Rotationsbewegungen durchführt, ohne dabei in dem Bein Beschwerden hervorzurufen. Um dies zu bewerkstelligen, müssen eventuell geringfügige Anpassungen des Rotationswinkels vorgenommen werden durch Lateralflexion oder Flexion/Extension. Dabei kann sich herausstellen, daß die Rotation nicht schmerzfrei durchgeführt werden kann; unter diesen Umständen kann eine Lateralflexion, eine Flexions- oder Extensionsbewegung diejenige schmerzfreie Bewegung sein, die dann auch nach und nach vergrößert werden kann. Auf diese Weise werden die Behandlungstechniken modifiziert und erweitert. Solche Patienten sollte die Physiotherapeutin auch bitten, diese spezifische Position mehrmals täglich einzunehmen, und darüber hinaus bestimmte Bewegungen zu versuchen, die der angewandten Mobilisationstechnik ähnlich sind, verbunden mit der Anweisung, daß die Übungen eingestellt werden sollten, sobald und sofern Schmerzen auftreten.

Die zweite Art von Position wird im folgenden Beispiel erläutert. Ein Patient mit ähnlichen Beschwerden ist vielleicht nicht in der Lage, eine ausreichend günstige Position zu finden, in der die Schmerzen abklingen. Das unter diesen Umständen zu wählende Verfahren könnte durchaus eine sehr vorsichtig ausgeführte Traktionsbewegung sein. Dabei kann es für den Patienten in gewisser Weise angenehm sein, in Rückenlage auf der Behandlungsliege Hüfte und Knie in Flexionsstellung abzustützen. Indem dann eine äußerst sanfte Traktion in

Längsrichtung angewandt wird, können seine Beschwerden vielleicht noch zusätzlich gelindert werden. (Diese Reaktion kann ein Indiz dafür sein, daß seine Behandlung in Form einer fortgesetzten, stationär durchgeführten Traktion durchgeführt werden muß; s. S. 198). Bei der Traktion, Distraktion, Längsbewegung oder welche Bezeichnung auch immer für diese Behandlung verwendet wird, handelt es sich um eine akzessorische Bewegungsposition, die von dem Patienten nicht immer in angemessener Weise selbst ausgeführt werden kann.

Die Behandlung durch Traktion wird in den entsprechenden Kapiteln über die einzelnen Wirbelsäulenebenen beschrieben.

Positionierung und Traktion, wie sie hier beschrieben wurden, werden in letzter Zeit häufig als „dreidimensionale Traktion" bezeichnet.

Weniger schwere Symptome, die, wenngleich sie schwerwiegend sind, den Patienten beim Ausführen leichter Arbeiten nicht behindern

Die wesentlichen Kriterien sind hier folgende:

1. Der Patient kann sich den ganzen Tag über oder die meiste Zeit des Tages bewegen.
2. Es gibt bestimmte Bewegungen oder Körperhaltungen, durch die seine ausstrahlenden Symptome verstärkt werden und andere, durch die sie gemildert werden.
3. Bei Bewegungen im Stehen oder Bewegungen des Rumpfes müssen nicht notwendigerweise als Begleiterscheinung Deformitäten vorhanden sein.
4. Obwohl die Bewegungen ausstrahlende Symptome hervorrufen können, werden diese keinen latenten Charakter haben, oder, wenn dies der Fall ist, sind sie nur von kurzer Dauer und nicht sonderlich stark ausgeprägt.
5. Es können begleitende neurologische Zeichen ohne neurologische Veränderungen vorliegen.

Die Wahl der anzuwendenden Techniken, wie sie sich aufgrund dieser Beschwerdebilder ergibt, muß sich zumindest am Anfang an den Körperhaltungen, Bewegungsrichtungen und Bewegungsintensitäten orientieren, durch die das Auftreten von Schmerzen vermieden wird. Es sollte dabei zu einem Nachlassen der Symptome des Patienten kommen und zu einer Besserung des eingeschränkten Bewegungsvermögens sowohl der Wirbelkanal- als auch der Gelenkstrukturen. Ein Einsatz von Kombinationsbewegungen in den unterschiedlichsten Formen bei der Untersuchung der Wirbelsäulenbewegungen ist ein wesentlicher Aspekt hinsichtlich der Wahl des Verfahrens, das im Einzelfall anzuwenden ist. Wenn z. B. ein Patient dieser Kategorie rechtsseitige diskogene Nervenwurzelbeschwerden bei C7 hat, kann möglicherweise folgender Befund festgestellt werden: während er auf dem Rücken liegt und Kopf und Nacken um 60° flektiert werden, dann um 30° seitlich nach links flektiert und schließlich um 40° nach links rotiert werden, lassen die Beschwerden im rechten Unterarm nach; wird diese Position jedoch beibehalten, nehmen die Symptome nicht weiter ab. Während diese Kombinationsposition beibehalten wird, sollte die Manualtherapeutin sie vorsichtig in jede Richtung erweitern, um diejenige Richtung herauszufinden, in die sie die Mobilisationstechnik anwenden sollte.

Eine Mobilisation in die schmerzfreien Richtungen *muß* hier die Technik der Wahl sein. Es gibt jedoch Fälle, in denen dieser Behandlungsansatz nicht zu dem gewünschten Fortschritt führt. Hier sollte zu einer anderen Technik übergegangen werden, die auf kontrollierte Weise einen abschätzbaren minimalen Grad an Unbehagen hervorrufen kann. Entscheidet sich die Physiotherapeutin für ein solches Vorgehen, sollte die Technik bei der ersten Sitzung nur gering dosiert angewandt werden, denn erst die 24-h-Reaktion wird die Daten liefern, aufgrund derer das gewählte Verfahren modifiziert und angepaßt werden sollte.

Wenn diese Ansätze fehlschlagen, sollte als nächstes eine Bewegung der Wirbelkanalstrukturen vorgesehen werden. Diese kann in Verbindung mit einer Bewegung des Intervertebralgelenks erreicht werden oder aber in der Weise, daß das Gelenk in einer schmerzfreien Position stabilisiert wird. Bei der ersten Anwendung des Verfahrens sollten die ausstrahlenden Schmerzsymptome nur minimal und für eine sehr begrenzte Dauer hervorgerufen werden. Eine Beurteilung nach 24 h führt dann zu den wesentlichen Daten, die für die Fortführung der Technik maßgebend sind. Haben sich die Beschwerden in irgendeiner Form verschlechtert, muß das Verfahren abgesetzt werden.

Restbeschwerden von Nervenwurzelsymptomen

Diese Situation ist, was die Wahl der Behandlungsform betrifft, Fällen mit ausstrahlenden Schmerzen anderer Herkunft innerhalb des Wirbelsäulenbereichs nicht unähnlich, sie weist jedoch diesen gegenüber einen wesentlichen Unterschied auf. Die chronische Bandscheiben-Nervenwurzel-Situation ist ursächlich auf eine beschädigte Zwischenwirbelscheibe zurückzuführen und bezieht die Nervenwurzel mit ein, selbst wenn starke Nervenwurzelschmerzen, neurologische Zeichen oder neurologische Veränderungen nicht vorliegen. Deshalb ist folgendes zu berücksichtigen:

1. Der Verlauf der Erkrankung hat ein Stadium stabiler und unveränderter Beschwerdesymptomatik erreicht.
2. Das derzeitige Verhalten der Symptome zeigt, daß der augenblickliche Zustand absolut stabil ist.
3. Wenn neurologische Zeichen oder Veränderungen vorliegen, sind sie alt und stabil und dürften sich kaum verschlechtern.

Andere wesentliche Aspekte sind folgende:

4. Der ausstrahlende Schmerz ist selbst bei dem distalen Dermatom gering, schränkt die Aktivitäten nicht ein und ist eigentlich nur „lästig".
5. Die bei der Untersuchung eingesetzten Bewegungen rufen nur dann ausstrahlende Symptome hervor, wenn die Testbewegungen in Verbindung mit einem starken Überdruck und anhaltend ausgeführt werden.
6. Bewegungen der Wirbelkanalstrukturen sind für gewöhnlich vornehmlich durch Steifigkeit und nicht durch Schmerzen eingeschränkt.

7. Eine reflektorische Seitneigung, die im Stehen oder während der Bewegung zu erkennen ist, weist bei einer Korrektur Steifigkeit auf, verursacht aber keine ausstrahlenden Schmerzen.

Zur Behandlung dieser Situationen wählt die erfahrene Manualtherapeutin Verfahren, die die Beschwerden des Patienten hervorrufen. Zunächst dürfte es sich dabei um *Gelenk*bewegungen (im Unterschied zu Bewegungen der *Wirbelkanalstrukturen*) handeln, die mit Hilfe von Untersuchungsbewegungen, bestehend aus verschiedenen Kombinationen physiologischer und akzessorischer Bewegungen, bestimmt werden.

Werden solche Techniken angewandt und weit in die Position hineingeführt, in der sie die Beschwerden am stärksten hervorrufen, dabei jedoch in ihrer Wirkung nachlassen oder sich als zu langsam erweisen, sollte zu Verfahren übergegangen werden, durch die die *Wirbelkanalstrukturen* (im Unterschied zu dem *Gelenk*) bewegt werden und die Beschwerden des Patienten hervorgerufen werden können.

Neurologische Veränderungen als solche sind nicht, wie einige Experten behaupten, als Kontraindikation für eine Behandlung durch Manipulation anzusehen. Dessen ungeachtet sollten sie aber doch diagnostische Informationen vermitteln, die dann die Entscheidung hinsichtlich aller Details im Zusammenhang mit der zur Behandlung dieser Zeichen anzuwendenden Technik bestimmen.

7.4 Auswahlkriterien: Zusammenfassung

Es gibt drei miteinander zusammenhängende Erfordernisse, was die bei der Behandlung zu wählenden Verfahren betrifft.

Als erstes gilt, daß eine Entscheidung bezüglich der Wahl der einleitenden Technik erst getroffen werden kann, nachdem bei der Untersuchung des Patienten folgende Informationen in Erfahrung gebracht wurden:

Auswahlkriterien: Zusammenfassung

1. Diagnose;
2. Prognose;
3. derzeitiger Grad der Stabilität der Störung;
4. Art und Weise, in der die Störung den Patienten beeinträchtigt;
5. Lokalisation der Beschwerden und symptomatische Reaktionen in ihrem Bezug zum Bewegungsspielraum:
   a) Schmerz am Ende des Bewegungsbereichs oder durch den gesamten Bewegungsbereich;
   b) starke oder lästige Beschwerden;
   c) neuere oder chronische Beschwerden;
   d) die Bewegungen bewirken nur lokale Schmerzen, selbst bei Vorhandensein ausstrahlender Symptome;
   e) die Bewegungen erzeugen ausstrahlende Symptome, die auf die in Mitleidenschaft gezogene Struktur und den Grad ihrer Schädigung hinweisen;
6. alle sonstigen wichtigen Untersuchungsbefunde im Zusammenhang mit Kontraindikationen, Warnsignalen und Nervenschmerzen, von denen ausgegangen werden kann.

Das zweite Erfordernis besteht darin zu wissen, daß als die *wichtigsten grundlegenden* Gelenktechniken Rotation, Lateralflexion, Palpationstechniken und Longitudinalbewegung (einschließlich der Traktion) zu betrachten sind, und daß es sich bei den *wichtigsten grundlegenden* Wirbelkanaltechniken um das Anheben des gestreckten Beins und die „Slump"-Technik handelt (s. Abschn. 4.3.2).

Das dritte Erfordernis sind umfassende Kenntnisse über die Behandlungsgrundlagen und deren Beziehung zu den unterschiedlichen Diagnosen (Tabelle 7.9), wie sie in Abschn. 7.1.1, S. 171–184 beschrieben werden.

Diese drei Kenntnisbereiche bilden den Rahmen für einige Überlegungen, die bei der Auswahl der Techniken zu berücksichtigen sind:

1. Welches Maß an Sanftheit (d. h. in bezug auf die Beschwerden, die Diagnose und die Untersuchungsbefunde) ist bei der Behandlung angebracht?
2. Sollen zunächst mobilisierende Verfahren angewandt werden oder sollte das Gelenk wie z. B. bei einer mechanischen Blockierung manipuliert werden?
3. Soll zuerst das Gelenk behandelt werden oder die Strukturen des Wirbelkanals/intervertebralen Foramens?
4. Handelt es sich bei dem Problem um einen „Schmerz durch den gesamten Bewegungsbereich" oder um einen „Schmerz am Ende des Bewegungsbereichs"?
5. Sollte zuerst eine „Öffnung" des Intervertebralgelenks in Betracht gezogen werden?
6. Sollten die einleitenden Techniken auf die Behandlung des *Schmerzes* oder die Behandlung der *Steifigkeit* ausgerichtet sein? (Die in der Übersicht auf S. 167 aufgeführten Aspekte 1)–7) stehen in direktem Zusammenhang mit dieser Entscheidung.)
7. Sollte eine Position gewählt und die Technik in einer Richtung ausgeführt werden, die zu einer „Linderung der Beschwerden" führen?
8. Sollte die Technik lokale oder ausstrahlende Symptome hervorrufen?

Tabelle 7.9. Behandlungsgrundlagen, bezogen auf unterschiedliche Diagnosen

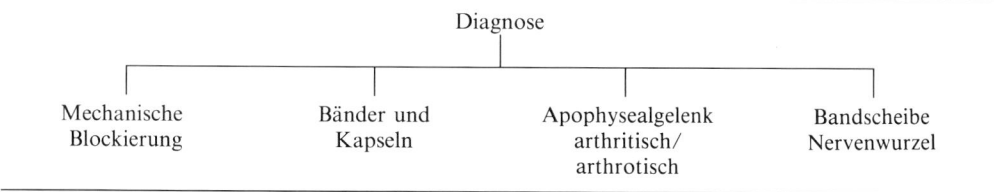

9. Sollte die Technik von der Position ausgehen, in der die Beschwerden des Patienten gelindert werden, oder von einer Position im Endbereich des Bewegungsspielraums und die Bewegung einbeziehen, durch die die Schmerzen hervorgerufen werden?
10. Sollte es sich bei der Technik um eine palpatorisch-akzessorische Bewegung handeln? Sollte diese in Verbindung mit einer physiologischen Bewegung oder Position durchgeführt werden?
11. Sollte die Technik primär eine physiologische Bewegung sein, die entweder allein oder in Verbindung mit anderen physiologischen Bewegungen und Positionen angewandt wird?
12. Sollten die schmerzempfindlichen Strukturen in dem Wirbelkanal und dem intervertebralen Foramen anstelle des Intervertebralgelenks bewegt werden oder in Verbindung mit einer auf das Intervertebralgelenk ausgerichteten Technik? Wie sollte die Schmerzreaktion während des Verfahrens aussehen?

Nachdem die einleitende Technik ausgewählt worden ist, muß abgeschätzt werden, welche Auswirkung sie auf die Symptome und Zeichen des Patienten während und nach der Behandlung haben soll. Ist die Reaktion nicht so wie erwartet, sollte das Verfahren wiederholt werden; falls die erwartete Reaktion nach wie vor ausbleibt, muß eine Beurteilung im Hinblick darauf vorgenommen werden, weshalb die verwendete Technik ein Fehlgriff war. Welches war der spezifische Aspekt der Symptome und Zeichen des Patienten, der nicht gebessert werden konnte? Vielleicht sollte das Verfahren nochmals wiederholt, und dabei die Position geändert werden. Vielleicht sollten die oben aufgeführten Fragen noch einmal durchgegangen werden, und vielleicht würde sich die Entscheidung hinsichtlich der nächsten Technik dann auf ganz spezifische Gründe stützen.

Jede Technik muß mit einem ganz speziellen Grund gewählt werden, und von jeder gewählten Technik müssen gewisse Veränderungen erwartet werden. Wenn sich diese Erwartungen nicht erfüllen, könnte einer der folgenden Gründe dafür verantwortlich sein:

1. Die Technik wurde nicht effektiv genug durchgeführt.
2. Der für die Wahl auschlaggebende Grund war falsch.
3. Die Störung ist in zu starkem Maße chronisch und fixiert, als daß sie durch die spezielle gewählte Technik beeinflußt werden könnte; deshalb sollte eine andere Technik gewählt werden.

Wenn die Fortschritte bei den Symptomen und Bewegungszeichen des Patienten nachlassen, sollte eine Neubewertung des gesamten Problems vorgenommen werden, und die Gedankengänge und Folgerungen, die die Grundlage für die Wahl einer neuen Technik bilden, sollten überprüft werden. So wird der Prozeß forgesetzt, bis schließlich eine endgültige Schlußfolgerung und Beurteilung im Hinblick auf den Wert der Behandlung zustandekommt.

8 Beurteilung

Seit Jahren bedienen sich Manualtherapeuten der unterschiedlichsten Diagnosebezeichnungen, wenn es um die Beschreibung der von ihnen mit Erfolg angewandten Methoden zur Behandlung der zahlreichen Schmerzsyndrome der Wirbelsäule geht. Häufig wird ihre Auffassung, was die Ursachen für die Probleme der Patienten betrifft, von den Ärzten nicht in allen Teilen akzeptiert; infolgedessen können die Möglichkeiten und Vorteile der Manualtherapie gar nicht umfassend ausgeschöpft werden. Um wievieles besser wäre es um unsere Situation und die der Patienten bestellt, wenn die Durchführung dieser Therapie durch eine angemessene Beurteilung kontrolliert würde, so daß ihre Bedeutung im Rahmen der Gesamtbehandlung von Beschwerden im Bereich des Stütz- und Bewegungsapparates erkennbar würde.

Im Laufe der letzten Jahre hat die Behandlung durch passive Bewegung nun doch ein größeres Maß an Anerkennung als wirksame Behandlungsmethode gefunden. Darüber hinaus haben manche Ärzte inzwischen erkannt, daß diese Methode als Informationsquelle hinsichtlich des Verhaltens von Gelenkbeschwerden von großem Wert ist, wenn die Gelenkbewegungen während der gesamten Behandlung genau beurteilt werden. Ohne eine solche Beurteilung bleibt die Behandlung auf die Anwendung von Techniken beschränkt, für die es keinerlei Orientierungswerte und Leitlinien gibt.

Das Moment der *Untersuchung* wurde bereits in Kap. 4 beschrieben. Im vorliegenden Kapitel zum Thema Beurteilung müssen jedoch bestimmte Punkte noch deutlicher herausgearbeitet werden, weil bei einer Untersuchung ohne Genauigkeit und Sinn für das Detail keine fachgerechte Beurteilung vorgenommen werden kann.

In Kap. 2 erläuterte D. A. Brewerton Diagnose, Indikationen und Kontraindikationen für die manipulative Therapie. Es leuchtet ein, daß eine Diagnosestellung unabdingbar ist, ehe eine manipulative Behandlung überhaupt eingeleitet werden kann. Die Diagnose zeigt vielleicht lediglich auf, daß der Patient an einer Störung im Bereich des Stütz- und Bewegungsapparates leidet, was bedeutet, daß eine Mobilisation oder Manipulation die Behandlung der Wahl sein dürfte. Wenn die Physiotherapeutin gebeten wird, eine Behandlung durch passive Bewegung einzuleiten, ist es notwendig, daß sie die einzelnen Bewegungsabläufe genauestens untersucht.

Es wird allgemein anerkannt, daß die ärztliche Diagnose pathologischer Befunde im Bereich der Wirbelsäule äußerst schwierig ist. Andererseits ist für gewöhnlich durchaus eine Diagnose möglich, die aussagt, daß die vorhandenen Beschwerden nicht auf einen Erkrankungsprozeß zurückzuführen sind. Vom Standpunkt der Manualtherapeutin aus liegt nach der Überweisung des Patienten das Hauptproblem darin, die mechanischen Faktoren zu beurteilen, die mit den jeweiligen Symptomen des Patienten in Zusammenhang stehen. Mit dieser Untersuchung sind eine Vielzahl von Schwierigkeiten und Komplikationen verbunden.

Zum ersten sollte, was besonders wichtig ist, die Untersuchung des Patienten zeigen, welches spezifische Intervertebralgelenk für die vorhandenen Beschwerden verantwortlich ist und welche Auswirkungen diese Störung auf das Bewegungsvermögen der Wirbelsäule hat. Durch die Wiederherstellung dieses Bewegungsvermögens können die Beschwerden beseitigt werden.

Zweitens sollten Anomalien bei Bewegungen des in Mitleidenschaft gezogenen Gelenks durch passive Bewegungstests ermittelt werden, wobei jedes Intervertebralgelenk für sich getrennt getestet werden muß. Diese Untersuchung muß folgende Befunde ergeben:

1. Vorhandensein und Verhalten von Schmerz innerhalb des möglichen Bewegungsbereichs;
2. Bewegungen, die eingeschränkt oder hypermobil sind;
3. Umfang und Verhalten einer Bewegungseinschränkung durch Steifigkeit während der Bewegung bzw. am Ende des Bewegungsspielraums;
4. Umfang und Verhalten von Muskelspasmus während der Bewegung und am Ende des Bewegungsspielraums.

Das Verhalten des Schmerzes ist dabei das wichtigste Kriterium. Die oben genannten Kriterien gelten in bezug auf das Bewegungsvermögen des betroffenen Intervertebralgelenks. Auch das Bewegungsverhalten der schmerzempfindlichen Strukturen im Wirbelkanal und des Foramen intervertebrale (d. h. der Dura, den Nervenwurzelscheiden und den Nervenwurzeln selbst) muß im Hinblick auf den vorhandenen Bewegungsbereich und das Verhalten eines eventuell dabei auftretenden Schmerzes untersucht werden. Darüber hinaus ist es im Rahmen der täglichen Behandlung der vertebralen Beschwerden wesentlich, bei Patienten, deren Beschwerden auf eine Einbeziehung der Nervenwurzeln schließen lassen, einen neurologischen Status zu erheben.

Zur Beurteilung der erwähnten Gelenkbewegungen können viele spezifische Tests durchgeführt werden. Zu den wichtigsten gehören dabei die Bewegungstests, die ausführlich in Abschn. 4.3.2, S. 98–119 beschrieben wurden.

Die *Beurteilung* ist das wesentliche Kriterium einer wirksamen Behandlung; denn erst durch sie gewinnen Behandlungserfolge bzw. -mißerfolge ihre besondere Bedeutung für den Lern- und Erfahrungsprozeß der Physiotherapeutin. Demnach ist die Beurteilung das Fundament der Behandlung, auf dem alle übrigen Elemente basieren.

Die Physiotherapeutin muß bereit sein, dem Patienten aufmerksam und unvoreingenommen zuzuhören. Man muß aber immer wieder feststellen, daß Ärzte und Physiotherapeuten häufig nicht zuhören oder nicht sorgfältig genug hinhören und sicherlich in vielen Fällen ihrem Patienten auch nicht die erforderliche Aufmerksamkeit entgegenbringen. Es ist falsch, akademische Betrachtungen darüber anzustellen, was getan werden sollte, um einem Patienten zu helfen. Besser ist es, eine klinische Beurteilung auf der Grundlage der Informationen vorzunehmen, die der Patient zu geben vermag, und ergänzend auf jeweils bekannte akademische Daten zurückzugreifen.

Einer 74jährigen gesunden Dame, die seit 6 Wochen wegen Schulterbeschwerden nicht mehr in der Lage war, ihr Haar zu kämmen und ihren Büstenhalter abzunehmen, wurde mitgeteilt, daß die einzige ihr zur Verfügung stehende Behandlungsmöglichkeit ein „größerer chirurgischer Eingriff" sei, oder „sie müsse sich mit ihren Beschwerden abfinden". Sie weigerte sich, einen chirurgischen Eingriff vornehmen zu lassen und zog es vor, sich mit ihrer Beeinträchtigung abzufinden. Da ihre Schwester, die „genau die gleichen Probleme" hatte, „durch Physiotherapie geheilt wurde", drängte sie nun ihrerseits darauf, daß sie die gleiche Behandlung erhielt. Die Diagnose lautete „Gelenkarthrose" mit entsprechenden klinischen und röntgenologischen Veränderungen. Klinisch war der Bewegungsspielraum um ⅓ eingeschränkt. Sie hatte Schmerzen beim Seitheben und ein starkes trockenes Gelenkreiben bei aktiven Bewegungen. Bei passiver Schultergelenkbewegung mit Kompression der Schultergelenkflächen verstärkten sich die Krepitation und die Beschwerden. Vor dem Einsetzen dieser Beschwerden – 6 Wochen zuvor – verspürte die Patientin keinerlei Beeinträchtigung des Bewegungsvermögens, obwohl sie wußte, daß ihre Schulter arthrotisch verändert war. Die Indikation des „größeren chirurgischen Eingriffs" basierte auf einer akademisch abgeleiteten Interpretation der röntgenologischen Befunde. Sieben Wochen zuvor wären, so kann man vermuten, die röntgenologischen Befunde ziemlich die gleichen gewesen. Klinisch bestand ihr Problem vornehmlich in Beschwerden im „Endbereich des Bewegungsspielraums" und nicht so sehr in Symptomen, die „durch den gesamten Bewegungsspielraum" verspürt werden (starke Osteoarthrose). Die Schulter reagierte auf eine entsprechende Physiotherapie sehr zufriedenstellend.

Der Körper des Menschen ist in der Lage, Dinge mitzuteilen, die die Physiotherapeutin durch keine andere Untersuchungsform ermitteln kann als durch (1) *Zuhören* und (2) *scharfsinniges Fragen,* um den betreffenden Menschen dabei zu unterstützen, Körperempfindungen zu beschreiben, die seine Schulter (oder ein anderer Körperteil) ihm vermittelt. So vermag beispielsweise sein Körper bei Beschwerden zwischen verschiedenen Arten von Schmerzen zu unterscheiden, und es gehört zu einer guten Beurteilungsmethode

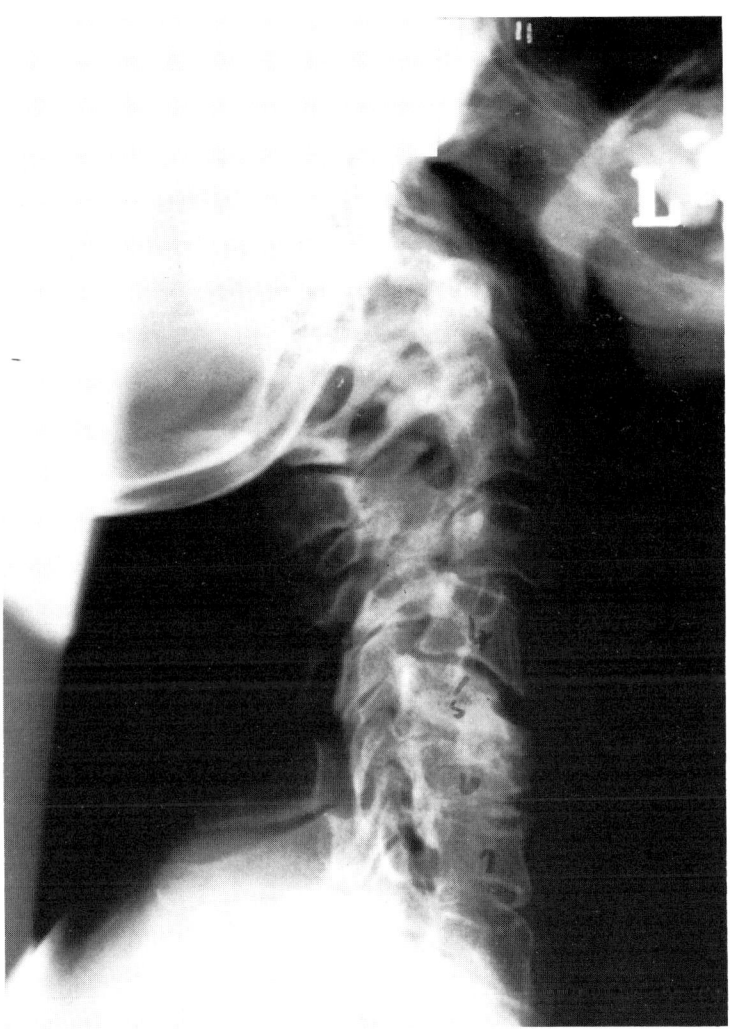

Abb. 8.1. Röntgenaufnahme der Halswirbelsäule einer 73jährigen Patientin. Halswirbelsäule: Die Halswirbelsäule ist konvex nach rechts gekrümmt. Man erkennt eine markante vorderseitige Abweichung bei C4–5 mit geringfügiger Subluxation nach anterior von C4 auf 5. Bei der Flexion ergibt sich gleichfalls eine Subluxation nach anterior von C3 auf 4. Alle intervertebralen Bandscheibenzwischenräume unterhalb von C2 sind verengt, am stärksten jedoch bei C5–6 und C6–7. Osteoarthrotische Veränderungen zeigen sich deutlich bei den Unkovertabralgelenken beidseitig unterhalb der Ebene von C2. Man erkennt ferner eine Verengung des Foramens intervertebrale auf der linken Seite bei C2–3, C3–4, und C4–5, C5–6. Eine gewisse Asymmetrie zeigt sich auch an der oberen Facette von C2; dies ergibt sich insbesondere bei der Rotation und Krümmung der Halswirbelsäule. Diagnose: starke degenerative Veränderungen der Halswirbelsäule wie oben beschrieben. Verdacht auf frühere Verletzung.

zu fragen: „Werden Ihre Schmerzen durch das, was bei Ihnen nicht in Ordnung ist, verursacht, oder sind das nur durch die Behandlung hervorgerufene Beschwerden?"

Ein weiteres Beispiel für eine Situation, in der ein Patient Hilfe benötigt, um erklären zu können, was ihm sein Körper sagt, ist folgendes: „Wir sind uns beide darin einig, daß Ihre Bewegungen jetzt schon besser aussehen, doch sind Sie offensichtlich der Meinung, daß Ihre Beschwerden sich noch nicht gebessert haben; können Sie mir sagen, warum Sie das Empfinden haben, daß es noch nicht besser ist?" Die Aussagen, die sich aus einer solchen Frage ergeben, können zu überaus wertvollen Erkenntnissen führen. Wir müssen zuhören und den Dingen auf den Grund gehen.

Die Physiotherapeutin muß umfassend ausgebildet sein was die theoretischen Aspekte von Diagnose und Behandlung betrifft; in noch viel stärkerem Maße gilt dies für den Bereich der klinischen Möglichkeiten. Der menschliche Körper besitzt enorme Fähigkeiten, sich Verletzungen und Krankheiten anzupassen und damit zurechtzukommen; die oben erwähnte Dame mit den Schulterbeschwerden ist ein hervorragendes Beispiel hierfür. Das gleiche gilt für die Dame, deren Röntgenaufnahme der Wirbelsäule in Abb. 8.1 gezeigt wird. Sie ist 73 Jahre alt, hatte im Verlauf von 72 Jahren ihres Lebens keinerlei Anzeichen irgendwelcher Beschwerden und litt nicht einen Tag an Nackensteifigkeit. Ihren Röntgenbefunden nach scheint dies kaum möglich zu sein, und dennoch war es so. Demnach sollte man mit rein theoretisch fundiertem Wissen sehr vorsichtig umgehen.

Die Beurteilung erfolgt auf der Basis subjektiver wie auch objektiver Aspekte der Untersuchung; ihre Durchführung setzt die Mitarbeit des Patienten voraus und erfordert von der Untersucherin besonderes Geschick in der richtigen Interpretation der verbalen und nichtverbalen Signale des Patienten, von denen es stets eine Vielzahl gibt. Interessanterweise wird dem Patienten in einem bestimmten Stadium der Behandlung bewußt, daß er dazu angeleitet wird, auf besondere Weise zu denken und auf spezifische Empfindungen zu achten. Er ist dann auch in der Lage, auf Fragen entsprechende sachbezogene Antworten zu geben; der Beurteilungsprozeß läßt sich dadurch schneller und präziser durchführen.

Es ist wichtig, sich vor Augen zu halten, daß der Patient viel mehr „fühlt", als die Physiotherapeutin jemals durch eine Untersuchung bestimmen kann. Der Körper kann ihm die feinsten Veränderungen mitteilen, und es liegt dann in der Verantwortung der Physiotherapeutin, dem Patienten zuzuhören und seine Aussagen ernstzunehmen. Es ist deshalb wichtig, ihn bei der ersten Konsultation auf drei Dinge hinzuweisen:

1. „Was Sie mir nicht sagen, kann ich dann auch nicht wissen." „Ihr Körper vermag Ihnen Dinge zu sagen, die ich durch eine Untersuchung nicht feststellen kann; wenn Sie mir diese also nicht mitteilen, kann ich sie nicht herausfinden – und das könnte bedeuten, daß mir wichtige Informationen entgehen." „Sie sehen also, daß Sie mir einerseits keineswegs zuviel, andererseits aber eher zu wenig sagen können."
2. „Es besteht ein großer Unterschied zwischen nicht viel (bezogen auf die Beschwerden) und überhaupt nichts."
3. „Sie müssen nicht meinen, daß Sie sich beklagen, wenn Sie mir etwas über ihre Beschwerden erzählen oder darüber, wodurch sie verursacht werden. Sie müssen das Gefühl haben, daß Sie mich informieren und nicht, daß Sie bloß klagen."

Im folgenden ist von den zahlreichen Kriterien die Rede, die in der Manualtherapie für die Beurteilung gelten. Zunächst sind jedoch *zwei Arten der Beurteilung* voneinander zu unterscheiden:

1. Während der erstmaligen Untersuchung des Patienten wird eine Beurteilung folgender Aspekte vorgenommen:
   a) der Diagnose einschließlich der Vorgeschichte hinsichtlich der Dauer der Störung und deren augenblicklichen Stabilität;

b) der Art und Weise, in der die Beschwerden den Patienten beeinträchtigen; und
c) der symptomatischen Reaktion auf die Testbewegungen als entscheidendem Aspekt der Gesamtuntersuchung.
2. Im gesamten Verlauf der Behandlung werden die sich ergebenden Veränderungen beurteilt. Dies gilt auch für den Umfang dieser Veränderungen, ihre Bedeutung und ihren möglichen Einfluß auf die Modifizierung der Behandlung und der Beurteilung, was Diagnose und Prognose angeht. Bei der erneuten Überprüfung (d. h. Beurteilung) der ursprünglich anomalen Bewegungen des Patienten sollte es auch möglich sein, die Wirkung der gerade angewandten Technik auf das betroffene Gelenk in seinem derzeitigen Stadium der Störung zu beurteilen. Demnach liegt der Gesamtzweck der Beurteilung in der *Überprüfung des Wertes einer jeden Behandlungstechnik.*

8.1 Die Beurteilung bei der erstmaligen Untersuchung

Der erste dieser beiden Anwendungsbereiche der Beurteilung wird an anderer Stelle in diesem Buch beschrieben (s. Kap. 4, *Untersuchung,* Kap. 7, *Auswahl der Techniken);* im Hinblick auf das vorliegende Kapitel ist jedoch folgender Aspekt von besonderer Bedeutung:

Die vorhandenen Merkmale müssen zueinander passen.

Dieses Konzept, demzufolge die „Merkmale miteinander übereinstimmen müssen", ist für jede Phase der Untersuchung und Behandlung und für jede Phase der Beurteilung gleichermaßen relevant. Im Rahmen der Diagnose ist die Vorgeschichte des Einsetzens der Beschwerden wichtig. Wenn eine genaue Diagnose gestellt werden soll, muß das Einsetzen der Beschwerden zum Gesamtbeschwerdebild „passen", d. h. in Einklang stehen mit den während der Untersuchung gefundenen objektiven Feststellungen. In dem Abschnitt über die Befragung von Patienten hinsichtlich der Vorgeschichte ihrer Beschwerden (s. Kap. 4) wurde das Beispiel eines Mannes angeführt, der durch das plötzliche Einsetzen starker Schmerzen erheblich in seiner Beweglichkeit beeinträchtigt wurde, wobei er nichts anderes getan hatte als die Hand auszustrecken, um von seiner Frau eine Tasse Tee entgegenzunehmen. Sein Beschwerdebild „paßt" aber nicht zu der Entstehungsgeschichte dieser Beschwerden. Daher kommen zwei mögliche Erklärungen für diesen geringfügigen Vorfall und die sich daraus ergebende erhebliche Behinderung in Frage. Entweder gab es da prädisponierende Faktoren physischer Natur oder es muß ein Krankheitsprozeß vorliegen, der sich als die eigentliche Diagnose manifestiert. Die Fähigkeit, hier die entsprechende Erklärung zu finden, bildet die Grundlage für eine exakte Diagnosestellung.

Es gibt aber auch andere Probleme im Rahmen der Diagnosefindung. Eine anfangs gestellte Diagnose muß beispielsweise eventuell rückblickend verworfen werden, wenn die Physiotherapeutin feststellt, wie die Symptome und Zeichen des Patienten sich durch eine Behandlung mit passiver Bewegung verändert haben. Das folgende Beispiel dürfte dies verdeutlichen:

Eine Patientin wurde von einem Orthopäden überwiesen mit der Bitte, daß eine manipulative Behandlung wegen eines „Bandscheibenvorfalls" eingeleitet werden solle, „der zu Nervenwurzelbeschwerden im Bereich von C7 und Kompressionszeichen geführt hatte". Bei der Untersuchung waren alle Bewegungen der Halswirbelsäule, d. h. Extension, Lateralflexion nach links und Linksrotation erheblich eingeschränkt und bewirkten im Unterarm und in der Hand des Patienten eine prikkelnde und kribbelnde Empfindung. Die Patientin hatte ein verringertes Empfindungsvermögen in der Kuppe der Endphalanx des Zeigefingers, eine markante Schwäche im Trizeps und einen verringerten Trizepsreflex. Sie litt unter erheblichen Schmerzen. Die Traktionsbehandlung wurde als geeignete Behandlungsform gewählt, und eine regelmäßige Beurteilung während der ersten 4 Tage bewirkte eine fühlbare Verbesserung, sowohl was die Schmerzen betraf als auch hinsichtlich des Bewegungsvermögens der Halswirbelsäule und der neurologischen Veränderungen. Der Patientin konnte mit lediglich 10 Behandlungen geholfen werden, wobei bei den letzten Sitzungen eine Mobilisation und sanfte Manipulation hinzukamen. Nach Abschluß der Behandlung war das Bewegungsvermögen der Halswirbelsäule vollständig wiederhergestellt und alle neurologischen Veränderungen waren verschwunden.

Als Ergebnis einer Nachuntersuchung stellte der Orthopäde fest, daß die Reaktion auf die Behandlung nicht so rasch hätte erfolgen können, wenn die ursprüngliche Diagnose eines Bandscheibenvorfalls richtig gewesen wäre. Rückblickend stellte er fest, daß die Symptome durch eine Synovitis oder Entzündung des Intervertebralgelenkes hervorgerufen worden waren, wodurch der Raum des Foramen intervertebrale eingeengt und dadurch der Nerv komprimiert worden war.

Ein weiteres Problem bei der Diagnosefindung liegt darin, daß manche Ärzte der Ansicht sind, bei einem Patienten sei jeweils nur eine Diagnose möglich. Es gibt jedoch Fälle, wo eine sorgfältige Beurteilung und sachgerechte Planung einer Behandlung durch passive Bewegung zeigt, daß z. B. ein Patient mit Schmerzen, die im Basisbereich des Nackens auftreten und zur Schulter und zur Mitte des Oberarms ausstrahlen, auch an Schulterbeschwerden leidet, die die Schulter- und Armschmerzen verursachen, und gleichzeitig an Beschwerden im Zervikalgelenk, die die Schmerzen im Nacken und im Schulterblatt hervorrufen. Bei der Erstuntersuchung sollte eine gründliche Beurteilung der Gelenkzeichen der Halswirbelsäule sowie auch des Schultergelenks vorgenommen werden. Wenn Gelenkzeichen sowohl in der Schulter als auch in dem entsprechenden Intervertebralgelenk gefunden werden, sollte sich die Behandlung zunächst möglichst auf die Halswirbelsäule konzentrieren. Die Gelenkzeichen in der Wirbelsäule können sich dadurch bessern, was dazu führt, daß der Patient seine Schmerzen im Nacken und im Schulterblattbereich verliert, während die Schmerzen in der Schulter und im Arm jedoch anhalten. Eine erneute Untersuchung des Schultergelenks kann zu der Feststellung führen, daß die Beschwerden im Schultergelenk unverändert erhalten geblieben sind; unter diesen Umständen sollte dann auch das Schultergelenk behandelt werden mit dem Ziel, Gelenkzeichen abzubauen und auf diese Weise eine Besserung bei den Schulter- und Armschmerzen zu erzielen. Es gibt viele solcher Beispiele dafür, daß mehrere Gelenke in das Gesamtgeschehen einbezogen sind, was auch erklärt, weshalb von Patient zu Patient unterschiedliche Schmerzmuster und Syndrome festzustellen sind.

Ein weiteres Beispiel für die Schmerzen, die auf mehrfache Ursachen zurückzuführen sind, trifft man häufig bei Patienten mit Schmerzen im Rücken an, die in die ganze Länge des Beines ausstrahlen. Was diesen Schmerzbereich betrifft, können Studenten der Physiotherapie, die sich mit den Dermatomen beschäftigt haben, auf ein Dilemma stoßen, das sich ergibt, wenn ein Lehrbuch (wie in Abb. 4.4) zeigt, daß das L4-Dermatom im unteren Bereich des Rückens beginnt und sich über Gesäß und Bein bis zum Fußrücken erstreckt, während einem anderen Lehrbuch (s. Abb. 4.3) zufolge das L4-Dermatom unterhalb des Knies beginnt und dem Schienbein entlang bis zum Fuß ausstrahlt. Beide Darstellungen sind durchaus begründet; denn es gibt unterschiedliche Ursachen für Ausstrahlungsschmerzen, die als Folgeerscheinungen von Kompression oder Reizung einer Nervenwurzel auftreten. So kann beispielsweise ein Prolaps des Nucleus pulposus vorliegen, oder das sequestrierte Material kann direkt mit der Nervenwurzel (und nicht der Dura oder der Nervenwurzelscheide) in Berührung kommen; hierbei wird der Patient den Schmerz nur unterhalb des Knies empfinden. Wichtig ist folgender Punkt: Wenn der Schmerz nur vom Knie abwärts empfunden wird und nachgewiesen werden kann, daß er vom Rücken ausgeht, muß er auf eine Reizung oder Kompression der Nervenwurzel allein zurückzuführen sein.

Ein weiteres Beispiel, das viel häufiger anzutreffen ist, wäre der Fall eines Patienten, bei dem die Diagnose auf von L4 ausstrahlende Schmerzen lautet, die sich vom zentralen Rückenbereich über Gesäß und Bein bis zum Fußrücken erstrecken. Der Grund für diese Schmerzen kann darin liegen, daß das verdrängte Bandscheibenmaterial andere schmerzempfindliche Strukturen in dem Wirbelkanal reizt, wie z. B. das hintere Längsband, die Dura und die Nervenwurzelscheide, sowie auch die Nervenwurzel selbst. In einem solchen Fall können vier unterschiedliche Ursachen für die Schmerzen des Patienten in Frage kommen.

Wenn ein Patient Schmerzen hat, die vom Gesäß über das Bein bis zum Fußrücken ausstrahlen und er darüber klagt, daß die schlimmsten Schmerzen im unteren Teil des Beins auftreten, ist mit Sicherheit davon auszugehen, daß die Nervenwurzel dabei eine Rolle spielt, besonders dann, wenn vor allem die distalen Schmerzen durch Bewegungen der Wirbelsäule hervorgerufen werden. Wenn Schmerzen vom unteren Bereich der Wirbelsäule bis zum Fuß empfunden werden, kann die Bandscheibe und das angrenzende hintere Längsband teilweise für die proximalen Schmerzen verantwortlich sein, während die Nervenwurzel und deren Nervenscheide vermutlich die Ursache der distalen Symptome sind. Somit sind hier *mehrere* Faktoren für die Schmerzen des Patienten verantwortlich.

Aus all diesen Ausführungen wird deutlich, daß die Diagnosefindung in der Regel mit einer Vielzahl von Problemen verbunden ist und daß auf dem Gebiet der Medizin noch vieles aufzuklären und zu enträtseln bleibt. Allerdings muß dieser Problemkomplex angegangen werden; mittlerweile ist es, selbst wenn nur eine unvollständige Diagnose vorliegt, immerhin bereits möglich, mit Hilfe des Denkens in zwei Kategorien die manipulative Therapie im Rahmen der routinemäßigen medizinischen Versorgung einzusetzen, wobei dann durch die sachgerechte Beurteilung eine sichere und informative Behandlung gewährleistet wird.

8.2 Die Beurteilung im Verlauf der Behandlung

Dieser Bereich ist überaus komplex und vielschichtig, besonders was die Interpretation der Befunde betrifft. Gerade hier wurden in den letzten Jahren auf dem Gebiet der Manualtherapie große Fortschritte verzeichnet, wobei die Manualtherapeuten gerade diesem Bereich einen besonders hohen Stellenwert einräumen.

Die wichtigsten Beurteilungskriterien sind folgende:

1. Kommunikation
2. Schmerzverhalten, Steifigkeit, Muskelspasmus
3. Vergleiche zwischen normalen und anomalen Untersuchungsbefunden.

Jedes dieser Kriterien muß ausführlich erörtert werden. Doch zunächst soll der Begriff der *Beurteilung im Verlauf der Behandlung* näher erklärt werden.

Einen wichtigen Aspekt der Beurteilung bildet die Fähigkeit der Physiotherapeutin, syndromale Verhaltensmuster zu erkennen. Auch muß sie in der Lage sein abzuschätzen, inwieweit durch die Behandlung eine Besserung erreicht werden kann. Der einzige Weg, diese Fertigkeiten zu erlangen, führt über die klinische Erfahrung auf der Grundlage einer genauen kritischen Beurteilung. Mit dieser Kompetenz ausgestattet und als Mitglied eines Teams kann die Physiotherapeutin dem überweisenden Arzt konstruktive Empfehlungen geben, wenn es um den physischen Aspekt der Behandlung des Patienten geht. Das Erlangen dieser Kompetenz ist ein langsamer Prozeß, der nicht übereilt werden darf. Ms. Jennifer Hickling, eine bekannte englische Physiotherapeutin, die auf diesem Gebiet tätig ist, sagte mir einmal:

„Die manipulative Therapie basiert auf klarem Denken und kritischer Überlegung. Hierin müssen die Leute so gründlich und umfassend wie nur möglich ausgebildet werden. Es ist leichter, dies mit Studenten der unteren Semester zu erreichen, als mit Studenten, die in der Fortbildung stehen, weil diese bereits andere Denkgewohnheiten angenommen haben, und es schwierig ist, sie wieder davon abzubringen."

„Dieser Vorgang des methodischen kritischen Denkens, bei dem Stein für Stein aneinandergefügt wird, ist ungeheuer wichtig. Neulinge müssen damit rechnen, daß sie mehr Zeit benötigen und dabei geringere Ergebnisse erzielen als eine erfahrene Therapeutin; sie müssen dann der Versuchung widerstehen, Abkürzungen zu nehmen."

„Neulinge müssen sich vor Augen halten, daß jedes noch so geringe Detail an klinischem Wissen und an Erfahrung, das sie sich im Umgang mit einem Patienten aneignen, sie ein kleines Stück weiterbringt, vorausgesetzt, daß sie es jeweils korrekt interpretieren und entsprechende Folgerungen ziehen können, was nicht nur für den betreffenden Patienten, sondern auch für die anderen Patienten von Nutzen ist, mit denen sie zu tun haben werden."

„Eine erfahrene Therapeutin, die bereit ist, ein kalkulierbares Risiko einzugehen – nicht etwa auf bedenkenlose oder unprofessionelle Art, sondern ganz bewußt – entscheidet sich vielleicht geradeswegs für eine bestimmte Technik und nimmt z. B. gleich zu Beginn der Behandlung eine Rotationsbewegung nach links des Grades V vor, und dies führt zu einem raschen Erfolg. Andere Therapeutinnen dagegen, die sich nach und nach ihren Weg erschließen, kommen vielleicht letztendlich ebenfalls zu der Erkenntnis, daß eine Bewegung des Grades V notwendig ist, doch dauert es hier möglicherweise 6 oder 7 Behandlungen, bis sie dahin gelangt sind." (*Anmerkung des Autors:* „Eine Bewegung des Grades V ist eine über eine kleine Amplitude vorgenommene manipulative Bewegung, die in einer Geschwindigkeit durchgeführt wird, die dem Patienten keine Zeit läßt, sie zu verhindern. Es ist, im Vergleich zu den Bewegungen des Grades IV, ein allgemeines Verfahren (s. S. 146).)"

„Es ist viel besser, wenn die Therapeutin 6 oder 7 Behandlungen durchführt, um zu einer bestimmten Folgerung zu gelangen und dabei fortlaufend überprüft, ob die Rotationsbewegung die richtige Technik ist und die Dosierung gleichfalls richtig gewählt wurde. Gelangt die Anfängerin durch bloße Vermutungen zu einem solchen Ergebnis, trägt dies in keiner Weise zu ihrer Befähigung bei, die Manualtherapie künftig stets fachgerecht einzusetzen. Wenn sie dagegen erst nach und nach zu dem richtigen Ergebnis gelangt ist und in allen Phasen des Vorgehens die Richtigkeit der angewandten Methode in befriedigender Weise überprüft hat, wird sich dies in der Zukunft in ihrer therapeutischen Arbeit auszahlen."

„Wenn Neulinge nicht bereit sind, ihr vorhandenes Wissen soweit wie möglich in dieses Konzept eindeutig erwiesener Fakten einzubringen, werden sie letzten Endes mit einem Chaos mehr oder weniger vager Kenntnisse ausgerüstet sein, die ihnen in den jeweiligen Situationen ihres beruflichen Alltags von recht geringem Nutzen sein werden."

Die Beurteilung von Veränderungen bei den Symptomen und Zeichen des Patienten im Gesamtablauf der Behandlung erfolgt zu folgenden Zeiten:

1. zu Beginn einer jeden Behandlungssitzung (so daß bestimmt werden kann, was heute zu tun ist);
2. während der Durchführung einer Behandlungstechnik (um festzustellen, welche Veränderungen das angewandte Verfahren während seiner Durchführung bei den Symptomen des Patienten bewirkt);
3. nachdem eine Technik durchgeführt wurde (um die unmittelbare Wirkung einer Technik zu bestimmen und um zu beurteilen, was als nächstes getan werden sollte);
4. nach Abschluß einer Behandlungssitzung (um die augenblickliche Auswirkung der gesamten Behandlungssitzung zu bestimmen, im Unterschied zu Veränderungen, die offenbar mit der jeweiligen Behandlungstechnik eingetreten sind);
5. über einen 24stündigen Zeitraum unmittelbar nach der letzten Behandlungssitzung (weil dieser Zeitraum häufig die wichtigsten Erkenntnisse bringt);
6. als rückblickende Beurteilung:
   a) zu Beginn jeder 4. oder 5. Behandlungssitzung (häufig oberflächlich durchgeführt, um die Beurteilung von Sitzung zu Sitzung zu bestätigen);
   b) wenn sich Umfang oder Geschwindigkeit des Fortschritts verlangsamt haben oder zum Stillstand gekommen sind (um die Gründe hierfür zu bestimmen und die erforderlichen Maßnahmen zu planen);
   c) im Anschluß an eine Beurteilungs- und Behandlungspause (um festzulegen, von welchem Punkt aus eine Weiterbehandlung erfolgen soll);
7. nach Beendigung der Behandlung (um eine Beurteilung hinsichtlich Prognose und Prophylaxe vorzunehmen).

Sternchen (Asterisk)

Ehe die Beurteilung unter den genannten Gesichtspunkten besprochen werden soll, muß die Verwendung und Bedeutung von Sternchen (*) bei der Protokollierung der Untersuchung und Behandlung näher erläutert und richtig eingeordnet werden. Um (mit Erfolg) die Untersuchungs- und Behandlungsbefunde zusammenzufassen und zu Papier zu bringen, ist die Physiotherapeutin gezwungen, sich klarer auszudrücken, als wenn eine solche Protokollierung nicht erfolgen würde. Nachdem sie dies, notgedrungen, getan hat, besteht der nächste Schritt darin, aus den Aufzeichnungen diejenigen subjektiven und objektiven Befunde herauszukristallisieren, die einer Besserung bedürfen, wenn der Patient geheilt werden soll. Die Kennzeichnung dieser wesentlichen Beurteilungskriterien durch ein großes auffälliges Sternchen signalisiert nicht nur eine Verpflichtung, sondern beschleunigt, erleichtert und vervollständigt rückblickende Beurteilungen und verhilft deshalb zu wertvolleren Ergebnissen. Sternchen sind ein Mittel zum Zweck, kein Selbstzweck. Sie sind kein „Fachchinesisch", das ausschließlich in der Manualtherapie notwendig oder gebräuchlich ist, sondern sie sind eine unschätzbare Hilfe in der Beurteilung einer Situation.

Komponenten – 1

Bei jedem Patienten sollten Sternchen verwendet werden, um zu kennzeichnen, inwiefern aus seiner Sicht mit seiner Wirbelsäule etwas nicht in Ordnung ist (*subjektive Sternchen*). Bei den folgenden Angaben sollten Sternchen gesetzt werden:

1. Funktionen, die er nicht auf normale Art und Weise ausüben kann und die mit unterschiedlichen Komponenten seiner Diagnose in Zusammenhang stehen. So ist er vielleicht nicht in der Lage, schnell zu gehen, weil der dafür erforderliche längere Schritt durch eine „Wirbelkanal"-Komponente beeinträchtigt wird (s. Abschn. 4.3.2, S. 98), d. h. das Anheben des gestreckten Beins ist eingeschränkt. Vielleicht ist er auch wegen einer durch die Bandscheiben hervorgerufenen Komponente nicht in der Lage, aufrecht zu stehen, was unter Umständen in keinerlei Zusammenhang mit der Wirbelkanalkomponente steht. Würde die Physiotherapeutin nur eine dieser beiden Merkmale durch ein Sternchen kennzeichnen, könnte dies dazu führen, daß bei einer Besserung, die aus seiner Sicht eine Komponente seiner Beschwerden zeigt, außer acht gelassen wird, daß dies bei anderen Komponenten nicht der Fall ist.
2. Liegt eine „Haltungs-"Komponente vor (d. h. dem Patienten ist es z. B. nicht möglich, auf der rechten Seite zu liegen) und zudem eine „Bewegungs-"Komponente (er hat starke stechende Schmerzen, wenn er eine Leiter erklimmt), so müssen beide Komponenten aus den gleichen Gründen wie unter 1. angegeben durch ein Sternchen gekennzeichnet werden.
3. Weist ein Patient mehr als eine Art von Schmerzen auf, sollte mindestens ein „subjektives Sternchen" für jede Schmerzart verwendet werden.

Manche Patienten weisen Symptome auf, die sie nur zeitweise belästigen. In diesen Fällen kann es schwierig sein, bei der ersten Befragung ein zuverlässiges subjektives Sternchen zu setzen, anhand dessen der Fortschritt während der Behandlung beurteilt werden kann. In solchen Fällen muß dieser Aspekt weiterverfolgt werden:

F „Wie können Sie feststellen, ob Ihre Nackenschmerzen sich bessern?"
A „Ich weiß nicht recht."
F „Wie können Sie das herausfinden?" – „Wodurch entsteht das unangenehme Gefühl?"
A „Es ist, als ob es aus sich selbst entsteht."
F „Wie oft kommt es vor?"
A „Nun, nicht regelmäßig."
F „Wie lange sind Sie ohne Beschwerden?"
A „Nun, sie treten jeden Tag irgendwann einmal auf."
F „Geschieht das ganz früh oder später am Tag?"
A „Gewöhnlich treten die Beschwerden auf, wenn ich morgens aufstehe, und dann wieder so gegen Ende des Tages."
F „Ist das regelmäßig so?"
A „Nun ja, ich nehme an, so ist es wohl, wenn Sie das jetzt so sagen."

Dies ist ein Beispiel dafür, welches Maß an geistiger Disziplin die Manualtherapeutin üben muß, um einer Sache auf den Grund zu kommen; dieser Punkt kann nicht verschwiegen werden.

Komponenten – 2

Bei der objektiven Untersuchung beziehen sich bestimmte Tests auf jeweils eine bestimmte Komponente der Beschwerden des

Patienten und andere Tests wiederum auf andere Komponenten. Genauso wie Sternchen für die unterschiedlichen Komponenten der subjektiven Befunde gesetzt werden müssen, sind sie in gleicher Weise auch für die unterschiedlichen Komponenten der *objektiven Untersuchungsbefunde* notwendig. Dies erkennt man am deutlichsten am Beispiel eines Patienten mit Schmerzen, die vom Rücken bis hinab zum Fuß ausstrahlen und entlang der Beinaußenseite ein vermindertes Gefühlsempfinden verursachen. Alle nachstehend aufgeführten Testkriterien sollten mit einem Sternchen versehen werden:

1. eine Bewegung, die nur Schmerzen im Rücken hervorruft;
2. eine Bewegung, die die ausstrahlenden Schmerzen hervorruft;
3. eine Bewegung (wie z. B. das Anheben des gestreckten Beins), die auf ein eingeschränktes Bewegungsvermögen der Nervenwurzelstrukturen im Unterschied zur Beweglichkeit der Intervertebralgelenke hindeutet;
4. eine durch den gesamten Bewegungsbereich schmerzhafte Bewegung, im Unterschied zu einem Schmerz in der Endphase des Bewegungsspielraums, d. h. einer Bewegung, die nur am Ende des Bewegungsspielraums als schmerzhaft empfunden wird.

Es gibt noch viele andere Arten von Komponenten; weist das Beschwerdebild des Patienten mehr als eine solche Komponente auf, sollte jede davon durch ein Sternchen gekennzeichnet werden.

Im Anschluß an die objektive Untersuchung der Bewegungen des Patienten sollten die Hauptbefunde durch Sternchen gekennzeichnet werden; jedoch muß dabei selektiv vorgegangen werden. Nicht jedes Element ist es wert, durch ein Sternchen gekennzeichnet zu werden. Eine wahllose Verwendung von Sternchen stört die gewünschte klare Übersicht und ist ein Indiz für nicht ausreichend durchdachtes Vorgehen. Sternchen sollten zur Kennzeichnung und besonderen Betonung verschiedener Komponenten der Symptome des Patienten verwendet werden. Es folgen einige Beispiele für Komponenten, die teilweise oder auch alle gleichzeitig bei einem Patienten vorliegen können:

1. ein Wirbelkanalzeichen gegenüber einem Gelenkzeichen;
2. ein „Dehnungsschmerz-"Zeichen gegenüber einem „Kompressionsschmerz-"Zeichen (s. Abschn. 7.1.1, S. 171);
3. ein Bewegungszeichen, das ein „unregelmäßiges Muster" aufweist, zur Kennzeichnung gegenüber einer Mehrzahl von Bewegungszeichen mit jeweils „regelmäßigem Muster" (s. Abschn. 4.3.1, S. 87);
4. ein Bewegungszeichen in Form eines Schmerzes durch den gesamten Bewegungsbereich zur Kennzeichnung gegenüber einem Bewegungszeichen mit „Schmerz am Ende des Bewegungsbereichs", wenn beides bei der Untersuchung festgestellt wird (s. Abschn. 7.1.1, S. 171);
5. wenn das Schmerzempfinden eines Patienten mehr als eine Komponente aufweist, sollte jeweils die Bewegung, die jede Komponente auslöst, durch ein Sternchen gekennzeichnet werden; ein Beispiel hierfür ist dann gegeben, wenn die Rechtsrotation der Halswirbelsäule nur Schmerzen in der Scapula hervorruft und die Lateralflexion nach rechts nur ein Prickeln im Zeigefinger.

Mit fortschreitender Behandlung verändern sich auch die durch Sternchen gekennzeichneten Symptome und Zeichen. Einige verschwinden vielleicht, andere ändern ihren Charakter, und neue können hinzukommen. Dessen ungeachtet müssen während der gesamten Behandlung die subjektiven Sternchen mit den objektiven Sternchen übereinstimmen. Dies ist ein weiteres Beispiel dafür, wie vorhandene *Merkmale zueinander passen müssen*.

Wenngleich es durchaus vertretbar ist, die Beurteilung als mechanischen Prozeß durchzuführen, fehlt dabei doch das qualitative Element; denn die Beurteilung erweist sich hierbei als undifferenziert und führt schließlich ins Leere. Wenn jedoch die Befunde

1. mit den Erwartungen an die Behandlungstechnik,

2. mit der Diagnosevorgeschichte und Prognose und
3. mit den Möglichkeiten der Auswahl der jeweils geeigneten Techniken

in einen Zusammenhang gebracht werden, wird die Beurteilung sehr spezifisch, ausgereift und von großem Wert für die Behandlung sein. Es gibt eine unbegrenzte Vielfalt von Möglichkeiten, diese Strategie der Beurteilung und des Zusammenfügens der erfaßten Merkmale zu erlernen; und wenn der Denkprozeß in das Reich der Spekulation übergeht (s. Abschn. 1.4.3, S. 7), sind den gedanklichen Operationen keinerlei Grenzen mehr gesetzt. In diesem Bereich geht dann die Beurteilung in die analytische Beurteilung über.

In den nachstehend genannten Bereichen hat sich, wie bereits erwähnt, die Qualität der Beurteilung in besonderem Maße verbessert:

1. Kommunikation
2. Verhaltensweisen von Schmerz, Widerstand und Muskelspasmus
3. Bestimmen normaler und anomaler Befunde.

Kommunikation

Dieses Thema wird ausführlich in Kap. 3 (S. 26–64) behandelt.

Verhaltensweisen von Schmerz, Widerstand und Muskelspasmus

Schmerzverhalten

Schmerz ist ein subjektives Kriterium; er wird durch eine enorme Vielzahl von Faktoren beeinflußt und äußert sich auf sehr unterschiedliche Art und Weise. Er ist der häufigste Grund dafür, daß jemand die Physiotherapeutin aufsucht oder zur manipulativen Behandlung an sie überwiesen wird. Theoretisches Lernen kann viele Kenntnisse über den Schmerz vermitteln, aber den Schmerz selbst zu empfinden oder ihn mit dem entsprechenden Einfühlungsvermögen, stellvertretend zu „fühlen", ist viel wertvoller. In Tabelle 4.1 (S. 81) ist von Einflüssen sozioökonomischer Faktoren die Rede – wenn zum Beispiel Patienten die Physiotherapeutin für sich einnehmen möchten oder bei Veränderungen der psychologischen und physiologischen Schmerzschwellen oder der Schmerzakzeptanz bei einem Patienten – diese Faktoren manifestieren sich von Person zu Person auf unterschiedliche Art. Die Beurteilung der Schmerzschwelle eines Patienten kann dadurch erleichtert werden, daß die Physiotherapeutin ein oder zwei normale Gelenke des Patienten kräftig bewegt und deren Reaktion feststellt. Keele (1967) vertritt die Ansicht, daß 23 von 100 Menschen eine physiologisch niedrige Schmerzschwelle aufweisen, 17 eine hohe Schmerzschwelle und 60 eine normale durchschnittliche Schmerzschwelle. Für die Therapeutin heißt das Grunderfordernis, genau zuzuhören, zu glauben und dem Patienten zu signalisieren, daß sie verstanden hat, was er auszudrücken versucht. Wenn die Physiotherapeutin nicht imstande ist, dies zu lernen, sollte sie aufhören, ehe sie überhaupt beginnt. Wenn der Patient sagt: „Mein Arm fühlt sich so schwer an" oder: „Mein Rücken fühlt sich an, als wäre er in einen Schraubstock eingespannt", gilt es, diese Aussage zu akzeptieren, ihn mit geeigneten Techniken zu behandeln, ihn dann zu bitten aufzustehen, um die Wirkung der Technik zu beurteilen und ihn zu fragen: „Wie steht es jetzt mit dem Schwereempfinden?" oder: „Wie fühlt sich der „Schraubstock" jetzt an?" Wenn sie die Worte des Patienten verwendet, begreift er mühelos ihre Fragen und kann sie auch besser beantworten, so daß eine einwandfreie Beurteilung vorgenommen werden kann. Wenn die Wortwahl des Patienten (und seine Aussprache) übernommen werden, beschleunigt dies die Beurteilung, seine Aussage wird genauer interpretiert, was ihm das Gefühl vermittelt, verstanden zu werden. Ein Patient muß nicht dumm sein, wenn er von bizarren Symptomen spricht, und es ist ungerechtfertigt, seine Beschwerden als psychosomatisches Leiden einzustufen, solange dies nicht erwiesen ist. Um es noch einmal zu sagen: „Die Psyche des Patienten ist solange als nichtschuldig anzusehen, wie sie nicht für schuldig befunden worden ist", und nicht umgekehrt.

Die Darstellung und Erläuterung lokaler und ausstrahlender Schmerzen erfolgte bereits ausführlich in Abschn. 7.1.1 (S. 171–184), doch gibt es darüber hinaus andere gleichermaßen wichtige *Aspekte des Schmerzes,* die hier noch ergänzend angesprochen werden müssen.

Schmerz beim Zurückkommen
Hierbei empfindet der Patient Schmerzen, wenn er seinen Körper im Anschluß an die Testbewegungen wieder in die aufrechte Ausgangsposition bringt. So wird beispielsweise während der Untersuchung der Rumpfbewegungen eines Patienten mit Schmerzen im zentralen unteren Rückenbereich die Rumpfflexion getestet. Der Bewegungsbereich mag uneingeschränkt und schmerzfrei sein, doch wenn er aus der vollflektierten Position wieder in die aufrechte Körperhaltung zurückkehrt, empfindet er in einem bestimmten Bogen dieser Bewegung Schmerzen im unteren Rückenbereich. Vom Standpunkt der Beurteilung deutet es auf eine Besserung hin, wenn im Anschluß an die Behandlung der Schmerz beim Zurückbewegen von der Flexion in die aufrechte Körperhaltung weniger stark empfunden wird oder wenn der Bogen kleiner geworden ist.

Entlastungsschmerz
Dieses Phänomen tritt gemeinhin an der Halswirbelsäule (bisweilen auch an der Brustwirbelsäule) im Zusammenhang mit einer Rotationsbewegung sowie an der Lendenwirbelsäule im Zusammenhang mit einer Lateralflexionsbewegung auf. Es tritt fast ausschließlich bei älteren Patienten auf. Wenn die Wirbelsäule jeweils bis zum Ende der genannten Bewegungsrichtungen gebracht wird und wenn dabei zudem ein Überdruck ausgeübt wird, kann die Bewegung völlig schmerzfrei sein; es tritt dann jedoch in dem Augenblick, in dem der Patient mit dem Zurückbewegen beginnt, ein starker schneidender, nur kurz spürbarer Schmerz auf. Eine solche Reaktion sollte als abnormal eingestuft werden, und die Behandlung sollte darauf ausgerichtet sein, dieses Symptom zu beseitigen.

Latenter Schmerz
Die meisten latenten Symptome sind auf Beschwerden zurückzuführen, denen nur schwer beizukommen ist; deshalb muß die Beurteilung hier mit besonderer Präzision vorgenommen werden, um kleinste Veränderungen (z. B. im Bereich von 1%) zu erkennen. Es gibt viele unterschiedliche Arten latenter Schmerzen:

1. Schmerzen, die entstehen, wenn eine Testbewegung länger beibehalten wird. Ein Patient leidet beispielsweise an Schmerzen im Schulterblatt und im Bereich des M. triceps. Während der Untersuchung stellt die Physiotherapeutin fest, daß bei den routinemäßigen zervikalen Testbewegungen der gesamte Bewegungsspielraum voll verfügbar und schmerzlos ist. Wenn jedoch die zervikale Extension z. B. 10 s lang beibehalten wird und auch ein gewisser Druck im Endbereich ausgeübt wird, kann es sein, daß der Schmerz erst nach Ablauf dieser 10 s auftritt. Auch wenn der Kopf des Patienten wieder in die aufrechte Stellung zurückgekehrt ist, kann es einige Sekunden dauern, bis dieser Schmerz nachläßt. Dieses besondere Verhalten ist ein sehr genauer Maßstab. Ist die Behandlung erfolgreich, verlängert sich der Zeitraum bis zum Auftreten des Schmerzes bzw. verringert sich die Zeitdauer, bis die Schmerzen wieder abklingen. Das Behandlungsziel besteht in der Wiederherstellung einer schmerzfreien Bewegung, unabhängig davon, wie lange die Extensionshaltung beibehalten wird, selbst wenn dies unter Anwendung eines sehr starken Überdrucks geschieht.

2. Schmerzen, die einige Sekunden, nachdem eine für eine bestimmte Dauer beibehaltene Testbewegung wieder entlastet wurde, auftreten.

3. Die Summierung von Schmerzen entweder während der Durchführung der Testbewegungen oder bei Beibehalten einer Testposition. Diese Erscheinung kann auch bei einer wiederholt ausgeführten oszillierenden Bewegung auftreten.

4. Ein Schmerzschub, nachdem eine Reihe von Testbewegungen durchgeführt wurden. Dieser Schmerz ist eine relativ häufig zu beobachtende Erscheinung, die anhand eines Beispiels erläutert werden soll.

Ein Patient hat Schmerzen in der linken Skapula, die in die Rückseite des Oberarms ausstrahlen. Während der Untersuchung der Bewegungen seiner Halswirbelsäule zeigt sich keinerlei Einschränkung des Bewegungsvermögens durch Steifigkeit oder durch Schmerz. Unmittelbar nach der Untersuchung empfindet der Patient jedoch einen akuten Schmerz in der Skapula und im Arm. Bei seinem ersten Auftreten kann nicht nachvollzogen werden, welche der Testbewegungen diesen latenten Schmerz ausgelöst hat. Die Physiotherapeutin sollte diese Erscheinung als Warnung betrachten und die Untersuchungsbewegungen sanfter und in geringerer Zahl vornehmen. Wenn der Patient sich ruhig hinsetzt, ohne seinen Kopf zu bewegen, läßt der latente Schmerzschub wieder nach.

Die Zeit, die es jeweils dauert, bis der Schmerz wieder abgeklungen ist, schwankt von Patient zu Patient; sie ist jedoch bei jedem Patienten jeweils konstant. (Dies ist ein weiteres Beispiel dafür, wie der Zeitraum, in dem die Symptome wieder nachlassen, als wertvoller Maßstab zur Beurteilung herangezogen wird.) Wenn diese Testbewegungen wiederholt durchgeführt werden, sollten sie jeweils auf eine geringfügig andere Art und Weise untersucht werden, so daß das Verhalten des Schmerzes in jeder Bewegungsrichtung aufs genaueste analysiert werden kann. Betrachten wir zuerst die Untersuchung der Lateralflexion der Halswirbelsäule. Diese Bewegung sollte zur Schmerzseite hin getestet werden; wenn kein Schmerz am Ende des Bewegungsspielraums aufgetreten ist, sollte ein gewisses Maß an Überdruck angesetzt werden. Ist die Bewegung nach wie vor schmerzlos, sollte die erreichte Position kurze Zeit (z.B. 10 s lang) beibehalten werden und der Patient sollte dann den Kopf wieder in die aufrechte Stellung bringen. Danach wird der Patient gebeten, 10 s oder länger aufrecht zu sitzen, um festzustellen, ob es zu einem (latenten) Schmerzschub infolge dieser Bewegung kommt. Treten auf diesen Test hin keine Schmerzen auf, sollte auf die gleiche Weise die Rotationsbewegung zur Schmerzseite hin getestet werden, wobei darauf zu achten ist, daß genügend lange Zeitspannen eingehalten werden, um ein mögliches Einsetzen eines latenten Schmerzes abzuwarten. Wenn diese Testbewegungen sich als negativ erweisen, sollten alle anderen Bewegungen (a) in einer im voraus genau geplanten Aufeinanderfolge und (b) unter Berücksichtigung einer ausreichenden Zeitspanne, die für eine genaue Beurteilung zwischen den einzelnen Bewegungen erforderlich ist, getestet werden. Wenn die spezielle den latenten Schmerz erzeugende Bewegung festgestellt worden ist, besteht der nächste Schritt darin festzustellen, welches Bewegungsausmaß erforderlich ist, um welchen Grad an latentem Schmerz zu erzeugen, d.h., es geht darum, die Schmerzintensität und den Schmerzbereich zu bestimmen. Die Zeitspanne bis zum Abklingen des latenten Schmerzes sollte gleichfalls protokolliert werden. Diese detaillierten Beurteilungen des Schmerzverhaltens bei der Bewegung mögen ermüdend und zeitraubend sein; sie sind jedoch wichtig, und das Vertrautsein mit den verschiedenen möglichen Ausprägungen des bewegungsbedingten Schmerzverhaltens trägt letzten Endes auch dazu bei, daß die Physiotherapeutin Erfahrung und Geschicklichkeit in der Durchführung dieser Bewegungen gewinnt. So beurteilt sie den Zeitpunkt, an dem der Schmerzanfall einsetzt sowie die Intensität des Schmerzes, wenn dieser seinen Höhepunkt erreicht hat, und sie mißt die Zeit, die vergeht, bis der Schmerz wieder verschwunden ist.

5. Ein anhaltender Schmerz, der nach 3 s – 5 min wieder abklingt und durch bestimmte Bewegungen oder durch für eine bestimmte Dauer aufrechterhaltene Körperhaltung hervorgerufen wurde.

6. Eine latente Verschlimmerung, d.h. Schmerzen, die in verstärkter Form etwa ½ – 5 h nach der Behandlung auftreten.

Die Beurteilung von Veränderungen bei den ersten fünf der oben beschriebenen latenten Schmerzerscheinungen erfolgt jeweils unter drei Gesichtspunkten. Der erste bezieht sich auf das Messen der *Zeit zwischen dem Einset-*

zen der Symptome und ihrem Nachlassen (in Sekunden); bei der zweiten handelt es sich um die Beurteilung des *Schweregrads der Symptome an ihrem Höhepunkt*, und bei der dritten geht es um die Beurteilung der *Qualität* der hervorgerufenen Erscheinungen. Die beiden letztgenannten sind persönlich „gefärbte" Einschätzungen, die eine optimale Würdigung der nichtverbalen kommunikativen Äußerungen des Patienten voraussetzen. Diese drei Aspekte müssen auf das engste zu der den Schmerz auslösenden Testbewegung oder Testposition in Beziehung gesetzt werden, d. h. zu ihrem Stärkegrad, der Dauer ihrer Beibehaltung, bzw. der Dauer der Durchführung und mit jeder während des Tests auftretenden Schmerzreaktion.

Der sogenannte „Nachschmerz"
Weil diese Schmerzreaktion „nach" der Ursache auftritt, bringt mancher Leser sie vielleicht mit dem latenten Schmerz in Verbindung; gemäß der im Wörterbuch zu findenden Definition des Begriffs „latent" kann diese Bezeichnung auch zur Beschreibung des hier gemeinten Nachschmerzes gebraucht werden. Da er jedoch nicht während der Behandlungssitzung auftritt, und (was noch wichtiger ist) da dieser Schmerz als Reaktion auf die Behandlung eine klar definierte Einheit ist, wird diese Einheit besser erkannt und identifiziert, wenn sie einen separaten Titel hat.

Der Nachschmerz ist eine Schmerzreaktion, die durchaus erst am Morgen nach dem Behandlungstag auftreten kann, wenn der Patient aufwacht, oder innerhalb der ersten Stunde nach dem Aufstehen. Ein Schmerz, der 2–4 h oder später nach der Behandlung auftritt, ist eine Schmerzreaktion der gleichen Art, allerdings kann er aufgrund dieses relativ kurzen Zeitintervalls leichter und eindeutiger als Ergebnis der Behandlung identifiziert werden. Tritt der Schmerz am darauffolgenden Morgen auf, wird die Physiotherapeutin ihn nicht so leicht einordnen können, und sie ist dann auch weniger dazu bereit, ihn mit ihrer Behandlung in Zusammenhang zu bringen. Solche Erscheinungen sind jedoch nichts Außergewöhnliches. Unter der Vielzahl möglicher Erscheinungsformen, die sich für das Einsetzen von Wirbelsäulenschmerzen beobachten lassen, gibt es einen recht häufigen anamnestischen Befund, der beweist, daß das Phänomen der Nachreaktion ein Faktum ist. So empfindet z. B. ein Patient am Ende eines Tages, an dem er einer körperlichen Arbeit nachgegangen ist, einen leichten Schmerz oder vielleicht ein leichtes Ziehen, das jedoch rasch wieder verschwindet. Am folgenden Morgen jedoch gelingt es dem Patienten nicht aufzustehen, weil ihm jede Bewegung heftige Schmerzen verursacht. Im Hinblick auf die Beurteilung ist allerdings darauf hinzuweisen, daß die Behandlung, so wie sie in diesem Buch empfohlen wird, keine Reaktionen solchen Ausmaßes hervorruft. Dennoch muß eine Nachreaktion als realer Faktor in die Überlegungen einbezogen werden, wenn es darum geht die Behandlung zu planen und durchzuführen und die Auswirkungen der vorausgegangenen Behandlung zu beurteilen.

Während einer Testbewegung, die Schmerzen verursacht, sollten die Bewegung und die damit verbundenen Schmerzreaktionen in umfassender Form und mit Sorgfalt beurteilt werden, so daß bei einer erneuten Untersuchung eine Beurteilung dahingehend möglich wird, ob im Anschluß an die Durchführung eines Behandlungsverfahrens eine Besserung eingetreten ist, selbst wenn diese im Bereich von nur 1% liegt. Welches Maß an Ausführlichkeit hierbei erforderlich ist, soll anhand eines Patienten gezeigt werden, der Schmerzen an der linken Nackenseite, etwa auf halber Höhe der Halswirbelsäule verspürt. Während der Untersuchung wird er gebeten, seinen Kopf nach links zu drehen, bis er die Schmerzsymptome zum ersten Mal empfindet. Dieser Bewegungsspielraum (z. B. 70°) wird beurteilt und notiert. Die Physiotherapeutin führt dann die Bewegung um etwa 5° weiter und beurteilt dabei, wie der Schmerz sich bei dieser größeren Bewegung verhält. Gibt der Patient an, daß der Schmerz sich nicht verändert hat, wird die Bewegung abermals weitergeführt, gegebenenfalls bis zur Anwendung eines Überdrucks am Ende des möglichen Bewegungsspielraums. Dieses Weiterbewegen kann zu einer spürbaren Zunahme des Schmerzes im linken Nackenbereich führen. Mancher Leser mag bezweifeln, ob eine solche Ausführlichkeit bei der Untersuchung überhaupt erforderlich ist. Die Antwort darauf kann nur sein, daß die Befunde der Physiotherapeutin Aufschluß darüber geben, welche Behandlungstechnik sie einsetzen muß. Gleichzeitig ergeben die gefundenen Daten einen präzisen Maßstab, anhand dessen die Wirksamkeit einer gewählten Behandlungstechnik beurteilt werden kann. Wurde beispielsweise die einleitende Beurteilung der Rotation wie beschrieben vorgenommen, wird die Physiotherapeutin eine bestimmte Behandlungstechnik durchführen und den Patienten dann bitten, sich hinzusetzen, um die Rotationsbewegung anhand der Beurteilungskriterien des Rotationstests nochmals zu prüfen. Positive Veränderungen würden sich bei dem beschriebenen Beispiel anhand folgender Befunde zeigen:

1. Wenn der Patient den Kopf nach links dreht, empfindet er den gleichen Schmerz wie bei dem einleitenden Test. Es wird dann Überdruck angewandt mit dem Ergebnis, daß die Bewegung weiter gedehnt werden kann, ohne daß der Schmerz sich verstärkt.
2. Wenn der aktive Bereich der Linksrotation unverändert bleibt, obgleich die Bewegung symptomfrei wird, und wenn die Reaktion auf Überdruck im Vergleich zur einleitenden Untersuchung unverändert ist, deutet die Tatsache, daß der Patient den Kopf aktiv ohne Schmerzen drehen kann, durchaus auf eine Besserung des Zustandes hin.
3. Wenn der Patient den Kopf nach links dreht und dabei keinen Schmerz verspürt, und wenn auch der erste sanfte Überdruck keinen Schmerz hervorruft, bei einem stärkeren Überdruck jedoch der Schmerz genauso zunimmt wie bei dem einleitenden Test, so zeigen diese Befunde, daß eine stärkere Besserung als unter 2. eingetreten ist, selbst wenn der Patient nach wie vor bei verstärktem Überdruck die gleichen Nakkenschmerzen empfindet.
4. Wenn der Patient seinen Kopf ohne Schmerzen drehen kann und auch die verschiedenen Formen des Überdrucks keinen Schmerz hervorrufen, zeigt dies, daß sich seine Beschwerden offensichtlich zum Besseren entwickeln.

Hat die Behandlungstechnik keine Besserung bewirkt, bleiben auch die bei der Nachuntersuchung festgestellten Zeichen unverändert.

Falls die Situation durch die Behandlungstechnik verschlimmert wurde, zeigen sich folgende Befunde:

1. Die Linksrotation der Halswirbelsäule des Patienten ist etwas mehr eingeschränkt und die Schmerzen treten an einem früheren Punkt im Bewegungsbereich auf.
2. Der aktive Rotationsbereich und der dabei auftretende Schmerz können unverändert sein; doch bereits bei geringstem Überdruck verstärkt sich der Schmerz in empfindlicherem Maße als bei dem einleitenden Test.

Da das Verfahren beim ersten Mal sehr sanft und vorsichtig angewandt wird, dürfte die Verschlimmerung der Beschwerden nur minimal sein und keinesfalls schädlich. Auf jeden Fall sind die daraufhin feststellbaren Veränderungen äußerst aufschlußreich.

Zwei oder mehr Arten von Schmerz
Im Zusammenhang mit der sorgfältigen Beurteilung der Bewegungen des Patienten und seiner Schmerzen stellt sich noch ein anderes Problem. Ein Patient kann zwei oder mehr Arten von Schmerzen aufweisen. So kann die Physiotherapeutin beispielsweise feststellen, daß eine Bewegung oder eine Gruppe kombinierter Bewegungen einen bestimmten Teil der Beschwerden des Patienten hervorruft, während eine andere Bewegung einen anderen zweiten Teil seiner Schmerzen auslöst. Es ist also ganz besonders wichtig zu akzeptieren, daß ein Patient mehrere Arten von Schmerzen haben kann – entweder im gleichen Bereich oder in einem unmittelbar zugehörigen Bereich. Die Physiotherapeutin sollte sich dieser Möglichkeiten immer bewußt sein, damit

während der Untersuchung keine Unterschiede hinsichtlich der Qualität von Schmerzen übersehen werden. So ist es beispielsweise durchaus möglich, daß ein Patient über zwei vollständig unterschiedliche Arten von Kopfschmerzen klagt; er muß deshalb in angemessener Weise befragt werden, so daß die vorhandenen Unterschiede bestimmt werden können; auch sollte jeder Schmerz für sich getrennt untersucht, behandelt und beurteilt werden.

Verschiedene Patienten können Schmerzen sehr unterschiedlich beschreiben, und doch ist es überraschend, wie oft sie ähnliche Begriffe verwenden, die meist problemlos richtig interpretiert werden können. Dies gilt selbst in bezug auf Patienten in verschiedenen Ländern und unterschiedlichen Kulturen. Vermutlich ist es einleuchtend zu sagen, daß es sich um eine günstige Veränderung handelt, wenn aus einem „Schmerz" „Wehtun" wird. „Ich habe den Eindruck, daß ich aufrechter stehe" oder: „Ich fühle mich sicherer": Dies sind günstige, positive Aussagen, während: „Es fühlt sich empfindlich an", „Es fühlt sich merkwürdig an" oder: „Es fühlt sich unsicher an" negative Feststellungen sind. Die Äußerung eines Patienten: „Nach dem Tennis hat es sich schneller wieder normalisiert, als ich das erwartet hätte" ist ein weiteres Beispiel für eine positive Feststellung. Ein Patient vermag jedoch auf die Frage: „Wie fühlt es sich jetzt an?" häufig nur zu antworten: „Ich weiß nicht, es fällt mir schwer, die richtigen Worte zu finden, es ist . . . es ist irgendwie anders". Die Frage: „Ist es eine Veränderung zum Guten oder zum Schlechten?" sollte sich unmittelbar an eine solche Aussage anschließen, wonach der Patient fast stets eine klare Unterscheidung vornehmen kann.

Bei der Beurteilung des Fortschritts einer Behandlung sollte die Physiotherapeutin besonders auf Situationen achten, wo die Besserung der Symptome und Zeichen nicht synchron erfolgt. In bestimmten Fällen, besonders wenn der Patient starke Schmerzen hat, können die Zeichen auf eine Besserung hindeuten, ohne daß aber der Patient selbst in der Lage ist, irgendeine Änderung seiner Symptome zu erkennen. Starke Nervenwurzelschmerzen gehören zu dieser Kategorie. In solchen Situationen weisen leichte Verbesserungen der Bewegungszeichen darauf hin, daß die zuvor bereits angewandte Behandlung fortgesetzt werden sollte; eine Verbesserung bei den Symptomen wird ebenfalls bald feststellbar sein. Umgekehrt kann es Fälle geben, wo die Symptome sich dramatisch bessern, während der Fortschritt bei den Gelenkzeichen nicht so rasch vor sich geht. Die Bandscheibenläsion beim Erwachsenen ist ein gutes Beispiel für dieses Phänomen. Wenn entweder die subjektive oder die objektive Beurteilung eine Besserung andeutet, kann, abgesehen von einer sehr wichtigen Ausnahme, davon ausgegangen werden, daß die Beschwerden sich bessern.

Diese wichtige Ausnahme von der Regel gilt für Patienten, die an starken Nervenwurzelschmerzen und neurologischen Veränderungen leiden. Diese Patienten sollten täglich von der Physiotherapeutin neurologisch untersucht werden, und jede Verschlimmerung der neurologischen Veränderungen oder das Auftreten neurologischer Veränderungen, die zuvor nicht erkennbar waren, sollten sofort dem Arzt mitgeteilt werden. Solche Patienten berichten häufig über eine dramatische Besserung der Symptome während eines Zeitraums von 1–2 Tagen, ja sogar von einer vollständigen oder fast vollständigen Beseitigung der Symptome. In solchen Fällen nimmt der Schmerz tatsächlich in beträchtlichem Ausmaß und rasch ab, während die neurologischen Veränderungen entweder manifest werden oder sich erheblich verschlimmern. Wie bereits gesagt, sollte der Hausarzt unverzüglich hierüber informiert werden, da der Patient unter Umständen sofort chirurgisch behandelt werden muß.

Wenn ein Patient über Schmerzen klagt, die seine Bewegungen einschränken und die ihren Ursprung in der Wirbelsäule haben, sagt er vielleicht, daß seine Schmerzen sich nicht verändert haben, da er nach wie vor nicht in der Lage ist, den Golfschläger zu handhaben. Die Physiotherapeutin sollte dann andere mit Sternchen markierte Zeichen überprüfen. Möglicherweise kann dieser Patient nun ohne Schmerzen zu Bett gehen, was ihm zuvor nicht möglich war. Mit anderen Worten, er kann die größere oder schwierigere Anforderung (die Schwungbewegung beim Golf) nach wie vor nicht bewältigen, aber seine Beschwerden als solche haben sich verbessert, weil ihm die geringere Anstrengung (das Zubettgehen) nun weniger Probleme bereitet. Geringfügigere Aspekte der Beschwerden des Patienten bessern sich im allgemeinen vor seinen stärker ausgeprägten Beschwerden.

Beurteilung der Schmerzveränderungen
Es wurde bereits von der Beurteilung von Veränderungen des latenten Schmerzes und von „Schmerzarten" gesprochen, doch gibt es hierbei noch zwei andere Situationen, die der Aufmerksamkeit bedürfen.

Im ersten Fall berichtet ein Patient zu Beginn der Behandlungssitzung, daß seine Beschwerden sich nicht verändert haben; wenn dann jedoch seine Bewegungen untersucht und beurteilt werden, kann es sein, daß die Qualität einer bestimmten Bewegung freier erscheint. Tatsächlich glaubt der Patient, daß sich die Situation nicht verändert hat, weil er nach einer Kopfdrehung von z. B. 45° nach links wegen des dabei auftretenden Schmerzes diese Drehung nicht fortsetzen kann und weil die Intensität des Schmerzes (wie auch seine Position innerhalb des Bewegungsspielraums) gegenüber der letzten Behandlung unverändert geblieben sind. Bei einer genaueren Untersuchung kann sich der Schmerz, der zwischen 20° und 35° empfunden wird, als viel geringer erweisen als bei der letzten Behandlung. Gewöhnliche lokale Schmerzen können sich auf vielerlei Art und Weise günstig verändern, ohne daß der Patient dies notwendigerweise wahrnimmt. Das soeben angeführte Beispiel kann in Form von Bewegungsdiagrammen wiedergegeben werden, wobei in Abb. 8.2 der Schmerz dargestellt ist, wie er am Montag bei der Linksrotation der Halswirbelsäule auftritt, während in Abb. 8.3 die Situation am Mittwoch gezeigt wird, als der Patient berichtet, daß sich nichts verändert habe.

Im zweiten Fall sagt der Patient vielleicht zu Beginn der Behandlungssitzung, daß seine Beschwerden sich nicht verändert haben, weil bestimmte Bewegungen oder eine bestimmte

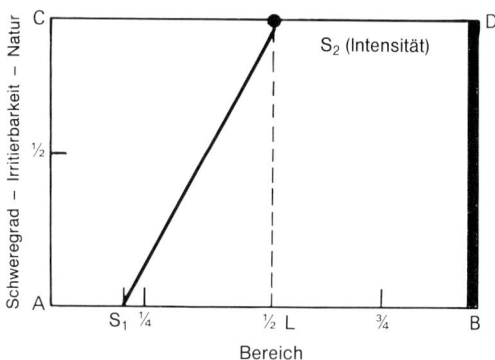

Abb. 8.2. Darstellung des Schmerzes bei Linksrotation der Halswirbelsäule (Montag)

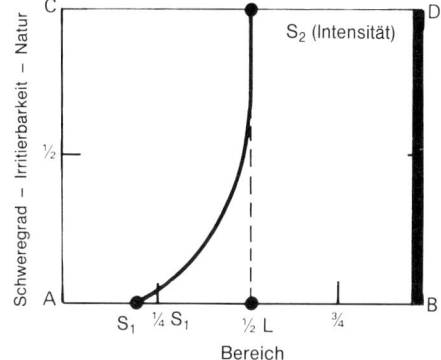

Abb. 8.3. Darstellung des Schmerzes, der als „unverändert" beschrieben wird, bei Linksrotation der Halswirbelsäule (Mittwoch)

Bewegung genauso schmerzhaft seien wie zu dem Zeitpunkt, als die Behandlung begann, oder wie sie bei der letzten Behandlung waren. Bei der Untersuchung der schmerzhaften Bewegung kann jedoch eine eingetretene Besserung der Beschwerden durch die Tatsache nachgewiesen werden, daß der an sich unveränderte Schmerz erst an einer späteren Stelle im Bewegungsbereich empfunden wird als bei der vorhergehenden Behandlungssitzung (Abb. 8.4) oder daß die *erste* Schmerzwahrnehmung bei der Testbewegung an einer späteren Stelle im Bewegungsbereich auftritt (Abb. 8.5). Selbst wenn beide Positionen sich verbessert haben und das Schmerzmuster während der Bewegung sich ebenfalls verbessert hat (Abb. 8.6), kann der Patient nach wie

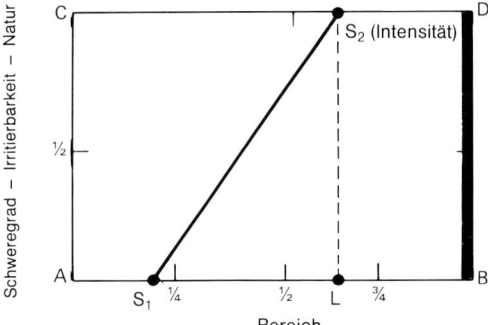

Abb. 8.4. Darstellung des „unveränderten" Schmerzes an einer späteren Stelle im Bewegungsbereich bei Linksrotation der Halswirbelsäule (Mittwoch)

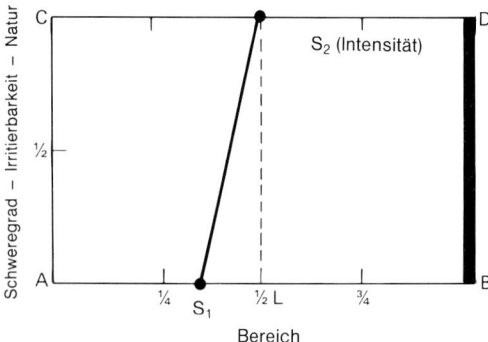

Abb. 8.5. Darstellung des Schmerzes, der bei Linksrotation der Halswirbelsäule an einer späteren Stelle im Bewegungsbereich zum ersten Mal empfunden wird (Mittwoch)

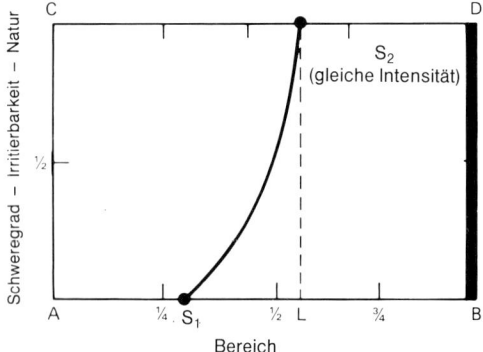

Abb. 8.6. Darstellung des Schmerzes nach einer Besserung der Linksrotation der Halswirbelsäule (Mittwoch)

vor sagen, daß bei seinen Symptomen sich nichts geändert hat, weil die Intensität der Schmerzen selbst unverändert geblieben ist. Seine Aussage ist korrekt und sollte nicht angezweifelt werden, doch gleichzeitig muß die Untersuchung gründlich genug durchgeführt werden, um die positive Veränderung nachzuweisen.

Stellt man die drei beschriebenen Situationen in Form von Bewegungsdiagrammen dar und greift man auf Abb. 8.2 als Darstellung der Ausgangssituation zurück, so ist die Bewegung als solche nach wie vor durch die Intensität des lokalen Schmerzes eingeschränkt, doch haben sich die Positionen „S_1" und „$S_2(L)$" verändert und auch das Verhalten des Schmerzes zwischen S_1 und S_2

In Abb. 8.3–8.6 werden jeweils Beispiele für eine verbesserte Situation veranschaulicht, die der Patient vielleicht überhaupt nicht bemerkt hat. Selbst wenn er die Veränderungen bemerkt, kann es sein, daß er deren Bedeutung anders einschätzt als die Physiotherapeutin sie beurteilt. Wenn sie feststellt, daß ihrer Beurteilung nach eine umfassendere Besserung eingetreten ist als dies vom Patienten empfunden wird, wird ihr dies in ihrem Verhalten ihm gegenüber helfen.

Gewöhnung an den Schmerz
Bei der Beurteilung der Veränderungen der Beschwerden sagen Patienten häufig: „Ich glaube, es ist genauso wie vorher – ich glaube, ich gewöhne mich allmählich daran." Während der verhältnismäßig kurzen Zeit, in der die Patienten behandelt wurden, können sie sich nicht an den Schmerz gewöhnt haben. Eine solche Äußerung kann deshalb als Hinweis auf eine leichte Besserung der Symptome gewertet werden.

Witterungsumschwünge
Patienten, die an Gelenkbeschwerden leiden, bezeichnen sich häufig selbst als gute Barometer, weil ihre Beschwerden sich im Zusammenhang mit Witterungsumschwüngen verändern. Dies ist eine Tatsache und keineswegs nur Einbildung. Das Phänomen, daß sich bei einigen Menschen die Beschwerden unmittelbar vor einem Wetterumschwung verändern,

während sie sich in anderen Fällen gleichzeitig mit dem Wetterumschwung oder unmittelbar danach verändern, erschwert eine zuverlässige Beurteilung. Hilfreich ist in solchen Fällen allerdings die Tatsache, daß zwar die Gelenksymptome des betreffenden Patienten zunehmen, die damit im Zusammenhang stehenden Bewegungszeichen jedoch keine entsprechenden Veränderungen aufweisen.

Gelenkschmerz durch die Behandlung und Gelenkschmerz aufgrund der bestehenden Störung
Patienten äußern sich häufig dahingehend, daß Gelenkschmerzen im Anschluß an eine Behandlungssitzung aufgetreten seien. Eine solche Aussage muß stets genauer analysiert werden. Wurden die Gelenkschmerzen durch die bestehende Störung hervorgerufen oder sind sie auf die Art der manuellen Anwendung der Behandlungstechnik zurückzuführen? „Ist es ein durch meine Hand hervorgerufenes schmerzendes Gefühl an der Oberfläche oder ist es Ihr eigentliches Problem, das Ihnen diese Schmerzen bereitet?" (Dies ist ein weiteres Beispiel für eine sofortige spontane Folgefrage.)

Anwendung falscher Verfahren
In Fällen, in denen festgestellt wird, daß die Beschwerden des Patienten durch die vorausgegangene Behandlung verschlimmert wurden, ist dies nicht immer darauf zurückzuführen, daß eben die falsche Technik angewandt wurde. Es kann sein, daß die Behandlung vielleicht zu intensiv durchgeführt wurde, die Bewegung zu weit, zu lange oder in der falschen Stellung vorgenommen wurde. Es muß deshalb versucht werden herauszufinden, ob der Patient eine bestimmte Vermutung darüber hat, welcher besondere Faktor bei der Ausführung der Technik den Schmerz verursacht haben könnte. Dies ist besonders wichtig, wenn die vorausgegangene Anwendung des betreffenden Verfahrens einen entscheidenden Fortschritt erbracht hatte.

Verhalten von Widerstand

Im folgenden geht es um die Unterschiede im Verhalten von durch Steifigkeit eingeschränkten Gelenken. Bei einem gesunden Menschen geht die Bewegung zweier Gelenkflächen aufeinander völlig reibungsfrei vonstatten. Dagegen kann die Untersuchung des Gelenks eines Patienten ergeben, daß zwar der Bewegungsspielraum vollständig erhalten ist, aber bei durch den gesamten Bewegungsbereich durchgeführten oszillierenden Bewegungen nicht mehr das Gefühl eines reibungsfreien Ablaufs besteht. Mit zunehmender Erfahrung ist die Physiotherapeutin in der Lage, einen solchen leichten Widerstand in der Bewegung zu erkennen, selbst wenn die Bewegung durch den vollen Bewegungsspielraum möglich ist. Im Zusammenhang mit diesem Widerstand kann eine Krepitation auftreten, wenngleich dies keineswegs immer der Fall sein muß. Es ist wichtig, daß die Physiotherapeutin die Fähigkeit entwickelt, einen solch geringfügigen Mangel an reibungsfreier Beweglichkeit zu erkennen.

Ist ein Gelenk durch Steifigkeit in seiner Funktion beeinträchtigt, tritt der Widerstand für gewöhnlich in einer der beiden folgenden Formen auf:

1. Der Patient kann im ersten Teil der Gelenkbewegung durch einen großen Bereich des Bewegungsspielraums eine leichte Beeinträchtigung des reibungsfreien Bewegungsablaufs empfinden, die erst im Endbereich des Bewegungsspielraums deutlich an Stärke zunimmt (Abb. 8.7).

2. Ein Widerstand kann auch schon frühzeitig im Bewegungsspielraum empfunden werden; je weiter die Bewegung dann in den Spielraum hineingeführt wird, desto stärker wird der Widerstand, bis die Physiotherapeutin an einem bestimmten Punkt nicht mehr gewillt ist, das Gelenk noch weiter zu dehnen. Mit anderen Worten, die Stärke des Widerstands nimmt proportional zur fortgesetzten Bewegung durch den Bewegungsspielraum zu (Abb. 8.8).

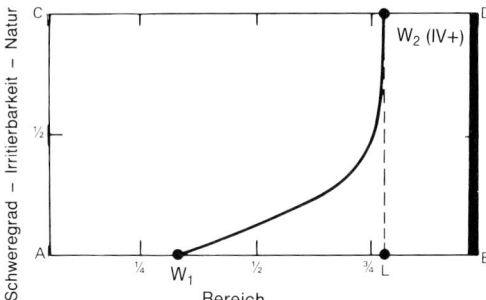

Abb. 8.7. Zunahme der Bewegungseinschränkung des Gelenks durch Steifigkeit vornehmlich am Ende des Bewegungsspielraums

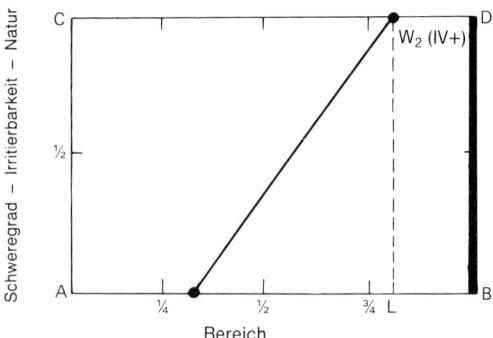

Abb. 8.8. Zunahme der Bewegungseinschränkung des Gelenks durch Steifigkeit proportional zur Bewegung durch den Bewegungsspielraum

Die Physiotherapeutin muß sich der Tatsache bewußt sein, daß diese Varianten hinsichtlich der Einschränkung der Gelenkbeweglichkeit vorhanden sein können und in der Praxis tatsächlich auftreten. Einzig und allein durch klinische Erfahrung kann sie die zur kompetenten Beurteilung solcher Unterschiede notwendigen Fähigkeiten erwerben.

Verhalten von „Muskelspasmus"

Es gibt grundsätzlich zwei Kategorien von Muskelspasmus, die bei der Untersuchung der Gelenkbewegungen festzustellen sind. Diese werden ausführlich in dem Kapitel über Bewegungsdiagramme beschrieben (s. Appendix 1).

Die erste dieser beiden Kategorien ist eine Muskelkontraktion, die als Reflexreaktion auf einen durch eine Bewegung hevorgerufenen Schmerz eintritt. Der Schmerz kann dadurch ausgelöst werden, daß die Bewegung ruckartig erfolgt oder daß das Gelenk nicht ausreichend stabilisiert ist. Wird das Gelenk jedoch behutsam behandelt, kommt es nicht zu dieser Art von Spasmus. Andererseits ist der Spasmus ein Indikator für die Intensität des Schmerzes. Von einer willkürlichen Muskelkontraktion unterscheidet er sich durch die Geschwindigkeit, mit der er durch die auslösende Bewegung hervorgerufen wird. Der Reflexspasmus kontrahiert viel schneller als der willentliche Spasmus.

Die zweite Kategorie des Muskelspasmus steht mehr mit der eigentlichen Funktionsstörung des Gelenks in Zusammenhang als mit einer Schmerzreaktion; es handelt sich hier stets um eine starke Kontraktion der Muskelfasern, die meistens auch der einschränkende Faktor in einer bestimmten Bewegungsrichtung des Gelenks ist. Für diejenigen Leser, die sich für die Darstellung dieser beiden Arten von Spasmus im Bewegungsdiagramm interessieren, sei auf die Ausführungen in Anhang 1 (S. 495) verwiesen.

Es gibt noch eine andere Form der Muskelreaktion, die bisweilen bei der Untersuchung von Gelenkbewegungen zu beobachten ist. Dabei handelt es sich eher um eine Art „Halten" als um einen Spasmus. Wenngleich nur sehr wenige Patienten spontan die das Gelenk stützenden Muskeln kontrahieren, um zu verhindern, daß es bewegt wird, ist diese Reaktion als willentliche Muskelkontraktion zu erkennen. Im Vergleich dazu handelt es sich bei dem „Halten" nicht um eine plötzliche Muskelaktion, sondern vielmehr um eine Unfähigkeit des Patienten, die betreffenden Muskeln zu entspannen. Den Patienten, die ein solches „Halten" aufweisen, ist dieser gespannte Muskelstatus meist gar nicht bewußt.

Sowohl beim Muskelspasmus, der den Bewegungsspielraum einschränkt, als auch bei der Muskelreaktion des „Haltens" äußern sich positive Veränderungen in einem Nachlassen der Intensität und einer bei der Untersuchung feststellbaren Vergrößerung des Bewegungsbereichs. Auch zeigt sich, was das „Halten" betrifft, eine Besserung bei der

Nachuntersuchung in der verbesserten Qualität der jeweiligen Bewegung, während welcher der Muskel „hält".

Normale und anomale Befunde erkennen – Was ist normal? Was ist anomal? Wie kann beides definiert werden?

Es wird als normal akzeptiert, daß bei einem Menschen ein Bein oder ein Arm geringfügig kürzer ist als der andere, und doch sind sie in Wirklichkeit anomal, weil sie asymmetrisch sind. Etwas anders ausgedrückt kann jemand an einer idiopathischen Skoliose leiden, die offensichtlich anomal ist, und muß dabei doch keine von der Wirbelsäule herrührenden Schmerzen haben. Auch kann jemand an markanten spondylitischen oder arthrotischen Veränderungen im Bereich der Wirbelgelenke leiden und doch keine Schmerzen empfinden. Abb. 8.9 zeigt das Röntgenbild der Halswirbelsäule einer 76jährigen Frau, die niemals Beschwerden hatte und auch nie die geringste Bewegungseinschränkung oder Empfindlichkeit im Nacken verspürt hatte, bis in der Woche, ehe die Aufnahme gemacht wurde, plötzlich Beschwerden auftraten. Die Differenzierung zwischen den relevanten und irrelevanten Befunden ist deshalb sehr schwierig.

Im folgenden wird die *ideale* Wirbelsäule, die *durchschnittliche* Wirbelsäule und die *anomale* Wirbelsäule definiert.

Die ideale Wirbelsäule

Die „ideale" Wirbelsäule ist gekennzeichnet durch eine Reihe motorischer Zwischenwirbelsegmente (d.h. Zwischenkörper- und Apophysealgelenk mit all ihren stützenden ligamentären und motorischen Strukturen), die in jeder Hinsicht normal sind, d.h. keines dieser Segmente ist in irgendeiner Form durch Schädigung, Verschleiß, strukturelle Anomalie oder Erkrankung beeinträchtigt. Jedes motorische Segment zeigt ein perfektes Erscheinungsbild.

Die durchschnittliche Wirbelsäule

Die „durchschnittliche" Wirbelsäule ist keine „ideale" Wirbelsäule. Sie besteht nicht aus einer Reihe einwandfreier motorischer Segmente; vielmehr ist eines oder sind mehrere davon auf die eine oder andere Art und Weise anomal, selbst wenn sie keinerlei schwerwiegende Symptome aufweisen. Das oder die Gelenke können aus folgenden Gründen fehlerhaft sein:

1. durch angeborene oder erworbene strukturelle Anomalien;
2. durch degenerative Veränderungen;
3. durch Krankheitsprozesse oder Veränderungen als Folge von Traumata.

Die Aussage, daß bei der durchschnittlichen Wirbelsäule „keine schwerwiegenden Symptome" vorliegen, muß hier jedoch näher qualifiziert werden. So haben die betreffenden Personen möglicherweise überhaupt keine Beschwerden, während andere über kleinere Beschwerden klagen, die sie jedoch als „normal" empfinden und akzeptieren. Die drei Arten von Unvollkommenheiten einer durchschnittlichen Wirbelsäule sind:

1. angeborene oder erworbene strukturelle Anomalien;
2. degenerative Veränderungen;
3. Krankheitsprozesse oder Veränderungen als Folge von Traumata.

Angeborene oder erworbene strukturelle Anomalien

Es gibt Menschen, deren Wirbelsäule durch eine angeborene oder erworbene strukturelle Anomalie beeinträchtigt ist. Als Beispiele wären hier zu nennen:

– einem bifiden Dornfortsatz fehlt möglicherweise ein Fortsatz;
– in Dornfortsatz, der nach links oder rechts geneigt ist; oder
– eine angeborene Blockwirbelbildung zwischen dem 2. und 3. Halswirbel, was nicht außergewöhnlich ist (Abb. 8.9).

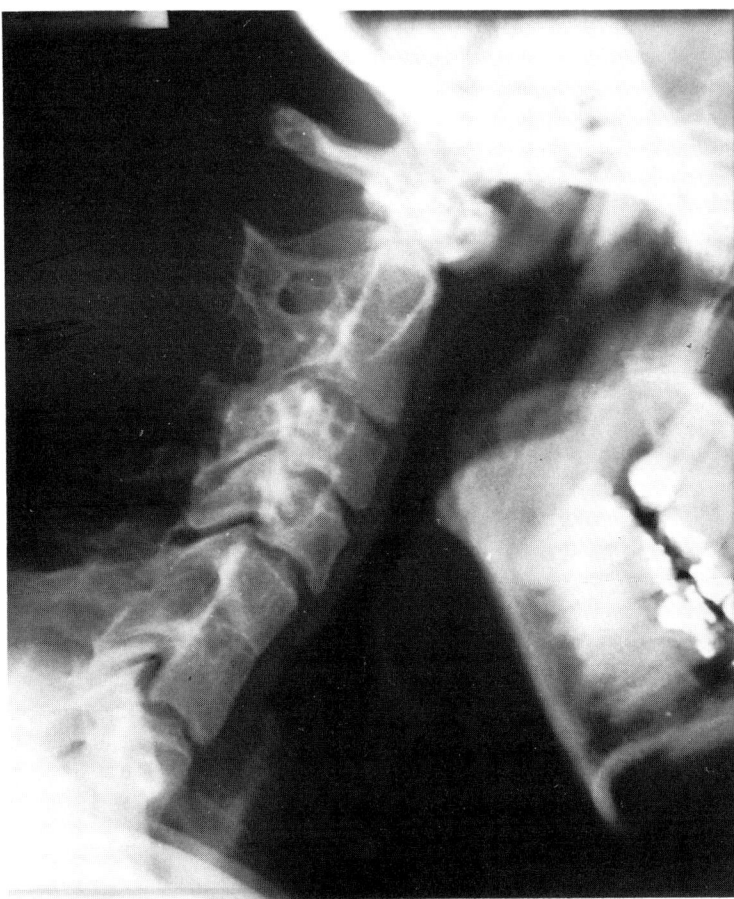

Abb. 8.9. Röntgenaufnahme der Halswirbelsäule einer 76jährigen Frau. Zwischen dem 2. und 3. Halswirbel zeigt sich eine angeborene Fusion. Halswirbelsäule: Angeborene Fusion von C2 und 3, C6 und 7 sowie D1 und 2. Das Flexionsvermögen ist erheblich beeinträchtigt. Die intervertebralen Foramina C3–4 erscheinen etwas verengt. In den fusionierten rechten Laminae von C6–7 zeigt sich ein angeborener Spalt

Solche Anomalien sind als solche schmerzlos, doch sind sie als Indiz für das Vorliegen einer Asymmetrie zu werten oder deuten darauf hin, daß die angrenzenden Zwischenwirbelsegmente einer erhöhten Belastung ausgesetzt sind.

Auch Anomalien im Nervenbereich müssen hier in Betracht gezogen werden. In der medizinischen Literatur finden sich viele Belege für unterschiedliche Nervenwurzelaustritte aus dem Rückenmark und aus dem Wirbelkanal. Solche Anomalien müssen berücksichtigt werden, wenn es darum geht, den Ausgangspunkt der ausstrahlenden Schmerzen eines Patienten zu beurteilen (s. dazu Beispiele in Abb. 7.2, S. 179).

Prä- und postfixierte Nervengeflechte sind gleichfalls Beispiele für Anomalien in diesem Bereich. Brain u. Wilkinson (1967) zufolge haben 12,1% aller Menschen einen präfixierten Plexus brachialis und 10,7% einen postfixierten Plexus.

Es gibt noch verschiedene andere Untersuchungsbefunde, die als normal oder weit verbreitet, aber auch als anomal angesehen werden können, jedoch keiner Behandlung bedürfen:

1. Viele Menschen sind nicht in der Lage, bei Vorneigung ihre Zehen zu berühren, was auch bei vielen Kindern zu beobachten ist.
2. Bei unterschiedlichem Körperbau ergeben sich unterschiedliche als normal einzustufende Bewegungsbereiche.
3. Eine Untersuchung des Bewegungsbereichs der Wirbelkanalstrukturen (s. Abschn. 4.3.2, S. 98, Slump-Test) ergibt bei manchen Personen, selbst bei jüngeren Menschen, eine markante Einschränkung, ohne daß damit notwendigerweise Schmerzen verbunden sein müssen.

Degenerative Veränderungen
Die erste der drei genannten Gruppen (d. h. angeborene oder erworbene strukturelle Anomalien) unterscheidet sich grundlegend von den beiden anderen Gruppen und sollte auch dementsprechend beurteilt werden. Die Wirbelsäulen, die der ersten Kategorie angehören, sind nur in ihrer Funktion „beeinträchtigt", während die einzelnen Segmente ansonsten in jeder Beziehung der „idealen" Gruppe zugeordnet werden können.

Bei älteren Menschen liegt im allgemeinen eine Einschränkung des Bewegungsvermögens vor (was am besten anhand des Rotations- und Extensionsvermögens der Halswirbelsäule festgestellt werden kann), ohne daß sie aber einer Behandlung bedürfen. Diese Aussage soll im folgenden qualifiziert und näher erläutert werden, weil sie auf sehr viele Patienten zutrifft.

Der ältere Mensch, der keine Beschwerden im Bereich der Halswirbelsäule hat, bei dem andererseits jedoch die Rotation der Halswirbelsäule eingeschränkt ist, empfindet Unbehagen, wenn die Bewegung zu der Seite, nach der der Kopf gedreht wird, noch zusätzlich gedehnt wird. Dies ist absolut normal, vorausgesetzt, daß bei Dehnung der Bewegung in der entgegengesetzten Richtung dieses Unbehagen ebenfalls auf der Seite empfunden wird, nach der der Kopf gedreht wird. Wenn die Rotationsbewegung zu der einen Seite hin gedehnt wird, kann das Unbehagen jedoch auch auf der entgegengesetzten Seite empfunden werden. Dies ist gleichfalls normal, vorausgesetzt, daß die Dehnung, wenn sie in der entgegengesetzten Richtung erfolgt, ebenfalls auf der entgegengesetzten Seite zu Beschwerden führt. Der Untersuchungsbefund kann nicht mehr als normal eingestuft werden, wenn die Beschwerden nur auf einer Seite auftreten, unabhängig davon, ob die Rotationsbewegung zu dieser Seite hin oder von ihr weg gedehnt wird. Eine andere anomale Schmerzreaktion ist der sogenannte „Entlastungsschmerz", der dann empfunden wird, wenn der auf eine Bewegung ausgeübte Überdruck wieder weggenommen wird.

Die Qualität der durch eine Dehnung der Zervikalrotation hervorgerufenen Empfindung soll hier ebenfalls erläutert werden, so daß sie zur Beurteilung der Differenzierung zwischen normalem und anomalem Befund herangezogen werden kann. Wird eine Bewegung gedehnt, so ist ein dabei auftretendes Unbehagen normal, während ein „Schmerz" als normal oder anomal eingestuft werden kann (je nach der Schmerzschwelle des Betreffenden, seiner Schmerzakzeptanz, seiner Persönlichkeitsparameter usw.); wenn der Betreffende jedoch einen scharfen „stechenden" Schmerz empfindet, dann ist dies nicht normal.

Krankheitsprozesse oder Veränderungen aufgrund eines Traumas
Dieser Gruppe gehören Personen an, deren Wirbelsäule Anzeichen von Gelenkveränderungen durch einen Krankheitsprozeß oder ein Trauma zeigt; ihre Beschwerden haben eine angemessene Behandlung erfahren, in manchen Fällen aber auch nicht. Sie nehmen diese Beschwerden jedoch als normale Erscheinungen in Kauf, obwohl ihr normales Leben, dadurch beeinträchtigt wird. Bei der Untersuchung sind die Gelenkbewegungen schmerzhaft bei Dehnung; durch Palpation werden die Befunde bestätigt.

Die anomale Wirbelsäule

Die „anomale" Wirbelsäule ist eine symptomatische Wirbelsäule, deretwegen der Betreffende sich in Behandlung begibt. Bei der Untersuchung können signifikante vergleichbare Zeichen auf der entsprechenden intervertebralen Ebene getastet werden. Der Begriff „anomal" wird hier verwendet, um einen anomalen Grad der Symptome und nicht etwa einen anomalen Zustand der Gelenke zu bezeichnen, die, wie bereits gesagt, vollkommen schmerzlos sein können.

Diese Klassifizierung in Gruppen erfolgt nicht willkürlich; es handelt sich dabei vielmehr um eine realistische Vorgehensweise, wobei wichtige klinische Verbindungen zwischen Symptomen und Untersuchungsbefunden erkannt werden müssen, die zu beurteilen sind. Der Wert dieser Unterteilung in verschiedene Gruppen bemißt sich nach unserer Fähigkeit, die Unterschiede zwischen Befunden zu erkennen, die mit den Symptomen des Patienten in Zusammenhang stehen und solchen, die nicht notwendigerweise damit verbunden sind. Solche Differenzierungen können dann auch zu den Behandlungserwartungen in Beziehung gesetzt werden. So ist es beispielsweise möglich, durch die entsprechende Interpretation der Befunde zu erkennen, daß als realistische Zielsetzung der Behandlung weniger ein „idealer" Zustand als vielmehr ein minimal symptomatischer oder ein schmerzfreier „durchschnittlicher" Zustand anzustreben ist.

Leider gibt es nur sehr wenige Menschen in der Altersgruppe der über 40jährigen, bei denen uneingeschränkt ein Status „idealer" Zwischenwirbelgelenke vorliegt. Die meisten Menschen lassen sich aus dem einen oder anderen Grund einer der „Durchschnittsgruppen" zuordnen. Würde eine Gruppe von etwa 40jährigen Personen, die keine Schmerzen oder Beschwerden empfinden und die den Zustand ihres Nackenbereichs als normal einschätzen, durch Palpation untersucht, könnten doch bei fast allen Anomalien festgestellt werden. Wenn eine solche Person spontan und unerwartet Nackenschmerzen bekommt und sich deswegen in Behandlung begibt, ist es für den Untersucher schwierig, zwischen den Befunden, die sich auf das aktuelle Problem beziehen und solchen zu unterscheiden, die schon vorhanden waren, ehe diese plötzlichen Nackenschmerzen auftraten. Eine ähnliche Schwierigkeit ergibt sich, wenn bestimmt werden soll, in welchem Umfang die Beschwerden eines Patienten auf eine neuere Verletzung zurückzuführen sind bzw. inwieweit sie von bereits zuvor vorhandenen und dabei doch schmerzlosen „durchschnittlichen" Gelenkanomalien herrühren.

Neue/alte Veränderungen der Gewebe
Wenn ein Intervertebralgelenk plötzlich ohne einleuchtenden Grund Schmerzen verursacht, müssen bestimmte Veränderungen der Gewebestrukturen vorliegen. Sind solche aus jüngster Zeit stammenden Gewebeveränderungen bei einem „idealen" Gelenk eingetreten, kann sich bei der Untersuchung durch Palpation lediglich ein Befund „neuerer" oder „kurze Zeit zurückliegender" Art ergeben, wie z.B. eine Sprunggelenksdistorsion.

Wenn solche Gewebeveränderungen neueren Datums an einem asymptomatischen „durchschnittlichen" Zervikalgelenk aufgetreten sind, überlagern neue Gewebeveränderungen die älteren „durchschnittlichen" Gewebeveränderungen.

Eine sachgemäße Differenzierung zwischen neuen und alten Veränderungen erleichtert die Prognose sowohl im Hinblick auf die Erfolgschancen der derzeitigen Behandlung als auch auf die Wahrscheinlichkeit zukünftiger Rückfälle.

Wenn diese Gewebeveränderungen jüngeren Datums an einem symptomatischen „durchschnittlichen" Segment aufgetreten sind, überlagern die „jüngeren" Gewebeveränderungen diejenigen Veränderungen, die bereits beim Dehnen der Bewegung oder bei der Palpation schmerzhaft waren. Da der Patient bereits vor der Verschlimmerung seines Zustands Beschwerden hatte, dürften die palpablen Gewebeveränderungen nicht so „alt" gewesen sein wie jene der schmerzfreien „durchschnittlichen" Gruppe. Eine Differenzierung zwischen den „neuen" und den „alten" Veränderungen ist unter diesen Umständen viel schwieriger.

Durch Palpation können folgende Arten von Anomalien festgestellt werden:

1. Veränderungen der Weichteilstrukturen;
2. Veränderungen der Knochen;
3. Bewegungsanomalien.

Veränderungen der Weichteilstrukturen. Diese Veränderungen finden sich in den ligamentären Geweben, den Kapsel-, Muskel- und Bindegeweben in Form von Verdickungen oder Muskelspasmus. Bei Palpation zeigt sich eine Druckschmerzhaftigkeit. Anomale Befunde im Bereich der ligamentären Gewebe, der Kapsel- und Bindegewebe äußern sich darin, daß sie sich um so härter anfühlen, je älter sie sind und bei Betasten um so weicher erscheinen, je jünger sie sind. Eine Palpation älterer Kapselverdickungen rund um das Apophysealgelenk ergibt ein Gefühl, als wenn man gegen Leder drücke. Dabei gibt es sogar Unterschiede in der Qualität der Härte dieses lederartigen Gefühls. Eine Verdickung als Folge jüngerer Belastungen äußert sich in einem weicheren oder schwammigeren Gefühl, das gegebenenfalls ein älteres lederartiges Gefühl überlagert. Eine Verdickung innerhalb des Muskelgewebes ist im allgemeinen diffuser und fühlt sich niemals wie hartes Leder an. Liegt eine solche Verdickung vor, ist das Empfinden zäh und sehnig, wenn sie „älteren Datums" ist, und glatter und weicher, wenn sie „neueren Datums" ist.

Veränderungen der Knochen. In diesem Bereich können durch Palpation folgende Feststellungen getroffen werden:

– Abweichung eines Dornfortsatzes von der Mittelachse mit oder ohne Rotation des Wirbels;
– Fehlen eines Fortsatzes des gespaltenen Dornfortsatzes;
– anomale Position eines Halswirbels gegenüber seinen Nachbarn;
– osteoarthrotische osteophytäre Ausbildung der Randbereiche der Apophysealgelenke.

Veränderungen in Form einer Abweichung des Dornfortsatzes und der jeweiligen Positionen der Wirbel können durch eine Röntgenuntersuchung bestätigt werden. Besteht der Befund einer abweichenden Position eines Wirbelkörpers schon seit längerer Zeit, so hat sich wahrscheinlich auch die Form der benachbarten Wirbel entsprechend verändert.

Die Anomalien der Gelenkpfeiler, die auf osteoarthrotische Veränderungen hinweisen, können durch Palpation problemlos erfaßt und durch eine Röntgenuntersuchung bestätigt werden. Sind die Veränderungen „älteren Datums" und völlig inaktiv, so sind die Knochenränder der Exostosen hart und glatt, ohne Anzeichen eines weichen oder lederartigen Palpationsempfindens.

Bewegungsanomalien. Hierbei handelt es sich um folgende Arten von Veränderungen:

– Hyper- oder Hypomobilität;
– anomale Bewegungsqualität innerhalb des Bewegungsbereichs;
– Steifigkeit und Spasmus.

Solche Anomalien können durch Palpation festgestellt werden, wobei diese so ausgeführt wird, daß dabei eine intervertebrale Bewegung erzeugt wird. Anomalien der Gelenkbewegung sollten nicht nur nach dem Kriterium des noch möglichen Bewegungsbereichs qualifiziert werden, sondern auch anhand etwaiger Veränderungen des normalen und unbehinderten Bewegungsvermögens durch den Spielraum bis zum Ende des vorhandenen Bereichs. Hier kann eine Störung durch Faktoren wie arthrotische Veränderungen, Steifigkeit in den stützenden Kapselstrukturen und ligamentären Strukturen und durch protektive Muskelspasmen verursacht werden.

Eine „alte" Hypomobilität ist durch ein hartes Gefühl im Endbereich der Bewegung gekennzeichnet, wobei die Bewegung vor Erreichen des Endbereichs glatt und reibungsfrei verläuft. Bei einer „neuen" Hypomobilität setzt dagegen die Steifigkeit schon früher innerhalb des Bewegungsspielraums ein und ist gekennzeichnet durch einen bis zum Ende des Bewegungsbereichs allmählich zunehmenden Widerstand. Mit anderen Worten, es tritt ein „Widerstand durch den gesamten Bewegungsspielraum" auf.

Kommt es während der Bewegung zu Krepitation, so ist diese schmerzlos, wenn sie mit den derzeitigen Beschwerden nicht im Zusammenhang steht; sie ist dagegen schmerzhaft, wenn dies der Fall ist.

Wenn bei „idealen" Gelenken die synovialen Gelenkflächen unter Anwendung starker Kompression bewegt werden, ist die Bewegung als solche schmerzlos (Maitland 1980). In manchen Fällen, in denen Schmerzen durch einen größeren Bewegungsbereich empfunden werden, ist es auch möglich, diese Schmerzen dadurch zu steigern, daß die Gelenkflächen komprimiert werden, während das Gelenk durch den betreffenden Bereich des Bewegungsspielraums bewegt wird.

Schmerzreaktion. Die Schmerzreaktionen des Patienten während der Untersuchung der Gewebe durch Palpation und während der Bewegungstests sind überaus wichtig. Der Schmerz oder das Mißempfinden kann entweder durch den gesamten Bewegungsbereich oder erst am Ende des Bereichs empfunden werden. Der Schmerz kann als tiefliegend empfunden werden oder er kann die Beschwerden des Patienten reproduzieren.

Ein oberflächlicher Schmerz, aber auch ein lokaler tief empfundener Schmerz kann sowohl bei „neuen" als auch bei „alten" Situationen auftreten. Starke Schmerzen, die einsetzen, wenn ein nur mäßiger Druck auf ein Weichgewebe ausgeübt wird oder wenn durch eine geringe Druckanwendung eine Bewegung erzeugt werden soll, sind stets „neueren" Ursprungs. Wenn ein Patient ausstrahlende Schmerzen hat, die durch Palpation hervorgerufen werden können, weist dies darauf hin, daß der Schmerz auf eine Störung „neueren Datums" zurückzuführen ist.

8.2.1 Die Beurteilung zu Beginn einer jeden Behandlungssitzung

Die Beurteilung der Veränderungen von Symptomen und Zeichen des Patienten bei jeder Behandlungssitzung muß auf eine besondere Art und Weise durchgeführt werden. Zu drei Zeitpunkten sind die Äußerungen des Patienten hinsichtlich der Wirkung der Behandlung (d.h. hinsichtlich der Beschwerden, die er empfindet) besonders aussagefähig:

1. unmittelbar im Anschluß an die Behandlung,
2. am Abend des Behandlungstages und in der darauffolgenden Nacht,
3. wenn er am darauffolgenden Morgen aufsteht.

Es ist wichtig, den Patienten nicht gleich am Anfang darüber zu befragen, weil dadurch die Spontaneität seiner Aussagen blockiert werden könnte. Die Befragung sollte so eingeplant werden, daß die Physiotherapeutin spontane Äußerungen provozieren kann, die sich als besonders informativ erweisen.

Bei einer Beurteilung zu Beginn der Behandlungssitzung sollte die erste Frage lauten: „Wie geht es Ihnen?" Die Antwort ist wertlos, wenn der Patient dies als eine allgemeine Begrüßungsfloskel betrachtet und antwortet: „Danke, gut, und wie geht es Ihnen?" Sagt der Patient jedoch: „Viel besser, danke", dann ist dies schon eine nützliche Information.

Wenn die erste Frage zu einer für die Beurteilung wertlosen Antwort führt, sollte die nächste Frage lauten: „Wie war Ihrer Meinung nach die Wirkung der letzten Behandlung?" Die Antwort: „Es ging mir besser" oder: „Es war schlechter" bedarf dann einer weiteren Klärung. So kann beispielsweise ein Patient in der Absicht, das gesamte Ausmaß seiner derzeitigen Schmerzen besonders zu betonen, den Eindruck vermitteln, daß es ihm schlechter gehe, während sich bei näherer Befragung zeigt, daß es ihm nach der Behandlung besser ging, bis er eine Tätigkeit ausführte, durch die sich seine Schmerzen wieder verschlimmerten. Unter diesen Umständen hat die Behandlung ihm geholfen und nicht geschadet. Eine solche Information kann durch folgende Fragen ermittelt werden:

„Auf welche Art und Weise hat sich der Schmerz verschlimmert? (Ist er stärker, stechender, ist es jetzt mehr ein klopfender Schmerz oder hat sich der Schmerzbereich vergrößert usw.?)"

„Wann ist der Schmerz schlimmer geworden?"

„Was, glauben Sie, hat die Sache verschlimmert?"

„Hatte das etwas mit der Behandlung zu tun oder haben Sie irgend etwas getan, wodurch die Sache verschlimmert wurde?"

Die Physiotherapeutin muß bereit sein zuzugeben, daß sie unter Umständen ein Behandlungsverfahren zu intensiv angewandt hat. Wenn ein Patient in die Praxis kommt und ärgerlich sagt: „Was Sie gestern mit mir gemacht haben, hat die Sache erheblich verschlimmert", dann fühlt sich die Anfängerin naturgemäß verwirrt und entmutigt. Es fällt ihr leichter, diesen Vorwurf zu akzeptieren, wenn sie dem Patienten darauf antwortet: „In Ordnung – ich wollte ganz sicher nicht, daß es Ihnen schlechter geht; doch zeigt mir das jetzt genau, was zu tun ist, und wie es zu tun ist", oder wenn sie sagt: „Wenn ich Ihre Beschwerden durch eine zu intensive oder zu stark dosierte Mobilisation verschlimmern kann, dann sollte jetzt auch eine gute Chance bestehen, sie zu bessern."

Besonders wichtig ist die Reihenfolge der Fragen, mit welchen festgestellt wird, *wann* und *warum* die Symptome sich verschlimmert haben.

So kann beispielsweise die erste Frage lauten: „Wann haben Sie bemerkt, daß sich die Sache verschlimmert?" Und: „Können Sie mir sagen, wodurch es schlimmer geworden ist?"

Wenn diese Fragen nicht zu den gewünschten Antworten hinführen, sollte die nächste Frage im Hinblick auf das *Wann* so formuliert sein: „War es schon beim Aufwachen schlimmer oder war das erst im Lauf des Tages der Fall?" Die Patienten sind im allgemeinen in der Lage, diese Frage zu beantworten. Lautet die Antwort: „Es war schlimmer, als ich aus dem Bett stieg", wobei sich dies auf den Morgen nach der Behandlung bezieht, besteht die Möglichkeit, daß diese Verschlimmerung der Beschwerden auf die Behandlung zurückzuführen war. Der zweite Schritt, d.h. Fragen bezüglich des *Warum*, sollte sich erst dann anschließen, wenn die Frage nach dem *Wann* geklärt ist. Der Zweck der Beurteilung besteht darin festzustellen, ob die Verschlimmerung der Beschwerden auf die Behandlung zurückzuführen war (d.h. auf eine „bekannte Größe") oder auf andere Faktoren. Ist sie auf andere Faktoren zurückzuführen, muß das Ausmaß der Verschlimmerungsursache festgestellt und zu dem Ausmaß der Verschlechterung des Befindens in bezug gesetzt werden. Auf diese Weise kann die Physiotherapeutin Aufschluß über den Stabilitätsgrad der behandelten Störung gewinnen. Wenn die Antwort des Patienten auf die Frage „Wann?" lautet: „Als ich am nächsten Morgen aufstand", so lautet die automatische spontane Rückfrage hierauf (s. S. 30): „Sind die Beschwerden unterschiedlich, d.h. sind sie am Morgen ohne erkennbaren Grund stärker oder ist das ungewöhnlich?" Lautet die Antwort: „Nein, das ist ungewöhnlich", so muß diese Frage weiterverfolgt werden: „Haben Sie gestern irgend etwas getan, wodurch sich die Beschwerden verschlimmert haben könnten?" „Waren Sie gestern Abend müder als gewöhnlich?" „Glauben Sie, daß es auf die Behandlung von gestern zurückzuführen ist?"

Erst nachdem alle diese Fragen sich als ergebnislos erwiesen haben, kann folgendes gefragt werden: „Wie fühlten Sie sich, als Sie gestern nach der Behandlung von hier weggingen, verglichen mit dem Zeitpunkt, als Sie zur Behandlung hier erschienen?" Daran kann sich folgende Frage anschließen: „Wie fühlten Sie sich später am Tag nach der Behandlung?" Und zuletzt: „Wie verhielten sich Ihre Beschwerden, als Sie zu Bett gingen?"

Das folgende Beispiel soll zeigen, wie wohlüberlegt die Fragen gestellt werden müssen, wenn sie zu der Information hinführen sollen, um die es der Therapeutin geht, und wieviel Sorgfalt bei der Interpretation der Antworten des Patienten erforderlich ist.

Der Patient, ein junger Mann, litt an starken Schmerzen im unteren Rückenbereich, die vage auch in die rechte Gesäßseite und den rechten posterolateralen Oberschenkel ausstrahlten.
Bei seinem ersten Besuch am vorhergehenden Freitag wurde er im Anschluß an eine provisorische Untersuchung behandelt, und zwar mit einer Rotationsbewegung der Lendenwirbelsäule, die in der Dauer so angelegt wurde, daß eine Änderung der Beschwerden oder Zeichen erfolgen mußte, falls es sich tatsächlich um die richtige Technik handelte. Als unmittelbare Reaktion auf das am Freitag angewandte Verfahren zeigte sich eine geringfügige,

jedoch erkennbare Besserung, die darauf hindeutete, daß das angewandte Verfahren das richtige war.

Die zweite Behandlung erfolgte am Montag. Nachstehend soll nun das Gespräch wiedergegeben werden, das erforderlich war, um die Auswirkung der Behandlung zu bestimmen.

F „Wie ist es Ihnen ergangen?"
A „Am Samstag war es schlimm, aber jetzt ist es besser."
Ü Dies ist eine ungenaue Aussage, die in einen informativen Vergleich umgewandelt werden muß.
F „Besser als wann?"
A „Besser als Samstag, aber danach habe ich nichts mehr getan."
Ü Ich weiß immer noch nicht, ob es ihm besser geht als vor der Behandlung am Freitag.
F „Wie fühlen Sie sich jetzt im Vergleich zu dem Zeitpunkt, bevor Sie am Freitag hier zur Behandlung erschienen?"
A „Oh, ich weiß nicht ... etwa genauso ... oder ... es dürfte etwas besser sein."
Ü Dies ist nun wirklich nicht die klare Antwort, nach der ich suche; Fragen in dieser Richtung bringen mich nicht allzu weit voran. Ich weiß immer noch nichts über die Auswirkung der Behandlung. Ich glaube, ich sollte die Aussage „es war schlimm am Samstag" einmal näher beleuchten, um zu sehen, ob ich daraus irgendeine Information entnehmen kann.
F „Sie sagten, daß es Ihnen am Samstag schlecht gegangen ist – wann am Samstag?"
A „Ich weiß nicht."
F „Als Sie am Samstag morgen aufwachten, fühlten Sie sich da schlechter oder war das erst später an dem Tag?"
A „Ich weiß nicht, ich glaube, daß es mir am Vormittag recht ordentlich ging; ich glaube, es war dann irgendwann später am gleichen Tag."
F „Haben Sie irgend etwas getan, wodurch es verschlimmert werden konnte?"
A „Nein, ich habe mich nur ausgeruht."
Ü Der Patient ist mit seinen Antworten nicht sehr genau. Das Ganze scheint zu einem harten Stück Arbeit zu werden.
F „Was haben Sie während des Nachmittags getan?"
A „Nun, ich habe mich ausgeruht."
F „Sind Sie überhaupt aufgestanden?"
A „Wo Sie es jetzt erwähnen, erinnere ich mich, daß meine Frau etwa gegen Mittag die Wohnung verließ und ich allein zu Hause war. Das Telefon läutete viermal, und ich mußte jedes Mal an den Apparat gehen; das bedeutete, daß ich mich nach unten bücken mußte, um den Hörer abzunehmen, denn das Telefon stand auf dem Boden."

Während er dies sagte, führte er vor, wie er sich zum Telefon hinuntergebeugt hatte, und das Ganze sah tatsächlich etwas ungeschickt aus.

F „Danke."
Ü Jetzt habe ich doch noch die Antwort, die ich gesucht hatte, doch ich sollte noch etwas weiter bohren, um ganz sicher zu sein.
F „Haben sich Ihre Rückenschmerzen davor oder danach verschlimmert?"
A „Ja, das war nach den Telefonanrufen."
F „Wie fühlten Sie sich am Sonntag?"
A „Nun, am Sonntagmorgen fühlte ich mich nicht so gut, doch die Beschwerden haben sich dann im Lauf des Tages gebessert."
F „Und jetzt geht es Ihnen in etwa so wie vor der Behandlung am Freitag, kann man das so sagen?"
A „Ja, so ist es."
Ü Nachdem das geklärt ist, muß ich jetzt zur nächsten Phase der Beurteilung übergehen.
F „Wie fühlten Sie sich nach der Behandlung am Freitag verglichen mit der Zeit vor der Behandlung?"
A „Ich habe auf jeden Fall recht deutlich gespürt, daß ich ziemlich viel hin- und herbewegt worden war."
F „Wollen Sie damit sagen, daß Sie stärkere Schmerzen hatten als vor der Behandlung?"
A „Nein, ich glaube nicht, es war in etwa gleich."
F „Nun, was empfanden Sie, als Sie das Gefühl hatten, Sie seien ‚ziemlich viel hin und herbewegt worden'?"
A „Es hat sich irgendwie anders angefühlt."
F „Was hat sich anders angefühlt?"
A „Mein Rücken."
F „Inwieweit war es anders?"
A „Nun, der Rücken tat mir ein wenig weh."
F „Wie lange hat das gedauert?"
A „Nur etwa 5 min."
F „Und wie haben Sie sich dann gefühlt?"
A „Wieder wie gewöhnlich."
Ü Das Ganze ist wirklich ein hartes Stück Arbeit, und ich komme gar nicht gut voran.
F „Erinnern Sie sich daran, daß Sie während der Behandlung am Freitag auf der Seite lagen und ich Ihren Rücken verdrehte?"
A „Ja, daran kann ich mich erinnern."
F „Dabei sagten Sie doch, daß Sie sich besser fühlen."
A „Ja, das stimmt."
F „Trotz der Beschwerden, die Sie 5 min lang spürten?"
A „Ja."
F „Wie lange hielt die Besserung an?"
A „Nun, das weiß ich nicht genau, weil meine Frau mich nach Hause fuhr und ich dabei auf dem Rücksitz lag; und das war nicht sehr bequem."
Ü Nun weiß ich doch endlich so genau wie möglich, wo ich mit meiner Behandlung stehe, was seine Beschwerden betrifft, und ich weiß auch, daß ich, vorausgesetzt, seine Testbewegungen bei der Untersuchung verursachen keine schlimmeren Schmerzen, mindestens noch für eine Behandlungssitzung mit der Rotationstechnik fortfah-

ren muß, um die Behandlung beurteilen zu können. Eine Änderung der Technik wäre falsch, weil noch nicht das Stadium erreicht ist, in dem der Wert der Rotationsbewegung nachgewiesen werden könnte.

Mancher Leser wird die subjektive Befragung wegen ihrer Ausführlichkeit und Detailgenauigkeit als langweilige und unnötige Zeitverschwendung empfinden. Das Verfahren mag langweilig sein; unnötig und eine Zeitverschwendung ist es auf keinen Fall. Für die richtige Einschätzung, was die Wirkung der Behandlung betrifft, ist es entscheidend wichtig, daß die Physiotherapeutin die Auswirkung der Behandlung aus der Sicht des Patienten zu verstehen vermag. Dies ist nicht langweilig, es ist vielmehr herausfordernd und stimulierend.

Wenn der Patient die gewünschte wichtige Information nicht spontan preisgibt, ist es vielleicht notwendig, direktere Fragen zu stellen:

„Wie haben Sie sich gefühlt, als Sie am Morgen nach der Behandlung aufstanden, verglichen mit Ihrem Befinden zu dem Zeitpunkt, als Sie letztes Mal zur Behandlung erschienen?"

„Wie haben Sie sich den restlichen Tag über gefühlt und wie während der Nacht?"

„Wie fühlten Sie sich, als Sie am darauffolgenden Morgen aufstanden?"

Sollten die Antworten immer noch keine eindeutige Beurteilung ermöglichen, muß die Physiotherapeutin vielleicht so fragen: „Haben sich Ihre Schmerzen überhaupt infolge der Behandlung verändert?"

Wenn der Patient zögert, ehe er darauf antwortet, steht mit ziemlicher Sicherheit fest, daß sich die Beschwerden, wenn überhaupt, nicht allzu sehr verändert haben können.

Wenn der Patient berichtet, daß er sich aufgrund der Behandlung besser fühlt, ist es genauso wichtig zu klären, was sich gebessert hat und in welcher Form sich das manifestiert hat. Dies ist besonders dann relevant, wenn ein Patient an ausstrahlenden Schmerzen leidet.

Bei jeder Behandlungssitzung muß die Manualtherapeutin, wenn sie zu Beginn die Beurteilung der subjektiven Veränderungen durchführt, die Auswirkung der vorausgegangenen Behandlungen richtig einschätzen können. Wenn der Patient verwirrende oder widersprüchliche Angaben macht, muß sie ihm vielleicht folgende Frage stellen: „*Insgesamt gesehen*, welche Wirkung hatte die letzte Behandlung nach *Ihrem* Empfinden?" Vielleicht ist es auch notwendig, ihn zu fragen: „Wie fühlten Sie sich, als Sie nach der letzten Behandlung von hier weggingen, im Vergleich zu Ihrem heutigen Befinden, als Sie zur Behandlung hier erschienen?" Mit anderen Worten: „Welches war Ihrer Meinung nach die unmittelbare Wirkung der letzten Behandlung?" Ein solches Vorgehen führt häufig zu einer ausgewogeneren Beurteilung der Gesamtwirkung der Behandlung als dies durch spezifische Fragen nach bestimmten Phasen während des Zeitraums zwischen zwei Sitzungen möglich wäre.

Aufzeichnungen des Patienten

In manchen Situationen ist es notwendig, daß der Patient über das Verhalten seiner Beschwerden fortlaufend Protokoll führt. Dabei kann es sein, daß es dem Patienten schwerfällt, solche Notizen zu Papier zu bringen. In diesem Fall sollte er gebeten werden aufzuschreiben, was er unmittelbar nach der Behandlung empfindet, wie er sich in der darauffolgenden Nacht fühlt, und wie es ihm geht, wenn er am nächsten Morgen aufsteht. In manchen Fällen ist es auch wichtig, genau zu verfolgen, wie sich die Beschwerden eines Patienten in den ersten 4 h unmittelbar nach einer bestimmten Behandlung verhalten.

Wenn ein Patient eine Behandlung aus beruflichen oder anderen Gründen unterbrechen muß, empfiehlt es sich, ihn zu bitten, das Verhalten seiner Symptome während der ersten 48 h nach dem Zeitpunkt der letzten Behandlung zu protokollieren. Einige Leser mögen einwenden, daß ein Patient dadurch leicht zum Hypochonder wird, aber dem ist nicht so, und selbst wenn es so wäre, überwiegen die Vorteile einer schriftlichen Aufzeichnung bei weitem gegenüber jeglichen vermuteten Nachteilen.

Greift die Physiotherapeutin auf solche schriftlichen Aufzeichnungen zurück, sollte sie sie auf eine besondere Weise auswerten:

1. Wenn sie die Aufzeichnungen vom Patienten erhalten hat, sollte sie sie mit der Schriftseite nach unten gekehrt vor sich hinlegen.
2. Der Patient sollte gebeten werden, seinen allgemeinen Eindruck, was die Auswirkung der letzten Behandlung betrifft, mitzuteilen.
3. Seine subjektive Beurteilung der Auswirkung der letzten Behandlung sollte bis zum Erreichen einer konkreten Schlußfolgerung besprochen werden.
4. Dann wird die schriftliche Aufzeichnung beurteilt, wobei etwaige Abweichungen gegenüber den mündlichen Äußerungen der Patienten geklärt werden.

Beim Lesen einer schriftlichen Aufzeichnung kann sich leicht ein falscher Eindruck ergeben, weil die Niederschrift ohne Zusammenhang mit allen sonstigen Elementen der Beurteilung erfolgt ist. Die Aufzeichnungen können den Eindruck vermitteln, daß es dem Patienten schlechter geht, während seine Situation sich in Wirklichkeit gebessert hat, weil vielleicht einige wichtige Fakten (nach denen er nicht gefragt worden war) unerwähnt geblieben sind.

Behandlungsaufzeichnungen

Nach Abschluß der subjektiven Befragung muß in den Behandlungsnotizen eine entsprechende Eintragung vorgenommen werden.

Die *erste* Eintragung bei jeder Behandlungssitzung bezieht sich stets auf die Beurteilung der subjektiven Veränderungen, wobei insbesondere die Meinung des Patienten über die eingetretenen Veränderungen zu berücksichtigen ist. Es ist deshalb unbedingt erforderlich, daß die Physiotherapeutin gewohnheitsmäßig die schriftliche Aufzeichnung mit den Worten beginnt (notfalls in abgekürzter Form), mit denen der Patient *seine* Ansicht über die Wirkung der Behandlung zum Ausdruck brachte. Diese Eintragung muß mit Anführungszeichen versehen werden, um damit anzuzeigen, daß hier die Ansicht des Patienten wiedergegeben wird. Diese mag nicht mit der Meinung der Physiotherapeutin übereinstimmen, doch handelt es sich dabei eindeutig um die Sichtweise *des Patienten*. Wenn voneinander abweichende Ansichten geäußert werden, die sich nicht miteinander in Einklang bringen lassen, müssen beide registriert werden.

Gelegentlich berichten Patienten, daß sie sich im Anschluß an die letzte Behandlung sehr müde gefühlt und vielleicht sogar bis zu 3 h geschlafen haben. Diese Wirkung tritt im allgemeinen im Anschluß an die ersten Behandlungen ein und kann als günstige Reaktion auf die Behandlung angesehen werden.

Im vorhergehenden Abschnitt ging es um die *subjektive* Beurteilung der Wirkung der Behandlung des Vortages. Hieran schließt sich die erneute Überprüfung der zuvor als anomal festgestellten Bewegungen und die Beurteilung der Qualität von Veränderungen an, die sich aus der Behandlung ergeben haben können. Die Veränderungen dieser Zeichen stimmen dabei im positiven Fall mit den Erkenntnissen aus der subjektiven Beurteilung überein, so daß beide Aspekte sich auf diese Weise wechselseitig bestätigen.

8.2.2 Die Beurteilung während der Durchführung einer Behandlungstechnik

Zwei Punkte sind hier von Bedeutung: zum einen das Ziel des Behandlungsverfahrens und zum anderen die Art der Veränderungen, die es bewirken soll.

Ziel der Behandlungstechnik

Im Anschluß an die Untersuchung und Beurteilung der Beschwerden des Patienten besteht gegebenenfalls die Absicht, eine Position und Behandlungstechnik zu wählen, die in kontrolliertem Maß die Symptome des Patienten hervorruft (s. (2.) im nachfolgenden Abschnitt), es kann aber auch die umgekehrte

Wirkung beabsichtigt sein. (Dies muß die Physiotherapeutin dann bei der Beurteilung im Anschluß an die Anwendung der Technik berücksichtigen.)

Art der Veränderung

Während der Durchführung einer Behandlungstechnik kann es zu zwei unterschiedlichen Schmerzreaktionen kommen. Zum einen kann der Schmerz im Rhythmus mit der der Technik zugrundeliegenden oszillierenden Bewegung empfunden werden, zum anderen kann der Schmerz erst während der Durchführung der Behandlungstechnik einsetzen.

Ein Schmerz, der im Rhythmus mit der angewandten Behandlungstechnik empfunden wird (s. z. B. (3.)), kann sich auf folgende Weise verändern:

1. Von einem schmerzfreien Beginn ausgehend können die Schmerzen im Rhythmus der Behandlungstechnik einsetzen. Die Behandlung sollte dann ohne jede Veränderung, was die folgenden Faktoren angeht, fortgesetzt werden:
   a) Geschwindigkeit;
   b) Rhythmus;
   c) Amplitude; oder
   d) Position innerhalb des Bewegungsbereichs.

   Um dies perfekt auszuführen, bedarf es äußerster Konzentration. Nach 10 s erfolgt eine vergleichende Beurteilung des rhythmischen Schmerzes, während die Technik weiterhin ausgeführt wird. Nimmt er zu, kann das Verfahren fortgesetzt werden, wenn dabei sorgfältig darauf geachtet wird, daß die Symptome sich nicht verschlimmern. Ist dies doch der Fall, muß die Anwendung abgebrochen werden.

2. Ein rhythmischer Schmerz kann nachlassen, wenn die Behandlung bei konstanter Geschwindigkeit und gleichbleibendem Rhythmus, gleicher Amplitude und in der gleichen Position innerhalb des Bewegungsbereichs fortgesetzt wird. Es erfolgt dann eine Beurteilung des Umfangs und der Geschwindigkeit der Veränderung bezogen auf Dosierung und Art des Verfahrens, die erforderlich sind, um die Veränderung herbeizuführen. Dadurch gewinnt die Physiotherapeutin Anhaltspunkte für eine Prognose, besonders, wenn die über 24 h anhaltende Besserung (als Prozentzahl geschätzt) mit Art und Dosierung der Behandlung in Zusammenhang gebracht wird.

3. Der rhythmische Schmerz kann in den ersten 10–20 s (oder manchmal sogar 30 s) zunehmen, um dann allmählich abzunehmen; er kann dann weiterhin abklingen und vielleicht sogar ganz verschwinden. Wenn es sich bei dem zunächst zunehmenden Schmerz um erst kurz zuvor erstmalig auftretende Wadenschmerzen handelt, sollte die Behandlung nicht über die 30 s hinaus fortgesetzt werden, doch wenn es sich um lokale Rückenschmerzen oder ausstrahlende Schmerzen im näheren Bereich des Rückens handelt (vor allem wenn sie chronischer Natur sind), sollte die Bewegung unter Beibehaltung von Geschwindigkeit, Rhythmus, Amplitude und Position über die 30 s hinaus fortgesetzt werden, natürlich unter der Voraussetzung, daß die Schmerzen sich nicht von Sekunde zu Sekunde stetig verschlimmern. Die Beurteilung solcher Veränderungen erfordert nicht nur die verbale Kommunikation zwischen Patient und Therapeutin, sondern auch das Erkennen nichtverbaler Verhaltensnuancen, und darüber hinaus die Fähigkeit des Patienten, sich vollständig zu entspannen, was eine leichtere Durchführung der Behandlungstechnik ermöglicht. – Alle diese Faktoren spielen eine wichtige Rolle. Das Ausmaß an Konzentration und an Geschick, das bei diesem Vorgehen unabdingbar ist, stellt hohe Anforderungen an das Können der Physiotherapeutin; die Art
   a) ihres „Dialogs" mit dem Gelenk; und
   b) ihres Gefühls für das Gelenk entspricht in etwa dem Einsatz eines Pianisten, der zusammen mit einem Orchester ein Konzert vorträgt und sich dabei die Emotionen des Komponisten vergegenwärtigt.

4. Die letzte rhythmische Schmerzreaktion ist dann, wenn der Schmerz mit fortschreitender Durchführung der Behand-

lung sich zunehmend verschlimmert. Unter diesen Umständen bedarf es genau derselben sorgfältigen Beurteilung, wie sie unter (3.) erläutert wird, weil festzustellen ist, ob die Beschwerden der Physiotherapeutin vermitteln: „Ich will nicht so bewegt werden, hör bitte auf – Du verschlimmerst meinen Zustand", oder ob sie besagen: „Du bewegst mich zu schnell", „Du bringst mich zu weit in den schmerzhaften Bereich" oder „Du bewegst mich zu ruckartig". Dies ist durchaus ernst zu nehmen; denn solche verschlüsselten Informationen sind absolut real; sie können durch aufmerksames Beobachten erfaßt und für die Beurteilung genutzt werden, indem bei der Anwendung einer Technik entsprechende sorgfältige Anpassungen vorgenommen werden. Wenn der Schmerz sich nach wie vor verschlimmert, sagt er damit deutlich: „Hände weg, Du verschlimmerst meinen Zustand."

Wenn die Physiotherapeutin bei einem Patienten eine passive Bewegungstechnik durchführt, sollte sie zuerst feststellen, ob der Patient Schmerzen verspürt, wenn er für die durchzuführende Behandlungstechnik eine bestimmte Körperhaltung eingenommen hat. Ehe die Bewegungen des Patienten getestet werden, um die objektiven Veränderungen festzustellen, muß ihm folgende Frage gestellt werden: „Welche Symptome fühlen Sie jetzt im Augenblick, während Sie hier stehen, ehe ich damit beginne, Ihre Bewegungen zu testen?" Die gleiche Frage muß dem Patienten dann erneut gestellt werden, wenn er gebeten wird (zur Beurteilung) aufzustehen, nachdem die Behandlungstechnik gerade beendet worden ist:

1. „Würden Sie bitte wieder aufstehen."
2. „Wie fühlt es sich jetzt an im Vergleich zu vorher, ehe ich die Behandlungstechnik durchgeführt habe?"
3. Dann testet die Physiotherapeutin die für die objektive Beurteilung erforderlichen Bewegungen.

Besondere Sorgfalt ist angebracht, wenn der Patient an latentem oder nachklingendem Schmerz leidet. Das Verfahren wird dann in einem bestimmten Bewegungsgrad durchgeführt, und der Patient wird dabei gefragt, ob durch die Anwendung der Technik bei den Symptomen eine Veränderung eintritt. Diese Information ist unter drei Gesichtspunkten notwendig:

1. Der Patient leidet vielleicht an ausstrahlenden Schmerzen, während er die für die Behandlung erforderliche Stellung eingenommen hat. Wenn dann die Behandlungstechnik durchgeführt wird, nehmen die Schmerzen nach und nach ab und verschwinden, sie können sich aber auch die ganze Zeit über gleichbleibend verhalten oder sich verschlimmern. Eine Beurteilung während der Durchführung der Behandlung ermöglicht es der Physiotherapeutin zu entscheiden, ob das Verfahren fortgesetzt werden soll, ob es sanfter ausgeführt werden muß oder ob eine Änderung der Behandlungstechnik angezeigt ist.

a) Wenn z.B. in der Anfangsphase der Behandlung eines Patienten mit Schmerzen, die über das ganze Bein ausstrahlen, die Behandlung zunächst leichte Wadenschmerzen hervorruft, und vor allem, wenn diese Wadenschmerzen bei Fortsetzung der Behandlungstechnik zunehmen, sollte die Physiotherapeutin diese Technik absetzen. Sie sollte den Patienten bitten aufzustehen und die anderen Bewegungszeichen erneut beurteilen, ehe sie zur nächsten Behandlungstechnik übergeht.

b) Wenn andererseits die Beschwerden mehr chronischer Natur sind, ist es vielleicht notwendig, diese Wadenschmerzen mit Hilfe der Behandlungstechnik hervorzurufen, um zu einer Besserung zu gelangen. Bei einer erneuten Beurteilung steht dann zu hoffen, daß dieses absichtliche Hervorrufen des Schmerzes zu einer endgültigen Verbesserung des aktiven schmerzfreien Bewegungsausmaßes geführt hat.

c) Während der Durchführung der Behandlungstechnik werden vielleicht nur die Rückenschmerzen, nicht aber die ausstrahlenden Schmerzen reproduziert.

Ist dies der Fall, sollte die Behandlung fortgesetzt werden. Ob sie dann wiederholt werden soll, hängt von der Beurteilung der Wirkung dieser Technik ab.
2. Der Patient hat vor Anwendung der Technik in der jeweiligen Ausgangsposition vielleicht keine Schmerzen, doch während der Durchführung der Behandlungstechnik spürt er Schmerzen im mittleren Rückenbereich. In diesem Fall sollte festgestellt werden, ob es sich dabei um Symptome handelt, die reproduziert werden und diese Schmerzen (ihrer Art oder Lage nach) eine gewisse Ähnlichkeit mit seinen Symptomen aufweisen, es sollte auch festgestellt werden, ob der Schmerz auf den Druck allein zurückzuführen ist oder auf die damit provozierten Bewegungen. Die Physiotherapeutin kann sich nun dafür entscheiden, das gleiche Verfahren im gleichen Bewegungsgrad fortzusetzen und den Patienten 3-, 4-, 5- oder 6mal während der Behandlungsphase fragen, ob die Schmerzen im mittleren Rückenbereich nach wir vor gleich sind oder ob sie sich bessern bzw. verschlimmern. Verschlimmern sich die Schmerzen, kann sie die Intensität der Technik reduzieren oder die Behandlung ganz einstellen. Wenn die Symptome sich nicht verändern oder sich sogar bessern, kann sie die Dosierung der Technik vielleicht erhöhen.
3. Es gibt noch eine weitere Reaktion, die während der Behandlung festgestellt werden kann. Dabei handelt es sich um eine schwierige Beurteilung, weil es sehr leicht zu Mißverständnissen zwischen der Physiotherapeutin und dem Patienten kommen kann. Wenn eine Behandlungstechnik durchgeführt wird, ist es nützlich zu wissen, ob der Schmerz nur im Endbereich der oszillierenden Bewegung auftritt. Am einfachsten gelangt die Physiotherapeutin bei einer solchen Beurteilung zum Ziel, indem sie den Patienten während der Behandlung fragt: „Schmerzt – es – jedesmal – wenn – ich – drücke?" Eine andere geeignete Form der Fragestellung wäre folgende: „Schmerzt es im Rhythmus mit meinen Bewegungen oder ist es ein konstantes Gefühl, das zunimmt, wenn ich fortfahre?" Die mit Bindestrichen versehenen Worte werden rhythmisch im Einklang mit der am kräftigsten ausgeführten Phase der Behandlungstechnik ausgesprochen. Der Patient versteht diese Frage dann leichter und zögert nicht, sie eindeutig zu beantworten.

Diese Beurteilungen der während der Anwendung der jeweiligen Behandlungstechnik beobachteten Details müssen unbedingt, wie in Abschn. 6.6 besprochen, notiert werden.

8.2.3 Die Beurteilung nach der Durchführung der Technik (um die unmittelbare Wirkung des Verfahrens zu bestimmen und zu entscheiden, was als nächstes zu tun ist)

Die wesentlichen Punkte, die es in diesem Zusammenhang zu beachten gilt, wurden bereits in Abschn. 8.2.1 in bezug auf die Beurteilung zu Beginn einer jeden Behandlungssitzung besprochen. Dabei bedarf es auch hier ganz besonderer Sorgfalt, zum einen im Hinblick auf die Befragung des Patienten und zum anderen hinsichtlich der Genauigkeit in der Anwendung der Testbewegungen, die die Grundlage für Vergleiche bilden.

Nachdem eine Behandlungstechnik in einem bestimmten Bewegungsgrad lange genug durchgeführt worden ist, um die erwarteten Aufschlüsse zu ergeben, bittet die Physiotherapeutin den Patienten, sich für die Beurteilung aufzurichten (bzw. aufzustehen).

Die erste obligatorische Frage lautet: „Und wie fühlt es sich jetzt an?" Kommt nun keine sofortige spontane Antwort, formuliert sie die Frage so: „Fühlt sich das Ganze jetzt irgendwie anders an?" Erneut sind hier die Genauigkeit der Fragestellung und die richtige Interpretation der Äußerungen des Patienten für die subjektive Beurteilung besonders wichtig. Dabei ist zu beachten, daß jede Aussage, die auf die jeweiligen Fragen erfolgt, zu einem Vergleich umformuliert und eindeutig interpretiert werden muß.

Die Bewegungen des Patienten werden dann erneut getestet, und es erfolgt ein Vergleich mit den vor Anwendung der betreffenden Behandlungstechnik festgestellten Befunden.

Wenn die Bewegungszeichen wiederholt überprüft werden, muß bei den Testbewegungen jedesmal die gleiche Sequenz eingehalten werden. Der Grund hierfür ist darin zu sehen, daß eine Bewegung, die Schmerzen verursacht, gegebenenfalls die bei der nächsten Testbewegung gefundenen Zeichen verändert. In ähnlicher Weise gilt, daß Bewegungen der Halswirbelsäule, wenn sie zu Beginn in stehender Haltung getestet wurden, später gleichfalls in stehender Haltung nachgeprüft werden sollten. Es führt zu nichts, wenn Bewegungen einmal am stehenden Patienten getestet werden, ein zweites Mal, während er auf einem Stuhl sitzt und ein drittes Mal, während er auf dem Behandlungstisch sitzt, ohne die Füße aufzusetzen.

Zu hoffen ist dabei, daß die subjektiven und objektiven Beurteilungen miteinander übereinstimmen.

Wenn eine Physiotherapeutin ihre Ausbildung in der passiven Bewegungstherapie noch nicht abgeschlossen hat, sollte diese Beurteilung grundsätzlich jeweils nach jeder Anwendung einer Behandlungstechnik durchgeführt werden. Mit zunehmender Erfahrung lernt sie dann, den erwarteten Grad der Besserung im voraus einzuschätzen, wenn bestimmte Techniken bei bestimmten Beschwerden angewandt werden. Wenn sie beispielsweise einen älteren Patienten mit allgemeinen Nackenschmerzen behandelt, die jeweils am Ende jeder Bewegungsrichtung auftreten, wobei diese Bewegungen auch durch Steifigkeit eingeschränkt sind, kann sie davon ausgehen, daß sich während einer Behandlungssitzung noch nicht viel ändern wird, obwohl es nach zwei Behandlungssitzungen zu einer wesentlichen Besserung kommen kann. Unter diesen Umständen ist es nicht notwendig, nach jeder Anwendung einer Technik eine Beurteilung durchzuführen. Vielmehr sollte die Beurteilung in der Weise vorgenommen werden, daß zum Abschluß einer jeden Behandlungssitzung Symptome und Zeichen mit den Befunden verglichen werden, die zu Beginn der ersten Behandlungssitzung zu verzeichnen waren.

Wenn die Physiotherapeutin in der Lage ist abzuschätzen, daß kurzfristig Veränderungen der Symptome und Zeichen zu erwarten sind, sollte sie nach jeder Applikation einer bestimmten Technik eine Beurteilung vornehmen. Wenn die Veränderung nicht so rasch eintritt wie dies zu wünschen wäre, sollte eine andere Technik eingesetzt werden. Diese Art des Vorgehens sollte während der gesamten Behandlung beibehalten werden, was bedeutet, daß solange von einer Technik zu einer anderen übergegangen wird, bis schließlich die Technik gefunden worden ist, die die schnellste und nachhaltigste Besserung bewirkt.

8.2.4 Die Beurteilung zum Abschluß der Behandlungssitzung (um die derzeitige Auswirkung der gesamten Behandlungssitzung zu bestimmen, im Unterschied zu den jeweils nach Anwendung einer jeden Technik eingetretenen Veränderungen)

In welchem Umfang bei jeder einzelnen Sitzung Behandlungstechniken angewandt werden können, hängt von folgenden Kriterien ab:

1. dem Schweregrad der Schmerzen des Patienten;
2. der Art und Stabilität der die Schmerzen verursachenden Beschwerden des Patienten;
3. der „Irritierbarkeit" des schmerzhaften Zustands.

Je behutsamer und sanfter aufgrund der genannten Faktoren bei der Behandlung vorgegangen werden muß, desto weniger kann bei einer einzelnen Sitzung bewirkt werden; wenn somit der Umfang der Behandlung begrenzt ist, gilt dies auch für die Zahl der unterschiedlichen Behandlungstechniken, die nacheinander versuchsweise angewandt werden können. Unter diesen Umständen ist die Beurteilung nach 24 h besonders wichtig, weil sich bei diesen Patienten aller Wahrscheinlichkeit nach die Symptome infolge einer zu intensiven Behandlung verschlechtern werden. Zum Zeitpunkt der Behandlung selbst sind solche Anzeichen einer Verschlimmerung des Zustands eventuell noch gar nicht feststellbar.

Bei einem Patienten, der dieser Kategorie angehört, sollte die Beurteilung nicht nur im Hinblick auf die Effektivität einer bestimmten Technik vorgenommen werden, sondern es sollte am Schluß der Behandlungssitzung auch ein Vergleich der subjektiven und objektiven Befunde mit jenen durchgeführt werden, die zu Beginn der Behandlungssitzung festgestellt wurden. Dabei ist es nützlich, wenn der Patient die während der Behandlungssitzung subjektiv von ihm empfundenen Veränderungen zusammenfassend mitteilen kann, wodurch die Physiotherapeutin Hinweise darauf erhält, ob er eine bestimmte Technik als besonders hilfreich empfunden hat oder ob er erst zu einem späteren Zeitpunkt eine Reaktion darauf erwartet.

Bei Patienten, bei denen eine Bewegung nur einen lokalen Schmerz hervorruft, der nach dem Aussetzen der Bewegung sofort verschwindet, ist eine Beurteilung der Effektivität der gesamten Behandlung nicht notwendig, wie dies bei den Patienten der oben angesprochenen Kategorie der Fall ist. Es ist jedoch häufig von Nutzen zu wissen, ob der Patient meint, daß ein bestimmtes Verfahren günstiger für ihn war als ein anderes. So kann er vielleicht auch angeben, ob sich eine bestimmte Technik besser als eine andere dazu eignet, an die Störung heranzukommen.

8.2.5 Die Beurteilung über einen Zeitraum von 24 h unmittelbar im Anschluß an die letzte Behandlungssitzung (weil dieser Zeitraum oftmals die wichtigsten Hinweise erbringt)

Wenn die Schmerzen eines Patienten:

1. in der Umgebung des Wirbelsäulenbereichs lokalisiert sind,

2. nur im Endbereich einer bestimmten Bewegung (oder vielleicht bei zweien) hervorgerufen werden, und
3. sofort nach Aussetzen der Bewegung nachlassen,

ist es wahrscheinlich, daß zwei oder vielleicht sogar nur eine einmalige Anwendung einer bestimmten Technik ausreicht, um die Effektivität dieser Technik zu beurteilen.

Wenn bei diesem Patienten:

1. keinerlei Anzeichen anhaltender Schmerzen vorhanden sind,
2. auch nachts keine Beschwerden auftreten,
3. die Störung völlig stabil ist,
4. durch die wiederholt ausgeführte schmerzhafte Bewegung die Symptome nicht verstärkt werden.

können im Verlauf einer Behandlungssitzung mehrere Änderungen der angewandten Techniken vorgenommen werden, und die 24-h-Beurteilung ist weniger wichtig.

Bei all den Patienten, die nicht zur oben angesprochenen Kategorie gehören, ist eine Beurteilung der Wirkung der Behandlung über einen Zeitraum von 24 h nach der Behandlung überaus wichtig. Die Tatsache, daß der Patient sich unter Umständen am Morgen nach der Behandlung beim Aufstehen infolge der Behandlung schlechter fühlen kann, macht es erforderlich, diese 24-h-Beurteilung vorzunehmen, ehe eine endgültige Einschätzung der Wirkung einer Behandlungssitzung erfolgen kann.

Alle im Zusammenhang mit der analytischen Beurteilung der subjektiven Veränderungen während dieses Zeitintervalls relevanten Aspekte wurden bereits in Abschn. 8.2.1 (*Beurteilung zu Beginn einer jeden Behandlungssitzung*) erläutert. Die analytische Beurteilung der objektiven Befunde, besonders in ihrer Beziehung zu den verschiedenen Komponenten der Beschwerden des Patienten, wurde im Abschn. 8.2 im Zusammenhang mit den „*Sternchen*" (S. 219) beschrieben.

**8.2.6 Die rückblickende Beurteilung
(um eine Gesamtbeurteilung
über einen Zeitraum
von 3 oder 4 Behandlungssitzungen
vorzunehmen)**

Selbst wenn die objektive Beurteilung zuverlässig nachweist, daß ein Fortschritt erzielt wurde, ist es nach wie vor wertvoll zu wissen, wie der Patient selbst den Prozeß der Besserung seiner Beschwerden einschätzt.

Wenn der Patient hinsichtlich seiner Beschwerden befragt wird, kann seine Antwort entscheidend von Faktoren beeinflußt werden, die mit seiner beruflichen Arbeit, seinen privaten Problemen, seinen Einkommensverhältnissen, seiner Zugehörigkeit zu einer bestimmten ethnischen Gruppe, seinem Wunsch, der Physiotherapeutin zu gefallen usw. im Zusammenhang stehen. Die Physiotherapeutin muß deshalb sicherstellen, daß der Patient auf ihre Fragen auch präzise Antworten gibt und daß sie diese so interpretiert, wie er sie meint. Im Zusammenhang mit dem „Fragen und Antworten" darf sie *niemals von bloßen Vermutungen ausgehen*. Zu Beginn der Behandlung ist es nicht ungewöhnlich, daß ein Patient jeden Tag erklärt, es gehe ihm schon viel besser. Wenn er dann nach etwa 4 Behandlungen gefragt wird: „Wie fühlen Sie sich nun im Vergleich zu dem Zeitpunkt, als wir die Behandlung begonnen haben?", kann es sein, daß er vorsichtig und nach längerer Überlegung meint: „Ich bin sicher, daß es mir etwas besser geht; zumindest ist es auf keinen Fall schlimmer geworden." Eine solche retrospektive Antwort zeigt der Physiotherapeutin, daß sie während der einzelnen Sitzungen doch nicht so große Fortschritte gemacht hat, wie sie angenommen hatte.

Es kann hilfreich sein, den Patienten zu fragen: „Welchen Fortschritt haben wir Ihrer Meinung nach prozentual im Vergleich zu der Zeit vor der Behandlung erzielt?" Oftmals ist es dann aber für den Patienten schwierig, dies in Prozentzahlen auszudrücken, und er antwortet vielleicht in Form eines anderen Vergleichs, der ebenso nützlich sein kann. Die Physiotherapeutin sollte, ehe sie ihm diese Frage stellt, ihre eigene in einer Prozentzahl ausgedrückte Beurteilung vornehmen. Wenn in der Beurteilung Übereinstimmung zwischen beiden Seiten besteht, zeigt dies, daß offensichtlich sowohl die Kommunikation als auch die Beurteilung von guter Qualität sind.

Manchmal stimmen die subjektiven und objektiven Beurteilungen nicht überein. So kann es sein, daß die Freude des Patienten über die Besserung seines Befindens sich nicht in gleicher Weise auch in einer Besserung der vorhandenen Zeichen bemerkbar macht; aber auch die umgekehrte Situation kann sich ergeben. Dies sind jedoch Ausnahmen von der im allgemeinen geltenden Regel; die Symptome und Zeichen stimmen für gewöhnlich in einer wenig späteren Phase der Behandlung miteinander überein.

Selbst wenn bei einem Patienten deutliche objektive Zeichen vorliegen, aufgrund derer die Beurteilungen vorgenommen werden können, ist es nach wie vor wichtig herauszufinden, wie er selbst zum Fortschritt der Behandlung steht. Es wäre eine schlechte Strategie, die Behandlung einfach von Termin zu Termin fortzusetzen, ohne eine solche „retrospektive Beurteilung" vorzunehmen. Die Behandlung kann leicht unnötigerweise über längere Zeit fortgesetzt werden, was schließlich dazu führt, die Gelenkstörung aufrechtzuerhalten.

**8.2.7 Wenn der Behandlungsfortschritt
sich verringert oder verlangsamt hat
oder stationär bleibt
(um die Gründe festzustellen
und die erforderlichen Maßnahmen
zu planen)**

Hier soll von der wichtigsten Fertigkeit im Hinblick auf die Beurteilung die Rede sein, die eine in der manipulativen Therapie erfolgreiche Physiotherapeutin besitzen muß, besonders wenn sie in beratender Funktion tätig sein will. Es geht hierbei um einen Aspekt der Beurteilung, der ein Höchstmaß an geistiger Beweglichkeit, Aufgeschlossenheit und Disziplin voraussetzt.

Im Rahmen dieser rückblickenden Beurteilung kommt der subjektiven Beurteilung die wichtigste Rolle zu. In diesem Bereich kann das Moment der Kommunikation besonders erfolgreich eingesetzt werden; durch Praxis und Erfahrung wird diese Beurteilung erleichtert und zuverlässiger gestaltet. Die Technik des Fragens und entsprechende Kenntnisse darüber, weshalb die jeweiligen Fragen gestellt werden müssen, können von jedermann erlernt werden, der die Bedeutung dieses Verfahrens erkannt oder erfahren hat und bereit ist, im Umgang mit den Patienten stets Geduld zu üben.

In Abschn. 3.6.7 (*Kommunikation*) (s. S. 62) wurde auf ein Dialogbeispiel zur retrospektiven Beurteilung verzichtet, weil der Autor es für sinnvoller hielt, die relevanten Informationen direkt mit den Erläuterungen zur rückblickenden Beurteilung zu verbinden. Es geht hierbei um die Klärung der folgenden Fragen:

1. Seit wann ist nach Meinung des Patienten die Besserung nicht weiter vorangekommen?
2. Warum ist seiner Meinung nach die Besserung nicht weiter fortgeschritten?
3. War er der Meinung, daß in einem früheren Stadium der Behandlung Fortschritte erreicht wurden?
4. War er der Meinung, daß der Fortschritt durch die Behandlung herbeigeführt wurde?
5. In welchem Stadium der Behandlung trat die Besserung ein?
6. Zeigte die Besserung einen stetig fortschreitenden Verlauf?
7. Wenn die Behandlung ihm geholfen hat, waren dabei besondere Techniken oder besondere Zeitpunkte der Behandlung für ihn günstiger als andere?
8. Half ihm eine bestimmte Technik, die auf eine *spezielle Art* durchgeführt wurde?
9. Gab es eine spezielle Technik oder eine auf eine besondere Art durchgeführte Technik, die seine Beschwerden in irgendeiner Phase verschlimmert haben?
10. Wie geht es ihm jetzt im Vergleich zu dem Zeitpunkt vor der Behandlung?
11. Wie geht es ihm jetzt im Vergleich zu dem Zeitpunkt vor dem Einsetzen der derzeitigen Episode?
12. Ist er der Meinung, daß er wieder *seinen* Normalzustand erreicht hat?

Nachdem die Physiotherapeutin die Ansichten des Patienten zu all diesen Fragen in Erfahrung gebracht hat, ist nun der richtige Zeitpunkt, um eine umfassende subjektive und objektive Nachuntersuchung durchzuführen, als ob es sich um einen neuen Patienten handelte. Die Fragen würden dann wie folgt lauten:

„Welches Problem haben Sie im Augenblick?"

„Wann quälen die Beschwerden Sie am stärksten?"

„Können Sie hier und jetzt etwas tun, um mir zu zeigen, auf welche Weise Sie die Beschwerden auslösen können?"

„Gibt es andere Aspekte hinsichtlich Ihrer Beschwerden oder hinsichtlich der Art und Weise, in der sie Sie belästigen, mit deren Hilfe ich Ihr Problem besser verstehen kann?"

Die retrospektive Beurteilung, wie sie oben erläutert wurde, kann mindestens genauso lange, wenn nicht sogar länger als eine erstmalige Untersuchung in Anspruch nehmen. Die Suche nach Details ist dabei weit wichtiger, weil es dabei um eine schwerwiegende und bedeutsame Entscheidung im Hinblick auf die zukünftige Behandlung der Beschwerden des Patienten geht; davon sind Faktoren abhängig, die für das zukünftige Leben des Patienten entscheidend sein können. Diese Aussage mag recht dramatisch klingen; (denn nur bei einem geringen Prozentsatz der Patienten geht es hier tatsächlich um derart folgenschwere Entscheidungen). Dennoch kommt der Entscheidung, wenn sie getroffen werden muß, für den Patienten wie auch für die Physiotherapeutin einige Bedeutung zu, weil einerseits ihr Ruf und andererseits ihre therapeutischen Fähigkeiten daran gemessen werden.

8.2.8 Die Beurteilung im Anschluß an eine Unterbrechung der Behandlung (um den Wert einer weiteren Behandlung festzulegen)

Viele Patienten leiden an Beschwerden, bei denen die Manualtherapeutin feststellt, daß sie nicht mehr umfassend beseitigt werden können. Unter solchen Umständen ist das Endergebnis der Behandlung ein „Kompromißergebnis". Es ist nicht leicht zu erkennen, wann ein solches Kompromißergebnis erreicht ist; es gibt nur eine Methode, um dies festzustellen. Zunächst kommt irgendwann ein Zeitpunkt, an dem die Symptome und Zeichen des Patienten sich nicht weiter bessern, und es besteht dann sogar die Gefahr, daß die Symptome durch die Behandlung aufrechterhalten werden. In einer zweiten Phase wird dann die Behandlung des Patienten für etwa 2 Wochen unterbrochen; danach kann eine Beurteilung der Symptome und Zeichen vorgenommen werden. In der dritten Phase wird festgestellt, ob erneut 3 oder 4 Behandlungen durchgeführt werden sollten, die zeigen, ob weitere Fortschritte erzielt werden können oder ob es für den Patienten besser wäre, die Behandlung wiederum für 2 Wochen zu unterbrechen, um dann eine neue Beurteilung vorzunehmen. Im folgenden wird ein Beispiel für ein solches Verfahren beschrieben.

Es geht um einen Patienten, der an Beschwerden aufgrund einer schwach ausgeprägten aktivierten Arthrose leidet, wobei es hier bekanntlich nicht möglich ist, den vollständigen schmerzfreien Bewegungsspielraum des Gelenkes wiederherzustellen. Die Frage ist, wann die Behandlung eingestellt werden sollte.

In der Frühphase der Behandlung durch passive Bewegung kann man bei einem solchen Patienten mit einer deutlichen Besserung sowohl des Bewegungsvermögens als auch der Schmerzen rechnen. Im weiteren Verlauf der Behandlung wird ein Punkt erreicht, an dem die Beschwerden des Patienten statisch verharren und es schwierig ist, eindeutig zu erkennen, ob der Bewegungsbereich sich noch leicht verbessert oder keinerlei Veränderung mehr zeigt. Die Physiotherapeutin sollte wissen, daß ein Stadium erreicht werden kann, in dem die Mobilisationsbehandlung die Beschwerden aufrechterhält. Ist dieser Zeitpunkt gekommen, sollte der Patient direkt gefragt werden: „Haben Sie den Eindruck, daß sich Ihr Zustand während der letzten 3 oder 4 Behandlungen gebessert hat?" Wenn die Antwort „Nein" lautet, sollte die Behandlung für ungefähr 2 Wochen unterbrochen werden. Danach sollten dann die Symptome und Zeichen des Patienten neu beurteilt werden.

1. Wenn sich die Beschwerden gebessert haben, sollte der Patient weitere 2 oder 3 Wochen ohne Behandlung bleiben, wonach dann eine neue Beurteilung vorzunehmen wäre. Ist dann eine weitere Besserung festzustellen, kann der Patient in der Annahme aus der Behandlung entlassen werden, daß die Beschwerden sich auch ohne Behandlung weiter bessern werden.

2. Wenn die Symptome und Zeichen unverändert geblieben sind, sollte der Patient noch 4- oder 5mal behandelt werden, um dann erneut für 2 Wochen aus der Behandlung entlassen zu werden. Nach Ablauf dieses Zeitraums ist es dann möglich festzustellen, ob die zusätzliche Behandlung zu einer Besserung geführt hat, und ob noch einige weitere Behandlungen durchgeführt werden sollten.

Bei dieser Art des Vorgehens ist eine gründliche Beurteilung besonders wichtig, wenn es konstruktiv genutzt werden soll. An dieser Stelle ist es vielleicht interessant, zu erwähnen, daß sich, wenn diese Patienten Rückfälle erleiden (und es kommt fast stets zu Rückfällen) im allgemeinen folgende Situation ergibt:

1. Sie kommen in einer früheren Phase der Verschlechterung ihrer Beschwerden in die Praxis.
2. Sie reagieren sensibler auf die Behandlung.
3. Sie haben zunehmend längere Besserungsperioden zwischen den Verschlechterungen.
4. In vielen Fällen klingen ihre verstärkten Beschwerden sehr rasch auch ohne Behandlung wieder ab.

8.2.9 Die Beurteilung bei Abschluß der Behandlung (Entscheidungen im Hinblick auf Prognose und Prophylaxe)

Im Zusammenhang mit der Beurteilung nach Abschluß der Behandlung gilt es, folgenden Punkt zu berücksichtigen: „Was ist für diesen Patienten im Hinblick auf seine Beschwerden und sein Bewegungsvermögen normal?" Hier sind vielerlei Variationen innerhalb des Normbereichs möglich. So kann beispielsweise die Vorwärtsflexion des Rumpfs im Stehen bei den einzelnen Menschen beträchtliche Unterschiede aufweisen; der eine Patient kann sich nur soweit hinunterbeugen, daß die Finger knapp bis unter die Knie reichen, während ein anderer in der Lage ist, die Hände dabei flach auf den Fußboden zu legen. Solche Unterschiede sind aber auch bei anderen Bewegungen zu beobachten; die Physiotherapeutin muß sich diese innerhalb der Norm liegenden Unterschiede vor Augen halten, wenn eine genaue Beurteilung erreicht werden soll.

Beispiel 1. Ein Patient kommt zur Behandlung seiner Schmerzen im unteren Rückenbereich in die Praxis. Bei der Untersuchung seiner Vorwärtsflexion wird festgestellt, daß er mit seinen Fingern nur bis zu den Knien reichen kann, und daß an diesem Punkt seine Rückenschmerzen ausgelöst werden. Hier könnte man zunächst zu der Ansicht gelangen, daß das Flexionsvermögen des Patienten erheblich eingeschränkt und schmerzhaft ist, und daß deshalb sein Zustand als sehr schlecht beurteilt werden muß. Wenn dieser Patient jedoch gefragt worden wäre: „Wie weit konnten Sie sich vor dem Einsetzen Ihrer Schmerzen nach vorne beugen?", hätte er vielleicht geantwortet: „Es ist mir noch nie gelungen, weiter als bis zu meinen Knien zu kommen." Diese Information vermittelt eine andere Perspektive im Hinblick auf die Interpretation seiner eingeschränkten Flexion.

Beispiel 2. Bei einem älteren Patienten mit Nackenschmerzen kann auch röntgenologisch der Nachweis starker degenerativer Änderungen erbracht werden. Eine Behandlung durch passive Bewegung ist für einen solchen Patienten sehr hilfreich, doch muß bei der Beurteilung die Tatsache berücksichtigt werden, daß die Rotation in beiden Richtungen niemals ein Ausmaß von 90° erreichen kann. Das gleiche gilt für alle anderen Bewegungen der Halswirbelsäule. Bei der Beurteilung muß deshalb berücksichtigt werden, welcher Bewegungsspielraum für diesen Patienten vermutlich normal ist. Die Behandlung muß dann darauf ausgerichtet werden, den schmerzhaften Aspekt der Gelenkbewegung zu beseitigen. Das Endergebnis ist dann ein leicht verbessertes Bewegungsvermögen, wenngleich die Bewegungen als solche in allen Richtungen durch Steifigkeit eingeschränkt bleiben. Wichtig ist hier allein die Tatsache, daß die Nackenschmerzen verschwunden sind.

Der nächste Punkt, auf den in diesem Abschnitt hinzuweisen wäre, ist der Umstand, daß die Auswirkung der Behandlung erst 2–3 Wochen nach der letzten Behandlungssitzung eindeutig feststeht. Wenn bei einem Patienten während dieser Zeit das schmerzfreie Bewegungsvermögen durch den gesamten Bewegungsbereich erhalten geblieben ist und wenn er in dieser Zeit beschwerdefrei bleibt, ist die Wirkung der Behandlung eindeutig.

Es gibt jedoch Fälle, wo ein Patient mit chronischen Beschwerden, bei dem die Untersuchung der Bewegungen wenig ergiebig war, während der gesamten Behandlung keinerlei Anzeichen einer Besserung der Symptome zeigt; dieser Patient stellt jedoch möglicherweise fest, daß die Beschwerden nach einer 2wöchigen Unterbrechung der Behandlung verschwunden sind; dies ist nicht außergewöhnlich.

Zum Zeitpunkt der letzten Behandlung und Beurteilung muß die Manualtherapeutin einschätzen können, in welchem Umfang sie eine Besserung herbeigeführt hat, und sie muß wissen, wie nahe dieses Ergebnis einem idealen Ergebnis kommt. Sie sollte abschätzen können, wie leicht die Beschwerden unter Umständen wieder auftreten können. Diese Beurteilung stützt sich zum Teil auf die Vorgeschichte und Diagnose der Störung sowie auf deren Stabilität zum Zeitpunkt der Behandlung. Von dieser Beurteilung ausgehend sollte die Physiotherapeutin in der Lage sein, nach angemessenen Kriterien vorherzusagen, wie vorsichtig der Patient mit seiner Wirbelsäule umgehen muß. In diesem Zusammenhang kommt eine prophylaktische Behandlung im Sinne von Instruktionen sowie stabilisierende oder mobilisierende Übungen in Frage.

Wenngleich die Prophylaxe eigentlich nicht zu den in diesem Buch angesprochenen Themen gehört, sollte hier doch ein Aspekt erwähnt werden, der offensichtlich nicht generell berücksichtigt wird. Unter den vielen Patienten, die unter häufigen episodischen mechanisch bedingten Schmerzen im Bereich der Wirbelsäule leiden, gibt es einen erheblichen Anteil von Betroffenen, die dieses Problem haben, weil ihre Gelenkbewegungen nie in angemessener Weise behandelt worden sind, wie dies während der schmerzfreien Phase hätte getan werden können. Obwohl es nur zwei oder drei Behandlungen bedarf, um alle Symptome in den Griff zu bekommen, verbleibt bei diesen Patienten ein Rest an Gelenkzeichen; wenngleich diese keine Beschwerden verursachen, versetzen sie die Wirbelsäule des Patienten doch in einen Zustand, in dem eine bestimmte Kombination von Faktoren zu einem Wiederauftreten der Beschwerden führen kann. Würden nun bei diesen Bewegungen durch eine entsprechenden Behandlung alle Symptome und Zeichen vollständig beseitigt, müßten Faktoren, die das Auftreten eines weiteren Beschwerdeschubs beeinflussen könnten, aufgrund des besseren Zustands des Gelenks schon viel stärker ausgeprägt sein. Dies ist eine sehr häufige Beobachtung bei Patienten, die episodisch an Schmerzen litten, von denen sie durch einige wenige von Laienmanipulatoren ausgeführten Behandlungen befreit werden konnten. Wenn die Manualtherapeutin in solchen Fällen die Behandlung über die beschwerdefreie Phase hinaus fortsetzen kann, um jenen Punkt zu erreichen, an dem die Bewegungen auch frei von Gelenkzeichen sind, dann verringert sich dadurch die Häufigkeit der Schmerzschübe in erheblichem Maße.

8.2.10 Die Beurteilung zur Unterstützung der Differentialdiagnose

Bei der erstmaligen Untersuchung eines Patienten ist der Arzt vielleicht nicht in der Lage, eine endgültige Diagnose zu stellen. Handelt es sich bei dem Problem des Patienten um eine Störung im Bereich des Stütz- und Bewegungsapparates, kann in manchen Fällen durch eine Behandlung mit passiver Bewegung die Diagnosefindung erleichtert werden.

Wenn beispielsweise ein Patient Schmerzen in der Schultergegend hat und der überweisende Arzt nicht sicher ist, ob die Schmerzen von der Schulter des Patienten oder von seinem Nacken ausgehen, kann der Patient an eine Physiotherapeutin überwiesen werden mit dem Hinweis, daß die Art der Behandlung zur Diagnosefindung beitragen soll.

Um dies zu erreichen, muß die Physiotherapeutin sowohl den Nacken als auch die Schulter besonders ausführlich untersuchen, wie bereits an anderer Stelle in diesem Kapitel beschrieben wurde, so daß alle Gelenkzeichen der Halswirbelgelenke wie auch der Schultergelenke in allen Einzelheiten analysiert werden. Sie sollte dann zuerst den Zervikalbereich behandeln und die Auswirkung dieser Behandlung sowohl auf die Beschwerden im Bereich der Halswirbelsäule als auch im Schulterbereich beurteilen. Führt die Behandlung der Halswirbelsäule zu günstigen Veränderungen der Beschwerden in beiden Bereichen, dann sollte die Behandlung der Halswirbelsäule fortgesetzt werden. Zeigt sich jedoch nach 3 Behandlungen noch keine Besserung in der Schulterregion, obwohl alle im Bereich der Halswirbelsäule möglichen Techniken angewandt wurden, sollte die Behandlung in diesem Bereich eingestellt werden. Die Schulter sollte dann ebenfalls behandelt und die Reaktionen in diesem Bereich beurteilt werden. Auf diese Weise geben die Reaktionen auf die Behandlung Aufschluß darüber, ob die Halswirbelsäule in das Geschehen miteinbezogen ist, was zur Diagnosefindung beiträgt.

8.2.11 Die analytische Beurteilung

Die Beurteilung ist die entscheidende Voraussetzung für eine effektive und informative Behandlung, ohne die Behandlungserfolge und Behandlungsfehler kaum zu echten Lernerfahrungen führen. Eine Beurteilung kann als mechanischer Prozeß durchgeführt werden und dient dann dazu, den Wert eines bestimmten Verfahrens nachzuweisen. Die analytische Beurteilung geht einen Schritt weiter. Sie erstreckt sich auf die Analyse aller Aspekte der Beschwerden eines Patienten und der Behandlung und ist darauf ausgerichtet, zu klar definierten Schlußfolgerungen zu gelangen. Neben streng geübter Disziplin erfordert die analytische Beurteilung einen wachen, skeptischen und methodischen Geist, d.h. einen Verstand, der sich gegen Zwänge zu behaupten weiß und das Prinzip von „Ursache und Wirkung" (notfalls) im Gegensatz zu anerkannten Lehrmeinungen vertritt, eine selbstkritische Haltung und eine Einstellung hat, die sich in folgendem Satz zusammenfassen läßt: „Gut – *wenn* Du das glaubst – beweise es auch." Der Beurteilungsprozeß umfaßt somit die Komponenten *Denken, Planen* und *Durchführen* (um zu) *beweisen*.

Dies bedeutet nicht immer, daß eine Technik angewandt werden muß, um ihren Wert in einer bestimmten Phase des Beschwerdeverlaufs bei einem Patienten nachzuweisen; es kann dabei auch um einen der folgenden Aspekte gehen:

1. Nachweis eines Negativbefundes, indem beispielsweise eine bestimmte Struktur mit Kraftaufwand auf eine bestimmte Weise behandelt wird, um zu beweisen, daß mit ihr alles in Ordnung ist;
2. Entlassung eines Patienten nach Hause ohne weitere Behandlung, um nachzuweisen, daß der Fortschritt, der offensichtlich erreicht wurde, tatsächlich das Ergebnis der Behandlung ist und nicht das eines selbsttätigen Gesundungsprozesses;
3. nicht der Versuchung nachzugeben, eine zweite Technik auszuprobieren, so daß damit vermieden wird, daß die Auswertung der nächsten Beurteilung ungenau oder nicht absolut eindeutig ausfällt.

Dieser letzte Punkt ist entscheidend wichtig bei der Planung einer Behandlungssitzung. Die wichtigste Zielsetzung (abgesehen von dem Bemühen, den Patienten von seinen Beschwerden zu befreien) besteht darin, nach einem bestimmten Behandlungsplan vorzugehen, so daß von vornherein die Möglichkeit ausgeschaltet wird, daß die Therapeutin durch die Antwort des Patienten auf die erste Frage: „Wie geht es Ihnen?" in Verwirrung gerät, nachdem verschiedene Verfahren angewandt worden sind. Wenn ein Patient vielleicht antwortet: „Ich bin ziemlich sicher, daß die Traktionsbehandlung mir geholfen hat, doch glaube ich nicht, daß es zur Besserung beigetragen hat, daß Sie dann meinen Rücken verdreht haben", so muß diese Aussage nicht unbedingt zutreffend sein. Wenn demgegenüber bei der Beurteilung der Wirkung der Traktionsbehandlung offensichtlich keine sofortige subjektive oder objektive Veränderung zu erkennen ist, muß der analytische Verstand sich damit auseinandersetzen und zu einer Entscheidung in bezug auf die folgenden Gesichtspunkte gelangen:

1. Soll ich bei der Behandlung eine Rotationstechnik anwenden, um festzustellen, ob dies eine sofortige Änderung bewirkt? Es kann zu einer positiven Veränderung kommen, doch kann auch das Gegenteil eintreten. Ich bin dann genausoweit wie nach der Traktionsbehandlung. Und dann muß ich mich fragen: „Soll ich jetzt diese oder jene Technik versuchen oder wird dadurch meine Verwirrung nur noch größer?"

oder

2. Wäre es besser, die Behandlung an dieser Stelle einzustellen und die Auswirkung der Traktionsbehandlung über den 24-h-Zeitraum zu beurteilen? Wenn ich die Rotationsbehandlung versuche, könnte ich dadurch vielleicht eine entscheidende Änderung herbeiführen. Eines weiß ich ganz sicher: Wenn ich es für heute bei der Traktionsbehandlung belasse, kann ich wenigstens bei der morgigen Beurteilung nicht verwirrt sein.

Ein wichtiger Denkprozeß bei der analytischen Beurteilung ist die Planung der heutigen Behandlung unter dem Aspekt der morgigen Beurteilung. Mit anderen Worten:

> Die morgige Beurteilung darf nicht durch die heutige Behandlung verfälscht werden!

Es folgt nun ein Beispiel dafür, daß ein Patient ohne Behandlung nach Hause geschickt wird, um gerade diese Erkenntnis in der Praxis anzuwenden.

Der Patient hatte Schmerzen in der rechten Gesäßseite. Die Vorwärtsflexion zeigte eine geringfügige Neigung nach links und bei der Korrektur wurde der Schmerz reproduziert. Der Slump-Test war positiv bei Dorsalflexion des rechten Fußes mit Ausstrahlung von Schmerzen ins Gesäß. Der Schmerz wurde deutlich reproduziert, wenn der Patient bei voller Lateralflexion nach rechts zusätzlich flektiert wurde.

Als bei der dritten Sitzung erneut eine Beurteilung vorgenommen wurde, sagte der Patient, daß es ihm zu 70% besser gehe. Nach der zweiten Behandlung war die Reaktion nicht so stark wie nach der gleichen Behandlung am ersten Tag. Nach der zweiten Behandlung, so der Patient, habe er sich eine halbe Stunde lang schlecht gefühlt; dann sei der Schmerz verschwunden und nicht mehr wiedergekehrt.

Es konnte deshalb angenommen werden, daß die Besserung auf die Behandlung zurückzuführen war, doch mußte dies nicht der Fall sein.

> Sich niemals auf eine bloße Vermutung stützen!

Dem Patienten wurde dann folgende „spontane Rückfrage" gestellt: „Nachdem Sie von hier weggegangen waren, haben Sie da irgend etwas Außergewöhnliches getan, was für die Besserung Ihrer Beschwerden verantwortlich gewesen sein könnte?" Nach langer Überlegung antwortete er: „Ich kann mich an nichts Derartiges erinnern." Auf die Frage, ob er auch schon zu anderen Zeiten solche schmerzfreien Perioden gehabt habe, antwortete er mit „Ja". Die nächste spontane Frage lautete: „Haben Sie den Eindruck, daß die Besserung auf die Behandlung zurückzuführen ist?" Die Antwort lautete: „Ich bin nicht ganz sicher." Diese Antwort überraschte, weil sie im Widerspruch zu verschiedenen anderen Aspekten stand, so beispielsweise zu seiner Freude, als er sagte, daß es ihm zu 70% besser gehe, und auch zu dem Zeitpunkt der Besserung sowie dem Nachlassen der Reaktion bei der zweiten Behandlung. Es sprach also alles dafür, daß die Besserung auf die Behandlung zurückzuführen war. Eigentlich hätte der Patient auf diese Frage spontan antworten müssen: „Oh ja." Bei der Untersuchung wurde festgestellt, daß bei dem Slump-Test und der damit verbundenen Dorsalflexion eine leichte Besserung eingetreten war, so wie auch, was die Qualität des Schmerzes betraf, wenn der Patient sich aus der rechtsseitigen Lateralflexionsstellung nach vorne beugte. Seine Aussagen zu weiteren Fragen nach anderen Symptomen, wie z. B. Steifigkeit beim Aufstehen morgens deuteten gleichfalls auf eine Besserung hin, doch waren dies ebenfalls veränderliche Symptome.

Unter dem Gesichtspunkt, daß man „morgen nicht verwirrt sein will", würde die Unsicherheit hinsichtlich der Frage von „Ursache und Wirkung" noch verstärkt werden, wenn der Patient heute behandelt würde und morgen dann mitteilen würde, daß es ihm nicht mehr so gut gehe; man würde sich dann fragen:

- Ist die Aussage „Nicht so gut" auf die Behandlung zurückzuführen?
- War die letzte Besserung lediglich ein „Strohfeuer"?
- Wäre der Zustand des Patienten auch dann „nicht so gut", wenn er keine Behandlung erhalten hätte?

Um, was die Beurteilung betrifft, das Beste aus der Situation zu machen, beschloß man, keine Behandlung vorzunehmen und bei dem Patienten nach 4 Tagen eine erneute Untersuchung vorzunehmen. Die Ausführung dieses Plans ließ erwarten, daß eine unbeeinflußte Beurteilung eindeutig zeigen würde, ob die Symptome mit der Behandlung in Zusammenhang standen oder nicht.

In der Tat rief der Patient am 3. Tage an und teilte mit, daß es ihm nicht so gut gehe wie bei seiner letzten Untersuchung. Die Antwort war dann klar, und die Behandlung wurde fortgesetzt.

Die *Denk-* und *Planungs*prozesse erfordern eine umfassende Würdigung folgender Kriterien:

1. die Störung (die Pathologie in ihrem derzeitigen Stadium);
2. der Auswirkungen, die bei Anwendung bestimmter Techniken zu erwarten sind, und zwar sowohl hinsichtlich des Umfangs als auch der Geschwindigkeit der erwarteten Veränderung;
3. des Patienten als Mensch und aller damit verbundenen Aspekte.

Die kritische Selbstanalyse und die ständige Suche nach Gewißheiten bringen der Physiotherapeutin, wenn sie bewußt auf die Behandlung eines jeden Patienten angewandt werden, einen unschätzbaren Gewinn an Erfahrungen und an Zuverlässigkeit als Beraterin ein. Dieses Ziel ist eine Verantwortung, die die Physiotherapeutin sowohl ihren Patienten als auch der Ärzteschaft gegenüber trägt.

8.2.12 Zusammenfassung

Genauso wie bei einem normalen Gespräch Kommunikationsschwierigkeiten auftreten, die auf Fehlinterpretationen hinsichtlich der Bedeutung von Gesagtem oder nicht Gesagtem zurückzuführen sind, gibt es auch Schwierigkeiten bei der Beurteilung der subjektiven Reaktion des Patienten auf die Behandlung. Aufgrund dieser Schwierigkeiten sollte die Physiotherapeutin ihre Fragen äußerst sorgfältig formulieren, wenn es darum geht, Veränderungen bei den Symptomen des Patienten zu beurteilen.

Die Gefühle des Patienten in bezug auf seine Schmerzen sollten niemals Gegenstand bloßer Vermutungen sein. Wenn ein Patient beispielsweise gebeten wird, sich nach vorne zu beugen und wenn er, während er dies tut, aufstöhnt, sollte die Physiotherapeutin sofort mit der Frage nachhaken: „Hat das wehgetan?" „Ja." „Wo haben Sie es gefühlt?" Wenn der Patient während der Untersuchung wiederholt bei jeder Bewegung Schmerzen empfindet, kann es für ihn zu einem Ärgernis werden, wenn die Physiotherapeutin ihn ständig fragt: „Wo hat es wehgetan?" Wenn also der Patient sich bei den einzelnen Testbewegungen vor Schmerzen zusammenkrümmt, kann die Physiotherapeutin beispielsweise fragen: „An der gleichen Stelle?" Dadurch vermeidet sie Wiederholungen und erhält doch die gewünschte Antwort. Niemals etwas annehmen, voraussetzen oder unterstellen! Geht der Schmerz in einen anderen Bereich über, wird der Patient schon sagen, wo es ihm nun wehtut, selbst wenn sie ihn nur fragt: „An der gleichen Stelle?" Gerade diese enge Kommunikation zwischen der Physiotherapeutin und dem Patienten macht die Beurteilung so aussagefähig und wertvoll und trägt gleichzeitig zu einer spezifischeren und effektiveren Behandlung bei.

Wenngleich dieser oder jener Leser vielleicht sagt, daß dieses Verfahren zu zeitaufwendig sei, als daß es von besonderem Nutzen sein könne, zwingt doch die Zielsetzung, die Behandlung erfolgreich durchzuführen, zu einem solchen hohen Maß an Genauigkeit. Für die Physiotherapeutin ist es wesentlich, die Kontrolle über die Behandlungssituation zu behalten. Bei ausreichender Praxis und Erfahrung ist es kein langwieriges Verfahren.

9 Halswirbelsäule

Die Halswirbelsäule (Abb. 9.1) läßt sich in drei Abschnitte einteilen; die obere Halswirbelsäule (Okziput bis C3), wozu auch die hochzervikale Wirbelsäule gehört (Okziput bis C2); die untere Halswirbelsäule (C5–C7); und den Übergangsbereich, die mittlere Halswirbelsäule (C3–C5).

Beschwerden in der oberen Halswirbelsäule führen häufig zu Kopfschmerzen. Die hochzervikale Wirbelsäule hat keine Bandscheiben, während zur oberen Halswirbelsäule auch das Intervertebralgelenk C2–3 gehört, wo sich eine Bandscheibe befindet, was berücksichtigt werden muß. Der Grund für die Unterscheidung der hochzervikalen Wirbelsäule gegenüber der oberen Halswirbelsäule liegt darin, daß ein bestimmter Teil der Palpationsuntersuchung auf diese Bereiche getrennt eingeht. Die untere Halswirbelsäule beinhaltet synoviale Gelenkstrukturen und die Bandscheibe. Diskogene Beschwerden im Bereich der Halswirbelsäule (die auch die Nervenwurzeln einbeziehen können) sind besonders häufig im Bereich der unteren Halswirbelsäule lokalisiert. Beschwerden im Bereich der mittleren Halswirbelsäule rühren meist von den Synovialgelenken her; Schmerzen, die von diesen Ebenen ausgehen, können nach proximal und distal ausstrahlen.

9.1 Subjektive Untersuchung

Tabelle 9.1 zeigt das Schema der Untersuchung, doch bedürfen einige Punkte einer näheren Erläuterung.

9.1.1 Symptombereich

Obere Halswirbelsäule

Klagt ein Patient über Schmerzen im subokzipitalen Bereich, muß deren Lokalisation genau festgestellt werden; dies ermöglicht eine Unterscheidung zwischen Beschwerden, die vom atlantookzipitalen Bereich, vom atlantoaxialen Bereich oder dem Bereich zwischen C2 und C3 herrühren. Die genaueste Methode, die Lokalisation zu bestimmen, ist folgende:

1. Die Physiotherapeutin bittet den Patienten, mit einem Finger auf den betreffenden Schmerzbereich zu zeigen.
2. Sie ersetzt seinen Finger durch den ihren.
3. Sie drückt auf die betreffende Stelle und fragt: „Meinen Sie hier?"

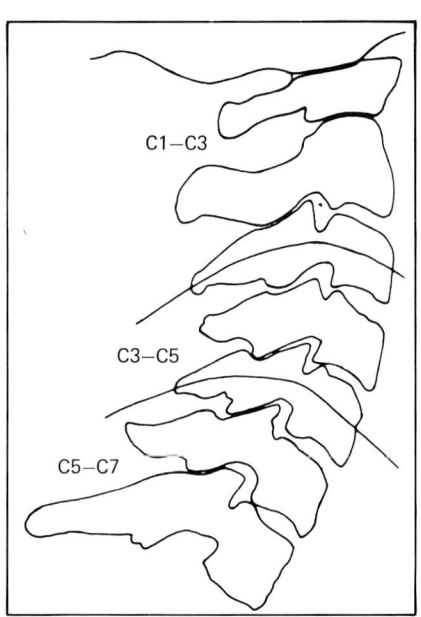

Abb. 9.1. Unterteilung der Halswirbelsäule

Tabelle 9.1. Halswirbelsäule. Subjektive Untersuchung

Art der Beschwerden

Festellen, warum der Patient zu Behandlung überwiesen wurde bzw. unabhängig davon, eine Behandlung wünscht

1. Schmerzen, Steifigkeit, Schwäche, Instabilität usw.
2. akute Beschwerden
3. Beschwerden nach Operation, Trauma, Korsett, Traktion, usw.

Vorgeschichte

Aktuelle und frühere Vorgeschichte (s. unten „Vorgeschichte")
Die Reihenfolge der Fragen bezüglich der Vorgeschichte kann variiert werden.

Bereich

Handelt es sich bei den Beschwerden um Schmerzen, Steifigkeit, Rezidive, Schwäche usw.?
In die „Körpertabelle" eintragen:

1. Bereich und Tiefe der Symptome, unter Angabe der Hauptsymptombereiche und Art der Beschwerden
2. Parästhesie und Anästhesie
3. Alle anderen damit verbundenen Bereiche auf Symptome hin überprüfen, d.h.:
   a) andere Bereiche der Wirbelsäule
   b) die Gelenke oberhalb und unterhalb des Symptombereichs
   c) andere relevante Gelenke

Verhalten der Symptome

Allgemeine Aspekte

1. Wann treten die Symptome auf bzw. wann verändern sie sich und warum (lokal und ausstrahlend)?
2. Welche Wirkung hat die Ruhelage auf die lokalen und ausstrahlenden Symptome (möglicher Zusammenhang mit täglichen Aktivitäten, Kissengröße/Kisseninhalt, Entzündung)?
(Vergleich der Symptome beim morgendlichen Aufstehen und abendlichen Zubettgehen)

3. Schmerzen und Steifigkeit beim Aufstehen; Dauer
4. Auswirkung körperlicher Aktivitäten (zu Tagesbeginn im Vergleich zum Tagesende)

Besondere Aspekte

1. Wodurch werden die Symptome hervorgerufen – wodurch werden sie gelindert (Schweregrad – Irritierbarkeit)?
2. Werden die Symptome durch länger beibehaltene Körperhaltungen hervorgerufen?
3. Sind jähe Bewegungen schmerzfrei?

Spezielle Fragen

1. Leidet der Patient in Verbindung mit den Symptomen an Schwindelgefühlen (Arteria vertebralis)?
2. Leidet der Patient an einem Kribbeln oder Brennen an beiden Händen und/oder Füßen, oder hat er Gangstörungen (Rückenmarkssymptome)?
3. Wie ist der allgemeine Gesundheitszustand des Patienten; liegt ein größerer Gewichtsverlust vor (medizinische Vorgeschichte)?
4. Welche Tabletten werden vom Patienten für diese und für andere Beschwerden eingenommen (Osteoporose infolge einer ausgedehnten Steroidtherapie)?
5. Wurden in jüngster Zeit Röntgenaufnahmen gemacht?

Vorgeschichte

1. der aktuellen Beschwerden
2. der früheren Beschwerden
3. Verschlimmern oder verbessern sich die Symptome?
4. Frühere Behandlungen und ihre Auswirkungen
5. gegebenenfalls sozioökonomische Vorgeschichte

Kennzeichnen der Hauptbefunde durch Sternchen

Planung der objektiven Untersuchung

---

4. Wenn der Patient dies bejaht, sollte als nächstes dieser Druck in verschiedenen Neigungswinkeln ausgeübt werden und es sollten mit dem Finger unterschiedliche Kontaktstellen betastet werden, bis die genaue Stelle gefunden ist. So mühsam dies auch erscheinen mag, es erspart doch im Hinblick auf andere Aspekte der Untersuchung viel Zeit. Es wird dadurch sogar der Weg vorgezeichnet, den die objektive Untersuchung beschreiten könnte.

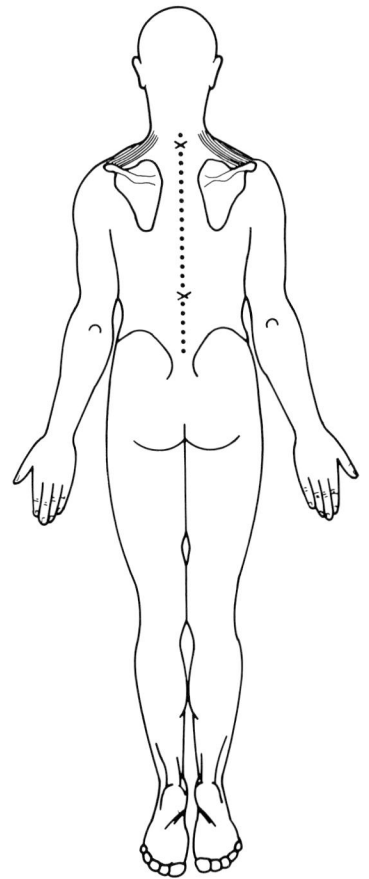 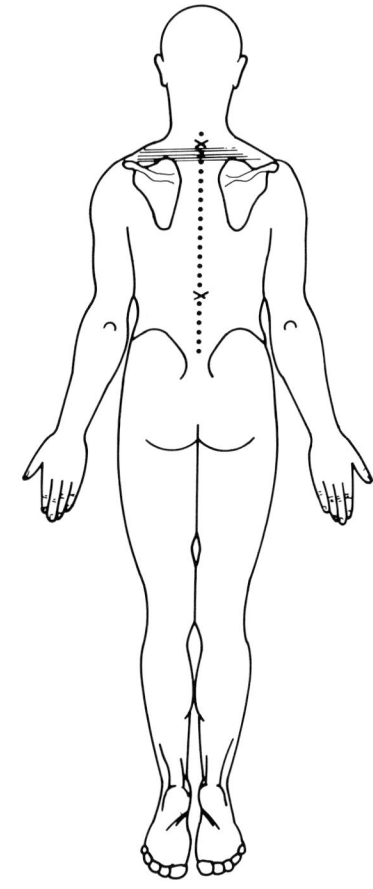

Abb. 9.2. Schmerzverteilung mit Ursprung im unteren Halswirbelbereich (C5–C7)

Abb. 9.3. Schmerzverteilung bei Ursprung im Bereich der oberen Brustwirbelsäule (T1–T2)

Untere Halswirbelsäule

Ein zweiter Schmerzbereich in der Halswirbelsäule, der einer näheren Erläuterung bedarf, liegt in Höhe der oberen Schulterblattränder. In diesem Bereich treten häufig Schmerzen auf, die von der unteren Halswirbelsäule oder der oberen Brustwirbelsäule ausgehen können. Die wichtigste Information hier ist zu wissen, ob die Symptome:

1. vom unteren Halswirbelbereich ausgehen und sich dann nach distal und seitlich über die Schultern ausbreiten (Abb. 9.2) oder
2. sich von der einen zur anderen Schulter ausdehnen und zwar (etwa) in Höhe der Ebene T2, ohne sich im Nacken überhaupt bemerkbar zu machen (Abb. 9.3).

Dies ermöglicht eine Unterscheidung, ob die Symptome von C5–7 oder von T1–2 herrühren.

Es ist wichtig zu wissen, daß sowohl Symptome im unteren Skapulabereich als auch vage Symptome auf der Ebene T3–7 ihren Ursprung im unteren Halswirbelbereich (Abb. 9.4, 9.5a, b) haben können. Zumindest für den Kliniker können diese Symptome mit den Schmerzbereichen im Zusammenhang stehen, die von Cloward (1959) beschrieben wurden.

Wenn der Patient erklärt hat, worum es sich bei seinem Problem handelt, sollte die Manualtherapeutin ihn fragen, ob auch in anderen mit der Halswirbelsäule in Zusammenhang stehenden Bereichen Schmerzen auftreten. Werden diese Bereiche überprüft und als

Subjektive Untersuchung

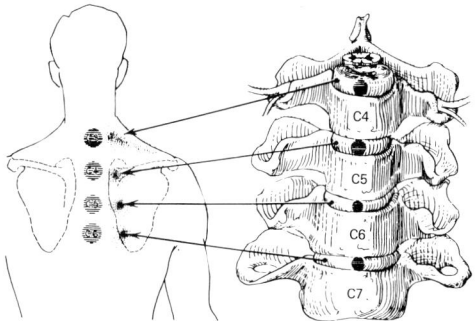

Abb. 9.4. Diskogene Schmerzen, die von der vorderen Fläche der unteren Halswirbelscheibe ausstrahlen (s. a. Abb. 4.7, S. 72) (Aus Cloward 1959, mit freundlicher Genehmigung des Autors und des Verlages)

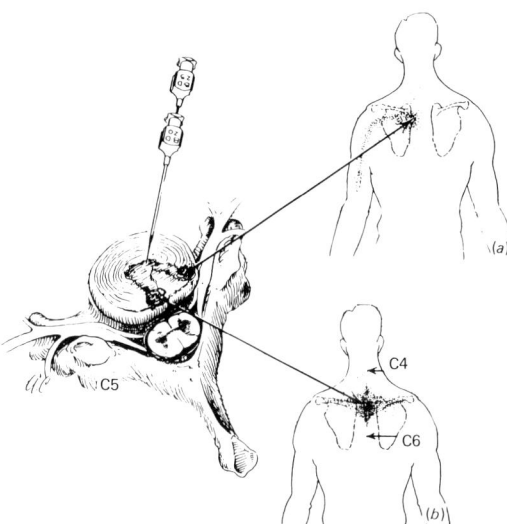

Abb. 9.5a, b. Diskogene Schmerzen. **a** von der posterolateralen Fläche der Halswirbelbandscheibe ausstrahlend, **b** von zentralen Bandscheibenvorfällen ausstrahlend (s. a. Abb. 4.8a, b, S. 72) (Aus Cloward 1959, mit freundlicher Genehmigung des Autors und des Verlages)

asymptomatisch befunden, sollte der entsprechende Bereich auf der Körpertabelle jeweils abgehakt werden. Damit wird zweierlei erreicht: Erstens wird die Physiotherapeutin dadurch veranlaßt, diese Überprüfung überhaupt durchzuführen, und zweitens erhält sie dadurch einen Beleg dafür, daß der Patient keine Beschwerden in dem angekreuzten Bereich hatte, als sie ihn zu Anfang danach befragte.

Die Physiotherapeutin muß auch den Hauptbereich der Symptome bestimmen und diesen entsprechend auf der Körpertabelle als „Haupt" vermerken.

9.1.2 Verhalten der Symptome

Da die Symptome selten 24 h am Tag und während der ganzen Woche konstant und unverändert anhalten, muß ihr Verhalten analysiert werden. Die häufigsten spontan auftretenden Symptome im Bereich der Halswirbelsäule zeigen ziemlich regelmäßige Verhaltensmuster und verschlechtern sich durch körperliche Aktivität und durch Bewegungen der Halswirbelsäule.

Die Patienten wachen häufig mit einer vorübergehenden Nackensteifheit auf, selbst wenn die Schmerzen geringer geworden sind. Die Symptome von Patienten, die einen Unfall hatten, weisen meist keine regelmäßigen Verhaltensmuster auf.

Werden Symptome durch Bewegungen verschlimmert, müssen diese exakt bestimmt werden. Sind die Symptome nach dem Aufwachen schlimmer, sollten Höhe und Inhalt des Kissens überprüft werden (s. Anhang 4, S. 522).

9.1.3 Spezielle Fragen

Um festzustellen, ob das Rückenmark und das Vertebrobasilarsystem möglicherweise in das krankhafte Geschehen einbezogen sind, müssen bestimmte Fragen gestellt werden, die in Tabelle 9.1 aufgelistet sind. Schwindelgefühle bedürfen allerdings besonderer Aufmerksamkeit (s. dazu Abschn. 9.2.4, S. 268).

9.1.4 Vorgeschichte

Bei Patienten, deren derzeitige Beschwerden nicht auf einen Zwischenfall zurückzuführen sind, muß die Entwicklung der Symptome von dem Zeitpunkt an, als sie zum erstenmal auftraten, in allen Einzelheiten untersucht werden. Nur durch Herstellen einer Verbindung zur Langzeitgeschichte können die mögliche Auswirkung einer Behandlung bestimmt und die Prognose für die Zukunft abgeschätzt werden. Andererseits sollten bei einem Patienten, der einen Unfall erlitten hat, die Richtung und Stärke des Traumas bestimmt werden (wobei z. B. der Umfang und die genaue Stelle der Beschädigung am Fahrzeug aufschlußreich sein können), so daß sich die Physiotherapeutin ein Bild davon machen kann, welche Kräfte dabei im Spiel waren.

Das Beschwerdebild des „Schiefhals" (Torticollis) ist eine besondere Erscheinung im Bereich der Halswirbelsäule und kann viele mögliche Ursachen haben. Die erste ist die, daß der Patient auf eine plötzliche Bewegung hin nicht mehr in der Lage ist, seinen Kopf in die normale nach vorne ausgerichtete Position zu bringen. Man nennt eine solche Störung häufig auch „blockiertes Gelenk". Ein „Schiefhals" kann sich auch aus einer plötzlichen Bewegung ergeben, durch die Strukturen in der Halswirbelsäule vertauscht werden. Bei einer solchen Distorsion kann der Patient zunächst jedoch den Kopf noch in die normale Stellung bringen, selbst wenn sich später eine „Schiefhals"-Stellung entwickelt.

Bei einer dritten Art des „Schiefhalses" stellt der Patient morgens beim Aufwachen fest, daß sein Kopf auf einer Seite „festgestellt" ist. Der entscheidende Unterschied zwischen dieser Störung und dem „blockierten Gelenk" ist der, daß der Patient „damit aufwacht", was bei dem „blockierten Gelenk" nicht der Fall ist (Maitland 1978); er wird davon geweckt, wenn es dazu kommt.

Es ist auch wichtig zu wissen, (1) welche Auswirkung eine mögliche frühere Behandlung auf den Patienten hatte, (2) welches Maß an Stabilität die Beschwerden derzeit aufweisen, und (3) ob sich die Beschwerden verschlimmern oder nicht.

9.2 Objektive Untersuchung

Wenn sich ein klares subjektives Bild geformt hat, kann die objektive Untersuchung viel gezielter vorgenommen werden. Durch aufmerksames Beobachten kann abgeschätzt werden, welche Art der Untersuchung gewählt werden sollte, d. h. mit welcher Intensität vorzugehen ist und welche Testbewegungen angewandt werden sollen.

Wenn die Symptome stark ausgeprägt sind oder die Funktionsstörung irritierbar ist (s. S. 71), oder wenn die Vorgeschichte auf eine ernsthafte Störung hinweist (s. Planungsbogen S. 84f.), sollten die Testbewegungen bis zu der Stelle geführt werden, wo die Schmerzen beginnen. Handelt es sich jedoch um eine chronische Störung und treten nur mäßige Schmerzen auf, werden die Testbewegungen bis zum Endes des Bewegungsspielraums durchgeführt. Tabelle 9.2 dient als Leitfaden für die objektive Untersuchung. Die physiologischen Bewegungen werden für gewöhnlich zuerst getestet. Alle Bewegungen der Halswirbelsäule sollten sorgfältig von vorne beobachtet werden, da sie nützliche Hinweise vermitteln können (Abb. 9.6 a, b): Die Umrisse des Nackens bei vollständiger Flexion können am besten von hinten oder oben betrachtet werden.

Wird bei bestimmten Bewegungen ein „Überdruck" angewandt, sollte das mit besonderer Sorgfalt geschehen. Bei einer Extension der Halswirbelsäule, gleichgültig ob der Druck durch Anheben des Kinns oder durch Druckeinwirkung gegen die Stirn ausgeübt wird, sollte darauf geachtet werden, daß es sich dabei nicht lediglich um eine Traktionsbzw. Kompressionsbewegung handelt.

Entstehen die Schmerzen entweder nur bei Flexions- oder Extensionsbewegungen des Nackens, kann zwischen einer Störung im oberen und unteren Halswirbelbereich differenziert werden, indem die obere Halswirbelsäule extendiert und die untere Halswirbelsäule flektiert wird. Eine solche Bewegung erreicht die Physiotherapeutin dadurch, daß sie den Patienten bittet, das Kinn vorzuschieben und dann den Überdruck anwendet

Tabelle 9.2. Objektive Untersuchung

Beobachtung

Haltung; Bereitschaft, Kopf und Nacken zu bewegen; Empfindlichkeit; Schwellungen

Kurzbeurteilung

Bewegung im Sitzen

Andere Gelenke (Schnelltests)

Bewegung bis zum Schmerz oder bis zum Ende des Bewegungsspielraums

F (Flexion) E (Extension), LF Ⓛ und Ⓡ (Lateralflexion nach links und rechts) und in F und E;

Rot^n Ⓛ und Ⓡ Links- und Rechtsrotation und in F und E;

Schmerzen und Schmerzverhalten, Bewegungsausmaß, Korrektur der Schonhaltung, Lokalisieren, Überdruck, Intervertebralbewegung (wiederholt und mit zunehmender Geschwindigkeit)

Falls notwendig, im Sitzen

Differenzierung zwischen oberer und unterer Halswirbelsäule

Angehaltene E, LF zum Schmerz hin, Rot^n zum Schmerz hin (wenn nötig, um ausstrahlende Schmerzen zu reproduzieren) Q, oberer und/oder unterer, und angehalten (falls F, E, LF und Rot^n negativ)

Kompression bei leichter LF zum Schmerz hin und minimaler E (wenn nötig, um ausstrahlende Schmerzen zu reproduzieren)

Distraktion (falls F, E, LF und Rot^n und Q negativ)

Kombinationsbewegungstests

angehaltene Rot^n nach jeder Seite und E oder Q (A. vertebralis)

Andere Tests für die A. vertebralis

Passive physiologische Intervertebralbewegung (PPIVM)

C1/2 Rot^n

Aktive Tests der peripheren Gelenke

In Rückenlage

Neurologische Untersuchung (Kopfhautgefühl)
Wirbelkanaltests, falls anwendbar
Statische Tests für Muskelschmerzen
PPIVM – F, E, LF, Rot^n
Erste Rippe
Passive Tests der peripheren Gelenke

In Bauchlage

„Palpation"
Temperatur und Schwitzen
Palpation des Weichteilgewebes (Muskel, Gelenkbogen)
Lage der Wirbel
Passive akzessorische Intervertebralbewegung (PAIVM)

Okziput bis C3 ↓ ↗ ↼ ↽ ↗ → ←

C2 bis T1 und R1 ↓ ↗ ↼ ↽ → ↗ ↘ ↳ ↲

Kombination von PAIVM mit physiologischen Bewegungspositionen

Untersuchung anderer relevanter Faktoren

Andere Tests

Krankengeschichte auf Berichte über einschlägige Tests (Röntgen, Bluttests) überprüfen

Kennzeichnen der wichtigen Befunde durch Sternchen

Anweisungen an den Patienten

1. Warnung vor möglicher Verschlimmerung
2. Auftrag, auf Details zu achten
3. Gegebenenfalls Anweisungen zur Schonung der Wirbelsäule

(Abb. 9.7 a–c). In ähnlicher Weise kann dadurch, daß der Kopf zurückgezogen wird, die obere Halswirbelsäule flektiert werden, während die untere Halswirbelsäule extendiert wird.

Der Überdruck wird am Ende des Bewegungsspielraums angewandt (Abb. 9.8 a–c). Ein Vergleich des durch diese beiden Bewegungen hervorgerufenen Schmerzes mit dem, der durch die normalen Flexions- und Extensionstests ausgelöst wird, kann zeigen, ob der Schmerz seinen Ursprung in den oberen oder unteren Gelenken der Halswirbelsäule hat.

Der Überdruck bei Lateralflexion der Halswirbelsäule kann auf zwei gegensätzliche Arten ausgeübt werden. Wird der Druck auf die Lateralflexion nach links angewandt, kann er benutzt werden, um:

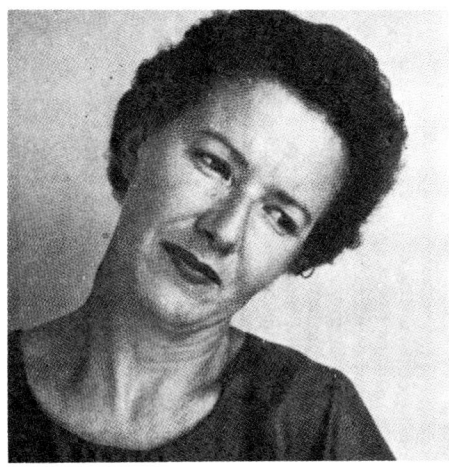 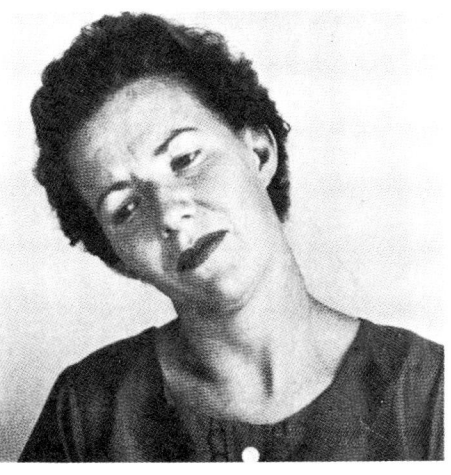

Abb. 9.6. a, b. Beide Abbildungen zeigen auf den ersten Blick ein normales Ausmaß der Lateralflexion nach beiden Seiten. Es gibt jedoch einen Unterschied oberhalb der mittleren Halswirbelebene. Die Behinderung zeigt sich an der mangelhaften Krümmung auf der rechten Nackenseite oberhalb der mittleren Halswirbelebene während der Lateralflexion nach links (**a**) im Vergleich zu der linksseitigen Kontur des Nackens während der Bewegung nach rechts (**b**). Diese Beeinträchtigung ist leichter zu erkennen, wenn die Patientin den Nacken in dieser Ebene wiederholt bewegt.

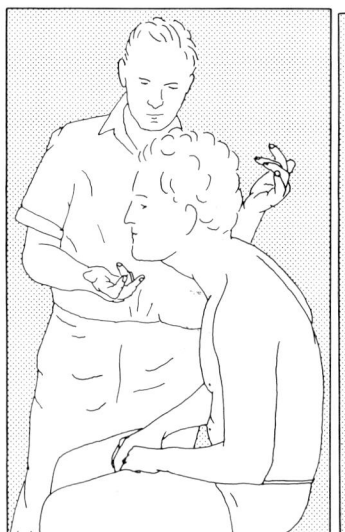 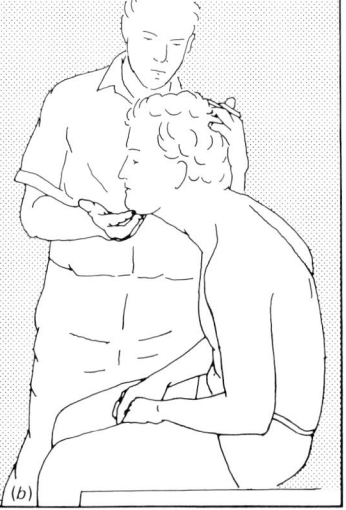 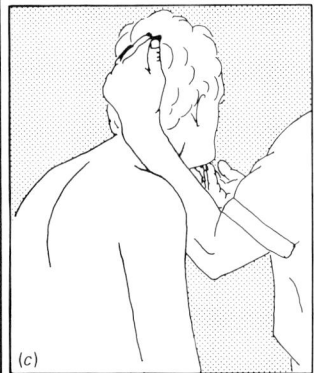

Abb. 9.7 a–c. Extension der oberen Halswirbelsäule und Flexion der unteren Halswirbelsäule. **a** als aktive Bewegung, **b** Lage der Hände, und **c** Lage des linken Unterarms bei Anwendung des Überdrucks

Objektive Untersuchung

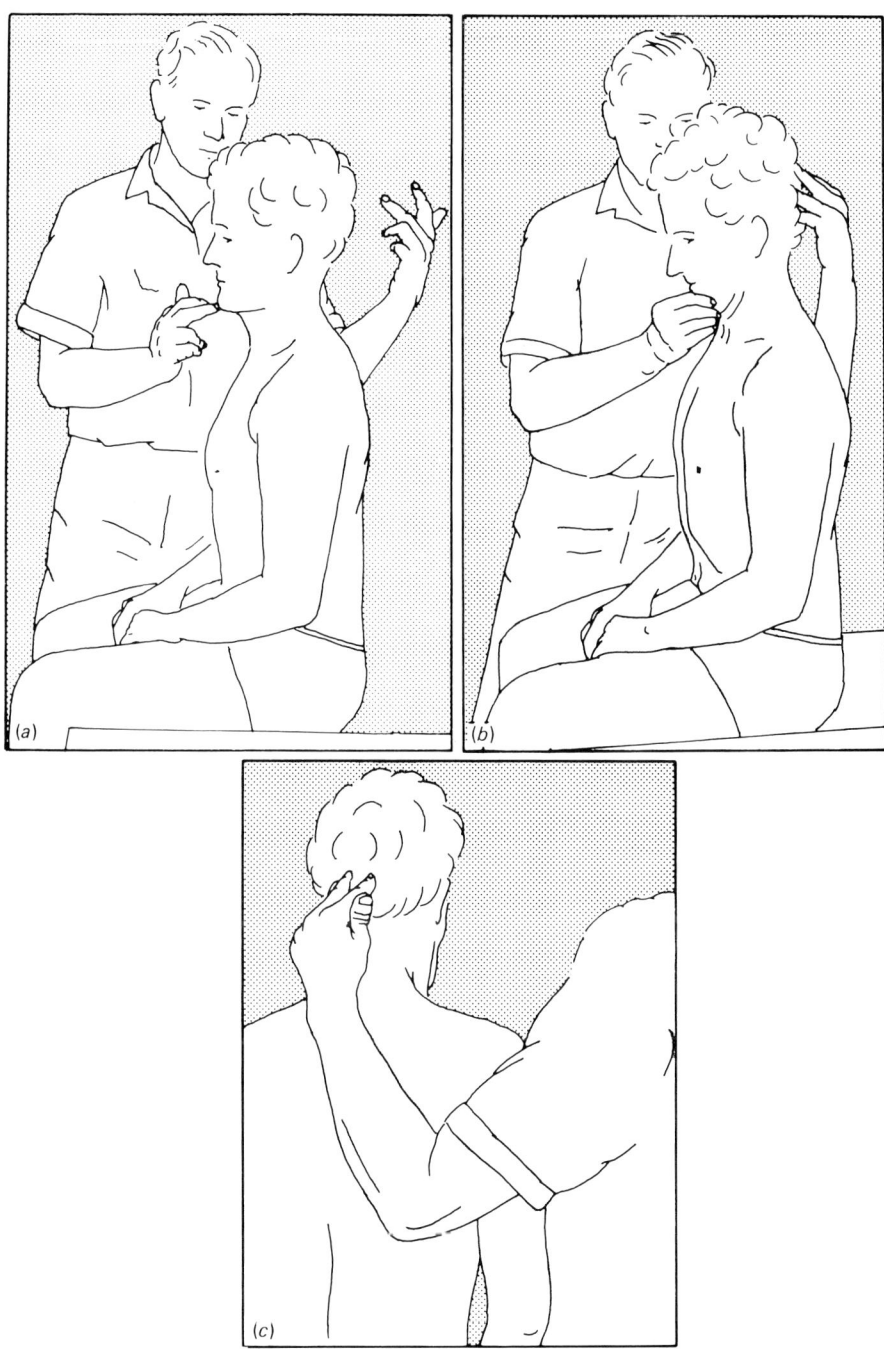

Abb. 9.8 a–c. Flexion der oberen Halswirbelsäule und Extension der unteren Halswirbelsäule. **a** als aktive Bewegung; **b** Stellung der Hände, **c** Stellung des linken Unterarms

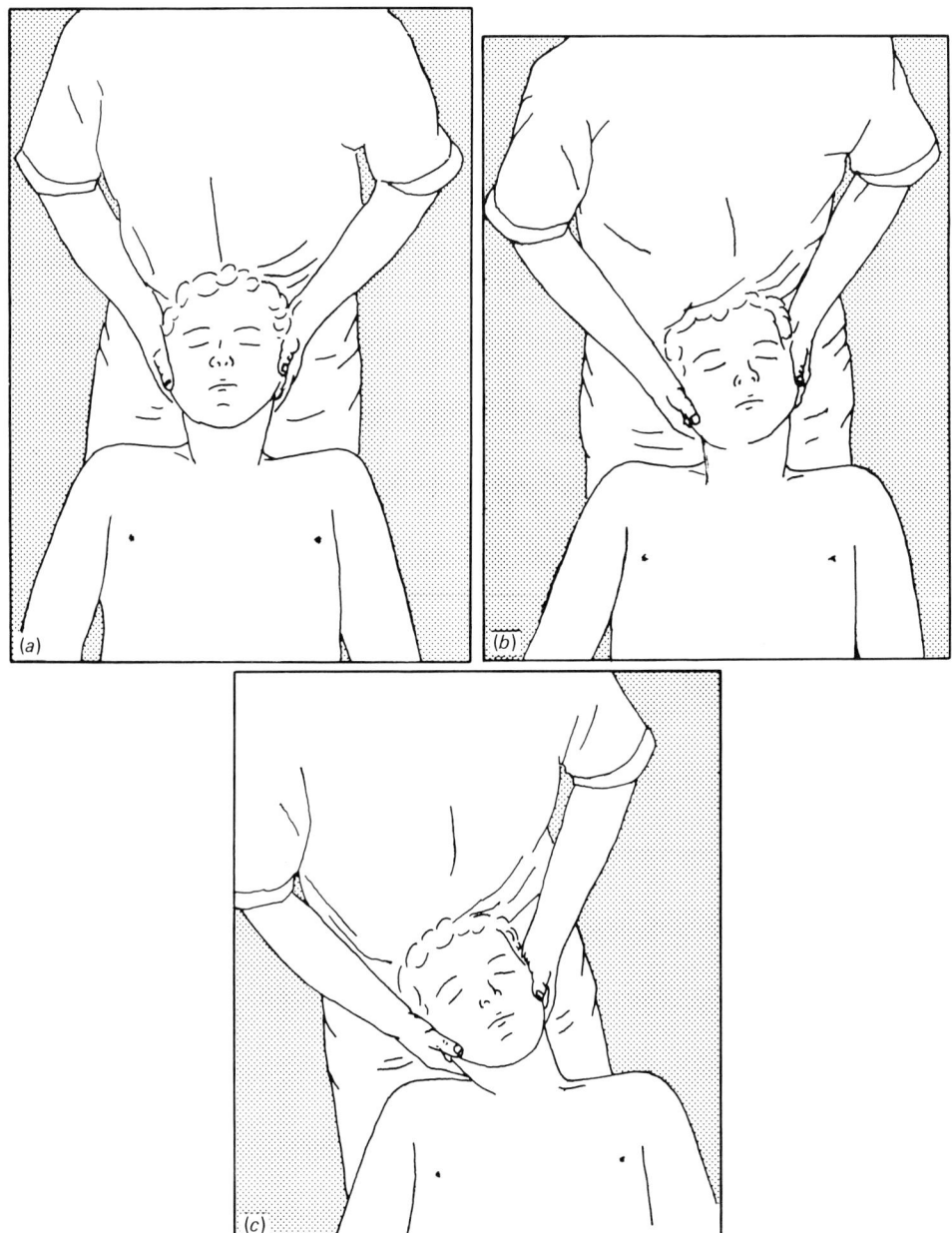

Abb. 9.9 a–c. Lateralflexion der Halswirbelsäule. **a** Neutrale Position, **b** Lateralflexion des Kopfes zum Nacken, **c** Lateralflexion des Nackens zum Rumpf.

1. die Gelenke und Strukturen auf der rechten Seite zu dehnen;
2. die Gelenke und Strukturen auf der linken Seite zu komprimieren.

Indem die Physiotherapeutin die Stelle, an der der ulnare Rand der Hand aufliegt, verändert, kann der Test auf jeder intervertebralen Ebene zwischen dem Okziput und C7 verstärkt werden. Sollen die untersten Ebenen getestet werden, ergeben sich für die Hände

Objektive Untersuchung

der Physiotherapeutin ganz andere Kontaktstellen. Bei der Lateralflexion nach links legt sie die rechte Hand gegen den rechten parietalen Bereich des Patienten und die linke Hand über den akromioklavikulären Bereich, um dann die Dehnbewegung auszuführen. Auch ist das Verhältnis der Position von Kopf, Nakken und Rumpf zueinander sehr unterschiedlich, wobei sich die Kopf-zum-Nacken-Position von der Nacken-zum-Rumpf-Position unterscheidet (Abb. 9.9a–c).

9.2.1 Weiterführende Tests

Rufen aktive Testbewegungen, auch wenn sie durch passiven Überdruck ergänzt werden, keine Schmerzen hervor, so kann ein anderer Test angewandt werden, nämlich eine Kombination von Extension, Lateralflexion und Rotation zur Schmerzseite hin. Das Verfahren bei der Untersuchung der unteren Halswirbelsäule in dieser „Quadrant"-Position weicht erheblich von dem Verfahren ab, das für den oberen Halswirbelbereich angewandt wird. Um den unteren Halswirbelbereich auf linksseitige Schmerzen hin zu untersuchen, wird der Nacken nach hinten links geneigt, bis der untere Bereich der Halswirbelsäule vollständig extendiert und seitlich nach links flektiert ist (Abb. 9.10). Unter Beibehaltung dieser Position erfolgt zusätzlich eine Rotationsbewegung nach links. Um den linken Quadranten für die linke Seite des oberen Halswirbelbereichs zu testen, steht die Physiotherapeutin links von dem Patienten; sie läßt ihn seinen Kopf in die Extensionsstellung bringen und wendet dann zusätzlichen Druck an, um die Bewegung in den oberen Zervikalgelenken zu lokalisieren. Das wird erreicht, indem sie das Kinn des Patienten von unten mit der linken Hand und seine Stirn mit der rechten Hand umfaßt. Sein Rumpf wird von hinten durch ihren Arm und vorne durch ihre Körperseite stabilisiert, während sie gleichzeitig durch ihre Hände Druck ausübt, um die untere Halswirbelsäule bei in Extension gehaltenem Kopf zu flektieren. Diese Extensionsstellung des Kopfes wird beibehalten, während zusätzlich eine Rotationsbewegung nach links durchgeführt wird. Die Rotationsachse verläuft vertikal, wenn sich der Kopf in Mittelstellung befindet, und geht fast in die Horizontale über, wenn er vollständig extendiert ist. Gedreht soll nur der Kopf werden. Die Bewegung soll oszillierend stattfinden, damit das Ende des Rotationsbereichs gefühlt werden kann. Wenn der Kopf des Patienten vollständig zur Physiotherapeutin hin gedreht ist, ergänzt sie diese Position durch die Komponente der Lateralflexion. Bei der Lateralflexion wird der Scheitel des Kopfes des Patienten hin zur Physiotherapeutin geneigt, während das Kinn von ihr weg bewegt wird. Diese Bewegung wird gleichfalls in oszillierender Form durchgeführt, bis das Ende des Bewe-

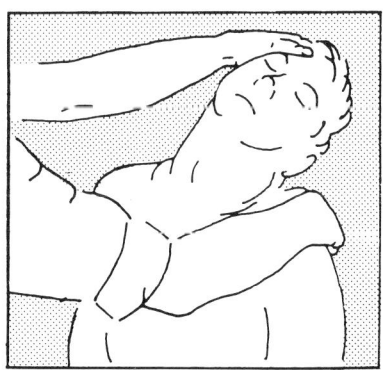

Abb. 9.10. „Quadrantenposition" der unteren Halswirbelsäule

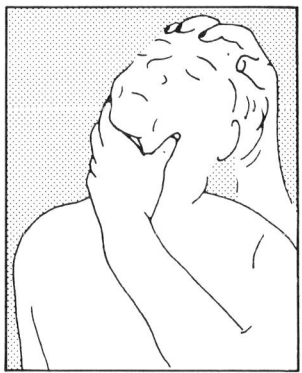

Abb. 9.11. „Quadrantenposition" der oberen Halswirbelsäule

gungsbereichs erreicht ist (Abb. 9.11). Die genaue Ausführung dieser Testbewegung ist sehr schwierig und erfordert sehr viel Übung.

9.2.2 Reihenfolge der Kombination von Bewegungen

Ebenso wie diese „Quadrantenbewegungen" kann jede andere Kombination von Bewegungen mit dem Ziel eingesetzt werden, Testbewegungen zu finden, die mit den Beschwerden des Patienten vergleichbar sind. So kann z. B. eine Stellung des Kopfes in Linksrotation verbunden werden mit einer zusätzlichen Flexion oder Extension *des Kopfes* und danach einer Lateralflexion des Kopfes nach links oder rechts (hier ist darauf hinzuweisen, daß eine Lateralflexion *des Kopfes* nach links, die nach Erreichen der Endposition der Linksrotation ergänzt und angewandt wird, nicht gleichzeitig eine Lateralflexion eines jeden Intervertebralsegments der Halswirbelsäule bewirkt; so würde z. B. das Gelenk C7/T1 eher extendiert als seitlich flektiert werden).

Bei der Durchführung der Kombinationsbewegungen, die jeweils von einer neutralen Position ausgehen, ist noch ein weiterer wichtiger Punkt (Abb. 9.12) zu beachten. Der Kopf des Patienten ist:

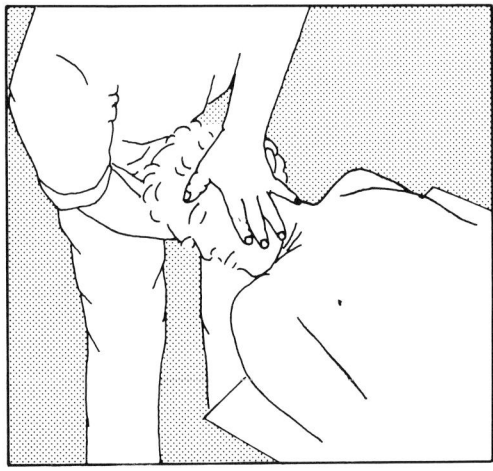

Abb. 9.13. *Sequenz 1/Stufe 1.* Vollständige Rechtsrotation; Rot^n ®

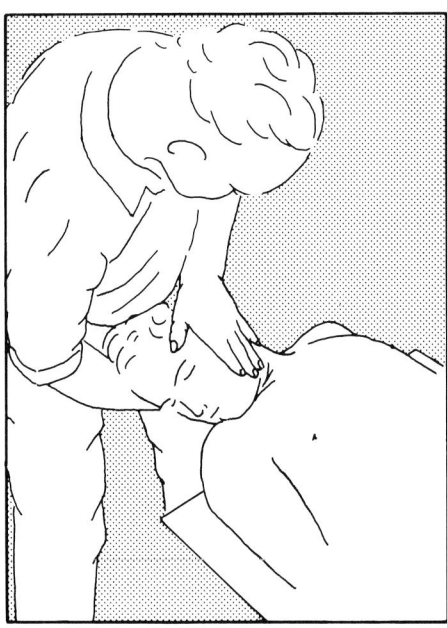

Abb. 9.14. *Sequenz 1/Stufe 2.* Zusätzlich Lateralflexion des Nackens nach rechts (d. h. Kinn zur rechten Schulter oder Flexion des Kopfes zum Nacken plus Lateralflexion des Nackens zum Rumpf); Rot^n ® + LF ®

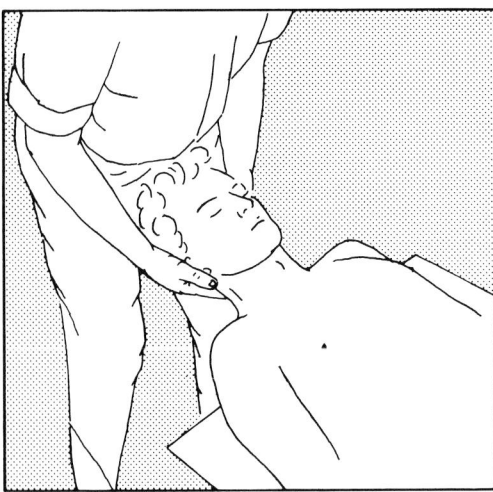

Abb. 9.12. Neutrale Ausgangsposition für die Kombination dreier physiologischer Bewegungen

Objektive Untersuchung

1. ganz nach rechts gedreht (Abb. 9.13); in dieser Position wird
2. sein Nacken seitlich nach rechts flektiert (mit dem Kinn zur Schulter), wobei es sich um eine Flexion des Kopfes zum Nacken handelt (Abb. 9.14); danach wird
3. sein Nacken flektiert (wobei es sich um eine Lateralflexion des Kopfes zum Nacken handelt, und um eine Flexion des Nackens zum Rumpf hin) (Abb. 9.15).

Kopf und Nacken des Patienten befinden sich dann in einer spezifischen Position und zeigen eine spezifische Schmerzreaktion. Wird die Aufeinanderfolge der drei Bewegungen (die 3 Stufen) geändert (z.B. 1, 3, 2; oder 2, 3, 1; oder 2, 1, 3; oder 3, 1, 2; oder 3, 2, 1), sind Endposition und Schmerzreaktion jeweils unterschiedlich.

Die folgenden drei Sequenzen weichen von den in Abb. 9.13–9.15 gezeigten Bewegungsfolgen ab:

3, 2, 1 (d.h. F + LF Ⓡ + Rot Ⓡ, Abb. 9.16);
2, 3, 1 (d.h. LF Ⓡ + F + Rot Ⓡ, Abb. 9.17); und
1, 3, 2 (d.h. Rot Ⓡ + F + LF Ⓡ, Abb. 9.18)

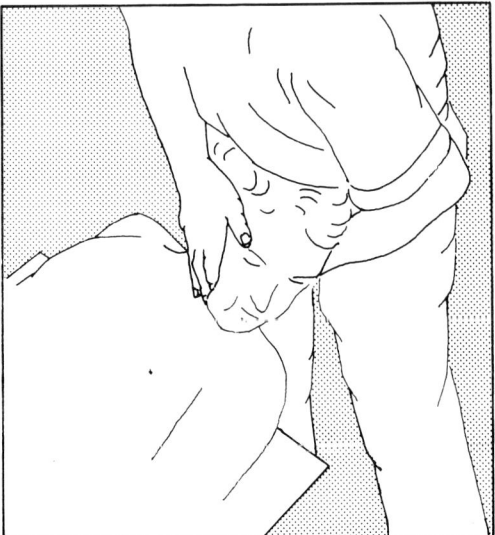

Abb. 9.15. *Sequenz 1/Stufe 3.* Zusätzlich Flexion des Nackens (d.h. Lateralflexion linksseitig des Kopfes zum Nacken plus Flexion des Nackens zum Rumpf); Rot^n Ⓡ + LR Ⓡ + F

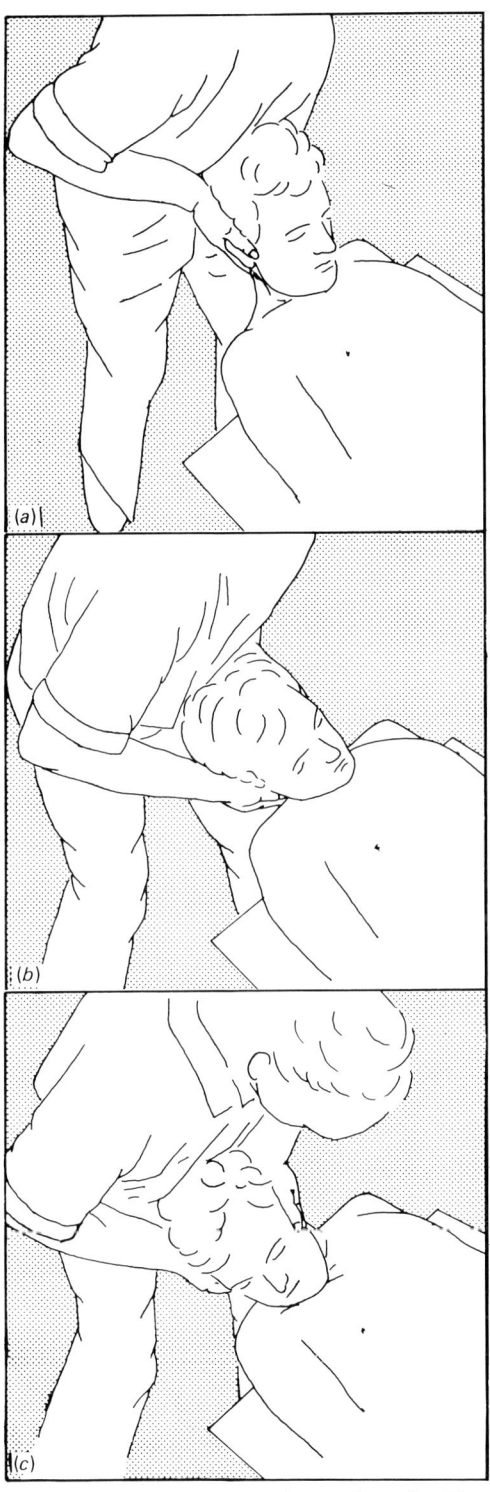

Abb. 9.16 a–c. *Sequenz 2/Stufe 1.* Vollständige Flexion; F. **b** *Stufe 2.* Zusätzlich Lateralflexion nach rechts; F + LF Ⓡ. **c** *Stufe 3.* Zusätzlich Rotation nach rechts; F + LR Ⓡ + Rot^n Ⓡ

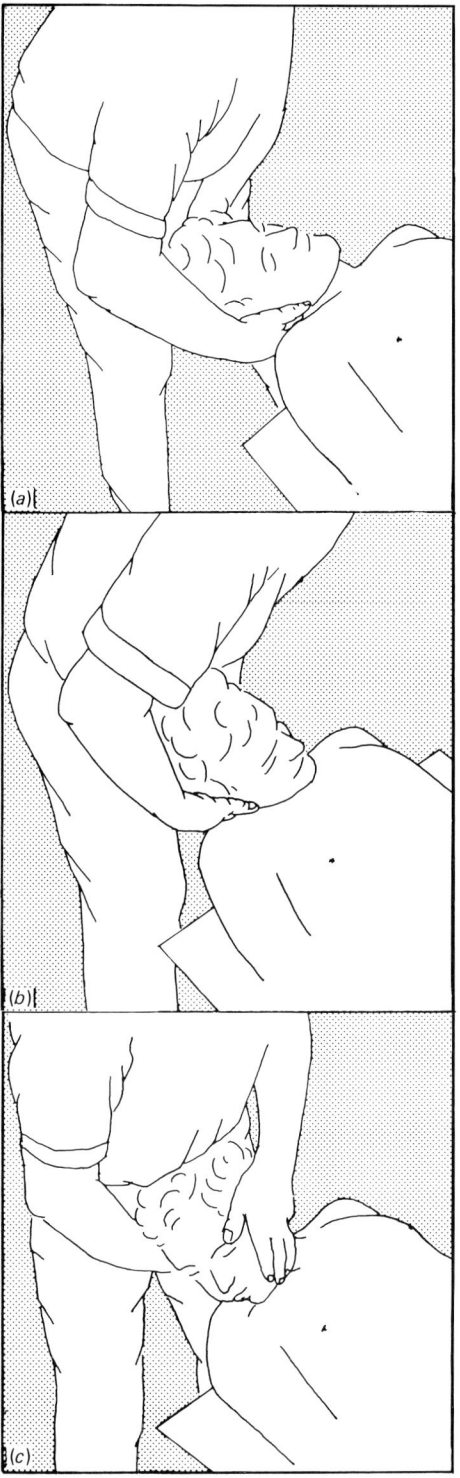

Abb. 9.17a–c. *Sequenz 3*. **a** *Stufe 1*. Lateralflexion nach rechts; LF ®. **b** *Stufe 2*. Zusätzlich Flexion; LF ® + F. **c** *Stufe 3*. Zusätzlich Rotation nach rechts; LF ® + F + Rot^n ®

Nicht abgebildet sind die beiden anderen möglichen Sequenzen der gleichen Kombination:

2, 1, 3 (d.h. LF ® + Rot ® + F) und
3, 1, 2 (d.h. F + Rot ® + LF ®)

Die Tatsache, daß diese 6 Sequenzen alle in der gleichen „Eckposition" enden, macht deutlich, daß hier die Zahl der Kombinationsmöglichkeiten offensichtlich unbegrenzt ist; denn schließlich wurden Kompressions- und Distraktionsbewegungen sowie die Palpationstechniken noch gar nicht mit berücksichtigt.

Der Grund für die Unterschiede liegt darin, daß eine Bewegung, die bis zum Ende des Bewegungsspielraums durchgeführt wird, sofort die Bewegungsmöglichkeit in jeder anderen Richtung begrenzt. *Die Physiotherapeutin sollte, falls erforderlich, sämtliche Kombinationen von Bewegungen in jeder möglichen Sequenz untersuchen, um „vergleichbare Gelenkzeichen" zu finden.*

9.2.3 Testbewegungen unter Kompression

Die Kompression wurde bereits in Zusammenhang mit der Einengung der Foramina intervertebralia erwähnt; auch sie kann mit anderen physiologischen Bewegungen kombiniert werden. Sie ist bei der Untersuchung der Bewegungen der oberen Halswirbelsäule bei Patienten, die an hartnäckigen zervikalen Kopfschmerzen leiden, von größtem Wert.

Ausgangsposition

Die Physiotherapeutin steht hinter dem sitzenden Patienten und legt ihre gefalteten Hände auf seinen Scheitel. Sein Thorax muß durch ihr Abdomen, durch ihren Thorax und die mediale Seite ihrer Ellbogen stabilisiert werden. Sie preßt ihr Kinn gegen ihre Handrücken, um dadurch die Anwendungen des kompressiven Drucks zu verstärken.

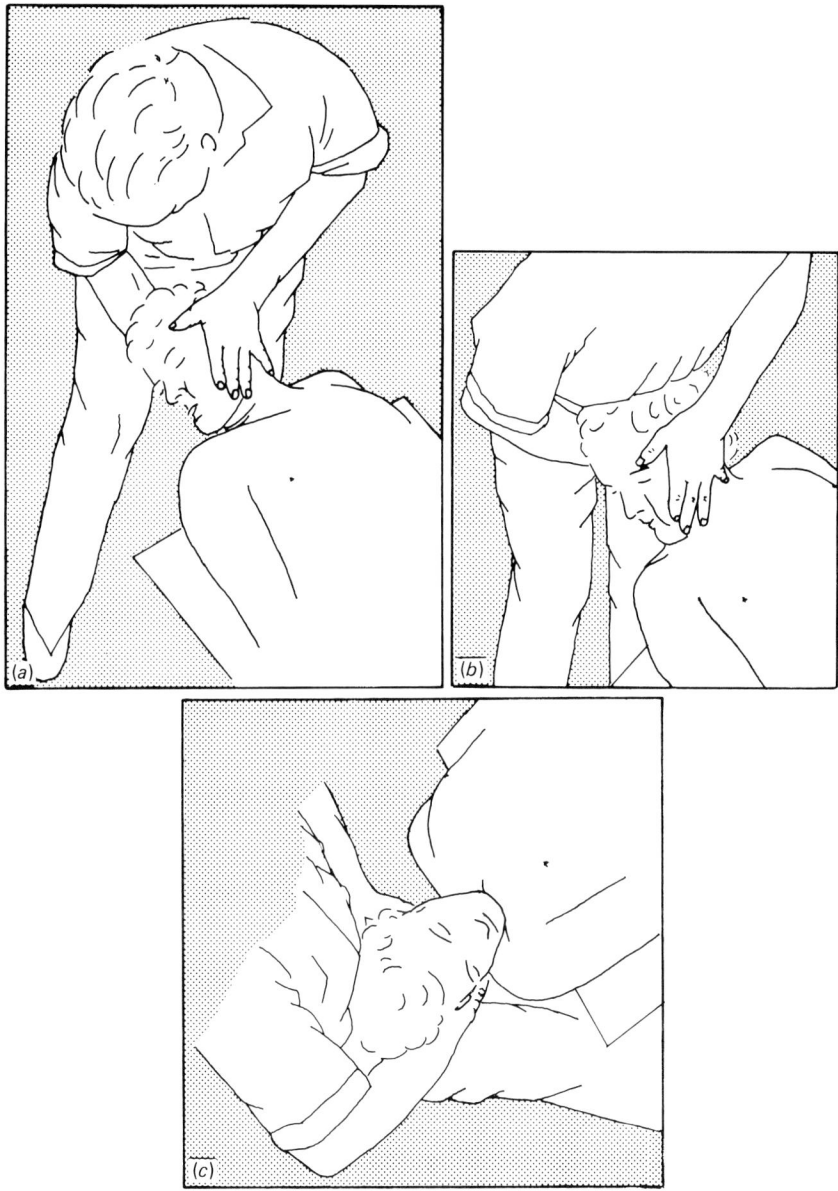

Abb. 9.18 a–c. *Sequenz 4.* **a** *Stufe 1* Rechtsrotation Rot^n ®. **b** *Stufe 2.* Zusätzlich Flexion; Rot^n ® + F. **c** *Stufe 3.* Zusätzlich Lateralflexion nach rechts; Rot^n ® + F + LF ®

Methode

1. Von der Kopfmittelstellung ausgehend drückt sie auf den Scheitel des Patienten und steigert diesen Druck nach und nach, bis der Maximalwert erreicht ist. Dann dreht sie den Kopf des Patienten über einen Bereich von etwa 40° (20° zu beiden Seiten der Mittelposition).

2. Bei anhaltendem Kompressionsdruck sollte eine Lateralflexion *der oberen Halswirbelsäule* von 30–40° (15° oder mehr von der Mitte aus nach beiden Seiten) durchgeführt werden. Diese Bewegung beinhaltet eine beträchtliche Rotationsbewegung von Atlas und Axis.

3. Von einer Flexion der oberen Halswirbelsäule von etwa 15° ausgehend wird eine Flexions-/Extensionsbewegung von 30 – 40° unter Kompression durchgeführt. Diese Bewegungsrichtung isoliert auf die obere Halswirbelsäule zu beschränken ist schwieriger als dies bei der Lateralflexion ist.
4. Wenn der Kopf des Patienten in Mittelstellung unter Kompressionsdruck steht, kann eine scharfe ruckartige Bewegung in eine der Richtungen eine Schmerzreaktion auslösen, selbst wenn die Bewegungen 1.) – 3.) symptomfrei sind.

9.2.4 Vertebrobasilararterie

Die Untersuchung des Vertebrobasilarsystems wurde bereits an anderer Stelle angesprochen (Abschn. 2.1.3 und 4.1.5). Eine vertebrobasiläre Insuffizienz ist eine der Kontraindikationen für die Manipulation der Halswirbelsäule. Deshalb sollte routinemäßig bei der einleitenden Untersuchung nach Schwindelgefühlen, besonders nach solchen in Verbindung mit Nackenbewegungen oder bestimmten Nackenstellungen, gefragt werden. Welch große Bedeutung der Untersuchung auf eine vertebrobasiläre Insuffizienz zukommt, kann gar nicht genug betont werden, weil selbst wenn alle physikalischen Tests negativ sind, das System während der Behandlung der Halswirbelsäule so stark beansprucht werden kann, daß Beschwerden hervorgerufen werden.

In der medizinischen Literatur wird sehr häufig auf Fälle von Komplikationen im Anschluß an eine manipulative Behandlung der Halswirbelsäule hingewiesen (Bladin u. Merory 1975; Green u. Joynt 1959; Krueger u. Okazaki 1980; Pratt-Thomas u. Berger 1947; Schwarz u. Geiger 1956; Shellhas et al. 1980).

De Kleyn u. Nieuwenhuyse (1927) wiesen zuerst nach, daß die A. vertebralis auf der Atlas- und Axisebene durch Rotation und Extension des Kopfes komprimiert werden kann. Die A. vertebralis tritt auf der Ebene von C6 in die Halswirbelsäule ein und verläuft jeweils durch ein Foramen an jedem der Querfortsätze, wobei sie sich posterolateral dicht an die Intervertebralgelenke und medial unmittelbar an die neurozentralen Gelenke von Luschka annähert. Scheenan et al. (1969) wiesen auf angiographischem Wege nach, daß eine Verengung der A. vertebralis durch Osteophyten der Halswirbelsäule möglich ist, und daß durch eine Extension und Rotation des Kopfes die Kompression der Arterie auf der Seite verstärkt wird, nach der der Kopf gedreht wird. Brain u. Wilkinson (1967) zeigten, daß die Rotation des Kopfes zu einer Kompression der A. vertebralis an der Stelle führen kann, wo sie auf der der Kopfbewegung entgegengesetzten Seite durch den Querfortsatz des Atlas verläuft. Wenn daher ein Patient über Schwindelgefühle klagt, muß nach beiden Seiten hin die angehaltene Rotation beurteilt werden.

Das Vorhandensein atheromatöser und arteriosklerotischer Veränderungen kompliziert die Situation ebenso wie markante degenerative Veränderungen im Bereich der Halswirbelsäule. Es ist wichtig, solche Aspekte der Vorgeschichte des Patienten gründlich zu durchleuchten, bei denen ein Zusammenhang zwischen dem Einsetzen von Schwindelgefühlen und Veränderungen in der Haltung von Kopf, Nacken oder des ganzen Körpers besteht. Besonders Patienten der mittleren Altersgruppe und ältere Patienten müssen sowohl von dem überweisenden Arzt als auch von der Manualtherapeutin sorgfältig auf Probleme wie hohen Blutdruck oder Gefäßerkrankungen hin untersucht werden, ehe manipulative Bewegungen im Bereich der Halswirbelsäule durchgeführt werden. Eine Halswirbelsäule darf nicht manipulativ behandelt werden, solange keine Röntgenaufnahme angefertigt und kritisch beurteilt worden ist. Tulsi u. Perrett (1975) stellten Verschleißerscheinungen am Bogen von C4 fest und wiesen darauf hin, daß es sich hierbei, im Vergleich zu anderen Ebenen zwischen C2 und C6 um die kritischste Ebene handelt. Das Phänomen kann pathologisch sein oder entwicklungsbedingt und es kann symptomatisch oder asymptomatisch sein. Die Manualtherapeutin muß auf jeden Fall das Vorhandensein dieses Phänomens respektieren, gleichgültig, ob es Entwicklungscharakter hat und asymptomatisch ist oder nicht.

Anzeichen einer Mitbetroffenheit des Vertebrobasilarbereichs bei einem Patienten, der an Schwindelgefühlen leidet, sollten in vier Abschnitten untersucht und beurteilt werden:

1. Befragung zu Beginn;
2. klinische Tests;
3. Symptome, die während der Mobilisation oder Manipulation der Halswirbelsäule auftreten (s. unten);
4. Symptome, die nach Anwendung solcher Verfahren auftreten (s. unten).

Bei den unter 3.) und 4.) genannten Symptomen handelt es sich um:

1. Gesichtshautparästhesien
2. „Doppelsehen"
3. Schleiersehen
4. Übelkeit
5. Erbrechen
6. Unsicheres Stehen
7. Nystagmus.

Befragung zu Beginn

Der erste Schritt besteht darin, den Patienten ausführlich nach Anzeichen von Schwindelgefühlen zu befragen. Um zu verstehen, welche Art von Beschwerden der Patient empfindet und als „Schwindel" bezeichnet, ist es notwendig, folgende Aspekte zueinander in Beziehung zu setzen:

1. die Vorgeschichte der Schwindelgefühle zur Vorgeschichte der Nackenbeschwerden;
2. das Vorhandensein oder die Verschlimmerung des Schwindels durch Bewegungen des Kopfes und Nackens;
3. die Verschlimmerung der Schwindelgefühle durch bestimmte länger beibehaltene Kopf- und Nackenstellungen im Verhältnis zum Körper.

Die klinischen Tests und die oben aufgeführten Symptome, die sowohl während als auch nach der Behandlung auftreten können, werden nachstehend erläutert.

Klinische Tests

Die Physiotherapeutin muß hier eventuell auf die von Cope u. Ryan (1959) beschriebenen Verfahren zurückgreifen. Wenn ein Patient seine Schwindelgefühle mit raschen Drehbewegungen des Kopfes und Nackens in Zusammenhang bringt, sollten folgende Untersuchungsverfahren angewandt werden:

Test 1

Der stehende Patient sollte den Kopf mehrmals durch den vollen Bewegungsbereich von links nach rechts und umgekehrt drehen; gleichzeitig wird darauf geachtet, ob dabei Schwindelgefühle oder andere der oben aufgelisteten Symptome auftreten.

Test 2

Um nachzuweisen, daß die bei Test 1 aufgetretenen Schwindelgefühle mit den Bewegungen des Nackens in Zusammenhang stehen und nicht auf eine Störung des vestibulären Systems zurückzuführen sind, sollte wiederholte Nackenrotation getestet werden, wobei der Kopf ruhig gehalten wird, so daß eine Einwirkung des Mittelohrs ausgeschaltet ist. Um diese Bewegung zu erreichen, steht der Patient vor der Physiotherapeutin, während sie seinen Kopf mit beiden Händen umfaßt hält; der Patient dreht seinen Rumpf von einer Seite zur anderen, wobei Füße und Kopf sich nicht mitbewegen. Der Rumpf dreht sich somit unter dem Kopf des Patienten, ohne daß dieser selbst sich bewegt (Abb. 9.19a, b). Schwindelgefühle, die durch diesen Test hervorgerufen werden, können nicht von einer Störung des Vestibulums herrühren.

Klagt ein Patient über Schwindelgefühle, die eher durch bestimmte Kopfhaltungen als durch Bewegungen des Kopfes herbeigeführt werden, sollten in sitzender Haltung neben den von ihm demonstrierten Kopfhaltungen die folgenden Tests durchgeführt werden.

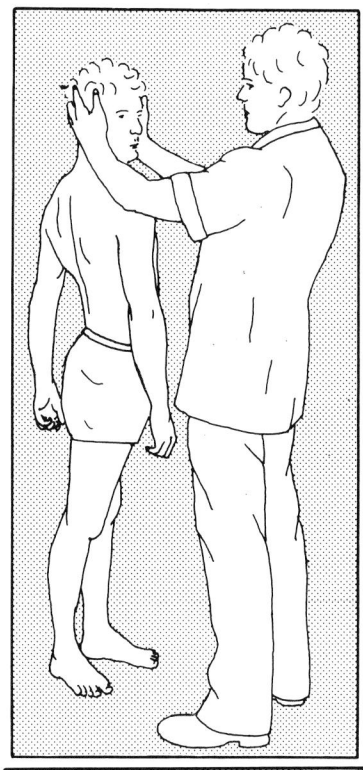

Test 1. Rotation nach beiden Seiten
Der sitzende Patient wird gebeten, seinen Kopf ganz nach rechts zu drehen. Die Physiotherapeutin legt dann ihren linken Arm hinter die rechte Schulter des Patienten, so daß die linke Hand über dem Okziput zu liegen kommt. Ihre rechte Hand wird so über seinem linken Jochbogen plaziert, daß die Finger bis zur Stirn reichen. In dieser Position wird Druck angewandt und mindestens 10 s lang beibehalten. Der Patient wird befragt, ob er Schwindelgefühle oder ähnliche Symptome empfindet, und zwar sowohl während der Anwendung des Verfahrens als auch nachdem diese Haltung wieder aufgegeben wurde, wobei gleichzeitig seine Augenbewegungen beobachtet werden. Im Hinblick auf eine etwaige verspätete Reaktion auf die beibehaltene Rotation sollte eine Zeitspanne von wenigstens 10 s abgewartet werden. Anschließend wird auf die gleiche Weise die Rotation des Kopfes nach der anderen Richtung getestet (Abb. 9.20).

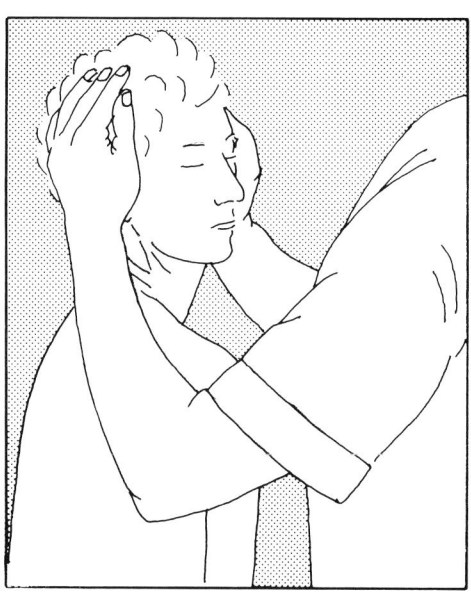

Abb. 9.19 a, b. Rotation der Halswirbelsäule ohne Bewegung des Kopfes

Abb. 9.20. Angehaltene Rotation

Objektive Untersuchung

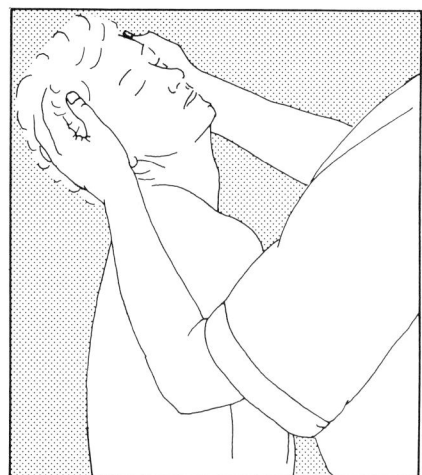

Abb. 9.21 Angehaltene Rotation mit Extension

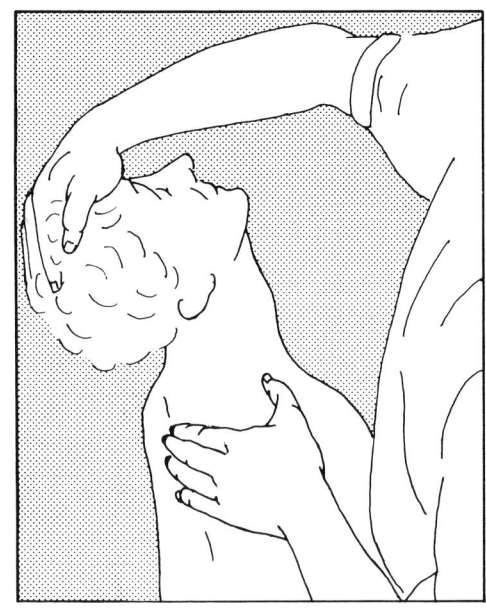

Abb. 9.22. Angehaltene Extension

Test 2. Zusätzliche Extension
Die Rotationsstellung des vorherigen Tests wird eingenommen, danach wird der Kopf des Patienten im Verhältnis zum Nacken extendiert. Diese Haltungen werden jeweils 10 s oder länger beibehalten. Erneut erfolgt dann eine Beurteilung der Symptome während und auch nach der Testbewegung, wobei wiederum entsprechend abgewartet wird, ob eine verspätete Reaktion eintritt. Der Test, bestehend aus Rotation und zusätzlicher Extensionskomponente, wird dann zur anderen Seite hin wiederholt (Abb. 9.21).

Test 3. Angehaltene Extension
Die Manualtherapeutin stellt sich vor den Patienten und bittet ihn, den Kopf möglichst weit in den Nacken zu legen. Dann wendet sie einen vorsichtigen Überdruck an, und die dabei erreichte Stellung wird 10 s lang beibehalten. Wie oben erläutert, wartet sie danach etwaige Symptomreaktionen ab (Abb. 9.22).

Wenn die Tests in sitzender Haltung positiv ausfallen, besteht keine Notwendigkeit, sie in der liegenden Position zu wiederholen. Ist dies jedoch nicht der Fall, müssen die Tests am liegenden Patienten wiederholt werden, da im Liegen manchmal ein größerer Bewegungsbereich erzielt wird. Die Tests 4.)–6.) werden deshalb beim auf dem Rücken liegenden Patienten durchgeführt.

Test 4. Beibehaltene Rotation
Der Patient liegt auf dem Rücken; Kopf und Nacken ragen über das Ende der Liege hinaus. Die Manualtherapeutin umfaßt seinen Kopf stützend mit der linken Hand, während ihre rechte Hand sein Kinn umgreift. Der Kopf wird dann nach rechts rotiert und die Bewegung etwas gedehnt. Diese Position wird etwa 10 s oder länger beibehalten (s. Abb. 9.23). Während der Durchführung der Technik und erneut nach Rückkehr in die entspannte Lage wird der Patient gefragt, ob er Schwindelgefühle oder ähnliche Erscheinungen empfunden hat. Während diese Position beibehalten wird und auch bei den beiden nächsten Testpositionen (5. und 6.) sollte auf einen möglichen Nystagmus geachtet werden, wobei die Physiotherapeutin die Augenbewegungen des Patienten beobachtet, während er mit den Augen ihrem sich hin und her bewegenden Finger folgt (Abb. 9.23).

Test 5. Angehaltene Rotation mit Extension
Die vorherige Position wird eingenommen, verbunden mit einer zusätzlichen Extension des Kopfes. Gleichzeitig werden die Symptome während und nach der Anwendung des Verfahrens beurteilt (Abb. 9.24).

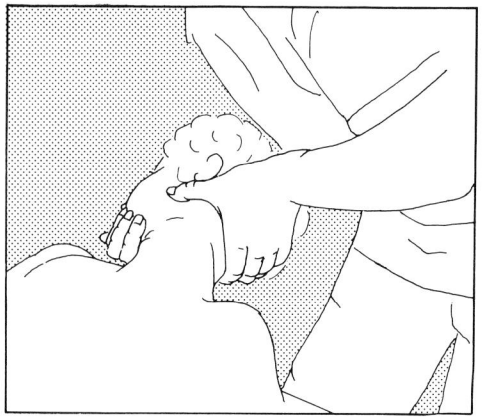

Abb. 9.23. Angehaltene Rotation in liegender Position

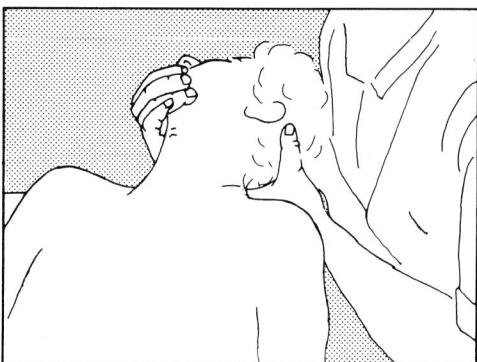

Abb. 9.24. Angehaltene Rotation mit Extension in liegender Position

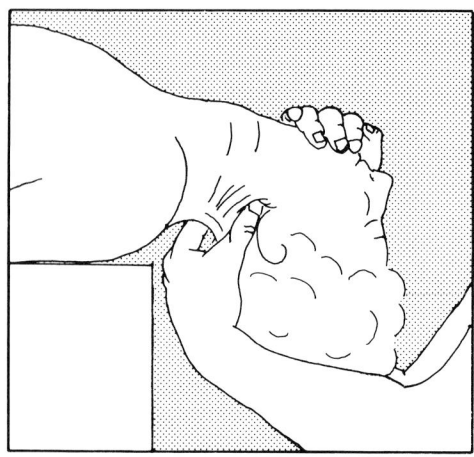

Abb. 9.25. Extension in liegender Position

Test 6. Extension
Der Patient liegt auf dem Rücken. Kopf und Nacken ragen über das Ende der Liege hinaus. Die Manualtherapeutin hält den Kopf des Patienten wie oben beschrieben umfaßt: sie führt eine vollständige Extension des Kopfes aus und beurteilt diese Position (Abb. 9.25).

9.2.5 Richtige Beurteilung

Eine sorgfältige Beurteilung muß vorgenommen werden, wenn die Rotation oder Extension der Halswirbelsäule entweder durch Schmerzen oder Steifigkeit eingeschränkt ist. Unter diesen Umständen *kann die Beurteilung des vertebrobasilären Systems nicht vollständig sein, weil die Testbewegungen nicht weit genug geführt werden können, um die Arterie zu erfassen.*

Wenn im Zusammenhang mit:

1. den Untersuchungstests,
2. der Einnahme einer bestimmten Position für eine Behandlungstechnik,
3. während einer Behandlungstechnik, oder
4. nach einer Behandlung

irgendwelche positiven Befunde auftreten, so bedeuten sie eine Kontraindikation für den Einsatz manipulativer Verfahren.

Gleichgültig, ob Symptome oder Zeichen einer vertebrobasilären Insuffizienz vorliegen oder nicht, sind plötzliche Bewegungen, die der Patient nicht mehr kontrollieren kann, bei einem älteren Patienten mit deutlichen degenerativen Veränderungen kontraindiziert. Die Verfahren müssen dann auf Mobilisationsbehandlungen beschränkt werden, die stets in Verbindung mit Beobachtung und Fragen nach möglicherweise auftretenden Schwindelgefühlen vorgenommen werden.

9.2.6 Bewegung im Wirbelkanal und in den Foramina intervertebralia

Im Hinblick auf Methoden zur Untersuchung der Bewegungen der zervikalen Nervenwurzeln und ihrer Scheiden durch Anwendung von Spannung gibt es gegenwärtig noch keine klaren Leitlinien. Hilfreiche Informationen ergeben sich jedoch häufig daraus, daß ein Patient spontan mitteilt, seine Beschwerden würden nachlassen, wenn er sich die Hand auf den Kopf legt (wobei hier von der Möglichkeit ausgegangen wird, daß diese Position die Spannung auf die 5. und 6. zervikale Nervenwurzel löst), oder wenn er den Ellbogen seines schmerzhaften Armes mit der anderen Hand in der Art einer Schlinge abstützt (wodurch möglicherweise die Spannung auf die 7. zervikale Nervenwurzel gelindert wird). Solche Positionen werden spontan von Patienten eingenommen, deren Symptome und neurologische Veränderungen in Bereichen aufgetreten sind, die mit den genannten Nervenwurzeln in Zusammenhang stehen. Umgekehrt kann ein Spannungszustand bisweilen dadurch verstärkt werden, daß der Patient die Schulter nach vorne schiebt und den Arm quer vor dem Körper ausstreckt.

Elvey (1979) und das Westaustralische Institut für Technologie leisten nach wie vor ungemein wertvolle Arbeit auf dem Gebiet der Entwicklung physikalischer Tests, wobei bestimmte Bewegungen des Arms (bzw. des Nackens oder des Beins) auf ähnliche Art eine neurale Bewegung in der Halswirbelsäule herbeiführen sollen wie durch das Anheben des gestreckten Beines eine neurale Bewegung in der Lendenwirbelsäule erreicht wird. Er hat anhand von Autopsien eindeutig belegt, daß genauso wie die Bewegung der Schulter die Bewegung des Ellbogens – bei Abduktions- und externer Rotationsstellung der Schulter – mit einer Bewegung der Nervenwurzeln im Wirbelkanal und dem Foramen intervertebrale verbunden ist. Er hat außerdem nachgewiesen, daß die Bewegung der linken Schulter und des linken Ellbogens eine Spannung der Nervenwurzeln auf der rechten Seite der Wirbelsäule auslöst. Diese Tests sind so wichtig, daß alle Physiotherapeuten, selbst wenn sie noch in der Ausbildung stehen, sie kennen und anwenden sollten.

Qualifizierte Manualtherapeuten wissen, daß manche Patienten Schulterschmerzen haben, die von der Halswirbelsäule herrühren. Wenn ein Patient über solche Schulterschmerzen klagt, können diese häufig durch Spannungstests nach Elvey reproduziert werden. Manche dieser Tests zeigen bei Kombination mit Bewegungen der Halswirbelsäule anhand des jeweiligen Schmerzverhaltens, daß die Schulterschmerzen des Patienten von der Halswirbelsäule herrühren müssen. Eine ganze Reihe von Tests kann hier angewandt werden.

Im folgenden wird die Ausführung eines dieser Tests beschrieben:

1. a) Der Patient liegt auf dem Rücken, mit der Möglichkeit seinen Arm frei über den Rand der Liege hinaus ausstrecken zu können. Seine Schultersymptome werden erfragt, während die Arme neben dem Körper liegen. Die Physiotherapeutin abduziert dann seinen Arm ohne Elevation des Schultergürtels in einer frontalen Ebene hinter der medialen frontalen Ebene, bis sich die Symptome verändern (Abb. 9.26 a, b).

   b) Sie nimmt dann die Abduktionsspannung weg, bis eine Position erreicht ist, die unmittelbar vor dem Auftreten der Symptome liegt. Dann dreht sie den Arm nach außen und supiniert den Unterarm. Gleichzeitig achtet sie auf jede mögliche Veränderung der Symptome (Abb. 9.27).

   c) Sie nimmt nun die seitliche Rotationsbewegung bis zu einer Position zurück, die unmittelbar vor dem Einsetzen der Symptome liegt, extendiert den Ellbogen und daraufhin das Handgelenk und die Finger, um festzustellen, ob dadurch die Beschwerden reproduziert werden (Abb. 9.28). Wenn die Schulterbeschwerden durch Extention der Hand ausgelöst werden, müssen die Beschwerden von anderen Strukturen herrühren als von dem Glenohumeralgelenk.

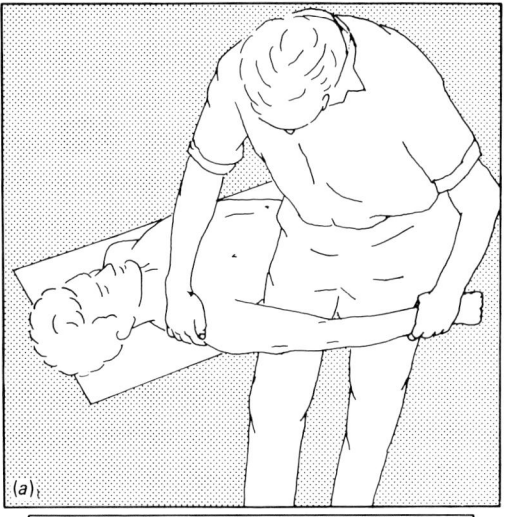

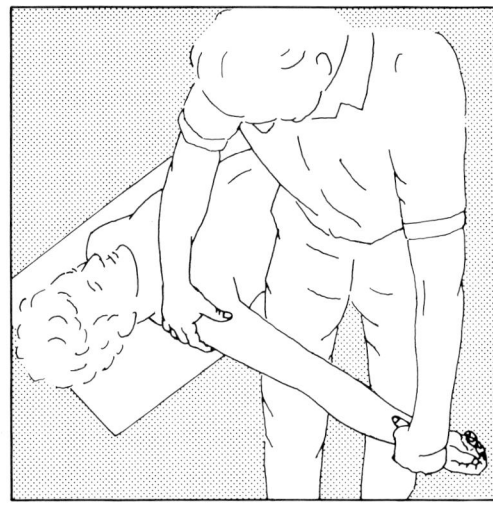

Abb. 9.27. Zurücknehmen der Abduktionsspannung mit anschließender Rotation nach außen

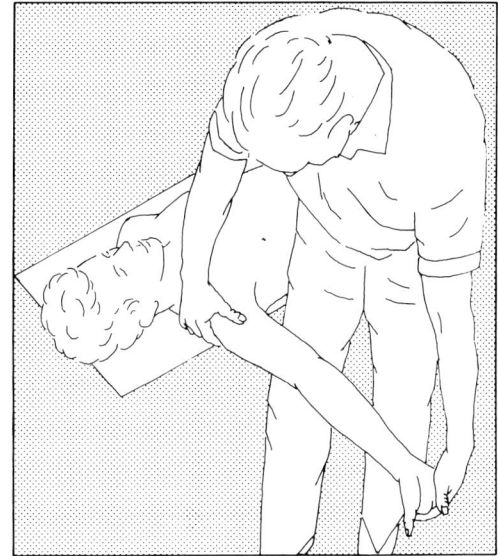

Abb. 9.26. a Abduktion des Armes beim Test zur Untersuchung von Schulterschmerzen, **b** abduziert

Abb. 9.28. Zurücknehmen der Lateralrotation mit anschließender Extension

d) Während sie die Extensionsstellung von Handgelenk und Fingern beibehält, flektiert sie den Ellbogen des Patienten und erfragt die Schmerzreaktion (Abb. 9.29).

2. a) Der Arm des Patienten wird dann in die Position gebracht, wo der Schulterschmerz provoziert wird, – wobei wir davon ausgehen, daß dies die letzte Phase des beschriebenen Tests ist – und der Patient wird gebeten, den Kopf zu seiner schmerzhaften Schulter hin zu drehen, während die Physiotherapeutin die Veränderungen der Schmerzreaktion auf

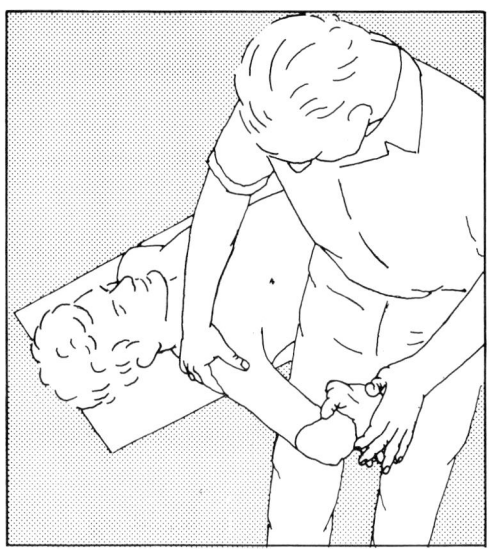

Abb. 9.29. Ellbogenflexion bei gleichzeitiger Extension von Handgelenk und Fingern

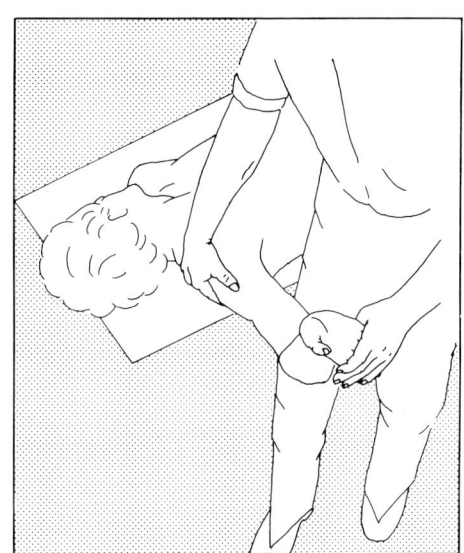

Abb. 9.31. Rotation des Kopfes des Patienten von der Schulter weg bei Schulterschmerzen

diese Bewegung hin beurteilt. Es ist sehr wichtig, daß das Glenohumeralgelenk und der Schultergürtel während der Tests der Zervikalbewegungen stets genau in der gleichen Position gehalten werden. Geschieht dies nicht mit der erforderlichen Präzision, ist der Test wertlos (Abb. 9.30).

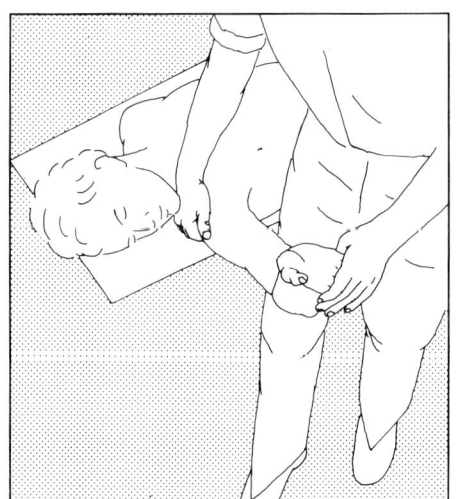

Abb. 9.30. Rotation des Kopfes des Patienten in Richtung zur Schulter bei Schulterschmerzen

b) In der nächsten Testphase dreht der Patient den Kopf von der schmerzhaften Schulter weg, während gleichzeitig erneut die Veränderung der Symptomreaktion auf diese Bewegung beobachtet wird (Abb. 9.31). Anhand der anderen Zervikalbewegungen kann bestimmt werden, ob die Beschwerden des Patienten eine zervikale Komponente aufweisen.

c) Auf die gleiche Weise werden die Schmerzreaktionen bei den zervikalen Flexionsbewegungen (Abb. 9.32) sowie bei der Lateralflexion in Richtung zur getesteten Seite hin und von dieser weg untersucht (Abb. 9.33 und 9.34).

3. Um noch eine weitere Spannungskomponente hinzuzufügen, kann das Anheben der gestreckten Beine in den Test einbezogen werden (Abb. 9.35); und schließlich kann die Physiotherapeutin noch einen Schritt weiter gehen, indem sie den Patienten bittet, das Kinn zur Brust zu beugen (Abb. 9.36).

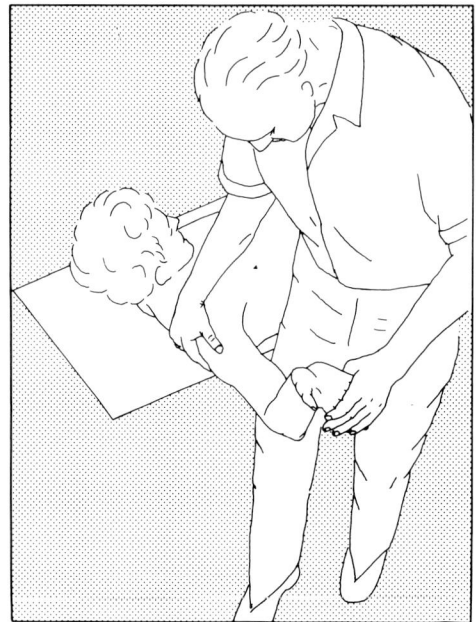

Abb. 9.32. Beurteilung der Schmerzreaktion während der Flexion der Halswirbelsäule

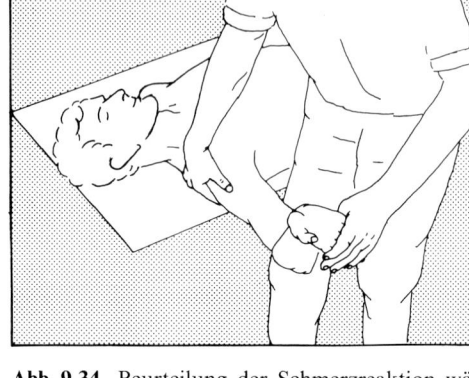

Abb. 9.34. Beurteilung der Schmerzreaktion während der Lateralflexion von der Schulter weg

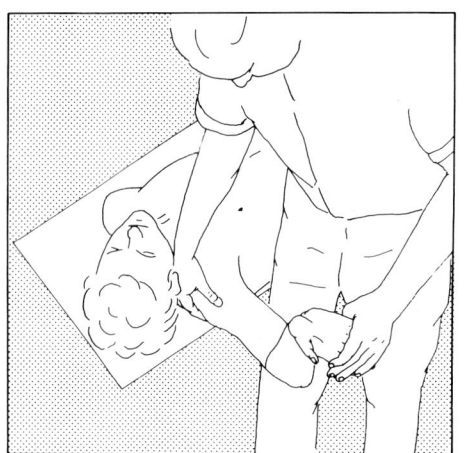

Abb. 9.33. Beurteilung der Schmerzreaktion während der Lateralflexion zur Schulter hin

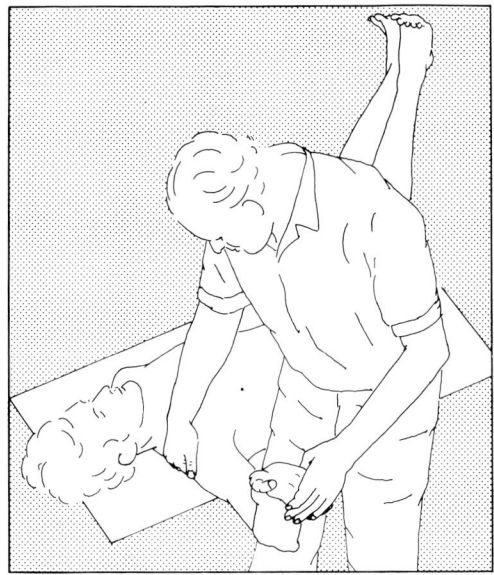

Abb. 9.35. Beurteilung der Schmerzreaktion der Schulter während des Anhebens der gestreckten Beine

Um sicherzustellen, daß die Schulterbeschwerden des Patienten nicht zervikalen Ursprungs sind, ist es unbedingt erforderlich, drei weitere Tests durchzuführen:

1. Bei dem ersten geht es um die Untersuchung der physiologischen Bewegungen:
   a) Rotation in Richtung zur schmerzhaften Schulter;
   b) Extension; und
   c) rechter unterer zervikaler Quadrant.

Objektive Untersuchung

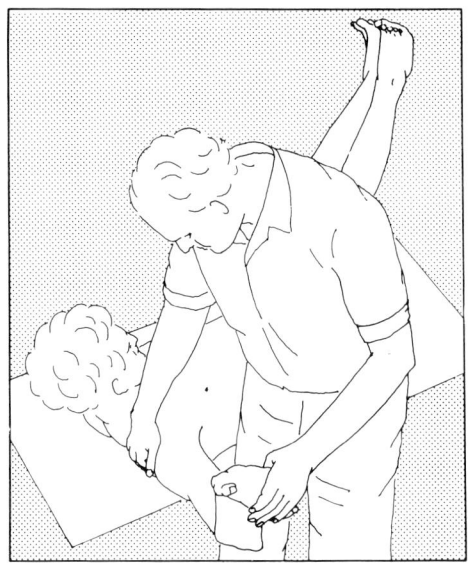

Abb. 9.36. Beurteilung der Schmerzreaktion der Schulter während des Anhebens der gestreckten Beine in Verbindung mit einer Nackenflexion

Diese Positionen sollten für kurze Zeit in einer Überdruckposition gehalten werden. Wenn durch diesen Test der Schulterschmerz reproduziert wird, ist die Wirbelsäule in das Geschehen mit einbezogen. Ruft der Test lokale Halswirbelbeschwerden hervor, sollte er zum Vergleich auf der anderen Seite wiederholt werden, damit die Frage einer Beteiligung der Halswirbelsäule geklärt werden kann.

2. Bei dem zweiten Test handelt es sich um eine Kompression der Halswirbelsäule, wobei sich der Kopf des Patienten in leicht extendierter und seitlich flektierter Position zur Schmerzseite hin befindet. Wenn dadurch die Schulterschmerzen hervorgerufen werden, ist dieser Test positiv. Treten dabei zentrale Schmerzen auf (etwa in Höhe von C6), oder geringfügig seitlich zur schmerzhaften Schulter hin lokalisierte Symptome, sollte ein Vergleich durchgeführt werden, indem der Test auch nach der anderen Seite vorgenommen wird. Wenn dabei der gleiche Schmerz ausgelöst wird wie bei dem vorherigen Test, bedeutet dies, daß die Halswirbelsäule von der Störung betroffen ist. Wenn der auf der entgegengesetzten Seite ausgeführte Test jedoch Schmerzen auf der Kompressionsseite hervorruft, ist die Entscheidung darüber, ob die Halswirbelsäule mit einbezogen ist abhängig von der jeweiligen Qualität des Schmerzes auf jeder Seite. Sind die Schmerzempfindungen gleich, ist die Halswirbelsäule vermutlich nicht betroffen; wenn jedoch der Schmerz auf der symptomatischen Seite weit stärker, tiefer oder stechender ist als auf der symptomfreien Seite, ist die Wahrscheinlichkeit einer Beteiligung der Halswirbelsäule größer.

3. Der letzte und wichtigste Test umfaßt die sehr sorgfältige Untersuchung der Halswirbelsäule zwischen C4 und C7 durch Palpation. Wenn die Halswirbelsäule betroffen ist, läßt sich dabei ein markanter Unterschied zwischen der der schmerzhaften Schulter nähergelegenen Seite der Halswirbelsäule im Vergleich zu der anderen Seite feststellen.

Der „Slump-Test" (s. S. 100) sollte bei der objektiven Untersuchung eingesetzt werden, wenn die Untersuchungsbefunde der Gelenkbewegungen nicht mit den Symptomen des Patienten übereinstimmen.

Es gibt noch einen weiteren Aspekt im Zusammenhang mit den Wirbelkanaltests, der besonders für den Halswirbelbereich gilt. Breig (1978) hat klar gezeigt, daß die schmerzempfindlichen Strukturen im Wirbelkanal unterschiedliche Lagen haben, je nachdem, ob z.B. die Lateralflexion der Halswirbelsäule nach links am sitzenden Patienten erfolgt, oder in Linksseitenlage oder in Rechtsseitenlage ausgeführt wird. Wenn ein Patient daher Symptome und Zeichen aufweist, die nicht so recht den für den Bewegungsapparat typischen Mustern entsprechen, sollten die oben beschriebenen Tests eingesetzt werden. Tritt z.B. bei der Lateralflexion nach links bei 20 % des normalen Bewegungsausmaßes ein besonderer Schmerz auf, während die Bewegung durch den vollen Bereich schmerzfrei möglich ist, wenn der Patient auf der linken Seite liegt, und wird der Schmerz bei minimaler Lateralflexion nach links viel heftiger ausgelöst, wenn der Patient auf der rechten Seite liegt, dann läßt dies auf eine Beteiligung einer Wirbelkanalstruktur an dem pathologischen Geschehen schließen.

9.2.7 Palpation

Die routinemäßige Palpationsuntersuchung wird in folgender beschriebenen Reihenfolge vorgenommen. Zuerst ist es notwendig, daß der Patient sich auf den Bauch legt, wobei die Stirn (bei übereinandergelegten Handflächen) auf der einen Handfläche ruht, während der Nacken so ausgerichtet ist, daß weder eine Lateralflexion noch eine Rotation besteht und die Wirbelsäule sich in der neutralen flektierten/extendierten Mittelstellung befindet.

Bereiche von Schwitzen und Temperaturänderungen

Der erste Schritt sollte darin bestehen, die hintere Partie des Nackens (vor allem seitlich) zu palpieren, um eventuelle Schweißabsonderungen und eine mögliche Temperaturerhöhung, hervorgerufen durch einen entzündlichen Vorgang, festzustellen; dazu verwendet die Physiotherapeutin die Rückseiten der Finger.

Veränderungen der Weichteilgewebe

Um das Vertrauen des Patienten zu gewinnen, sollte der zweite Schritt darin bestehen, daß die Physiotherapeutin ihre Hände und Finger über den Nacken und die angrenzende Fossa supraspinata gleiten läßt, und zwar in einer beruhigenden, kreisförmigen Knetmassagebewegung, wobei sie einen allgemeinen Eindruck von dem Zustand der oberflächlichen Weichteilgewebe erhält. Das braucht nicht mehr als ein paar Sekunden in Anspruch zu nehmen und ist sehr wertvoll, um das Vertrauen des ängstlichen Patienten oder des Patienten mit einem extrem empfindlichen Nacken zu gewinnen.

Um mit der gezielteren Untersuchung der Weichteilgewebe zu beginnen, sollten die Spitzen der mittleren drei Finger (Abb. 9.37) den subokzipitalen Bereich von der oberen

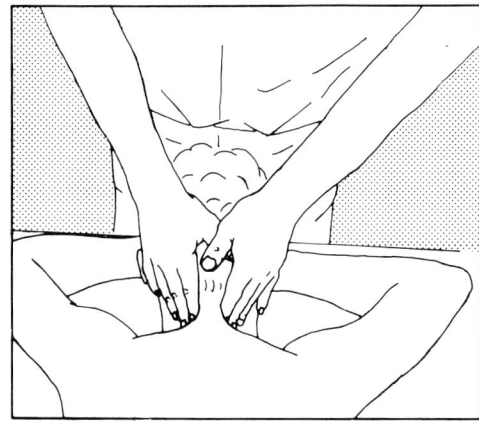

Abb. 9.37. Palpation des Weichteilgewebes mit drei Fingern

Nackenlinie bis zum Atlas palpieren. Zu diesem Zweck sollte der Druck der Fingerspitzen in Richtung zu den Augen des Patienten hin eingesetzt werden und das Gewebe durch eine mediolaterale und posteroanteriore Bewegung untersucht werden. Diese Palpation wird fortgesetzt, indem jetzt die ganzen Fingerkuppen des Mittel- und Zeigefingers einer jeden Hand in der laminaren muldenartigen Furche (d.h. zwischen der seitlichen Fläche des Dornfortsatzes und dem seitlichen Rand des Gelenkfortsatzes) von C1 bis C7 (Abb. 9.38) eingesetzt werden.

Dieses Verfahren bedingt, daß beide Hände rhythmisch zueinander bewegt werden, wobei die Haut, soweit dies möglich ist, mit den Fingerkuppen auf- und abbewegt wird, wäh-

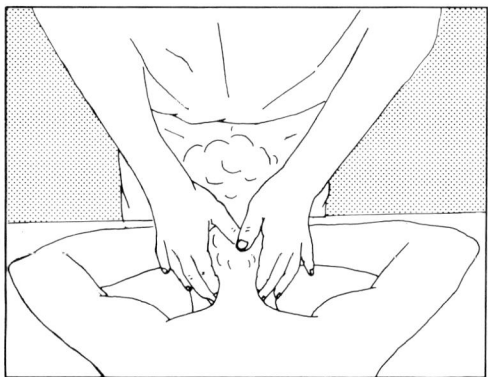

Abb. 9.38. Palpation des Weichteilgewebes mit zwei Fingern

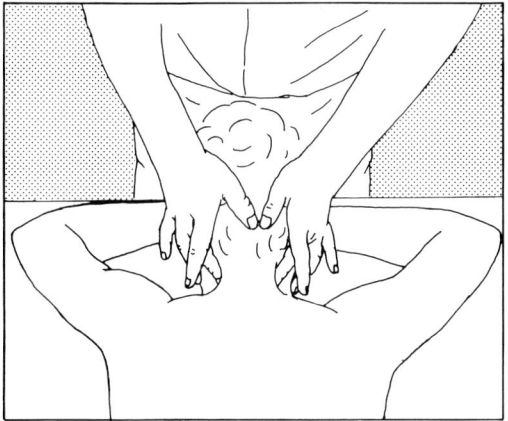

Abb. 9.39. Palpation des Weichteilgewebes mit einem Finger

1. allgemeine Verspannung des Muskelgewebes auf einer Seite entlang nahezu der gesamten Länge der Halswirbelsäule;
2. lokale Verdickungsbereiche unmittelbar neben einem oder mehreren Dornfortsätzen;
3. lokale Verdickungsbereiche im größten Teil der Muskelmasse im mittleren Bereich der laminaren muldenartigen Furche;
4. weiche Verdickungen über dem hinteren Gelenkfortsatz auf einer oder mehreren intervertebralen Ebenen;
5. harte, knöcherne Verdickungen und Protuberanzen über den seitlichen und posterolateralen Rändern des Gelenkfortsatzes;
6. Verspannung des Nackenligaments oder eine lokalisierte Verdickung in einem bestimmten Abschnitt davon.

rend ein sanfter Druck auf die Muskelbäuche und andere Weichteilgewebe ausgeübt wird. Sinn dieses Verfahrens ist es, verdickte Stellen, Schwellungen und Anspannungen, aber auch Anomalien in der allgemeinen Knochenkontur aufzuspüren. Nach zwei oder drei Auf- und Abwärtsbewegungen im oberen Zervikalbereich sollten die Finger 2–3 cm kaudalwärts verlagert und das gleiche Verfahren wiederholt werden. Dies wird dann fortgesetzt, wobei die Physiotherapeutin in etwa vier Phasen jeweils den Nacken entlang abwärts fährt, bis die Ebene von C7 erreicht ist. Dann kann sie zu einer bestimmten Ebene zurückkehren, wenn dort eine Anomalie festgestellt wurde. Nachdem über die Fingerkuppen ein mehr allgemeiner und grober Eindruck gewonnen worden ist, sollte das Verfahren wiederholt werden, doch diesmal nur unter Verwendung der Kuppe eines einzelnen Fingers jeder Hand (Abb. 9.39), wobei sich die Untersuchung auf die Bereiche konzentrieren sollte, wo bestimmte Abweichungen von der Norm gefunden wurden.

Eine angemessen genaue Bestimmung der Lage und Beschaffenheit dieser Gewebeanomalien sollte vorgenommen werden, so daß dann später eine ausführlichere Bestimmung erfolgen kann.

Die häufigsten Befunde in dieser Phase der Untersuchung sind:

Knochenveränderungen und Lageprüfungen

Als nächstes werden Knochenpunkte und interspinale Räume palpiert. Die Spitze des Daumens einer jeden Hand palpiert dabei zuerst den knöchernen Umriß der Dornfortsätze.

Die Lage der Dornfortsätze muß im Hinblick auf zwei wichtige Ebenen beurteilt werden: erstens in der Sagittalebene, wo sie zentral eingebettet sein sollten. Zweitens sollten sie von C2 bis C6 mehr oder weniger in einem Bogen entlang eines einzelnen Sagittalkreises liegen. Mit anderen Worten, die Dornfortsätze sollten sich gleichmäßig entlang der normalen lordotischen Kurve der Halswirbelsäule in ihrer Lage verändern. Bei der Interpretation der Lageverhältnisse in dieser Ebene sollten jedoch innerhalb der Norm liegende Abweichungen bei der Tiefenlage von C3 und der Prominenz von C6 und C7 toleriert werden.

C1–2

Der Patient liegt auf dem Bauch und legt seine Stirn in seine Handflächen, während die Physiotherapeutin den Bereich zwischen dem Dornfortsatz von C2 und dem Okziput palpiert, um festzustellen, ob das hintere Tuberkel von C1 palpabel ist. Von dieser Stelle ausgehend palpiert sie beidseitig jeweils in lateraler Richtung durch die entspannte subokzipitale Muskulatur hindurch die Querfortsätze. Das Verhältnis jeder Seite von C1 zum Okziput bzw. zu C2 sollte untersucht und beurteilt werden. Dieser Befund wird auch dadurch unterstützt, daß sie den Rand von C1 seitlich palpiert, um sein Verhältnis zu der vorderen Partie des Proz. mastoideus zu beurteilen.

Der Dornfortsatz von C2 kann recht unterschiedlich sein, was seine Form und die Beschaffenheit der Fortsätze betrifft. So ist vielleicht nur ein seitlicher Fortsatz vorhanden, und es hat den Anschein, als ob dieser seitlich rotiert sei. Liegt eine solche Rotation vor, steht ein Gelenkfortsatz von C2 stärker vor als der andere. Auch das Röntgenbild gibt Aufschluß über die Form des Dornfortsatzes von C2.

C2 – 7

Die Dornfortsätze als alleinige Informationsquelle sind hinsichtlich der Lage der Wirbelkörper unzuverlässig. Sie sind häufig zur Seite hin verlagert, ohne daß der Wirbelkörper in irgendeiner Weise rotiert wäre. Oft fehlt auch der eine oder andere Fortsatz des gespaltenen Dornfortsatzes. Wenn sie jedoch zugänglich sind, werden sie zuerst palpiert. Liegt ein Dornfortsatz nicht zentral, werden anschließend der Gelenkfortsatz und der interlaminäre Zwischenraum palpiert, um festzustellen, ob ihre Lage auf eine vertebrale Rotation oder Lateralflexion hindeutet. Mit fortschreitender Übung ist es auch möglich, einen geringfügigen Verlust der normalen Halswirbellordose, besonders zwischen C2 und C5, festzustellen. In ähnlicher Weise kann eine anomale Enge (ein sehr häufiger Befund) zwischen dem Dornfortsatz von C6 und C7 problemlos palpiert werden.

Die Gelenkfortsätze werden auch seitlich palpiert und die Querfortsätze anterolateral. Die Dauer des Bestehens einer Verdickung des Weichteilgewebes kann aufgrund der „Härte" oder „Weichheit" des Tastgefühls beurteilt werden. Auch eine Exostose des Apophysealgelenkes kann eindeutig gespürt werden.

Bei der Beurteilung einer Anomalie in der Lage des Wirbelkörpers müssen drei Befunde zueinander in Beziehung gesetzt werden: erstens die Lage des Dornfortsatzes, zweitens eine Prominenz bzw. Einsenkung der entgegengesetzt liegenden Gelenkfortsätze des gleichen Wirbels, und drittens die Bestätigung durch Röntgenuntersuchungen. Eine seitliche Verlagerung eines Dornfortsatzes ohne gleichzeitige Rotation des Wirbels ist häufig festzustellen.

Die drei häufigsten zuverlässigen Befunde sind:
1. Prominenz eines Dornfortsatzes verbunden mit eingeschränkter Beweglichkeit und Schmerzen;
2. Prominenz eines Gelenkfortsatzes auf einem Niveau und
3. eine anomale Annäherung zwischen den Dornfortsätzen von C6 und C7.

Eine Exostose in Verbindung mit dem Apophysealgelenk ist leicht feststellbar. Die Beurteilung des Zusammenhangs zwischen den Veränderungen und den Beschwerden des Patienten richtet sich nach der Qualität des Weichteilgewebes rund um das Gelenk und auch nach der Qualität der Schmerzempfindungen, die durch die Bewegung des Gelenks während der Palpation hervorgerufen werden.

Bewegungen

Das Bewegungsvermögen wird in der Weise untersucht und beurteilt, daß über die Daumenkuppen zunächst Druck gegen die Dornfortsätze ausgeübt wird. Auf jedem Niveau werden wechselweise 2 oder 3 oszillierende posteroanteriore Bewegungen durchgeführt, wobei die Physiotherapeutin ziemlich rasch der Wirbelsäule entlang geht, bis sie durch diese Vergleiche einen allgemeinen Eindruck von den Bewegungen gewonnen hat, was die Qualität und das Ausmaß der Bewegung angeht.

Die durch den Druck auf die Dornfortsätze bewirkten Bewegungen können noch feingradiger erfaßt und beurteilt werden, wenn die Physiotherapeutin die Druckrichtung variiert,

Objektive Untersuchung

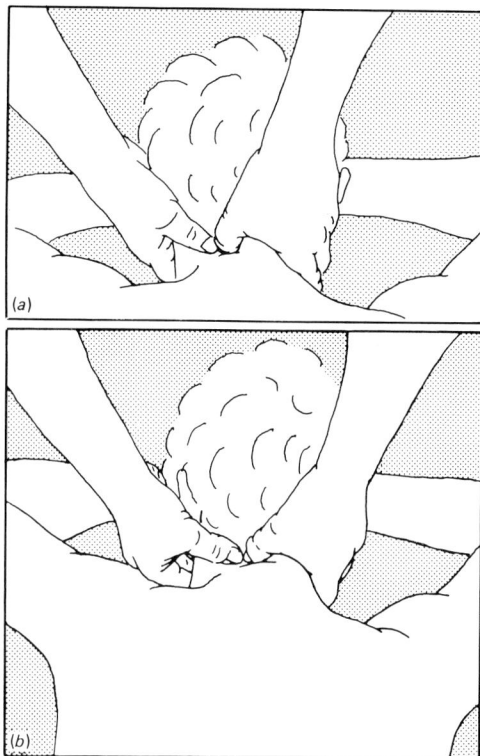

Abb. 9.40 a, b. Einseitige posteroanteriore Bewegungen. **a** medial ⌐→, **b** stärker lateral

d.h. sie nach links, nach rechts, kopf- und kaudalwärts richtet. Es können aber auch Kombinationen dieser Druckrichtungen (s. Abschn. 4.3.2; S. 98–119) eingesetzt werden. Dabei soll nicht nur die Druckrichtung variiert werden, sondern auch die Kontaktstelle mit dem Dornfortsatz. Dadurch ergibt sich eine Veränderung in der Art der Bewegung am Intervertebralgelenk. Das gleiche Verfahren wird auf jedem Niveau über dem Gelenkfortsatz sowohl medial als auch mehr lateral (Abb. 9.40 a, b) durchgeführt, wobei die Physiotherapeutin sowohl die relative Beweglichkeit benachbarter Niveaus, als auch die Bewegungen vergleicht, die auf einer intervertebralen Ebene links gegenüber der Bewegung auf derselben Ebene rechts vorgefunden wurden.

Ähnliche Variationen in bezug auf Richtung und Berührungsstelle werden, wie oben für die Dornfortsätze beschrieben, im Bereich des Gelenkfortsatzes vorgenommen. Eine der nützlichsten Testbewegungen im mittleren und oberen Halswirbelbereich wird jedoch dadurch erzeugt, daß man den Daumendruck in einer kombinierten posteroanterioren und medialen Richtung ansetzt. Durch diese Bewegungsrichtung wird ein maximales Gleiten des Apophysealgelenkes unmittelbar unter den Daumen bewirkt. Wird diese Bewegung durch das gesamte Bewegungsausmaß ausgeführt, d.h. von der maximalen Öffnung des Foramens (Anheben des Nackens nach hinten und seitlich) bis zum maximalen Verschluß des Foramens, kann die Physiotherapeutin wertvolle Informationen bezüglich der Flexibilität und der Qualität der Bewegung im Apophysealgelenk gewinnen. Die Hebekomponente dieser Bewegung läßt sich leichter ausführen, wenn der kleine Finger unter dem Kinn des Patienten eingehakt wird (s. Abb. 9.41 b).

Indem die Position der Hand und der Finger verändert werden, kann dieser posteroanteriore Druck so ausgeführt werden, daß eine rotatorische oder lateroflektorische Bewegung erzeugt wird.

Folgende Bewegungsanomalien können gefunden werden:

– eingeschränkte Beweglichkeit oder Hypomobilität;
– Widerstand durch das Bewegungsausmaß hindurch aufgrund von Krepitus, Steifigkeit oder Muskelspasmus; und
– unterschiedliche Qualitäten des Endgefühls.

Im Zusammenhang mit diesen Feststellungen ist darauf hinzuweisen, daß ein hypomobiles oder hypermobiles Gelenk nicht notwendigerweise schmerzhaft sein muß. Trotzdem müssen die Qualität der Bewegung und das Bewegungsausmaß geprüft werden, ehe man versucht, die festgestellten Anomalien mit einer möglichen Ursache der Beschwerden des Patienten in Zusammenhang zu bringen.

Schmerzreaktion

Der nächste Abschnitt der Untersuchung gilt der Beurteilung der Schmerzreaktionen. Während der Durchführung der oben beschriebenen Untersuchungsphasen werden dem Patienten keine Fragen gestellt. Tatsächlich empfiehlt es sich, den Patienten zu bitten, keine Kommentare über Empfindlichkeit, Schmerzhaftigkeit oder Schmerzen abzugeben, ehe er in einer späteren Untersuchungsphase dazu aufgefordert wird.

Nachdem die Feststellungen über Verdikkungen des Gewebes, knöcherne „Vorsprünge", Qualität der Bewegung und Bewegungsausmaß gemacht worden sind, ist es notwendig, die Schmerzreaktionen zu diesen Befunden in Beziehung zu setzen. Dazu muß die Physiotherapeutin nicht nur wissen, welche Bewegungen entweder den Schmerz hervorrufen, der den Patienten in die Praxis geführt hat, oder nur einen lokalen Schmerz verursachen, sondern sie muß auch feststellen, ob die Schmerzempfindungen mehr oberflächlich oder in der Tiefe auftreten.

Es ist gegebenenfalls erforderlich, einen festen Druck einzusetzen, um eine genaue Beurteilung vornehmen zu können.

Ein steifes Gelenk muß nicht notwendigerweise Schmerzen verursachen; es kann allerdings dafür verantwortlich sein, daß ein angrenzendes Gelenk schmerzhaft wird. Das gleiche gilt für verdickte Gewebe.

Nach den Ausführungen über das allgemeine Untersuchungsverfahren und die möglichen Befunde werden nun spezielle Palpationsverfahren beschrieben, es wird erläutert, welche Anomalien in jedem der drei Abschnitte der Halswirbelsäule festgestellt werden können, und welchen Aussagewert diese Befunde für die Manualtherapeutin haben.

Oberer Bereich der Halswirbelsäule

In der oberen Halswirbelsäule ist es wichtig, bis in die Tiefe das Weichteilgewebe und den kapsulären Bereich eines jeden atlantookzipitalen Gelenks von posteromedial nach lateral zu palpieren. Dabei kann das Ausmaß einer vielleicht vorhandenen Verdickung bestimmt werden.

Posteroanteriorer Druck sollte dem Atlas entlang von der Mittellinie zur Spitze des Querfortsatzes angewandt werden. Wenn der Kopf des Patienten voll zur Seite gedreht ist, wird der posteroanteriore Druck auf den Ge-

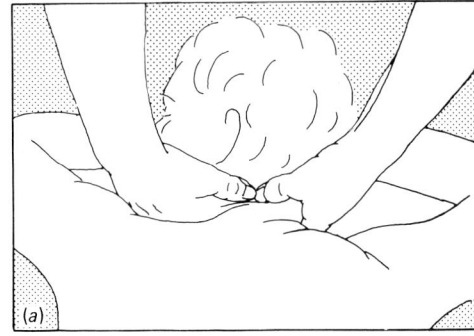

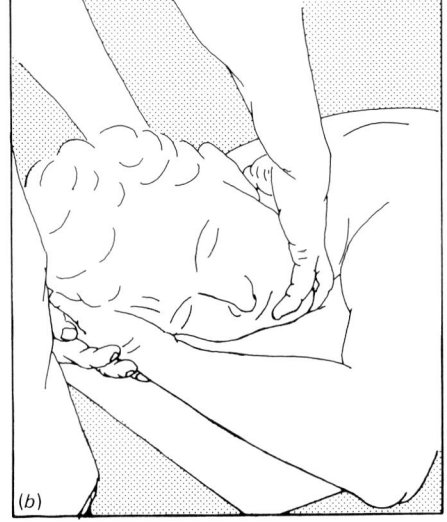

Abb. 9.41 a, b. Atlantookzipitale Rotation. **a** Unilaterale posteranteriore Bewegungen links von C2. **b** Verstärkung der linksseitigen O/C2 Rotation durch unter dem Kinn eingehakte Finger

lenkfortsatz des Axis auf der Seite eingesetzt, nach der der Kopf des Patienten gedreht ist. Die unter dem Kinn eingehakten Finger können ziehen und eine rotatorische Bewegung des Okziput und des Atlas in die Gegenrichtung zu der Bewegung erzeugen, die bei C2 durch die Daumen hervorgerufen wird (Abb. 9.41 a, b). In dieser Position kann die Qualität und das Ausmaß der so erreichten atlantookzipitalen/atlantoaxialen Rotation beurteilt und mit der anderen Seite verglichen werden, wenn der Kopf in die andere Richtung gedreht ist. Die Qualität dieser atlantoaxialen Bewegung durch den gesamten Bereich wird erst vollständig erfaßt, wenn die Physiotherapeutin den Kopf in unterschiedliche Rotationsstellungen bringt, ehe sie jeweils den Daumendruck anwendet (s. Abschn. 9.3.4).

Während der Kopf des Patienten nach wie vor leicht zur Seite gedreht ist, kann ein Transversaldruck auf den Querfortsatz des Atlas ausgeübt und ein Vergleich mit der Bewegung vorgenommen werden, die zur entgegengesetzten Seite hin möglich ist (s. Abschn. 9.3.11, Abb. 9.69). Diese Druckeinwirkungen können in ihrer Richtung variiert werden, und zwar von posteriorem über transversalen bis zu anteriorem Druck. Während der Durchführung dieser Bewegungen ist es nicht nur möglich, Qualität und Ausmaß der Bewegung zu beurteilen, sondern auch die Qualität des Weichteilgewebes unmittelbar um diesen Bereich, zumal dieses häufig unilateral verdickt ist.

Es gibt noch ein anderes, besonders wichtiges Testverfahren, das eingesetzt wird, um festzustellen, ob die Beschwerden eines Patienten auf eine Störung des Intervertebralgelenks C2–3 oder des Intervertebralgelenks C1–2 zurückzuführen sind. Während der Patient auf dem Bauch liegt und sein Kopf neutral ausgerichtet ist, wird ein posteroanteriorer Druck beispielsweise auf den linken Gelenkfortsatz von C2 ausgeübt, um ihn in einer posteroanterioren Richtung zu bewegen. Die Qualität und das Ausmaß der Bewegung wie auch die begleitende Schmerzreaktion werden mit den Befunden verglichen, die auftreten, wenn der posteroanteriore Druck mit der gleichen Stärke auf C2 ausgeübt wird, aber diesmal, nachdem der Kopf des Patienten etwa 30–40° nach links gedreht wurde. Ist die Schmerzreaktion, wenn der Kopf seitlich gedreht ist, stärker als bei gerade ausgerichtetem Kopf, liegt der Ursprung der Beschwerden im Bereich des Gelenks C1–2. Ist die Schmerzreaktion stärker, wenn der Kopf gerade ausgerichtet ist, dann liegt die Ursache der Beschwerden im Bereich des Gelenks C2–3.

Im folgenden werden die bei dieser Untersuchung besonders häufig festgestellten Befunde erläutert.

Subokzipitaler Bereich

Veränderungen des Weichteilgewebes
Zwei besonders wichtige Befunde im subokzipitalen Bereich sind allgemeine Verdickungen und Spannungen in den den Atlas überlagernden subokzipitalen Strukturen und besonders im Bereich zwischen Atlas und Okziput. Eine solche Verdickung ist für gewöhnlich in den medialen zwei Dritteln der Bereiche anzutreffen, doch lassen sie sich gelegentlich auch nur in der lateralen Hälfte und nur auf einer Seite ertasten.

Der zweite häufige Befund ist eine markante Verdickung der Kapsel und des umgebenden Gewebes bei einem oder beiden atlantookzipitalen Gelenken. Je dicker und härter die Gewebe im Vergleich zu einem mehr schwammigen Gewebe sind, desto älteren Ursprungs sind sie.

Die Relevanz solcher Feststellungen im Hinblick auf die Beschwerden des Patienten hängt von zwei Aspekten ab: Der erste ist die Übereinstimmung zwischen dem chronischen Charakter der Vorgeschichte und den mit dem Beschwerdebild verbundenen Symptomen einerseits und dem Alter der Gewebeveränderungen, die bei der Palpationsuntersuchung festgestellt wurden, andererseits. Das zweite Moment ist die Reproduktion der ausstrahlenden Schmerzen oder die Provokation eines in der Tiefe empfundenen lokalen Schmerzes, der den Symptomen des Patienten entspricht, bei kräftiger Palpation der Gewebe.

Knochenanomalien
Eine häufige Fehlstellung des Atlas besteht darin, daß dieser leicht gedreht oder seitlich im Verhältnis zu dem Okziput verschoben getastet wird. Ehe die Physiotherapeutin aufgrund der Palpationsbefunde eine Interpretation dahingehend akzeptiert, daß eine seitliche Verschiebung vorliegt, sollte dies anhand von Röntgenaufnahmen beurteilt werden; denn es ist keineswegs außergewöhnlich, daß der Querfortsatz des Atlas auf einer Seite kleiner ist als auf der anderen.

Um festzustellen, ob eine lagemäßige Fehlstellung alt oder frisch ist, muß anhand der Röntgenbilder überprüft werden, ob Anpassungen des Knochens an die geänderte Position eingetreten sind. Ist die Fehlstellung älteren Ursprungs, hat sich der Knochen in seiner Form geringfügig verändert, um sich der neuen Lage anzupassen.

Eine tastbare rotatorische Anomalie ist im Zusammenhang mit den aktuellen Symptomen nur dann klinisch relevant, wenn eine durch Palpation erzeugte Derotation einen tiefliegenden lokalen Schmerz oder die allgemeinen Beschwerden des Patienten hervorruft. Dieses Prinzip gilt für jede palpable Anomalie. Wenn ein sehr starker Palpationsdruck nur eine geringe Derotation und nur einen lokalen Schmerz hervorruft, besteht die Lageveränderung vermutlich schon seit langer Zeit.

Bewegungsanomalien
Der häufigste Bewegungsbefund, der durch Palpation festgestellt werden kann, ist ein Unterschied im Bewegungsausmaß bei postero-anteriorem Druck auf jedem Niveau. Eine durch Steifigkeit bedingte Bewegungseinschränkung auf einer segmentalen Ebene sollte mit den Bewegungen auf den anderen Ebenen und der jeweils gegenüberliegenden Seite auf der gleichen Ebene verglichen werden.

Bewegungsanomalien haben größere Bedeutung als die mehr stationären Lageveränderungen. Je leichter es ist, in den durch Steifigkeit eingeschränkten Bewegungsbereich vorzudringen und eine Bewegung herbeizuführen, desto leichter wird es auch sein, den Bewegungsbereich wiederherzustellen. Es ist jedoch wichtig, daß die Verbesserung, was den Bewegungsbereich betrifft, mit einer gleichzeitigen Besserung der Schmerzreaktion während der Bewegung einhergeht.

Atlantoaxiale Bereiche C2–3

Veränderungen im Weichteilgewebe
Veränderungen des Weichteilgewebes in der laminären Mulde C1–C2 sind weniger häufig als an anderen Stellen, wenngleich eine Verdikkung des Weichteilgewebes unmittelbar neben dem Dornfortsatz des Axis kein außergewöhnlicher Befund ist. Um feststellen zu können, ob dieser Befund mit Symptomen im oberen Zervikalbereich eines Patienten in Zusammenhang steht, muß ein starker Palpationsdruck einen tiefen lokalen oder ausstrahlenden Schmerz hervorrufen. Wie oben bereits erwähnt, gibt die Härte oder Schwammigkeit der Weichteilgewebe Aufschluß darüber, ob es sich bei den Veränderungen um ältere oder neuere Erscheinungen handelt; dies gilt auch für die Frage der Reversibilität des Geschehens.

Prominenz und Verdickungen um den Gelenkfortsatz des Apophysealgelenkes C2–3 sind häufig anzutreffende Befunde, besonders bei Patienten mit zervikalen Kopfschmerzen. Es ist möglich, in bezug auf das Weichteilgewebe (wie oben erklärt) zwischen „alt" und „frisch" zu differenzieren und diese Befunde mit osteoarthrotischen Veränderungen in Beziehung zu setzen.

Die Vergleichbarkeit zwischen den Palpationsbefunden und den Beschwerden des Patienten wird durch folgende Wechselbeziehungen beurteilt:

1. Schmerzreaktion während der Druckeinwirkung;
2. Stärke des zur Auslösung der Schmerzreaktion erforderlichen Drucks;
3. ältere oder neuere Veränderungen in den Geweben.

Knochenanomalien
Osteoarthrotische Exostosen am Apophysealgelenk C2–3 können problemlos palpiert werden. Ihre Relevanz im Zusammenhang mit den Beschwerden des Patienten wird teilweise durch die Schärfe der Exostosen bestimmt. Wenn sie nicht „scharf" oder knöchern und durch andere verdickte Weichteilgewebe bedeckt sind, stehen sie eher in Zusammenhang mit den jetzigen Beschwerden.

Das Fehlen oder eine hypoplastische Ausbildung eines der Fortsätze des gespaltenen Dornfortsatzes ist häufig. Das gleiche gilt für eine Abweichung des Dornfortsatzes von der mittleren Sagittalebene.

Objektive Untersuchung

Wenn dies die einzigen vorliegenden Befunde sind, kommt ihnen lediglich folgende Bedeutung zu:

1. Es muß einen Grund dafür geben, daß der Dornfortsatz so geformt ist.
2. Der Befund deutet auf das Vorhandensein einer asymmetrischen funktionellen Abweichung auf diesem zervikalen Niveau hin.

Diese Knochenanomalien verursachen als solche keinerlei Beschwerden, doch sind sie ein Indiz dafür, daß das Gelenk möglicherweise benachteiligt ist, wenn es einer unbedachten asymmetrischen Bewegung ausgesetzt wird.

Bewegungsanaomalien
Bei einem Patienten, der an zervikalen Kopfschmerzen leidet, ist ein posteroanteriorer, kranial inklinierter Druck auf den Dornfortsatz von C2 häufig lokal in der Tiefe äußerst schmerzhaft und kann eventuell die Kopfschmerzen reproduzieren. Beim atlantoaxialen Gelenk werden relativ selten Einschränkungen des Bewegungsausmaßes festgestellt, was überrascht, wenn man es vergleicht mit der Häufigkeit von Bewegungseinschränkungen und verminderter Bewegungsqualität auf der Ebene C2–3.

Neben Einschränkungen des Bewegungsvermögens von C2–3 wird häufig ein vorstehender Dornfortsatz bei C3 festgestellt, der problemlos getastet werden kann.

Die Schmerzreaktion ist im allgemeinen durch einen lokalen tiefsitzenden Schmerz bei der Bewegung des C2–3-Gelenks gekennzeichnet, wenn ein über dem Dornfortsatz von C3 und am Gelenkfortsatz posteroanterior angesetzter Druck ausgeübt wird.

Wenn die uber dem Gelenkfortsatz angesetzte posterioanteriore Bewegung medial ausgerichtet wird, stellt die Physiotherapeutin für gewöhnlich eine fühlbare Einschränkung des Bewegungsspielraums mit deutlichem Unbehagen beim Patienten und einer beeinträchtigten Qualität der Bewegung durch den gesamten Bewegungsbereich fest (Abb. 9.42a–c).

Die Differenzierung zwischen dem im Bereich von C2–3 und den atlantoaxialen Gelenken entstehenden Schmerz wurde oben bereits beschrieben.

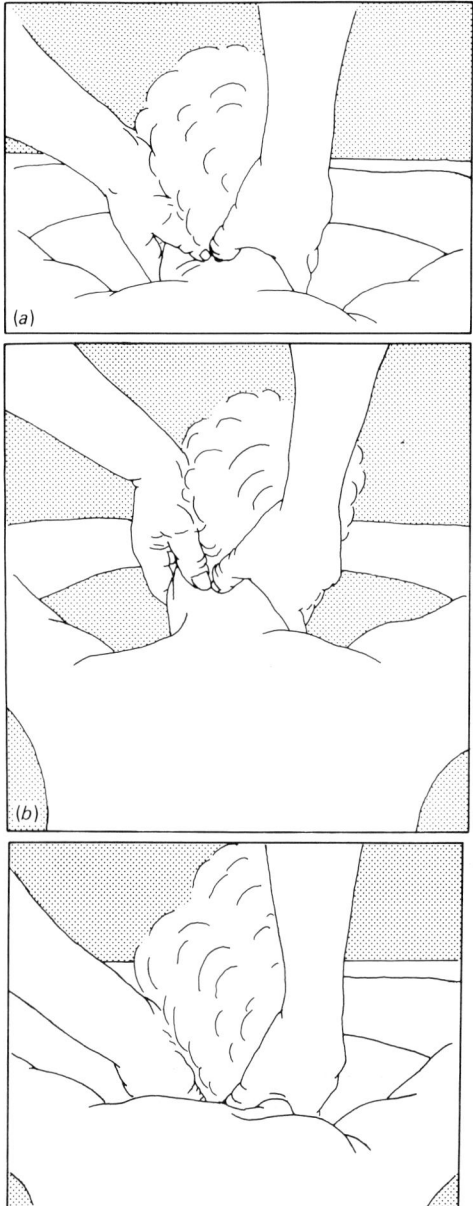

Abb. 9.42. a–c. Einseitiger posteroanterior angesetzter Druck mit medialer Inklination auf C2, III. **a** Neutrale Ausgangsposition. **b** Vollständig angehobene, offene Position. **c** Vollständig geschlossene posterioanteriore medial angesetzte Bewegung (↘C2, III)

Aussagewert der Befunde
Es ist wichtig, bei der Palpation über dem Bereich des Apophysealgelenkes C2–3, die Qualität der Gewebe zu beurteilen. Harte, knöcherne Vorsprünge, die auf osteoarthrotische Veränderungen hindeuten, sind häufig anzutreffen. Wenn diese knöchernen Vorsprünge nicht durch ein weiches, „schwammiges" Gewebe überdeckt sind, kann daraus geschlossen werden, daß sie zwar auf osteoarthrotische Veränderungen im Apophysealgelenk hindeuten, der arthrotische Prozeß aber gegenwärtig inaktiv ist und als Schmerzquelle nicht in Frage kommt. Wenn das die Exostosen überlagernde Gewebe jedoch verdickt ist, ergeben sich daraus andere Schlußfolgerungen. Die Beschaffenheit der Verdickungen kann zwischen zwei Extremen liegen: einerseits kann sich die Stelle anfühlen wie zähes, trockenes Leder, andererseits kann sich der Eindruck von etwas sehr Weichem, „Schwammigem" ergeben. Je stärker ausgeprägt die lederartige Konsistenz ist, desto weniger wahrscheinlich werden dadurch andere als nur schwache lokale Beschwerden hervorgerufen, während andererseits eine weichere Konsistenz höchstwahrscheinlich neueren Ursprungs ist und so auch mit den neu aufgetretenen Beschwerden in Zusammenhang steht.

Was die Behandlung betrifft, so ist bei der etwas härteren Verdickung ein kräftiger dosierter Ansatz erforderlich. Auch soll gegebenenfalls eine Manipulation eher frühzeitig eingesetzt werden. Das Behandlungsziel ist die vollständige Beseitigung aller weichen, „schwammigen" Gewebeveränderungen, die Verringerung des verdickten härteren Weichgewebes oder im Idealfall die Beseitigung der Verdickung, wodurch „saubere" Exostosen zurückbleiben, die bei Bewegung schmerzlos sind.

Bei einem Vorsprung des Dornfortsatzes von C3 besteht die Zielsetzung darin, die Qualität der Bewegung in posteroanteriorer Richtung zu verbessern, Fehlstellungen zu verringern und jede tiefliegende Schmerzreaktion, die möglicherweise mit der Bewegung einhergeht, zu beseitigen.

Mittlere Halswirbelsäule

Zwei spezielle Aspekte sind bei der Palpationsuntersuchung dieses Bereichs der Wirbelsäule zu beachten. Zunächst ist hier ein medial ausgerichteter, unilateraler, posteroanteriorer Druck besonders wichtig. Zweitens müssen posteroanteriore Druckanwendungen auf die Dornfortsätze bisweilen durch den maximal möglichen Bewegungsbereich ausgeführt werden. Dazu müssen bei der Durchführung der posteroanterioren Bewegungen die Finger der Physiotherapeutin den Nacken des Patienten so weit anheben, daß die Bewegung aus der maximalen anteroposterioren Position heraus beginnt (s. Abb. 9.42 b).

Veränderungen der Weichteilgewebe
Die häufigsten Befunde in diesem Bereich der Halswirbelsäule sind Verdickungen des Weichteilgewebes unmittelbar neben dem Dornfortsatz oder zwischen benachbarten Dornfortsätzen und posterolateral über dem Gelenkfortsatz. Für die interspinale Palpation wird folgende Technik angewandt:

1. Unter Verwendung der äußersten Daumenspitze wird die Palpation zwischen benachbarten Dornfortsätzen durchgeführt, und zwar zuerst zentral (wobei das interspinale Ligament beiseitegedrückt wird), dann zwischen benachbarten gespaltenen Dornfortsätzen (Abb. 9.43).
2. Die Palpation zwischen den benachbarten gespaltenen Dornfortsätzen erfolgt nun medial gegen die lateralen und posterolateralen Flächen (Abb. 9.44).
3. Die Palpation wird seitlich dem Dornfortsatz entlang nach wie vor medial ausgerichtet, aber mit zunehmender Abweichung nach anterior, bis die Muskeln den interspinalen Kontakt verhindern (Abb. 9.45).
4. Der letzte Schritt besteht darin, den Palpationsdruck wiederum medial auszurichten, aber jetzt von unterhalb (anterior) des Muskelbauchs und nach wie vor in den interspinalen Bereich hinein. Diese Palpation wird dann in der interlaminären Mulde und schließlich seitlich zu dem Gelenkfortsatz hin fortgesetzt (Abb. 9.46).

Objektive Untersuchung

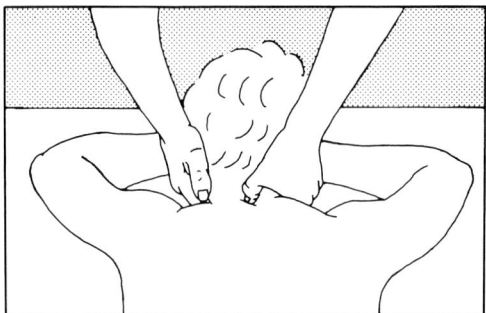

Abb. 9.43. Palpation zwischen Dornfortsätzen und gespaltenen Fortsätzen

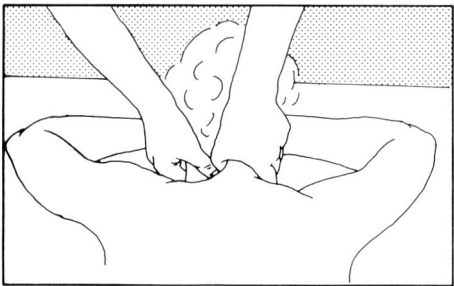

Abb. 9.46. Palpation vor dem Muskelbauch zu den interspinalen und interlaminären Zwischenräumen hin

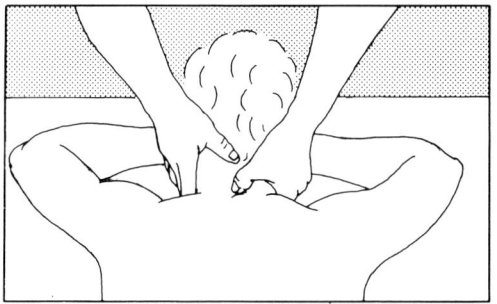

Abb. 9.44. Medial ausgerichtete Palpation des hinteren Interspinalraums

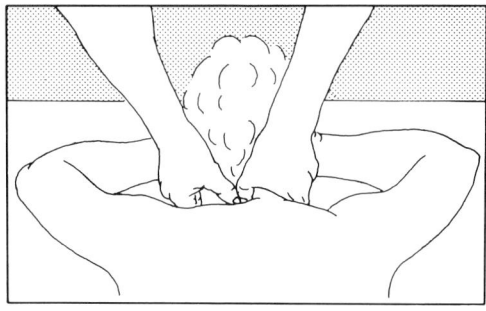

Abb. 9.45. Medial ausgerichtete Palpation, so tief wie möglich

Es ist nicht außergewöhnlich, wenn sich Vorsprünge und Verdickungen etwa auf der Ebene C2–3 linksseitig und ähnliche Veränderungen auf der Ebene C3–4 rechtsseitig feststellen lasen. Diese Veränderungen auf der rechten Seite können sich auch bis zur Ebene C4–5 erstrecken.

Knochenanomalien
Zwei Arten von Knochenanomalien werden besonders häufig festgestellt. Die erste ist eine Protuberanz des Dornfortsatzes von C3 (verbunden mit Kopfschmerz), eine Einsenkung des Dornfortsatzes von C3, verbunden mit einer Protuberanz des Dornfortsatzes von C4 (im allgemeinen im Zusammenhang mit Schmerzen im mittleren Zervikalbereich), und weniger häufig eine Protuberanz des Dornfortsatzes von C5 (gewöhnlich in Verbindung mit Beschwerden im mittleren oder unteren Zervikalbereich).

Bei dem zweiten häufig anzutreffenden Befund handelt es sich um Exostosen in Verbindung mit arthrotischen Veränderungen in den Intervertebralgelenken. Diese kann man posterior oder posterolateral über dem Gelenkfortsatz fühlen.

Bewegungsanomalien
Wie bereits erwähnt, sind medial ausgerichtete posteroanteriore Druckanwendungen von besonderem Nutzen; anhand dieser Technik ist es problemlos möglich, Einschränkungen des Bewegungsausmaßes und eine schlechte Bewegungsqualität im Apophysealgelenk zu erkennen.

Posteroanteriorer Druck, mit großer Amplitude auf einen vorstehenden Dornfortsatz angewandt, läßt sehr rasch die Bedeutung einer solchen Anomalie im Hinblick auf die Symptome des Patienten erkennen; dies zeigt sich anhand des möglichen Bewegungsausmaßes und der empfundenen Schmerzreaktion, wenn die Bewegung bis zum Ende des Bewegungsausmaßes ausgeführt wird. Dabei können zwei Arten von Schmerzen hervorgerufen werden: erstens und besonders häufig ein stechender Schmerz, und zweitens ein als tiefliegend empfundenes Schmerzgefühl.

Untere Halswirbelsäule

Es gibt keine besonderen Aspekte, die im Hinblick auf die Palpationsuntersuchung dieses Wirbelsäulenbereichs zu beachten wären. Die hier häufig auftretenden Befunde sind jedoch wichtig.

Veränderungen der Weichteilgewebe
Veränderungen der Weichteilgewebe, die in der laminären Mulde und über dem Gelenkfortsatz festzustellen sind, können auf der Ebene von C5 problemlos bestimmt werden. Wenn es sich bei dem Patienten um einen lang aufgeschossenen schlanken Typ handelt, kann diese Veränderung auch auf der Ebene von C6 und bisweilen auch C7 getastet werden. Bei den meisten Menschen wird es jedoch schwieriger, die Befunde zu differenzieren, je weiter abwärts entlang der Wirbelsäule die Palpation durchgeführt wird. Die möglichen Veränderungen der Weichteilgewebe, die hier festgestellt werden können, sind die gleichen wie die für den mittleren Halswirbelbereich beschriebenen Befunde.

Eine Verdickung des Weichteilgewebes rund um den „Dowager-Buckel" ist normal, sie kann sich jedoch als bedeutsam erweisen, wenn die Verdickung zu stark ausgeprägt und bei Anwendung von Techniken wie z.B. Bindegewebsmassagen anomal schmerzhaft ist.

Knochenanomalien
Die Protuberanz des Dornfortsatzes von C5 wurde oben bereits angesprochen; bisweilen ist es äußerst schwierig festzustellen, ob sie der Ursprung von Interskapular- und Supraskapularsymptomen ist. Am häufigsten ist C6 der Ursprung dieser Symptome und C7 kommt häufiger dafür in Frage als C5. Die differenzierenden Faktoren sind erstens das Ausmaß der Knochenanomalien und zweitens die Schmerzreaktion bei posteroanterioren Bewegungen. Die am häufigsten anzutreffende Knochananomalie ist eine stark verengte Lage der Spitze des Dornfortsatzes von C6 zu der von C7. Dadurch entsteht ein größerer Spalt zwischen den Dornfortsätzen von C5 und C6, und dies fühlt sich an wie eine Protuberanz von C5. Die entsprechende Schmerzreaktion wird im folgenden beschrieben.

Bewegungsanomalien
Bei der engen Lage der Dornfortsätze von C6 und C7 zueinander besteht die Bewegungsanomalie darin, daß bei posteroanteriorem Druck auf den Dornfortsatz von C6 eine deutliche Einschränkung des Bewegungsausmaßes festzustellen ist. Die durch diese Bewegung ausgelöste Schmerzreaktion (wobei die Bewegung gegebenenfalls sehr kräftig vorgenommen werden muß) äußert sich in Form eines tief empfundenen Schmerzes (der von dem Patienten bisweilen als „angenehmer Schmerz" beschrieben wird). Es kann auch zu einem Ausstrahlen des Schmerzes in den Skapularbereich oder sogar zu einer bilateralen Ausbreitung kommen. Wenn die Symptome von C7 herrühren, ist die Schmerzreaktion die gleiche wie sie für C6 beschrieben wurde; ist dagegen C5 die Ursache der Beschwerden, wird zwar auch hier ein tief empfundener Schmerz ausgelöst; die Schmerzen strahlen aber in geringerem Maß in den supraskapulären Bereich aus.

Ein transversal gegen den Dornfortsatz von C6 und C7 ausgeübter Druck mit unterschiedlichen Ansatzwinkeln ist gleichfalls von großem Wert, wenn zu bestimmen ist, von welcher Ebene die Beschwerden ausgehen.

Einseitig über dem Gelenkfortsatz angesetzter posteroanteriorer Druck führt häufig zu einer erheblichen Schmerzreaktion, wobei die relative Beweglichkeit bei C6 und C7 viel schwieriger zu bestimmen sind als die gleiche Bewegung bei C5. Dennoch sollten sie Bestandteil des Untersuchungsverfahrens für Beschwerden aus der unteren Halswirbelsäule sein, trotz der Tatsache, daß auf dieser Ebene mehr Zeit aufgewendet werden muß, um die Befunde zu unterscheiden. Bisweilen ist es notwendig, diesen einseitigen posteroanterioren

Druck durch den Muskelbauch anzusetzen, während in anderen Fällen eindeutiger interpretierbare Daten gewonnen werden können, indem die Muskeln zur Seite gedrängt werden, so daß der Gelenkfortsatz, besonders der von C7, unmittelbar getastet werden kann.

Schmerzreaktion
Folgende Aspekte sind für den unteren Bereich der Halswirbelsäule von spezieller Bedeutung:
1. der tiefe, lokale Schmerz (s. o.),
2. die häufig reproduzierten ausstrahlenden Schmerzen,
3. der deutliche Zusammenhang zwischen Druckanwendung und Schmerzreaktion, wenn der Druck auf veränderte Weichteilgewebe im Bereich der Dornfortsätze und der Gelenkfortsätze angewandt wird.

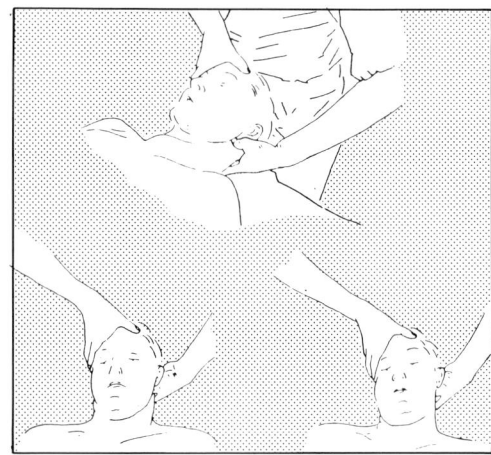

Abb. 9.47. Atlantookzipitale Bewegung (Lateralflexion)

9.2.8 Passiver Bereich der physiologischen Bewegungen der einzelnen Intervertebralgelenke

Nachstehend werden die Techniken aufgeführt, die zur Beurteilung der Flexions-, Extensions-, Lateralflexions- und Rotationsbereiche für jede segmentale Ebene der Halswirbelsäule angewandt werden.

Atlantookzipitalgelenk (Lateralflexion)

Ausgangsposition

Bei dieser Untersuchung liegt der Patient auf dem Rücken, wobei der obere Teil seines Kopfes über den Rand der Liege hinausragt. Die Physiotherapeutin steht am Kopfende der Liege und hält den Hinterkopf des Patienten mit der linken, die Stirn des Patienten mit der rechten Hand, wobei die Finger nach rechts und der Daumen nach links ausgerichtet sind. Während die Spitze des linken Daumens so plaziert ist, daß sie eine tiefreichende Palpation zwischen dem linken Querfortsatz des ersten Halswirbelgelenks und dem angrenzenden Proz. mastoideus durchführen kann, reichen die Finger über die Mittellinie in den rechten Okzipitalbereich. Die Physiotherapeutin übt dann über ihren Bauch einen sehr leichten Druck gegen den Scheitel des Patienten aus, um auf diese Weise die Kopfbewegung während der Untersuchung zu stabilisieren (Abb. 9.47).

Methode

Wenngleich der Kopf des Patienten seitlich nach rechts flektiert werden muß, wird nur der Scheitel des Kopfes und nicht der Nacken bewegt. Zu diesem Zweck verbindet die Physiotherapeutin die Bewegung ihrer Hände mit einem Hin- und Herbewegen ihres Beckens, um so den Kopf zu neigen. Wenn der obere Nackenbereich vollständig in seitlicher Flexion gedehnt ist, muß die Physiotherapeutin die Position ihres linken Daumens zwischen dem Querfortsatz und dem Proz. mastoideus überprüfen. Bei der seitlichen Flexionsbewegung muß darauf geachtet werden, daß es sich dabei um eine Bewegung des „Kopfes aus dem Nacken" handelt. Es kann hier leicht geschehen, daß daraus eine Bewegung des unteren Zervikalbereichs ohne Beteiligung von Atlas und Okziput wird.

Während Kopf und Nacken im mittleren Drittel des Lateralflexionsbereichs (um etwa

15°) hin- und herbewegt werden, kann der Daumen die Öffnung und Schließung des Spalts zwischen den beiden Knochenpunkten und die sich dabei ergebenden Veränderungen in der Spannung der Gewebe fühlen.

Atlantookzipitalgelenk (Rotation)

Die Ausgangsposition ist die gleiche wie die für den Test der Lateralflexion beschriebene Position (Abb. 9.48).

Methode

Nachdem der Kopf des Patienten ganz nach rechts gedreht worden ist, muß die Position der Spitze des linken Daumens zwischen dem linken Proz. mastoideus und dem linken Querfortsatz von C1 überprüft werden. Der Kopf des Patienten wird dann im mittleren Drittel des Bereichs (um etwa 20°) hin- und hergedreht. Eine maximale Rotationsbewegung wird angegangen, wenn die Physiotherapeutin fühlt, daß der Querfortsatz näher zum Proz. mastoideus gelangt ist und beim Zurückdrehen des Kopfes in Richtung zur Mittellinie sich wieder vom Proz. mastoideus entfernt.

Atlantookzipitales Gelenk (Flexion/Extension)

Ausgangsposition

Die nickende Bewegung des Kopfes weist nur ein geringes Bewegungsausmaß auf. Beim Test dieser Bewegung liegt der Patient auf dem Rücken, und sein Kopf ragt über das Ende der Liege hinaus. Die Physiotherapeutin legt den Kopf des Patienten in ihren Schoß, hält seinen Hinterkopf mit beiden Händen fest und drückt die Spitzen ihrer Daumen jeweils gegen die Spitzen der Querfortsätze von C1 sowie gegen den vorderen unteren Rand des Proz. mastoideus (Abb. 9.49).

Methode

Die Physiotherapeutin bewegt das Hinterhaupt über einen Bereich von etwa 20° vor und zurück und erreicht dadurch eine nickende Bewegung. Der Scheitel bleibt dabei ver-

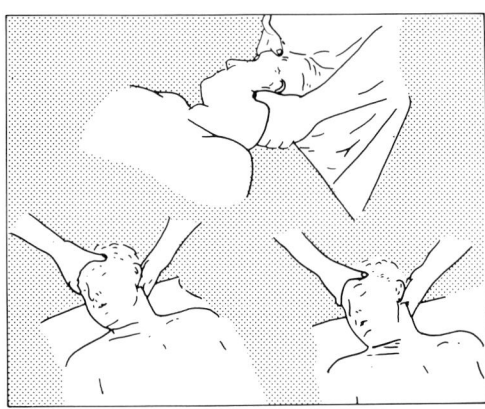

Abb. 9.48. Atlantookzipitale Bewegung (Rotation)

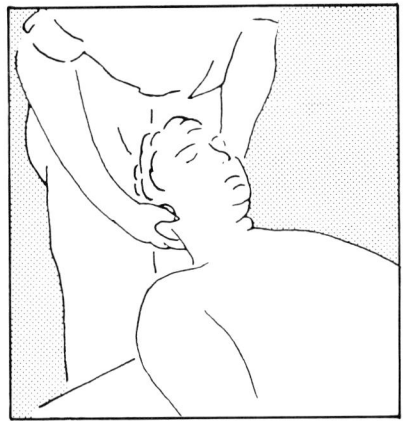

Abb. 9.49. Atlantookzipitale Bewegung (Flexion/Extension)

hältnismäßig ruhig. Mit den Spitzen der Daumen ertastet sie die kleine Bewegung zwischen den beiden Knochenpunkten auf jeder Seite (Querfortsatz – unterer Rand Proz. mastoideus).

C1–C2 (Rotation) im Sitzen

Ausgangsposition

Zur Untersuchung des Bereichs der Linksrotation zwischen dem 1. und 2. Halswirbelkörper setzt sich der Patient auf einen Stuhl, und die Physiotherapeutin steht seitlich hinter seiner linken Schulter. Sie legt ihre linke Hand auf den Scheitel des Patienten, wobei der kleine Finger und der Daumen über den rech-

Objektive Untersuchung

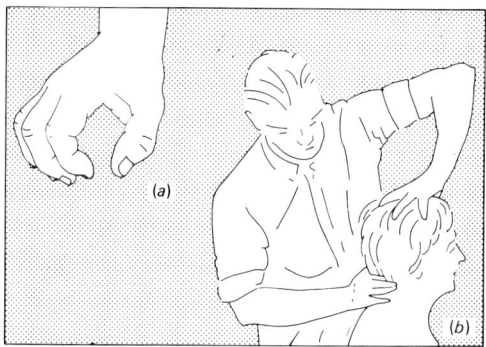

Abb. 9.50. a Zangengriff, b Bewegung des atlantoaxialen Gelenks (Rotation)

ten und linken parietalen Bereichen und die übrigen Finger nach hinten über den Okziput ausgespreizt sind. Die Hand sollte dabei soweit wie möglich gespreizt sein, so daß die Physiotherapeutin mit dem vertikal ausgerichteten linken Unterarm volle Kontrolle über die Kopfbewegung des Patienten hat. Mit ihrer rechten Hand erfaßt sie den Dornfortsatz von C2 zwischen der Spitze von Zeigefinger und Daumen in einem Zangengriff (Abb. 9.50a). Die paravertebralen Muskeln liegen innerhalb des Bogens, der durch Finger und Daumen gebildet wird (Abb. 9.50b).

Methode

Vor der Untersuchung der Rotationsbewegung zwischen C1 und C2 wird die entsprechende Ausgangsposition eingenommen; die Physiotherapeutin sollte nun mit der linken Hand kleine seitliche Flexionsbewegungen des Kopfes auf der Halswirbelsäule durch einen Bereich von etwa 20° durchführen, d. h. 10° zu jeder Seite. Wenn sie den Kopf des Patienten nach links neigt, sollte sie fühlen, daß sich der Dornfortsatz von C2 nach rechts bewegt. In ähnlicher Weise spürt sie, wenn sie den Kopf des Patienten seitlich nach rechts flektiert, wie sich der Dornfortsatz von C2 nach links bewegt. Bei der Beurteilung dieser Bewegung sollte sie an der Stelle einhalten, an der sich der Dornfortsatz von C2 auf der Mittelachse befindet. Sie dreht dann den Kopf des Patienten vor und zurück, von der Mitte nach links bis zu der Stelle, wo sie die Bewegung des Dornfortsatzes fühlt. Sie spürt, wie die Lamina von C2 links nach hinten gegen ihren Daumen kommt, während die rechte seitliche Fläche des Dornfortsatzes sich gegen den Ballen des Zeigefingers bewegt. Wenn dieser Punkt erreicht ist, wird das Bewegungsausmaß beurteilt. Wenngleich die Rechtsrotation auch beurteilt werden kann, indem der Kopf des Patienten nur zur anderen Seite gedreht wird, ist der Test viel genauer, wenn die Seiten gewechselt werden, um die Technik nach rechts zu wiederholen.

C1–C2 (Rotation) in Rückenlage

Ausgangsposition

Der Patient liegt auf dem Rücken, sein Kopf ragt über das Ende der Liege hinaus. Mit ihrem rechten Arm hält die Physiotherapeutin den Kopf des Patienten umfaßt um die Rotationsbewegung nach rechts auszuführen; ihre linke Hand greift den Dornfortsatz von C2 mit dem Zangengriff wie in Abb. 9.50a gezeigt (Abb. 9.51a, b).

Methode

Von der Mittelstellung ausgehend bewegt die Physiotherapeutin den Kopf des Patienten in einer langsamen Rotationsbewegung nach rechts hin und her, wobei sie den Kontakt mit dem Dornfortsatz von C2 beibehält. Indem sie den Bereich der Kopfbewegung vergrößert und die Position der Hin- und Herbewegung innerhalb des gesamten Bewegungsbereichs variiert, kann sie die Stelle, wo C2 zu rotieren beginnt, zwischen ihrem rechten Daumen und ihrem Zeigefinger erfühlen und ist so in der Lage, das Ausmaß der Rotation von C1–C2 zu beurteilen.

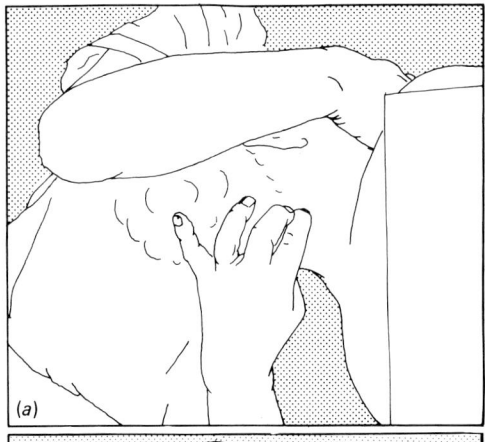

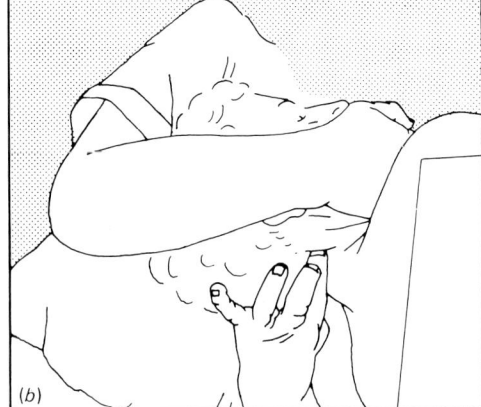

Abb. 9.51 a, b. Rechtsrotation von C1–C2: **a** von der Kopfmittelstellung aus; **b** nach rechts gedreht, bis zu dem Punkt, wo C2 sich zu bewegen beginnt

C2–C7 (Flexion)

Ausgangsposition

Der Patient liegt auf dem Rücken, sein Kopf ragt über das Ende der Liege hinaus. Die Physiotherapeutin geht am Kopfende der Liege in die Hocke, so daß sie sich unterhalb der Ebene des Patienten befindet. Sie stützt den Hinterkopf des Patienten mit dem Ballen ihrer rechten Hand, während Finger und Daumen über den Scheitel des Patienten nach vorne gerichtet sind. Ihre linke Hand wird dann gegen die linke Seite des Nackens des Patienten gelegt, wobei die Spitze des Daumens zwischen die Seiten zweier Dornfortsätze zu liegen kommt und die Spitzen des Zeige- und Mittelfingers den linken M. sternocleidomastoideus bis zur vorderen Seite der

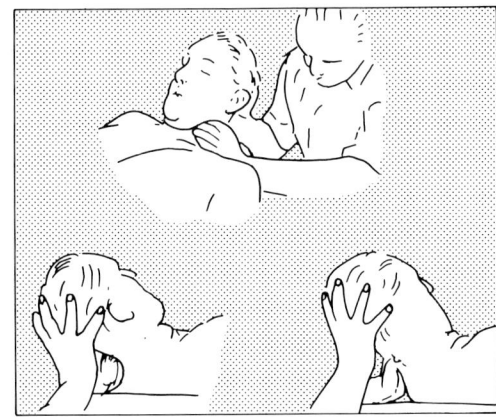

Abb. 9.52. Intervertebralbewegung. C2–C7 (Flexion)

Querfortsätze der Halswirbel umfassen. Soll die Bewegung zwischen C3 und C4 untersucht werden, wird der Daumen seitlich zwischen den Spitzen der Dornfortsätze dieser Wirbel angesetzt, und der Zeige- und Mittelfinger werden über die Vorderseite des linken Querfortsatzes von C4 und C5 gelegt (Abb. 9.52). Wenn das Lig. nuchae bei der Palpation sich als hinderlich erweist, wird die Spitze des Daumens etwas von der Mittellinie weggerückt, um die angrenzenden Dornfortsätze von der Seite her zu palpieren. Diese Palpation kann auch im interlaminären Bereich oder hinten am Apophysealgelenk durchgeführt werden.

Methode

Der Kopf des Patienten wird von der rechten Hand der Physiotherapeutin passiv flektiert, wobei das Kinn zur Brust hin bewegt wird. Gleichzeitig fühlt sie mit der Spitze des linken Daumens den Bereich zwischen den Dornfortsätzen, um festzustellen, in welchem Umfang hier eine Öffnung und Schließung erfolgt, wenn der Kopf über einen Bereich von 15–20° auf und ab bewegt wird. Um zwischen C3 und C4 ein Maximum an Bewegung herbeizuführen, werden der 4. Halswirbel und die darunterliegenden Wirbel durch Druck gegen die Vorderseite ihrer linken Querfortsätze fixiert. Die Position des Oszillationsbogens von 20° innerhalb des vollen Bereichs der Vorwärtsflexion ändert sich jeweils mit dem untersuchten Gelenk. Ist die Bewegung zwischen C6 und C7 zu untersuchen, erfolgt die Oszillationsbewegung in der Nähe des Endpunktes des Flexionsbereichs nach vorne, während die Bewegung zwischen C2 und C3 im ersten Teil des Bereichs gesucht werden sollte. Dabei muß mit entsprechender Sorgfalt vorgegangen werden, um sicherzustellen, daß die Bewegung tatsächlich auf der zu testenden Ebene erfolgt und den maximal möglichen Bereich umfaßt.

C2–C7 (Bilaterale Flexion/Extension)

Dies ist ein sehr nützliches Verfahren, weil mit Hilfe des Zangengriffs, der auf beiden Nackenseiten auf der zu testenden Intervertebralebene angesetzt wird, kleine Schwankungen oder Veränderungen gegenüber dem normalen Bewegungsbereich feingradig festgestellt werden können.

Ausgangsposition

Der Patient liegt auf dem Rücken, wobei sein Kopf über das Ende der Behandlungsliege hinausragt und durch den Schoß der Physiotherapeutin stabilisiert wird. Mit Hilfe des Zangengriffs (Abb. 9.53a) greift sie mit der Spitze des Daumens zwischen benachbarten Querfortsätzen medial zum M. sternocleidomastoideus nach vorn, während die Spitze des Zeigefingers auf der gleichen Intervertebralebene am Gelenkfortsatz hinten anliegt (Abb. 9.53 b – f).

Methode

Indem die Physiotherapeutin ihren Schoß hebt und senkt (d.h. ihre Knie streckt und beugt), streckt und beugt sie den Kopf und den Nacken des Patienten und erzeugt damit eine Bewegung bis hinab zur Ebene, wo der Zangengriff ansetzt (aber nicht weiter). So kann sie den möglichen Bewegungsbereich erfühlen.

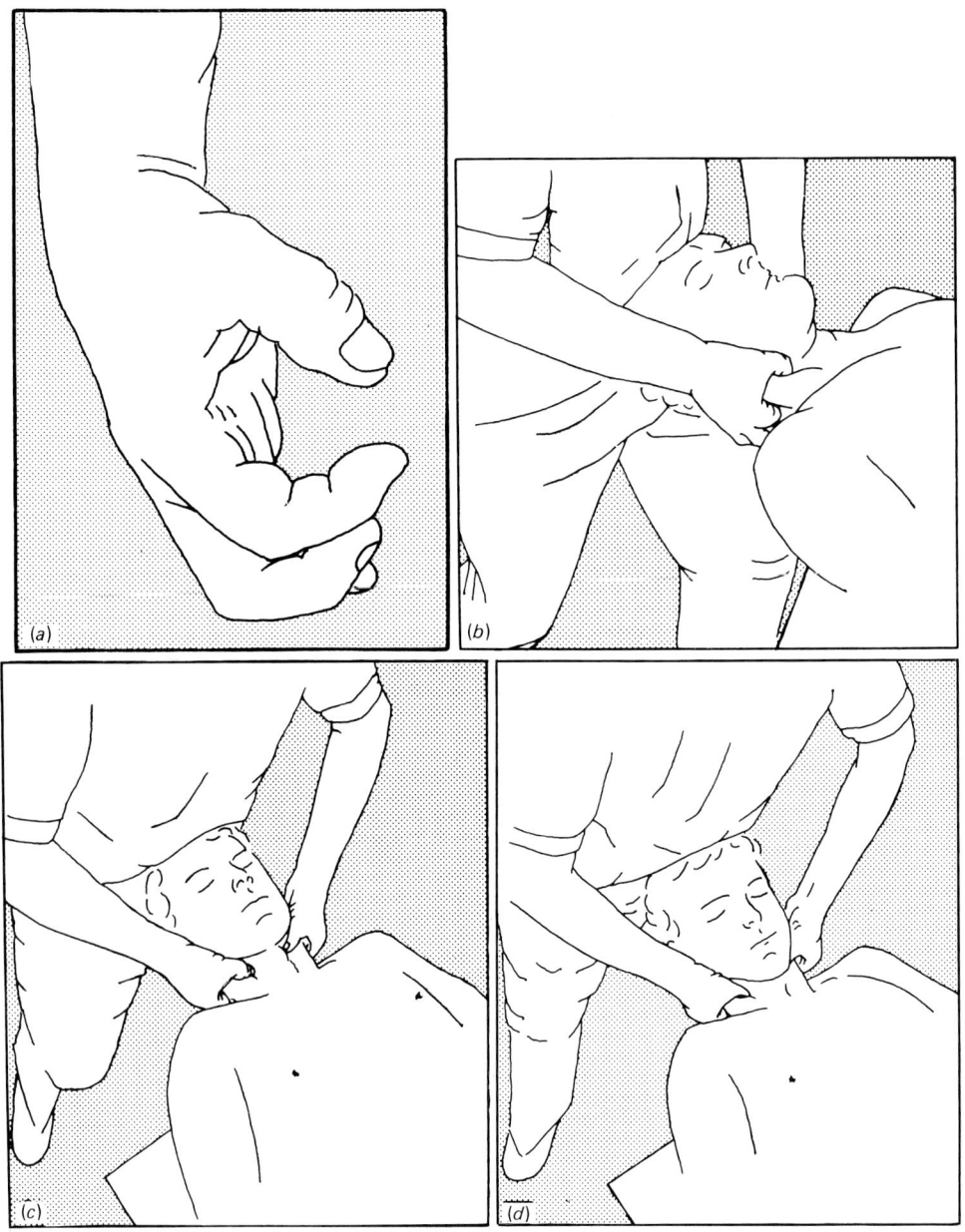

Abb. 9.53 a–f. Intervertebralbewegung, C2–C7 (beidseitige Flexion und Extension). **a** Zangengriff, **b**, **c** Zangengriff, bei der Ausgangsposition angewandt, **d** Flexion, **e**, **f** Extension

Objektive Untersuchung

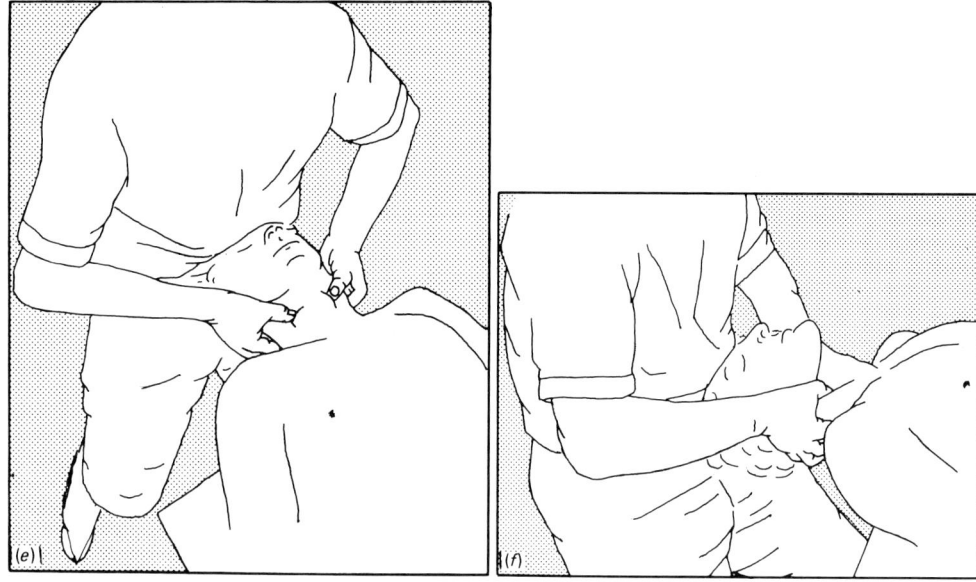

Abb. 9.53. e, f

C2–C7 (Lateralflexion, Schließbewegung)

Ausgangsposition

Der Patient liegt auf dem Rücken, sein Kopf ist auf der Liege, mit einem Kissen oder im Schoß der Physiotherapeutin abgestützt – wobei die letztgenannte Alternative vorzuziehen ist. Die gewählte Lage sollte die Entspannung erleichtern und gleichzeitig Kopf und Nacken auf halbem Wege zwischen Flexions- und Extensionsposition des zu prüfenden Gelenks stützen. In dieser Position lassen sich sowohl die Lateralflexion als auch die Rotation am freiesten ausführen.

Die Physiotherapeutin greift mit der Spitze des Zeigefingers in den interlaminären Zwischenraum und drückt tief genug hinein, um die benachbarten Laminae zu palpieren. Mit beiden Händen, besonders aber mit der nicht palpierenden Hand, stützt sie den Hinterkopf des Patienten. Wenn die Bewegungen im unteren Bereich der Halswirbelsäule getestet werden, reicht ihr stützender Griff bis zum Nacken des Patienten (Abb. 9.54a).

Methode

Indem die Physiotherapeutin sorgfältig darauf achtet, daß die Intervertebralbewegung gefühlt werden kann und nicht nur die Bewegung des Kopfes auf der Halswirbelsäule, flektiert sie zunächst das Gelenk seitlich etwas von ihrem tastenden Finger weg und führt dann die Lateralflexion zu ihrem tastenden Finger hin durch. Dabei beurteilt sie das Bewegungsvermögen an dem interlaminären Zwischenraum. Die entgegengesetzte Bewegung wird dann durchgeführt, um die Schließfähigkeit des Zwischenraums zu beurteilen. Auf diese Weise kann der Verlauf der Lateralflexion auf dieser Ebene und dieser Seite eindeutig beurteilt werden. Die Position der tastenden Fingerspitze in dem Zwischenraum darf dabei nicht verändert werden. Folglich ist besondere Sorgfalt angebracht, wenn diese Hand dazu benutzt wird, die Lateralflexion der Halswirbelsäule herbeizuführen (Abb. 9.54b – g).

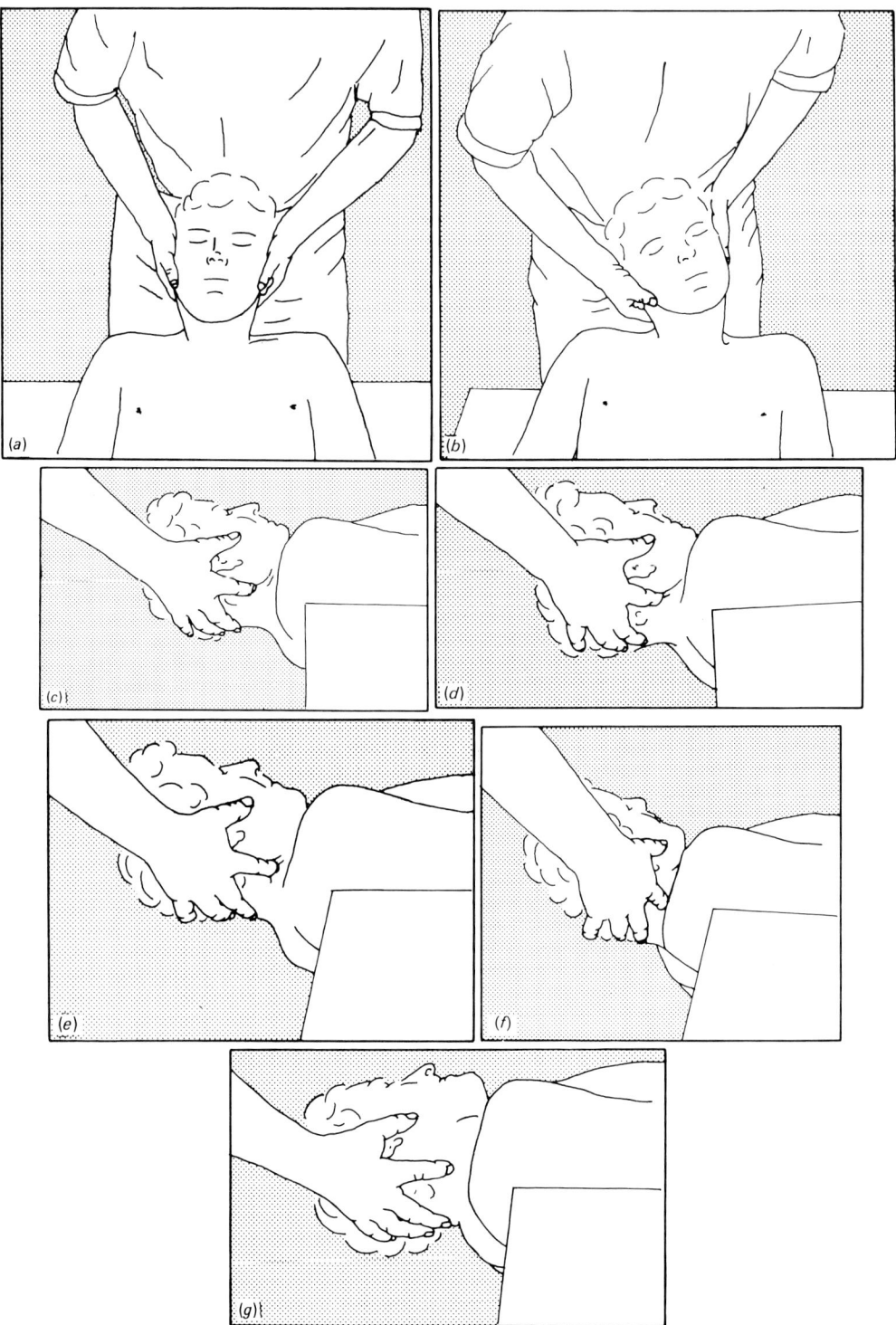

Abb. 9.54 a–g. Intervertebralbewegung, C2–C7 (Lateralflexion rechts mit Schließen der rechten Seite). **a** Ausgangsposition, leichte Lateralflexion nach links, **b** oszillierende Lateralflexion nach rechts mit Beurteilung des Schließeffekts, **c** der C2–C3 tastende Finger in Ausgangsposition, **d** C2–C3 in Schließposition, **e** C5–C6 in Ausgangsposition, **f** C5–C6 in Schließposition, **g** C5–C6 in offener Position

Objektive Untersuchung

C2–C7 (Lateralflexion, Öffnung)

Ausgangsposition

Hierfür wird die gleiche Position wie für den „Schließen"-Test eingenommen (Abb. 9.55a).

Methode

Der Kopf des Patienten wird vom Schoß der Physiotherapeutin abgestützt. Sie dreht ihren Körper, besonders ihr Becken, um die Kopf- und Kopf-Nacken-Bewegung zu erzeugen.

Unabhängig von der zu untersuchenden Intervertebralebene beginnt die Bewegung mit einer Bewegung des Kopfes und setzt sich dann nach unten fort bis zur Bewegung der Halswirbelsäule auf der zu untersuchenden Ebene (Abb. 9.55 b – g).

C2–C7 (Rotation)

Ausgangsposition

Die Ausgangsposition ist identisch mit der für die Lateralflexion beschriebenen Position, abgesehen vom Ansatz des Tastfingers. Dieser wird etwas nach seitwärts verlagert und gleichzeitig erfolgt ein etwas breiterer Kontakt. Die Spitze und der angrenzende seitliche Rand des Zeigefingers palpieren den Rand des Apophysealgelenks (Abb. 9.56).

Methode

Der Kopf wird um eine imaginäre Mittelachse, die durch das zu testende Gelenk verläuft, von der Seite der Palpation weggedreht. Die Hände der Physiotherapeutin erzeugen eine stetige oszillierende Bewegung, die bis zum Gelenk reicht, aber nicht darüber hinaus. Ihr Tastfinger folgt der Bewegung des Gelenks und beurteilt dabei den Umfang des Gleit- oder Öffnungseffekts zwischen den beiden benachbarten Gelenkfortsätzen. Die Rotation in Richtung zum Tastfinger hin zu beurteilen ist nicht möglich, weil die Muskeln hier beim Tasten hinderlich sind.

Okziput–C7 (Extension)

Ausgangsposition

Der Patient liegt auf dem Rücken, sein Kopf ruht auf der Liege bzw. im Schoß der Physiotherapeutin. Diese steht nahe beim Kopf des Patienten und stützt ihn und den Nacken bis zur Ebene des zu testenden Gelenks. Sie legt die Spitzen beider Zeigefinger beidseitig in den interlaminären Raum, wie schon für die Lateralflexion beschrieben (Abb. 9.57).

Methode

Die Physiotherapeutin extendiert Kopf und Halswirbelsäule des Patienten bis zu der zu untersuchenden Ebene, indem sie seinen Nacken hebt und senkt. Gleichzeitig tastet sie mit den Fingerspitzen, um festzustellen, ob der interlaminäre Raum sich schließt.

298　　　　　　　　　　　　　　　　　　　　　　　　　　　　　　　　　　　　　　　Halswirbelsäule

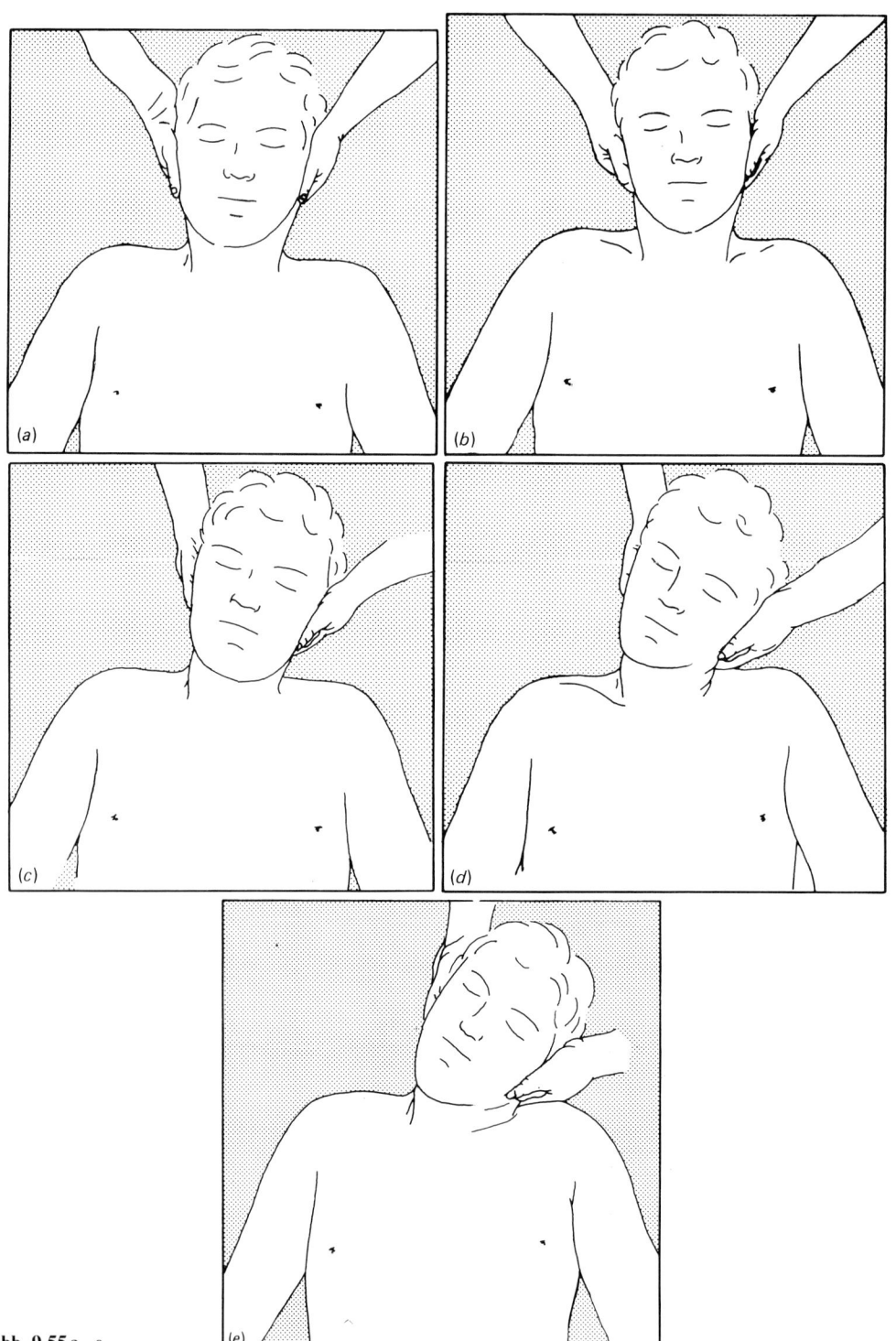

Abb. 9.55 a–e

Objektive Untersuchung

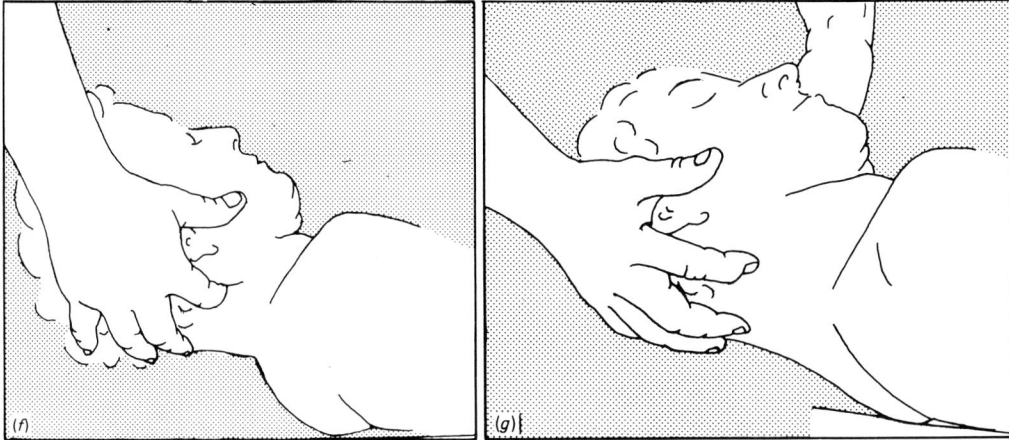

Abb. 9.55 a–g. Intervertebralbewegung, C2–C7 (Lateralflexion links, Öffnen der rechten Seite). **a** Ausgangsposition, Kopf gerade, zwischen Händen und Schoß eingebettet, **b** erste Bewegung, leichte Lateralflexion nach rechts, **c** leichte oszillierende Lateralflexion nach links, palpierende Bewegung rechts, **d** richtiger Endpunkt des Bewegungsspielraums für C2–C3 und C3–C4, **e** richtiger Endpunkt des Bewegungsspielraums für C4–C5, C5–C6, und C6, **f** die Spitze des Zeigefingers palpiert die Bewegung bei C2–C3; Ausgangsposition, Kopf gerade, **g** die Spitze des Zeigefingers palpiert die Bewegung bei C2–C3; Ende des Bewegungsspielraums

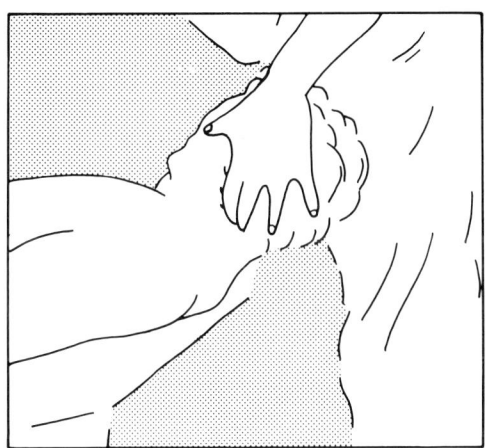

Abb. 9.56. Intervertebralbewegung, C2–C7 (Rotation)

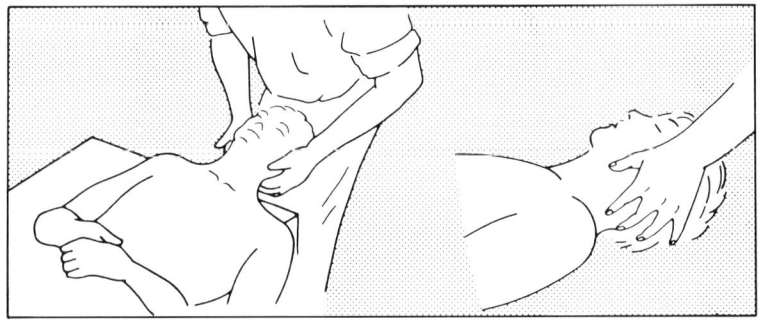

Abb. 9.57. Intervertebralbewegung, Okziput–C7 (Extension)

9.3 Techniken: Mobilisation

Jedes Untersuchungsverfahren kann als Behandlungstechnik eingesetzt werden. Einige solcher Techniken wurden bereits in Abschn. 9.2.2–9.2.8 beschrieben. Die im folgenden zu beschreibenden Techniken werden auch als Untersuchungsverfahren eingesetzt, was besonders für die Techniken gilt, die Palpation einschließen.

9.3.1 Longitudinalbewegung (↔)

Ausgangsposition

Der Patient liegt auf dem Rücken, und zwar so, daß die Nackenebene sich auf gleicher Höhe mit dem Rand der Liege befindet. Sein Kopf, der durch die Hände der Physiotherapeutin gestützt wird, ruht ungefähr in mittlerer Position zwischen voller Flexion und voller Extension, oder soweit es der Schmerz erlaubt, möglichst nahe an dieser Stelle, während das zu behandelnde Gelenk sich in einer neutralen Position befindet.

Die Physiotherapeutin steht am Kopfende der Liege und hält den Hinterkopf des Patienten so mit der rechten Hand umfaßt, daß die Finger über die linke Seite des Hinterkopfes bis hinter das linke Ohr gespreizt sind, während der Daumen hinter dem rechten Ohr liegt. Die Handfläche der rechten Hand ist dabei so ausgerichtet, daß sich die Palmarfläche des Metakarpophalangealgelenks des Zeigefingers über der oberen Nackenlinie befindet. Dadurch kann der Hinterhauptsbereich des Kopfes sicher gehalten werden. Wenn lediglich der untere Teil der Halswirbelsäule behandelt werden soll, umfaßt die rechte Hand den Nacken unmittelbar oberhalb der zu behandelnden Ebene. Die Physiotherapeutin hält mit der linken Hand von der linken Seite her das Kinn des Patienten, wobei sie sorgfältig darauf achtet, keinen Druck auf die Kehle auszuüben. Ihr linker Unterarm liegt entlang der linken Gesichtsseite des Patienten.

Die Physiotherapeutin hat die Füße in Schrittstellung gebracht und die Arme im Ellbogen gebeugt; sie neigt sich über den Kopf des Patienten, so daß die Frontseite ihrer linken Schulter gegen seinen Scheitel gelehnt ist (Abb. 9.58).

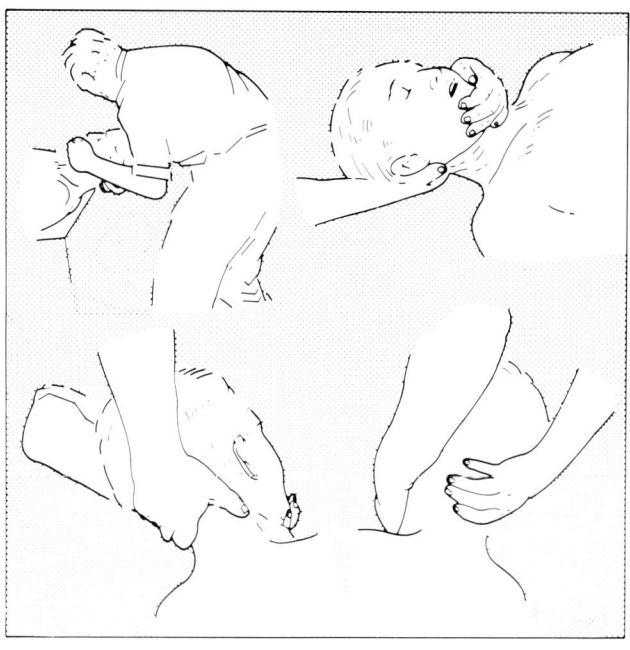

Abb. 9.58. Longitudinalbewegung (↔)

Techniken: Mobilisation

Methode

Die oszillierende Bewegung, durch die der Nacken des Patienten gestreckt wird, erfolgt an den Intervertebralgelenken durch ein sanftes, in Längsrichtung verlaufendes Ziehen, das durch die Unterarme der Physiotherapeutin ausgeübt wird, mit einer leichten Rückwärtsbewegung ihres Körpers verbunden ist, und die anschließende, gleichfalls kontrollierte Entspannung bei Rückkehr in die Ausgangsposition. Durch stetiges Wiederholen dieses Ablaufs wird die oszillierende Bewegung erzeugt.

Da dieses Verfahren sanft und vorsichtig durchgeführt wird, kann es schon allein aufgrund der Reibung nicht zu einem Verrutschen des Körpers des Patienten auf der Liege kommen.

Lokale Variationen

Wenn dieses Verfahren zur Behandlung der untersten Ebenen der zervikalen Intervertebralgelenke eingesetzt wird, sollte die Halswirbelsäule in eine Flexionsstellung von etwa 30° gebracht werden. Zur Behandlung im mittleren Zervikalbereich ist eine HWS-Position erforderlich, die etwa axial zum Körper ausgerichtet ist. Bei Problemen im oberen Zervikalbereich ist eher auf das Verhältnis der Position des Kopfes zur Halswirbelsäule als auf den HWS-Winkel zu achten. Auch hierbei muß die Position auf halbem Wege zwischen Flexion und Extension liegen.

Vorsichtsmaßnahmen

Im Bereich der mittleren Brustwirbelsäule können Schmerzen auftreten, allerdings nur dann, wenn eine zu starke Zugkraft ausgeübt wird oder wenn sie bei zu stark extendierter Wirbelsäule eingesetzt wird. Diese überstreckte Position muß vermieden werden, wenn der Patient an einer stärkeren Kyphose leidet. Bei der Positionierung des Patienten muß diesen Faktoren Rechnung getragen werden. Ein zu starker Zugeffekt kann eine bereits vorhandenes Problem an der Brustwirbelsäule reizen und sogar in einem zuvor schmerzfreien Bereich der Brustwirbelsäule Schmerzen hervorrufen.

Anwendungsbereiche

Dieses Verfahren ist von besonderem Wert, um das Vertrauen des Patienten zu gewinnen. Der Wiederbefund der Symptome und Zeichen im Anschluß an die Technik kann nützliche Anhaltspunkte darauf ergeben, ob es leicht oder schwer sein wird, die Symptome zu lindern. Patienten, deren Symptome oder Zeichen durch dieses Verfahren erheblich gebessert werden, reagieren meist leicht und schnell auf die Behandlung. Das Verfahren führt zu einer ersten Besserung bei einer Halswirbelsäule, die eine Schonhaltung aufweist wie z.B. einen Schiefhals.

9.3.2 Posteroanteriorer vertebraler Druck, zentral (↕)

Ausgangsposition

Der Patient liegt mit dem Gesicht nach unten auf der Liege. Im allgemeinen reicht es aus, wenn er die Stirn in seine Handflächen bettet, doch kann es sich unter Umständen als notwendig erweisen, daß er das Kinn auf die Brust drückt; dies ist besonders dann erforderlich, wenn der 1. und 3. Zervikalwirbel behandelt wird, weil diese verhältnismäßig schwer zugänglich sind. Wenn bei einem Patienten nur eine begrenzte Extensionsbewegung möglich ist oder wenn diese Bewegung schmerzt, besteht eine alternative Ausgangsposition darin, daß er die Stirn in die Handflächen bettet, während die Arme teilweise unter der Brust liegen.

Die Physiotherapeutin steht beim Kopf des Patienten; sie hält die Daumenrücken aneinander und legt die Daumenspitzen auf den Dornfortsatz des zu mobilisierenden Wirbels. Die Finger umfassen die seitlichen Nacken- und Halspartien des Patienten. Balance und Stabilität der Daumen der Physiotherapeutin werden durch die Position der Finger erreicht, doch ist es nicht notwendig, daß die Finger die genannten Bereiche fest umfassen.

Wird dabei die Daumenkuppe zu großflächig eingesetzt, geht die Fähigkeit verloren, die Beschwerden zu lokalisieren, weil die Dornfortsätze sehr klein sind. Bei starkem Druck kann jedoch der Kontakt zwischen den Knochen unangenehm werden, und es ist dann empfehlenswert, die Daumenkuppe zwar großflächig, aber nahe der Daumenspitze einzusetzen.

Die beste Position besteht darin, die Daumen, die einander berühren, an der Spitze des gleichen Dornfortsatzes anzulegen. Es kann auch eine Methode verwendet werden, bei der ein Daumen den anderen in seiner Funktion verstärkt, doch dadurch wird eine sanfte Anwendung der Technik erschwert, und es geht dabei zunehmend die Fähigkeit verloren, auch kleine Bewegungseffekte zu erspüren. Im Falle des 2. Zervikalwirbels können die Daumen jeweils am oberen und unteren Rand des Dornfortsatzes angesetzt werden (Abb. 9.59).

Methode

Extrem sanfte Druckanwendungen bewirken ein deutlich wahrnehmbares Gefühl von Bewegung, doch besteht im allgemeinen eher die Tendenz, den Druck zu kräftig zu dosieren.

Die alternierenden Druckanwendungen sollten über die Arme in Verbindung mit dem Rumpf erzeugt werden. Es ist unmöglich, diese Technik mit den spezifischen Handmuskeln erfolgreich oder auf angenehme Weise auszuführen. Wenn der Patient starke

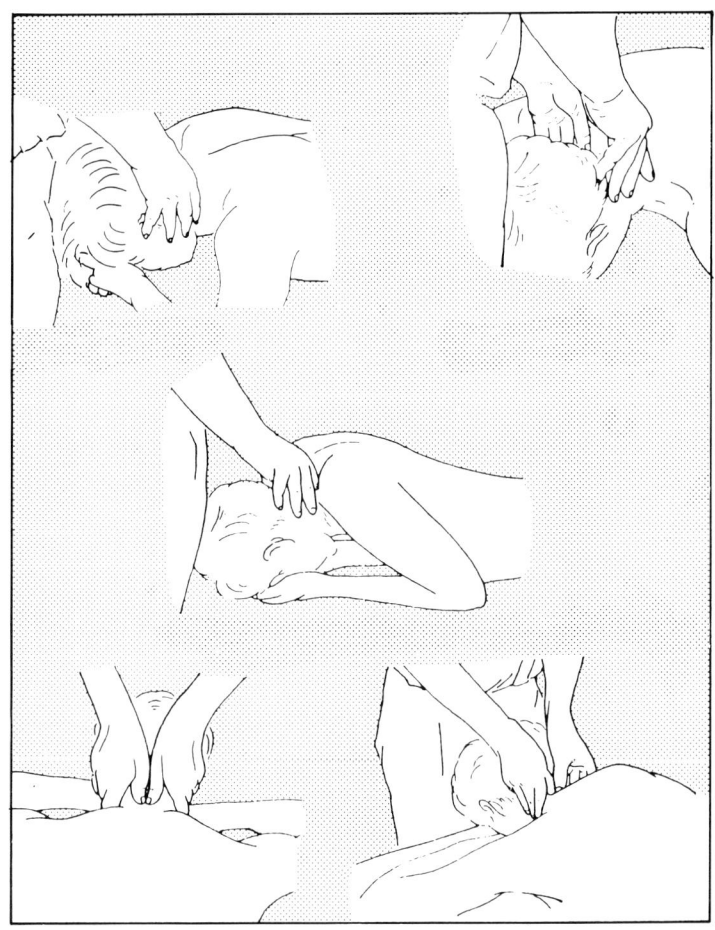

Abb. 9.59. Posteranteriorer vertebraler Druck (↕)

Techniken: Mobilisation

Schmerzen hat, so daß es schwierig ist, dieses Verfahren bei ihm anzuwenden, kann mit den Innenflächen der Fingerkuppen die Halswirbelsäule in eine gewisse Flexionshaltung gebracht werden. Dadurch wird es möglich, die Technik in einem schmerzfreien Bereich auszuführen.

Lokale Variationen

Die Druckstärke, die erforderlich ist, um Bewegungen im mittleren Zervikalbereich zu spüren, ist viel geringer als die, die beim 2. oder 7. Halswirbel erforderlich ist. Der 1. Halswirbel kann selten in der Mittellinie als knöcherne Fläche palpiert werden. Es ist jedoch möglich, durch Druckanwendung durch die darüberliegenden Muskeln und Bänder hindurch eine Bewegung herbeizuführen. Der 3. Halswirbel ist häufig schwer zu palpieren, was auf die Größe und bisweilen auch ein Überlappen des Dornfortsatzes des 2. Halswirbels zurückzuführen ist. Die Palpation der beiden Halswirbel wird erleichtert, wenn der Patient den Kopf dabei etwas mehr flektiert.

Wie bereits in Kap. 4 (S. 65) erwähnt, kann die Richtung der zentralen Druckanwendung zum Kopf bzw. zu den Füßen hin in ihrem Winkel verändert werden. Solche Richtungsänderungen können sich aufgrund von Schmerzen oder Bewegungseinschränkungen durch Steifigkeit, die bei diesen Bewegungen festgestellt werden, als notwendig erweisen.

Die Daumen müssen den Druck nicht ausschließlich über die Daumenspitzen übertragen, und die Metakarpophalangealgelenke müssen nicht stets nahe beieinander liegen. Beispielsweise kann auch ein größerer Teil der Daumenkuppe – nicht die Daumenspitze – jeweils Kontaktpunkt auf den beiden gespaltenen Dornfortsätzen sein (Abb. 9.60 a). Dies wird dadurch erreicht, daß die Metakarpophalangealgelenke weit voneinander entfernt gehalten werden.

Der Druck, der die Bewegung erzeugt, kann von nur einem Daumen über einen größeren Bereich der Kuppe herbeigeführt werden, während der andere Daumen seine Position entweder auf dem einen gespaltenen Fortsatz stabilisiert oder in einem breiteren

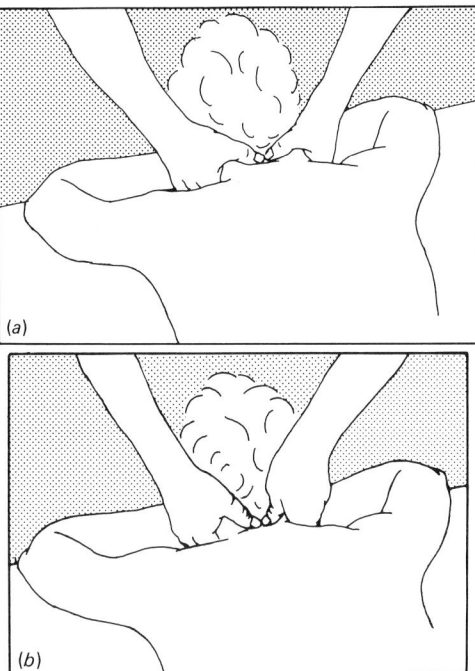

Abb. 9.60 a, b. Posteroanteriorer zentraler vertebraler Druck. **a** Erweiterter Daumenkontaktbereich, **b** Verwendung des einen Daumens zur Übertragung des Drucks, während der andere Daumen seine Position stabilisiert

Bereich quer zur Mittellinie, um so den Druck auf beide gespaltenen Fortsätze zu übertragen (Abb. 9.60 b).

9.3.3 Posteroanteriorer vertebraler Druck, zentral als Kombinationstechnik

Die nachfolgende Beschreibung dient als Beispiel für eine posteroanteriore Bewegung, die durch Mobilisation des Dornfortsatzes erzeugt wird, wobei sich das Gelenk in einer Kombinationsposition aus Lateralflexion nach links und Extension befindet.

Ausgangsposition

Der Patient liegt auf dem Bauch, und die Physiotherapeutin bringt seinen Kopf (und somit die zu mobilisierende intervertebrale Ebene) in die erforderliche Lateralflexion und Exten-

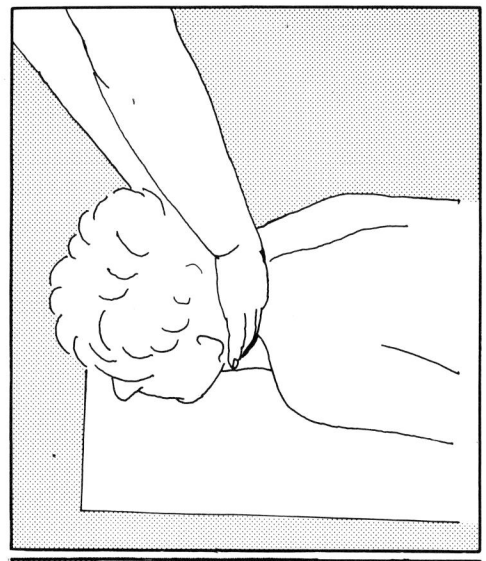

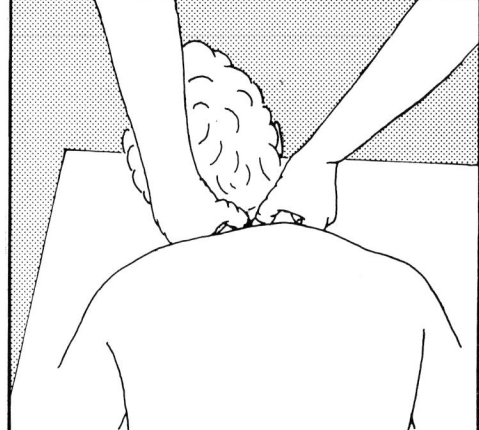

Abb. 9.61. Posteroanteriorer zentraler vertebraler Druck, wobei Kopf und Nacken des Patienten sich in einer Kombinationsposition aus Lateralflexion nach links und Extension befinden

sion; dann legt sie ihre Daumenspitzen auf den Dornfortsatz (Abb. 9.61).

Methode

Der oszillierende posteroanteriore Druck auf den Dornfortsatz wird auf die gleiche Weise angewandt wie oben beschrieben.

Anwendungsbereiche

Dieses Verfahren wird vermutlich hauptsächlich als Bewegung des Grades IV angewandt, um noch vorhandene Gelenkzeichen bei den Bewegungen zu beseitigen. Es besteht jedoch kein Grund, warum es nicht auch entweder als sehr sanftes Verfahren des Grades IV – wenn die Bewegung schmerzhaft ist – oder als Verfahren des Grades II – zur Schmerzbehandlung – angewandt werden sollte.

Vorsichtsmaßnahmen

Eine Mobilisation im Bereich des 1. und 2. Halswirbels kann bei zu intensiver Anwendung, was die zeitliche Dauer und auch die Stärke des Drucks anbelangt, ein Gefühl der Übelkeit bei dem Patienten hervorrufen. Das Verfahren darf niemals angewandt werden, wenn es Schwindelerscheinungen hervorruft.

Anwendungsbereiche

Posteroanteriorer zentraler vertebraler Druck ist bei solchen Patienten von größtem Nutzen, deren Beschwerden zervikalen Ursprungs sind und entweder in der Mittelachse auftreten oder gleichförmig auf beiden Seiten des Kopfes, des Nackens, der Arme oder des oberen Rumpfteiles verteilt sind.

Das Verfahren ist bei den Patienten besonders hilfreich, die im Bereich der Halswirbelsäule erhebliche degenerative Knochenveränderungen aufweisen, unabhängig davon, aus welchem Bereich der von der Halswirbelsäule ausgehende Schmerz ausstrahlt. Wenn diese Technik bei solchen Patienten durchgeführt wird, erweist sich das ertastete Bewegungsausmaß als erheblich geringer als an der normalen Halswirbelsäule.

Die Technik ist von ganz besonderem Wert, wenn ein Druck auf den Wirbel auch nur geringfügige Muskelspasmen hervorruft. In diesen Fällen sollten die Stärke des Drucks und die Tiefe der Mobilisation gerade so stark dosiert sein, daß sie keine solchen Spasmen hervorrufen. Im Anschluß an die Durchführung dieses Verfahrens wird die Physiotherapeutin feststellen, daß der Druck jetzt in einer größe-

Techniken: Mobilisation

ren Tiefe ausgeführt werden kann, ehe erneut ein Spasmus auftritt.

Wenn von der Ebene C2–3 Kopfschmerzen ausgehen, wird man feststellen, daß C3 vorsteht (d.h. leicht ertastet werden kann) und verhältnismäßig schmerzhaft ist. Die Ebenen C4 und C5 sind häufig für Beschwerden im mittleren Zervikalbereich verantwortlich; auch sie stehen dann im allgemeinen vor und sind schmerzhaft.

Ist C6 die Ursache von Schmerzen im oberen Bereich des Thorax oder der Skapula, wird man im allgemeinen feststellen, daß der Dornfortsatz von C6 nahe bei C7 liegt und im interspinalen Raum eine erhebliche Verdikkung getastet werden kann. Eine kräftige Mobilisation von C6 verursacht Schmerzen, die vom Patienten als sehr tiefliegend empfunden werden.

9.3.4 Posteroanteriorer vertebraler Druck, unilateral (↧)

Ausgangsposition

Der Patient liegt auf dem Bauch, seine Stirn ruht bequem auf seinen Händen. Die Physiotherapeutin steht seitlich zum Kopf des Patienten. Sie hält ihre Daumenrücken gegeneinander und plaziert die Daumenspitzen auf die hintere Fläche des zu mobilisierenden Gelenkfortsatzes. Ihre Arme sollten zu 30° nach medial ausgerichtet sein, um dadurch zu vermeiden, daß die Daumen von dem Gelenkfortsatz abgleiten. Die Finger der oberen Hand ruhen quer auf der Rückseite des Nackens des Patienten und die der anderen Hand umfassen seinen Nacken zur Halsvorderseite hin. Der Kontakt besteht hauptsächlich über den unten liegenden Daumen (Abb. 9.62).

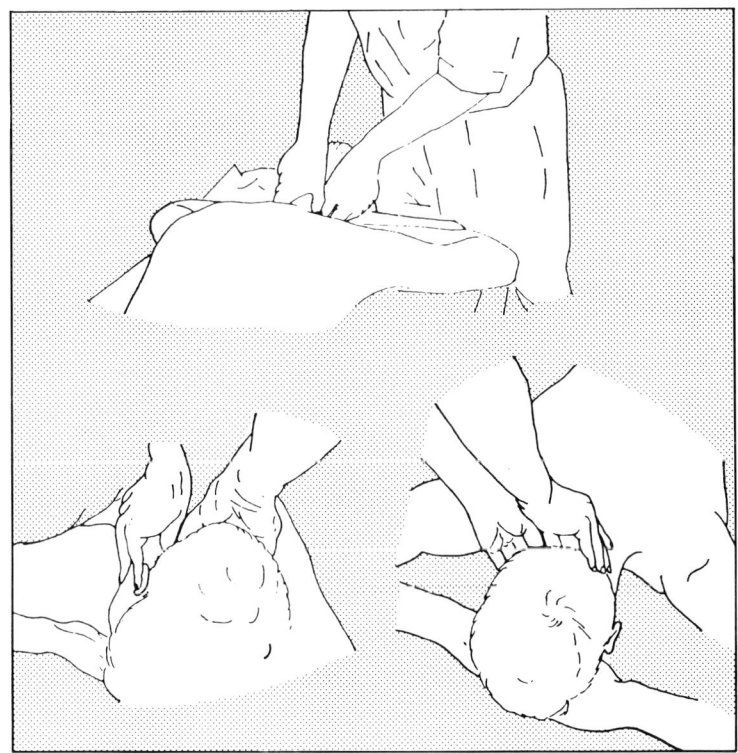

Abb. 9.62. Posteroanteriorer unilateraler vertebraler Druck (↧)

Methode

Ein posteroanterior gegen einen Gelenkfortsatz ausgerichteter oszillierender Druck erzeugt, wenn er sehr sanft ist, ein Gefühl von Bewegung; um jedoch ein seitliches Abgleiten von der Kontaktstelle zu verhindern, muß zusätzlich ein sanfter, konstant beibehaltener medial ausgerichteter Druck angewandt werden. Wird die Bewegung korrekt ausgeführt, kommt es zu kleinen nickenden Bewegungen des Kopfes, nicht jedoch zu einer Rotations- oder Lateralflexionsbewegung.

Wie bei den übrigen Verfahren, bei denen Druck über die Daumen ausgeübt wird, darf diese Bewegung nicht durch die intrinsischen Muskeln hervorgerufen werden.

Lokale Variationen

Bei der Mobilisation des 1. Halswirbels muß sich die Physiotherapeutin über den Kopf des Patienten beugen, um ihre Daumen zum Auge des Patienten hin ausrichten zu können. Im unteren Zervikalbereich ist diese Linie mehr kaudal ausgerichtet.

Der 2., 3. und 4. Gelenkfortsatz können jeweils viel problemloser präzise ertastet werden als die übrigen Gelenkfortsätze. Der 1. Halswirbel kann seitlich gefühlt werden, und die unteren Gelenkfortsätze können ertastet werden, indem die Daumen unter dem seitlichen Rand des Trapezius angesetzt werden.

Das Symbol ↑ besagt, daß der einseitige Druck direkt posteroanterior ausgerichtet ist. Zwei Abweichungen von dieser Richtung können bei der Behandlung in Frage kommen. Bei sehr starken Schmerzen wird die Richtung leicht nach lateral von der posteroanterioren Bewegungsrichtung verändert, wie dies durch das Symbol ↖ verdeutlicht wird. Die zweite Variante, die sich anbietet, wenn das Gelenk steif und nur minimal schmerzhaft ist, besteht darin, den Druck mehr medial auszurichten und zu versuchen, den Bewegungsspielraum zu vergrößern. Der Winkel wird hier durch das Symbol ↗ angezeigt; diese Technik wird auf S. 285 erläutert, da es sich dabei um eine sehr wichtiges Untersuchungsverfahren, besonders für den oberen Bereich der Halswirbelsäule, handelt.

Auch können diese Ausrichtungen, wie bereits in Kap. 4 erwähnt, noch zusätzlich dadurch variiert werden, daß sie in dem Maß kopfwärts und kaudalwärts geneigt werden, wie dies je nach der Art der auftretenden Schmerzen bzw. der vorhandenen Gelenksteifigkeit erforderlich ist.

Vorsichtsmaßnahmen

Die einzige Vorsichtsmaßnahme besteht darin, die Verfahren, besonders im oberen Zervikalbereich, sehr sanft durchzuführen. Es wird selten bedacht, wie wirkungsvoll diese Techniken sein können, selbst wenn sie ganz sanft durchgeführt werden.

Anwendungsbereiche

Die Anwendung dieses Verfahrens ist die gleiche wie für die vorstehend beschriebene Technik, abgesehen davon, daß das Verfahren bei einseitigen Beschwerden auf der Schmerzseite angewandt wird. Die medial ausgerichtete Technik ist ein besonders wichtiges Verfahren bei Beschwerden im oberen Zervikalbereich, vor allem wenn sie mit dem Ziel eingesetzt wird, den vollen Spielraum schmerzfreier Bewegungen wiederherzustellen und Rückfälle zu vermeiden bzw. in ihrer Auswirkung einzudämmen.

9.3.5 Posteroanteriorer vertebraler Druck, unilateral
(↑ C2 und ↑ C2 bei 30° Linksrotation Ⓛ)

Posteroanteriorer unilateraler vertebraler Druck wird bei geradeaus gerichtetem Kopf des Patienten auf C2 ausgeübt, wenn das Gelenk C2–3 Gegenstand der Untersuchung oder Mobilisation ist und wenn sich der Schmerz als ein dominantes Merkmal erweist. Der Kopf des Patienten wird um 30° nach links gedreht und der posteroanteriore unilaterale vertebrale Druck auf die linke Seite von C2 ausgeübt, wenn die Untersuchung oder Mobilisation der Rotationsbewegung von C1–2 gilt. Wenn nämlich der auf dem Bauch liegende Patient seinen Kopf nach links dreht,

Techniken: Mobilisation

wird C1 gleichfalls auf C2 nach links gedreht; der posteroanteriore Druck auf dem linken Gelenkfortsatz von C2 vergrößert diese Rotationsbewegung noch zusätzlich.

Wird das *Bewegungsausmaß* von C1–2 mit diesem Verfahren untersucht, dreht der Patient den Kopf vollständig zur Seite, wodurch C1–2 maximal in der Rotation gedehnt wird. Ein weiterer Dehneffekt wird dann durch Anwendung eines posteroanterioren Drucks unilateral auf den Gelenkfortsatz von C2 auf der gleichen Seite hervorgerufen, nach der der Kopf bei der Palpationsuntersuchung der Halswirbelsäule gedreht ist (s. Abb. 9.41).

Ausgangsposition

Der Patient liegt auf dem Bauch und hat den Kopf um etwa 30° nach links gedreht. Er legt seine Stirn in seine Handflächen. Die Physiotherapeutin steht an seinem Kopf. Sie legt die Spitzen beider nebeneinanderliegender Daumen gegen den Gelenkfortsatz von C2 auf der linken Seite. Der Gelenkfortsatz wird mit Hilfe des Dornfortsatzes von C2 gefunden, dessen Position gegenüber seiner Lage bei gerade ausgerichtetem Kopf unverändert ist, sowie anhand der linken Massa lateralis von C1. Die Finger der Physiotherapeutin sind nach beiden Seiten gespreizt, um die Hände zu stabilisieren. Sie hält die Daumen gegeneinander und richtet die Längsachsen beider Daumen posteroanterior und leicht zum Kopf hin geneigt aus (Abb. 9.63).

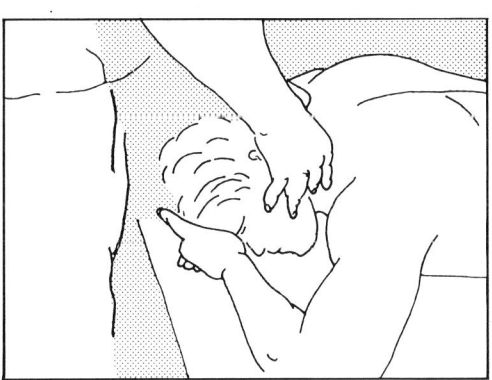

Abb. 9.63. Untersuchung auf Anomalien der C1–C2 Rotation nach links (⌐C2, ⌐C2 Rot^n 30° Ⓛ)

Methode

Die Bewegung wird durch eine Rumpf- und Armbewegung herbeigeführt, die auf die Daumen übertragen wird, wobei diese quasi als Federn wirken. Wenngleich die Mobilisation durch einen posteroanterioren Druck gegen C2 herbeigeführt wird, wird dadurch praktisch die Rotation zwischen C1 und C2 verstärkt.

Anwendungsbereiche

Diese Technik ist bei subokzipitalen Symptomen oder Kopfschmerzen angezeigt, die im C1–C2-Gelenk ihren Ursprung haben. Sie wird im allgemeinen auf der Schmerzseite bzw. der durch Steifigkeit eingeschränkten Seite durchgeführt.

9.3.6 Posteroanteriorer vertebraler Druck, beidseitig (⌐ ⌐)

Ausgangsposition

Der Patient liegt auf dem Bauch und hat die Stirn auf die Handflächen gelegt. Die Physiotherapeutin umfaßt mit ihren Händen, d. h. in erster Linie mit den Daumen, den Zeigefingern und der dazwischenliegenden Interdigitalhaut den Nacken des Patienten, ohne dabei einen Druck auszuüben. Der Griff muß auf eine für den Patienten angenehme Art angesetzt werden, dabei reichen die Daumenkuppen bis zum Gelenkfortsatz und die Fingerkuppen bis zu den Querfortsätzen (Abb. 9.64).

Methode

Die oszillierende Bewegung wird durch die Arme und den Körper der Physiotherapeutin erzeugt, während ihre Hände stationär gehalten werden und dabei einen gleichmäßig verteilten Druck rund um den Nacken des Patienten ausüben. Es ist wichtig, daß der Nacken und die Hände sich als Einheit bewegen.

Die Technik kann mit großer Amplitude ausgeführt werden, wenn der Nacken des Patienten mit den Fingerkuppen angehoben wird. Es ist eine besonders wohltuende und beruhigende Technik, die sich vor allem dann als

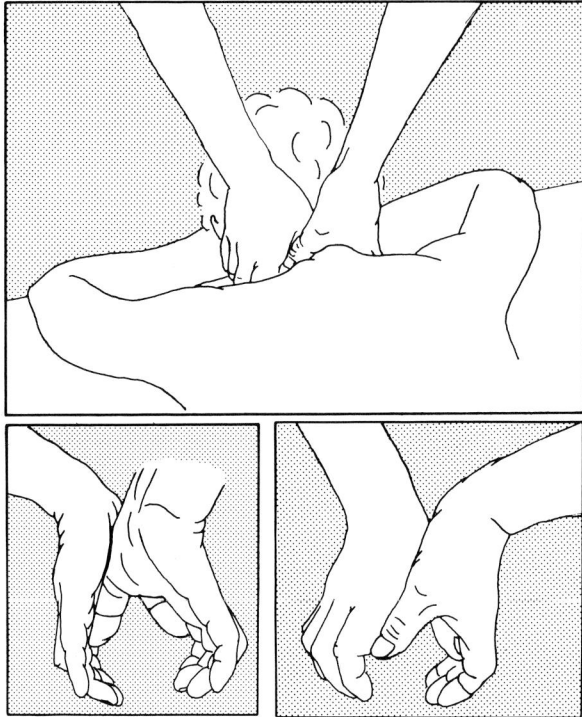

Abb. 9.64. Bilateraler postanteriorer vertebraler Druck (↓↑)

nützlich erweist, wenn ein direkterer Kontakt mit den Knochenteilen sehr schmerzhaft ist, andererseits jedoch eine Bewegung mit großer Amplitude für die Behandlung benötigt wird.

9.3.7 Anteroposteriorer vertebraler Druck, unilateral (↑)

Ausgangsposition

Der Patient liegt auf dem Rücken. Es wird kein Kissen verwendet. Die Physiotherapeutin steht bei dem Kopf des Patienten und plaziert ihre Daumen großflächig auf dem Querfortsatz des zu mobilisierenden Wirbels. Die Daumen sollten dabei vorsichtig angesetzt werden, da ein direkter Kontakt von Knochen zu Knochen für den Patienten sehr unangenehm sein kann. Sie spreizt die Finger rund um den angrenzenden Nackenbereich, um Stabilität zu erreichen, während sie ihre Schultern in eine Stellung über dem zu behandelnden Gelenk bringt (Abb. 9.65a).

Methode

Die oszillierend durchgeführten anteroposterioren Druckeinwirkungen werden sehr vorsichtig ausgeübt, und die Bewegung muß unter Einbeziehung der Arme und des Rumpfs der Physiotherapeutin erfolgen. Jeder Versuch, die Bewegung durch eine Eigenbewegung der Muskeln der Daumenkuppen zu erzeugen, führt sofort zu Beschwerden.

Diese Technik kann als unangenehm empfunden werden, wenn sie nicht mit großer Sorgfalt ausgeführt wird. Auch erschweren die über dem Bereich liegenden Muskeln einen direkten Kontakt erheblich, weshalb darauf geachtet werden sollte, daß die Daumen unmittelbar über dem Querfortsatz angesetzt werden. Dies bedeutet, daß auf einigen Ebenen der Muskelbauch zur einen Seite hin verschoben werden muß.

Techniken: Mobilisation

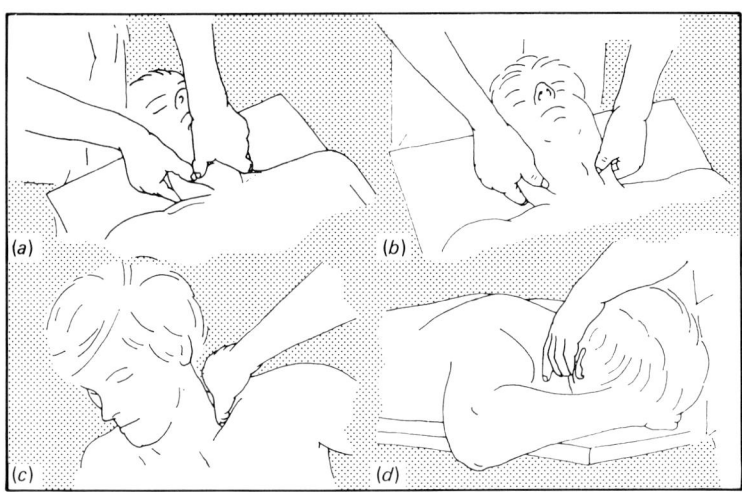

Abb. 9.65. a Unilateraler anteroposteriorer vertebraler Druck. **b** Bilateraler anteroposteriorer vertebraler Druck. **c** Anteroposteriorer unilateraler vertebraler Druck im oberen Thoraxbereich. **d** Anteroposteriorer unilateraler vertebraler Druck

Lokale Variationen

Dieses Verfahren kann unilateral oder bilateral angewandt werden, wie aus Abb. 9.65 a, b zu ersehen ist. Welche Intervertebralebene dabei erreicht werden kann, ist von einem Patienten zum anderen sehr unterschiedlich. Bei einem untersetzten, schwergewichtigen Patienten mit kurzem, dickem Nacken ist ein Vorankommen bis in den Thoraxbereich fast unmöglich. Umgekehrt ist es bei einem schlanken Patienten mit langem Hals einfach, bis etwa zur Ebene von T3 (Abb. 9.65 c) zu gelangen. Bei allen Patienten kann das Verfahren bis zur Ebene von C1 angewandt werden.

Die anteroposteriore Bewegung kann beim auf dem Bauch liegenden Patienten durchgeführt werden. Der Patient legt die Stirn in seine Handflächen; die Physiotherapeutin umfaßt mit den Händen die seitlichen Nackenpartien und hakt die Fingerkuppen in den Querfortsatzbereich ein. Durch eine präzise Plazierung der Finger läßt sich das zu mobilisierende Gelenk leicht lokalisieren (Abb. 9.65 d).

Vorsichtsmaßnahmen

Die einzige Vorsichtsmaßnahme, die es zu beachten gilt, besteht darin, durch unangemessene Druckeinwirkung verursachte Beschwerden zu vermeiden.

Anwendungsbereiche

Die Anwendung dieser Technik bleibt für solche Patienten vorbehalten, deren anterolateral empfundene Beschwerden durch einen anteroposteriorer Druck auf der Schmerzseite reproduziert werden könnte. Bei Anwendung dieser Technik werden häufig ins Ohr oder in die Halsvorderseite ausstrahlende Schmerzen ausgelöst. In solchen Fällen bietet sich eine Behandlung mit der beschriebenen Technik an.

9.3.8 Articulatio cricothyreoidea (Spanngelenk der Stimmbänder)

Die Palpationstechniken für dieses Gelenk werden hier zusätzlich beschrieben, weil Patienten Symptome im Bereich des Kehlkopfes

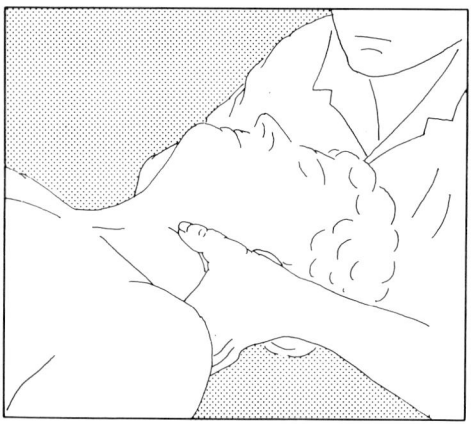

Abb. 9.66. Transversaler cricothyreoidaler Druck nach rechts

haben können, deren Ursache im Halswirbelsäulenbereich (speziell C3) oder im Cricothyreoidgelenk liegt.

Ausgangsposition

Der Patient liegt auf dem Rücken, während sein Kopf ohne Kissen flach auf der Liege aufliegt. Die Physiotherapeutin setzt ihre Daumenkuppen an der Verbindungsstelle zwischen den Ring- und Schildknorpel an (Abb. 9.66).

Methode

Die Bewegung kann in jede Richtung durchgeführt werden; in Abb. 9.66 wird eine transversale oszillierende Bewegung nach rechts gezeigt, die über die Daumenkuppe in der Nähe der Daumenspitze ausgeübt wird.

9.3.9 Transversaler vertebraler Druck (←)

Ausgangsposition

Der Patient liegt mit dem Gesicht nach unten. Die Stirn ruht auf der Rückseite der Finger oder der Handflächen. Sein Kinn ist leicht zur Brust hin geneigt, wodurch die Zervikallordose geringfügig reduziert wird.

Die Physiotherapeutin steht rechts von dem Patienten. Ihre Hände liegen so über seinem Nacken, daß der distale Teil der linken Daumenkuppe an der rechten Seite des Dornfortsatzes anliegt, und der rechte Daumen einen verstärkenden Druck gegen den linken Daumennagel ausübt. Die Finger einer jeden Hand sind über den angrenzenden Knochenbereichen ausgespreizt, um die erforderliche Stabilität für die Daumen herbeizuführen. Der Daumenballen sollte möglichst großflächig in der Nähe der Daumenspitze mit der seitlichen Fläche des Dornfortsatzes in Berührung stehen. Die harte Spitze des Daumens bewirkt bei dem Patienten ein zu starkes Unbehagen und sollte deshalb nicht eingesetzt werden. Die Handgelenke der Physiotherapeutin müssen so ausgerichtet sein, daß über die Daumen ein horizontal einwirkender Druck auf den Dornfortsatz übertragen werden kann (Abb. 9.67).

Methode

Nur ein sehr sanfter Druck sollte hier angewandt werden, da die angestrebte Bewegung ohne großen Krafteinsatz bewirkt werden kann. Aus dem gleichen Grund sollte auch die Amplitude der Oszillationsbewegungen sehr klein gehalten werden. Deshalb muß die Physiotherapeutin Richtung und Stärke des Drucks besonders feinfühlig erspüren, wenn sie ein entsprechendes Gefühl für die Bewegung gewinnen will.

Lokale Variationen

Wird in dieser Position Druck angewandt, zeigt sich ein mäßiger Grad natürlicher Empfindlichkeit, der unbedingt berücksichtigt werden sollte. Deshalb muß bei der Durchführung der Bewegung ein möglichst großer Bereich der Daumenkuppe eingesetzt werden, ohne daß dadurch die Fähigkeit eingeschränkt wird, den Druck auf den einen Dornfortsatz zu lokalisieren.

Der 2. und der 7. Halswirbel können am leichtesten palpiert werden. Die Seitenfläche des Dornfortsatzes des 7. Halswirbels läßt sich direkt unter der Hautoberfläche lokalisie-

Techniken: Mobilisation

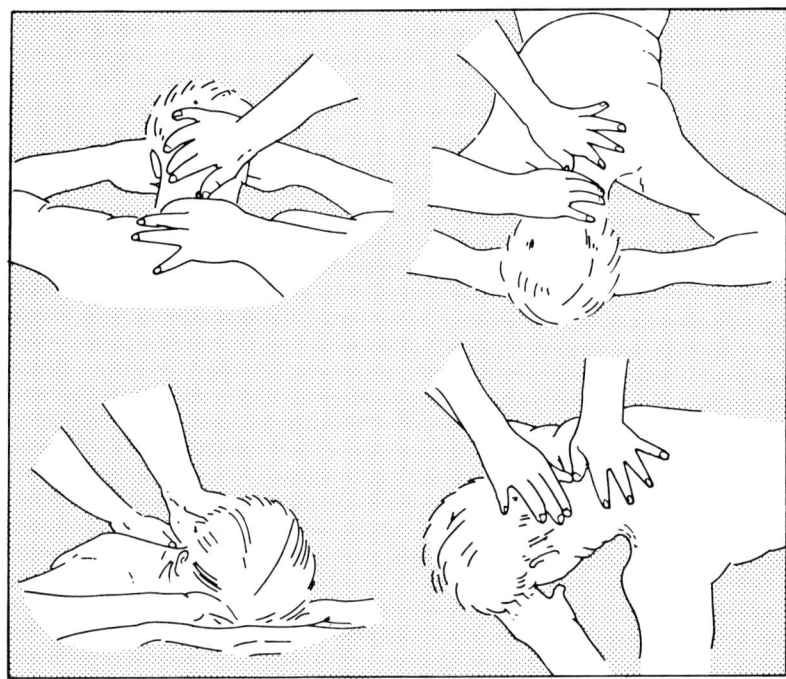

Abb. 9.67. Transversaler vertebraler Druck (←–)

ren; doch um die Seitenfläche des Dornfortsatzes des 2. Halswirbels zu erreichen, ist es bisweilen erforderlich, bis unter die paravertebralen Muskeln vorzudringen. Die Dornfortsätze des 3. bis 6. Halswirbels sind viel kleiner, können jedoch durch eine Verringerung der Zervikallordose erreicht werden, indem das Kinn des Patienten etwas mehr zur Brust hin geneigt ist. Bisweilen ist es auch erforderlich, beide Daumen jeweils gegen die gleiche Seite der angrenzenden Dornfortsätze anzusetzen, um ein ausreichendes Gefühl für die Bewegungsvorgänge zu gewinnen.

Anwendungsbereiche

Wie bei dem posteroanterioren zentralen vertebralen Druck ist der transversale vertebrale Druck in Fällen, wo die Halswirbelsäule röntgenologisch deutlich erkennbare degenerative Veränderungen aufweist, von größtem Wert. Der häufigste Anwendungsbereich sind einseitig auftretende Symptome zervikalen Ursprungs. Dies gilt besonders dann, wenn die Symptome in nicht sehr weit von der Wirbelsäule entfernt liegende Bereiche ausstrahlen oder wenn ihr Verbreitungsbereich schwer zu definieren ist, ohne daß neurologische Veränderungen vorliegen.

Wird diese Technik zur Behandlung eines einseitig empfundenen Schmerzes angewandt, ist es wahrscheinlicher, eine Besserung zu erreichen, wenn die Druckrichtung von der nicht schmerzhaften Seite zur schmerzhaften Seite hin verläuft.

Variationen

Es gibt zwei Variationen des transversalen vertebralen Drucks, die wirkungsvoll eingesetzt werden können. Bei beiden Methoden wird der Druck auf die am weitesten seitlich gelegene Partie der Wirbelsäule angewandt. Im folgenden wird zuerst die Methode beschrieben, die für den 2. bis 6. Halswirbel angewandt wird; die dann folgende Beschreibung bezieht sich auf den 1. Halswirbel.

9.3.10 Transversaler vertebraler Druck C2–C6 (↔), Alternative

Ausgangsposition

Der Patient liegt mit dem Gesicht nach unten. Seine Stirn ruht auf der Rückseite seiner Finger oder Handflächen; die Physiotherapeutin steht rechts von ihm und legt die Kuppe ihres linken Daumens gegen den seitlichen Rand des Apophysealgelenkes, während die Kuppe des rechten Daumens den Druck auf den linken Daumennagel verstärkt. Die Finger beider Hände sind über der linken Seite des Nakkens des Patienten zu seinem Kopf bzw. Thorax hin ausgespreizt (Abb. 9.68).

Methode

Bei dieser Technik werden die stützenden Finger dazu verwendet, eine Lateralflexionsbewegung des Nackens um die Daumen herum auszuführen, die den Drehpunkt der Bewegung bilden.

Die oszillierende Bewegung wird über die Daumen ausgeführt, wobei die Finger entweder als Stabilisatoren wirken oder einen Gegendruck erzeugen, indem sie den Nacken seitlich flektieren. Dieser Gegendruck wird durch eine Adduktion beider Schultergelenke und durch eine ulnare Flexion beider Handgelenke bewirkt. Dabei ist es wenig sinnvoll zu versuchen, diesen Gegendruck allein durch eine Flexion der Finger herbeizuführen. Auch dürfen die Flexoren des Daumens nicht als primäre Initiatoren der Bewegung eingesetzt werden.

Lokale Variationen

Diese Technik kann nur in dem Bereich vom 2. bis 6. Halswirbel angewandt werden; das Bewegungsgefühl, das dabei erreicht werden kann, ist von allgemeinerer Art als das Gefühl, das durch die vorher beschriebene Methode herbeigeführt wird.

Anwendungsbereiche

Hier gilt das gleiche wie für die zuvor beschriebene Methode.

9.3.11 Transversaler vertebraler Druck C1 (↔)

Ausgangsposition

Der Patient liegt mit dem Gesicht nach unten, sein Kopf ist nach links gedreht. Die Physio-

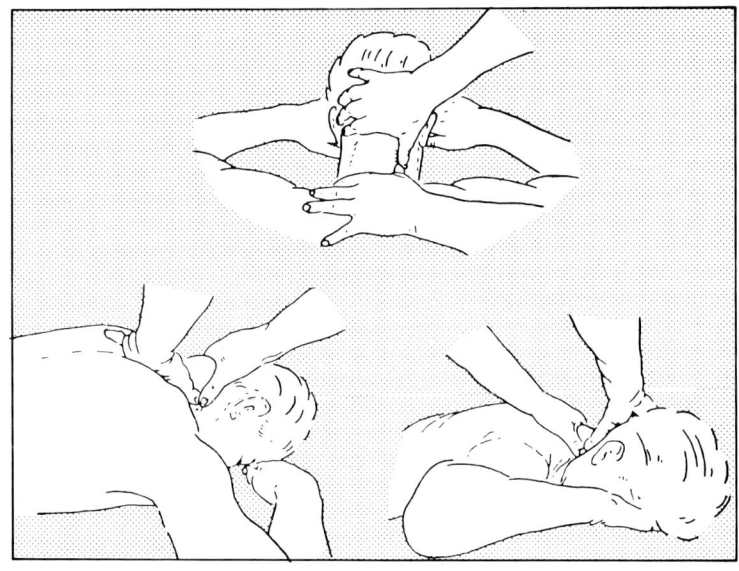

Abb. 9.68. Transversaler vertebraler Druck (C2–C6 ↔), Alternative

Techniken: Mobilisation

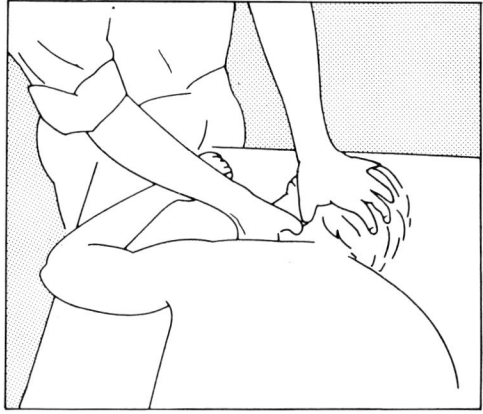

Abb. 9.69. Transversaler vertebraler Druck (C1→)

therapeutin steht vor dem Kopf des Patienten und legt die Spitze ihres linken Daumens auf die Spitze des linken Querfortsatzes des ersten Halswirbels. Die Spitze des Querfortsatzes läßt sich tief zwischen dem Mandibulawinkel und dem Proz. mastoideus knapp distal und anterior zu diesem ertasten. Der rechte Daumen zeigt zum Scheitel des Patienten und wird Spitze an Spitze mit dem linken Daumen auf C1 plaziert. Die Finger beider Hände werden über den angrenzenden Scheitelbereich und die Rückseite des Nackens ausgespreizt, um die Wirkung der Daumen zu stabilisieren (Abb. 9.69).

Methode

Wie bei den zuvor beschriebenen Mobilisationen muß der Druck über den Körper und die Arme auf die Daumen übertragen werden; er darf nicht durch die Daumenbewegung als solche erzeugt werden.

Die Knochenprotuberanz ist manchmal schwer zu finden. Hinzu kommt, daß es sich hierbei normalerweise um einen sehr empfindlichen Bereich handelt, der bisweilen die Anwendung eines in die Tiefe reichenden Drucks verhindert. Das durch die Mobilisation in diesem Bereich hervorgerufene Bewegungsgefühl ist sehr schwach ausgeprägt; häufig ist es wegen einer vorhandenen Steifigkeit des Gelenks überhaupt unmöglich, irgendeine Bewegung zu fühlen.

Anwendungsbereiche

Die Methode wird bei Beschwerden im Kopf- und oberen Nackenbereich angewandt, die ihren Ursprung auf dieser Ebene der Halswirbelsäule haben, gleichgültig, ob sie gleichmäßig verteilt auf beiden Seiten oder nur einseitig auftreten. Sind die Beschwerden einseitig, sollte die Technik in erster Linie auf der nicht schmerzhaften Seite angewandt werden. Dadurch wird eine durch die Technik hervorgerufene Empfindlichkeit vermieden, die die Beurteilung ihrer tatsächlichen Wirkung verfälschen kann. Sind die Beschwerden beidseitig verteilt, sollte die Mobilisation auf beiden Seiten durchgeführt werden.

9.3.12 Rotation (↻)

Ausgangsposition

Die hier beschriebene Ausgangsposition wird für die Durchführung einer Linksrotation eingenommen; sie wird deshalb gewählt, weil sie die am besten geeignete Position ist, wenn es darum geht, Erfahrungen im „feeling" zu gewinnen, und weil sie auch die Ausgangsposition für die später beschriebene manipulative Technik ist (s. S. 331 f.).

Der Patient liegt so auf dem Rücken, daß Kopf und Nacken über das Ende der Liege hinausragen. Die Physiotherapeutin steht am Kopfende der Liege und legt die rechte Hand unter den Kopf und den oberen Nackenbereich des Patienten. Die Finger sind über der linken Seite des Hinterkopfs und des angrenzenden Nackenbereichs ausgespreizt. Der Daumen liegt an der rechten Nackenseite, der Daumenballen ist auf der rechten Seite des Okziputs plaziert. Die Physiotherapeutin erfaßt das Kinn mit den Fingern der linken Hand, während die Handfläche und der Unterarm entlang der linken Seite von Kopf und Gesicht des Patienten unmittelbar vor dem Ohr liegen. Der Kopf des Patienten sollte bequem und doch fest zwischen dem linken Unterarm und dem Ballen der rechten Hand sowie zwischen der linken Hand und der Frontseite der linken Schulter der Physiotherapeutin gehalten werden.

Wenn die oszillierenden Bewegungen im Anfangsbereich der Rotationsbewegung durchgeführt werden, steht die Physiotherapeutin dem Patienten frontal zugewandt, während sein Hinterkopf zentral in der Handfläche ihrer rechten Hand liegt. Wenn die Bewegungen im Endbereich des Bewegungsspielraums erfolgen, bewegt sie ihren Körper nach rechts, bis sie den Patienten von der Seite ansieht, und bewegt ihre Hand weiter um den Hinterkopf herum in Richtung zum Ohr. Der Kopf sollte dabei die ganze Zeit über bequem von unten gestützt werden, und die Physiotherapeutin sollte sich über den Patienten beugen, so daß sie seinen Kopf vollständig umfaßt. Kopf und Nacken des Patienten können angehoben oder gesenkt werden, um das zu behandelnde Gelenk in eine Position etwa auf halbem Wege zwischen dem Ende von Flexion- und Extension zu bringen. In Abbildung 9.70 wird eine Flexionsstellung gezeigt.

In der schließlich erreichten Ausgangsposition sollte die Physiotherapeutin den Kopf des Patienten so umfaßt halten, daß sie in der Lage ist, die Bewegung jeweils mit einem Arm allein durchzuführen (Abb. 9.70).

Methode

Die Position wird so eingestellt, daß der Kopf durch eine synchrone Bewegung beider Hände nach links gedreht wird. Dabei ist es äußerst wichtig, daß die von den Fingern der rechten Hand herbeigeführte Bewegung des Hinterkopfes in ihrem Ausmaß genau der mit der linken Hand erzeugten Bewegung des Kinns entspricht. Diese Drehbewegung des Kopfes kann verglichen werden mit der Bewegung eines Barbecue-Hähnchens, das auf einem Spieß gedreht wird. Bei den meisten anderen Techniken wird die oszillierende Bewegung durch die Körperbewegung herbeigeführt, doch bei der Rotation bleibt der Rumpf der Physiotherapeutin stationär. Die Rotationsbewegung wird nur durch die Armbewegung der Physiotherapeutin herbeigeführt. *Bei der Bewegung des linken Arms handelt es sich um eine Schultergelenksadduktion, bei der der Ellbogen an der Vorderseite des Rumpfs vorbeigeführt wird.*

Ganz besonders ist darauf zu achten, daß eine normale Rotationsbewegung erzeugt wird und nicht etwa eine durch eine Deformität oder Muskelspasmus beeinträchtigte Rotationsbewegung. Die Oszillationsbewegung soll am Ende der normalen verfügbaren Bewegung erfolgen.

Lokale Variationen

Die oberen Halswirbel können leichter mobilisiert werden, wenn Kopf und Nacken sich auf der gleichen Ebene befinden wie der Körper. Um die unteren Halswirbel zu mobilisieren, muß der Nacken in einem bestimmten Flexionswinkel gehalten werden. Je tiefer die zu mobilisierende Zervikalebene liegt, desto größer sollte der Winkel der Nackenflexion sein, um eine wirksame Bewegung dieses Intervertebralgelenks zu ermöglichen. Die zu mobilisierende Ebene kann in gewisser Weise isoliert werden, indem die Physiotherapeutin mit dem Zeigefinger der am Hinterkopf angelegten Hand den Wirbel oberhalb des Gelenks umfaßt.

Vorsichtsmaßnahmen

Wenn der Patient auf der Nackenseite, nach der der Kopf gedreht wurde, während oder im Anschluß an die Anwendung der Technik Schmerzen empfindet, können diese Beschwerden durch aktive Nackenbewegungen innerhalb weniger Minuten beseitigt werden.

Bisweilen erscheint es vernünftig, die Rotationsbewegung zur Schmerzseite hin durchzuführen, vorausgesetzt, daß dabei sehr vorsichtig vorgegangen wird und sich die Symptome auf den Nackenbereich beschränken; eine stark dosierte Manipulation in dieser Richtung sollte bei vom Nacken ausstrahlenden Schmerzen jedoch nur in Ausnahmefällen vorgenommen werden.

Eine Rotationsbehandlung sollte niemals angewandt werden, wenn dadurch bei dem Patienten irgendwelche Anzeichen von Schwindelgefühlen ausgelöst werden. Um dies abzuklären, empfiehlt es sich, vor der Durchführung einer Rotationsbehandlung zunächst eine Versuchsrotation anzuwenden.

Techniken: Mobilisation

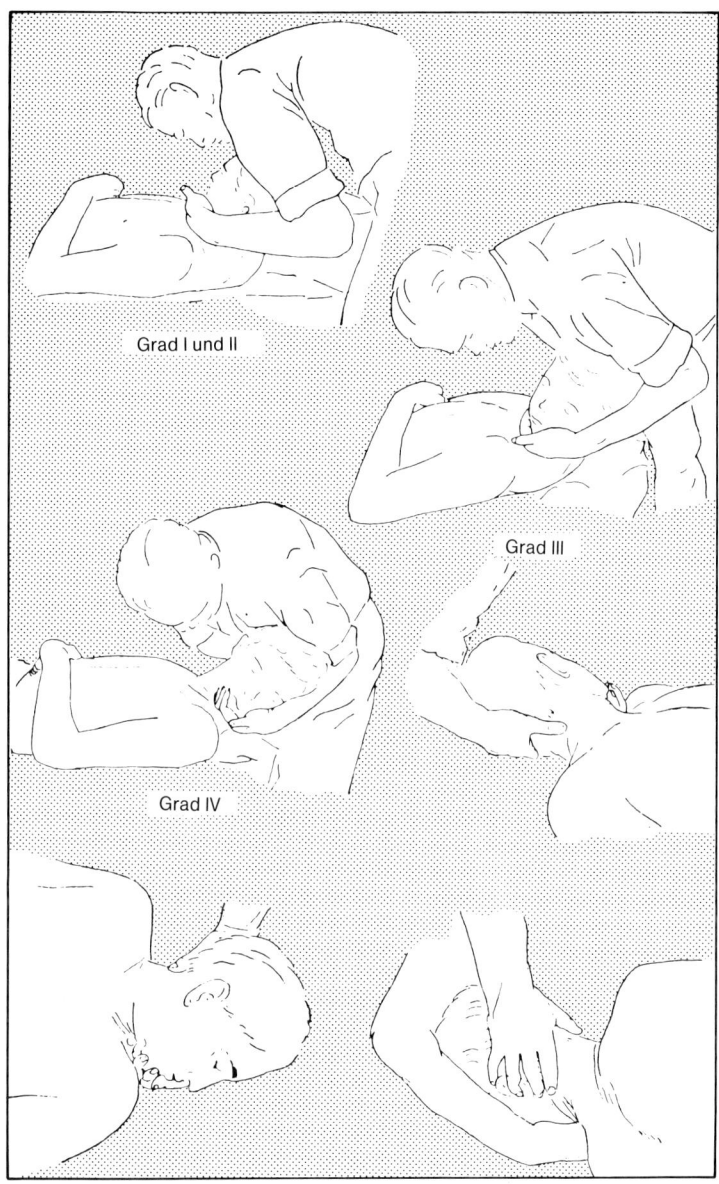

Abb. 9.70. Rotation

Anwendungsbereiche

Die Rotation ist eines der wertvollsten Mobilisationsverfahren für die Halswirbelsäule. Häufig ist sie die als erste gewählte Technik für Beschwerden aus der Halswirbelsäule.

Das Verfahren ist von größtem Wert bei unilateral verteiltem Schmerz, der von der Halswirbelsäule ausgeht. In solchen Fällen wird es so durchgeführt, daß das Gesicht des Patienten von der schmerzhaften Seite weggedreht wird.

9.3.13 Lateralflexion (↻)

Ausgangsposition

Die beschriebene Position wird für eine Lateralflexion nach rechts eingenommen. Diese Technik richtig auszuführen ist besonders schwierig; die Ausgangsposition wird am besten in drei Phasen erreicht.

Der Patient liegt auf dem Rücken. Kopf und Nacken ragen über das Ende der Liege hinaus.

Zunächst sollte die Physiotherapeutin am Kopfende stehend, die für die Rotationstechnik erläuterte Kopf- und Armposition einnehmen. Diese Position sollte dann so geändert werden, daß ihr linker Unterarm hinter dem linken Ohr des Patienten, und zwar fast unter dem Okziput, zu liegen kommt, während die rechte Hand nach vorne verlagert wird, so daß die Handfläche das gesamte Ohr bedeckt. Durch eine geringfügige Rotationsbewegung des Kopfes des Patienten nach links wird die Stellung bequemer ausbalanciert, bis die nächste Phase abgeschlossen ist.

Ohne die geringste seitliche Flexion des Kopfes des Patienten zuzulassen oder den rechten Handballen auch nur wenig vom Ohr des Patienten zu entfernen, bewegt sich jetzt die Physiotherapeutin um den Patienten herum bis zur rechten Schulter, so daß sie sich diagonal zum Kopf des Patienten befindet. Bleibt die Position der rechten Hand tatsächlich unverändert, liegt jetzt der rechte Arm der Physiotherapeutin quer zur Vorderseite der rechten Schulter des Patienten, während ihr rechter Ellbogen sich fast über ihrem rechten Beckenkamm befindet.

In der letzten Phase beugt sich die Physiotherapeutin über den Kopf des Patienten und umfaßt ihn ganz, wobei der erforderliche Grad an Lateralflexion dadurch herbeigeführt wird, daß der Nacken des Patienten mit der rechten Hand nach links verlagert und der Kopf mit der linken Hand und dem linken Arm seitlich flektiert wird. Die Bewegung kann auf eine bestimmte Intervertebralebene lokalisiert werden, indem mit der Innenfläche des Zeigefingers, knapp distal zum Metakarpophalangealgelenk, auf der entsprechenden Ebene des Gelenkfortsatzes ein Druck ausgeübt wird. Eine Rotationsbewegung des Kopfes wird durch die linke Hand und den linken Arm sowie durch die rechte Hand verhindert. Es ist unbedingt erforderlich, daß die Innenfläche der rechten Hand mit dem Kopf des Patienten in Berührung bleibt, wenn das Verfahren für ihn angenehm bleiben soll.

Wenn sich die Physiotherapeutin richtig über den Patienten gebeugt hat, ist ihr rechter Unterarm zwischen ihrer Körperseite und der Vorderseite der Schulter des Patienten fixiert (Abb. 9.71).

Methode

Die oszillierende Bewegung wird allein durch eine Bewegung des Körpers der Therapeutin herbeigeführt, bei der es sich um eine Kombination von Bewegungsabläufen in zwei Richtungen handelt. Die Physiotherapeutin wiegt ihre Hüften sanft von einer Seite zur andern, um den Nacken des Patienten seitlich zu flektieren, während sie gleichzeitig ihr rechtes Becken vorwärtsschiebt, um den Nacken des Patienten von sich weg zu verlagern. Diese Bewegungen werden durch einen örtlich sehr begrenzten Druck gegen den Gelenkfortsatz auf den Kopf des Patienten übertragen, während sein Kopf fest umfaßt gehalten wird.

Es kann sehr leicht geschehen, daß auf das Kinn des Patienten eine unausgewogene Zugwirkung ausgeübt wird, was dazu führt, daß sein Gesicht aus der Frontalebene gerät; dies soll mit dem Ballen der rechten Hand verhindert werden. Wenn die Position der Lateralflexion innerhalb des Bewegungsspielraums korrekt aufrechterhalten wird, ist der Kopf des Patienten in der Endposition des Verfahrens der Schulter nicht näher als zu Anfang.

Lokale Variationen

Variationen in der Stellung des Kopfes des Patienten im Verhältnis zu seiner rechten Schulter sind notwendig, wenn die Bewegung auf den verschiedenen vertebralen Ebenen lokalisiert werden soll. Wird eine Lateralflexion auf der Ebene von C5 oder C6 durchgeführt, wird der Nacken weiter in die Lateralflexion gebracht. Dabei ist es unter Umständen erfor-

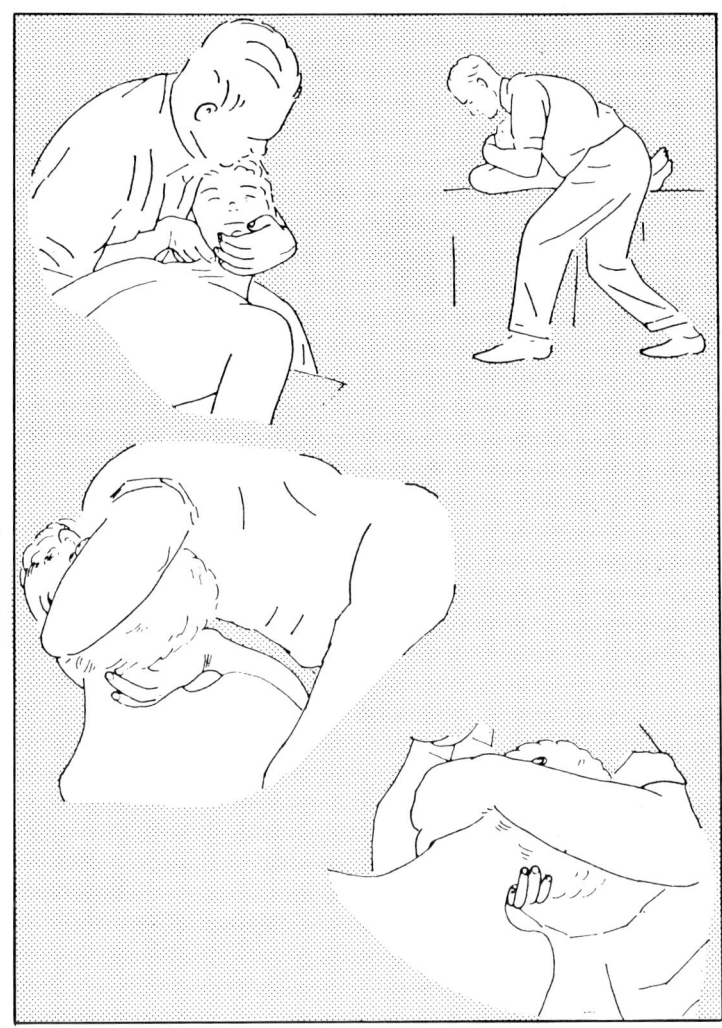

Abb. 9.71. Rotation der Halswirbelsäule. Lateralflexion (↻)

derlich, die Schulter des Patienten nach unten zu drücken, um einen ausreichenden Freiraum für die Durchführung der Technik zu gewinnen. Ist die Bewegung auf den 1. Halswirbel lokalisiert, wird sie als Lateralflexion des Kopfes ohne besondere Krümmung des Nackens in Lateralflexion ausgeführt.

Wenn die Lateralflexion auf eine der unteren Ebenen lokalisiert ist, sollte der Nacken flektiert werden, während für den Bereich der oberen Halswirbel der Nacken sich eher der neutralen oder geraden Position nähern sollte.

Das Bewegungsgefühl im mittleren Bereich der Halswirbelsäule ist stärker ausgeprägt als im oberen oder unteren Bereich, wenngleich eine Palpation lokaler Bewegungsvorgänge in allen Positionen möglich ist.

Es muß darauf geachtet werden, daß der lokalisierende Zeigefinger in angemessener Weise stabilisiert wird. Dies ist notwendig, weil ein Abgleiten auf dem Gelenkfortsatz unangenehm sein kann. Aufgrund der natürlichen Empfindlichkeit muß die Druckeinwirkung gering sein, und es muß die Innenseite des Zeigefingers verwendet werden.

Anwendungsbereiche

Die Lateralflexion wird bei Patienten eingesetzt, deren Beschwerden zervikalen Ursprungs einseitig verteilt sind und entweder kranial oder im Nacken, im Schulterblatt oder im Arm lokalisiert sind. In solchen Fällen wird diese Mobilisationsbehandlung beim ersten Mal so angewandt, daß der Kopf des Patienten von der Schmerzseite weg lateroflektiert wird. Diese kann auch zur schmerzhaften Seite hin vorgenommen werden, doch ist ein solches Vorgehen im allgemeinen nur dann von Nutzen, wenn es Steifigkeit mit nur wenig Schmerz ist, die die Bewegung zur schmerzhaften Seite hin limitiert.

Eine Mobilisationsbehandlung in Lateralflexion ist oft von Nutzen, um dadurch eine Einschränkung des aktiven Rotationsbereichs des Patienten zu bessern.

9.3.14 Flexion der Halswirbelsäule (F)

Ausgangsposition

Der Patient liegt auf dem Rücken, sein Kopf befindet sich nahe am Kopfende der Liege. Die Physiotherapeutin steht in Höhe seiner linken Schulter, legt ihre linke Hand auf sein Brustbein und ihre rechte Hand unter den Okzipitalbereich. Dann flektiert sie langsam und vorsichtig das Kinn des Patienten zur Brust hin und verändert die Position ihrer rechten Hand so, daß ihr Handballen sich unter dem Okziput des Patienten befindet und die Finger über den Okzipitalbereich ausgestreckt sind. Die Position der rechten Hand ist abhängig von der zu behandelnden Ebene der Halswirbelsäule. Je tiefer diese Ebene liegt, desto mehr wird der rechte Handballen zum Nacken hin verlagert (Abb. 9.72a).

Gilt die Behandlung dem oberen Bereich der Halswirbelsäule, hält sie den Hinterkopf des Patienten in ihrer rechten Handfläche und legt ihre linke Hand auf das Kinn des Patienten (Abb. 9.72b).

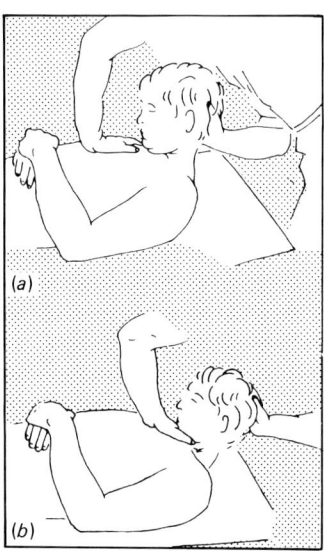

Abb. 9.72a, b. Flexion der Halswirbelsäule. **a** Unterer Bereich, **b** oberer Bereich

Methode

Mit der rechten Hand werden Kopf und Nakken in einer oszillierenden Bewegung mit geringer Amplitude flektiert, wobei die Physiotherapeutin den Unterarm so ausrichtet, daß die Flexion auf der jeweiligen intervertebralen Ebene betont wird. So wird z.B. bei der Behandlung des mittleren Zervikalbereichs der Unterarm in etwa horizontal gehalten, während bei der Behandlung des unteren Zervikalbereichs der Ellbogen mehr zum Boden hin ausgerichtet ist. Wird der obere Zervikalbereich mobilisiert, legt sie ihre linke Hand auf das Kinn des Patienten und hebt den rechten Unterarm an, so daß ihr Ellbogen leicht zur Decke gerichtet ist. Bei diesem Verfahren bewegt sie die Hände in jeweils gleichem Ausmaß in einander entgegengesetzten Richtungen, um den Dehneffekt im oberen Halswirbelbereich zu betonen.

Vorsichtsmaßnahmen

Diese Technik darf nicht in der Frühphase der Behandlung angewandt werden, und besonders dann nicht, wenn eine Bandscheibenpathologie vorliegt; das Verfahren darf auch bei labilen Bandscheibensituationen keinesfalls stärker dosiert durchgeführt werden.

Anwendungsbereiche

Die Hauptindikation für dieses Verfahren ist ein Gefühl von Steifigkeit bei der Vorwärtsflexion, wobei der Patient keine oder nur geringe Schmerzen hat. Das Verfahren kann auch angewandt werden, wenn durch diese Bewegung ein Schmerz in einem Bereich hervorgerufen wird, der mit der Wirbelsäule in Verbindung steht. Wenn also beim liegenden Patienten die Beugung der Halswirbelsäule Schmerzen im linken Gesäß hervorruft, kann das Verfahren dazu verwendet werden, die betroffenen Strukturen im Lendenwirbelkanal zu mobilisieren.

9.3.15 Allgemeine Anmerkungen

Die Verfahren in diesem Bereich können in allgemeiner oder sehr spezifischer Form durchgeführt werden. Wenn z. B. eine Rotationsbewegung der Halswirbelsäule durchgeführt wird, um die Halswirbel C4/5 zu behandeln, kann die Führungshand der Physiotherapeutin vom Okziput nach unten verlagert werden, um C4 zu fassen. Wenn ebenfalls auf der Ebene C4/5 eine Behandlung mit posteroanteriorem unilateralem vertebralem Druck auf der linken Seite ausgeführt wird, kann die Technik mehr allgemein auf C3 bis C6 angewandt werden oder begrenzt auf C4 oder C5 oder auf die apophysäre Gelenklinie zwischen C4/5. Auch kann der Gelenkfortsatz von C4 usw. mit der einen Hand und der Gelenkfortsatz von C5 mit der anderen Hand gehalten werden. Während C5 von hinten nach vorne bewegt wird, kann C4 entweder in entgegengesetzter Richtung zu C5 bewegt oder nur stabilisiert werden. Wird ein Transversaldruck ausgeübt, kann eine ähnliche Genauigkeit auf einer bestimmten Ebene erreicht werden, indem man nebeneinander liegende Dornfortsätze in entgegengesetzte Richtungen verschiebt.

9.4 Techniken: Traktion der Halswirbelsäule

Wenngleich die Traktion der Halswirbelsäule mit der Hand durchgeführt werden kann, ist es effizienter, wenn eine Kopfhalterung verwendet wird, so daß mit geringerem Kraftaufwand längere Traktionsphasen aufrechterhalten werden können.

9.4.1 Allgemeine Hinweise zur Anwendung

Kopfhalterungen

Es gibt heute viele Arten von Gurten für die Traktion der Halswirbelsäule; allerdings müssen die Gurte, die unter dem Kinn und Hinterhaupt des Patienten angelegt werden, in zwei Richtungen zueinander einstellbar sein. Wenn der Gurt dem Patienten angelegt worden ist, muß es möglich sein, die Höhe des Okzipitalbandes im Verhältnis zu dem das Kinn stützenden Band zu verändern. Auch muß es möglich sein, den Gurt oder Riemen auf der Seite des Kopfes des Patienten einzustellen, um den Abstand zwischen Kinnband und Okzipitalband einzustellen. Nachdem die Einstellungen vorgenommen worden sind, dürfen die Bänder oder Riemen nicht mehr verrutschen. Wird für verschiedene Patienten eine Halterung verwendet, die nicht in diesen beiden Richtungen verstellbar ist, wird es sich nicht vermeiden lassen, daß bei einigen Patienten bei der Durchführung der Traktion der Kopf zu stark flektiert oder extendiert wird. Nur wenige Fabrikate weisen diese beiden Einstellmöglichkeiten auf, und bei einigen davon sind sie nur unzulänglich, weil die eingestellten Positionen nicht stabil beibehalten werden können. Bei einem Modell ist beispielsweise der Okzipitalriemen und der Kinnriemen aus einem Stück gefertigt, und dieses läuft kontinuierlich durch den Metallring, an dem der Gurt aufgehängt ist. Auch wenn die Position des Patienten bei in der Frontalebene ausgerichtetem Kopf eingestellt werden kann, kann diese Position während der Behandlung verlorengehen, weil der Gurt durch die Ringe hindurchgleiten kann. Die beiden Einstellmög-

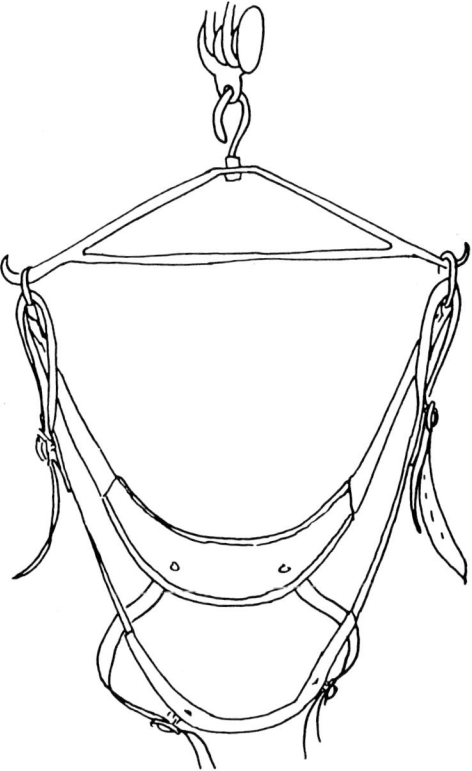

Abb. 9.73. Traktion der Halswirbelsäule: Kopfhalterung

lichkeiten, die vorhanden sein müssen, sind erstens die Regulierung der vertikalen Länge des Okzipital- und Kinnriemens, und zweitens die des horizontalen Abstandes zwischen diesen beiden.

Es muß möglich sein, die Riemen bei Patienten mit einer langen oder kurzen Kieferpartie oder einem kleinen oder großen Kopf jeweils richtig einzustellen. Ist der Kopf klein, muß der Kinnriemen in horizontaler Richtung näher zum Okzipitalriemen gebracht werden, und wenn das Kinn klein ist, ist es notwendig, den Kinnriemen in vertikaler Richtung näher zum Okzipitalriemen zu bringen. Abbildung 9.73 zeigt den Okzipitalriemen und Kinnriemen jeweils mit eigenem Schnallenpaar für die Einstellung in senkrechter Richtung. Es ist bequemer, wenn beide Teile einstellbar sind, obwohl der Okzipitalriemen eine starre Länge aufweisen kann, wenn gleichzeitig der Kinnriemen eine stärker

variable Länge hat oder umgekehrt. Die andere Einstellung erfolgt über das horizontal ausgerichtete Riemenpaar, das den Okzipitalriemen mit dem Kinnriemen verbindet. Es verläuft entlang der beiden Wangenseiten des Patienten, und die Schnalle befindet sich unter dem Kinn, wodurch vermieden wird, daß die Haare des Patienten sich beim Einstellen in den Riemen verheddern.

Allgemein wird darüber diskutiert, ob es ratsam sei, die Traktionsbehandlung in Flexionsstellung oder in neutraler Position durchzuführen. Hierbei sollte auch das Ausmaß der Flexion oder Extension des Kopfes auf der oberen Halswirbelsäule während der Traktionsbehandlung berücksichtigt werden. Diese Überlegung ist besonders dann relevant, wenn der obere Bereich der Halswirbelsäule behandelt wird. Es muß deshalb möglich sein, die Gurte entsprechend einzustellen, um nicht nur den verschiedenen Kopf- und Wangenformen Rechnung zu tragen, sondern auch den unterschiedlichen Positionen von Kopf und Nacken zueinander. Dies wird erreicht durch eine vertikale Regulierung des Okzipitalriemens im Verhältnis zum Kinnriemen.

Ein drehbarer Haken am Spreizbügel wie in Abb. 9.73 gezeigt ist nicht unbedingt erforderlich, doch erleichtert er die Durchführung des Verfahrens. Die Traktion wird am besten mit Hilfe zweifacher Rollenzüge und einem Seil ausgeführt. Durch die sich so ergebende vierfache mechanische Kraftverstärkung können kleine Anpassungen vorgenommen werden, ohne daß dabei das „feeling" für die Stärke der Zugkraft verlorengeht.

Behandlung

Die Behandlung kann auf dreierlei Weise vorgenommen werden. Eine *konstante Traktion* bedeutet für den Patienten fortdauernde Bettruhe, wobei die Traktion über 24 h am Tag angewandt wird, oder aber in Zyklen von 1stündiger Traktionsdauer mit nachfolgender ½stündiger Ruhepause über den ganzen Tag verteilt erfolgt. Diese Art der Traktionsbehandlung wird hauptsächlich bei Patienten mit schweren Nervenwurzelschmerzen eingesetzt.

Die zweite Methode ist eine *intermittierende Traktion,* die 1- oder 2mal täglich für kurze Zeit verabfolgt wird. Dies ist die allgemein übliche Behandlungsmethode in der Physiotherapie, die bei Patienten mit weniger schweren Nervenwurzelbeschwerden oder anderen Störungen der Intervertebralgelenke eingesetzt wird.

Drittens gibt es noch eine Methode, die auch 1- oder 2mal täglich durchgeführt wird und eine langsame Anwendung der Traktion bis zu einem gewissen Gewicht vorsieht, das einen Moment lang beibehalten und dann allmählich wieder verringert wird; darauf folgt eine kurze Ruhepause, daran anschließend eine weitere Traktion. Dieser Zyklus wird in unterschiedlich langen Zeitabschnitten wiederholt, wobei die Dauer der „Traktionsphase" und der „Ruhephase" ebenso wie die Behandlungszeiten insgesamt variiert werden können. Die *intermittierende variable Traktion* findet weitgehend bei solchen Patienten Anwendung, deren Gelenkzustand Bewegung erforderlich macht. Diese Art der Traktionsbehandlung wird am besten mit einem entsprechenden Traktionsapparat durchgeführt. Es stehen viele Modelle zur Verfügung, doch müssen sie folgende wesentliche Eigenschaften besitzen:

1. Zunahme und Abnahme der Traktionskraft müssen äußerst sanft und fließend erfolgen
2. Es müssen Regulierungsmöglichkeiten vorhanden sein, um folgende Parameter zu variieren:
   a) Behandlungszeit;
   b) „Traktionszeit";
   c) „Ruhezeit";
   d) Stärke der Zugkraft während der „Traktion";
   e) Stärke der Zugkraft während der „Ruhezeit".
3. Das dritte Kriterium, das vorhanden sein sollte, bisher jedoch in keinem Modell vorgesehen ist, ist die Regulierung der Geschwindigkeit der Zunahme bzw. Abnahme der Zugkraft.
4. Eine graduelle Zunahme bis hin zur (und Abnahme ausgehend von der) gewählten Dosierung der Zugkraft kann von Vorteil sein.

Ein Patient mit starken Nervenwurzelschmerzen muß einer Halswirbeltraktion unterzogen werden, wenn er konservativ behandelt werden soll. Dabei muß eine Entscheidung getroffen werden zwischen einer im Krankenhaus oder zu Hause durchgeführten Traktionsbehandlung der Halswirbelsäule einerseits und einer Behandlung, die entweder nur in der Praxis der Physiotherapeutin oder in Verbindung mit einer vom Patienten selbst durchgeführten Traktion zu Hause andererseits vorgenommen wird. Die erstgenannte Methode schränkt naturgemäß die tägliche Bewegungsfreiheit des Patienten stark ein, was berücksichtigt werden muß, doch kann der Schweregrad der Schmerzen diese Art der Behandlung erforderlich machen. Erfolgt die Traktionsbehandlung im Krankenhaus, wird folgende Methode angewandt.

Traktionsbehandlung im Krankenhaus

Der Patient wird mit Hilfe von Kissen bequem in halbliegender Position gelagert, wobei Kopf und Nacken durch ein Kissen in der richtigen Position gestützt werden. Wird die Traktion zur Behandlung von Nervenwurzelschmerzen im unteren Zervikalbereich durchgeführt, so wird der Nacken geringfügig in Richtung zum Rumpf gebeugt und der Kopf in neutraler Position gehalten.

Erfolgt die Traktion zur Behandlung von Nervenwurzelschmerzen im oberen Zervikalbereich, wird der Nacken in neutraler und für den Patienten bequemer Position gelagert, während der Kopf in der mittleren Position zwischen Flexion und Extension der oberen Halswirbelsäule gestützt wird. Der Gurt wird dann so eingestellt, daß die jeweils gewählte Position aufrechterhalten bleibt, wenn der Zug einsetzt. Die Richtung des Rollenzugseils sollte der Längsachse des zu behandelnden Gelenks entsprechend ausgerichtet sein. Bei einem Patienten mit Nervenwurzelschmerzen im unteren Zervikalbereich bildet der Gurt einen Winkel von etwa 30° zu seinem Rumpf, während bei Nervenwurzelschmerzen im oberen Zervikalbereich der Winkel viel kleiner ist. Zu Anfang werden niedrige Gewichte eingesetzt, d.h. etwa 2–3 kg; sie können dann jeweils pro Tag um 0,5 bis 1 kg bis zu einem Maximum von 5 kg gesteigert werden. Die Konstitution des Patienten und die allgemeine Beweglichkeit seiner Gelenke einerseits und der Schweregrad der Schmerzen andererseits bestimmen das Gewicht. Die Verträglichkeit der Behandlung bestimmt die Dauer der Traktionszeiten, doch ist auch bei besonders starken Nervenwurzelschmerzen im allgemeinen lediglich eine 1stündige Traktionsphase, an die sich eine 1/2stündige Ruhepause anschließt, erforderlich (was dann während der gesamten Wachperiode wiederholt wird), wenn sie überhaupt auf diese Behandlung ansprechen. Zehn Tage sind meist ausreichend für die Durchführung der Traktionsbehandlung, doch wenn nicht schon in den ersten Tagen eine Besserung festzustellen ist, dürfte es unwahrscheinlich sein, daß der Patient durch eine konstante Traktion überhaupt eine Besserung seiner Beschwerden erfährt. Die Traktionsbehandlung zu Hause kann intermittierend im Anschluß an die Traktion im Krankenhaus angewandt werden.

In der Literatur werden eine Vielzahl von Positionen im gesamten Bereich zwischen voller Flexion und voller Extension für die Anwendung der Traktion zur Behandlung der Halswirbelsäule beschrieben. Grundsätzlich sollte sich das zu behandelnde Gelenk in der gewählten Position etwa auf halbem Wege zwischen dem jeweiligen Ende der Flexions- und Extensionsbewegung befinden. Diese Position kann von einem Patienten zum andern verschieden sein, weil strukturelle Gelenkveränderungen infolge von Erkrankung, angeborenen Anomalien oder Traumata vorliegen können. Auch kann diese Position bei ein und demselben Patienten unterschiedlich sein, wenn die Behandlung eine Besserung einer schmerzhaften Bewegungseinschränkung bewirkt (z.B. bei der Extension). Wie bereits an anderer Stelle erwähnt (s. Abschn. 5.1, S. 135), sollte der Nacken bei der Behandlung

eines Intervertebralgelenks im unteren Halswirbelbereich in Flexionsstellung positioniert werden und bei einem Gelenk im oberen Halswirbelbereich mehr zur neutralen Position hin ausgerichtet sein.

Ob ein Patient sitzend oder liegend behandelt wird, richtet sich nach Faktoren wie bequemer und leichter durchführbar die Anwendung der Traktion ist und nicht danach, ob die flektierte oder neutrale Position gewünscht wird. Wird z.B. die Traktionsbehandlung in der neutralen Position angewandt, ist für den Patienten im allgemeinen eine sitzende Haltung bequemer. Erfolgt eine solche Traktionsbehandlung beim auf dem Rücken liegenden Patienten, wird die Brustwirbelsäule stärker gestreckt und kann während der Behandlung Beschwerden verursachen. Wird die Rückenlage jedoch für eine Traktionsbehandlung in Flexionshaltung eingenommen, so wird die Brustwirbelsäule nicht gestreckt, so daß dies dann die am besten geeignete Position ist.

Obwohl bei der Traktionsbehandlung in Flexionshaltung die sitzende Position gewählt werden kann, hat sie den Nachteil, daß dabei der Rumpf weniger stabil ist, als wenn der Patient auf dem Rücken liegt. Hinzu kommt ein in dieser Haltung anders gearteter Widerstand gegenüber stärkeren Zugkräften.

Dessen ungeachtet kann, wenn der Patient eine zusammengesunkene Sitzhaltung einnimmt (gegebenenfalls gestützt durch eine Lendenwirbelstütze), eine „Traktion in Flexionshaltung" durchgeführt werden, wobei hier die Zugkraft direkter wirkt (keine antero-

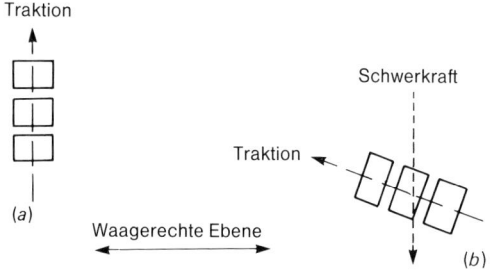

Abb. 9.74a, b. Kraftlinien. **a** Traktion in Flexionshaltung beim Sitzen. **b** Traktion in Flexionshaltung im Liegen

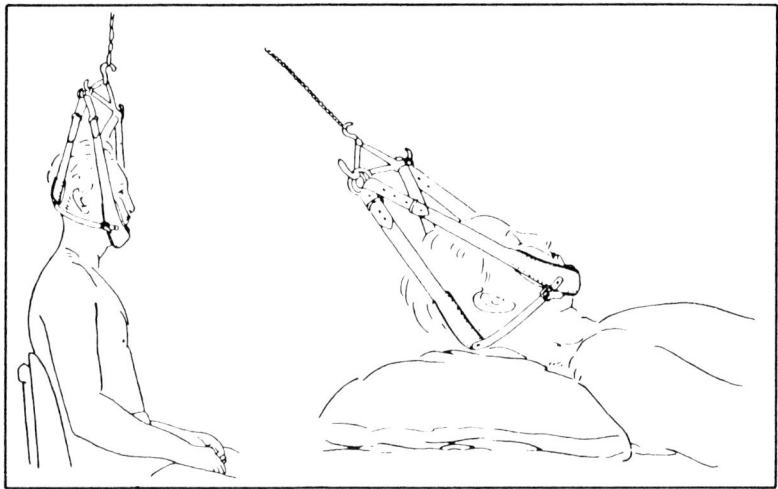

Abb. 9.75. Traktion der Halswirbelsäule

posteriore Schwerkraftkomponente) als in der liegenden Position (Abb. 9.74a, b). Im folgenden soll nun die Traktionsbehandlung in neutraler Position für den oberen Bereich der Halswirbelsäule, am sitzenden Patienten ausgeführt, beschrieben werden, sowie die Traktion in Flexionshaltung für die untere Halswirbelsäule beim liegenden Patienten (Abb. 9.75).

9.4.2 Traktion in neutraler Position (CT ↑)

Ausgangsposition

Der Patient sitzt auf einem bequemen Stuhl mit einer angemessenen Nackenstütze und nach Möglichkeit auch mit Armstützen, so daß ihm eine vollständige Entspannung ermöglicht wird. Dies ist ein besonders wichtiger Faktor; es empfiehlt sich daher, den Patienten zu bitten, mit dem Gesäß auf dem Sitz etwas nach vorne zu rutschen, um eine leicht zusammengesunkene Position und damit auch eine bessere Entspannung zu erreichen.

Die Kopfhalterung wird angelegt, und die notwendigen Einstellungen werden vorgenommen, so daß der Kopf im Verhältnis zur Halswirbelsäule in einer neutralen Position gestreckt wird. Der Okzipitalgurt muß unter dem Okziput ansetzend ziehen und darf keine subokzipitalen Strukturen erfassen.

Methode

Ehe die Physiotherapeutin eine Traktion anwendet, sollte sie feststellen, wo die Beschwerden des Patienten im Augenblick lokalisiert sind und wie stark sie sind. Sie legt dann die Spitze ihres Zeige- oder Mittelfingers gegen die Seite des interspinalen Raums des zu behandelnden Gelenks. Dann wird mit der Zugbehandlung begonnen, wobei die Zugkraft wechselweise angesetzt und wieder zurückgenommen wird, zunächst sehr vorsichtig, dann jedoch nach und nach stärker, bis die Physiotherapeutin die Bewegung im interspinalen Raum mit dem Finger fühlen kann. Diese oszillierende Traktionsbehandlung sollte so lange fortgesetzt werden, bis die richtige Dosierung des Zugeffekts ermittelt worden ist. Dabei sollte es sich um gerade jenes Maß an Zugwirkung handeln, das notwendig ist, um auf der zu behandelnden intervertebralen Ebene eine Bewegung herbeizuführen. Nachdem dieser Zug etwa 10 s lang beibehalten wurde, werden die Beschwerden des Patienten erneut beurteilt. Die nach der Anwendung beobachteten Veränderungen der Beschwerden geben Aufschluß darüber, wie die Zugkraft weiter verändert und wie lange sie aufrechterhalten werden soll.

1. Wenn starke Beschwerden allein schon durch diese sanfte Zugwirkung vollständig behoben werden, muß die jeweilige Dosis um die Hälfte verringert und die Traktionszeit auf maximal 5 min beschränkt werden, da sich der Zustand des Patienten wahrscheinlich später erheblich verschlimmern würde, wenn eine solche Reduzierung nicht vorgenommen wird.
2. Sind die Symptome teilweise gelindert worden, sollte die Traktionseinwirkung in der bisherigen Dosierung beibehalten werden, und zwar für eine Dauer von 5 min, wenn der Schmerz vor der Traktionsbehandlung sehr stark war, und für 10 min, wenn er nur mäßig ausgeprägt war.
3. Haben sich die Symptome nicht verändert, kann die Traktionseinwirkung noch etwas verstärkt werden, wonach eine weitere Beurteilung der Situation erfolgt. Diese verstärkte Zugintensität sollte 10 min lang beibehalten werden.
4. Werden die Symptome durch diese vorsichtige Traktion verschlimmert, sollte der Zug um die Hälfte verringert und die Situation dann neu beurteilt werden. Sind die Beschwerden nach wie vor schlimmer, sollten Veränderungen im Verhältnis der Positionen von Kopf und Nacken zueinander vorgenommen werden, und zwar durch Änderung der Halterung oder der Sitzposition, wonach dann die etwas sanftere Zugwirkung wieder angesetzt wird. Sind die Symptome nach wie vor schlimmer, bleibt immer noch eine von zwei Möglichkeiten offen. Handelt es sich nur um eine geringfügige Verschlimmerung, kann die leichteste Zugkraft für 5 min oder weniger beibehalten werden; ist die Verschlimmerung jedoch stärker als minimal, sollte an diesem Tag die Traktionsbehandlung ausgesetzt werden. Nach einer erneuten Beurteilung der Situation am folgenden Tag kann mit der Traktionsbehandlung nur dann fortgefahren werden, wenn sich als Reaktion auf die sanfte Zuganwendung eine Besserung gezeigt hat.

Bei der erstmaligen Behandlung muß ein Aspekt besonders beachtet werden. Der Zugwinkel oder die Zugrichtung wird auf eventuell eintretende Veränderungen der Symptome des Patienten hin während der Behandlung nicht geändert. Vielmehr werden bei Veränderungen der Beschwerden die Intensität und die Dauer der Anwendung modifiziert. Der Zugwinkel muß der neutralen Position so nahe wie möglich kommen (auf halbem Wege zwischen den Flexions-, Extensions-, Lateralflexions- und Rotationsbereichen des Intervertebralgelenks), um für dieses Gelenk bei einem Minimum an Zugkraft ein Maximum an Längsbewegung zu erreichen.

Weitere Behandlungen

Die Bedeutung einer fortgesetzten Beurteilung der Symptome und Zeichen im Hinblick auf Veränderungen, die als Folge der Behandlung eintreten können, wurde bereits in Kap. 8 diskutiert; gerade dadurch wird die Behandlung in ihrem weiteren Verlauf bestimmt. Wie bei den Mobilisationstechniken richten sich Änderungen in der Anwendung der Verfahren nach dem Ergebnis des Wiederbefundes der Bewegungen des Patienten im Anschluß an die Durchführung eines Verfahrens, aber auch nach dem Umfang der Veränderung, die sich von einer Behandlung zur nächsten ergeben hat. Nach jeder Traktionsanwendung sollten die Bewegungen des Patienten erneut beurteilt werden, doch ist es auch wichtig, die Symptome und Zeichen am Tage nach der Behandlung zu beurteilen.

Im Hinblick auf die Nachfolgebehandlung sind zwei Kategorien von Patienten zu unterscheiden, nämlich Patienten mit starken Schmerzen und solche mit mäßigen Schmerzen. Die Behandlung eines Patienten mit starken Schmerzen sollte sehr behutsam gesteigert werden, d. h. in dem Maße, wie die Umstände es erlauben, bis die Beschwerden nur noch mäßig ausgeprägt sind. Zunächst sollte bei der Weiterbehandlung in erster Linie die Dauer der Traktionseinwirkung ganz allmählich verlängert werden, während eine höhere Dosierung der Traktionskraft erst in zweiter Linie ins Auge gefaßt werden sollte. Ist die

Reaktion auf die Behandlung nur gering oder ist überhaupt keine Wirkung zu erkennen, kann auch die Intensität der Zugkraft stufenweise verstärkt werden. Bei nur mäßigen Beschwerden kann sowohl die Dosierung als auch die Dauer der Zuganwendung erhöht werden. Von der empfohlenen Anwendungszeit für die Behandlung starker Nervenwurzelschmerzen abgesehen, beträgt die für die Traktionsbehandlung erforderliche Gesamtzeit nicht mehr als 15 min. Ergebnisse, die durch eine Traktionsbehandlung dieser Dauer nicht erreicht werden, stellen sich dann auch nach längeren Anwendungsperioden nicht mehr ein. Die eingesetzten Zugkräfte müssen selten sehr intensiv sein. Auf die Traktion als Behandlungsform sollte verzichtet werden, wenn die Symptome und Zeichen des Patienten nach 2 bis 4 Behandlungen keine Veränderung zeigen.

Über die Intensität der Traktionsbehandlung wurde bisher noch nichts gesagt. Es ist davon auszugehen, daß sich die Dosierung der Traktionseinwirkung nach den Ergebnissen der sorgfältigen Beurteilung der Symptome und Zeichen vor, während und nach der Traktion richtet. Wie bereits erwähnt, wird die Anwendung des Zugs zunächst von der auf der behandelten intervertebralen Ebene produzierten Bewegung bestimmt. Offensichtlich erzeugt eine Traktionskraft von 4 kg bei einem 102 kg schweren Patienten eine geringere Bewegung als bei einem 42 kg schweren Patienten. Obwohl Skalen und Tabellen zur Registrierung der Stärke der angewandten Traktionskräfte notwendig sind bei Forschungsprojekten und in Krankenhäusern, wo es in bestimmten Zeitabständen zum Personalwechsel kommt, sollten die Zugkräfte grundsätzlich nach den Kriterien des Wiederbefundes eingestellt werden und nicht nach Skalenwerten.

In bestimmten Fällen ist es allerdings durchaus sinnvoll zu wissen, welche Gewichtswerte für die Traktion der Halswirbelsäule als normal angesehen werden können. Patienten mittleren Alters haben oft geringfügige Beschwerden, die ihnen nicht allzu lästig sind und die sie selbst als normal empfinden.

Die Untersuchung ihrer Bewegungen zeigt hier häufig das Vorhandensein leichter Schmerzen im Endbereich des Bewegungsspielraums, die allerdings ebenfalls als normal akzeptiert werden. Wenn diese Schmerzen dann jedoch zunehmen, kommen die betroffenen Personen schließlich doch zur Behandlung. In solchen Fällen sollte die Halswirbelsäule des Patienten, wenn der Schweregrad der Symptome und Zeichen noch als innerhalb der Norm liegend eingestuft werden kann, eine Traktionskraft von bis zu etwa 10 kg aushalten, ohne daß Mißempfindungen, Beschwerden oder Nachwirkungen auftreten. Auch ein bei einer Traktionskraft von über 10 kg empfundenes Unbehagen kann in solchen Fällen als normal eingestuft werden. Diese Richtwerte sollten bei der Behandlung von Patienten, bei denen sich während der Traktionsphase ein Gefühl des Unbehagens einstellt, berücksichtigt werden.

9.4.3 Traktion in Flexionsstellung (CT ↗)

Ausgangsposition

Der Patient liegt bequem auf dem Rücken, wobei sein Nacken durch ein oder zwei Kissen in leichter Flexion zum Rumpf hin gestützt wird, so daß sich das zu behandelnde Gelenk in der Mitte zwischen Flexion und Extension befindet und der Kopf des Patienten neutral im oberen Bereich der Halswirbelsäule abgestützt ist. Falls der Patient zu einem früheren Zeitpunkt Beschwerden im unteren Wirbelsäulenbereich hatte, ist es empfehlenswert, ihn zu bitten, Hüften und Knie anzuwinkeln, damit der untere Teil der Wirbelsäule bequem aufliegt. Nun wird die Kopfhalterung angelegt und zunächst der Okzipitalriemen eingestellt. Da der Kopf des Patienten mit diesem Riemen auf dem Kissen ruht, behält er diese Position auch bei, während der Seitenriemen und der Kinnriemen eingestellt werden. Um sicherzustellen, daß die Gurte richtig angepaßt sind, übt die Physiotherapeutin einen gewissen Zug über den Spreizbügel aus, wobei sie darauf achtet, daß die Kopf-Nacken-Position neutral bleibt.

Methode

Der Physiotherapeutin ist bekannt, in welchem Bereich der Schmerz des Patienten lokalisiert ist und wie stark er ist; sie übt wechselweise über das Rollenzugsystem einen Zug aus und läßt wieder nach, während sie gleichzeitig die Bewegungen der zu behandelnden intervertebralen Ebene beobachtet und palpiert. Dabei wird der Zug in jener Stärke beibehalten, die gerade ausreicht, um bei diesem Gelenk eine Bewegung zu erreichen. Nach etwa 10 s werden die Beschwerden des Patienten erneut beurteilt. In der weiteren Anwendung ist das Verfahren identisch mit dem für die Traktionsbehandlung in neutraler Position beschriebenen Vorgehen.

Vorsichtsmaßnahmen

Ein bei einer stark dosierten Zervikaltraktion häufig auftretendes Problem sind Unbehagen oder Schmerzen im Bereich der Kiefergelenke. Die Schmerzen können in diesem Fall durch eine Veränderung der Riemenstellung gelindert werden oder durch Verwendung eines Polsters oder einer Kompresse, die man zwischen die Zähne des Patienten legt. Allerdings sollte eine Traktionsanwendung dieser Intensität grundsätzlich vermieden werden, solange sie nicht unbedingt erforderlich ist.

Es ist überraschend, wie häufig bereits bestehende, aber möglicherweise latente Beschwerden im Bereich der Brust- oder Lendenwirbelsäule durch eine Traktion der Halswirbelsäule irritiert werden. Eine Traktion in neutraler Position kann die Situation im Brust- oder Lendenwirbelsäulenbereich irritieren, während eine Traktionsbehandlung in Flexionshaltung nur im Bereich der Lendenwirbelsäule zu Irritationen führen kann. Wenn daher eine Traktionsbehandlung vorgesehen ist, sollte der Patient gefragt werden, ob bei ihm solche Symptome vorliegen, und es sollte dann darauf geachtet werden, daß jede Verschlimmerung dieser Beschwerden vermieden wird.

Wird die Traktionsbehandlung in neutraler Position beim sitzenden Patienten angewandt, muß die Physiotherapeutin damit rechnen, daß der Patient möglicherweise Übelkeit empfindet; dazu kommt es jedoch im allgemeinen nur bei längerer und sehr starker Traktion oder wenn es sich um einen übermäßig empfindlichen Patienten handelt. Beim Nachlassen der Traktionskraft verspüren manche Patienten ein gewisses Schwindelgefühl, wenn die Traktion besonders stark dosiert war.

Eine Traktionsbehandlung in Flexionsstellung kann Schmerzen oder ein brennendes Gefühl in der Nähe des ersten Halswirbels hervorrufen. In diesem Fall empfiehlt es sich, die Gurteinstellung so zu ändern, daß der Kopf mehr im oberen Nackenbereich extendiert wird, während der untere Nackenbereich in flektierter Haltung verbleibt.

Anwendungsbereiche

Ein Patient, dessen Nackenbewegungen bei Lateralflexion und Rotation in Richtung zur Schmerzseite hin deutlich durch Armschmerzen eingeschränkt sind, sollte ausschließlich mit Traktionsanwendungen behandelt werden, wobei die Traktion jeweils in Flexionshaltung erfolgt. Wenn neuere neurologische Veränderungen vorliegen, sollte stets bevorzugt eine Traktionsbehandlung eingesetzt werden.

Eine Traktionsbehandlung ist in fast allen Fällen indiziert, in denen der Schmerz von der Halswirbelsäule ausgehend ausstrahlt. Eine vollständige Beseitigung der Symptome und Zeichen wird allerdings im allgemeinen nicht so rasch wie bei der Mobilisation erreicht. Bei durch Steifigkeit in der Bewegung eingeschränkten Intervertebralgelenken kann die Traktion wirkungslos bleiben, wenn ihr nicht eine Manipulationsbehandlung vorausgeht.

Eine intermittierende variable Traktionsbehandlung der Halswirbelsäule (IVCT) (s. S. 321) kann aus den bereits genannten Gründen in neutraler oder Flexionshaltung angewandt werden. Auch Stärke und Dauer richten sich dabei genau nach den bereits erwähnten Kriterien. Der einzige Faktor, der noch nicht angesprochen wurde, ist das Vorgehen bei der Festlegung bzw. Modifizierung der Traktions- und Ruheperioden. Sind die Beschwerden stark ausgeprägt, sollte die Bewegung geringer dosiert sein, was bedeutet, daß längere Traktions- und Ruheperioden eingehalten werden sollten. Wenn die Symptome abnehmen, kann die Ruheperiode auf eine minimale Dauer reduziert werden. Wenn die Symptome eher als Unwohlsein denn als Schmerz empfunden werden, sollte die Traktionsperiode etwa 3 bis 5 s betragen, während die Ruheperiode auf ein Minimum beschränkt werden kann.

9.5 Techniken: Manipulation, Grad V

Wie bereits an anderer Stelle erwähnt, gibt es zwei Arten von manipulativen Techniken: zum einen die allgemeinen Verfahren, zum anderen die Techniken, durch die die Bewegung möglichst präzise auf eine bestimmte Intervertebralebene konzentriert wird.

Als allgemeine Manipulationen können die Rotation und die direkte Palpation, wie z. B. der zentrale posteroanteriore Druck auf die Wirbelsäule eingesetzt werden. Bei dieser Methode wird der freie Bewegungsspielraum aufgenommen, die Spannung wieder geringfügig reduziert und dann eine sehr schnelle Bewegung durch einen kleinen Bereich herbeigeführt.

9.5.1 Rotation der Halswirbelsäule (↻)

Das Symbol gibt die Richtung der Rotationsbewegung des Kopfes des Patienten an.

Diese Mobilisationstechnik kann als manipulative Technik eingesetzt werden, indem die Bewegung ruckartig und mit kleinster Amplitude auf den Nacken ausgeübt wird. Eine solche Manipulation setzt voraus, daß die Behandlung von sanfter Mobilisation ausgehend stufenweise gesteigert worden ist, bis sich schließlich eine manipulative Behandlung als notwendig erwies.

Für die Manipulation wird die gleiche Position gewählt, wie für die Mobilisation (s. Abschn. 9.3.12) beschrieben; Kopf und Nacken werden langsam rotiert. Es wird ein Überdruck angewandt, wobei auf mögliche Anzeichen einer vertebrobasilären Insuffizienz zu achten ist. Der Überdruck wird dann geringfügig reduziert, woran sich eine rasche Rotationsbewegung durch einen Bereich von 3–4° anschließt. Diese Bewegung sollte niemals als von der zentralen Position ausgehend durch den gesamten Bewegungsbereich erfolgen; damit würde man die Gefahr, dem Patienten Schaden zuzufügen, geradezu herausfordern.

Die spezifischen Techniken für die verschiedenen Ebenen der Halswirbelsäule werden im folgenden beschrieben.

9.5.2 Atlantookzipitalgelenk (Rotation Iv ↻ O/1)

Ausgangsposition

Der Patient liegt auf dem Rücken, die Physiotherapeutin steht am Kopfende der Liege an seiner linken Schulter. Sie führt ihre rechte Hand auf der rechten Seite des Kopfes des Patienten nach vorne und umfaßt das Kinn des Patienten. Dann legt sie die linke Hand unter den Kopf des Patienten, so daß ihr Mittelfinger am hinteren Rand des rechten Atlasbogens anliegt, wobei die Kuppe der Fingerspitze fest gegen den hinteren Rand des Querfortsatzes gedrückt wird. Diesen Wirbel soll sie fest umfassen, indem sie den Daumen am linken Querfortsatz des Atlas von vorne einhakt. Dann erfolgt die Rotation des Kopfes des Patienten nach rechts bis sie fühlt, daß das Atlantookzipitalgelenk gedehnt wird (ungefähr 10° vor der vollen Rotation); von dieser Position aus wird der Kopf ungefähr 10° zurückgedreht; in dieser Position wird der Griff um den Atlas verstärkt (Abb. 9.76).

Methode

Mit der rechten Hand erzeugt die Physiotherapeutin eine plötzliche Drehbewegung des Kopfes des Patienten nach rechts durch einen Bereich von 10–15°, während sie mit der linken Hand versucht, eine Bewegung des Atlas zu verhindern. Dieses Verfahren ist ungefähr-

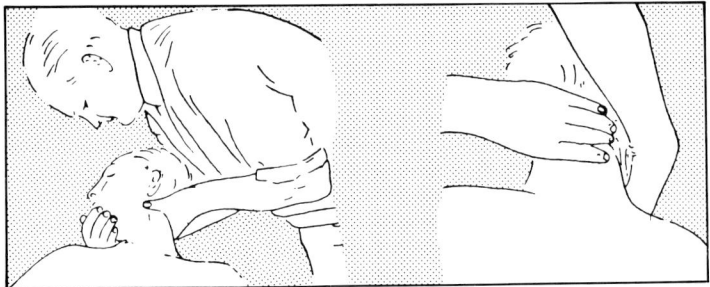

Abb. 9.76. Atlantookzipitalgelenk. Rotation (Iv C 0/1)

lich. Denn obwohl dabei der maximal mögliche Bewegungsbereich des Atlantookzipitalgelenks erreicht wird, ist der Bereich dieser Kopfbewegung immer noch geringer als der volle aktive Rotationsspielraum.

9.5.3 Atlantookzipitalgelenk, posteroanteriorer unilateraler Impuls (⌐0/1)

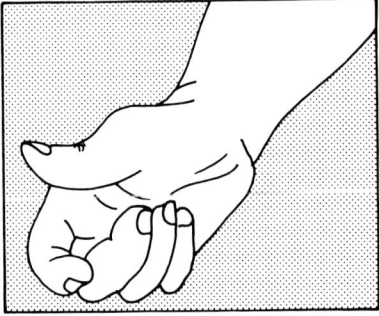

Abb. 9.77. Position der impulsgebenden Hand

Ausgangsposition

Der Patient liegt auf dem Rücken, wobei sein Kopf über den Rand der Liege hinausragt. Wenn das Verfahren auf der rechten Seite durchgeführt werden soll, steht die Physiotherapeutin auch rechts vom Kopf des Patienten. Sie unterstützt sein Kinn und seinen Kopf mit ihrem linken Arm und hält den rechten Okzipitalbereich mit der rechten Hand. Sie plaziert ihre rechte Hand so, daß der Kontaktpunkt der Hand hinter dem rechten Atlantookzipitalgelenk liegt. *Diese Handposition wird bei vielen Techniken benutzt. Die Kontaktstelle ist die anterolaterale Fläche an der Verbindungsstelle des proximalen und mittleren Drittels der proximalen Phalanx des Zeigefingers. Erfolgt der Kontakt zu weit seitlich, wird er als sehr schmerzhaft empfunden. Die Stellung der übrigen Hand ist gleichfalls von Bedeutung. Die Finger werden an den Interphalangealgelenken bequem flektiert und stützen gleichzeitig auch den Kopf des Patienten. Der Daumen wird nach vorne gestreckt, um den Okziput weiter seitlich zu halten. Das Handgelenk ist ulnar abgewinkelt und wird in einer halb flektierten und halb extendierten Stellung gehalten. Auf diese Beschreibung der Position der impulsgebenden Hand (Abb. 9.77) sei jeweils verwiesen, wenn die Position bei anderen Verfahren eingesetzt wird.*

Nun wird der Kopf des Patienten der Bequemlichkeit halber um circa 30° nach links gedreht. Der Kopf wird dann fest zwischen dem linken Arm und der Schulter der Physiotherapeutin stabilisiert. Während sie hinter dem Atlantookzipitalgelenk mit der proximalen Phalanx des Zeigefingers palpiert, bringt sie das Atlantookzipitalgelenk mit dem linken Arm in die erforderliche Position: Zunächst stellt sie die Flexions-Extensions-Stellung des Kopfes auf der oberen Halswirbelsäule ein, bis sich das Atlantookzipitalgelenk in mittlerer Position zwischen beiden Bewegungsrichtungen befindet. Dann bringt sie das Gelenk in eine Lateralflexionsstellung. Das geschieht in der Weise, daß sie den Kopf des Patienten in einer oszillierenden Bewegung auf der oberen Halswirbelsäule lateroflektiert. Nachdem diese neutrale Position erreicht ist, sollte der Kopf stabil gehalten werden, damit diese Stellung unverändert erhalten bleibt (Abb. 9.78).

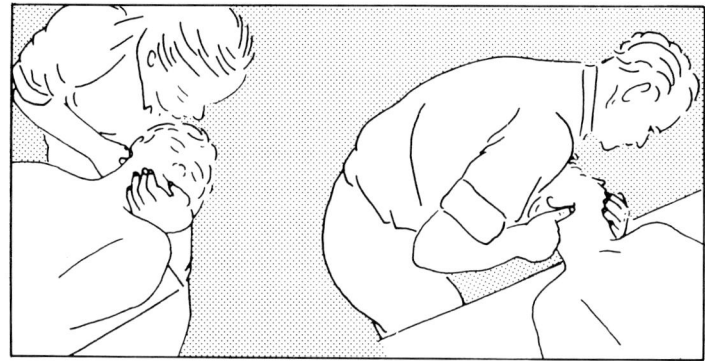

Abb. 9.78. Atlantookzipitales Gelenk. Einseitiger posteroanteriorer Druck (Iv ⌐↓ O/1)

Methode

Die Physiotherapeutin umfaßt den Kopf des Patienten fest mit dem linken Arm und verstärkt ihren Kontakt gegen das rechte Atlantookzipitalgelenk. Sie richtet dann ihren Unterarm so aus, daß er zum rechten Auge des Patienten hin zeigt. Jetzt werden kleine vorbereitende oszillierende Bewegungen erzeugt, indem sie mit der rechten Hand einen Druck ausübt und ergänzend dazu mit ihrem linken Arm sehr kleine Bewegungen des Kopfes herbeiführt. Durch diese Bewegungen kann der Kopf durch den von der rechten Hand erzeugten Druck geneigt, aber nicht allzu weit bewegt werden.

Der manipulative Impuls wird dann durch eine kurze, sehr schnell ausgeführte Stoßbewegung ihrer rechten Hand durch das rechte Atlantookzipitalgelenk ausgeführt. Diesem Impuls wirkt eine steuernde und führende Bewegung mit dem linken Arm entgegen.

9.5.4 Obere Halswirbelgelenke – Okziput bis C3 (Transversalimpuls Iv →→ Öffnung O/1, 1/2 oder 2/3)

Dieses Verfahren ähnelt dem auf S. 334 beschriebenen Transversalimpuls, doch wird hier ein größeres Ausmaß an Extension des Kopfes auf dem Nacken erreicht.

Ausgangsposition

Soll das Gelenk auf der rechten Seite geöffnet werden, liegt der Patient auf dem Rücken, wobei sein Kopf über den Rand der Liege hinausragt; sein Körper liegt nahe am linken Liegenrand. Die Physiotherapeutin stützt den Kopf des Patienten mit ihrem rechten Arm und hält sein Kinn in der rechten Hand. Sie palpiert dann mit ihrem (linken) Zeigefinger die Ebene, die sie manipulieren will. Der nächste Schritt besteht darin, daß sie die impulsgebende Hand, besonders die proximale Phalanx des Zeigefingers, gegen die posterolaterale Partie des Gelenks legt. Durch kleine oszillierende Bewegungen dreht sie den Kopf des Patienten nach rechts, bis sie fühlen kann, daß das Ende des Bewegungsspielraums erreicht ist; dann extendiert und lateroflektiert sie den Kopf nach links bis zum Ende des jeweiligen Bewegungsspielraums (Abb. 9.79).

Methode

Die Technik entspricht in der Durchführung anderen Arten von impulsgebenden Techniken. Nachdem die Ausgangsposition exakt eingenommen worden ist, wird der Impuls mit der linken Hand in Form eines schnellen ruckartigen Stoßes mit kurzer Amplitude übertragen, während der Körper der Physiotherapeutin und ihr rechter Arm die Extension, Lateralflexion und Rotation des Kopfes des Patienten geringfügig verstärken.

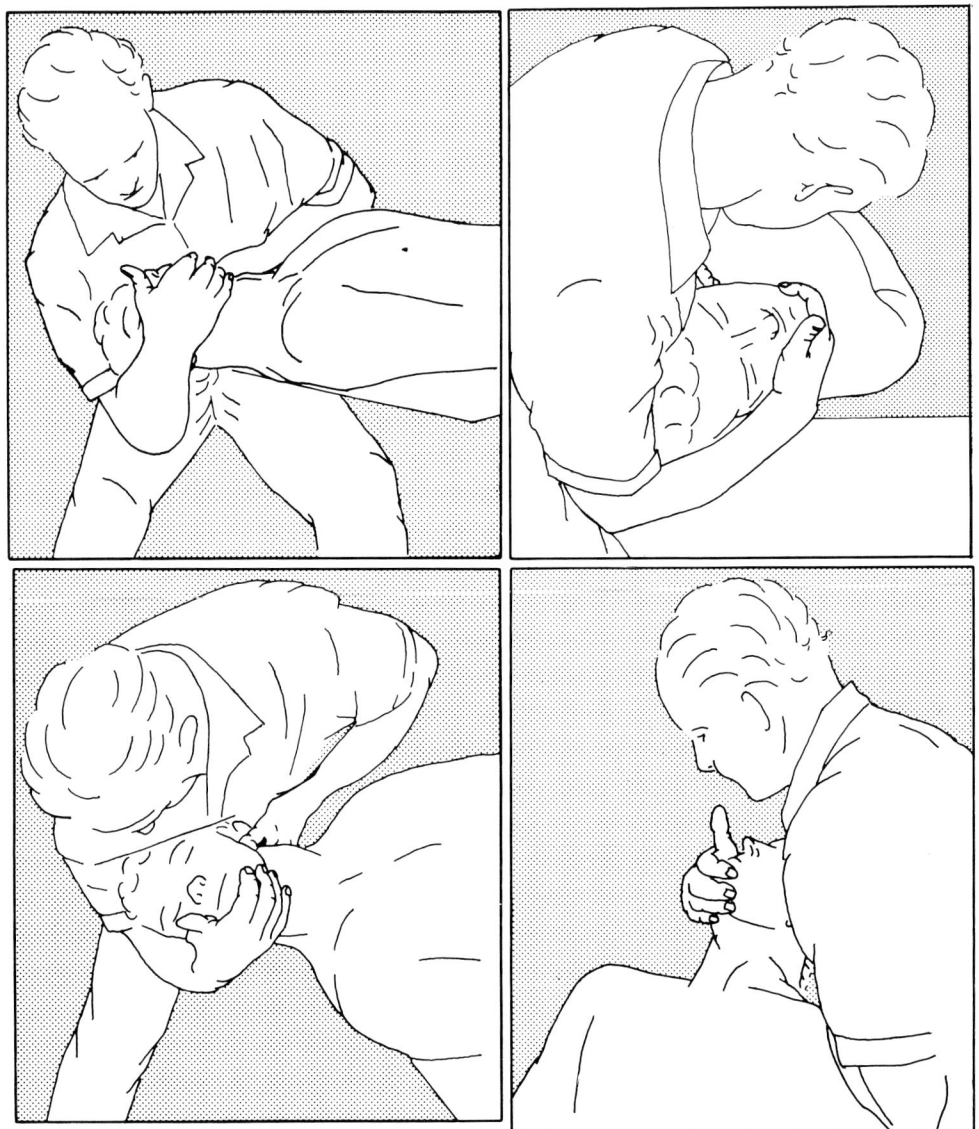

Abb. 9.79. Intervertebralgelenke. Oberer zervikaler Transversalimpuls zur Öffnung rechts (Iv →→)

9.5.6 Obere Halswirbelgelenke, Okziput bis C3 (Transversalimpuls, Schließung des rechten Iv →→)

Die Technik zur Schließung der Intervertebralgelenke geht von der gleichen Ausgangsposition aus, wie sie oben für die Öffnung der entgegengesetzten Seite beschrieben wurde. Der Unterschied in der Technik liegt darin, daß die linke impulsgebende Hand eher kaudal und medial ausgerichtet ist als kopfwärts und medial.

9.5.7 Atlantookzipitalgelenk (Longitudinalbewegung ↔ ®)

Ausgangsposition

Die Ausgangsposition für dieses Verfahren weicht bei Anwendung auf der rechten Seite nur in einem Aspekt von der Position ab, die für den posteroanterioren Impuls beschrieben wurde. Die impulsgebende Hand berührt das Okziput unmittelbar neben dem rechten Atlantookzipitalgelenk, und die Physiothera-

Techniken: Manipulation, Grad V

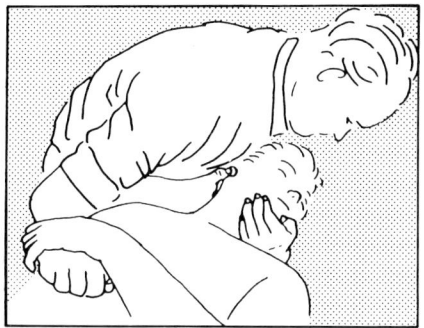

Abb. 9.80. Atlantookzipitalgelenk. Longitudinalbewegung (↔ Ⓡ)

peutin hält den rechten Unterarm so, daß er zum Scheitel des Patienten hin ausgerichtet ist. Die neutrale Extensions- und Lateralflexionsstellung werden auf die gleiche Art eingenommen wie oben beschrieben (Abb. 9.80).

Methode

Die Physiotherapeutin umfaßt den Kopf des Patienten, um ihn bewegungsstabil zu halten, und durch Druck mit der rechten Hand in Richtung zum Scheitel des Patienten nimmt sie den freien Bewegungsspielraum in Längsrichtung auf. Der manipulative Impuls bewirkt nur eine geringe Positionsveränderung und wird durch einen kurzen Ruck und ohne Kraftaufwand ausgeführt.

9.5.8 Atlantoaxiales Gelenk (Rotation Iv C1/2 ↻)

Ausgangsposition

Diese Technik wird als Rotationsbewegung nach links beschrieben. Der Patient liegt auf dem Rücken, und sein Kopf ragt weit über den Rand der Liege hinaus. Die Physiotherapeutin hält das Kinn und den Kopf des Patienten mit dem linken Arm und dreht den Kopf durch einen Winkel von 40°. Bei dieser Drehbewegung ist es noch zu keiner Bewegung des zweiten Zervikalwirbels gekommen. Sie palpiert mit dem Zeigefinger die Spitze des Dornfortsatzes von C2 und läßt dann den Zeigefinger über den Dornfortsatz gleiten, wobei sie einen engen Kontakt zwischen dem Dornfortsatz und der Seitenfläche des Zeigefingers herstellt. Dieser feste Kontakt mit Haut und Dornfortsatz muß durchgehend beibehalten werden, so daß das Gewebe fest in ihrem Griff bleibt. Die Gleitbewegung wird fortgesetzt, wobei der rechte Arm der Physiotherapeutin rechtwinklig zur Hautfläche des Nackens ausgerichtet ist, bis der Dornfortsatz von C2 im ersten interossären Raum erfaßt wird. Nun ist sie in der Lage, C2 fest zwischen dem Metakarpophalangealgelenk ihres Zeigefingers, das hinter dem linken Gelenkbogen von C2 liegt und ihrem Daumen zu erfassen, der den Querfortsatz von C2 auf der rechten Seite fast von vorne her festhält. Ihr Unterarm befindet sich jetzt weit unterhalb des Patienten, und ihr Ellbogen zeigt zum Boden. Diese Position der Hand ist äußerst wichtig für die erfolgreiche Durchführung des Verfahrens. Die Hand der Physiotherapeutin bleibt während des gesamten Verfahrens rechtwinklig zur Hautfläche ausgerichtet, und die Finger ihrer rechten Hand reichen während der Manipulation über den Rücken ihrer linken Hand. Die Physiotherapeutin muß hinter dem Kopf des Patienten stehen, da dies die günstigste Position zur Ausführung dieser Technik ist (Abb. 9.81).

Methode

Ehe die manipulative Behandlung durchgeführt wird, wird die Position durch zwei Bewegungen überprüft: Zunächst rotiert die Physiotherapeutin den Kopf des Patienten über eine kurze Strecke, um sicherzustellen, daß der gesamte freie Spielraum zwischen ihren beiden Händen aufgenommen worden ist. Dies geschieht durch Drehung des Kopfes des Patienten mit dem linken Arm, um festzustellen, ob die rechte Hand gezwungen wird, dieser Bewegung zu folgen. Unmittelbar daran anschließend führt sie mit der rechten Hand eine Derotationsbewegung aus, um festzustellen, ob die linke Hand gezwungen wird, in die ursprüngliche Position zurückzukehren, weil der Kopf durch den Kontakt der rechten

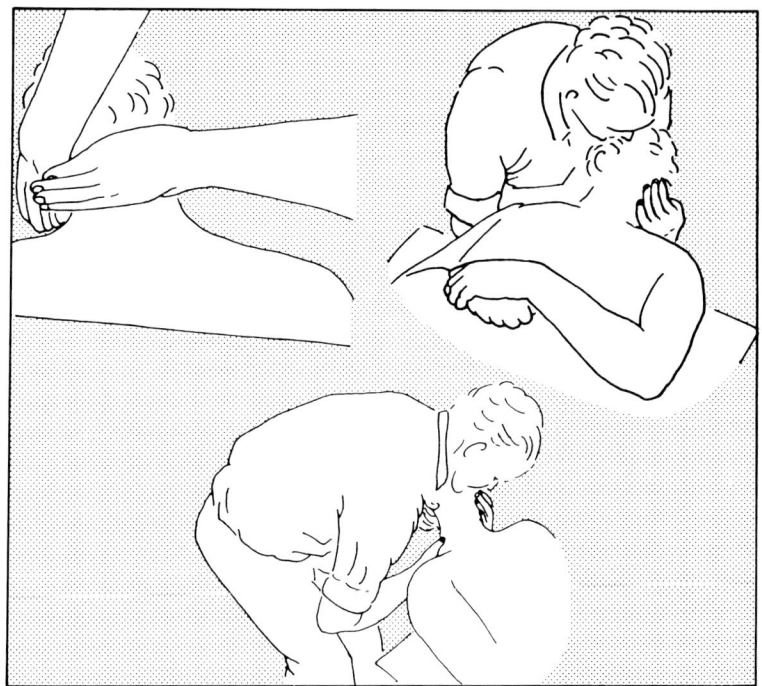

Abb. 9.81. Atlantoaxiales Gelenk. Rotation

Hand mit C2 in der Tat zurückgedreht wird. Die zweite erkundende Bewegung wird mit beiden Händen im entgegengesetzten Uhrzeigersinn ausgeführt. Sie werden in Form kleiner ruckartiger Bewegungen mit beiden Armen erzeugt und dienen der Vorbereitung des manipulativen Impulses; sie geben Aufschluß über die Stärke der Bewegung, die für die Manipulation des Gelenks erforderlich ist. Die Manipulation besteht aus einer kleinen Rotationsbewegung mit der linken Hand und einem kurz ausgeführten, scharfen Impuls mit der rechten Hand. Bei der Bewegung mit der rechten Hand handelt es sich um einen unilateralen posteroanterioren Impuls auf die linke Seite von C2, wobei durch den gesamten Kontakt der rechten Hand mit diesem Wirbel eine Rotationsbewegung von C2 bewirkt wird.

9.5.9 Intervertebralgelenke C2 – C7 (Rotation Iv ↺)

Ausgangsposition

Diese Technik wird für eine Linksrotation des Gelenks C3/4 beschrieben.

Der Patient liegt auf dem Rücken, sein Kopf ragt über den oberen Rand der Liege hinaus. Die Physiotherapeutin steht rechts von seinem Kopf und stützt diesen in der Beuge ihres linken Arms, während sie sein Kinn in der rechten Hand hält. Sie beugt seinen Nacken, um das Gelenk C3/4 in eine Position auf halbem Wege zwischen Extension und Flexion zu bringen. Mit der Spitze des rechten Zeigefingers palpiert sie den interspinalen Raum von C3/4 und verändert dann die Stellung ihrer Hand seitlich, um die anterolaterale Fläche der proximalen Phalanx des Zeigefingers hinter das apophysäre Gelenk C3/4 zu bringen. Sie plaziert ihre Finger auf die Rückseite des Nackens und Kopfes, um diesen Bereich abzustützen, und legt ihren Daumen leicht auf die Wange. Während sie die proximale Phalanx ihres Zeigefingers unbe-

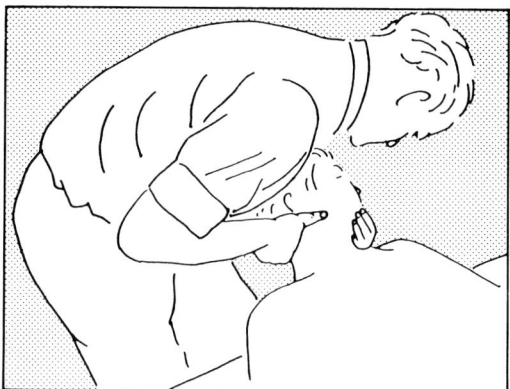

Abb. 9.82. Intervertebralgelenke C2–C7 (Iv ↻)

weglich gegen den Gelenkbogen von C3/4 hält, dreht sie den Kopf des Patienten von der geradeaus gerichteten Kopfhaltung ausgehend in einer oszillierenden Rotationsbewegung nach und nach weiter, bis sie diese Rotationsbewegung mit ihrer Phalanx im Bereich des Gelenks C3/4 spürt. Dann verstärkt sie den Griff der Finger und Daumen ihrer rechten Hand, so daß, wenn der Kopf weiter gedreht wird und ihre rechte Hand dieser Bewegung folgt, auch C3 sich dieser Drehung anschließt. Diese Einheit der Wirbelsäule oberhalb von C3 ist von entscheidender Bedeutung (Abb. 9.82).

Methode

Die Manipulation besteht in einer kurzen, ruckartigen Drehbewegung dieser Einheit vom Kopf bis C3, wobei ein Impuls gegen den Gelenkbogen von C3 ausgeübt wird.

9.5.10 Intervertebralgelenke C2 – C7 (Lateralflexion Iv ↺)

Ausgangsposition

Der Patient liegt auf dem Rücken, sein Kopf ragt über den Rand der Liege hinaus. Die Physiotherapeutin steht an der Kopfseite der Liege, umfaßt das Kinn des Patienten mit der linken Hand, wobei ihr linker Unterarm an die linke Seite seines Kopfes gelehnt ist. Mit der Fläche der rechten Hand, die rechtwinklig zum Nacken ausgerichtet ist, und mit den Fingern, die Kopf und Nacken umfangen und stützen, wird der Kopf des Patienten um einige Grade nach rechts lateroflektiert, wobei die Physiotherapeutin mit Körper und Füßen mitwandert, bis sie an der rechten Schulter des Patienten zu stehen kommt und zu seinem Gesicht schaut.

Zur Lokalisation der Manipulationsebene verwendet die Physiotherapeutin die Spitze des rechten Zeigefingers, um den gewünschten interspinalen Raum zu palpieren. Wenn sie diese Stelle gefunden hat, legt sie die anterolaterale Fläche der Basis der proximalen Phalanx des rechten Zeigefingers gegen den Gelenkfortsatz auf der rechten Seite dieser Ebene. Dann kombiniert sie eine Druckbewegung der rechten Hand gegen den Gelenkfortsatz (wodurch der Nacken nach links gedrückt wird) mit einer Lateralflexion des Kopfes des Patienten nach rechts, die mit der linken Hand und dem linken Unterarm herbeigeführt wird. Auf diese Weise kann eine Position erreicht werden, in der das Intervertebralgelenk an der Basis des rechten Zeigefingers der Physiotherapeutin als vollständig gedehnt wahrgenommen wird. Um ein Höchstmaß an Spannung an diesem Gelenk zu erreichen, muß der Kopf durch die linke Hand der Physiotherapeutin passiv nach links gedreht werden, bis auch diese Dehnung unter dem tastenden Finger zu fühlen ist. Das rechte Handgelenk wird zur Mittelposition hin abgewinkelt, um den Handballen vom rechten Ohr des Patienten fernzuhalten und dabei die weiter seitlich liegende Partie der proximalen Phalanx gegen den Gelenkfortsatz zu drücken. Gleichzeitig bringt die Physiotherapeutin ihren Unterarm in die gleiche Ebene wie das Apophysealgelenk unter der Basis des Zeigefingers. Um diesen manipulativen Vorgang mit der geringstmöglichen Anstrengung durchzuführen, sollte sich die Physiotherapeutin über den Kopf des Patienten beugen, diesen umfassen und beide Arme fest seitlich an ihren Körper pressen (Abb. 9.83).

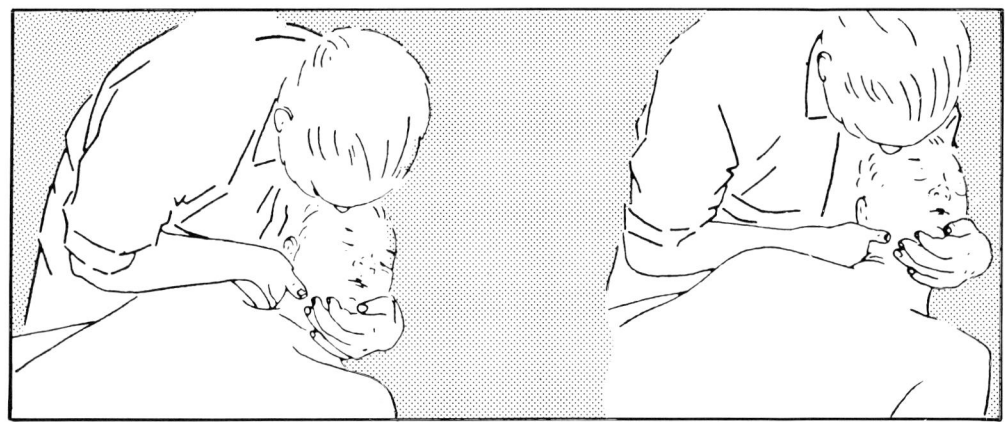

Abb. 9.83. Intervertebralgelenke. C2–C7 (Lateralflexion Iv ↻)

Methode

Wenn die Physiotherapeutin sich davon überzeugt hat, daß das Gelenk maximal gedehnt ist, erzeugt sie über die Basisfläche ihres rechten Zeigefingers entlang der Ebene ihres rechten Unterarms einen plötzlichen Impuls und übt gleichzeitig mit dem linken Arm einen gleich großen Gegendruck auf Kopf und Nakken des Patienten aus. Ziel dieses Vorgehens ist es, am Apophysealgelenk gegenüber dem Drehpunkt einen plötzlichen Dehneffekt herbeizuführen. Dieses Dehnen kann einen knackähnlichen Laut hervorrufen.

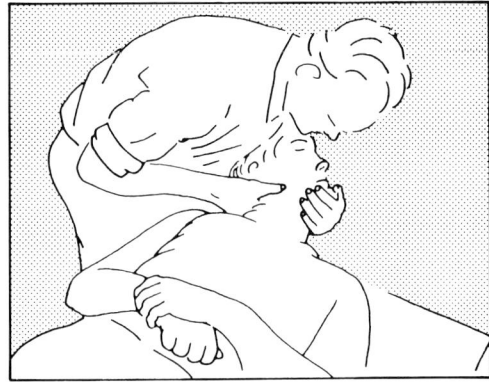

Abb. 9.84. Intervertebralgelenke. C2–C7 (Transversalimpuls Iv ←– Öffnung)

9.5.11 Intervertebralgelenke C2 – C7 (Transversalimpuls Iv Öffnung ←–)

Ausgangsposition

Mit Hilfe dieser Technik werden die Gelenke auf der linken Seite geöffnet. Der Patient liegt auf dem Rücken, sein Kopf ragt über den Rand der Liege hinaus. Die rechte Schulter befindet sich in unmittelbarer Nähe des rechten Liegenrandes. Die Physiotherapeutin stützt seinen Kopf mit ihrem linken Arm und hält sein Kinn mit der Hand fest; dabei steht sie rechts vom Kopf des Patienten. Mit dem rechten Zeigefinger palpiert sie den interspinalen Raum zwischen den beiden Wirbeln, die sie manipulieren will. Dann legt sie den anterolateralen Rand der proximalen Phalanx des Zeigefingers, der den Impuls ausüben wird, rechtsseitig gegen den Gelenkfortsatz auf dieser Ebene. Nun dreht sie den Kopf des Patienten in einer Reihe oszillierender Bewegungen mit geringer Amplitude nach links, wobei sie nach und nach das Ausmaß der Bewegung vergrößert, bis die Bewegung an dem zu manipulierenden Gelenk zu spüren ist. Diese Rotationsbewegung variiert zwischen 45° und 55°, der jeweiligen Ebene entsprechend, die manipuliert wird. Je höher die Ebene liegt, desto kleiner ist das Ausmaß der Rotation. Die rechte Handfläche wird dabei während des ganzen Verfahrens rechtwinklig zur Hautfläche gehalten. Indem die Physiotherapeutin den festen Kontakt mit dem Gelenkfortsatz beibehält, neigt sie den Kopf des Patienten mit ihrem linken Arm in Richtung zu seiner rechten Schulter nach hinten. Diese Bewegung ist eine Kombination aus leichter Extension mit Lateralflexion; sie wird fortgesetzt, bis die Therapeutin fühlen kann, daß das Gelenk unter ihrer rechten Hand straff ist. Während sie Kopf und Nacken des Patienten zurückneigt, bewegt sie gleichzeitig den mittleren Zervikalbereich von sich weg und damit zur linken Schulter des Patienten hin (Abb. 9.84).

9.5.12 Intervertebralgelenke C2 – C7 (Transversalpimpuls zum Schließen der rechten Seite Iv ←•–)

Wie der Transversalimpuls bei den Gelenken des oberen Zervikalbereichs kann die Technik auch dazu verwendet werden, die Gelenke zu öffnen (zu erweitern) oder zu schließen. Das Verfahren ist dabei das gleiche wie das in Verbindung mit Abb. 9.79 beschriebene.

Methode

Mit dem rechten Arm führt die Physiotherapeutin kleine oszillierende Schubbewegungen durch, um sicherzustellen, daß das richtige Maß an freier Beweglichkeit aufgenommen wurde. Diesen Druckbewegungen mit jeweils nur geringer Amplitude wird durch winzige Nickbewegungen des Kopfes des Patienten, der im linken Arm der Physiotherapeutin ruht, entgegengewirkt. Ein durch ihren Körper erzeugter manipulativer Impuls mit kleiner Amplitude, der übertragen wird durch die nach links und kaudalwärts gerichtete rechte Hand, ist somit charakteristisch für diese Technik.

10 Brustwirbelsäule

Für die Manualtherapeutin ergeben sich, was den Bereich den Brustwirbelsäule betrifft, zwei besonders interessante Aspekte. Zum ersten sind Palpationsbefunde sehr leicht zu erlangen und zu interpretieren, und zum zweiten treten in diesem Bereich der Wirbelsäule Symptome auf, die oft den durch Beschwerden im viszeralen Bereich hervorgerufenen Schmerzen ähneln können. Häufig wird es als besondere Herausforderung angesehen nachzuweisen, daß die Abdominalbeschwerden eines Patienten ihren Ursprung in der Wirbelsäule haben bzw. nicht von diesem Bereich herrühren. Geduld und Sorgfalt bei der Beurteilung sind hier von größter Wichtigkeit, besonders dann, wenn die Erscheinungen sowohl vertebrale als auch viszerale Komponenten aufweisen. Es ist wichtig, sehr sorgfältig vorzugehen, wenn der spezifische Symptombereich des Patienten und das Verhalten der Symptome zu bestimmen sind, besonders was die Auswirkung der Ruhelage auf das Schmerzempfinden anbelangt. Ein Patient mit intestinalen Schmerzen hat selten das Verlangen, sich hinzulegen, um in dieser Körperposition Schmerzlinderung zu finden.

Bei Patienten mit gelegentlichen Atembeschwerden liegt viel häufiger ein interkostales, kostovertebrales oder intervertebrales Problem vor als eine Störung im Bereich des Rippenfells.

Viele Therapeuten, die manipulative Techniken im Wirbelsäulenbereich anwenden, gehen ganz selbstverständlich davon aus, daß hier der Ursprung von viszeralen Störungen liegen kann. Wenngleich die Halswirbelsäule *Schmerzen* im Schultergelenk hervorrufen kann, muß jedoch erst noch der eindeutige Nachweis dafür erbracht werden, daß die Brustwirbelsäule *Schmerzen* im viszeralen Bereich verursachen kann. Dessen ungeachtet kann die Schulter, wenn hier eine Störung vorliegt, Schmerzen im Halswirbelbereich hervorrufen, was dazu führt, daß die Schultersymptome eine zweifache Komponente aufweisen. Viszerale Störungen, die Schmerzen verursachen, können eine ensprechende Situation herbeiführen, wobei es zu einer Mischung aus vertebralen und viszeralen Komponenten kommt; dadurch wird die Beurteilung der Differentialdiagnose und somit der Prognose noch zusätzlich erschwert. Abgesehen davon kann die Halswirbelsäule Schulterschmerzen hervorrufen, aber nicht pathologische Veränderungen; es erscheint deshalb vernünftig anzunehmen, daß das gleiche auch für die viszerale Pathologie gilt – d.h., sie kann nicht von der Brustwirbelsäule ausgehen.

10.1 Subjektive Untersuchung

Tabelle 10.1 vermittelt eine Übersicht über die subjektive Untersuchung der Brustwirbelsäule. Ein für diesen Bereich charakteristisches Element ist die Auswirkung des Atmens auf die Beschwerden des Patienten. Das Einatmen verursacht häufig das Schmerzempfinden, was weit weniger für das Ausatmen zutrifft. Wenn ein Patient auf eine entsprechende Frage antwortet, daß das Atmen keinen Einfluß auf seine Schmerzen habe, sollte er aufgefordert werden, einmal tief einzuatmen und nach und nach immer mehr Luft in die Lungen hineinzupumpen, um dies zu klären; denn falls seine Beschwerden gering ausgeprägt sind oder nur gelegentlich auftreten, erreicht seine normale Ausdehnung nicht den Bereich

Tabelle 10.1. Brustwirbelsäule. Subjektive Untersuchung

Art der Beschwerden

Feststellen, weshalb der Patient überwiesen wurde bzw. weshalb er eine Behandlung wünscht:
1. Schmerzen, Steifigkeit, Schwäche, Instabilität usw.
2. Akute Beschwerden
3. Postchirurgische Beschwerden, Trauma, Traktion usw.

Vorgeschichte

Aktuelle und frühere Anamnese (s. unten, „Anamnese").
Die Reihenfolge der Fragen bezüglich der Vorgeschichte kann variiert werden.

Bereich

Handelt es sich bei den Beschwerden um Schmerzen, Steifigkeit, rekurrente Beschwerden, Schwäche usw.? In die „Körpertabelle" eintragen:
1. Bereich und Tiefe der Symptome, unter Angabe der Hauptsymptombereiche und Art der Symptome
2. Parästhesie und Anästhesie
3. Alle anderen damit zusammenhängenden Bereiche auf Symptome hin überprüfen, d. h.:
   a) andere Bereiche der Wirbelsäule
   b) die Gelenke oberhalb und unterhalb des Beschwerdebereichs
   c) andere relevante Gelenke

Verhalten der Symptome

Allgemeine Aspekte
1. Wann treten die Symptome auf, bzw. verhalten sie sich schwankend und warum? (möglicher Zusammenhang mit den täglichen Aktivitäten Bett/Kissen, Entzündung)?
2. Welche Wirkung hat die Ruhelage auf lokale und ausstrahlende Symptome (möglicher Zusammenhang mit den täglichen Aktivitäten, Bett/Kissen – Größe/Inhalt, Entzündung)?
(Vergleich der Symptome beim morgendlichen Aufstehen mit denen am Tagesende)

3. Schmerzen und Steifigkeit beim Aufstehen; Dauer
4. Auswirkung körperlicher Aktivitäten (zu Tagesbeginn im Vergleich zum Tagesende)

Besondere Aspekte
1. Wodurch werden die Symptome hervorgerufen – wodurch werden sie gemildert (Schweregrad/Irritierbarkeit)?
2. Werden die Symptome durch länger beibehaltenen Körperhaltungen hervorgerufen?
3. Sind jähe Bewegungen schmerzlos möglich?
4. Treten Schmerzen auf bei tiefem Einatmen, Ausatmen, Husten oder Niesen?

Besondere Fragen
1. Leidet der Patient an bilateralen stechenden oder brennenden Schmerzen in den Füßen oder treten beim Gehen Störungen auf (Rückenmarksymptome)?
2. Wie ist der allgemeine Gesundheitszustand des Patienten; liegt ein relevanter Gewichtsverlust vor (medizinische Anamnese)?
3. Wurden kürzlich Röntgenaufnahmen gemacht?
4. Welche Tabletten werden vom Patienten für diese und andere Beschwerden eingenommen (Osteoporose als Folge einer extensiven Steroidtherapie)?

Anamnese
1. Die aktuellen Beschwerden
2. Frühere Beschwerden oder ähnliche Symptome
3. Verschlimmern sich die Symptome oder bessern sie sich?
4. Art der vorausgegangenen Behandlungen und deren Auswirkung
5. Gegebenenfalls sozioökonomische Anamnese

Kennzeichen der Hauptbefunde durch Sternchen

---

der Beweglichkeit, in dem die Schmerzen auftreten.

Wenn die Physiotherapeutin die Anamnese der Schmerzsymptome des Patienten aufnimmt, darf sie die kostochondralen Gelenke und die skapulothorakalen Bewegungen sowie die auffälligen kostovertebralen und intervertebralen Gelenke nicht außer acht lassen.

Es ist sehr wichtig, den Schmerzbereich eindeutig zu bestimmen. Auf S. 74 werden mögliche Erscheinungsformen der Schmerzverteilung erläutert, doch sollten noch zwei weitere wichtige Aspekte berücksichtigt werden. Zunächst verursacht die Brustwirbelsäule sehr häufig Symptome und Zeichen, die von einer Reizung oder von Leitungsstörungen des primären Ramus posterior herrühren. Zweitens kommt eine Nervenwurzelkompression hier weitaus seltener in Betracht. Dessen ungeachtet sollte aber eine Untersuchung auf sensorische Veränderungen durchgeführt werden, besonders wenn die Schmerzen des Patienten sich auf einen Bereich verteilen, der parallel zu der anatomischen Position der Rippen verläuft.

10.2 Objektive Untersuchung

Tabelle 10.2 enthält eine Auflistung der angewandten Untersuchungstests, wobei nicht jede aufgeführte Bewegung auch für jeden Patienten erforderlich ist.

10.2.1 Rotation der Brustwirbelsäule

Die Rotation der Brustwirbelsäule kann in einer Vielzahl unterschiedlicher Positionen beurteilt werden, doch sollte zunächst die Posi-

Tabelle 10.2. Brustwirbelsäule. Objektive Untersuchung

Beobachtung

Körperhaltung; Bereitschaft, sich zu bewegen

Kurzbeurteilung

Bewegungen

Bewegung bis zum Schmerz oder bis zum Ende des Bewegungsspielraums

F, E; LF Ⓛ und Ⓡ in F und E; Rot^n Ⓛ und Ⓡ in F und E; Schmerzen und Schmerzverhalten, Bewegungsbereich, Korrektur der Schonhaltung; lokalisieren; Überdruck; Intervertebralbewegung wiederholt, mit gesteigerter Geschwindigkeit)

Falls anwendbar, im Sitzen

Die Halswirbelsäulenbewegungen sollte auf Schmerzen im oberen Thoraxbereich untersucht werden. Um die oberen Thoraxgelenke zu testen, muß gegebenenfalls die Thoraxrotation mit einer Zervikalrotation kombiniert werden
Anhaltende E, LF, Rot^n in Schmerzrichtung (wenn notwendig, um ausstrahlende Schmerzen zu reproduzieren)
Klopftest (wenn F, E, LF und Rot^n negativ sind)
Kompressions- und Distraktionstest (falls F, E, LF und Rot^n und Klopfen negativ sind)
Kombinationstests
Aktive periphere Gelenktests
Erste Rippe
Interkostal-, Kostovertebralbewegung
PPIVB T4–T12, F, E, LF, Rot^n
Wirbelkanaltest (Slump-Test)

In Rückenlage

Passive Nacken-F; Bewegungsbereich, Schmerz (Rücken bzw. ausstrahlend)
ISG (ankylosierende Spondylitis)
Erste Rippe
Neurologische Untersuchung (Sensibilität)
Passive Tests der peripheren Gelenke

In Seitenlage

PPIVM C7–T4, F, E, LF, Rot^n. T4–T12 Rot^n

In Bauchlage

„Palpation"
Temperatur und Schwitzen
Palpation des Weichteilgewebes (Muskeln und Interspinalraum)
Position der Wirbel und Rippen, insbesondere der ersten Rippe
Passive akzessorische Intervertebralbewegung (PAIVM), Kostovertebral- und Interkostalbewegung (↕ ⇢ ⇠ ⌐`⌐Wirbelsäule und Rippen)
Kombinierte PAIVM-Tests mit physiologischen Bewegungspositionen
Isometrische Tests in bezug auf Muskelschmerzen

Untersuchung anderer relevanter Faktoren

Andere Tests

Überprüfung der Krankengeschichte auf Angaben über relevante Tests (Röntgen, Bluttests)

Kennzeichnen der Hauptbefunde durch Sternchen

Anweisungen an den Patienten

1. Hinweis auf eine mögliche Verschlimmerung
2. Bitte um Rückmeldung von Details
3. Gegebenenfalls Anweisung in bezug auf Rückenschonung.

tion gewählt werden, die von dem Patienten auf die folgende Frage hin demonstriert wird: „Gibt es eine bestimmte Drehbewegung, durch die Ihrem Empfinden nach Ihre Beschwerden hervorgerufen werden?". Dabei kann er als Beispiel etwa seinen Golfschwung demonstrieren; hier ist es erforderlich festzustellen, an welcher Stelle des Bewegungsablaufs der Schmerz hervorgerufen wird, so daß die passive Bewegung genauer beurteilt werden kann.

Die Rotationsbewegung kann auch beim aufrechtstehenden Patienten beurteilt werden, und zwar mit oder ohne Zuhilfenahme seiner ausgestreckten oder gekreuzten Arme. Eine solche Rotationsbewegung dürfte in erster Linie Erkenntnisse über das Bewegungsvermögen im unteren Bereich der Brustwirbelsäule ergeben.

Beim mit gekreuzten Armen sitzenden Patienten kann die Rotation in aufrechter oder extendierter Position der Brustwirbelsäule getestet werden, und diese Bewegung kann dann mit der gleichen Rotationsbewegung in flektierter Position verglichen werden.

Die Rotation der oberen Brustwirbelsäule kann in sitzender Haltung vorgenommen werden, wobei der Patient die Hände hinter dem Okziput faltet und die Physiotherapeutin den unteren Bereich der Brustwirbelsäule stabilisiert. In dieser Position erfolgt, wenn der Patient Kopf und Schulter nach links dreht und dabei den Kopf im Verhältnis zu den Schultern statisch hält, die Hauptbewegung im oberen und mittleren Bereich der Brustwirbelsäule.

10.2.2 Differenzierungstests

Wenn durch einen Transversaldruck nach rechts, z. B. auf T7, der Schmerz des Patienten hervorgerufen wird, ist es gegebenenfalls erforderlich festzustellen, ob die Beschwerden ihren Ursprung im Intervertebralgelenk T7/8 oder T7/6 haben. Die dabei anzuwendende Technik wurde ausführlich auf S. 119–125 beschrieben.

Wenn ein Patient Beschwerden in der oberen Brustwirbelsäule hat, ist es häufig schwierig festzustellen, ob die Beschwerden vom Übergang zwischen Hals- und Brustwirbelsäule (oder sogar von C5/6 oder C6/7) ausgehen oder von den Intervertebralgelenken der Brustwirbelsäule. Das folgende Verfahren ermöglicht eine Differenzierung, wenn bei der Rotationsbewegung Schmerzen auftreten:

1. Der Patient sitzt, bei neutraler Kopfhaltung, der Physiotherapeutin direkt gegenüber. Er wird gefragt, ob er irgendwelche Beschwerden hat.
2. Geht man davon aus, daß seine Symptome nur am Ende des Rotationsbereichs hervorgerufen werden, so wird er gebeten, den Kopf ganz nach rechts zu drehen, den Rumpf jedoch nach wie vor nach vorne ausgerichtet zu halten. Falls dabei keine Veränderungen in bezug auf seine Beschwerden eintreten, wendet die Physiotherapeutin bei der Rotation der Halswirbelsäule Überdruck an, indem sie ihren rechten Unterarm fest hinter die rechte Schulter des Patienten und ihre rechte Hand auf der rechten Seite an seinen Hinterkopf drückt, während sie ihre linke Hand an den linken Jochbogen legt. In dieser Position ist sie in der Lage, Überdruck gegen den Zervikalbereich anzuwenden, ohne die Schultern des Patienten zu bewegen. Bei diesem Test kann die Rotation der Halswirbelsäule nicht getestet werden, ohne daß eine gewisse Rotation der Brustwirbelsäule erfolgt, da der obere Teil der Brustwirbelsäule gleichfalls geringfügig rotiert wird. Dessen ungeachtet ist es ein nützliches Differenzierungsverfahren.
3. Nachdem die durch den Überdruck bei der Rotationsbewegung der Halswirbelsäule ausgelöste Schmerzreaktion beurteilt worden ist, wird der Patient gebeten, den Thorax nach rechts zu drehen, ohne daß der Kopf diese Rechtsdrehung ebenfalls ausführt. Die Physiotherapeutin wendet Überdruck bei der Rotationsbewegung der Brustwirbelsäule an, indem sie durch seine Schultern zusätzlichen Rotationsdruck ausübt.

4. Nachdem die Schmerzreaktion, die sich bei Anwendung des Überdrucks bei der Rotationsbewegung der Brustwirbelsäule gezeigt hat, beurteilt worden ist, wird der Patient gebeten, den Kopf ganz nach rechts zu drehen. Dabei werden mögliche weitere Veränderungen der Schmerzsymptome registriert. Kommt es bei der Rechtsdrehung der Halswirbelsäule zu einer Veränderung der Symptome, muß die Halswirbelsäule an den Beschwerden des Patienten beteiligt sein.
5. Während der Patient in der beschriebenen Position verharrt, verlagert die Physiotherapeutin den Ansatzpunkt ihres Überdrucks vom oberen Bereich der Brustwirbelsäule zur Rotationsbewegung der Halswirbelsäule nach rechts, während sie gleichzeitig dem Patienten erlaubt, die Rotationsbewegung der oberen Brustwirbelsäule geringfügig zu entspannen. Dann wird die Veränderung der Beschwerden beurteilt. Bei dieser Verlagerung des Überdrucks wird die starke Betonung der Rotationsbewegung im oberen Bereich der Brustwirbelsäule reduziert und im Bereich der Halswirbelsäule verstärkt.

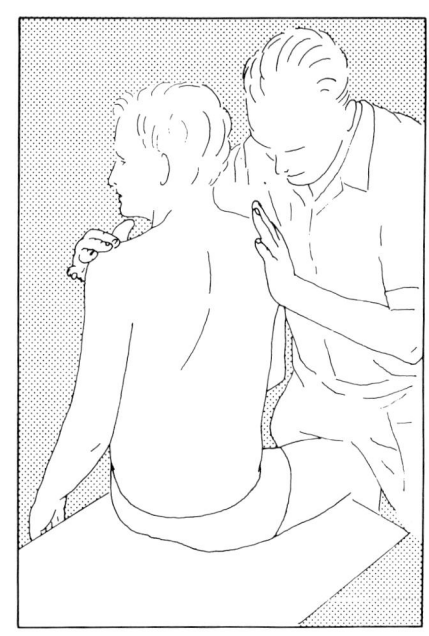

Abb. 10.1. Überdruck zusätzlich zur Linksrotation der Brustwirbelsäule

10.2.3 Kombinationstests

Im folgenden wird nur eine von zahlreichen möglichen Kombinationsbewegungen erläutert, die bei der Untersuchung der Brustwirbelsäule angewandt werden können. In dem geschilderten Beispiel ist die Linksrotation der Brustwirbelsäule der Ausgangspunkt, wobei diese Bewegung dann wechselweise ergänzt wird durch Lateralflexion nach links, Lateralflexion nach rechts, Extension und Flexion:

1. Der Patient sitzt auf der Behandlungsbank und wird gebeten, sich ganz nach links zu drehen. Nachdem die Physiotherapeutin diese Bewegung durch Überdruck ergänzt hat, werden die Symptome des Patienten beurteilt (Abb. 10.1).

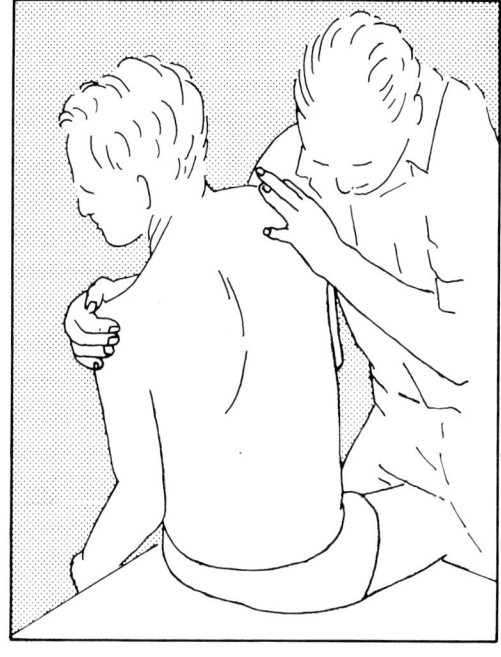

Abb. 10.2. Zusätzliche Lateralflexion nach links bei Linksrotation

2. Während der auf die Linksrotation angewandte Überdruck beibehalten wird, flektiert die Physiotherapeutin den Rumpf des Patienten seitlich nach links und beurteilt dabei die Veränderung der Beschwerden. Es ist wichtig, *während* der Bewegung der Lateralflexion nach links den Druck zur Unterstützung der Rotation gleichmäßig beizubehalten. Dies ist gar nicht so leicht; während die Physiotherapeutin mit ihrer Axilla die rechte Schulter des Patienten stabilisiert, muß sie gleichzeitig die Lateralflexionsbewegung mit ihm ausführen (Abb. 10.2).

3. Nun flektiert die Physiotherapeutin den Rumpf des Patienten seitlich nach rechts, wobei sie erneut ihre rechte Axilla einsetzt, um die Lateralflexion zu stabilisieren und zu kontrollieren. Gleichzeitig achtet sie auf Symptomveränderungen. Auch hier ist es notwendig, bei der Rotationsbewegung den Überdruck gleichbleibend stark beizubehalten (Abb. 10.3).

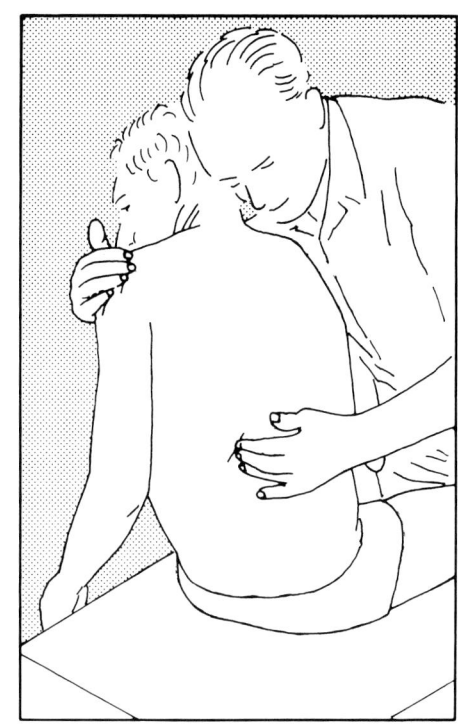

Abb. 10.4. Zusätzliche Flexion nach links

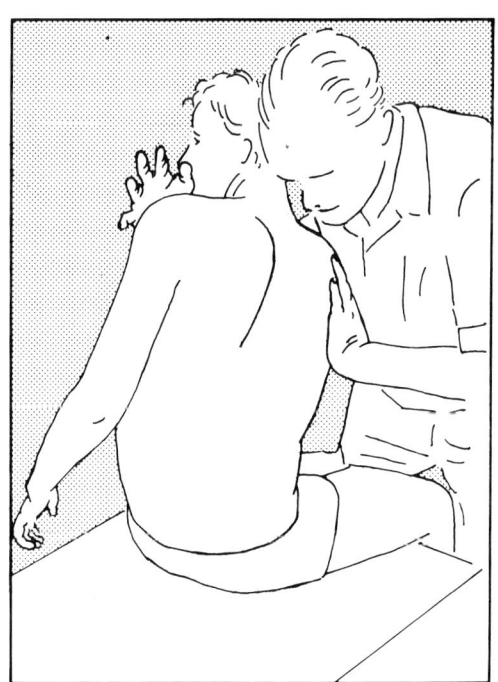

Abb. 10.3. Zusätzliche Lateralflexion nach rechts bei Linksrotation

4. Zusätzlich zu dem anhaltend ausgeübten Überdruck bei der Linksrotation der Brustwirbelsäule flektiert die Physiotherapeutin die entsprechende Ebene der Brustwirbelsäule und beurteilt die dabei eintretenden Veränderungen der Beschwerden (Abb. 10.4).

5. Zusätzlich zu dem anhaltenden Überdruck bei der Linksrotation der Brustwirbelsäule führt die Physiotherapeutin eine Extensionsbewegung der Brustwirbelsäule auf der entsprechenden Ebene aus und beobachtet dabei mögliche Veränderungen des Beschwerdebildes. Um diese Extensionsbewegung herbeizuführen, setzt die Physiotherapeutin ihren rechten Unterarm als Drehachse ein, während sie beide Hände dazu verwendet, die Brustwirbelsäule zu strecken (Abb. 10.5).

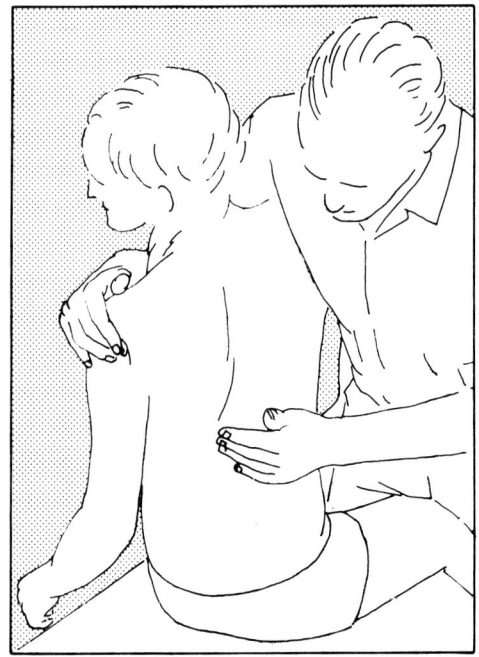

Abb. 10.5. Zusätzliche Extension bei Linksrotation

10.2.4 Kompressions-Bewegungs-Tests

Sämtliche physiologischen Bewegungen können mit und ohne Kompression ausgeführt werden. Der Patient sitzt mit gekreuzten Armen, die Physiotherapeutin steht hinter ihm und stabilisiert seinen Thorax durch ihren Körper, während sie die Kompression in der Weise durchführt, daß sie ihre Unterarme vorne auf seine Schultern legt und mit den Händen den Bereich der Fossae supraspinatae erfaßt. Dann setzt sie die Hände in Verbindung mit ihrem oberen Brustbein (etwa auf der Ebene T3) ein, um nach und nach ihr Körpergewicht zu verstärken und so durch die Brustwirbelsäule des Patienten in Richtung zum Boden zu drücken.

Lokalisierte oszillierende Flexions-, Extensions-, Lateralflexions- und Rotationsbewegungen können dann bei aufrechterhaltener Kompression durchgeführt werden. Im Bereich der Brustwirbelsäule ist es ungewöhnlich, daß ein zusätzlicher Kompressionseffekt bei einer Bewegung eine andere Schmerzreaktion auslöst als wenn dieselbe Bewegung ohne Kompression ausgeführt wird.

10.2.5 Slump-Test

Dieser Test (s. a. S. 100) sollte ein fester Bestandteil der Untersuchung der Brustwirbelsäule sein. Es ist jedoch wichtig zu berücksichtigen, daß dieser Test in 90% aller Fälle etwa auf der Ebene von T8/T9 Schmerzen hervorruft. Wenn der Patient auf der Ebene von T8 oder T9 Schmerzen empfindet (wegen dieser Schmerzen kam er ja zur Behandlung) und diese Schmerzen während des Slump-Tests zunehmen, besteht der einzige Weg zu entscheiden, ob die Wirbelkanalstrukturen als eine der Komponenten zu betrachten sind, die für die Beschwerden mitverantwortlich sind, im Abwägen dieser Frage gegen die Erfahrungen und Kenntnisse der Physiotherapeutin darüber, was im Bereich der für diesen Test „geltenden" Normen liegt.

10.2.6 Palpation

Der Patient liegt auf dem Bauch mit seitlich angelegten oder über den Rand der Liege ausgestreckten Armen, so daß der Interskapularraum erweitert wird.

Schweißbereiche und Temperaturveränderungen

Zunächst wird festgestellt, ob und wo lokale Schweißbereiche vorhanden sind. Temperaturveränderungen werden in der Weise erfaßt, daß man mit dem Finger- oder Handrücken über den Bereich der Brustwirbelsäule, vor allem zwischen den Rippenwinkeln auf der linken und rechten Seite streicht. Dabei ist es nicht außergewöhnlich, daß 9 cm umfassende zentral gelegene Bereiche festzustellen sind, die keine Irritationen aufgrund mechanischer oder pathologischer Beschwerden aufweisen.

Veränderungen der Weichteilgewebe

Eine Verdickung des interspinalen Gewebes sowie der Gewebe im interlaminären Sulkusbereich ist ganz besonders aufschlußreich. Die Verdickung kann vollständig seitlich auftreten, und es ist davon auszugehen, daß sie auf der gleichen Seite und auf der entsprechenden intervertebralen Ebene lokalisiert ist wie der unilateral auftretende Schmerz. Die Verdikkung kann sich auch über mehr als eine Ebene auf der gleichen Seite erstrecken oder sie kann auf der linken Seite auf der Ebene T5/6 und der rechten Seite auf der Ebene von T4/5 und T6/7 auftreten. Eine Verdickung kann aufgrund ihrer Beschaffenheit eindeutig als frischere oder ältere Veränderung diagnostiziert werden. Diese Differenzierung ist allerdings beispielsweise im unteren Bereich der Lendenwirbelsäule sehr viel schwieriger.

Wenn ein Patient Schmerzen im oberen Abdominalbereich verspürt, die vom Skelettsystem herrühren, sind häufig bei der ersten Konsultation alle physiologischen Bewegungen schmerzfrei, selbst wenn Kombinationsbewegungen und Bewegungen unter Kompressionseinwirkung getestet werden. Allerdings können Anomalien stets durch Palpation festgestellt werden, vorausgesetzt, daß die Untersuchung äußerst sorgfältig durchgeführt und zu der Vorgeschichte der Progression der Störung in Beziehung gesetzt wird. Gerade wegen seiner Zuverlässigkeit sollte dieses Diagnoseverfahren von allen Allgemeinärzten erlernt werden.

Knochenveränderungen und Positionstests

Die beiden am häufigsten diagnostizierten Befunde bei der Untersuchung der Position der Dornfortsätze im Verhältnis zueinander sind im Bereich der Brustwirbelsäule folgende:

1. Ein Dornfortsatz liegt fühlbar tiefer als der abnorm vorstehende benachbarte Dornfortsatz darüber. Dies ist der eindeutig aussagefähigste Befund, der darauf hindeutet, daß er entweder für die Beschwerden des Patienten verantwortlich ist, oder daß es sich um einen in Mitleidenschaft gezogenen intervertebralen Bereich handelt, der das Potential besitzt, Beschwerden zu verursachen, sobald er einer übermäßig starken Belastung ausgesetzt wird.
2. Ein Dornfortsatz ist seitlich verlagert im Verhältnis zu den Dornfortsätzen darüber und darunter.

Dies ist nur dann eine Indikation für eine Rotation der Wirbelsäule, wenn der Befund dadurch bestätigt wird, daß ein Querfortsatz im Vergleich zu dem Querfortsatz auf der entgegengesetzten Seite weiter posterior liegt. Mit anderen Worten, wenn der Dornfortsatz von T6 nach rechts verlagert ist, ist diese Verlagerung nur dann als Indikation für eine Rotationsbewegung der Wirbelsäule zu werten, wenn der Querfortsatz von T6 auf der linken Seite weiter vorsteht (oder nach posterior versetzt ist) als der Querfortsatz von T6 auf der rechten Seite.

Dies ist selten der Fall. Überraschend häufig sind die Beschwerden von Patienten im Zusammenhang mit dieser Verschiebung auf der gleichen Seite lokalisiert, nach der der Dornfortsatz verlagert ist.

Wenn ein Dornfortsatz sehr tief verlagert ist und der unmittelbar darüberliegende Dornfortsatz vorsteht, bewirkt ein auf den vorstehenden Dornfortsatz angewandter Druck im allgemeinen einen stechenden Oberflächenschmerz, während ein Druck auf den tiefstehenden Dornfortsatz, wenn er stark und anhaltend ausgeübt wird, einen sehr tief empfundenen Schmerz verursacht. Diese Erkenntnisse zeigen, daß das dazwischenliegende Gelenk anomal ist und daß dort möglicherweise der Ursprung von Symptomen ist.

Bewegungen

Die beiden Hauptbewegungen, die es im Bereich der Brustwirbelsäule zu testen gilt, sind der posteroanteriore zentrale vertebrale Druck und der transversale vertebrale Druck (s. Abschn. 10.3.1 und 10.3.3). Wie bereits an anderer Stelle erwähnt, können diese Bewegungen variiert werden, und zwar sowohl im Hinblick auf die Kontaktstelle, durch die sie erzeugt werden, als auch im Hinblick auf die Neigung der Bewegung. Eine weitere für die Untersuchung durch Palpation wichtige Bewegung ist der posteroanteriore einseitige vertebrale Druck (s. S. 352). Auch ist es wichtig, daß Kostovertebral- und Interkostalbewegungen auf Bewegungsspielraum und Schmerzreaktion hin beurteilt werden (s. S. 349–351).

In früheren Ausgaben dieses Buchs wurde in dem Kapitel „Auswahl der Verfahrenstechniken" empfohlen, daß die Transversaldruckanwendungen zunächst zur Schmerzseite hin vorgenommen werden sollten. Diese Aussage beruht darauf, daß durch diese Technik der Zwischenwirbelraum auf der Schmerzseite geöffnet und somit das Auslösen von Schmerzen verhindert wird. Damit soll aber nicht gesagt werden, daß die Technik niemals auch in entgegengesetzer Richtung durchgeführt werden sollte oder daß andererseits die Absicht besteht, den Schmerz künstlich hervorzurufen; dieser Aspekt wird anschließend behandelt.

Der Wert der sogenannten „D-plus-1"-Reaktion wurde in Abschn. 4.3.2 (s. S. 113) beschrieben; ihre Nutzung sollte bei chronischen Beschwerden ins Auge gefaßt werden, wenn andere Testbewegungen zu keinen konkreten Befunden geführt haben. Bei einem Patienten mit chronischen Beschwerden am Stütz- und Bewegungsapparat, die einseitig ausstrahlende Schmerzen hervorrufen, besteht daher während der ersten Konsultation ein Teil der Palpationsuntersuchung, der besonders berücksichtigt werden sollte, in der Anwendung eines Transversaldrucks von der Seite der ausstrahlenden Schmerzen her, gegen den Dornfortsatz von 3 oder 4 benachbarten Wirbeln auf den entsprechenden Ebenen. Dieses Verfahren ist darauf ausgerichtet, den ausstrahlenden Schmerz auszulösen. Wird dies bei der ersten Konsultation nicht erreicht, kann die Wiederholung zu einer Sensibilisierung des in Mitleidenschaft gezogenen Gelenks führen, so daß bei der zweiten Konsultation, d.h. bei „D-plus-1" (D + 1), bei Anwendung des gleichen Transversaldrucks der ausstrahlende Schmerz ausgelöst wird.

10.2.7 Passiver Bereich der physiologischen Bewegungen der einzelnen Wirbelgelenke

Wie bereits gesagt, wird die oszillierende Testbewegung in der Regel langsamer ausgeführt als bei einer Behandlungstechnik, weil bei schnelleren Bewegungen die Qualität der Bewegung durch den gesamten Bereich manchmal weniger leicht erfaßt werden kann. Das Gefühl im Endbereich des Bewegungsspielraums kann bisweilen dadurch beurteilt werden, daß die oszillierende Testbewegung durch eine Überdruckkomponente ergänzt wird.

Die Bewegungen werden im folgenden für die jweiligen Ebenen der Intervertebralgelenke beschrieben.

C7–T4 (Flexion)
Ausgangsposition

Die Physiotherapeutin steht leicht seitlich rechts vor dem sitzenden Patienten. Sie legt die linke Hand über die rechte Schulter des Patienten und plaziert den Mittelfinger zwischen zwei Dornfortsätze, während der Zeigefinger den oberen Rand des Dornfortsatzes des oberen Wirbels und der Ringfinger den unteren Rand des unteren Dornfortsatzes palpiert. Um einen festen, jedoch vom Patienten nicht als unangenehm empfundenen Griff mit der linken Hand zu erreichen, wird der Ballen des Daumens in die Fossa supraclavicularis gelegt. Die rechte Hand und der Unterarm werden auf der Kopfoberseite des Patienten so plaziert, daß sie in der Sagittalebene liegen. Die Finger und der Daumen umfassen das Okziput in der Nähe der Nackenlinie, während das Handgelenk flektiert wird, so daß der Unterarm einen festen Druck auf die Stirn des Patienten ausüben kann (Abb. 10.6).

Methode

Die Bewegung des Kopfes des Patienten wird durch die rechte Hand und den Unterarm der Physiotherapeutin kontrolliert. Damit dies möglich ist, muß der Kopf zwischen Fingern und Unterarm ganz straff gehalten werden; dadurch wird dem Patienten das Gefühl vermittelt, daß er seinen Kopf ganz dem stützenden Griff der Physiotherapeutin überlassen kann.

Da das Ausmaß der Bewegung, das auf dieser Ebene empfunden werden kann, weit geringer ist als in jedem anderen Bereich der Wirbelsäule, sind zwei komplementäre Aktionen notwendig, um ein Maximum an interver-

Objektive Untersuchung 345

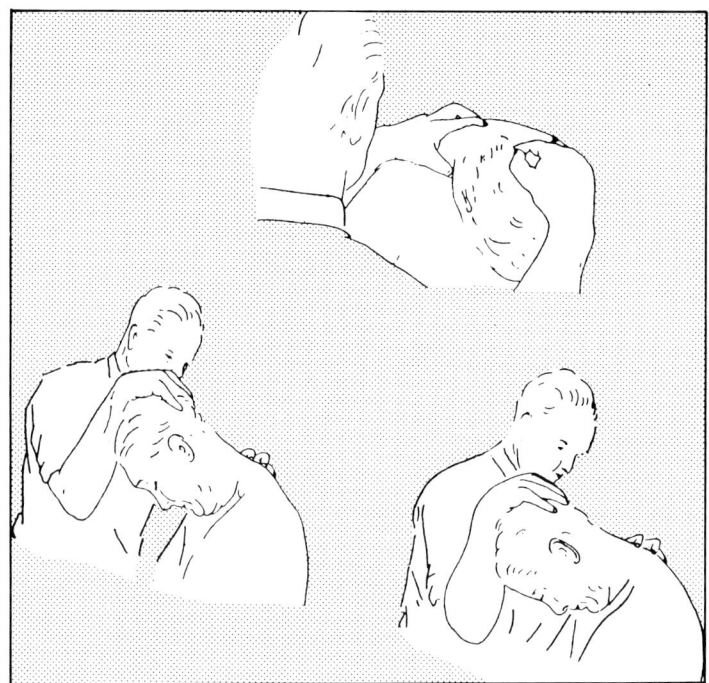

Abb. 10.6. Intervertebralbewegung. C7–T4 (Flexion)

tebraler Bewegung herbeizuführen. Erstens muß eine oszillierende Bewegung von Kopf und Nacken über einen Bereich von mindestens 30° in der Nähe des Endbereichs der Vorwärtsflexion durchgeführt werden. Weil der die Bewegung erzeugende Hebelarm lang ist, trägt zweitens der durch die drei Palpationsfinger über der Wirbelsäule erzeugte Druck dazu bei, die Bewegung zu lokalisieren, wenn der Kopf über einen Bereich von 30° zurückgebeugt wird.

Die Intervertebralbewegung kann durch Ring-, Mittel- und Zeigefinger gefühlt werden, wenn während der Vor- und Rückwärtsbewegung von Kopf und Nacken die Dornfortsätze zueinander hin- und voneinander wegbewegt werden.

C7–T4 (Flexion/Extension)

Eine alternative Methode zur Prüfung der Flexion, die bequemer ist, wenn gleichzeitig auch die Rotation und die Lateralflexion getestet werden, wird bei Seitenlage des Patienten durchgeführt.

Ausgangsposition

Der Patient liegt nahe dem vorderen Rand der Liege bequem auf der rechten Seite. Sein Kopf ruht auf Kissen. Die Physiotherapeutin steht vor dem Patienten und umfaßt seinen Kopf mit dem linken Arm. Die Finger umgreifen dabei die Rückseite des Nackens, wobei der kleine Finger bis zu der zu untersuchenden Ebene der Halswirbelsäule reicht. Sie stabilisiert den Kopf des Patienten zwischen ihrem linken Unterarm und der Vorderseite ihre linken Schulter. Dann beugt sie sich über den Patienten und legt ihren rechten Unterarm auf seinen Rücken, um seinen Thorax zu stabilisieren. Nun tastet sie die Unterseite des Interspinalraums mit der Kuppe ihres nach oben gerichteten Zeige- und Mittelfingers ab (Abb. 10.7).

Methode

Mit dem linken Arm beugt und streckt die Physiotherapeutin den unteren Nackenbereich des Patienten, soweit dies möglich ist.

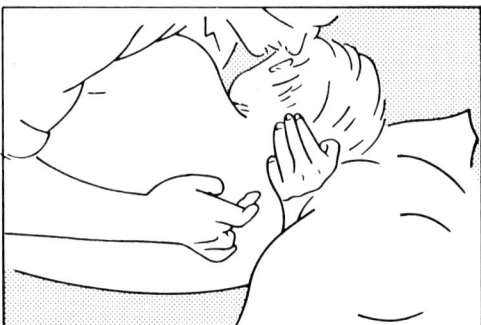

Abb. 10.7. Intervertebralbewegung. C7–T4 (Flexion/Extension)

Die Wirbelsäule über C6 und der Kopf werden weder gebeugt noch gestreckt, weil bei gleichzeitiger Bewegung in diesem Bereich die Bewegung in dem Testbereich weniger kontrolliert und weniger isoliert erfolgt. Kopf und Nacken des Patienten werden nur so weit bewegt, bis das jeweils getestete Gelenk am Ende seines Bewegungsbereichs angelangt ist.

C7–T4 (Lateralflexion)
Methode

Die Ausgangsposition entspricht der für die Flexion/Extension beschriebenen Position. Der Zweck der Methode besteht darin, eine Lateralflexion an dem jeweils getesteten Gelenk herbeizuführen. Der Kopf wird deshalb nicht seitlich flektiert, sondern nach oben bewegt. Eine Lateralflexion wird von der Physiotherapeutin in der Weise herbeigeführt, daß sie den Kopf des Patienten umfaßt und anhebt, wobei diese Aufwärtsbewegung vor allem durch den ulnaren Rand der linken Hand bewirkt wird, der an der Rückseite der Verbindungsstelle zwischen Halswirbelsäule und Thorax plaziert ist (Abb. 10.8). Zur Durchführung der Lateralflexion in die entgegengesetze Richtung muß sich der Patient auf die andere Seite legen.

C7–T4 (Rotation)
Methode

Die Ausgangsstellung ist erneut die gleiche wie für die Flexion/Extension. Um die Rotationsbewegung korrekt durchzuführen, ist es notwendig, daß sich die Physiotherapeutin auf die Bewegung des zu untersuchenden Gelenks konzentriert, ohne dabei Kopf und Nacken des Patienten in eine Schräglage zu bringen. Die Bewegung des oberen Dornfortsatzes im Verhältnis zu seinem distalen Nachbarn wird von der Kuppe des Zeigefingers oder des Mittelfingers der Physiotherapeutin abgetastet, der nach oben gegen die Unterseite des interspinalen Raums angesetzt wird.

Während der Kopf des Patienten zwischen linkem Unterarm und Schulter der Physiotherapeutin eingebettet ist und der untere Nackenbereich fest durch den ulnaren Rand der Hand zwischen dem kleinen Finger und dem Antithenar gehalten wird, dreht sie die untere Halswirbelsäule zu sich hin. Dies erreicht sie durch Hochheben der Skapula bis zum höchsten Punkt, während gleichzeitig die Position des Thorax unverändert beibehalten wird (Abb. 10.9). Da es schwierig ist, diese Bewegung präzise auszuführen, bedarf es hier noch größerer Sorgfalt als bei den Tests der anderen Bewegungen in diesem Bereich.

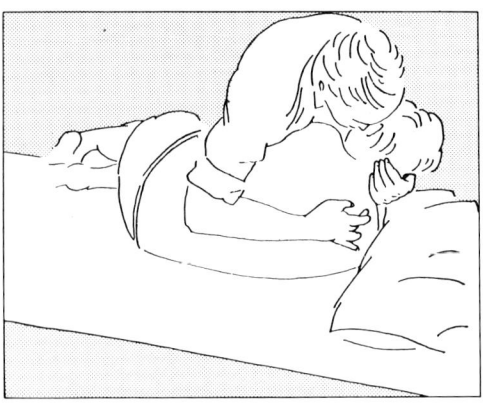

Abb. 10.8. Intervertebralbewegung. C7–T4 (Lateralflexion)

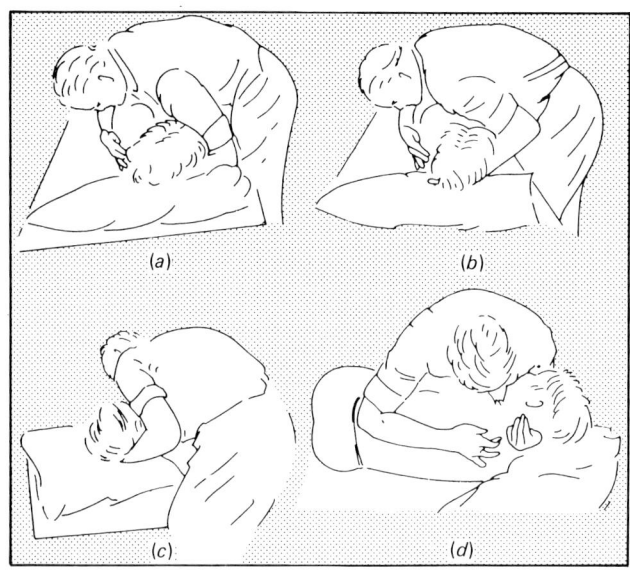

Abb. 10.9 a–d. Intervertebralbewegung. C7–T4 (Rotation)

T4–T11 (Flexion/Extension)

Ausgangsposition

Der Patient sitzt mit hinter dem Nacken verschränkten Händen, während die Physiotherapeutin, die links von ihm steht, ihren linken Arm unter dem linken Oberarm des Patienten ansetzt und den rechten Oberarm des Patienten mit ihrer auswärtsgedrehten Hand umgreift. Sie legt ihre rechte Hand knapp unterhalb der zu untersuchenden Ebene quer über die Wirbelsäule und tastet mit der Spitze des Mittelfingers die weiter entfernt liegende Seite des interspinalen Raums ab, um die benachbarten Dornfortsätze zu erfühlen.

Methode

Während der Patient sich entspannt, so daß sein Thorax gebeugt und gestreckt werden kann, stützt die Physiotherapeutin das Gewicht des oberen Rumpfbereichs mit ihrem linken Arm ab.

Um die Flexion zu testen, läßt sie seinen Rumpf, von der neutralen Position ausgehend, nach unten gleiten, bis sie über ihren rechten Mittelfinger fühlen kann, daß eine Bewegung erfolgt ist; der Patient wird dann wieder in die neutrale Position gebracht, indem er unter den Armen gefaßt und angehoben wird. Die oszillierende Bewegung des Rumpfs durch einen Bogen von etwa 20° wird dadurch erleichtert, daß der Patient gut festgehalten wird, und die Physiotherapeutin, wenn sie den Rumpf des Patienten flektiert nach unten abgleiten läßt, ihrerseits ihren Rumpf seitlich nach links beugt. Dadurch erfolgt die Rückkehrbewegung in einer Lateralflexion ihres Rumpfes nach rechts anstelle eines Anhebens mit ihrem linken Arm.

Der Extensionsteil des Tests wird grundsätzlich auf die gleiche Art und Weise ausgeführt, abgesehen davon, daß die Physiotherapeutin die Rumpfextension mit dem Ballen und dem ulnaren Rand ihrer rechten Hand unterstützt. Dabei muß sie darauf achten, die Kuppe des Mittelfingers konstant in der Position zwischen den angrenzenden Dornfortsätzen zu halten. Die Bewegung des Rumpfes des Patienten erfolgt aus der neutralen Position in die Extension. Die Physiotherapeutin sollte hierbei stets daran denken, daß nur die Bewegung an einem einzigen Gelenk Gegenstand der Untersuchung ist und daß deshalb größere Rumpfbewegungen nicht notwendig sind; diese würden nur vom eigentlichen Zweck der Untersuchung ablenken.

T4–T11 (Lateralflexion)

Ausgangsposition

Der Patient sitzt aufrecht und hält die Hände hinter dem Nacken verschränkt, während die Physiotherapeutin seiner linken Seite zugewandt seitlich hinter ihm steht und mit dem linken Arm den Oberkörper des Patienten bis zur Rückseite seiner rechten Schulter umfaßt. Sie hält seinen Oberkörper zwischen ihrem linken Arm und ihrer linken Schulter fest in ihrer linken Axilla. Dieser hoch angesetzte Griff der linken Hand ist zur Untersuchung der oberen Bereiche notwendig. Wenn sich die Untersuchung bis unterhalb von T8 erstreckt, muß der Griff entsprechend tiefer im unteren Skapularbereich angesetzt werden. Die Physiotherapeutin legt den Handballen ihrer rechten Hand in Höhe der zu testenden Ebene an die linke Seite seines Rückens, spreizt die Finger, um die erforderliche Stabilität herzustellen und plaziert die Spitze ihres flektierten Mittelfingers an der weiter entfernt liegenden Seite des interspinalen Raums des zu testenden Gelenks (Abb. 10.10).

Methode

Die Physiotherapeutin beugt den Rumpf des Patienten seitlich zu sich hin, indem sie seinen Rumpf mit dem Ballen ihrer rechten Hand und mit Hilfe ihres Rippenbogenrands von sich wegdrückt und den oberen Rumpfbereich des Patienten durch Anheben ihres rechten Arms und Druck mit ihrer linken Axilla seitlich nach unten flektiert. Sie tastet die interspinale Bewegung mit der Kuppe ihres Mittelfingers ab und vergewissert sich dabei, daß während der Lateralflexion ihr Finger der Bewegung der Wirbelsäule folgt und dabei einen gleichbleibenden Kontakt mit den Dornfortsätzen beibehält.

Die Lateralflexion in entgegengesetzter Richtung kann ohne Änderung der Position abgetastet werden, indem der Rumpf des Patienten in die andere Richtung seitlich flektiert wird. Es ist jedoch genauer, die Seiten zu wechseln und dann die Technik auf der anderen Seite zu wiederholen.

T4–T11 (Rotation)

Ausgangsposition

Obwohl die Rotation beim sitzenden Patienten untersucht werden kann, läßt sie sich leichter und auch erfolgreicher am liegenden Patienten testen. Er liegt dabei auf der rechten Seite, Hüften und Knie sind bequem angewinkelt; die Physiotherapeutin, die vor dem Patienten steht, beugt sich über seinen Rumpf, um sein Becken zwischen ihrer rechten Seite und ihrem rechten Oberarm zu betten, und es so zu stabilisieren. Der Unterarm der Physiotherapeutin wird dann parallel zur Wirbelsäule des Patienten ausgerichtet, und ihre Hand erreicht die Ebene, wo die Bewegung untersucht werden soll. Sie legt nun ihre rechte Hand auf die Wirbelsäule, wobei die Kuppe des Mittelfingers nach oben gegen die Unterseite des interspinalen Raums gerichtet ist, um die Knochenränder der angrenzenden Dornfortsätze zu erfühlen. Mit der linken Hand erfaßt sie, soweit dies medial möglich ist, den supraskapularen Bereich und legt ihren Unterarm über das Brustbein des Patienten (Abb. 10.11).

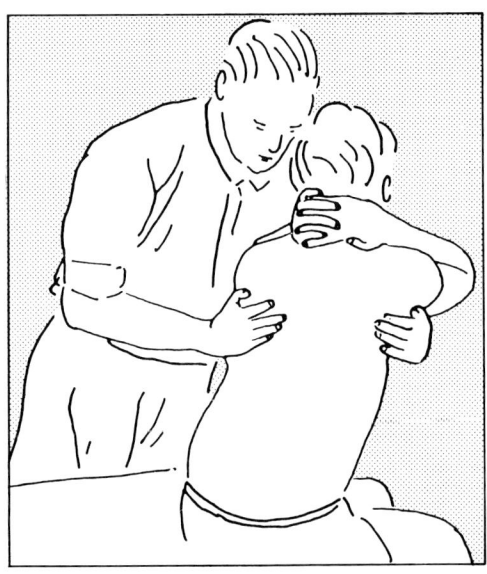

Abb. 10.10. Intervertebralbewegung. T4–T11 (Lateralflexion)

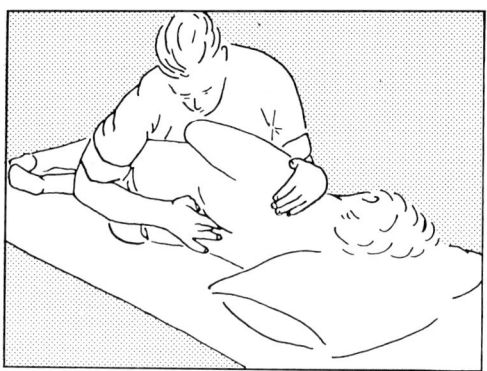

Abb. 10.11. Intervertebralbewegung. T4–T11 (Rotation)

Methode

Der Rumpf des Patienten wird mehrmals durch den linken Unterarm und die linke Hand der Physiotherapeutin um etwa 25° gedreht. Dabei ist darauf zu achten, daß die Bewegung nicht auch den Bereich von Schulterblatt und Brustkorb miteinbezieht. Um die Bewegungen der Intervertebralgelenke des oberen Thoraxbereichs zu untersuchen, sollte der Bewegungsbogen unmittelbar hinter der Frontalebene ausgeführt werden. Wenn die unteren Intervertebralgelenke untersucht werden, verläuft der angewandte Rotationsbogen zur Beurteilung der Bewegungen nach hinten, bis schließlich zur Untersuchung der Bewegung zwischen T10 und T11 ein Rotationsbogen zwischen 40° und 60° von der Frontalebene aus eingesetzt wird. Der tastende Finger muß der Rumpfbewegung des Patienten folgen; wenn die Bewegung an dem zu untersuchenden Gelenk erfolgt, spürt die Physiotherapeutin, wie der obere Dornfortsatz in die Kuppe des nach oben gerichteten Mittelfingers drückt.

10.3 Techniken: Mobilisation

10.3.1 Posteroanteriorer vertebraler Druck, zentral (↕)

Ausgangsposition

Der Patient liegt auf dem Bauch. Sein Kinn ruht entweder auf seinen Handrücken oder sein Kopf ist bequem zur Seite gedreht; die Arme liegen seitlich angewinkelt auf der Liege. Die jeweilige Position ist davon abhängig, wie straff der Brustkorb durch die „Arme-oben"-Position wird; diese Position bleibt im allgemeinen für Mobilisationsbehandlungen des oberen Thoraxbereichs vorbehalten.

Liegt der Patient auf einer niedrigen Liege, muß die Physiotherapeutin zur Mobilisation der oberen Brustwirbelsäule (etwa zwischen T1 und T5) an seinem Kopfende stehen, wobei sie die Schultern über den zu mobilisierenden Bereich neigt, um dadurch zu erreichen, daß die Druckrichtung rechtwinklig zur Oberfläche des Körpers verläuft. Ihre Daumenkuppen liegen auf dem Dornfortsatz und sind quer zur Wirbelsäule ausgerichtet, die Finger beider Hände sind über der hinteren Brustwand ausgespreizt, um den Daumen Stabilität zu verleihen. Da die Dornfortsätze eine bestimmte Länge aufweisen, können die Daumen Spitze an Spitze angesetzt werden, oder die Spitzen können seitlich nebeneinander plaziert werden, wobei sie jeweils mit dem oberen und unteren Rand des gleichen Dornfortsatzes in Kontakt sind. Um die Bewegung auf die bestmögliche Art zu kontrollieren und zu erfühlen und gleichzeitig dem Patienten möglichst wenig Schmerzen zuzufügen, sollte der Druck durch die Daumen übertragen werden, wobei die Interphalangealgelenke überstreckt sind, so daß der weichste Teil der Daumenkuppe flach auf den Dornfortsätzen liegt, während die Metakarpophalangealgelenke einen geringen Flexionsgrad aufweisen. Dies ist nicht nur für den Patienten angenehmer, sondern dadurch wird auch vermieden, daß der Druck direkt von den Daumenmuskeln der Physiotherapeutin erzeugt wird.

Um die Wirbelsäule im mittleren Thoraxbereich zu mobilisieren (T5–T9), sollte die

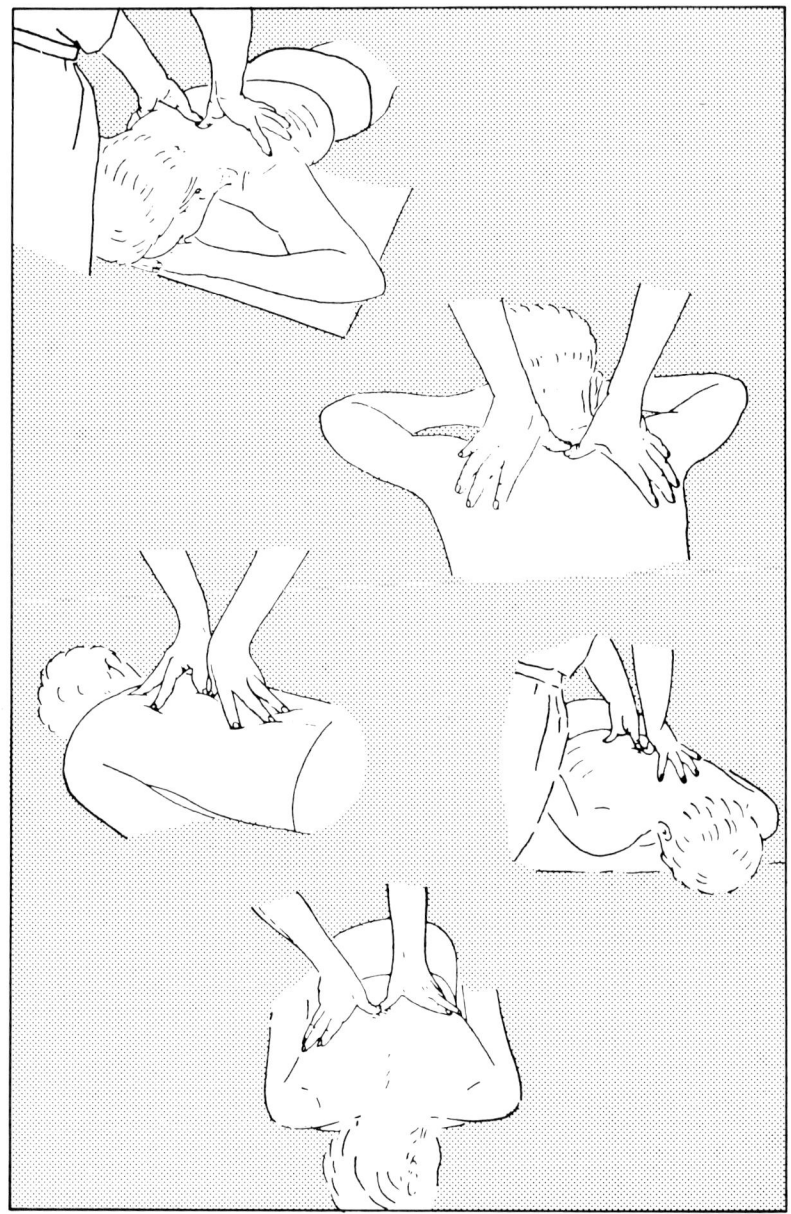

Abb. 10.12. Brustwirbelsäule. Posteranteriorer zentraler vertebraler Druck ($\updownarrow$)

Physiotherapeutin seitlich zum Patienten stehen und die Daumen in Längsrichtung zur Wirbelsäule so ansetzen, daß sie aufeinander zu ausgerichtet sind. Die Finger können dann zu beiden Seiten der Wirbelsäule oberhalb und unterhalb der Daumen über die hintere Brustwand ausgespreizt werden.

Für die Physiotherapeutin dürfte es bequemer sein (zudem ist dies auch viel leichter auszuführen, wenn der Patient auf einer niedrigen Liege liegt), wenn sie seitlich zum Patienten, etwa in Höhe seiner Taille und seinem Kopf zugewandt steht, um die Daumenkuppen quer zur Wirbelsäule auf dem Dornfortsatz anzusetzen. Die Finger einer jeden Hand können dann über die entgegengesetzten Seiten der hinteren Brustwand greifen, um die erforderliche Stabilität herzustellen.

Was die untere Brustwirbelsäule (T10–T12) betrifft, so richtet sich die Position der Physiotherapeutin nach der Form des Brustkorbs des Patienten. Jede der beiden zuletzt beschriebenen Positionen kann hier eingenommen werden, doch ist es dabei wesentlich, daß die Druckanwendung auf der entsprechenden Ebene rechtwinklig zur Körperoberfläche ausgerichtet sein muß, d. h. die Schultern der Physiotherapeutin müssen eine Position in einem Bereich einnehmen können, der von vertikal über der unteren Brustwirbelsäule bis zur Position vertikal über dem Kreuzbein reicht (s. Abb. 10.12). Wenn es dem Patienten schwerfällt, auf dem Bauch zu liegen, weil die Extension schmerzhaft für ihn ist, hilft ein kleines Kissen, das unter seine Brust gelegt wird. Von ihrem jeweiligen Standort aus muß es der Physiotherapeutin auch möglich sein, Druck auf den Dornfortsatz auszuüben, um zwar unter Verwendung der anteromedialen Partie des 5. Metakarpalen, wie dies auf S. 404 für die Lendenwirbelsäule beschrieben wird. Dabei kann es jedoch besonders wichtig sein, daß ein direkter Kontakt zwischen dem Pisiforme und dem Dornfortsatz wegen Druckempfindlichkeit vermieden wird (Abb. 10.12).

Methode

Die Mobilisation erfolgt durch einen oszillierenden Druck auf die Dornfortsätze, der durch den Körper ausgelöst und über die Arme auf die Daumen übertragen wird. Es ist wichtig, daß dieser Druck durch das Körpergewicht über die Hände ausgeübt wird und nicht durch ein Drücken der Daumen selbst. Die Finger, die über dem Rücken des Patienten gespreizt sind, sollten ihrerseits keinen Druck ausüben, sondern lediglich als Stabilisatoren für die Daumen wirken. Durch einen nicht sachgemäßen Einsatz der Finger kann es leicht dazu kommen, daß der Druck wirkungslos verpufft und der Einsatz der Daumen keinerlei Effekte zeigt.

Wenn die Ellbogen der Physiotherapeutin leicht angewinkelt sind und die Daumen in einer Position gehalten werden, in der die Interphalangealgelenke überstreckt und die Metakarpophalangealgelenke leicht flektiert sind, kann der Druck auf die Kuppen der Daumen wie über eine Reihe starker „Federn" übertragen werden. Diese federnde Wirkung an den Gelenken ist beim Einsatz des Körpergewichts während der Mobilisation leicht zu erkennen.

Lokale Veränderungen

Im oberen Bereich der Brustwirbelsäule ist eine bei weitem stärkere Druckanwendung zum Erzeugen von Bewegung erforderlich als im Bereich der Halswirbelsäule und eine geringfügig stärkere Dosierung als im Bereich der restlichen Brustwirbelsäule.

Im mittleren und unteren Bereich der Brustwirbelsäule ist ein beträchtliches Maß an Bewegung möglich, und hier kann die Therapeutin auch am leichtesten ein Gefühl für die Bewegung entwickeln. Das Ausmaß der im oberen Bereich der Brustwirbelsäule möglichen Bewegung ist sehr begrenzt; dies gilt insbesondere zwischen T1 und T2.

Anwendungsbereiche

Ein posteroanteriorer zentraler vertebraler Druck ist für die Brustwirbelsäule genauso nützlich wie die Rotation für die Halswirbelsäule. Bei allen Beschwerden, die ihren Ursprung im Bereich der Brustwirbelsäule haben, ist es nützlich, dieses Verfahren zuerst zu versuchen.

Ein „zentraler Druck" wird sich vor allem dann als erfolgreich erweisen, wenn es sich um Symptome handelt, die im mittleren Bereich lokalisiert oder gleichförmig zu beiden Seiten des Körpers verteilt sind, doch sollte dieser Druck auch bei einseitigen Beschwerden angewandt werden, besonders wenn diese schwer zu definieren sind oder großflächig verteilt auftreten.

10.3.2 Posteroanteriore intervertebrale Druckanwendungen, rotatorisch

Ausgangsposition

Der Patient liegt auf dem Bauch und hat die Arme seitlich an den Körper gelegt. Die Manualtherapeutin steht seitlich zum Patienten (in diesem Fall rechts von ihm). Sie legt die rechte Hand zwischen Wirbelsäule und rechte Skapula und die linke Hand zwischen Wirbelsäule und linke Skapula. Der Druck wird über die seitliche Fläche des Antithenar in der Nähe des Os pisiforme übertragen. Um die Endstellung zu erreichen, plaziert sie zunächst beide Hände mit den ulnaren Kanten quer zum Rücken und parallel zueinander, wobei die rechte Hand geringfügig kranialwärts zu dem zu mobilisierenden Gelenk ausgerichtet ist und die linke Hand geringfügig distal zu dem zu mobilisierenden Gelenk. In diesem Anfangsstadium sind die Unterarme der Physiotherapeutin ebenfalls quer zum Rücken des Patienten, d. h. rechtwinklig zur Wirbelsäule ausgerichtet. Ihr Os pisiforme ist in dem Raum zwischen den paravertebralen Muskeln und den Dornfortsätzen positioniert. Der nächste Schritt besteht darin, durch die Weichteile knöchernen Tiefenkontakt aufzunehmen. Dies erreicht sie durch Anwendung eines posteroanterioren und rotatorischen Drucks. Der rotatorische Druck wird durch Veränderung der Ausrichtung der Unterarme erzeugt, und zwar in einer schwingenden oder drehenden Bewegung, die die Unterarme von ihrer Lage quer zum Körper in eine etwas kaudalwärts (rechter Arm) bzw. kopfwärts (linker Arm) sowie seitlich ausgerichtete Position führt. In der Endposition ist dann sichergestellt, daß der Tiefenkontakt aufgenommen ist, und damit die Ossa pisiformia jetzt auf der gleichen intervertebralen Ebene einander gegenüberliegen (T6/T7; Abb. 10.13).

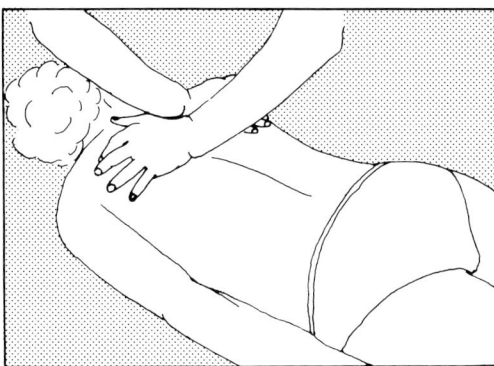

Abb. 10.13. Intervertebralbewegung; rotatorische posteroanteriore Bewegungen T1 – L4

Methode

Die Mobilisationstechnik besteht aus einer oszillierenden Bewegung mit drei Richtungskomponenten: posteroanterior, kopfwärts und kaudalwärts, und seitlich. Die Bewegung kann stark lokalisiert ausgeführt werden, indem der Druck über das Os pisiforme als Hauptberührungspunkt übertragen wird, oder sie kann, für den Patienten weitaus angenehmer, über einen größeren Bereich durchgeführt werden, indem die Basis der Handfläche zusammen mit Daumenballen und Antithenar eingesetzt wird.

Das Verfahren kann rhythmisch mit zunehmendem und abnehmendem posteroanteriorem Druck im Einklang mit dem Atemrhythmus des Patienten durchgeführt werden.

Es kann aber auch in Form einer manipulativen Impulsbewegung angewandt werden, die meist am Ende der Ausatmungsphase des Patienten einsetzt. In manchen Fällen kann diese Technik auch bei der Lendenwirbelsäule nutzbringend eingesetzt werden.

Anwendungsbereiche

Dieses Verfahren kann gewählt werden, wenn eine Bewegung in posteroanteriorer Richtung gewünscht wird und die Dornfortsätze für einen direkten Kontakt zu empfindlich sind.

Der Bewegungsspielraum der einzelnen Kostovertebral-, Kostotransversal- und Intervertebralgelenke ist jeweils relativ klein; wenn diese Technik jedoch, wie oben beschrieben, über die Handfläche angewandt wird, kann durchaus ein beträchtliches Maß an Bewegung zwischen 3 oder 4 benachbarten Ebenen erzeugt und damit eine unmittelbare Erleichterung und Besserung des Bewegungsvermögens erreicht werden (s. Abb. 10.13).

10.3.3 Transversaler vertebraler Druck (↔)

Ausgangsposition

Wenn der mittlere und untere Bereich der Brustwirbelsäule durch transversale Druckeinwirkungen mobilisiert werden soll, liegt der Patient auf dem Bauch und läßt seine Arme seitlich von der Liege herabhängen, oder er hat sie seitlich an den Körper angelegt, um so die Entspannung der Wirbelsäule zu unterstützen. Sein Kopf sollte auf einer bequemen Unterlage liegen, und vorzugsweise zu der Seite hin gedreht sein, wo sich die Physiotherapeutin befindet. Da diese Kopflage jedoch für gewöhnlich eine gewisse Rotation im oberen Bereich der Brustwirbelsäule zur Folge hat, sollte der Patient besser mit der Stirn auf der Unterlage liegen, wenn dieser Wirbelsäulenbereich mobilisiert wird, um so eine Rotation zu vermeiden.

Die Physiotherapeutin steht rechts seitlich von dem Patienten in Höhe des zu mobilisierenden Wirbelsäulenabschnitts. Sie legt die Hände so auf den Rücken des Patienten, daß die Daumenkuppen rechts von den Dornfortsätzen nebeneinanderliegen, während die Finger über die linksseitigen Rippen des Patienten ausgespreizt sind. Ihr linker Daumen, über den der Kontakt hergestellt wird, liegt in der Mulde zwischen dem Dornfortsatz und den paravertebralen Muskeln, so daß ein Teil der Daumenkuppe gegen die rechte seitliche Partie des Dornfortsatzes gedrückt wird. Es ist entscheidend, daß die Daumenkuppe möglichst großflächig mit dem Dornfortsatz in Berührung steht. Um zu vermeiden, daß der Daumen von dem Dornfortsatz abgleitet, muß die Palmarseite des Metakarpophalangealgelenks des Zeigefingers fest auf das Interphalangealgelenk des Daumens gepreßt werden. Dies ist eine besonders wertvolle Position, die wegen ihrer Stabilität auch im Hinblick auf andere Verfahren von großem Nutzen ist. Der rechte Daumen, der verstärkend wirkt, wird so plaziert, daß seine Kuppe über dem Nagel des linken Daumens liegt. Diese Position der Daumen zueinander wird deshalb gewählt, weil ein Daumen allein nur mit erheblicher Kraftanstrengung für den Patienten bequem gegen den Dornfortsatz gehalten werden könnte.

Die Finger beider Hände sollten über der Brustwand weit auseinandergespreizt werden, um die Daumen zu stabilisieren, während die Handgelenke geringfügig extendiert werden, damit der Druck über die Daumen in der waagerechten Ebene übertragen werden kann. Aufgrund der geringfügig unterschiedlichen Funktionen, die der linke und rechte Daumen auszuüben haben, ist der linke Unterarm nicht ganz so waagerecht ausgerichtet wie der rechte Unterarm (Abb. 10.14).

Methode

Der Druck auf den Dornfortsatz wird durch Bewegung des Rumpfs über die Daumen ausgeübt: Kontinuierlich wird dabei wechselweise Druck und Entspannung ausgeübt, um eine Art oszillierende Bewegung des Zwischenwirbelgelenks herbeizuführen. Für die sanfteren Arten der Mobilisation ist nur ein sehr gering dosierter Druck erforderlich. Bei einer kraftvoller ausgeführten Mobilisation wird der Rumpf des Patienten in die Bewegung einbezogen; hier sollte der Zeitpunkt der jeweiligen Druckeinwirkung entweder mit der rollenden Bewegung des Patienten übereinstimmen oder der Druck sollte, um das Verfahren zu intensivieren, der rollenden Bewegung entgegengesetzt ausgeübt werden.

Lokale Variationen

Die Dornfortsätze des oberen Bereichs der Brustwirbelsäule (T1–T3 oder T4) sind problemlos zugänglich, weisen jedoch nur einen begrenzten Bewegungsspielraum auf; T1 ist fast unbeweglich. Der untere Bereich der Brustwirbelsäule (T8 oder T9–T12) ist leichter beweglich und erfordert keinen allzu großen Druckaufwand. Die lokale Empfindlichkeit ist in diesen beiden Bereichen verhältnismäßig gering. Die Mobilisation des mittleren Bereichs der Brustwirbelsäule wird durch die relative Unzugänglichkeit der Dornfortsätze und durch eine natürliche Empfindlichkeit erschwert. Wenn ein schmerzhafter Zustand diese natürliche Empfindlichkeit über-

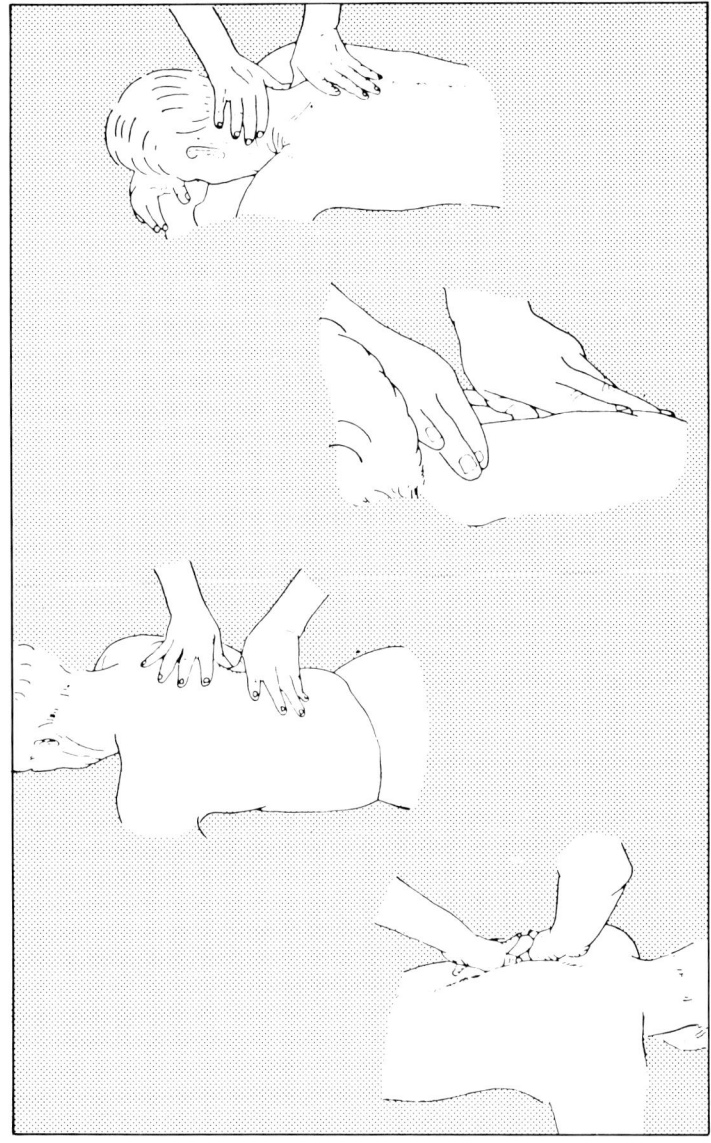

Abb. 10.14. Brustwirbelsäule. Transversaler vertebraler Druck (↔)

lagert, kann dadurch die Anwendung einer angemessenen Mobilisation ganz besonders erschwert werden.

Anwendungsbereiche

Diese Technik ist besonders bei einseitig auftretenden Schmerzen im Brustwirbelsäulenbereich von Nutzen. Dabei ist es empfehlenswert, den Druck gegen die dem Schmerzbereich abgewandte Seite des Dornfortsatzes anzuwenden, so daß er zur schmerzhaften Seite des Patienten hin ausgerichtet ist. Bei diesem Verfahren ist es häufig notwendig, den Brustkorb durch einen posteroanterioren Druck, der über den Rippenwinkel ausgeübt wird, zu mobilisieren.

10.3.4 Posteroanteriorer vertebraler Druck, unilateral (↱)

Ausgangsposition

Der Patient liegt auf dem Bauch und hat den Kopf nach links gewandt, die Arme hängen lose an den Seiten der Liege herab oder sind seitlich am Körper angelegt.

Um die linke Seite der mittleren oder unteren Brustwirbelsäule (etwa T5–T12) zu mobilisieren, steht die Physiotherapeutin an der linken Seite des Patienten und legt die Hände so auf seinen Rücken, daß die Daumenkuppen gegeneinander ausgerichtet auf den Querfortsätzen zu liegen kommen. Die Finger der linken Hand sind über der Brustwand zum Kopf des Patienten hin ausgespreizt, während die Finger der rechten Hand nach seinen Füßen hin ausgerichtet sind. Die Daumen weisen aufeinander zu. Indem über die Daumenkuppen ein leichter Druck ausgeübt wird, tasten sich diese in das Muskelgewebe neben den Dornfortsätzen ein, bis der Querfortsatz erreicht ist. Das Metakarpophalangealgelenk des Daumens muß geringfügig flektiert und das Interphalangealgelenk hyperextendiert sein, damit die Daumenkuppe den Druck bequem übertragen kann. Ist eine genauere Lokalisation des Drucks erforderlich, sollten die Daumennägel so nah nebeneinander plaziert werden, daß die Spitzen der Daumen einen sehr kleinen Kontaktpunkt ergeben. In dieser Position werden nun die Metakarpophalangealgelenke der Daumen einander angenähert, bis sie sich unmittelbar über den Daumenspitzen befinden. Die Schultern und Arme der Physiotherapeutin sollten bei leicht angewinkelten Ellbogen der Richtung der Druckeinwirkung entsprechend, d.h. rechtwinklig zur Körperoberfläche ausgerichtet sein.

Aufgrund des kurvenförmigen Verlaufs der Brustwirbelsäule muß die Physiotherapeutin bei der Mobilisation der oberen Bereiche (T1–T4) entweder beim Kopf des Patienten oder in Höhe seiner Schulter auf der zu mobilisierenden Seite stehen, um ihre Position jeweils dem notwendigerweise geänderten Winkel ihrer Armstellung anzupassen. Es empfiehlt sich, die Daumenkuppe in möglichst großflächigem Kontakt mit dem Querfortsatz einzusetzen, damit der Druck so sanft wie möglich ausgeübt werden kann (Abb. 10.15).

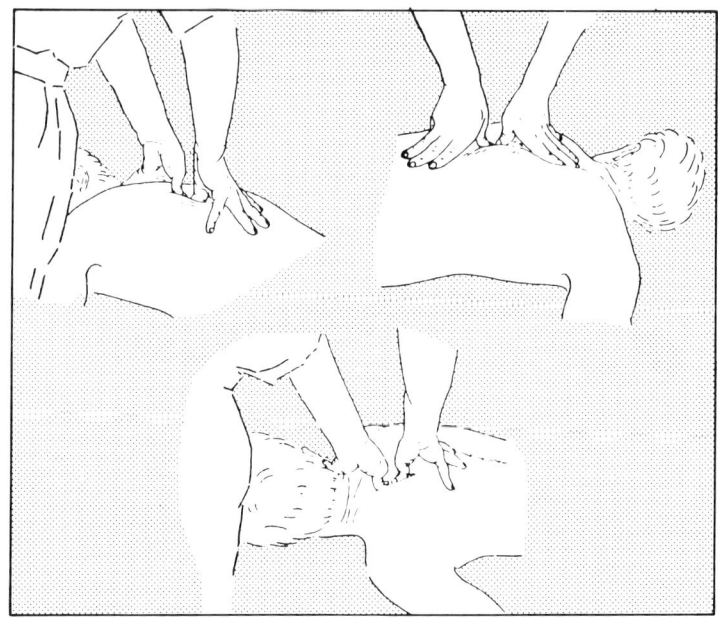

Abb. 10.15. Brustwirbelsäule. Posteroanteriorer unilateraler vertebraler Druck (↱)

Methode

Um den Muskelbauch teilweise zu verdrängen und den Kontakt von Knochen zu Knochen herzustellen, muß der Druck sehr gleichmäßig und stetig angewandt werden. Da dieses Verfahren für den Patienten sehr unangenehm sein kann, muß besonders sorgfältig auf die jeweilige Stellung der Arme und Hände geachtet werden, damit sich an den Ellbogen und Daumen eine federnde Wirkung herbeiführen läßt. Dadurch wird das Gefühl von Härte und Schmerzhaftigkeit bei der Berührung des Daumens der Physiotherapeutin mit dem Querfortsatz des Patienten vermindert, was sich immer dann einstellt, wenn der Druck durch eine spezifische Muskeltätigkeit der Daumen erzeugt wird.

Nachdem die erforderliche Tiefe erreicht worden ist, wird die oszillierende Bewegung am Intervertebralgelenk durch Steigerung und anschließende Reduzierung des Drucks erreicht, der durch entsprechende Rumpfbewegungen der Physiotherapeutin erzeugt wird.

Lokale Variationen

Aufgrund der Struktur und der Verbindungen des Brustkorbs ist es bei dieser Mobilisation nicht möglich, einen größeren Bewegungseffekt zu erzielen.

Manche Therapeuten finden es leichter, die Mobilisation (wie für die Lendenwirbelsäule beschrieben) mit Hilfe der Hände anstelle der Daumen durchzuführen, doch ist dies nicht empfehlenswert, da die Daumen ein feiner ausgeprägtes Empfindungsvermögen besitzen und die Mobilisation damit präziser lokalisiert werden kann. Auch wird durch den Einsatz der Daumen dem Patienten weit weniger Unbehagen verursacht – und gerade dieser Faktor ist von ganz erheblicher Bedeutung. Wenn die Hände verwendet werden, wird das Verfahren häufig intensiver ausgeführt als dies erforderlich ist.

Anwendungsbereiche

Bei einseitig verteilten Schmerzen, die von der Brustwirbelsäule herrühren, wird fast ausschließlich ein posteroanteriorer unilateraler vertebraler Druck verwendet. Das Verfahren wird auf der schmerzhaften Seite angewandt. Sind die Schmerzen des Patienten nicht allzu stark ausgeprägt, dürfte mit dieser Technik kaum eine günstige Wirkung auf die Symptome und Zeichen des Patienten erzielt werden, wenn sie auf der schmerzabgewandten Seite ausgeführt wird. Wird dieses Verfahren bei Vorhandensein eines Spasmus angewandt, muß der Druck stetig und nicht hastig ausgeübt werden, damit der Spasmus Zeit hat, sich zu lösen.

10.3.5 Posteroanteriorer kostovertebraler Druck, unilateral (↲)

Ausgangsposition

Der Patient liegt auf dem Bauch. Die Arme sind seitlich am Körper angelegt oder hängen seitlich nach unten.

Die Physiotherapeutin steht an der Seite des Patienten, auf der die Mobilisation durchgeführt werden soll. Ihre Daumen werden längs der Rippenlinie an den Rippenwinkel angesetzt; dadurch kann zwischen dem Daumen und der Rippe ein maximaler Kontaktbereich hergestellt werden (Abb. 10.16a). Alternativ dazu kann der gesamte ulnare Rand von Hand und kleinem Finger zur Durchführung der Bewegung verwendet werden (Abb. 10.16b).

Methode

Eine oszillierende Bewegung wird über die Daumen bzw. Hände auf die Rippe übertragen. Das an einem Rippenwinkel erzeugte Bewegungsausmaß wird mit dem verglichen, das an den Rippenwinkeln darüber und darunter erreicht wird. Der durch die Bewegung der betroffenen Rippe hervorgerufene Schmerz wird auch mit dem Schmerz verglichen, der (eventuell) an der Rippe darüber und darunter hervorgerufen wird. In ähnlicher Weise

Techniken: Mobilisation

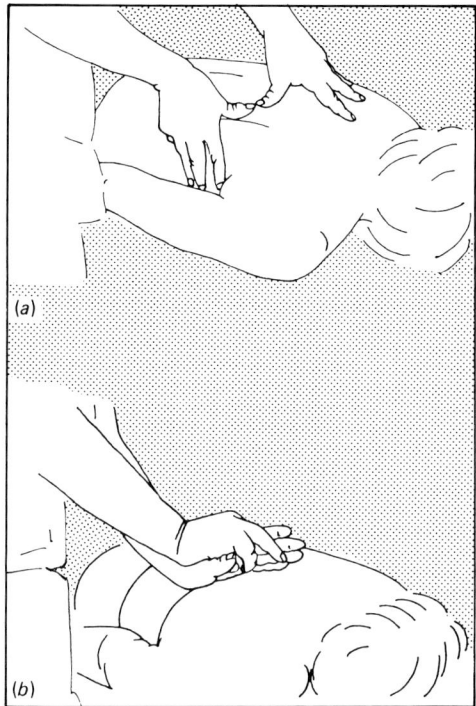

Abb. 10.16. a Posteroanteriorer unilateraler kostovertebraler Druck mit Hilfe der Daumen. **b** Posteroanteriorer unilateraler kostovertebraler Druck bei Verwendung der Hände (⌐)

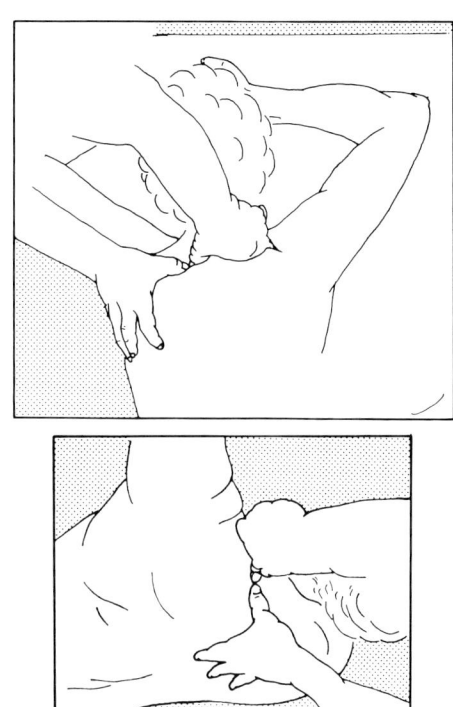

Abb. 10.17. Posterior durch den Trapezius gegen die erste Rippe angewandter Druck

sollten hinsichtlich des Bewegungsausmaßes und der Schmerzreaktionen auch Vergleiche mit den Rippen auf der anderen Körperseite durchgeführt werden.

Lokale Variationen

Erste Rippe. Die Untersuchung der ersten Rippe unterscheidet sich etwas von der Untersuchung der anderen Rippen, denn das Verfahren kann aufgrund des größeren palpablen Rippenbereichs auf dreierlei Art durchgeführt werden:

1. Der Druck kann dorsal durch den Trapeziusmuskel gegen die Rippe angesetzt werden; die Druckrichtung verläuft hierbei nicht nur posteroanterior, sondern auch schräg zu den Füßen hin (Abb. 10.17).
2. Darüber hinaus kann die Physiotherapeutin ihre Daumen unterhalb (vor) dem Muskelbauch des Trapezius ansetzen, und die posteroanteriore Druckrichtung kann etwas stärker zu den Füßen hin ausgerichtet werden (Abb. 10.18).
3. Bei diesem Verfahren zur Mobilisation der ersten Rippe liegt der Patient auf dem Rücken; die Physiotherapeutin steht in Schulterhöhe des Patienten an der Seite, die behandelt werden soll, und erzeugt die oszillierende anteroposteriore und kaudale Bewegung durch Druckanwendungen auf alle palpablen Bereiche der ersten Rippe (Abb. 10.19) (Symbolzeichen für dieses Verfahren: ⌐↑R1).

Übrige Rippen. Sämtliche Rippen können durch Palpation mit dem Daumen in ihrer gesamten Länge untersucht werden. Dies gilt auch für die Rippenknorpelverbindungen und

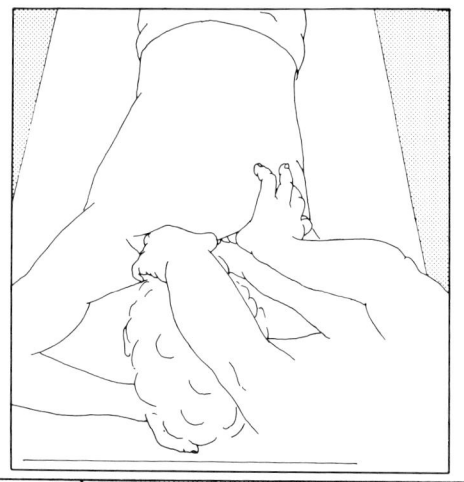

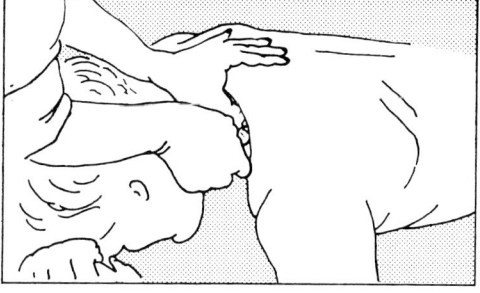

Abb. 10.18. Von posterior unterhalb des Trapezius gegen die erste Rippe angewandter Druck

die Verbindung mit dem Sternum. Getestet werden kann auch die Bewegungsfreiheit zwischen benachbarten Rippen. Da diese nicht Bestandteil der Wirbelsäule sind, werden sie hier nicht berücksichtigt; ihre Untersuchung und Behandlung wird jedoch in dem Buch „Manipulation der peripheren Gelenke" (Maitland 1988) beschrieben.

Ein Verfahren, bei dem der Patient die Rückenlage einnimmt, wird nachstehend beschrieben.

Anwendungsbereiche

In Fällen, in denen die Intervertebralgelenke der Brustwirbelsäule behandelt werden, sollte aus zweierlei Gründen auch eine Mobilisation der Rippen in Betracht gezogen werden.

Zum einen ist es häufig schwierig, richtig einzuschätzen, ob die Schmerzen eines Patienten ihren Ursprung im Intervertebralgelenk, dem Kostovertebralgelenk oder dem Kostotransversalgelenk haben. Wenn daher eine Mobilisation des thorakalen Intervertebralgelenks zu keiner Besserung führt, sollte zusätzlich zu der intervertebralen Mobilisation eine Mobilisation am entsprechenden Rippenwinkel durchgeführt werden.

Zum anderen wird durch eine Behandlungstechnik, bei der die Rippe bewegt wird, auch am Intervertebralgelenk eine gewisse Bewegung verursacht; gerade durch diese Kombination kann eine Besserung beschleunigt werden.

Treten dabei in einem Ausstrahlungsbereich des Brustkorbs Schmerzen auf, so können die Symptome möglicherweise auf Veränderungen zwischen benachbarten Rippen zurückgeführt werden. Durch Palpation können solche Veränderungen hinsichtlich Lage und Bewegung nebeneinanderliegender Rippen erfaßt werden. Dieser Aspekt der Behandlung kostaler Beschwerden wird in „Manipulation der peripheren Gelenke" (Maitland 1988) beschrieben.

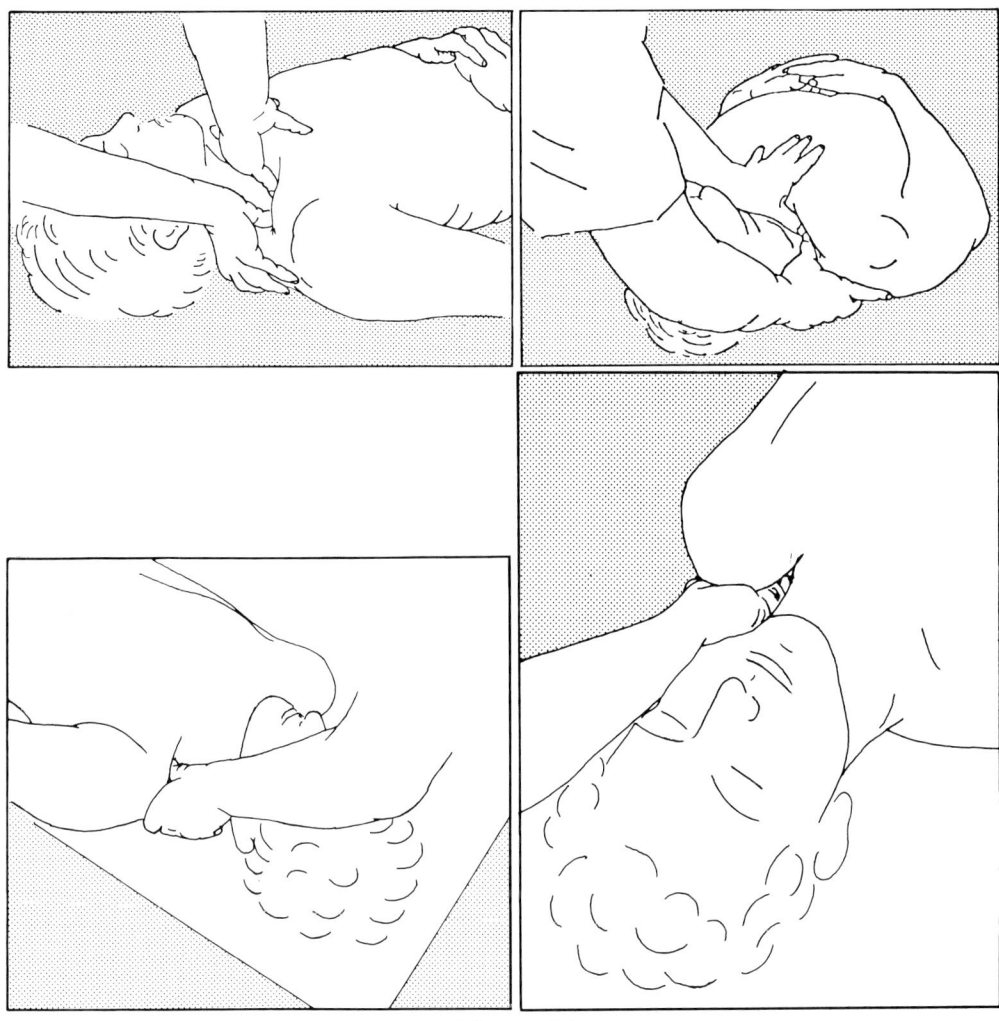

Abb. 10.19. Druckanwendung von anterior auf die erste Rippe

10.3.6 Rechtsrotation (T2–T12)

Ausgangsposition

Der Patient liegt auf dem Rücken und hat die Arme über die Brust gekreuzt. Seine Hände ruhen auf der jeweils gegenüberliegenden Schulter (Abb. 10.20). Die Physiotherapeutin steht rechts vom Patienten und ergreift mit ihrer linken Hand seine linke Schulter und mit ihrer rechten Hand den Darmbeinkamm (Abb. 10.21). Dann wird der Rumpf des Patienten zur Therapeutin hin gedreht, so daß die linke Schulter und damit auch die Brustwirbelsäule von der Liege abgehoben wird.

Nun wird die rechte Hand so plaziert, daß das flektierte Interphalangealgelenk des Daumens über dem Querfortsatz des zu rotierenden Brustwirbels zu liegen kommt, wobei die Finger quer zum Dornfortsatz des Brustwirbels ausgerichtet sind.

Die Kontakthand wird so angelegt, daß der Daumen am Interphalangealgelenk flektiert, und dem Metakarpointerphalangealgelenk gegenüber leicht adduziert gehalten werden kann, wobei er mit der Handfläche in Berührung kommt. Das proximale Daumenglied liegt dabei in einer Linie mit dem Zeigefinger (Abb. 10.22 a).

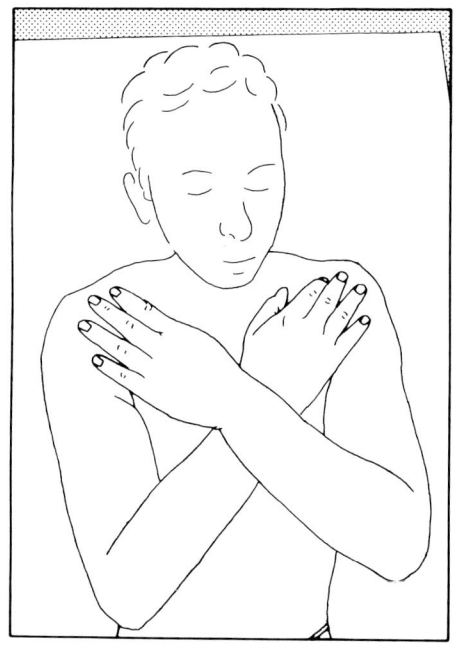

Abb. 10.20. Rotation der Brustwirbelsäule. Patient in Rückenlage

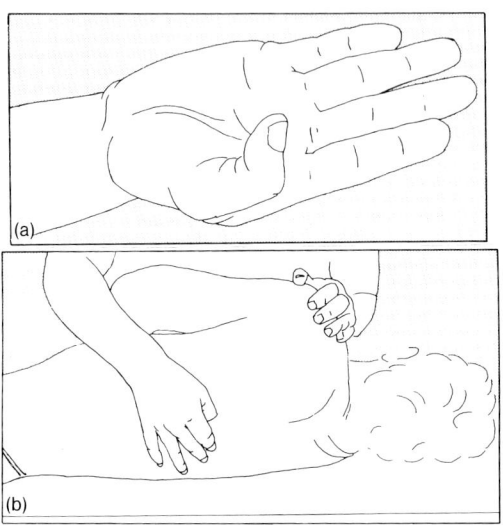

Abb. 10.22 a, b. Rotation der Brustwirbelsäule. **a** Haltung der Hand. **b** Position der Hand auf der Wirbelsäule

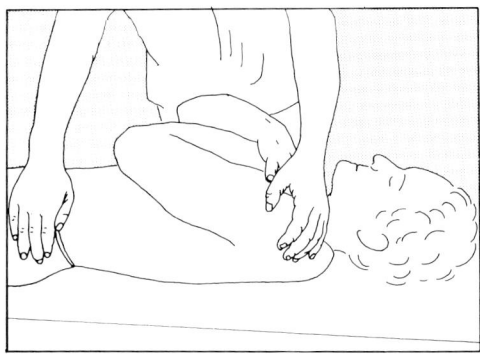

Abb. 10.21. Rotation der Brustwirbelsäule. Die Hände greifen über den Patienten, um ihn zu halten

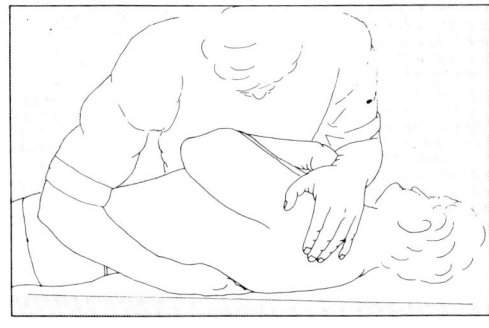

Abb. 10.23. Rotation der Brustwirbelsäule. Erreichen der Ausgangsposition

Der Zeigefinger der rechten Hand wird über den Dornfortsatz des zu rotierenden Wirbels (Abb. 10.22 b) gelegt. Der Rumpf des Patienten wird dann über der rechten Hand nach rückwärts gerollt, und die Therapeutin beugt sich über den Patienten, so daß seine flektierten Unterarme gegen ihre Brust gedrückt werden (Abb. 10.23).

Methode

Die Mobilisation wird von der Physiotherapeutin in der Weise durchgeführt, daß sie den Rumpf des Patienten in einer oszillierenden Bewegung über die rechte Hand rollen läßt.

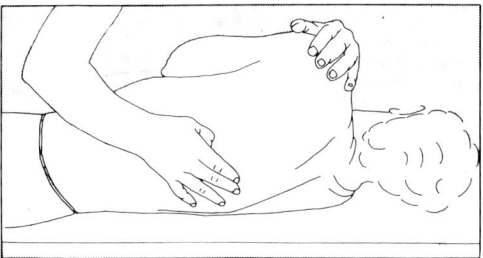

Abb. 10.24. Kostovertebrale Mobilisation

10.3.7 Mobilisation der Rippen (R2–12)

Hierzu wird die gleiche Position wie oben beschrieben eingenommen; die rechte Hand wird allerdings so angelegt, daß der rechte flektierte Daumen sich über dem Rippenwinkel befindet und die Finger zu den Dornfortsätzen der Brustwirbelsäule hin ausgerichtet sind. Der Zeigefinger befindet sich in Kontakt mit dem Dornforsatz des Wirbelknochens, an dessen Querfortsatz die Rippe ansetzt (Abb. 10.24).

10.4 Techniken: Traktion der Brustwirbelsäule

Eine Traktionsbehandlung kann an der Brustwirbelsäule genauso durchgeführt werden wie im Bereich der Hals- und der Lendenwirbelsäule, und es gelten dabei auch die gleichen Prinzipien. Andererseits verläuft eine solche Behandlung häufig weniger erfolgreich als in den beiden anderen Bereichen. Dies muß zumindest teilweise auf den Einfluß des Brustkorbs zurückzuführen sein.

Das Prinzip des Verfahrens besteht darin, die Wirbelsäule so zu positionieren, daß das zu behandelnde Gelenk sich in einer entspannten Position auf halbem Wege zwischen allen Bewegungsbereichen befindet. Dann wird die Dosierung des anzuwendenden Drucks zunächst durch Bewegen des Gelenks ermittelt; im weiteren Ablauf werden auf Veränderungen der Symptome des Patienten hin Spannungsveränderungen vorgenommen, wie dies auch im Zusammenhang mit der Zervikaltraktion erläutert wurde. Bei den weiteren Behandlungen richtet sich die Dosierung der Zugkraft nach den Veränderungen der Symptome und Zeichen, was ebenfalls bereits im Zusammenhang mit der Zervikaltraktion beschrieben wurde (s. Abschn. 9.4.2, S.323).

10.4.1 Obere Brustwirbelsäule (TT ↗)

Ausgangsposition

Der Patient liegt auf dem Rücken. Mit Hilfe eines oder zwei Kissen unter seinem Kopf wird der Nacken soweit flektiert, daß die zu behandelnde intervertebrale Ebene sich in einer Position auf halbem Wege zwischen Flexion und Extension befindet. Dann wird auf die gleiche Weise, wie dies bereits für die Zervikaltraktion in Flexionshaltung beschrieben wurde, eine Haltevorrichtung für den Halswirbelbereich angepaßt. Wenn ein tieferliegender Bereich behandelt wird und die Intensität der Traktion sehr stark sein soll, ist es gegebenenfalls erforderlich, eine bestimmte Art von Gegentraktion einzusetzen. Zu diesem Zweck wird ein Riemen um die Hüfte angelegt und am Fußende der Liege befestigt, um das distale Ende der Wirbelsäule zu stabilisieren. Die Haltevorrichtung wird dann an ihrer stationären Verankerung befestigt, so daß der Winkel der Zugeinwirkung auf den Nacken etwa 45° zur Horizontalen beträgt. Der jeweils anzuwendende Winkel ist dabei der im oberen Bereich der Brustwirbelsäule vorhandenen Kyphose entsprechend von Patient zu Patient unterschiedlich. Es sollte sich dabei um einen Winkel handeln, der eine Längsbewegung des Intervertebralgelenks der Brustwirbelsäule gestattet, während das Gelenk sich in einer mittleren Position zwischen den Endpunkten von Flexion und Extension befindet. Um die während der Traktionszeit auf den unteren Rückenbereich des Patienten einwirkende Dehnung zu lindern, können Hüfte und Knie gebeugt werden (Abb. 10.25).

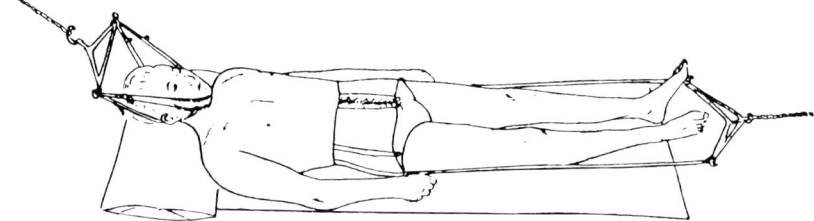

Abb. 10.25. T1–T10. Traktion mit Gegenzug (TT ↗)

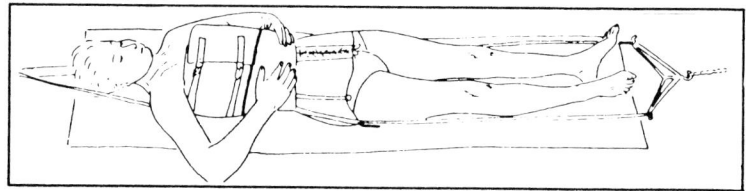

Abb. 10.26. T10–T12. Traktion (TT →)

Methode

Die Traktion kann von jeweils einem oder von beiden Enden aus angewandt werden. Bei beiden Methoden muß darauf geachtet werden, daß die Friktion zwischen dem Rumpf des Patienten und der Liege auf ein Minimum reduziert wird. Dies kann dadurch erreicht werden, daß während der Traktion das Gewicht des Thorax bzw. des Beckens des Patienten von der Liege abgehoben und dann entspannt in eine neue Position gebracht wird. Ein Friktionseffekt wird fast vollständig ausgeschaltet, wenn die Oberfläche der Liege aus zwei Hälften besteht, die nach Belieben in Längsrichtung verstellt werden können (s. Abschn. 11.5, S. 425). Das Aufheben der Traktionswirkung stellt kein Problem dar, doch empfiehlt es sich, dabei langsam vorzugehen.

10.4.2 Untere Brustwirbelsäule (TT →)

Ausgangsposition

Für den unteren Bereich der Brustwirbelsäule wird anstelle der oben erwähnten Halterung für die Halswirbelsäule ein Thoraxriemen verwendet, der dem bei der Lendenwirbeltraktion eingesetzten Riemen ähnlich ist. Die Traktionsbehandlung ist im allgemeinen effektiver, wenn der Patient dabei auf dem Rücken liegt, doch kann sie auch bei Bauchlage des Patienten ausgeführt werden.

Der Thoraxriemen wird eingesetzt, um die Brust über der zu behandelnden Ebene der Wirbelsäule zu stabilisieren; er wird an einer stationären Verankerung befestigt. Danach wird auch der Beckenriemen angelegt und auf die gleiche Weise stationär befestigt. Die Zugrichtung verläuft dann longitudinal und somit axial zum Rumpf des Patienten; eventuell müssen Kissen untergelegt werden, um die Wirbelsäule so zu positionieren, daß das zu bewegende Gelenk sich in einer entspannten Lage auf halbem Wege zwischen Flexion und Extension befindet (Abb. 10.26).

Methode

Die Traktionsbehandlung wird von dem einen oder anderen Ende oder von beiden Enden aus angesetzt, doch muß immer darauf geachtet werden, daß der Reibungseffekt im Bereich der Brustwirbelsäule und des Beckens dabei auf ein Minimum reduziert ist. Wie bereits erwähnt, kann durch eine Liege aus zwei verstellbaren Teilen mit Rollen jeder Reibungseffekt ausgeschaltet werden. Eine solche einfache, billige und äußerst wirkungsvolle Liege wird in Abschn. 11.5 beschrieben (s. S. 429).

Die Reduzierung der Traktionskraft sollte kontinuierlich erfolgen, und der Patient sollte noch eine kurze Zeit liegenbleiben, ehe er aufsteht. Auch eine intermittierende variable Traktionsbehandlung kann in diesem Bereich der Wirbelsäule eingesetzt werden. Die Regeln, was den Zeitraum der „Ruhephase" und der „Traktionsphase" betrifft, sind die gleichen, wie sie bereits im Zusammenhang mit der Halswirbelsäule beschrieben wurden.

Lokale Variationen

Die Kyphose im Thoraxbereich ist von Person zu Person recht unterschiedlich, und die Lagerung des Patienten richtet sich nach dem Bogen. Theoretisch gesehen setzt die Zugrichtung rechtwinklig zu der oberen und unteren Fläche der Bandscheibe auf der Ebene an, die bewegt werden soll. Die Kyphose hat im allgemeinen mehr Bedeutung für die Position bei der Traktion des oberen Thoraxbereichs als beim unteren Bereich der Brustwirbelsäule.

Vorsichtsmaßnahmen

Der Patient muß ständig beobachtet werden, um sicherzustellen, daß die Traktionsbehandlung keine Schmerzen im unteren Rückenbereich hervorruft.

Wie bei der in Flexionshaltung ausgeführten Traktion der Halswirbelsäule kann die Kopfhalterung auch bei der Traktion des oberen Thoraxbereichs Kopfschmerzen im Okzipitalbereich hervorrufen, doch läßt sich dies, wie bereits beschrieben, vermeiden (s. S. 319).

Anwendungsbereiche

Eine Traktionsbehandlung ist bei den Patienten von größtem Wert, bei denen die Thoraxschmerzen in weit verteilten Bereichen auftreten, besonders, wenn sie mit röntgenologisch nachweisbaren degenerativen Veränderungen der Brustwirbelsäule im Zusammenhang stehen. Eine solche Behandlung ist auch bei den Patienten wertvoll, deren Thoraxbeschwerden offensichtlich durch aktive Bewegungen der Wirbelsäule nicht verschlimmert werden oder bei vorhandenen neurologischen Veränderungen. In ähnlicher Weise ist die Traktion bei Patienten mit starken Nervenwurzelschmerzen die angemessene Behandlungsform. Generell sollte in all den Fällen, in denen die bei der Behandlung eingesetzten Mobilisationsverfahren nicht das gewünschte Ergebnis erbracht haben, eine Traktionsbehandlung ins Auge gefaßt werden.

10.5 Techniken: Manipulation

Wie in den anderen Bereichen der Wirbelsäule können die beschriebenen Mobilisationstechniken in Form sehr schnell ausgeführter Impulse mit geringer Amplitude ausgeführt werden. Diese Impulse können allgemein verteilt angewandt werden und mehr als eine intervertebrale Ebene umfassen (wie beispielsweise die auf S. 352 beschriebenen rotatorischen PAs) oder sie können viel stärker lokalisiert durchgeführt werden, so daß die Bewegung so gezielt wie möglich auf eine einzelne intervertebrale Ebene konzentriert ist. Solche mehr lokalisierten manipulativen Verfahren für den Bereich der Brustwirbelsäule werden im folgenden beschrieben.

10.5.1 Intervertebralgelenke C7 – T3 (Lateralflexion ⟮)

Ausgangsposition

Der Patient sitzt nach hinten gelehnt auf einer mittelhohen Liege und die Physiotherapeutin steht hinter ihm. Damit der Patient bequem abgestützt wird, plaziert die Physiotherapeutin ihren linken Fuß unmittelbar neben der linken Gesäßseite des Patienten auf der Liege, legt den linken Arm des Patienten über ihren linken Oberschenkel und bittet den Patienten, sich entspannt gegen sie zurückzulehnen. Den richtigen Ansatzpunkt für die manipulative Behandlung lokalisiert sie, indem sie die Spitze des rechten Daumens fest gegen die rechte Seite des Dornfortsatzes des unteren Wirbels des Intervertebralgelenks legt. Die Druckeinwirkung erfolgt horizontal in der

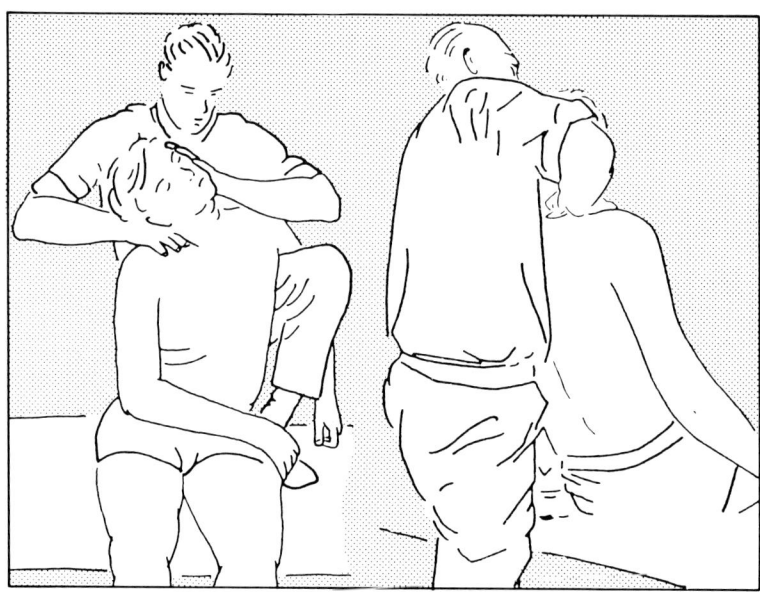

Abb. 10.27. Intervertebralgelenke C7 – T3

Frontalebene über diesen Daumen, wobei die Finger über den rechten Klavikularbereich des Patienten nach vorne ausgestreckt sind und gleichzeitig auch den Wirbel stabilisieren. Der nächste Schritt besteht darin, den Kopf des Patienten seitlich nach links zu flektieren, bis die Spannung am Daumen zu fühlen ist. Unter Beibehaltung der Lateralflexionsspannung findet die Therapeutin die Mittelposition zwischen Flexion und Extension, indem sie den Nacken auf dem Rumpf vor- und zurückwiegt. Nach Festlegung dieser Position kommt eine Rotationsbewegung (Gesicht nach oben) in Form kleiner oszillierender Bewegungen hinzu, bis der Endpunkt des Rotationsbereichs gefunden ist. Dann richtet sie ihre Unterarme so aus, daß sie in einander entgegengesetzten Richtungen wirken (Abb. 10.27).

Methode

Die Manipulation besteht aus einem plötzlich angesetzten Druckimpuls durch einen kurzen Bereich, der über den rechten Daumen quer zum Körper ausgeführt wird, während der Gegendruck durch die linke Hand der Physiotherapeutin gegen die linke Seite des Kopfes des Patienten ausgeübt wird.

10.5.2 Intervertebralgelenke T3 – T10 (PAs ↕)

Ausgangsposition

Der Patient liegt ohne Kissen auf dem Rücken und faltet die Hände hinter dem Nacken, die Physiotherapeutin steht rechts von ihm. Indem sie die linke Schulter des Patienten mit der rechten Hand und beide Ellbogen mit der linken Hand umfaßt, flektiert sie Kopf, Nakken und Rumpf des Patienten und dreht ihn zu sich hin. Während sie den Patienten in dieser Stellung hält, löst sie den Schultergriff und beugt sich über den Patienten, um den Dornfortsatz des unteren Wirbels des zu manipulierenden Intervertebralgelenks zu palpieren. Die Physiotherapeutin hält den Patienten nach wie vor in der beschriebenen Stellung und bildet mit der rechten Hand eine Faust, indem sie Mittelfinger, Ringfinger und kleinen Finger in die Handfläche drückt, jedoch Daumen und Zeigefinger gestreckt hält.

Zusätzliche Stabilität läßt sich dadurch erreichen, daß die Finger ein Stück Stoff umklammert halten. Diese Faust wird dann so gegen die Wirbelsäule des Patienten angesetzt (der Daumen zeigt dabei in Richtung zum Kopf), daß der untere Dornfortsatz zwischen

Techniken: Manipulation

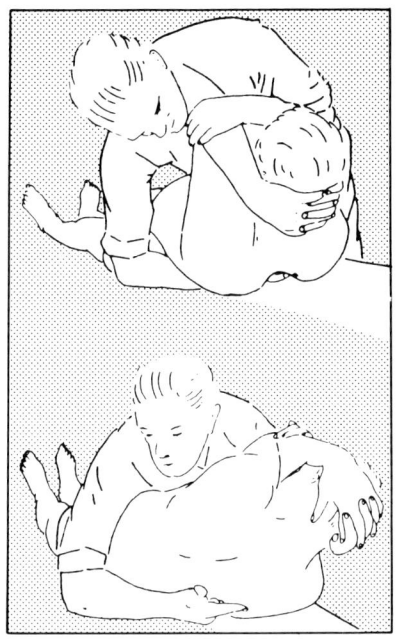

Abb. 10.28 Intervertelbralgelenk T3–T10 (PAs ↓)

die Extension vor- und zurückbewegt, bis ein Stadium erreicht ist, wo von der untenliegenden Hand die einzige noch stattfindende Bewegung an dem zu manipulierenden Intervertelbralgelenk gefühlt wird (Abb. 10.28).

Methode

Über die Ellbogen des Patienten wird der Druck verstärkt, so daß sich an dem Intervertelbralgelenk ein Dehneffekt einstellt; die manipulative Behandlung erfolgt dann durch einen nach unten in Richtung seiner Oberarme ausgeführten Druck durch die Ellbogen. Dieser Druck wird über der untenliegenden Hand auf den Rumpf des Patienten übertragen. Der Druck kann in dem Augenblick ausgeübt werden, da der Patient voll ausatmet.

10.5.3 Intervertelbralgelenke T3–T10 (Longitudinalbewegung ↔)

Ausgangsposition

Der Patient sitzt weit zurückgelehnt auf der Liege, faltet die Hände im Nacken und läßt die Ellbogen nach vorne fallen. Die Physiotherapeutin steht hinter dem Patienten; sie

dem Endfingerglied des Mittelfingers und der palmaren Seite des Köpfchens des entgegengesetzten ersten Metakarpalen erfaßt wird. Danach wird der Patient wieder soweit zurückgelehnt, bis die rechte Hand der Physiotherapeutin zwischen dem Rumpf des Patienten und der Liege festsitzt. Das Gewicht des Rumpfes des Patienten wird von dem flachen Handrücken aufgenommen (nicht von den Fingerknöcheln), während der Unterarm seitlich abstehen sollte, um die Bewegung des Rumpfs des Patienten nicht zu beeinträchtigen. Wenn die Oberfläche der Liege zu hart ist, wird es für die Physiotherapeutin schwierig sein, ihren Griff gegen den Dornfortsatz beizubehalten. Um den Rumpf des Patienten fest unter Kontrolle zu halten, sollte sie seine Ellbogen fest umfaßt halten und gegen ihr Brustbein drücken. Hat ein Patient jedoch allzu mobile Gelenke, ist es vielleicht erforderlich, daß er seine Schultern kreuzweise umfaßt, wobei er die Ellbogen in enger Apposition hält, anstatt die Hände hinter dem Nacken zu falten. Der obere Rumpfbereich des Patienten wird dann vorsichtig und in immer geringerem Ausmaß aus der Flexion in

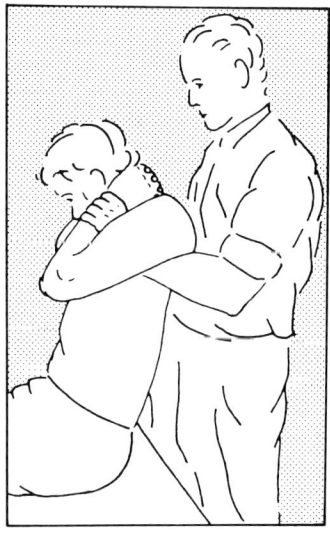

Abb. 10.29. Intervertelbralgelenke T3–T10 (Longitudinalbewegung)

führt ihre Arme unter seinen Achselhöhlen durch und umfaßt seine beiden Handgelenke. Indem sie dies tut, werden seine Ellbogen nach vorne gesenkt; gleichzeitig drückt sie mit ihren Unterarmen fest von beiden Seiten gegen seine Rippen. Dann dreht sie ihren Körper leicht seitlich, um ihre unteren Rippen auf der Ebene gegen die Wirbelsäule des Patienten anzulehnen, die manipulativ behandelt werden soll. Während sie mit ihrem Brustkorb die vorhandene Bewegung erfühlt, beugt und streckt sie die Brustwirbelsäule des Patienten oberhalb der manipulativ zu behandelnden Ebene, bis die neutrale Position für das zu behandelnde Gelenk zwischen Flexion und Extension gefunden worden ist (Abb. 10.29).

Methode

Die Physiotherapeutin hebt den Rumpf des Patienten in Richtung der Längsachse des behandelten Gelenks an und führt eine letzte Korrektur der Flexions-/Extensionsposition durch, um sicherzustellen, daß die Mittelstellung beibehalten wurde. Die Manipulation besteht dann in einem ruckartigen Anheben über einen kurzen Bereich.

Zusätzlich kann bei dieser Technik ein gewisses Maß an Extension angewandt werden. Diese zusätzliche Bewegung wird durch eine sehr kurze Bewegung der Rippen der Physiotherapeutin gegen die Wirbelsäule des Patienten erreicht, sie erfolgt gleichzeitig mit dem ruckartigen Anheben durch die Arme.

10.5.4 Intervertelbralgelenke T3 – T10 (Rotation ↻)

Ausgangsposition

Soll eine Rotationsbewegung nach links durchgeführt werden, sitzt der Patient unmittelbar neben der rechten Kante der Liege, während die Physiotherapeutin rechts seitlich hinter ihm steht. Er legt seine Arme quer über die Brust und dreht den Rumpf nach links. Gilt die Behandlung dem mittleren Thoraxbereich, umfaßt die Physiotherapeutin mit ihrem linken Arm die Arme des Patienten, und hält seine rechte Schulter, während sie den Handballen oder die rechte Hand entlang der Verlaufslinie der rechten Rippe oberhalb des zu manipulierenden Gelenks anlegt. Sie bettet die linke Schulter des Patienten in ihrer linken Achselhöhle (Abb. 10.30a). Soll die Behand-

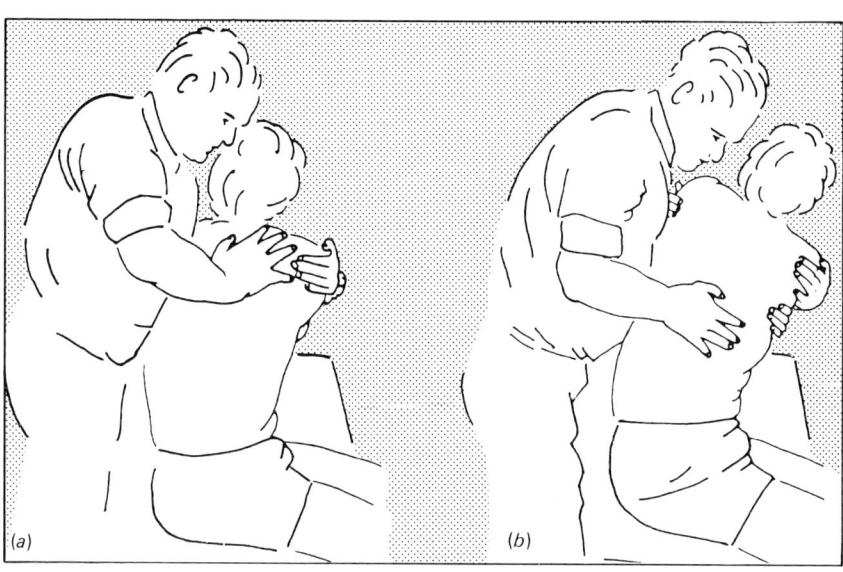

Abb. 10.30 a, b. Intervertelbralgelenke T3 – T10 (Rotation). **a** Mittlerer Thoraxbereich, **b** unterer Thoraxbereich

lung im unteren Bereiche der Brustwirbelsäule erfolgen, greift sie unter seinen Armen durch und umfaßt so die Brust bis zur Skapula. Diesmal legt sie den ulnaren Rand ihrer rechten Hand entlang der Verlaufslinie der Rippen (Abb. 10.30 b). Bei beiden Techniken führt sie dann die Bewegung bis zum Ende des Bewegungsbereichs und nimmt dabei den gesamten Spielraum auf.

Methode

Die manipulative Behandlung besteht aus einer synchronen Bewegung des Rumpfes der Physiotherapeutin und einem zusätzlichen Druckeffekt durch ihre rechte Hand. Mit ihrem Rumpf führt sie eine oszillierende Rotationsbewegung vorwärts und rückwärts am Ende des Rotationsbereichs durch. Gleichzeitig behält sie entweder mit Hilfe des Ballens ihrer rechten Hand oder mit deren ulnarem Rand einen konstanten Druck bei, wobei sie am Ende der Rotationsbewegung einen zusätzlichen Rotationsdruck ausübt. Die manipulative Technik besteht aus einem Überdruck, der am Ende der Rotationsbewegung mit sehr geringer Amplitude und sehr scharfem Ansatz ausgeführt wird.

10.6 Ein Behandlungsbeispiel

Das folgende Behandlungsbeispiel wird aus einem ganz besonderen Grund erst am Ende dieses Kapitels angeführt. Manualtherapeuten (dies gilt für Laien und Fachleute) ist nur allzu gut bekannt, daß bei vielen Patienten chirurgische Eingriffe im Abdominalbereich vorgenommen werden aufgrund von Beschwerden, deren Ursprung im Bereich von Organen wie Gallenblase, Appendix, Ovarien usw. vermutet wird. Wenn es nun dem Chirurgen nicht gelungen ist, die Beschwerden zu beseitigen, finden sich diese Patienten häufig beim Manualtherapeuten ein, der natürlich unter den entsprechenden Voraussetzungen in der Lage gewesen wäre, die betreffende Ebene der Wirbelsäule zu behandeln und den Patienten von seinen Beschwerden zu befreien. Chirurgen, die sich dieser therapeutischen Möglichkeiten bewußt sind, legen Wert darauf, daß die Untersuchung eines solchen Patienten auch eine Untersuchung des Stütz- und Bewegungsapparates einschließt, um, falls Zweifel bestehen, abwägen zu können, ob bezüglich der Beschwerden eines Patienten die Symptome vielleicht tatsächlich von der Wirbelsäule herrühren.

Patientin Frau R. (1984)

Zusammenfassung eines Berichts aus der Zeitschrift „Physician and Gastroenterologist":

„Soziale Aspekte"

Die 40jährige Patientin wurde vor 4 Wochen untersucht. Sie ist verheiratet, Hausfrau und Mutter einer Tochter. Ihr Mann betreibt eine recht wenig einträgliche Fahrschule, so daß die Familie größere finanzielle Probleme hat.

Vorgeschichte

Zur Vorgeschichte ihrer Erkrankung gehört ein Asthmaleiden. Ihr Hausarzt, den sie 7 Jahre zuvor konsultierte, diagnostizierte eine akute Cholezystitis. Ihre Gallenblase war dabei nicht untersucht worden, was auch nach diesem Zeitpunkt bis zur jetzigen Untersuchung nicht geschehen war. Weitere Aspekte ihrer Vorgeschichte sind eine Appendektomie und eine Hysterektomie sowie eine Tubenligatur. Auch wurde die Diagnose eines Hiatusbruchs gestellt und durch einen Bariumkontrast bestätigt; dies war im Jahr 1978, als sie wegen Brustschmerzen ärztliche Hilfe in Anspruch nahm. Vor 3 Jahren wurde sie aufgrund dieser Brustschmerzen von einem Kardiologen untersucht, der eine umfassende Untersuchung des Herzens durchführte. Schließlich hatte sie vor 4 Jahren eine vorübergehende rechtsseitige Hemiplegie, deren Ursache nicht näher ergründet wurde, obwohl sie doch bei einer relativ jungen Frau auftrat. Allerdings hatte sie schon über einen längeren Zeitraum empfängnisverhütende Pillen eingenommen. Es ergab sich ein gewisser Verdacht dahingehend, daß die Beschwerden funktioneller Natur sein könnten.

Schmerzen im rechten oberen Quadranten

Die Patientin berichtete, daß sie vor 14 Jahren und auch in jüngerer Zeit, vor allem während der unmittelbar zurückliegenden 5 Jahre, Rückenschmerzen hatte. Außerdem litt sie im rechten oberen Thoraxbereich unterhalb der rechten Skapula an einem brennenden Schmerz, und sie stellte fest, daß sich gleichzeitig auch im rechten oberen Quadranten Schmerzen einstellten. Der Patientin selbst fiel auf, daß der Schmerz in dem rechten oberen Quadranten ihres Abdomens und ihre Rückenschmerzen gewöhnlich gemeinsam aufzutreten pflegten. Der Schmerz verschlimmerte sich beim Husten und tiefen Einatmen, besonders jedoch beim Gehen. Sie unterzog sich einer Ultraschalluntersuchung der Gallenblase und auch einem Cholezystogramm. Beide Befunde waren normal und stützten damit die Annahme, daß sie 8 Jahre zuvor vermutlich überhaupt keine akute Cholezystitis gehabt hatte und daß die damalige Diagnose vermutlich falsch gewesen war. Die Patientin berichtete ferner, daß sie phasenweise heftige krampfartige Schmerzen hatte, die so stark waren, daß sie nicht gehen konnte. Diese Schmerzen verschlimmerten sich für gewöhnlich nachts oder am frühen Morgen. Wegen dieser Beschwerden war sie nicht in der Lage, auf der rechten Seite zu schlafen, verspürte jedoch eine gewisse Linderung der Beschwerden, wenn sie sich auf den Rücken oder die linke Seite legte.

Eine eingehendere Befragung ergab auch Unregelmäßigkeiten beim Stuhlgang. So waren ihre Stühle wenig und weich, und sie stellte oftmals fest, daß ihr Unterleib „aufgedunsen" und „aufgetrieben" war, als ob sie schwanger wäre. Diese Beschwerden linderten sich jedoch größtenteils nach erfolgtem Stuhlgang. Sobald sie an einer leichten Verstopfung litt, entstanden Schmerzen im rechten unteren Quadranten, die in das Bein ausstrahlten, und sie stellte fest, daß dieser Schmerz sich verschlimmerte, wenn ihr Darm oder ihre Blase gefüllt waren.

Offensichtlich bestand bei dieser Patientin auch eine Fettunverträglichkeit, denn sie berichtete über abdominale Beschwerden, die auftraten, wenn sie eine übermäßig fetthaltige Mahlzeit zu sich genommen hatte. Die Untersuchung der Patientin ergab einen Blutdruck von 140/90, und mit bloßem Auge war eine abnormale Körperhaltung mit stark herabhängender rechter Schulter zu erkennen. Bei der Untersuchung der Wirbelsäule konnte schon allein durch eine kräftig angewandte Rechtsrotation auf einfache Weise ein Teil ihrer Beschwerden reproduziert werden.

Die Sigmoidoskopie war normal, desgleichen die vollständige Blutuntersuchung, die Blutsenkungsgeschwindigkeit, das Hämoglobin und andere Parameter. Als ich die Patientin zum ersten Mal sah, war ich der Meinung, daß sie Dickdarmbeschwerden habe, daß die Diagnose einer Cholezystitis vor etwa 8 Jahren vermutlich falsch gewesen war und daß ihre Schmerzen im rechten oberen Quadranten vom Ursprung her fast ausschließlich im Bereich des Stütz- und Bewegungsapparates angesiedelt waren. Ich nahm an, daß keine Anzeichen einer Gallenblasenerkrankung oder einer Magenerkrankung vorlagen, daß eine Endoskopie nicht erforderlich sei, und ich gelangte zu dem Schluß, daß bei der Patientin ein Kontrasteinlauf vorgenommen und eine Behandlung ihrer Dickdarmbeschwerden durchgeführt werden sollte. Schließlich entschied ich mich dafür, die Patientin einer Manualtherapeutin anzu-

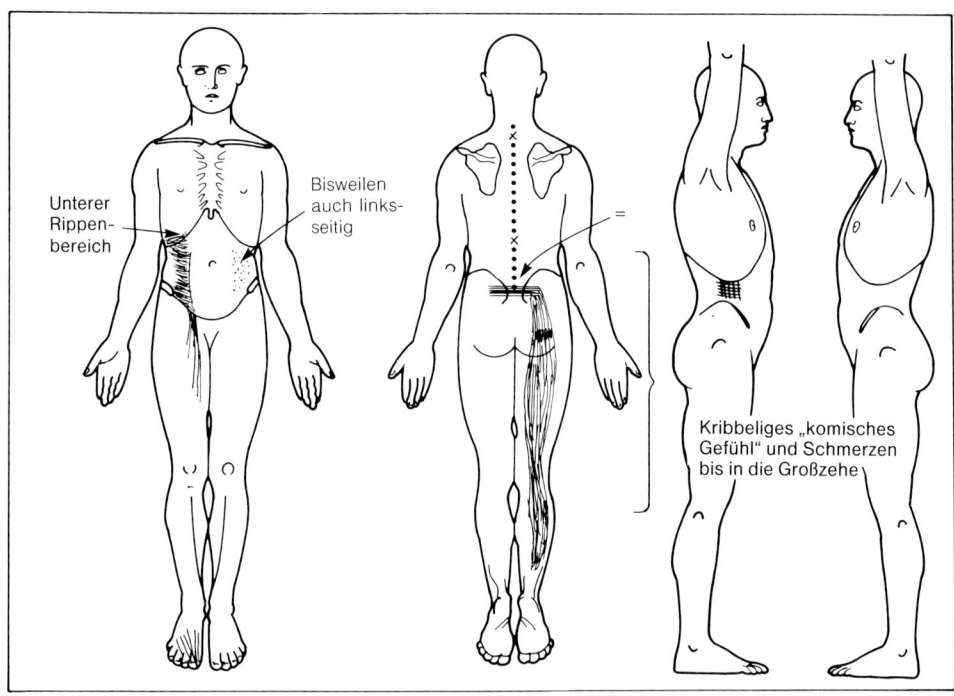

Abb. 10.31. Verteilung der Beschwerden der Patientin

vertrauen, um festzustellen, ob diese mit mir der Ansicht sein würde, daß die Beschwerden der Patientin von Störungen des Stütz- und Bewegungsapparates herrührten.

Untersuchung des Stütz- und Bewegungsapparates
Die Beschwerden der Patientin werden in Abb. 10.31 gezeigt. Die Untersuchungsbefunde lassen sich wie folgt zusammenfassen:

Flexion. Die Patientin konnte beim Vorbeugen mit den Fingerspitzen nur einen Punkt wenige Zentimeter unterhalb der Knie erreichen; dabei traten Schmerzen im unteren Rückenbereich auf. Nur mit Mühe konnte sie aus dieser Stellung wieder in die aufrechte Haltung zurückkehren, und dabei verstärkten sich die Schmerzen. Nach Abschluß der Testbewegung setzten die Schmerzen im rechten Abdomen ein. Eine Rechtsrotation des Thorax in gebeugter Haltung führte zu Schmerzen im rechten Bein.

Extension. Eine lumbale Bewegung war überhaupt nicht möglich, doch trat nach einer geringen Extension des unteren Thoraxbereichs, die sie bewältigen konnte, eine Reaktion auf, die sie als „schockierenden Schmerz in der rechten Gesäßbacke und im rechten Abdomen" beschrieb.

Lateralflexion nach rechts. Bei dieser Bewegung traten Schmerzen im unteren Rückenbereich auf.

Linksrotation. Diese Bewegung war im Vergleich zur Rechtsrotation um 50% vermindert und es traten dabei Schmerzen im unteren Thoraxbereich auf, die in das Abdomen ausstrahlten und auch in den gesamten Bereich des rechten Beins.

Slump-Test. Die Extension des Knies war eingeschränkt, und es traten Schmerzen im Bein und im Abdomen auf. Eine Dorsalflexion im oberen Sprunggelenk war fast unmöglich, weil dadurch die Abdominalschmerzen stark zunahmen.

Rechte Hüfte. Die Adduktion der gebeugten Hüfte war durch Schmerzen eingeschränkt; diese traten zuerst im rechten Gesäß auf und strahlten dann in das Abdomen aus.

Palpation. In den interspinalen Zwischenräumen konnte auf der rechten Seite eine markante Verdikkung festgestellt werden, und zwar vor allem auf der Ebene zwischen den Dornfortsätzen von L2 bis L4. Besonders ausgeprägt war diese Erscheinung in Höhe von L2/3 festzustellen. Dieser Zwischenraum war durch altes sowie auch neues verdicktes Gewebe vollständig aufgehoben.

Behandlung
Nach der 7. Behandlung, die eine sehr sanfte Traktion der Lendenwirbelsäule, Transversaldruckanwendungen in Form von Bewegungen des Grades II nach rechts von L1 bis L5 und kleine, sanfte rotierende Bewegungen des Grades II der Hüfte in deren neutraler Position umfaßte, stand es eindeutig fest, daß die Patientin an zwei unterschiedlichen Beschwerdebildern litt, die sich, wenn Schmerzen auftraten, jeweils gegenseitig potenzierten. Sie litt eindeutig an Hüftbeschwerden und an Beschwerden im Bereich der Wirbelsäule.

Während der 4 folgenden Behandlungen wurde eine äußerst vorsichtige Traktion der Lendenwirbelsäule durchgeführt; dazu wurde kein Thoraxbzw. Beckengurt verwendet. Die beiden beweglichen Teile der für Traktionen der Lendenwirbelsäule verwendeten Liege wurden auseinandergenommen und in dieser Position dann verriegelt. Der Patientin wurde gesagt, daß sie während dieser Traktionsbehandlung nichts weiter zu tun brauche als „zu atmen" und sich zu entspannen. Die Traktionsbehandlung wurde nur für eine Dauer von 12 min angewandt. Die Patientin fühlte, daß dadurch sowohl ihre Rückenbeschwerden als auch ihre Abdominalbeschwerden gelindert wurden. Bei der nächsten Behandlungssitzung wurde ihre Hüfte mit extrem sanften, langsam und vorsichtig durchgeführten Rotationsbewegungen des Grads II behandelt. Dadurch konnten ihre Schmerzen in der Gesäßseite gebessert werden. Durch eine kontinuierliche Fortsetzung dieser Behandlung, die mit zusätzlichen akzessorischen Bewegungen der rechten Hüfte verbunden wurde (in Längsrichtung kaudalwärts ausgeführt, wobei die Patientin auf der linken Seite lag und Kissen zwischen ihren Knien plaziert waren, um eine neutrale Hüftlage zu erreichen) besserte sich ihr Zustand weiter.

Diese Behandlungen wurden über einen Zeitraum von 6 Wochen abwechselnd an jedem 2. Tage durchgeführt. Als sich ihr Zustand besserte, konnten die Verfahren erweitert werden durch Vergrößerung der Amplitude und dadurch, daß sie auch in einen gewissen Schmerzbereich hinein geführt wurden. Nach Ablauf der 6 Wochen war das Bewegungsvermögen nahezu normal und die Patientin fühlte sich nun eigentlich gar nicht mehr krank.

Zwischen der letzten Behandlung und dem Zeitpunkt, als sie vom Arzt erneut untersucht wurde, lag ein Zeitraum von 3 Wochen. Dies wurde bewußt so gehandhabt, um die langfristigen Auswirkungen der Behandlung besser beurteilen zu können. Nach 12 Monaten wurde sie erneut untersucht, und sie betrachtete sich zu diesem Zeitpunkt als „geheilt".

11 Lendenwirbelsäule

Beschwerden, die auf Störungen der Lendenwirbelsäule zurückzuführen sind, sind schwieriger zu diagnostizieren als auf fast allen anderen Ebenen der Wirbelsäule. Manualtherapeuten und orthopädische Chirurgen widmen auch vor allem diesem Bereich der Wirbelsäule ihre besondere Aufmerksamkeit.

Überdies sind gerade die hier auftretenden Beschwerden in erster Linie für Fehlzeiten von Erwerbstätigen am Arbeitsplatz verantwortlich. Daher sollten wir bereit sein, unsere gesamte Energie darauf zu verwenden, die erfolgreichsten Behandlungsformen zu erproben und unser Wissen über Anatomie, Physiologie, Biomechanik und Pathologie zu vertiefen, so daß eine zunehmende Präzisierung von Diagnose und Prognose möglich wird.

11.1 Allgemeines

Der Einfachheit halber sollte die Manualtherapeutin im Hinblick auf die Lendenwirbelsäule grundsätzlich zwei Gruppen von Patienten unterscheiden.

11.1.1 Patientengruppe 1

Diese Gruppe besteht aus Patienten, deren Beschwerden ihren Ursprung in den beiden unteren Intervertebralebenen haben, wobei hier die Bandscheiben und die Strukturen, die diese bei Schädigungen in Mitleidenschaft ziehen können, eine besonders wichtige Rolle spielen. Damit soll nicht gesagt werden, daß die Bandscheiben auf anderen Ebenen niemals degenerieren, Symptome verursachen oder prolabieren; vielmehr soll damit verdeutlicht werden, daß die Bandscheiben auf der Ebene von L4/5 und L5/S1 besonders häufig Beschwerden hervorrufen, die eine Überweisung des Patienten an einen Manualtherapeuten erforderlich machen. Auch ist es notwendig klarzustellen (damit der kritische Leser nicht etwa meint, die Autoren seien im Zusammenhang mit Schmerzen im unteren Rückenbereich allein auf diese Bandscheiben fixiert), daß diese beiden Bandscheiben nicht etwa der einzige Grund für Schmerzen im unteren Bereich der Wirbelsäule sind. Dessen ungeachtet hat aber offensichtlich in den letzten 20 Jahren die Zahl der Beschwerden im unteren Lendenwirbelbereich in der westlichen Welt zugenommen. Dies mag darauf zurückzuführen sein, daß der moderne Mensch sehr viel Zeit sitzend verbringt, und zwar besonders in Verkehrsmitteln aller Art, wo die sitzende Haltung häufig durch Vibrationen noch zusätzlich belastet wird (Troup 1978).

11.1.2 Patientengruppe 2

Dieser Gruppe können Patienten zugeordnet werden, deren Beschwerden auf andere pathologische Veränderungen zurückzuführen sind, wie z. B. auf Fehlhaltung, gestörtes Muskelgleichgewicht, Muskelschwäche, spondylitische und arthrotische Veränderungen, mechanische Störungen und andere Krankheitsbilder. Die meisten im vorliegenden Kapitel angesprochenen Störungen wurden bereits in Kap. 7 erörtert.

Tabelle 11.1. Lendenwirbelsäule. Subjektive Untersuchung

„Art" der Beschwerden
Feststellen, warum der Patient überwiesen wurde bzw. warum er eine Behandlung wünscht:
1. Schmerz, Steifigkeit, Schwäche, Instabilität usw.
2. Akute Beschwerden
3. Postchirurgische Beschwerden, Traumata, Traktion usw.
 	
Vorgeschichte
Aktuelle und frühere Anamnese (s. unten „Anamnese").
Die Reihenfolge der Befragung über die Vorgeschichte kann variiert werden.
 	
Bereich
Handelt es sich bei den Beschwerden um Schmerzen, Steifigkeit, erneut auftretende Symptome, Schwäche usw.?
In die „Körpertabelle" eintragen
1. Bereich und Tiefe der Symptome unter Angabe der Hauptsymptombereiche und der Art der Symptome
2. Parästhesie und Anästhesie
3. Alle damit zusammenhängenden Bereiche auf Symptome überprüfen, d. h.:
  a) andere Bereiche der Wirbelsäule
  b) die Gelenke oberhalb und unterhalb des betroffenen Bereichs
  c) andere relevante Gelenke
 	
Verhalten der Symptome
Allgemeine Aspekte
1. Wann treten die Symptome auf bzw. wann sind sie unterschiedlich und warum (lokale und ausstrahlende Symptome)?
2. Wirkung der Ruhelage auf lokale und ausstrahlende Symptome (mögliche Zusammenhänge mit täglichen Aktivitäten, Bettruhe, Entzündungen). (Vergleich der Symptome beim Aufstehen am Morgen und am Ende des Tages)
3. Schmerzen und Steifigkeit beim Aufstehen; Dauer.
4. Auswirkung körperlicher Aktivitäten (Vergleich zwischen Tagesbeginn und Tagesende)
	Besondere Aspekte
	1. Wodurch werden die Symptome hervorgerufen – wodurch werden sie gemildert (Schweregrad, Irritierbarkeit)?
	2. Wie verhalten sich die Schmerzen bei Aktivitäten, bei denen der untere Rückenbereich einbezogen ist (besonders bei Flexion)?
	3. Welche Wirkung hat das Sitzen auf die Schmerzen im Rücken und im Bein (oder andere länger beibehaltene Körperhaltungen)?
	4. Hat der Patient Schwierigkeiten beim Aufstehen aus sitzender Stellung oder bei den ersten Schritten?
	5. Welche Wirkung hat das Husten oder Niesen auf die Beschwerden (Rücken- und/oder Beinschmerzen)?
	
	Besondere Fragen
	1. Leidet der Patient an Harnverhaltung oder Anästhesie in diesem Bereich? (Kompression der Cauda equina) (anfängliche Häufigkeit kann auf eine Irritation der Cauda equina hindeuten).
	2. Allgemeiner Gesundheitszustand und relevanter Gewichtsverlust (medizinische Anamnese).
	3. Wurde kürzlich eine Röntgenaufnahme gemacht?
	4. Welche Tabletten werden für diese oder andere Beschwerden eingenommen (Osteoporose infolge einer extensiven Steroidtherapie)?
	
	Anamnese
	1. der bestehenden Beschwerden
	2. früherer Schmerzen und damit zusammenhängender Symptome
	3. Verschlimmern sich die Symptome oder bessern sie sich?
	4. Art der vorausgegangenen Behandlungen und deren Auswirkungen
	5. Art der gegebenenfalls sozioökonomischen Anamnese
	
	Kennzeichnen der Hauptbefunde mit Sternchen

11.2 Subjektive Untersuchung

Tabelle 11.1 zeigt das Untersuchungsschema, doch bedürfen einige Punkte einer genaueren Erläuterung.

11.2.1 Symptombereich

Forschung

Es wurden schon viele Versuche unternommen, in Forschungsprogrammen die Wirksamkeit spezifischer Behandlungsmethoden (meistens manipulativer Behandlungen) im

Hinblick auf Schmerzen im unteren Wirbelsäulenbereich zu bestimmen.

Was die zahlreichen Programme angeht, über die es Publikationen gibt, so scheint keiner der betreffenden Autoren erkannt zu haben, daß ein Patient, der einen Schmerz an einer sehr genau umschriebenen Stelle zwischen den Dornfortsätzen von z. B. L4 und L5 empfindet, nicht das gleiche Problem hat wie ein Patient, dessen Schmerzen sich in einer Linie auf der Ebene des interspinalen Raums von L4/5 quer über den Rücken ausbreiten. Offensichtlich haben sie auch nicht erkannt, daß ein Patient, bei dem ein breiter Schmerzbereich über den Rücken verläuft und sich möglicherweise nach oben bis L3 und L4 und nach unten bis S1 erstreckt, wiederum anders zu behandeln ist. Und ein Patient, dessen Schmerzausdehnung auf der mittleren oder unteren Ebene des Kreuzbeins quer über den Rücken verläuft, gehört wieder einer anderen Gruppe an. Bei den genannten Schmerzbereichen sind die unterschiedlichen Empfindungen nicht berücksichtigt, die auftreten, wenn die Schmerzen eines Patienten sich über den Rücken ausbreiten und dabei auf einer Seite stärker ausgeprägt sind als auf der anderen, oder wenn seine Schmerzen nur auf der einen Seite des Rückens bestehen. In ähnlicher Weise unterscheiden sich all diese Beschwerden von Schmerzen, die im Bereich der Iliosakralgelenke oder des M. gluteus auftreten; und doch werden sie häufig aus statistischen Gründen der Gruppe der Rückenschmerzen zugeordnet. Der Verfasser ist der Meinung, daß bei jedem Projekt, in dessen Rahmen die Wirkung der manipulativen Behandlung eindeutig bestimmt werden soll, die Einteilung der einzelnen Patientenkategorien viel spezifischer vorgenommen werden muß; dies bedeutet, daß die Beschwerden zunächst nur auf den „Schmerzbereich" bezogen betrachtet werden. Danach muß das Verhalten der Schmerzen in unterschiedliche Kategorien eingeteilt werden.

Lokalisation der Beschwerden

Besonders wichtig ist es, die Lokalisation der Beschwerden des Patienten zu bestimmen, wie dies schon für den Bereich der oberen Halswirbelsäule (s. S. 254) beschrieben wurde. Das gilt besonders dann, wenn ein Patient an Schmerzen im Bereich des Darmbeinkamms leidet. Dabei ist es entscheidend festzustellen, ob die Schmerzen des Patienten in der Tat unmittelbar oberhalb des Kamms, auf dem Kamm oder unmittelbar unterhalb der Kammlippe lokalisiert sind. In ähnlicher Weise ist es bei Schmerzen im Glutealbereich notwendig zu bestimmen, ob diese Schmerzen medial, zentral oder mehr seitlich empfunden werden. Auch ist es wichtig zu überprüfen, ob der Patient in der Lage ist, die Schmerzstelle im Glutealbereich mit dem Finger genau zu zeigen, oder ob er dazu nicht in der Lage ist und den Schmerz nur als irgendwo tief im Bereich des Gesäßes sitzend beschreiben kann.

Hat ein Patient Beschwerden, die in das Bein ausstrahlen, ist es wichtig festzustellen, wo die Symptome lokalisiert sind und wie tief sie sitzen, während gleichzeitig zu differenzieren ist, von welcher Art die Symptome sein können, die ein Patient empfindet. So können sich die Beschwerden in Form eines tiefliegenden Schmerzes, eines stechenden Schmerzes, eines brennenden Gefühls, eines Gefühls der Schwere, eines Gefühls der Taubheit äußern (was in Wirklichkeit nicht etwa eine tatsächliche Verringerung des Empfindungsvermögens ist) oder sie können als ein Gefühl des Stechens oder Brennens oder Kribbelns (Ameisenkribbeln) auftreten. Vielleicht berichtet der Patient auch über Krämpfe (wobei dann festgestellt werden muß, ob er auch sonst unter Krämpfen leidet oder nicht) oder über ein Gefühl der Wärme bzw. Kälte. Auch muß überprüft werden, ob die Schmerzen in verschiedenen Bereichen gleichzeitig und aus den gleichen Gründen zunehmen und abnehmen oder ob sie unterschiedliche Verhaltensmuster aufweisen. Schließlich ist es erforderlich zu wissen, ob ein Beschwerdebereich stärker ausgeprägt ist als ein anderer. Somit ist es von ganz entscheidender Bedeutung, daß die Manualtherapeutin selbst in der Lage ist, die Beschwerden des Patienten bewußt nachzuempfinden.

Drei Aspekte sollten (neben vielen anderen) bedacht werden, wenn es darum geht, die Symptome zu lokalisieren:

1. Ein Patient kann zentral im unteren Bereich des Rückens Beschwerden empfinden, deren Ursprung in Wirklichkeit im oberen Lendenwirbel- oder sogar Brustwirbelbereich zu suchen ist.
2. Ein Patient leidet an allgemeinen, im unteren Abdominalbereich auftretenden Beschwerden, die aber auf eine Störung im unteren Bereich der Lendenwirbelsäule zurückzuführen sind. Gelegentlich, allerdings weit weniger häufig, können Beschwerden, die auf Störungen im unteren Lendenwirbelbereich zurückzuführen sind, auch einseitig im unteren Abdomen, in der Leiste oder selbst im Bereich der Hoden empfunden werden.
3. Patienten mit Störungen, die die Nervenwurzeln im unteren Lendenwirbelbereich einbeziehen, können an Symptomen leiden, die sie als „im Knie" oder „im Fuß" lokalisiert beschreiben. Bei dem Versuch zu differenzieren, ob diese Beschwerden vom Rücken oder von einem lokalen Gelenk ausgehen, darf die Möglichkeit nicht außer acht gelassen werden, daß sie unter Umständen mit einer alten Verletzung an dem betreffenden Gelenk in Zusammenhang stehen.

11.2.2 Verhalten der Symptome

Wenn ein Patient Symptome im Rücken, im Gesäß und im Bein hat, können diese jeweils gleichzeitig Schwankungen hinsichtlich ihrer Intensität zeigen. Es ist allerdings nicht außergewöhnlich, daß die Beschwerden in Rücken und Gesäß sich zu ganz anderen Zeiten und aus ganz anderen Gründen als die Beschwerden im Bein verändern. Anhand der unterschiedlichen Verhaltensmuster kann die Manualtherapeutin erkennen, ob sie bei der objektiven Untersuchung bestimmte Testbewegungen suchen und einsetzen muß, die unterschiedliche Komponenten der Beschwerden herbeiführen, wenn die Wahrscheinlichkeit besteht, daß diese von unterschiedlichen Strukturen oder unterschiedlichen Bereichen einer bestimmten Struktur herrühren.

Schmerzen beim Husten, Niesen oder Pressen können hier besonders aufschlußreich sein. So werden z. B. bei einem Patienten, der in das Bein ausstrahlende Rückenschmerzen hat, beim Husten lediglich die Rückenschmerzen ausgelöst. Es kann aber auch sein, daß durch das Husten die Schmerzen im Bein reproduziert werden; in diesem Fall sind die Beschwerden viel schwieriger zu beseitigen als wenn das Husten nur die Schmerzen im Rücken auslöste.

Patienten, deren Rückenschmerzen in das Bein ausstrahlen und die z. B. nach längerem Sitzen beim Aufstehen oder beim morgendlichen Aus-dem-Bett-Steigen Schwierigkeiten haben, sich gerade aufzurichten, sind ganz anders zu behandeln als Patienten, die in der Lage sind, sofort aufzustehen, jedoch wegen starker Schmerzen im Bein bei den ersten Schritten Schwierigkeiten mit dem Gehen haben. Bei den letzteren liegt eine Störung vor, die weit schwieriger zu behandeln ist als die der zuerst genannten Patientengruppe. Andere Aspekte des Verhaltens der Symptome sind in Tabelle 11.1 unter den Überschriften „Allgemeine Aspekte" und „Besondere Aspekte" aufgelistet.

Besondere Fragen

Neben den Fragen zur allgemeinen körperlichen Verfassung des Patienten nach medizinischen Gesichtspunkten usw. ist es besonders wichtig festzustellen, ob ein Hinweis auf die Einbeziehung der Cauda equina vorliegt. Natürlich würde ein solcher Patient nicht zur manipulativen Behandlung überwiesen werden; es besteht jedoch die Möglichkeit, daß die ersten Anzeichen der Einbeziehung dieses Bereichs vielleicht erst während der Zeitspanne zwischen der Überweisung durch den Arzt und der ersten Konsultation bei der Physiotherapeutin evident werden.

11.2.3 Vorgeschichte

Alle übrigen in Tabelle 11.1 aufgeführten Aspekte der subjektiven Untersuchung sind klar und einleuchtend, doch soll noch eine Anmerkung zur Vorgeschichte von Lendenwirbelbeschwerden gemacht werden. Eine genaue Anamnese ist hier äußerst wichtig, wenn die Manualtherapeutin in der Lage sein soll, sich ein genaues Bild von folgenden Gegebenheiten zu machen:

1. betroffene Struktur bzw. Strukturen
2. Status der beteiligten Strukturen
3. Entwicklungsverlauf der Beschwerden, besonders wenn eine fortschreitende Tendenz zu erkennen ist
4. Ausprägungsgrad der Beschwerden zum Zeitpunkt der erstmaligen Konsultation
5. Wahrscheinlichkeit, die Beschwerden des Patienten mit spezifischen Behandlungsformen lindern zu können
6. wahrscheinliche Prognose für die Beschwerden des Patienten.

In Abschn. 7.3 dieses Buches wurde erläutert, daß Patienten in bestimmte Gruppen eingeteilt werden können (s. Tabelle 7.8).

Die Vorgeschichte der Patienten, deren Beschwerden auf Distorsionen, starke Belastungen, Haltungsfehler, Mißbrauch oder ähnliches zurückzuführen sind, ist eindeutig nachvollziehbar und kann mit Hilfe entsprechender logischer Fragen, mit denen jeder Leser vertraut sein dürfte, problemlos ermittelt werden.

Die Vorgeschichte von Patienten mit diskogenen Beschwerden im unteren Lendenwirbelbereich zeichnet sich gleichfalls durch relativ häufig zu beobachtende Verlaufsmuster aus. Dies gilt sowohl für die gelegentliche Verschlimmerung als auch für das Verhalten der Symptome, wobei ein besonderes Element der Vorgeschichte als Indiz für diskogene Störungen im unteren Lendenwirbelbereich anzusehen ist; mit seiner Hilfe läßt sich auch der Schweregrad des Leidens und das Stadium der Progression der Störung bestimmen. Dabei handelt es sich darum, daß der Patient, häufig gegen Ende des Tages, einen leichten, kurzen, stechenden Schmerz im Rücken spürt, für gewöhnlich beim Heben eines leichten Gegenstandes oder bei einer drehenden Bewegung. Er kann dann wohl noch weiterarbeiten, aber wenn sein Körper später zur Ruhe kommt, oder wenn er am nächsten Morgen versucht aufzustehen, stellt er plötzlich fest, daß „sein Rücken wehtut". Wenn man das Ausmaß der Beeinträchtigung der Bewegungsfunktionen zu dem Schweregrad des auslösenden Vorgangs in Beziehung setzt, gibt dieser Vergleich Aufschluß über den Status der Bandscheibenschädigung.

Was die Symptomatik betrifft, so ist davon auszugehen, daß ein Patient mit einem Bandscheibenschaden morgens beim Aufstehen eine Steifigkeit im unteren Rückenbereich verspürt, die zwischen 10 und 30 min anhält. Auch hat er nach längerem Sitzen beim Aufstehen möglicherweise Schwierigkeiten, gerade zu stehen. Sehr wahrscheinlich wird er auch darüber berichten, daß er Schwierigkeiten hat, nach längerem Sitzen im Auto aus dem Fahrzeug auszusteigen, wobei es ihm dann ebenfalls schwerfällt, gerade zu stehen. Auch durch Husten können seine Rückenschmerzen wahrscheinlich ausgelöst werden.

In dem Maße, wie sich der Bandscheibenschaden von Episode zu Episode verschlimmert, entwickelt er sich in einer von zwei möglichen Richtungen weiter. Die eine Variante besteht darin, daß bei jeder Episode jeweils nur Rückenschmerzen auftreten. Die andere äußert sich darin, daß mit jeder neuen fortschreitenden Episode die Schmerzen vom Rücken aus in unterschiedlich zunehmendem Maße ins Bein ausstrahlen und in einem späteren Stadium neurologische Veränderungen beinhalten können.

Es gibt eine Vielzahl von Ausstrahlungs- und Wurzelschmerzen, wobei hier allerdings nicht die Absicht besteht, diese nach differentialdiagnostischen Kriterien zu erläutern, da dies nicht zum Thema dieses Buches gehört. Im vorliegenden Kapitel sowie in Kap. 7 geht es vielmehr darum, dem Neuling auf dem Gebiet der manipulativen Physiotherapie aufzuzeigen, mit welchen häufig auftretenden Beschwerden er es zu tun haben wird.

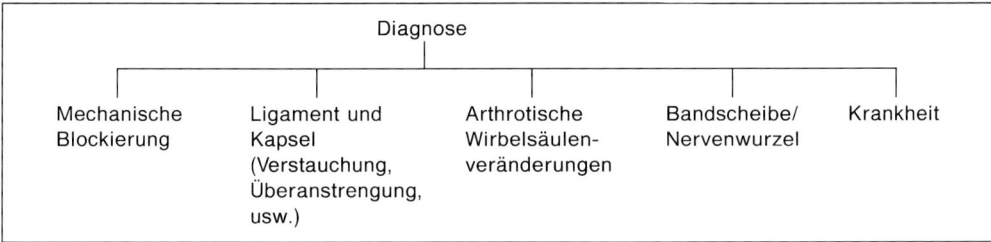

Abb. 11.1. Diagnosegruppen

Bei den durch eine mechanische Blockierung oder „Sperre" gekennzeichneten Beschwerden ist die Vorgeschichte meist dadurch gekennzeichnet, daß diese Erscheinungen plötzlich und in intensiver Form auftreten und den Patienten daran hindern, sich wieder gerade aufzurichten; darauf wurde bereits eingegangen (s. Abschn. 9.1.4). Was die arthrosebedingten Wirbelsäulenschäden betrifft, so muß auf einen weiteren wichtigen Punkt hingewiesen werden. Die Vorgeschichte ist hier die gleiche wie bei den entsprechenden Beschwerden in den Arm- oder Beingelenken. Wenn jedoch bei der Wirbelsäule die einsetzenden Beschwerden auf die Einbeziehung lediglich einer einzelnen intervertebralen Ebene schließen lassen, wobei allerdings auf mehreren Ebenen die gleichen röntgenologischen Veränderungen festzustellen sind, kann eindeutig gesagt werden, daß es sehr schwierig sein wird, diesen Patienten von seinen Beschwerden zu befreien. Umgekehrt können, wenn es sich um diffuse Schmerzen handelt, die von mehreren angrenzenden Ebenen herrühren, die Aussichten für eine wesentliche Linderung der Beschwerden als sehr gut bezeichnet werden.

Naturgemäß läßt sich mit dem Gesagten (Abb. 11.1) nicht die Vorgeschichte aller Beschwerden erfassen, mit denen es die Manualtherapeutin zu tun haben wird, doch steht zu hoffen, daß ihr damit zumindest eine Orientierungshilfe dafür gegeben wird, welche Art von Fragen sie stellen sollte, um sich ein Bild von dem spezifischen Problem des Patienten zu machen, den sie zu behandeln hat. Dabei sollte die zu diesem Thema verfügbare Literatur, die zu umfangreich ist, als daß sie hier im einzelnen aufgeführt werden könnte, zu Rate gezogen werden, wie z. B. auch „Practical Orthopaedic Medicine" (Corrigan u. Maitland, 1983).

11.3 Objektive Untersuchung

In Tabelle 11.2 ist die objektive Untersuchung bei Beschwerden im Bereich der Lendenwirbelsäule zusammengefaßt dargestellt. Bei der Beobachtung der Bewegungsabläufe der Lendenwirbelsäule des Patienten bei Flexion, Extension, Lateralflexion und Rotation sollte allgemein auf den gesamten Wirbelsäulenbereich geachtet werden und im besonderen auf die Schmerzreaktion bei den einzelnen Bewegungen. Dabei kann dann eventuell bereits das erste Sternchen im Hinblick auf die Beurteilung gesetzt werden. Als zweites Kriterium folgt die Beobachtung des Erscheinungsbildes der lokalen Intervertebralbewegungen, so daß z. B. bei eingeschränkter Lateralflexion notiert werden kann, daß diese Einschränkung hauptsächlich von L3 aus abwärts auftritt. Betrachtet man die Bewegungsvorgänge unter diesen zwei Gesichtspunkten, d.h. zum einen die Bewegungen insgesamt und zum anderen die lokalen Bewegungen, so kann dies, was die allgemeine Bewegung betrifft, mit dem Aufnehmen von Fotos verglichen werden, für die ein Weitwinkelobjektiv verwendet wird, und, was das lokal beeinträchtigte Bewegungsvermögen betrifft, mit Aufnahmen mit einem Teleobjektiv, das die Vorgänge besonders deutlich zeigt.

Tabelle 11.2. Lendenwirbelsäule. Objektive Untersuchung

Beobachtung

Aufstehen von einem Stuhl, Bewegungsbereitschaft, Gang, Haltung.

Bewegungen im Stehen

Andere Gelenke (Schnelltests)

Bewegung bis zum Schmerz
oder Bewegung bis zum Ende des Bereichs

F, E, LF, Ⓛ und Ⓡ und in F und E, Rot^n Ⓛ und Ⓡ und in F und E;
Schmerzen und Schmerzverhalten, Bewegungsbereich, Korrektur der Schonhaltung, lokalisierender Überdruck, Intervertebralbewegung (wiederholt, mit zunehmender Geschwindigkeit und/oder unter Druckeinwirkung);
Für die untersten Lendenwirbelgelenke F, E, LF jeweils in aufrechter Haltung von distal aufwärts mit Beckenbewegung, falls anwendbar. Auch Kombinationstests. Seitliche Verlagerung.

Falls anwendbar

Aufrechterhaltene E und LF zur Schmerzseite hin (wenn nötig, um Schmerz zu reproduzieren)
Quadranten (falls F, E, LF und Rot^n negativ sind)
Klopftest (falls F, E, LF, Rot^n und Q negativ sind)
Kompression und Distraktion (falls F, E, LF, Rot^n und Q und Klopfen negativ sind)
Neurologische Untersuchung (Wade)
Aktive Tests der peripheren Gelenke
Wirbelkanaltests (Slump-Test)

In Rückenlage

Passive Nacken F; Bewegungsbereich, Schmerzen, (Rücken- bzw. Beinschmerzen). (Muß eventuell mit Slump-Test und Anheben des gestreckten Beins (SLR) kombiniert werden)
Passives SLR; Bewegungsbereich, Schmerzen. (Vergleich zwischen Rückenlage und Stehen)
ISG

In Rückenlage (Fortsetzung)

Neurologische Untersuchung
Statische Widerstandstests zur Feststellung von Muskelschmerzen
(Soweit in Frage kommend, Vergleich von F und/oder SLR im Stehen und in Rückenlage)
Passive Tests der peripheren Gelenke
Instabilitätstest
Passive Rotation von distal nach proximal und mit Einbeziehung von Oberschenkel/Becken
Lateralflexion von proximal nach distal durch das Becken.

In Bauchlage

Passives Kniebeugen in Bauchlage (PKB)
Neurologische Untersuchung
Statische Widerstandstests zur Feststellung von Muskelschmerzen
Palpation
Palpation der Weichteiltgewebe (Muskel, interspinaler Zwischenraum)
Position der Wirbel
Akzessorische intervertebrale Bewegungen PAIVM
Kombinierte PAIVM-Tests mit physiologischen Bewegungspositionen.
Passive Tests der peripheren Gelenke

In Seitenlage

PPIVM: F, E, LF, Rot^n und Instabilitätstests in F/E

Untersuchung anderer relevanter Faktoren

Andere Tests

Überprüfen der Krankengeschichte auf Angaben zu relevanten Tests (Röntgen, Bluttests).

Kennzeichnen der Hauptbefunde durch Sternchen

11.3.1 Flexion der Lendenwirbelsäule

Die Vorwärtsflexion ist eine sehr wichtige Bewegung für die Lendenwirbelsäule und sollte deshalb gründlich und intensiv untersucht werden. Die normalen Bewegungsabläufe in diesem Bereich sind gekennzeichnet durch eine reibungsfreie, gleichmäßige Entfaltung der einzelnen Bewegungssegmente von proximal nach distal. Auch die Rückbewegung aus der Flexionshaltung in die aufrechte Körperhaltung sollte als unbehinderter ablaufender Bewegungsvorgang erfolgen. Nun kann aber ein Patient bei der Flexionsbewegung einen scheinbar normalen Bewegungsablauf aufweisen, wobei er jedoch Schwierigkeiten hat, beim Zurückkehren in die aufrechte Haltung in die normale Lendenlordose zu kommen. Das ist eine schwerwiegende Anomalie, die beseitigt werden muß, wenn die Behandlung erfolgreich sein soll.

Im Zusammenhang mit der Flexion der Lendenwirbelsäule ist ein weiterer Aspekt von Bedeutung: es kann notwendig sein nachzuweisen, daß die Beschwerden des Patienten noch nicht vollständig beseitigt worden sind. In einem solchen Fall sollte der im folgenden beschriebene Test der Vorwärtsflexion durchgeführt werden. Zunächst wird der Patient gebeten, sich so weit er kann nach rückwärts zu beugen; die Physiotherapeutin stützt ihn in dieser Position behutsam ab, während sie einen leichten anhaltenden Überdruck anwendet. Ehe der Patient diese Position wieder verläßt, d. h. während er sie beibehält, erklärt sie ihm, daß er sich, sobald sie sagt: „Beugen Sie sich jetzt nach vorne", möglichst schnell von der vollständig gestreckten Haltung ausgehend bis zum Ende der Vorwärtsflexion beugen sollte, um von dort aus direkt und möglichst rasch wieder in die normale aufrechte Körperhaltung zurückzukehren. Jede Abweichung der intervertebralen Bewegung von ihrem normalen Rhythmus deutet darauf hin, daß die betreffende Störung noch nicht vollständig beseitigt worden ist. Bei der normalen Wirbelsäule laufen diese Vor- und Rückwärtsbewegungen ohne Beeinträchtigung des Bewegungsrhythmus der Intervertelbralgelenke ab.

Nach wie vor im Zusammenhang mit dem Flexionsvermögen und der Notwendigkeit nachzuweisen, daß die Beschwerden noch nicht vollständig beseitigt sind, sollte ein weiteres Testverfahren eingesetzt werden. Tests wie der folgende und der soeben beschriebene sollten aber nicht durchgeführt werden, wenn bei der normalen Untersuchung der Bewegungsabläufe und bei der Palpation eindeutig festgestellt werden kann, daß die Beschwerden noch nicht beseitigt worden sind. Diese Spezialtests sollten nur als „Klärungstests" verwendet werden. Bei dem folgenden Test wird der Patient gebeten, sich soweit wie möglich nach vorne zu beugen und in dieser Haltung (sie muß schmerzlos sein) zu verbleiben. Dann wird in dieser Haltung Überdruck angewandt und (etwa 5–10 s) beibehalten. Danach dreht der Patient Kopf, Thorax und Lendenwirbelsäule vollständig nach links, und auch diese Position wird unter Anwendung von Überdruck beibehalten. Dann wird das gleiche Verfahren mit einer Rotation nach der anderen Seite angewandt. Danach kehrt der Patient in die gerade Stellung zurück, verbleibt jedoch in der vollständigen Flexion. Schließlich wird er gebeten, sich so schnell wie möglich aufzurichten und über die aufrechte Haltung hinaus in die vollständige Rückenstreckung zu kommen. Bei der normalen Wirbelsäule zeigen sich in keiner Phase dieser Rückkehr- bzw. (Extensions-)Bewegung irgendwelche Anzeichen einer lumbalen Kyphose.

Bei der normalen Untersuchung der Lumbalflexion kann man durch Hinzunahme zweier Tests häufig Zeit sparen und schneller zu den gewünschten Erkenntnissen gelangen. Bei dem ersten dieser Tests handelt es sich um die Zervikalflexion, die angewandt wird, nachdem die Schmerzreaktion auf normalen Überdruck bei der Flexionsbewegung bereits bekannt ist. Eine Veränderung der Schmerzreaktion aufgrund der zusätzlichen Nackenflexion ist eher auf den Bewegungsstatus der schmerzempfindlichen Strukturen im Wirbelkanal als auf eine Veränderung im Bewegungsstatus der lumbalen Intervertebralgelenke zurückzuführen (Abb. 11.2).

Die zweite Ergänzung des Flexionstests besteht darin, daß der Patient gebeten wird, die Arme zu kreuzen und den Kopf und anschließend auch die Schultern und den Rumpf nach links zu drehen. Dabei handelt es sich um eine kombinierte Flexions- und Rotationsbewegung nach links. Bei dieser Bewegung kann Überdruck angewandt werden, wobei die Schmerzreaktion beobachtet werden muß. Darin unterscheidet sich dieser Test von dem oben beschriebenen „Klärungstest", weil bei dieser Bewegung kein Beibehalten der Position vorgesehen ist. Bei der zusätzlichen Linksrotationsbewegung steht die Physiotherapeutin links von dem Patienten, um sein Becken zwischen ihrem eigenen Becken und ihrer rechten Hand zu stabilisieren, die den linken Darmbeinkamm des Patienten umfaßt. Dann greift sie unter seinen Thorax, um seine rechte Schulter von hinten zu umfassen.

Ein Überdruck bei der Rotation wird dadurch erreicht, daß die Physiotherapeutin mit

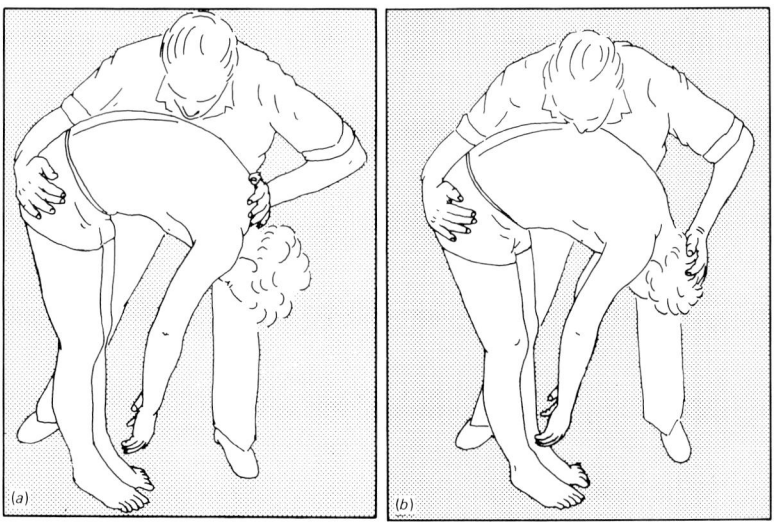

Abb. 11.2 a, b. Lumbalflexion. **a** mit Überdruck im oberen Thoraxbereich, **b** mit zusätzlichem Überdruck bei Nackenflexion

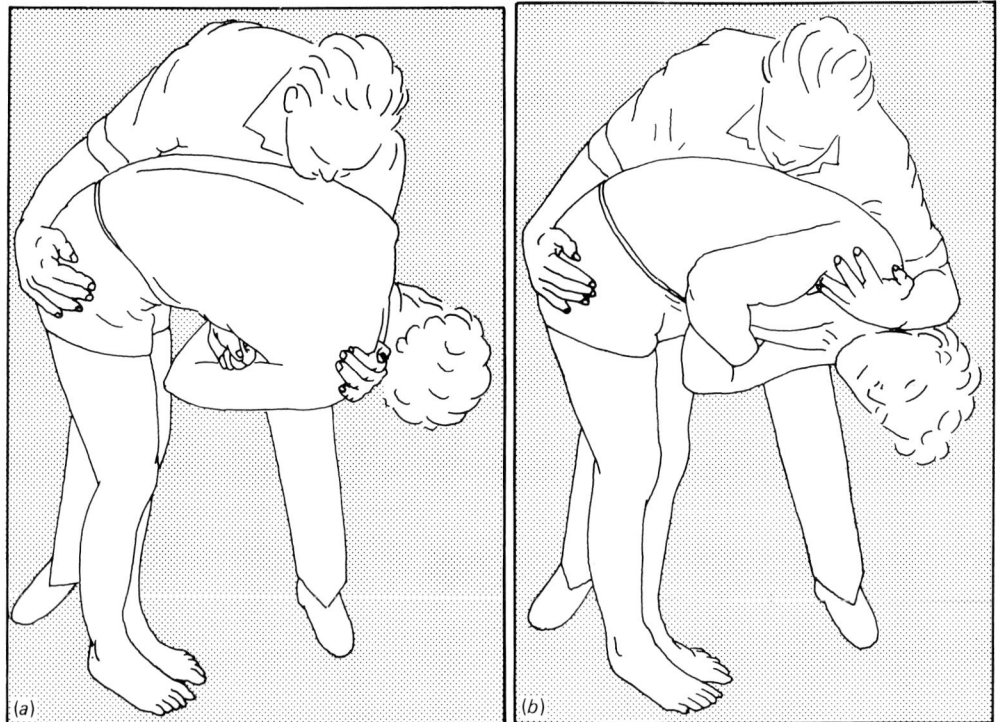

Abb. 11.3. a, b. Flexion der Lendenwirbelsäule mit Überdruck und zusätzlicher Rotation gleichfalls mit Überdruck. **a** Linksrotation. **b** Rechtsrotation

der linken Hand zum Boden hin nach unten drückt und die Rückwärtsrotation der linken Thoraxhälfte des Patienten mit dem linken Arm vor seiner linken Schulter unterstützt. Die Rotation wird dann nach rechts ausgeführt (Abb. 11.3a, b).

Wenn während einer Testbewegung Anzeichen einer Schonhaltung erkennbar sind (die fälschlicherweise „Ischiasskoliose" genannt wird; Maitland 1961), sollte die Testbewegung in der Weise wiederholt werden, daß die Physiotherapeutin der Schonhaltung entgegenwirkt (indem sie verhindert, daß die Fehlhaltung auftritt) und die Veränderung der Schmerzreaktion beurteilt. Wenn die Schmerzreaktion dabei jäh zunimmt, steht die bewegungsbedingte Fehlhaltung in einem unmittelbaren Zusammenhang mit den Störungen, die die Symptome des Patienten verursacht haben.

De Sèze (1955) beschreibt und illustriert besonders anschaulich die verschiedenen Formen der Schonhaltung. So stellt er fest, daß Ischiasbeschwerden bei L5, die durch die Bandscheibe L4/5 verursacht werden, im allgemeinen mit einer kontralateralen Neigung einhergehen, während die ipsilaterale Neigung häufiger bei Ischiasbeschwerden bei S1 auftritt, die durch die lumbosakrale Bandscheibe verursacht werden. Die Kyphose der Lendenwirbelsäule tritt gleichermaßen häufig in der Ebene von L4/5 auf wie auch in der lumbosakralen Ebene. Bisweilen zeigt sich die Unfähigkeit des Patienten, seine Lendenwirbelsäule zu strecken oder seitlich zur Schmerzseite hin zu flektieren, in einer Körperhaltung, bei der das Bein auf der Schmerzseite auf dem Fußballen ruht und Hüfte und Knie leicht flektiert sind. Wenngleich De Sèze auch auf die alternierende Neigung eingeht, erwähnt er nicht, daß bei der Vorwärtsreflexion ein bestimmter Ausweichbogen auftreten kann. Dieser kann als Abweichung des Thorax nach einer Seite hin während des mittleren Drittels

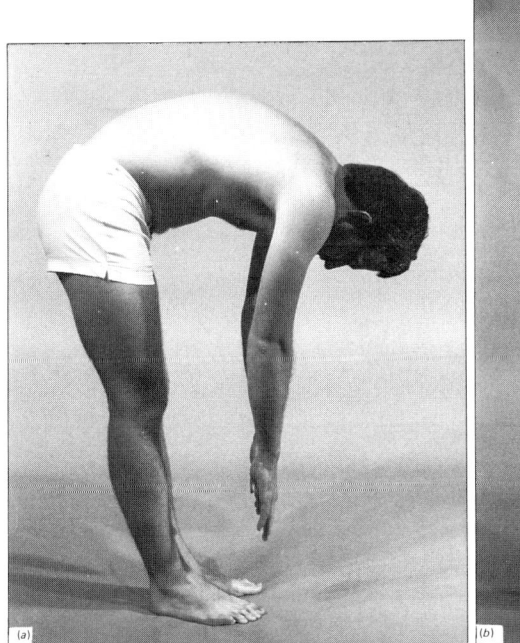
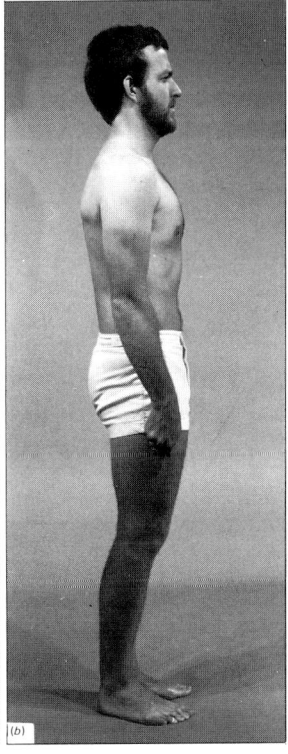

Abb. 11.4a, b. Flexion der Lendenwirbelsäule. **a** von proximal nach distal, **b** von distal nach proximal

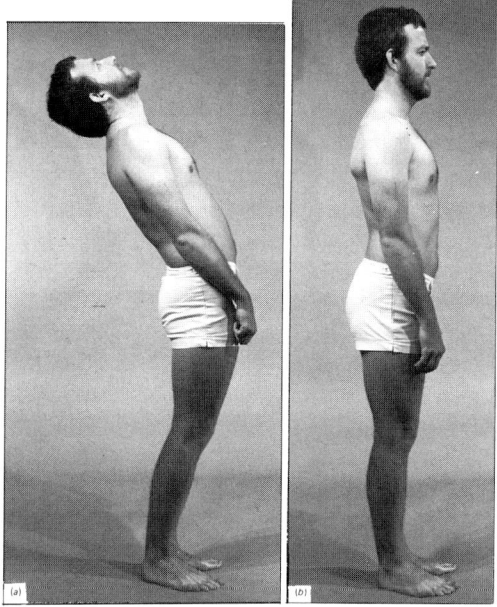

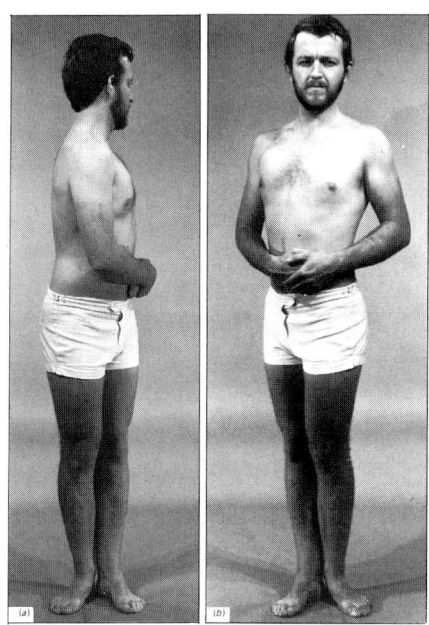

Abb. 11.5 a, b. Extension der Lendenwirbelsäule. **a** von proximal nach distal, **b** von distal nach proximal

Abb. 11.7 a, b. Rotation der Lendenwirbelsäule, gewöhnlich als Linksrotation bezeichnet. **a** von proximal nach distal, **b** von distal nach proximal

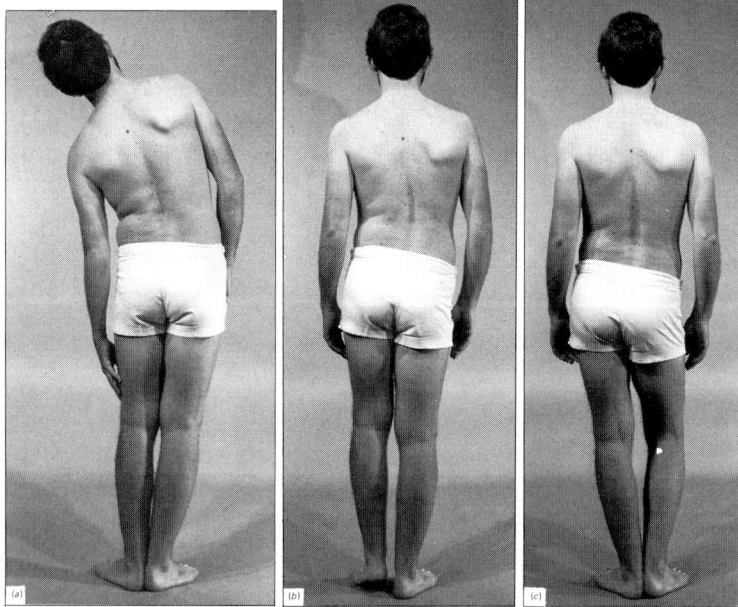

Abb. 11.6 a–c. Lateralflexion der Lendenwirbelsäule nach links. **a** von proximal nach distal, **b** von distal nach proximal unter Anheben der linken Hüfte, **c** Senken der rechten Hüfte

der Flexionsbewegung erkennbar sein, oder das Becken des Patienten kann sich rückwärts zur entgegengesetzten Seite hin verlagern. Auch erwähnt er nicht, daß diese Neigungen sich in bestimmten Fällen nur bei der Extensionsbewegung zeigen. Sie können zusätzlich auch in Verbindung mit einem reflektorischen Muskelspasmus entweder der Flexoren oder Extensoren vorkommen. Ein solcher Spasmus der Flexoren oder Extensoren kann auch ohne Seitneigung auftreten. Bei Vorhandensein von Spasmus in den Extensoren ist nur eine langsame Reaktion auf die Behandlung zu erwarten, gleichgültig, ob dieser Spasmus bilateral auftritt und eine markante, auf zwei Wirbel lokalisierte Lordose hervorruft, oder unilateralen Charakter hat.

Vor allem die Bewegung im Bereich der Lendenwirbelsäule zeichnet sich durch ein faszinierendes Merkmal aus. Die einzelnen Bewegungen können vollständig unterschiedliche Schmerzreaktionen hervorrufen, je nachdem, ob die Bewegung von proximal nach distal oder von distal nach proximal durchgeführt wird.

Alle in stehender Haltung getesteten physiologischen Grundbewegungen der Lendenwirbelsäule können vom Patienten von proximal nach distal (wobei die meisten Untersucher nur diese Bewegungen ausführen lassen und sich mit den dabei beobachteten Schmerzreaktionen zufriedengeben) sowie auch von distal nach proximal durchgeführt werden. Dies wird in Abb. 11.4–11.7 veranschaulicht.

11.3.2 Extension der Lendenwirbelsäule

Ein Patient mit Beschwerden im unteren Bereich der Lendenwirbelsäule kann in stehender Position bei vollständiger Extension schmerzfrei sein. Wird vermutet, daß der Schmerz von der lumbosakralen Ebene ausgeht, empfiehlt es sich, folgenden Test durchzuführen: Der stehende Patient sollte gebeten werden, das Becken zu flektieren (d.h. das Coccyx zwischen die Beine zu ziehen, ähnlich wie eine Katze oder ein Hund) und dann das Becken zu extendieren. Diese Bewegung, besonders die Extension, kann Rückenschmerzen reproduzieren im Gegensatz zum Rückwärtsbeugen des Rumpfes, das schmerzfrei möglich war. Beim Rückwärtsbeugen beginnt die Bewegung proximal und die unteren Wirbelgelenke beteiligen sich nach und nach an dieser Bewegung, so daß der untere Lendenwirbelbereich möglicherweise durch einen Muskelspasmus geschützt wird und die Bewegung auf diese Weise schmerzfrei bleibt. Erfolgt die Extensionsbewegung umgekehrt durch Bewegung des Beckens, beginnt die Intervertebralbewegung von dem am weitesten distal in die Bewegung einbezogenen Gelenk und verläuft dann progressiv nach proximal. Wenn die Rückenschmerzen des Patienten durch die Beckenbewegung reproduziert werden, ist die Ursache dafür fast immer im Bereich der Lumbosakralgelenke zu suchen.

Wenn ein Patient bei der Untersuchung einen offenbar vollständigen und schmerzfreien Extensionsbereich zeigt, oder wenn er im Bereich der Lendenwirbelsäule nur minimale Beschwerden empfindet, muß die Technik der Überdruckanwendung auf eine besondere Art und Weise durchgeführt werden, um zu gewährleisten, daß keine wichtigen Befunde übersehen werden. Die gleiche Technik kann verwendet werden, um zu unterscheiden, ob ein allem Anschein nach durch Steifigkeit eingeschränkter Abschnitt der Wirbelsäule bei der Extension Schmerzen hervorruft, oder ob die Intervertebralebene unmittelbar oberhalb oder unterhalb des hypomobilen Abschnitts dafür verantwortlich ist. Diese Differenzierung erfolgt jeweils durch Änderung der Position des als Drehachse eingesetzten Zeigefingers bzw. Daumens (Abb. 11.8a), wobei zwei Stufen zu unterscheiden sind. Die Physiotherapeutin ermutigt den Patienten, sich noch stärker zurückzubeugen, indem sie seine Schultern und Brust mit dem linken Arm kurz antippt; dies geschieht mit leichten Berührungen, die mit der verbalen Aufforderung einhergehen. Ein ständiger Kontakt zwischen Hand und Arm muß vermieden werden. Gleichzeitig benutzt sie ihren rechten Zeigefinger und Daumen auf die gleiche Weise. Der Physiotherapeutin ist es wichtig, daß der Patient *seine eigene Balance*

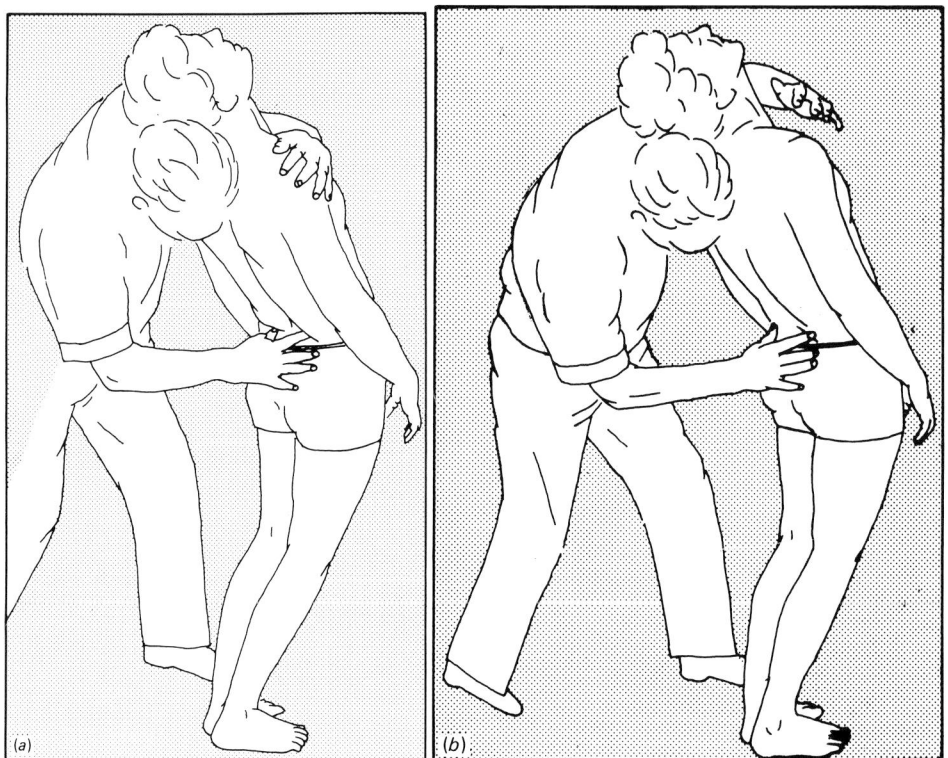

Abb. 11.8a, b. Beurteilung der Lumbalextension durch Überdruck. **a** Vorbereitende Position. **b** Anwendung von Überdruck

hält, doch kann sie ihm eine gewisse Sicherheit vermitteln, indem sie zuläßt, daß seine Haare ihren Nacken und ihren linken supraskapularen Bereich berühren, ohne daß sie aber das Gewicht seines Kopfes und Nackens aufnimmt (Abb. 11.8b). Wenn sie weiß, daß er sich im Endbereich seines Extensionsvermögens befindet, wendet sie Überdruck an, indem sie seinen Thorax mit ihrem linken Arm nach hinten drückt und dabei über den posteroanterioren Druck ihres rechten Zeigefingers und Daumens eine zusätzliche Extension herbeiführt, während ihr Nacken Kopf und Nacken des Patienten verstärkt abstützt.

11.3.3 Seitenverlagerungen

Tests im Hinblick auf Seitenverlagerungen des Thorax im Verhältnis zum Becken sind überaus wichtige Testbewegungen, was besonders für den Lendenwirbelsäulenbereich gilt. McKenzie (1981) beschreibt die Technik und ihre Anwendung sehr anschaulich und umfassend. Seine Erläuterungen sind äußerst wertvoll und vermitteln ein völlig eigenständiges Konzept, mit dem jede Manualtherapeutin vertraut sein sollte. Im Rahmen des vorliegenden Buches wäre es jedoch unmöglich, dieses Thema in angemessener Weise zu behandeln. Trotzdem ist es notwendig, daß sich die Therapeutin McKenzie's Konzept umfassend aneignet. Im folgenden wird eine Methode zur Untersuchung der Seitenverlagerung am stehenden Patienten beschrieben.

Die Physiotherapeutin steht links von dem Patienten und umfaßt mit der rechten Hand seinen rechten seitlichen Darmbeinkamm. Dann legt sie die linke Hand auf die linke Schulter des Patienten, und zwar so, daß sie seinen linken oberen Thoraxbereich von hinten mit ihrem Thorax und von vorne mit ihrem Arm stabilisieren kann. Sie bittet dann

Objektive Untersuchung 383

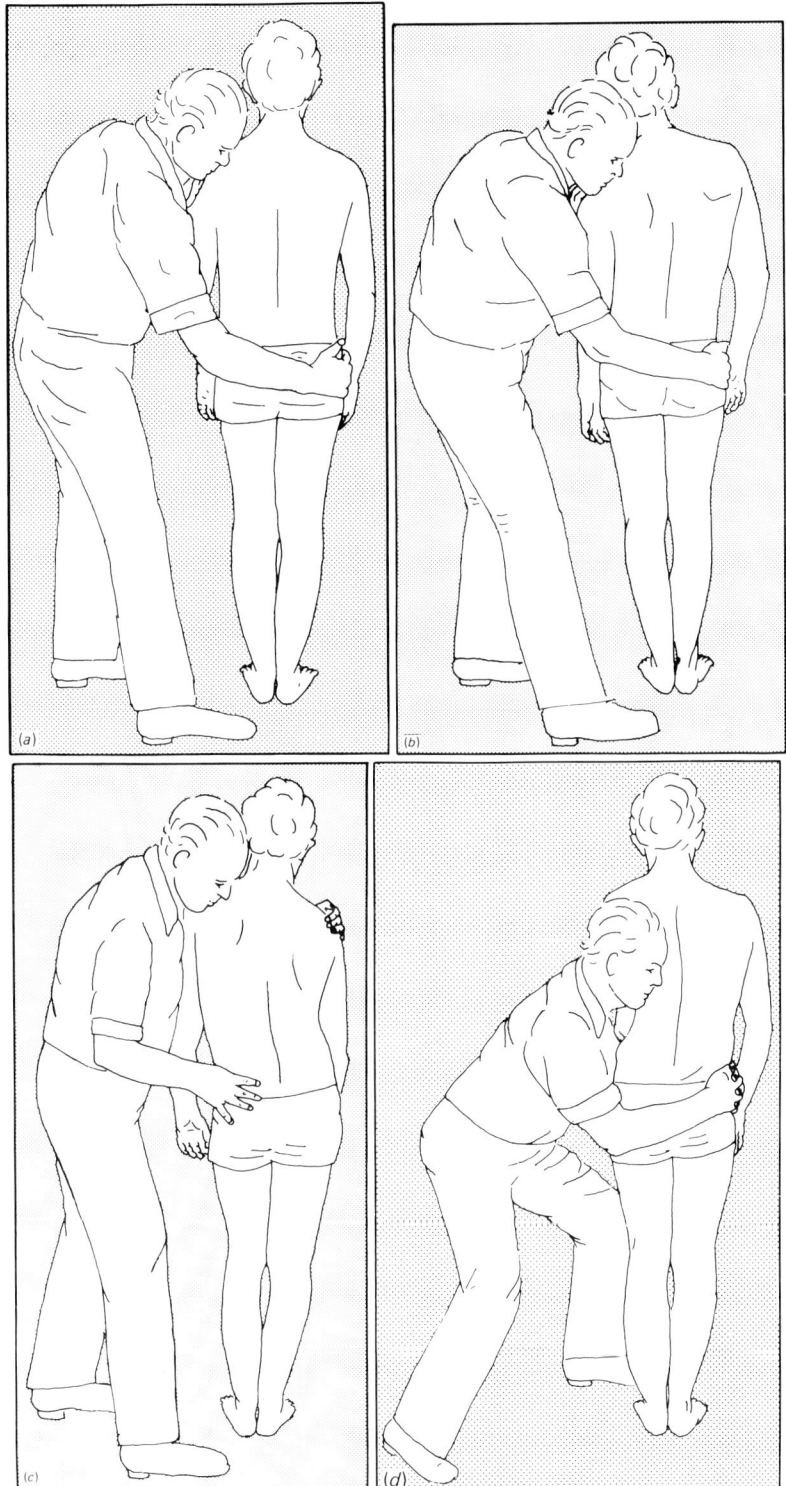

Abb. 11.9 a. Seitverlagerung. **b** Seitverlagerung nach rechts. **c** Seitverlagerung nach links. **d** Seitverlagerung nach rechts mit Überdruck

den Patienten, sich zu entspannen und in Hüften und Schultern locker zu lassen. Mit ihren Händen übt sie einen gleichmäßigen und in einander entgegengesetzten Richtungen wirkenden Druck aus, wobei sie sicherstellt, daß mit der Bewegung der Lendenwirbelsäule des Patienten der untere Lumbalbereich sich horizontal seitlich verlagert und nicht in eine rechtsseitige Lateralflexion übergeht. Der Rhythmus und das Ausmaß dieser Lateralbewegung werden ebenso notiert wie eine etwa auftretende Schmerzreaktion. Um die Bewegung in der entgegengesetzten Richtung zu testen, ändert sie ihre Handstellungen, wobei sie aber nach wie vor auf der linken Seite des Patienten steht. Sie legt jetzt die linke Hand auf die rechte Schulter des Patienten und die rechte Hand um seinen linken seitlichen Darmbeinkammbereich. Durch die Seitwärtsverlagerung aus dieser Stellung heraus wird der Thorax über dem Becken seitlich nach links bewegt (Abb. 11.9a–c).

Um einen starken Überdruck anzuwenden, durch den z.B. eine Verlagerung nach rechts erreicht werden soll, steht die Physiotherapeutin links vom Patienten und legt seinen linken Ellbogen an den oberen Bereich ihrer Brustbein-Schlüsselbein-Schulter-Region, während sie mit der rechten Hand seinen rechten Darmbeinkamm umfaßt. Der Überdruck wird durch einen waagerecht nach rechts ausgerichteten Stoß gegen die unteren Rippen des Patienten ausgeübt, während gleichzeitig ihre Hände eine feste, jeweils gleich stark dosierte, waagerecht nach links gerichtete Zugkraft auf den Darmbeinkamm des Patienten anwenden (Abb. 11.9d).

11.3.4 Kombinationsbewegungen

Die Erfassung und Beurteilung der Qualität und des Spielraums der Bewegung sowie der Schmerzreaktion liefert – besonders bei Anwendung von Kombinationen von Flexions- und Rotationsbwegungen im Bereich der unteren Lendenwirbelsäule – wichtige Informationen, auf deren Grundlage eine Entscheidung über die anzuwendende Behandlung getroffen werden kann, aber auch wichtige Daten für die Beurteilung des pathologischen Geschehens. Ein Text, der die entsprechenden Verfahren in allen Details beschreibt, wäre gelinde gesagt langweilig. Deshalb sollen die Abbildungen, durch ein Minimum an Text ergänzt, für sich selbst sprechen (wobei die Abkürzung F für Vorwärtsflexion, E für Extension, LF Ⓛ für Lateralflexion nach links, LF Ⓡ für Lateralflexion nach rechts, Rot^n Ⓛ und Rot^n Ⓡ für Linksrotation bzw. Rechtsrotation steht).

Kombinationsbewegungen in Flexion

Abb. 11.10a: F. Das Becken des Patienten wird zwischen der linken Leistengrube der Physiotherapeutin und ihrer rechten Hand, die den Darmbeinkamm bis zur vorderen oberen Spina iliaca umfaßt, sicher stabilisiert.

Abb. 11.10b: F + LF Ⓛ. Unter Beibehaltung der flektierten Körperhaltung und des stabilisierten Beckens wird der Patient seitlich nach links bewegt, und die Physiotherapeutin erzeugt durch Ziehen mit der linken Hand einen Überdruck.

Abb. 11.10c: F + LF Ⓛ + Rot^n Ⓛ. Die Physiotherapeutin setzt ihren ganzen linken Arm und die Hand ein, um die Brust- und Lendenwirbelsäule in die Rotationsstellung zu drehen. Dabei muß das Becken des Patienten besonders fest umfaßt gehalten werden; sie zieht mit ihrer rechten Hand, die auf der vorderen oberen Spina iliaca liegt mit entsprechendem Kraftaufwand nach rückwärts und schiebt ihr eigenes Becken mit gleichem Kraftaufwand vorwärts gegen den mittleren bis seitlichen Bereich seiner linken Gesäßhälfte.

Abb. 11.10d: F + LF Ⓛ + Rot^n Ⓡ. Die Physiotherapeutin benutzt die volle Länge ihres linken Unterarms bis zu den Fingern, um die Rechtsrotation der Brustwirbelsäule herbeizuführen. Auch muß sie ihren linken Arm mit großem Kraftaufwand einsetzen, um zu vermeiden, daß die Lateralflexionskomponente verlorengeht. Wie in diesem Buch hoffentlich

Objektive Untersuchung

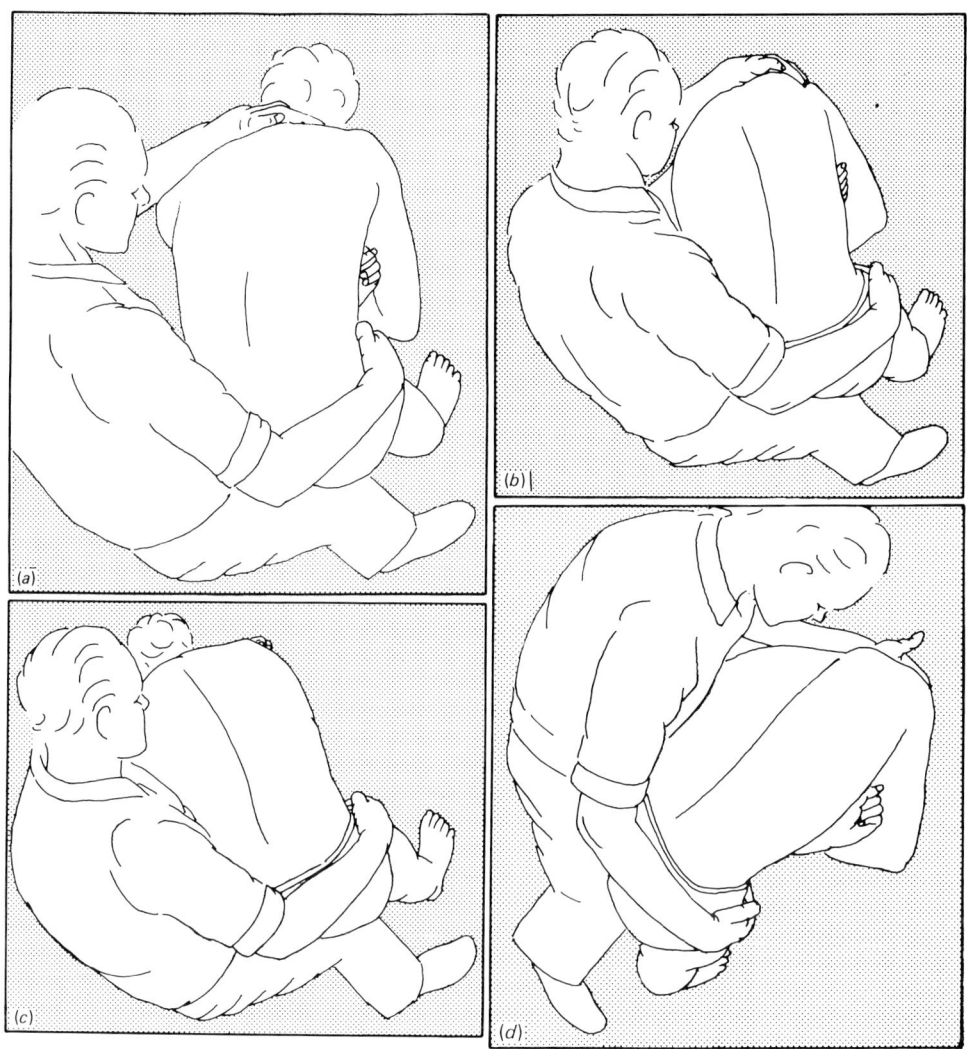

Abb. 11.10 a–d. Kombinationsbewegungen in Flexionsstellung. **a** F. **b** F + LF Ⓛ. **c** F + LF Ⓛ + Rot^n Ⓛ. **d** F + LF Ⓛ + Rot^n Ⓡ

bereits deutlich genug gesagt wurde, können die Bewegungen der Lateralflexion und Rotation in einer anderen Reihenfolge durchgeführt werden, und der Test kann auch nach der anderen Seite hin erfolgen.

Kombinationsbewegungen in Extension

Abb. 11.11 a, b: E. Mit welchem Maß an Sorgfalt und in welcher Reihenfolge die Extensionsstellung einzunehmen ist, wurde in Abschn. 11.3.2 beschrieben.

Abb. 11.12: E + Rot^n Ⓛ. Die Physiotherapeutin zieht mit den Fingern der linken Hand und schiebt mit ihrem linken Oberarm bzw. der Axilla. Über ihren rechten Daumen muß ein Gegendruck ausgeübt werden. Wenn zu dieser Position eine Lateralflexion nach links hinzukommt, befindet sich der Patient in der „Quadranten"-Testposition.

Bei Anwendung des Quadrantentests für die Lendenwirbelsäule sollte die Physiotherapeutin hinter dem Patienten stehen, und zwar an der Seite, von der aus sie den Patienten zu

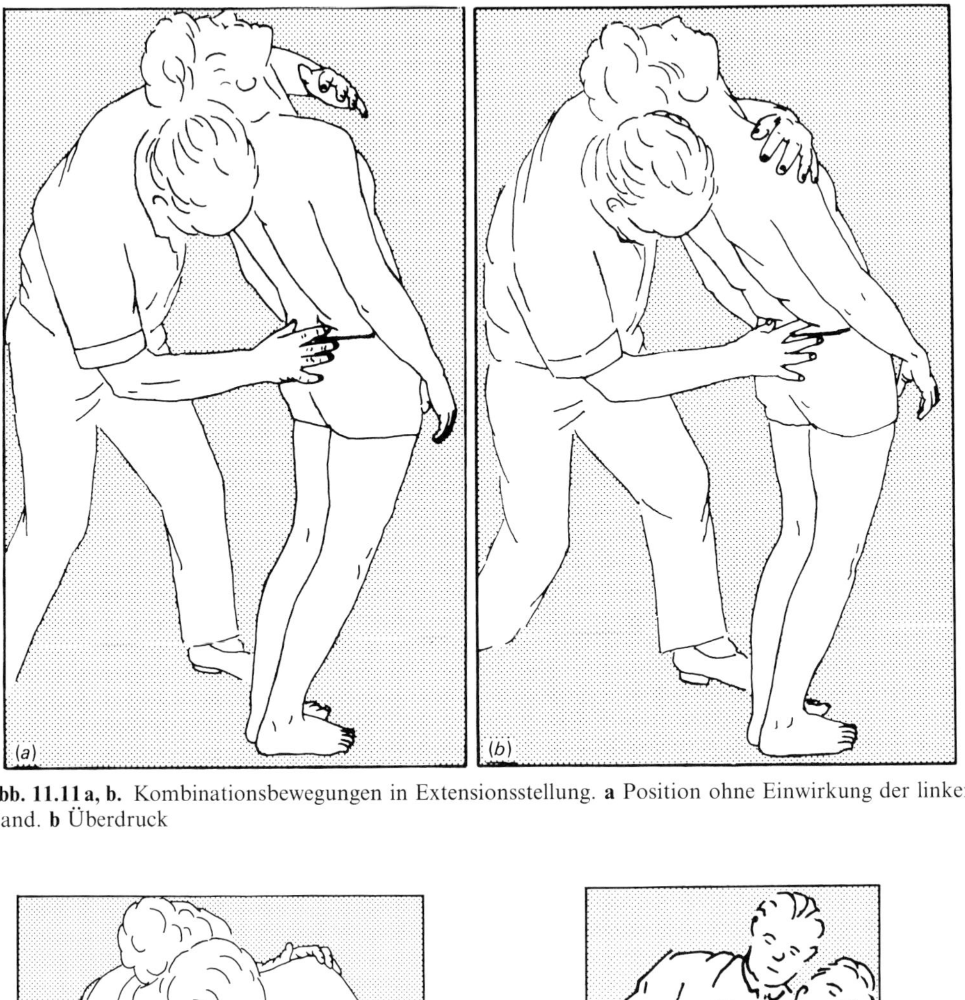

Abb. 11.11 a, b. Kombinationsbewegungen in Extensionsstellung. **a** Position ohne Einwirkung der linken Hand. **b** Überdruck

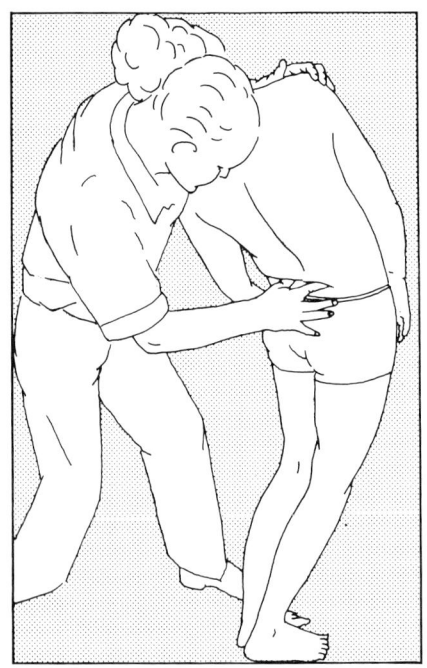

Abb. 11.12. Kombinationsbewegung in Extensionsstellung. $E + Rot^n$ Ⓛ

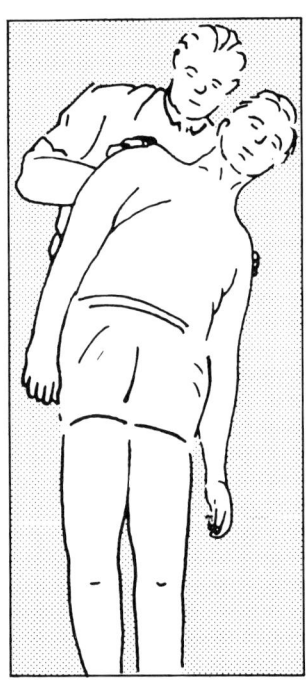

Abb. 11.13. Quadrantentest für die Lendenwirbelsäule

drehen beabsichtigt. Sie fordert ihn auf, sich soweit wie möglich nach hinten zu beugen, und legt dann die Hände auf seine Schultern.

Dann, und erst dann, sollte sie mit den Händen einen gewissen Druck auf die Extension ausüben, während gleichzeitig sichergestellt sein muß, daß sich ihre Schulter auf der dem Patienten zugewandten Seite in der Nähe seines Hinterkopfes befindet, um seinen Kopf, falls nötig, abstützen zu können.

Mit ihren Händen führt sie dann seinen Rumpf in die Endposition, indem sie ihn seitlich von sich weg flektiert und rotiert. Diese Bewegung wird so lange fortgesetzt, bis das Ende des Bewegungsbereichs erreicht ist (Abb. 11.13).

Abb. 11.14: E + Rot^n Ⓡ. Sie schiebt die linke Schulter des Patienten mit ihrer eigenen Schulter nach vorne und die rechte Schulter des Patienten mit ihrer linken Hand nach hinten. In dieser Richtung übt ihr rechter Zeigefinger den Gegendruck aus.

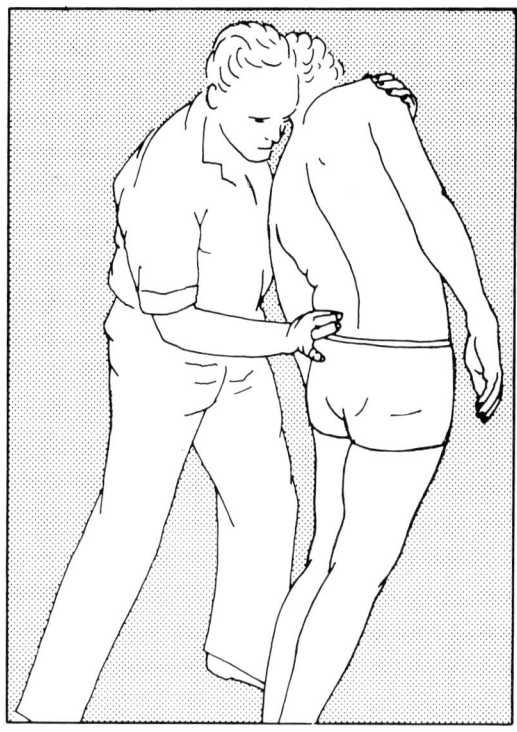

Abb. 11.15. Kombinationsbewegung in Lateralflexionsstellung nach links. LF Ⓛ

Kombinationsbewegungen in Lateralflexion nach links

Abb. 11.15: LF Ⓛ. Die Lokalisierung (oder Betonung) der intervertebralen Ebene erreicht die Physiotherapeutin durch den vorne angesetzten Daumen, seitlich durch die Spanne zwischen Daumen und Zeigefinger und hinten durch den Zeigefinger, verstärkt durch den Mittelfinger. Sie setzt ihre linke Axilla, ihren oberen Thoraxbereich und ihren linken Oberarm ein, um die Position zu stabilisieren und den Überdruck anzuwenden.

Abb. 11.16: LF Ⓛ + E. Wenn sie den oberen Thoraxbereich vorsichtig durch Einsatz von Schlüsselbein, Axilla, Arm und Hand umfaßt, kann die Physiotherapeutin den Thorax des Patienten während der Extensionsbewegung in der Sagittalebene halten. Auch kann sie die intervertebrale Extensionsebene durch Gegendruck, der über ihren linken Ellbogen und die Finger der rechten Hand ausgeübt wird, betonen.

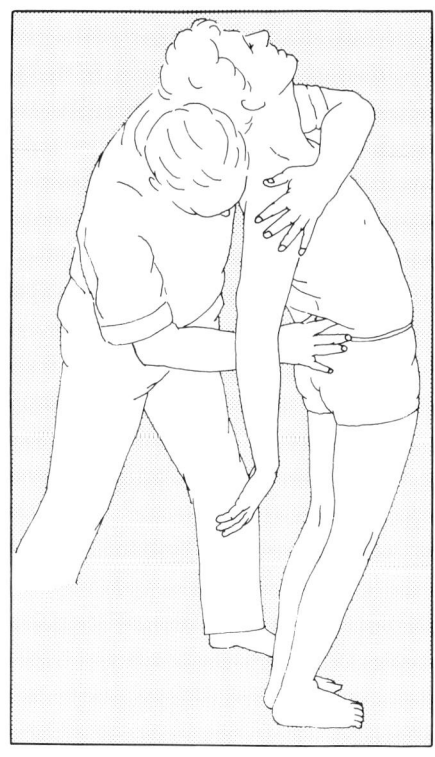

Abb. 11.14. E + Rot^n Ⓡ

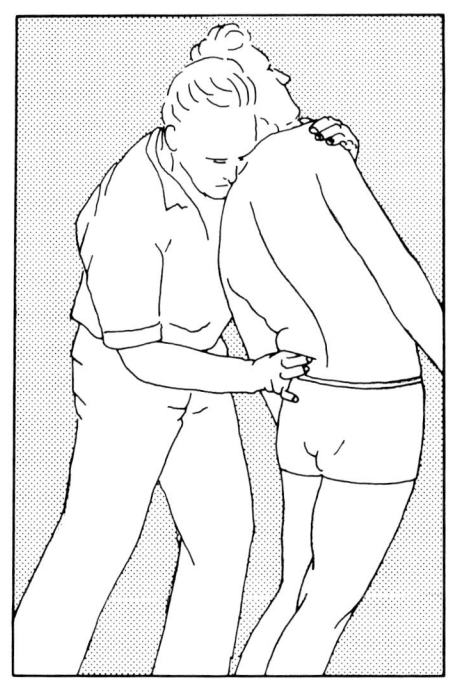

Abb. 11.16. LF Ⓛ + E

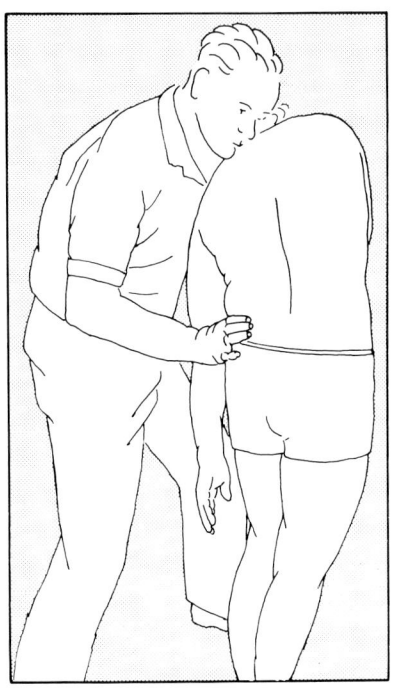

Abb. 11.18. LF Ⓛ + Rot^n Ⓛ

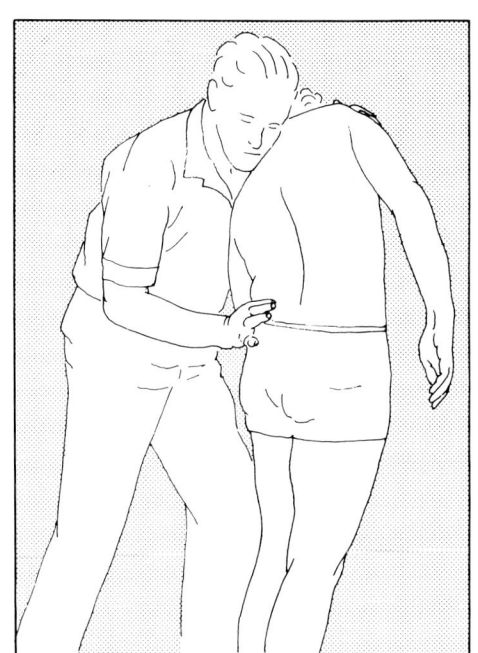

Abb. 11.17. LF Ⓛ + F

Abb. 11.17: LF Ⓛ + F. Der Thorax muß sich nach wie vor in der Sagittalebene befinden. Die Flexion kann auf verschiedenen intervertebralen Ebenen betont werden, und zwar durch entsprechenden Druck durch den linken Ellbogen und den rechten Daumen der Physiotherapeutin in Verbindung mit einem Gegendruck durch die Umfassung des gesamten oberen Thoraxbereichs.

Abb. 11.18: LF Ⓛ + Rot^n Ⓛ. Bei dieser Technik ist es wesentlich, daß die Physiotherapeutin den oberen Thoraxbereich unter größtmöglichem Einsatz der linken Hand und der linken Axilla umfaßt hält, um die Rotationsbewegung vollständig unter Kontrolle zu behalten.

Abb. 11.19: LF Ⓛ + Rot^n Ⓡ. Wie bei der Linksrotation muß die Physiotherapeutin den oberen Thoraxbereich des Patienten fest umfassen, um die für die Rechtsrotation des Thorax und damit auch die Lendenwirbelsäule notwendige Kontrolle beibehalten zu können.

Objektive Untersuchung

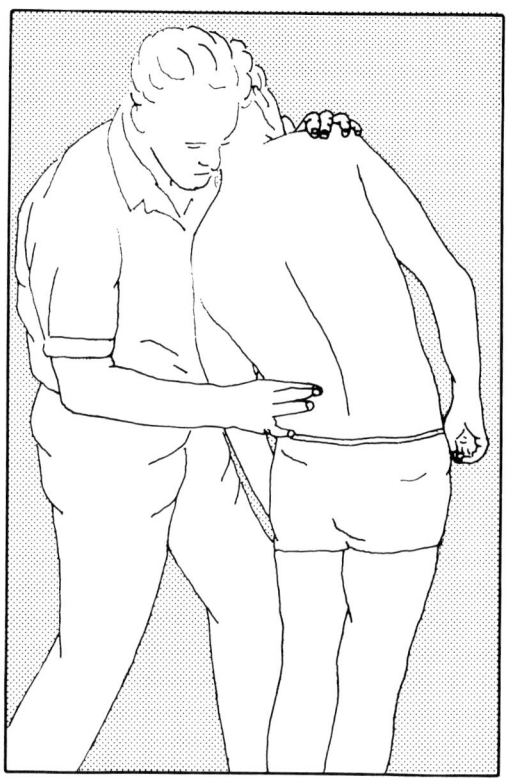

Abb. 11.19. LF Ⓛ + Rot^n Ⓡ

Kombinationsbewegungen in Linksrotation

Abb. 11.20a, b: Rot^n Ⓛ. Nachdem der Patient in die maximal mögliche Rotationsstellung (Abb. 11.20a) gebracht worden ist, ändert die Physiotherapeutin ihren Griff in der Weise, daß sie diese Rotationsstellung mit der linken Axilla und der linken Hand aufrechterhalten kann, und ihre rechte Hand freibleibt.

Abb. 11.21: Rot^n Ⓛ + E. Die bei dieser Extensionsbewegung zu testende intervertebrale Ebene wird betont durch den Griff, mit dem die Physiotherapeutin den Thorax des Patienten umfaßt hält sowie dadurch, daß sie mit ihrem linken Oberarm, Unterarm und Ellbogen dem posteroanterioren Druck entgegenwirkt, den sie mit ihrem rechten Zeigefinger und Daumen auf der entsprechenden intervertebralen Ebene ausübt.

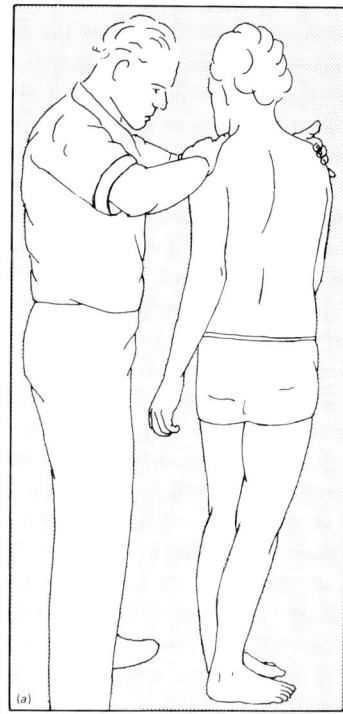

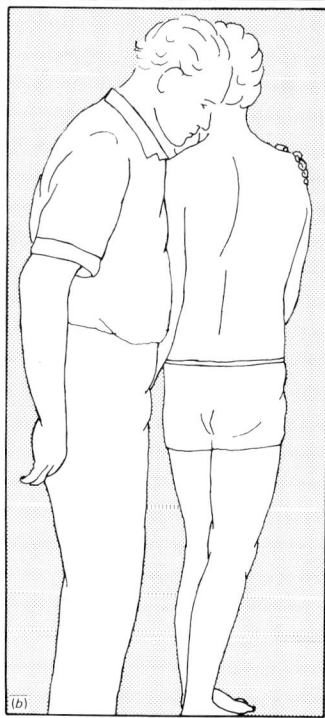

Abb. 11.20 a, b. Kombinationsbewegungen in linksseitiger Rotationsstellung. **a** Einnehmen der Ausgangsposition. **b** Endposition vor Ergänzung durch andere Bewegungen

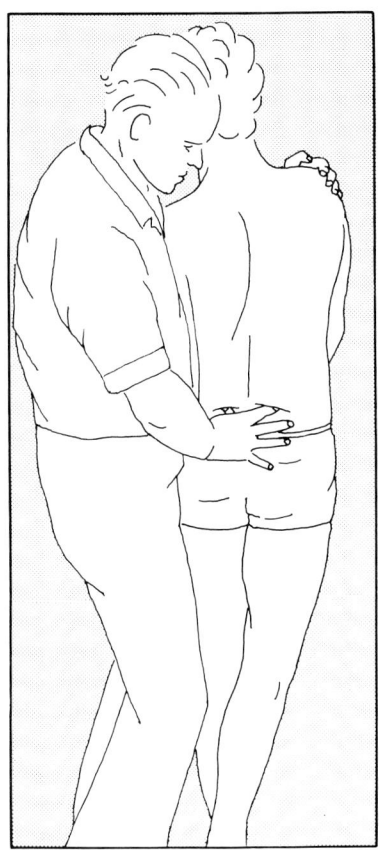

Abb. 11.21. Rot^n Ⓛ + E

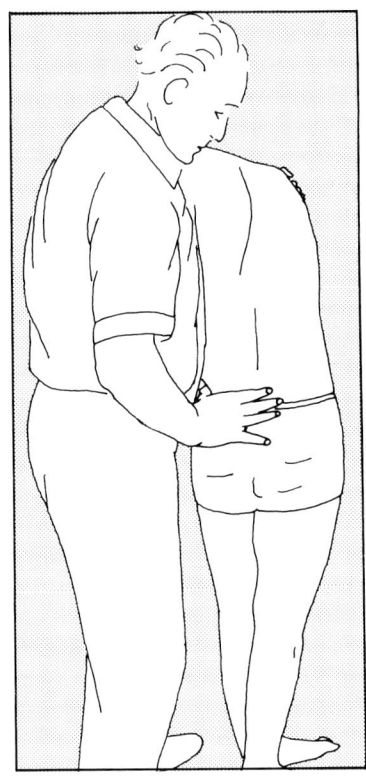

Abb. 11.22. Rot^n Ⓛ + F

Abb. 11.22: Rot^n Ⓛ + F. Wenn die Physiotherapeutin die Rotation durch eine Flexionsbewegung ergänzt, muß die Spannung der Rotation verstärkt werden. Ohne diese Verstärkung ist die Flexionsbewegung ohne Spannung und wird somit als Komponente des Kombinationstests wertlos.

Abb. 11.23: Rot^n Ⓛ + LF Ⓛ. Der rechte Daumen der Physiotherapeutin lokalisiert oder betont die gewünschte vertebrale Ebene, während der Patient in die Lateralflexionbewegung zu seiner linken Schulter hin gebracht wird. Diese Lateralflexion kann wie folgt ergänzt werden:

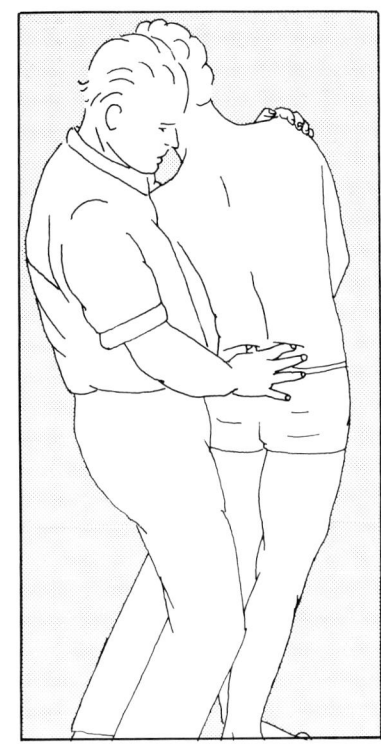

Abb. 11.23. Rot^n + LF Ⓛ

Objektive Untersuchung

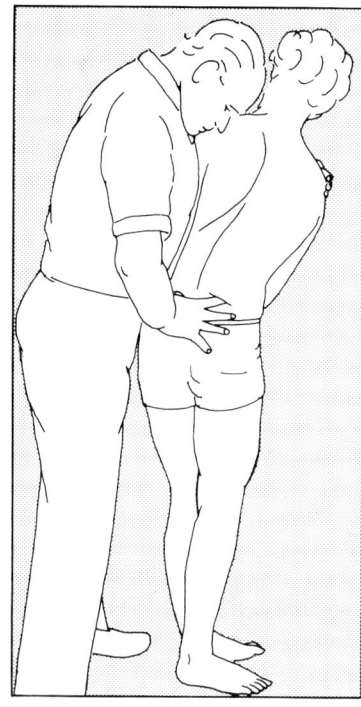

Abb. 11.24. Rot^n + LF Ⓡ

1. durch eine linksseitige Kompressionskomponente, indem die Physiotherapeutin mit ihrer Axilla Druck auf die linke Schulter des Patienten ausübt;
2. durch eine Verlagerungskomponente zur rechten Körperseite des Patienten hin, wobei der Druck über ihre linke Axilla auf die linke Schulter des Patienten in Richtung seiner rechten Hüfte ausgeübt wird.

Abb. 11.24: Rot^n Ⓛ + LF Ⓡ. Die Lateralflexionskomponente wird zur rechten Schulter des Patienten hin ausgerichtet. Während dieser Bewegung muß die Physiotherapeutin ihren Körper nach oben verlagern, um mit ihrer linken Axilla den linken Schulterbereich des Patienten wie bisher umfaßt halten zu können.

Abb. 11.25 a–c: Rot^n Ⓛ + F + LF Ⓡ. Naturgemäß gibt es viele Kombinationen, die hier eingesetzt werden können, und dies ist eine Kombination, die Bewegung in drei Ebenen benützt.

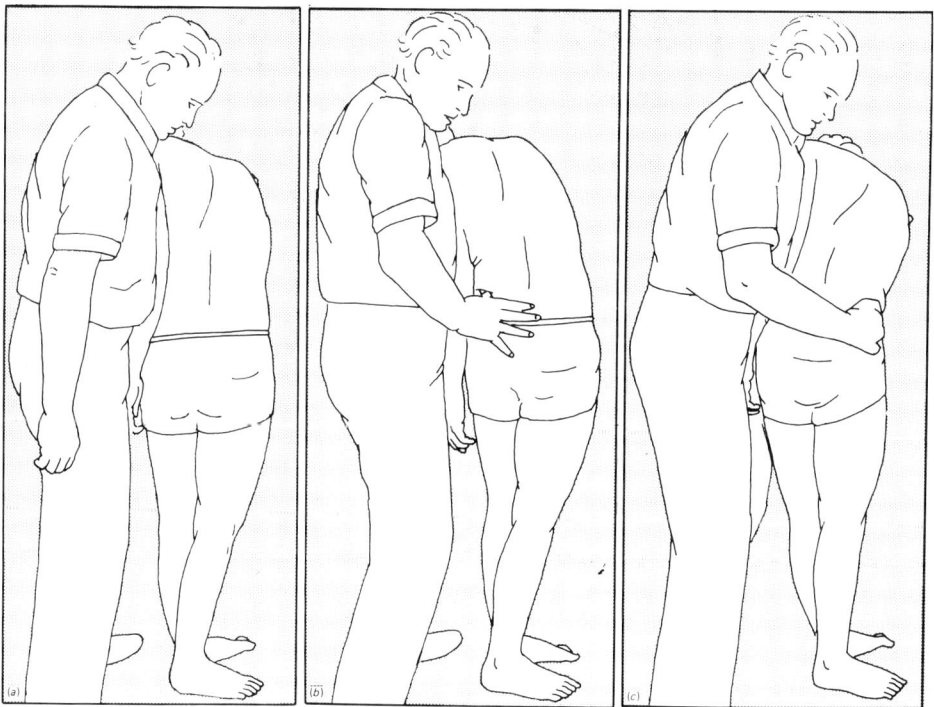

Abb. 11.25. a Rot^n Ⓛ. **b** Ergänzung durch die Flexionskomponente. Rot^n Ⓛ + F. **c** Ergänzung durch Lateralflexion nach rechts. Rot^n Ⓛ + F + LF Ⓡ

11.3.5 Palpation

Wie bereits an anderer Stelle erwähnt, sind in den ersten Phasen der Untersuchung durch Palpation folgende Aspekte zu klären:

1. Schweißabsonderung
2. Temperatur

Schweißabsonderung

Dies ist bei einer ersten Konsultation keine ungewöhnliche Erscheinung; sie kann auch als Ergebnis einer Mobilisation eines intervertebralen Bereichs auftreten, von dem der Schmerz herrührt. Für die Manualtherapeutin ist sie nur insofern von Bedeutung, als sie anzeigt, auf welcher intervertebralen Ebene die Beschwerden angesiedelt sind, und was oftmals sehr wichtig ist, daß tatsächlich eine Anomalie vorliegen muß. Mit anderen Worten, es ist nicht möglich, durch Anwendung mobilisierender Techniken bei einer normalen Wirbelsäule eine Schweißabsonderung herbeizuführen.

Temperatur

In der Lendenwirbelsäule gibt es einen spindelförmigen Bereich, der fast stets wärmer ist als die angrenzenden Bereiche. Sein waagerechter zentraler Sektor liegt im Bereich der Darmbeinkämme, die Mittellinie ist identisch mit der Linie der Dornfortsätze (s. Abschn. 4.3.2, S. 110). In manchen Fällen erwähnt der Patient, daß er den Eindruck habe, sein Rücken fühle sich heiß an, und diese Aussage kann bei der Untersuchung bestätigt werden.

Diese Wärme weist eine besondere Eigenschaft auf: Sie fühlt sich an, als ob sie von innen kommt und sich ihren Weg nach außen zur Hautoberfläche bahnt. Wenn dies bei einem Patienten beobachtet wird, der selektiv zur Manualtherapie überwiesen wurde, ist es nicht allzu wahrscheinlich, daß es sich hier um einen durch einen Krankheitsprozeß bedingten inflammatorischen Vorgang handelt, sondern vielmehr um eine mechanische Störung. Ist die Temperaturänderung sehr eindeutig, sollte die Behandlung entsprechend sanfter durchgeführt werden und der Fortgang der Behandlung sollte langsamer erfolgen, wobei es allerdings recht erstaunlich ist, in welch kurzer Zeit die erhöhte Temperatur wieder verschwindet. Bei der Untersuchung sollte die Temperatur mit dem Handrücken und der Handfläche gefühlt werden, und zwar zunächst mit größeren streichenden Bewegungen, die allmählich, so weit dies indiziert ist, auf bestimmte kleinere Bereiche reduziert werden. Häufig ist es nützlich, die Temperatur nach der Behandlung zu beurteilen, besonders wenn die Möglichkeit besteht, daß die Beschwerden durch die Behandlung ungünstig beeinflußt worden sein könnten.

Weichteilgewebe, Knochen und Lage

Dieser Bereich wurde ausführlich in dem Kapitel über die einschlägigen Untersuchungen (s. Abschn. 4.3.2, S. 105–119) sowie in dem Kapitel über die Halswirbelsäule (s. S. 278–289) erläutert. Es gibt jedoch bestimmte Aspekte, die für die Brust- und Lendenwirbelsäule spezifisch sind.

Alle lumbalen Interspinalräume sowie die seitlichen Flächen der Dornfortsätze sollten aufmerksam und kritisch tiefgreifend abgetastet werden. Eine Verdickung kann sowohl auf einer als auch auf beiden Seiten eines Fortsatzes oder in dem Zwischenraum auftreten; sie kann sogar so ausgeprägt sein, daß der interspinale Raum auf einer Seite (bzw. beiden Seiten) vollständig aufgehoben ist. Die Abbildung 11.26 zeigt, wie diese Untersuchung vorgenommen werden kann, ohne daß die Physiotherapeutin ihre Stellung verändern muß. Sie steht dabei seitlich von dem Patienten, ihr Gesicht ist seinen Füßen zugewandt; mit dem Mittelfinger tastet sie in den rechten Interspinalraum und mit dem Zeigefinger medial in den linken Interspinalraum. Sie kann dabei rasch von einer Seite zur anderen und ebenso von einer Ebene zur nächsten nach oben oder nach unten wechseln. Auch Zeige- und Mittelfinger werden bei der Beurteilung des interspinalen Raums eingesetzt. Dabei werden beide Finger dicht zusammengehalten, um so möglichst tief in

Objektive Untersuchung

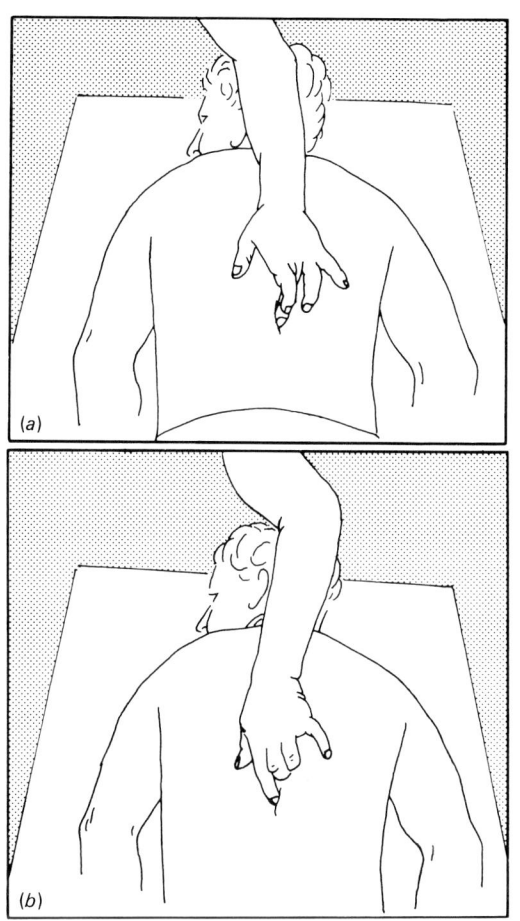

Abb. 11.26. a Palpation mit dem Mittelfinger medial zur rechten Seite hin. **b** Palpation mit dem Zeigefinger medial zur linken Seite hin

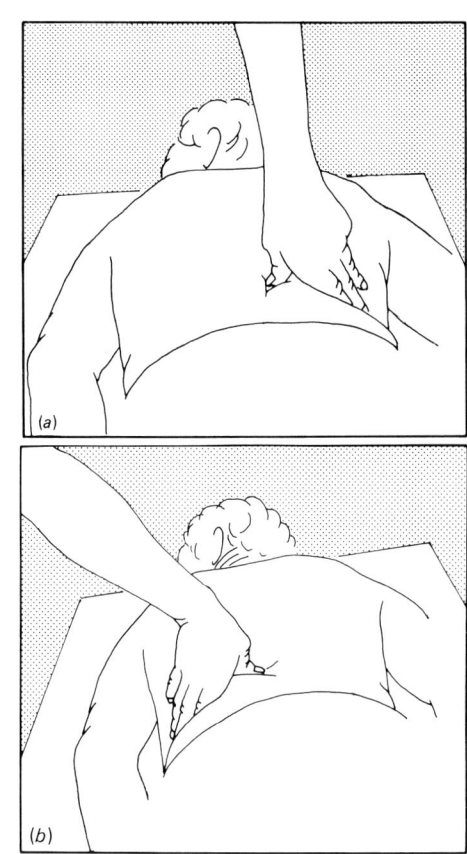

Abb. 11.28 a, b. Tiefergehende Palpation des interspinalen Bereichs. **a** Rechte Seite, **b** linke Seite

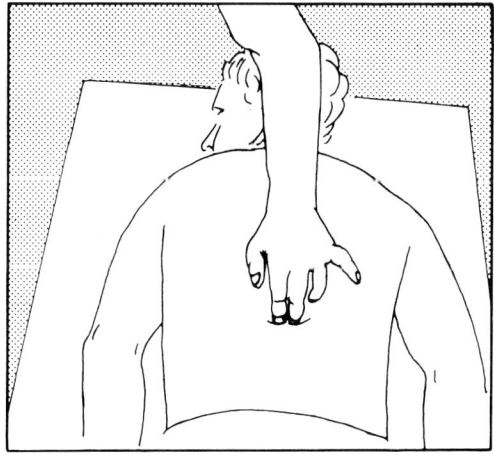

Abb. 11.27. Tiefgreifende posteroanteriore Palpation

den Interspinalraum zu tasten. Dies ist nur bei normalen Verhältnissen, nicht jedoch bei pathologischen Veränderungen möglich (Abb. 11.27).

Abb. 11.28 a, b: Tiefreichende Palpation des interspinalen Bereichs. Indem die Spitze des Daumens noch tiefer eindringt, kann gegebenenfalls sogar die Lamina erreicht werden. Eine Untersuchung in diesem tiefen Bereich sollte durchgeführt werden, wenn der Bereich an der Oberfläche normal erscheint.

Abb. 11.29: Palpation der paravertebralen Weichteilgewebestrukturen. Beide Daumenspitzen werden eingesetzt, und die tiefgrei-

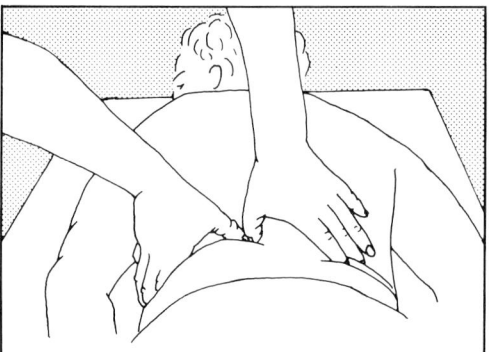

Abb. 11.29. Palpation der paravertebralen Weichteilstrukturen

fende tastende Palpation sollte in viele verschiedene Richtungen ausgeführt werden, d.h. medial, lateral, kaudal und kopfwärts. Auch sollte die Palpation nicht auf den interlaminaren Bereich beschränkt bleiben, sondern auf die angrenzenden oberen und unteren Ränder der Lamina und über die Lamina selbst hinaus ausgedehnt werden.

Palpationsverfahren zum Erzeugen von Bewegung

Diese werden umfassend im Abschnitt über Techniken beschrieben; dabei handelt es sich um Verfahren, die die direkte Berührung von Oberflächenbereichen der Wirbelsäule beinhalten. Wie in Kap. 4 beschrieben, ist es notwendig, (1) den Berührungspunkt, über den die Bewegung herbeigeführt wird, zu variieren, und (2) den Neigungswinkel der Arme der Manualtherapeutin und damit die Bewegungsrichtung zu verändern.

Die zur Beurteilung der Bewegungsqualität und des Bewegungsbereichs eingesetzten Verfahren werden ausführlich auf S. 402–406 beschrieben (s. Abb. 11.37–11.41).

Schmerzreaktion

Nachdem bestimmt wurde, in welchem Bereich eine Hypomobilität, eine Hypermobilität oder ein reflektorischer Muskelspasmus vorliegt, wird die durch die Palpation bewirkte Bewegung auf die dadurch ausgelöste Schmerzreaktion hin begutachtet. Da ein Gelenk hypermobil und doch schmerzlos oder hypomobil und gleichfalls schmerzlos sein kann, ist nur der Patient selbst in der Lage, den bewegungsbedingten Schmerz richtig zu beurteilen. Ein wichtiges Beispiel hierfür ist die Untersuchung eines Patienten mit einem inaktiven Scheuermann-Syndrom im oberen Bereich der Lendenwirbelsäule. Seine Schmerzen können von den eingeschränkten erkrankten Gelenken oder, was häufiger der Fall ist, von dem Gelenk oberhalb des erkrankten Bereichs herrühren, weil es die Mobilitätsfunktionen des darunterliegenden hypomobilen Bereichs übernehmen mußte. Bei Anwendung von posteroanteriorem Druck ist ein besonderer Aspekt hinsichtlich der vom Patienten empfundenen lokalen Schmerzen zu beachten. Während der Durchführung der Bewegung sollten dem Patienten zwei spezifische Fragen gestellt werden:

1. ,,Wird der Schmerz eher an der Oberfläche verspürt oder liegt er mehr in der Tiefe?"
   Ein oberflächlicher, unmittelbar unter der Hand oder dem Daumen der Physiotherapeutin empfundener Schmerz steht möglicherweise in keinerlei Zusammenhang mit der vorhandenen pathologischen Veränderung; oder es kann sich dabei um einen ausstrahlenden Schmerz und somit um eine anomale Schmerzreaktion handeln. Ein tiefliegender Schmerz ist stets eine anomale Schmerzreaktion.

2. ,,Spüren Sie den Schmerz *nur* unter meiner Hand oder strahlt er aus?"
   Jeder ausstrahlende Schmerz gilt als anomale Schmerzreaktion.

Während der Untersuchung im Zusammenhang mit Schmerzen im unteren Lendenwirbelbereich muß gegebenenfalls auch im oberen Lendenwirbelbereich ein anhaltender Überdruck in posteroanteriorer Richtung angewandt werden, weil auf dieser Ebene häufig ein tieflumbaler Schmerz reproduziert wird.

Objektive Untersuchung

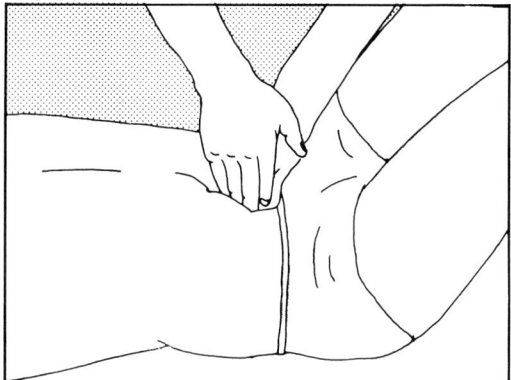

Abb. 11.30. Anteroposteriorer Druck

Es gibt eine Palpationstechnik, die eher im Hinblick auf die auszulösende Schmerzreaktion und weniger zur Beurteilung der Bewegung durchgeführt wird. Sie ist bei der Untersuchung eines durch Spondylolisthese ausgelösten Schmerzes von besonderem Wert. Bei dem Verfahren handelt es sich um einen anteroposterioren Druck auf den Wirbelkörper. Dieses Verfahren sollte langsam und vorsichtig ausgeführt werden, wobei die Finger allmählich durch das Abdomen bis zum Promontorium des Sakrums hindurchdringen. Von dort aus kann die Berührungsstelle in jede Richtung verändert werden, soweit dies notwendig ist, um die Untersuchung abzurunden. Das Unbehagen, das der Patient dabei im Abdomen verspürt, kann dadurch verringert werden, daß die Therapeutin die Finger beider Hände einsetzt, wie in Abb. 11.30 dargestellt.

11.3.6 Passiver Bereich der physiologischen Bewegungen einzelner Intervertebralgelenke

Diese passiven Testbewegungen werden im folgenden ausführlich beschrieben. Dabei ist zu beachten, daß bei der Untersuchung die Bewegungen im allgemeinen langsamer ausgeführt werden, als wenn sie als Behandlungsverfahren eingesetzt werden. Auch sollte die Behandlungsbewegung bis zum Ende des jeweiligen Bereichs geführt und durch Anwendung eines Überdrucks ergänzt werden, zur Beurteilung des Endgefühls der Bewegung.

T11–S1 *(Lateralflexion)*

Ausgangsposition

Der Patient liegt mit gebeugten Hüften und Knien auf der rechten Seite, so daß seine Lendenwirbelsäule entspannt auf halbem Wege zwischen Flexion und Extension gelagert ist. Wenn der Patient im Verhältnis zu dem Umfang seines Thorax außergewöhnlich breite Hüften hat, sollte ein Kissen unter die Lendenwirbelsäule gelegt werden, um zu verhindern, daß sie sich in eine Lateralflexionsstellung absenkt. Die Physiotherapeutin, die seinen Füßen zugewandt vor dem Patienten steht, beugt sich über seine linke Körperseite, wobei sie ihre unteren Rippenpartien gegen ihn stützt; sie legt ihren linken Unterarm kaudalwärts gegen die Wirbelsäule und umfaßt mit dem rechten Unterarm das Becken des Patienten unterhalb des Tuber ischiaticum. Dann legt sie die Kuppe ihres linken Mittelfingers aufwärts gerichtet an die Unterseite des interspinalen Raums, um den Knochenrand des angrenzenden Dornfortsatzes zu fühlen (Abb. 11.31).

Methode

Sie hält mit ihrem rechten Unterarm und ihrer rechten Körperseite das Becken und den oberen Oberschenkelbereich umfaßt und beugt die Lendenwirbelsäule des Patienten seitlich, indem sie sein Becken hin und her wiegt. Sie neigt sein Becken linksseitig kopfwärts, indem sie es mit dem rechten Unterarm zu sich hinzieht und bringt es wieder in Normalstellung, indem sie mit ihrer rechten Körperseite gegen den Oberschenkel des Patienten drückt. Durch die auf diese Weise entstehende oszillierende Bewegung wird das Becken in eine wiegende Bewegung versetzt, wobei die unten liegende Hüftseite und der Femur als Drehachse wirken. Diese Bewegung ist problemlos herbeizuführen und leicht zu palpieren (Abb. 11.32).

Um die Lateralflexion zur anderen Seite hin zu testen, muß der Patient gebeten werden, sich auf die andere Seite zu legen.

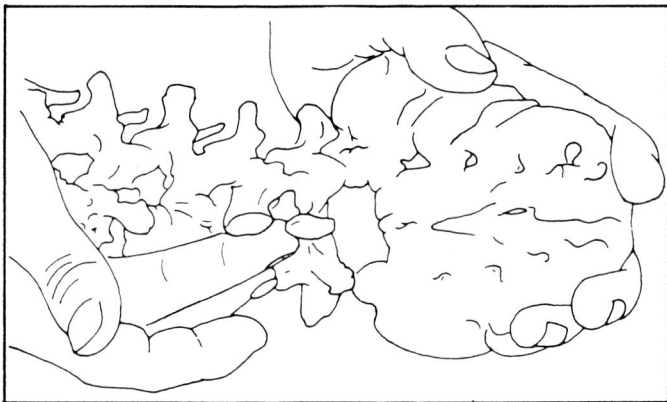

Abb. 11.31. Intervertebralbewegung. T11–S1 (Lateralflexion). Position des tastenden Fingers bei der Untersuchung der Lendenwirbelsäule

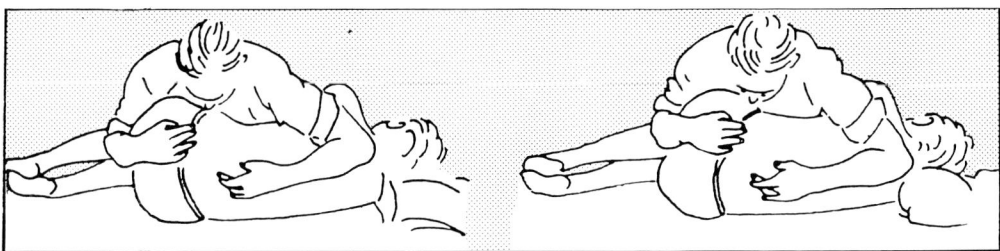

Abb. 11.32. Intervertebralbewegung. T11–S1 (Lateralflexion)

T11–S1 (Rotation)

Ausgangsposition

Die Ausgangsposition ist der für die Lateralflexion beschriebenen ähnlich, doch muß sichergestellt werden, daß sich das obere Knie des Patienten über dem darunter liegenden frei nach vorne bewegen läßt. Die Physiotherapeutin lehnt sich über den Patienten, legt ihren linken Unterarm an der Wirbelsäule des Patienten an, um den interspinalen Raum von unten her abzutasten, während sie ihren Rumpf leicht seitlich dreht, so daß sie seinen Hüften zugewandt ist. Sie legt die rechte Hand über die linke Hüfte des Patienten, wobei die Finger hinter seinen Trochanter ausgespreizt werden, während der Ballen vor dem Trochanter zu liegen kommt. Der rechte Unterarm liegt auf dem linken Femur (Abb. 11.33).

Methode

Während die Physiotherapeutin den Thorax des Patienten mit ihrem linken Arm und ihrer linken Körperseite stabilisiert, zieht sie sein Becken mit der rechten Hand zu sich hin. Während das oben liegende Knie des Patienten sich über sein rechtes Knie nach vorne schiebt, drehen sich das Becken und die Lendenwirbelsäule linksseitig nach vorne. Die Physiotherapeutin achtet darauf, daß ihr tastender Finger diese Bewegung mitmacht und sie erfühlt die Verlagerung des distalen Dornfortsatzes im Verhältnis zu dem proximalen Dornfortsatz. Die Rückbewegung des Beckens führt sie mit dem Ballen ihrer rechten Hand und ihrem rechten Unterarm aus.

Die Rotation in der entgegengesetzten Richtung kann getestet werden, ohne daß sich der Patient dazu auf die andere Seite legen muß. Allerdings wird ein vergleichbares „Feeling" am besten dadurch erreicht, daß

Objektive Untersuchung 397

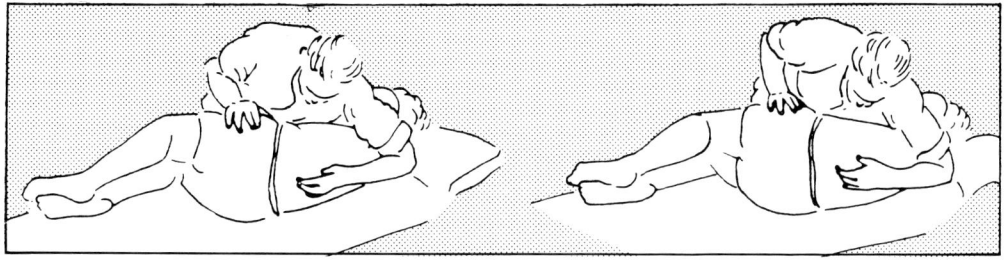

Abb. 11.33. Intervertebralbewegung. T11–S1 (Rotation)

das Verfahren zur anderen Seite hin wiederholt wird.

T11–S1 (Flexion/Extension)

Ausgangsposition

Der Patient liegt auf der rechten Seite und hat Hüften und Knie gebeugt. Die Physiotherapeutin steht vor ihm, lehnt sich nach vorne und greift von hinten unter den gebeugten Knien des Patienten hindurch, um das rechte Knie von vorne zu umfassen. Sie hebt die Knie dann an und legt das untere Bein auf ihre eigenen Oberschenkel, während die Knie etwas seitlich von ihrem linken Oberschenkel zu liegen kommen. Den linken Arm streckt sie über den unteren Skapularbereich des Patienten, um eine Rückwärtsdrehung des Thorax zu verhindern. Dabei legt sie den vorderen Bereich der Zeige- oder Mittelfingerkuppe in den zu testenden interspinalen Raum, so daß er die beiden angrenzenden Ränder der Dornfortsätze abtasten kann. Um dabei tiefer zu gelangen, ohne an Sensibilität zu verlieren, kann der Zeigefinger durch Ansetzen des Mittelfingers auf seinem Nagel eine entsprechend verstärkte Druckkraft ausüben Abb. 11.34).

Methode

Eine passive Bewegung der Wirbelsäule wird dadurch erreicht, daß die Knie des Patienten

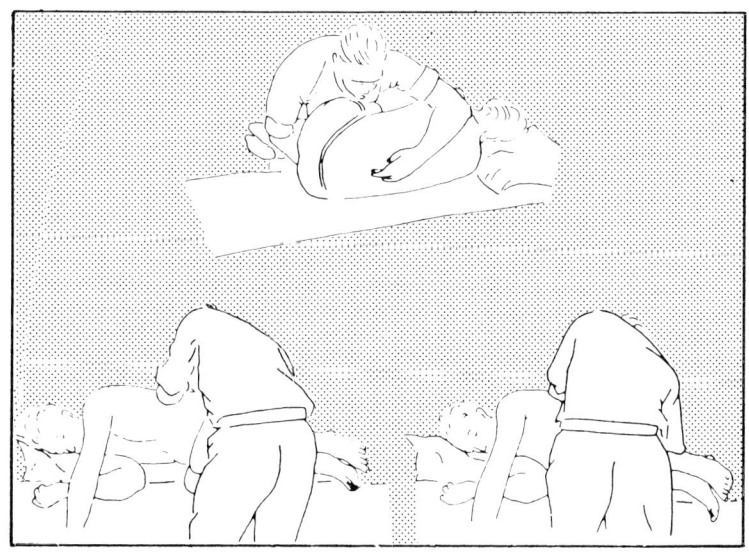

Abb. 11.34. Intervertebralbewegung T11–S1 (Flexion/Extension)

über einen Bogen von 30° in Richtung zu seiner Brust hin vor- und zurück bewegt werden. Ein Überdruck sollte am Ende des Extensionsbereichs angewandt werden, um ein etwaiges Zurückgleiten des Wirbels, das auf eine Instabilität hinweisen könnte, zu beurteilen. Die Testbewegung wird in der Weise durchgeführt, daß die Physiotherapeutin ihr Becken von einer Seite zur anderen bewegt und dabei die Beine des Patienten mitführt. Die tastende Hand kann zur Vergrößerung des Bereiches der Intervertebralbewegung beitragen, indem sie gegen die Wirbelsäule drückt, sobald die Beine des Patienten aus ihrer flektierten Stellung zurückgenommen werden. Das Öffnen und Schließen des interspinalen Raumes kann bei der wiegenden Bewegung des Beckens und der Beine des Patienten gefühlt werden.

Instabilität

Besonders bei der unteren Lendenwirbelsäule kann eine übermäßige Mobilität oder Instabilität in der Sagittalebene mit Hilfe einer kleinen Änderung der oben beschriebenen Technik beurteilt werden. Beim Testen der Extension übt die Manualtherapeutin einen Druck in Richtung zum Femurschaft aus, als wolle sie einen unteren Wirbel unter den benachbarten darüberliegenden Wirbel zurückschieben. Liegt eine Instabilität vor, kann die übermäßige Bewegung der unteren Lendenwirbelsäule von ihrem tastenden Finger gespürt werden. In ähnlicher Weise erzeugt die Manualtherapeutin bei der Beurteilung der Flexion durch ein Ziehen in der Richtung des Femurschaftes eine übermäßige interspinale Bewegung, wenn eine Instabilität bei der Flexion vorliegt.

T11–S1 (Flexion/Extension). Verfahren mit einem Bein

Da manche Physiotherapeuten das Verfahren, bei dem beide Beine des Patienten eingesetzt werden, um die gewünschte Bewegung herbeizuführen umständlich finden, soll nachstehend auch eine Technik beschrieben werden, bei der nur ein Bein eine funktionelle Rolle spielt. Die korrekte Positionierung des untenliegenden Beins ist in diesem Fall jedoch sehr wichtig.

Ausgangsposition

Der Patient liegt auf der rechten Seite, die Physiotherapeutin steht, seinen Hüften zugewandt in Höhe seines oberen Brustbereichs vor ihm. Sie legt ihren linken Unterarm auf den Rücken des Patienten, um mit dem Mittelfinger von unten her zwischen den aneinandergrenzenden Dornfortsätzen zu palpieren, während sie seinen Thorax zwischen ihrem linken Arm und ihrer linken Schulter stabilisiert. Mit ihrer rechten Hand umgreift sie von vorne die obere Tibia des linken Beins (Abb. 11.35).

Abb. 11.35: Intervertebralbewegung T11–S1 (Flexion/Extension). Technik mit Einsatz nur eines Beins.

Methode

Die Physiotherapeutin bewirkt eine Flexion und Extension der Lendenwirbelsäule des Patienten, indem sie die linke Hüfte beugt und diese Beugung dann wieder zurücknimmt, wobei sie die Extension durch einen Druck mit dem Handballen der linken Hand gegen die Lendenwirbelsäule unterstützt.

Störungen der Wirbelsäulenbewegung können durch eine Untersuchung der physiologischen und pathologischen Veränderungen, die in

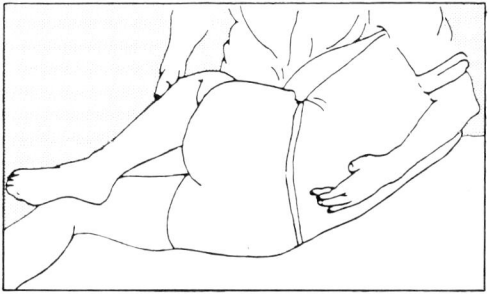

Abb. 11.35. Intervertebralbewegung. T11–S1 (Flexion/Extension). Methode mit einem Bein

den Bandscheiben und Intervertebralgelenken eingetreten sein können, besser erfaßt werden (Harris u. Macnab 1954). In ähnlicher Weise ist es wichtig für die Physiotherapeutin, mit dem Röntgenbild der normalen Wirbelsäule vertraut zu sein, so z. B. mit der Kontur und der Position der Wirbel, der Größe und dem Aussehen der Bandscheibenräume und der Foramina intervertebralia. Diese Kenntnisse sind hilfreich, wenn es darum geht, Zusammenhänge zwischen kongentialen und erworbenen Anomalien einerseits und körperlichen Befunden andererseits zu erkennen.

11.3.7 Slump-Test

Tests zur Untersuchung des Bewegungsverhaltens schmerzempfindlicher Strukturen im Wirbelkanal gegenüber dem Bewegungsverhalten der Intervertelbralgelenke der Lendenwirbelsäule sind sehr wichtig; sie sollten in die Untersuchung jedes Patienten einbezogen werden, so daß festgestellt werden kann, ob das Bewegungsverhalten in diesem Bereich normal ist oder nicht.

Der „Slump"-Test, der einem von Ingenieuren und Architekten verwendeten Begriff entsprechend so bezeichnet wird, wurde in Abschn. 4.3.2, s. S. 98–119 umfassend beschrieben. Das Verfahren wurde dort bereits erläutert, weil es sowohl bei Beschwerden der Hals- und Brustwirbelsäule als auch bei Beschwerden der Lendenwirbelsäule herangezogen werden sollte. Allerdings hat der Test für die Lendenwirbelsäule mehr Aussagekraft als für die Halswirbelsäule.

Genauso wie bei der Durchführung des Tests in der Sagittalebene kann auch zunächst ein Überdruck bei der Lateralflexion oder Rotation im Sitzen angewandt werden, ehe zusätzlich das Flektieren der Brust- und Lendenwirbelsäule eingesetzt wird. Es geht hierbei darum, den Zusammenhang zwischen dem Bewegungsausmaß und der Auslösung der Beschwerden des Patienten zu ermitteln. Darüber hinaus soll die Veränderung des Ausmaßes bzw. der Schmerzreaktion bestimmt werden, die eintreten, wenn die Dehnung teilweise zurückgenommen wird. So kann beispielsweise die Extension des linken Knies um 30° im Vergleich zur Extention des rechten Knies beeinträchtigt sein und zu Schmerzen im Gesäß führen. Bei Aufhebung der Nackenflexion kann es sein, daß die Schmerzen in der Gesäßseite verschwinden, und der Patient in der Lage ist, das Knie um weitere 15° zu strecken. Dies ist eine besonders häufig zu beobachtende Art der Reaktion.

Es gibt viele Möglichkeiten, diesen Test durchzuführen, um Anomalien im Bewegungsverhalten der schmerzempfindlichen Strukturen in den Wirbel- bzw. Intervertebralkanälen festzustellen. Worauf es ankommt, ist folgendes: Wenn solche Anzeichen vorhanden sind, sollte die Behandlung zunächst auf die Verbesserung der Intervertebralbewegungen ausgerichtet sein, während gleichzeitig darauf zu achten ist, ob parallel dazu Veränderungen im Bewegungsverhalten der Wirbelkanalstrukturen auftreten. Verlaufen die Fortschritte nicht parallel, sollte die Bewegung der Wirbelkanalstrukturen, durch die die Beschwerden in der Lendenwirbelsäule ausgelöst werden, als Behandlungstechnik einzeln oder als zusätzliche Behandlung eingesetzt werden.

Da die Dura mater sich strukturell von dem ligamentären Gewebe unterscheidet, kann sie sehr starke Dehnungskräfte aushalten. Ihre Schmerzreaktion bei kräftiger Dehnung ist im allgemeinen stärker als die Reaktion, die bei der Dehnung von Bändern vorhersagbar ist; im Vergleich zu dem ligamentären Schmerz dauert es auch länger, bis dieser Schmerz wieder abgeklungen ist.

11.4 Techniken: Mobilisation

Wie bereits wiederholt betont wurde, sind die Möglichkeiten, was die anzuwendenden Behandlungstechniken betrifft, unbegrenzt. Es gibt keine sogenannten „Maitland-Verfahren". Allerdings muß eine Grundlage für die „Unterrichtssituation" geschaffen werden. Es ist aber zu berücksichtigen, daß jede dieser Techniken den Symptomen, Zeichen und pathologischen Gegebenheiten des jeweiligen Patienten entsprechend modifiziert werden muß. Die auf den folgenden Seiten beschriebenen Techniken vermitteln eine solche Grundlage.

11.4.1 Posteroanteriorer vertebraler Druck, zentral ($\updownarrow$)

Ausgangsposition

Der Patient liegt mit dem Gesicht nach unten auf der Liege. Seine Arme sind seitlich angewinkelt oder hängen an den Seiten der Liege nach unten. Der Kopf ist bequem zu einer Seite gedreht.

Wenn eine extrem sanfte Mobilisation durchgeführt wird, sind die Ausgangsposition und die Methode identisch mit denen, die für den zentralen posteroanterioren vertebralen Druck für den mittleren und unteren Bereich der Brustwirbelsäule beschrieben wurden (s. Abschn. 10.3.1). Wenn jedoch ein stärkerer Druck angewandt werden muß, sind die Daumen ungeeignet, weil das Verfahren dann für den Patienten unangenehm wird und die Physiotherapeutin dabei auch das notwendige „Feeling" verliert. Es ist dann besser, zur Übertragung des Drucks die Hände zu benutzen.

Die Physiotherapeutin steht links von dem Patienten und legt (der Bequemlichkeit halber) ihre linke Hand so auf den Rücken des Patienten, daß ein Teil des ulnaren Rands der Hand zwischen dem Os pisiforme und dem Haken des Os hamatum mit dem Dornfortsatz des Wirbels in Berührung steht, der mobilisiert werden soll. Um zu erreichen, daß dieser Knochen die Hauptkontaktstelle bildet, wenn sie ihre Schultern in eine Stellung direkt über der Wirbelsäule bringt, muß das linke Handgelenk voll extendiert und der Unterarm auf halbem Wege zwischen voller Supination und voller Pronation gehalten werden. Wenn das Handgelenk nicht vollständig extendiert gehalten wird, wird der gesamte ulnare Rand der Hand zum Kontaktbereich, was bedeutet, daß eine genaue Lokalisation dann nicht mehr möglich ist. Die linke Hand wird durch die rechte Hand in ihrer Wirkung unterstützt, indem der Karpus der rechten Hand durch Annäherung der Eminentia des Thenars und des Antithenars muldenförmig über die radiale Partie des linken Karpus an der Wurzel des linken Zeigefingers angesetzt wird (Abb. 11.36). Wenn dann Mittel-, Ring- und kleiner Finger der rechten Hand zwischen Zeigefinger und Daumen der linken Hand zu liegen kommen und der rechte Zeigefinger und Daumen über dem Rücken der linken Hand liegen, wird die erforderliche Stabilität hergestellt, indem die Handfläche der linken Hand von Daumenballen und Mittel-, Ring- und kleinem Finger der rechten Hand umfaßt gehalten wird. Um diese Position der rechten Hand bei über den Händen liegendem Körpergewicht der Physiotherapeutin beibehalten zu können, muß das rechte Handgelenk extendiert werden.

Die Schultern der Physiotherapeutin werden über dem Körper des Patienten ausbalanciert, und die Ellbogen können leicht gebeugt werden (Abb. 11.37).

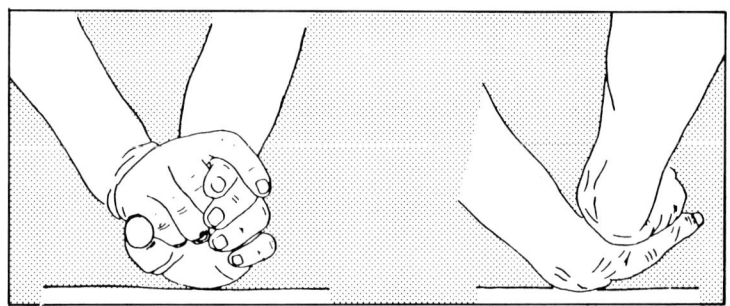

Abb. 11.36. Zentraler posteroanteriorer vertebraler Druck ($\updownarrow$)

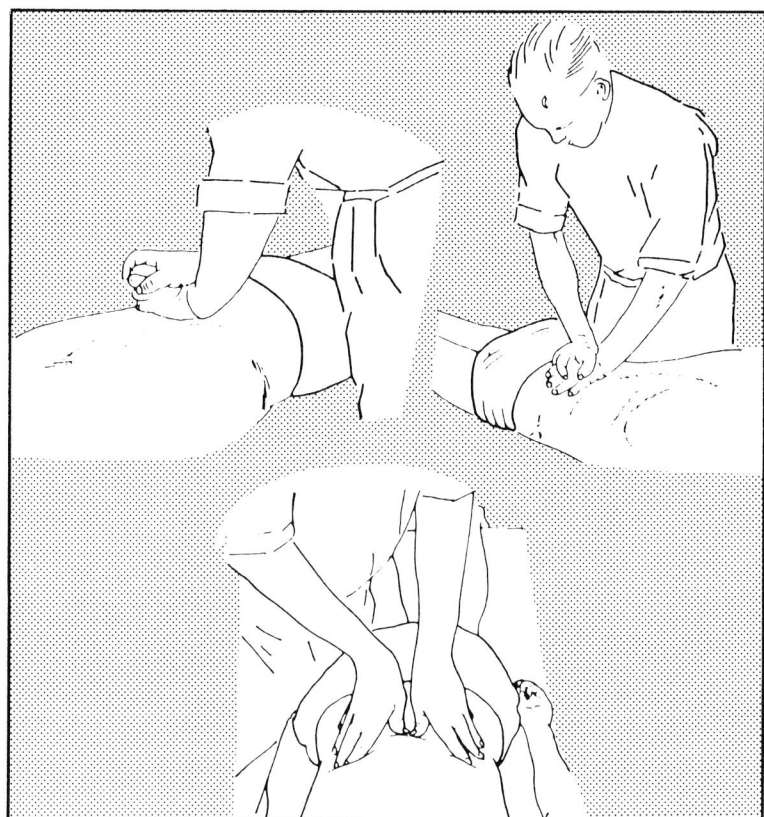

Abb. 11.37. Posteroanteriorer vertebraler Druck ($\updownarrow$)

Methode

Die Position wird eingenommen, indem die Therapeutin ihr Körpergewicht nach und nach vorwärts verlagert, um in eine Stellung direkt über der Wirbelsäule des Patienten zu gelangen. Die oszillierende Bewegung der Wirbelkörper erreicht sie durch eine schaukelnde Bewegung ihrer oberen Rumpfpartie in der vertikalen Achse nach oben und unten. Der Druck wird über die Arme und Schultern übertragen, die wie starke Federn wirken.

Lokale Variationen

Bei einer Mobilisation der Lendenwirbelsäule ist keine natürliche Empfindlichkeit zu spüren. Die Bewegung kann ohne Mühe gefühlt werden, aber sie ist in Höhe des 5. Lendenwirbels merklich geringer als oberhalb dieser Ebene.

Wenn ein Patient eine übermäßig starke Lordose aufweist, kann ein kleines, festes Kissen unter dem Abdomen nötig sein, um das Gelenk zu lagern. Gleichgültig, ob ein Kissen benutzt wird oder nicht, muß die Physiotherapeutin häufig die Richtung ihrer Arme ändern, um den Druck rechtwinklig zur Körperoberfläche ausüben zu können.

Anwendungsbereiche

Der zentrale posteroanteriore vertebrale Druck wird am besten dann angewandt, wenn eine Störung im Bereich der Lendenwirbelsäule einen Schmerz verursacht, der gleichförmig auf beiden Seiten des Körpers verteilt ist.

Wie bei der Halswirbelsäule ist dieses Verfahren bei den Patienten von Wert, deren Symptome von einem Bereich der Lendenwirbelsäule mit starken Knochenveränderungen herrühren; diese können auf eine Degeneration, eine alte Verletzung oder strukturelle Veränderungen im Zusammenhang mit einer Fehlhaltung zurückzuführen sein.

Diese Technik ist angezeigt, wenn bei einer Bewegung in diese Richtung Schmerzen oder ein reflektorischer Muskelspasmus auftreten. Unter diesen Umständen wird die Technik dann so durchgeführt, daß weder Schmerzen noch ein Spasmus hervorgerufen werden.

11.4.2 Posteroanteriorer vertebraler Druck, zentral als Kombinationsbewegung in Lateralflexion nach rechts (in LF®, ↕)

Ausgangsposition

Der Patient liegt auf dem Bauch, und die Manualtherapeutin bringt seine Lendenwirbelsäule in eine Lateralflexion nach rechts, indem sie den Rumpf des Patienten näher zu sich heranzieht, sein Becken von sich weg schiebt, und seine Beine zu sich heranbringt. Seine rechte Hüfte sollte abduziert und die linke Hüfte adduziert sein, so daß das Becken in einer Stellung stabilisiert ist, in der die Lendenwirbelsäule seitlich nach rechts flektiert ist.

Wenn der Patient die richtige Stellung eingenommen hat, legt die Physiotherapeutin die Hände auf den Bereich, der mobilisiert werden soll und vergewissert sich, daß ihre Schultern senkrecht über ihren Händen positioniert sind (Abb. 11.38).

Methode

Die Technik ist dieselbe, wie sie für das Verfahren ohne Lateralflexion beschrieben wurde (s. oben).

Anwendungsbereiche

Die Technik wird häufig als Bewegung des Grades IV − benutzt (an den Beginn des Schmerzes anstupsen), oder als Bewegung des Grades IV +, wenn Steifigkeit die vorherrschende Komponente ist.

11.4.3 Anteroposteriorer vertebraler Druck, zentral (↕)

Ausgangsposition

Der Patient liegt mit gebeugten Hüften und Knien auf dem Rücken. Die Füße ruhen auf der Liege. Er entspannt seine Bauchdecke,

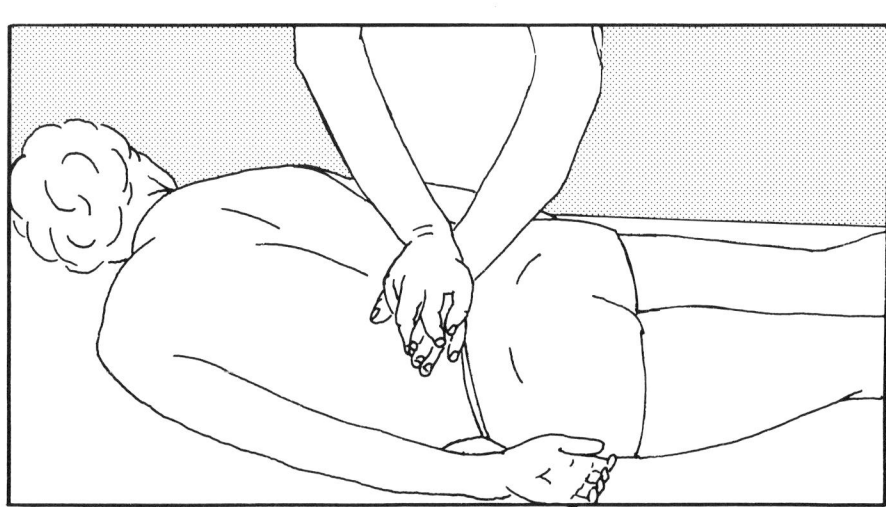

Abb. 11.38. Zentraler posteroanteriorer vertebraler Druck als Kombinationsbewegung in rechtsseitiger Lateralflexion (bei LF ® ↕)

Techniken: Mobilisation

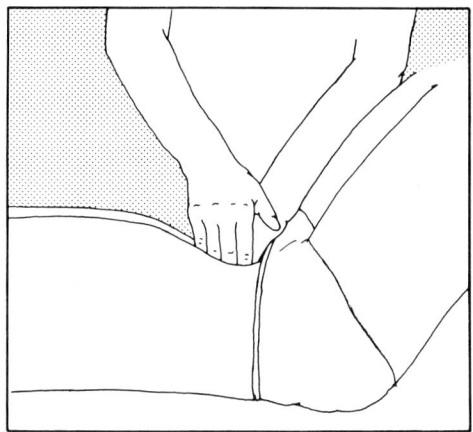

Abb. 11.39. Zentraler anteroposteriorer vertebraler Druck (↑)

während die Physiotherapeutin allmählich ihre Finger in das Abdomen drückt, bis sie das Promontorium erreicht. Die Physiotherapeutin legt jeweils die drei mittleren Finger jeder Hand übereinander und plaziert die Fingerkuppen möglichst flächig auf dem Abdomen des Patienten, und zwar zentral und auf halbem Weg zwischen Nabel und Schambeinfuge. Dann drückt sie langsam und vorsichtig, um so wenig Abdominalbeschwerden wie möglich zu verursachen, ihre Finger in das Abdomen, bis sie das Promontorium erreicht (Abb. 11.39).

Methode

Bei der Durchführung der anteroposterioren Bewegung muß die Physiotherapeutin auf eine maximale Hyperextension der distalen Interphalangealglieder achten, so daß der breitestmögliche Kontakt ihrer Fingerkuppen auf dem Sakrum erreicht wird. Während der Anwendung des oszillierenden Drucks müssen sämtliche Flexoren ihrer Finger und Handgelenke exzentrisch, und nicht etwa konzentrisch arbeiten.

Anwendungsbereiche

Die Technik kann bei allen Störungen im unteren Lebenwirbelsäulenbereich angewandt werden, hat aber einen besonderen Wert bei Patienten, die Schmerzen aufgrund einer Spondylolisthesis oder intradiskalen Störungen haben.

11.4.4 Posteroanteriorer vertebraler Druck, einseitig (↱)

Ausgangsposition

Der Patient liegt auf dem Bauch, die Arme sind seitlich angelegt, der Kopf kann seitwärts gedreht sein. Soll die Technik auf der linken Seite der Wirbelsäule durchgeführt werden, steht die Physiotherapeutin auch links von dem Patienten und legt ihre Daumen so auf seinen Rücken, daß sie aufeinander zu weisen und unmittelbar neben dem Dornfortsatz auf der linken Seite plaziert sind. Es ist nicht zu empfehlen, den einen Daumen mit dem anderen zu unterstützen, da dadurch das Gefühl verlorengehen kann, das sie über die Daumenkuppe gewinnt. Die Finger werden gespreizt, um die notwendige Stabilität herzustellen. Die Daumenbasis wird dabei möglichst direkt senkrecht über der Daumenspitze gehalten. Bei dieser Position kommt es auf die Fähigkeit der Therapeutin an, die Daumen zu überstrecken (Abb. 11.40).

Da die Muskelmasse in diesem Bereich stark ausgebildet ist, ist es schwierig, den Querfortsatz deutlich zu fühlen. Wenn jedoch die Spitzen der Daumenballen verwendet werden und der Druck langsam angesetzt wird, kann der größte Teil der Muskelmasse durchdrungen und schließlich fester Kontakt mit dem Knochen hergestellt werden.

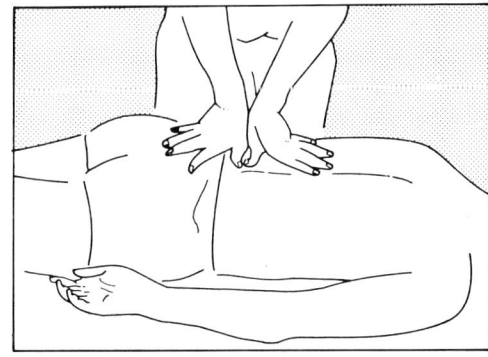

Abb. 11.40. Unilateraler posteroranteriorer vertebraler Druck (↱)

Methode

Die Physiotherapeutin bringt ihre Schultern in eine Position senkrecht über ihren Händen und überträgt den von ihrem Rumpf ausgeübten Druck über die Arme zu den Daumen. Bei diesem Druck wirken die Daumen als Federn, wobei die Daumenflexoren auf keinen Fall primär die Bewegung erzeugen dürfen.

Zur Durchführung dieser Technik können auch die Hände gebraucht werden. Bei dieser Methode werden die Hände genauso angesetzt, wie dies im Zusammenhang mit dem zentralen posteroanterioren vertebralen Druck (s. Abschn. 10.3.1) beschrieben wurde. Der Nachteil bei Verwendung der Hände ist jedoch, daß der Druck nicht so gut lokalisiert werden kann; auch kann dabei kein so gutes Gefühl für stark lokalisierte Bewegungsanomalien gewonnen werden, wie dies durch ein Palpieren mit den Daumen möglich ist.

Lokale Variationen

Im oberen und mittleren Lendenwirbelbereich ist es einfacher, den seitlichen Rand der Querfortsätze abzutasten, da diese ziemlich lang sind. Bei der unteren Lendenwirbelsäule muß die Technik jedoch in der Nähe des Dornfortsatzes durchgeführt werden, und es braucht eine gewisse Zeit, um die Muskelmasse zu durchdringen und den Knochenkontakt herzustellen.

Anwendungsbereiche

Dieses Verfahren ist äußerst wertvoll, wenn ein Muskelspasmus oder Myogelosen bei den tiefliegenden intrasegmentalen Muskeln gefühlt werden. Das Verfahren wird auf der Seite des Muskelspasmus oder des Schmerzes durchgeführt, und der Ansatzwinkel kann so variiert werden, wie es aufgrund der Reaktion auf die Anwendung des Verfahrens angemessen erscheint.

11.4.5 Transversaler vertebraler Druck (←•→)

Ausgangspositionen

Der Patient liegt auf dem Bauch, seine Arme liegen seitlich am Körper an oder hängen zu beiden Seiten der Liege herab. Sein Kopf ist bequem zur Seite gedreht.

Die Physiotherapeutin steht rechts von dem Patienten und plaziert die Hände so auf seinem Rücken, daß die Daumen an der rechten Seite des Dornfortsatzes des zu mobilisierenden Wirbels liegen. Die linke Daumenkuppe wird möglichst flächig gegen die rechte Seite des Dornfortsatzes gelegt. Der rechte Daumen wird als Verstärkung eingesetzt, indem die Daumenkuppe auf den Nagel des linken Daumens gelegt wird. Das Interphalangealgelenk des Daumens muß überstreckt und das Metakarpophalangealgelenk in einer leicht flektierten Position gehalten werden. Dann wird der linke Daumen durch die Volarfläche der Basis des Zeigefingers in der richtigen Stellung fixiert, um zu vermeiden, daß der Daumen nach vorne und über den Dornfortsatz gleitet. Die Finger beider Hände werden über dem Rücken des Patienten ausgespreizt, um zur Stabilisierung der Daumenstellung beizutragen. Der Druck auf die Daumen wird über die Unterarme ausgeübt, die nahezu horizontal gehalten werden (Abb. 11.41 a).

Methode

Wenn der Körperdruck über die Daumen auf den Dornfortsatz übertragen wird, ist besondere Sorgfalt notwendig, um zwischen der Bewegung des Intervertebralgelenks und der rollenden Bewegung des Rumpfes des Patienten zu differenzieren. Der Druck wird wiederholt angewendet und wieder zurückgenommen, um eine Art oszillierende Bewegung herbeizuführen. Durch geringe Druckeinwirkungen wird dabei eine kleine Bewegung und durch stärkere Druckanwendungen eine größere Bewegung erzeugt.

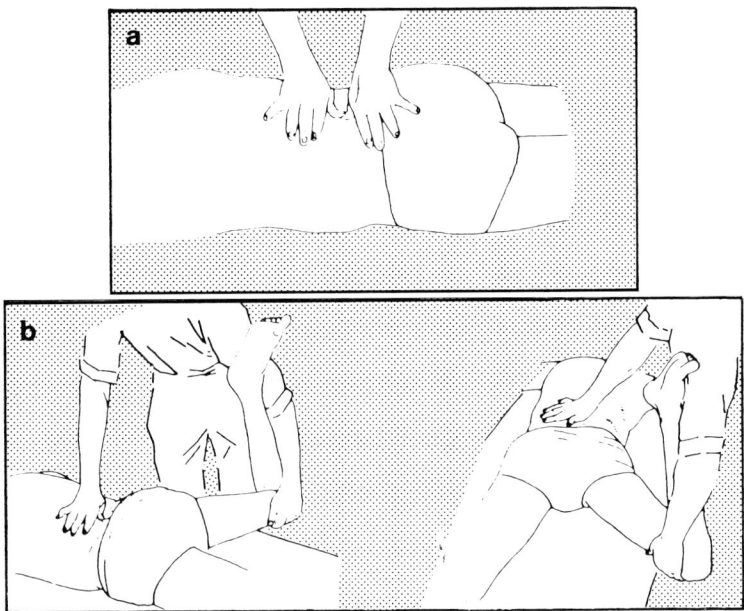

Abb. 11.41. a Transversaler vertebraler Druck (←→), Ausgangsposition. **b** Transversaler vertebraler Druck (←→), intensive Technik

Lokale Variationen

Die Bewegung ist bei L1 größer als bei L4, und sie ist bei L1 auch problemlos fühlbar. Der Dornfortsatz ist bei L1 und L2 viel besser zugänglich als in den unteren Ebenen.

Anwendungsbereiche

Diese Technik ist von besonderem Wert bei einseitig verteilten Symptomen. Hierbei ist die Wahrscheinlichkeit einer Milderung der Beschwerden des Patienten größer, wenn die Technik von der schmerzfreien Seite her angewandt wird, wobei die Dornfortsätze zur schmerzhaften Seite hin gedrückt werden. Auf diese Weise wird das Gelenk auf der schmerzhaften Seite geöffnet.

Im Bereich der unteren Lendenwirbelsäule ist diese Mobilisation weniger wirkungsvoll als die Rotation oder der zentrale posteroanteriore vertebrale Druck. Sie ist jedoch nützlich, wenn sie bei Beschwerden im oberen Bereich der Lendenwirbelsäule angewandt wird; je höher die Ebene liegt, von der die Beschwerden ausgehen, desto wahrscheinlicher ist es, daß diese Technik Erfolg zeigen wird.

Wird eine stärkere Technik benötigt, um ein nicht schmerzhaftes Gelenk zu mobilisieren, kann das folgende Verfahren angewandt werden.

Ausgangsposition

Es wird eine ähnliche Position gewählt wie die oben beschriebene, doch liegt jetzt die rechte Daumenkuppe am Dornfortsatz des zu mobilisierenden Wirbels. Das rechte Knie des Patienten wird im rechten Winkel gebeugt und dann von der Physiotherapeutin mit der linken Hand umfaßt (Abb. 11.41 b).

Methode

Wenn das Bein als Hebel benutzt wird, ist Sorgfalt geboten, da der Spielraum der Bewegung aufgefangen werden muß, die vom Hüftgelenk ausgeht. Während die Physiotherapeutin ihren rechten Daumen gegen den Dornfortsatz hält, abduziert sie mit dem linken Arm das rechte Bein des Patienten, bis sie feststellt, daß an dem Wirbel unter ihrem rechten Daumen eine Bewegung erfolgt.

Dann wird eine oszillierende Bewegung hervorgerufen durch das Einwirken des rechten Daumens auf den Dornfortsatz und die gleichzeitig durch ihren linken Arm am Bein des Patienten erzeugte Bewegung. Der Bereich, durch den der Femur verlagert wird, um die Mobilisation zu unterstützen, ist relativ klein.

11.4.6 Rotation

Die Technik der Rotation ist fast das wichtigste Verfahren, und die Manualtherapeutin muß:

1. die rotatorische Bewegung beherrschen;
2. wissen, wo sich das Zentrum der Bewegungsachse befindet;
3. wissen, wie das Verfahren zu variieren ist, um die zentrale Bewegungsachse zu verändern;
4. wissen, wie sie die Technik mit unterschiedlichen Ausgangspositionen der Lendenwirbelsäule kombinieren muß;
5. wissen, wie sie die Rotationsbewegung von proximal nach distal und von distal nach proximal durchführen kann.

Die meisten Menschen glauben, wenn sie diese Kriterien nicht bereits bewußt durchdacht haben, daß bei der auf den S. 416 f. (s. Abb. 11.44, S. 409) beschriebenen Rotationsbewegung das Zentrum der Rotation irgendwo in der Mitte der Wirbelsäule liegt. Das ist völlig falsch, denn das Zentrum befindet sich irgendwo zwischen der Unterseite der Behandlungsliege und dem Fußboden. Man stelle sich die Durchführung einer Rotationsbewegung des Grades III (s. Abb. 11.44) vor: Wenn der linke Darmbeinkamm des Patienten nach vorne gerollt wird, erfolgt die Berührung des rechten Darmbeinkamms mit der Liege zunächst am lateralen oder posterolateralen Rand, und am Ende der Bewegung befindet sich die Kontaktstelle ventral der vorderen oberen Spina iliaca. Deshalb muß der Mittelpunkt des Kreisbogens, der durch den linken Darmbeinkamm geht, unterhalb der Behandlungsfläche der Liege sein.

Das Ganze wird leichter verständlich, wenn man auf eine Analogie mit einem Wagenrad alten Stils (Abb. 11.42) zurückgreift. Man stelle sich vor, daß der Radkranz den Kamm des Darmbeins (mit Sakrum und Bauchwand) darstellt. Wenngleich die Lendenwirbel näher am Rücken als an der Bauchwand liegen, ist die Analogie genauso zutreffend, wenn man sich die Nabe des Rades als Wirbel vorstellt. Wir neigen dazu anzunehmen, daß bei der Durchführung der einfachsten Lendenwirbelrotation die Achse des Wagenrades der Mittelpunkt der Bewegung ist. Wenn jedoch das Becken, an seinem obersten Punkt ansetzend, nach vorne gedrückt wird, wie das bei der Rotation der Lendenwirbelsäule geschieht, ist es dasselbe, als wenn man den oberen Rand des Wagenrades vorwärtsstößt. Gleichzeitig bewegt sich dabei auch der untere Rand des Wagenrades vorwärts, wenn auch nur um eine sehr viel kürzere Strecke. Die Achse bewegt sich auf einer Linie vorwärts, die parallel zu der Fläche verläuft, auf der sie bewegt wird (Abb. 11.43).

Wenn auf das Intervertebralgelenk ein maximaler Rotations- und Torsionsdruck ausgeübt werden soll, müßte der Punkt B des Wagenrades gleichzeitig so weit nach rückwärts gedrückt werden, wie der Punkt A nach vorne bewegt wird. Dabei bleibt die Radachse an einem Punkt, und die Radfelge dreht sich um diese Achse. Es ist durchaus möglich, dies zu tun. Diese Technik wird auf S. 423 f. beschrieben und in Abb. 11.50 gezeigt, wobei das momentane Zentrum der Achsenrotation (Farfan 1973), das im hier angesprochenen Zusammenhang irrelevant ist, nicht berücksichtigt wird.

Im Hinblick auf die Durchführung der Rotationsbewegung in unterschiedlichen Frontalachsen, d. h. wenn die Rotation in Flexions- oder Extensionsstellung der Wirbelsäule des Patienten erfolgt, oder in unterschiedlichen Sagittalachsen, wie bei der Lateralflexion nach links oder rechts, gibt es unendlich viele Details zu bedenken. Die folgenden Aspekte sind bei der klinischen Anwendung der Rotation von besonderer Bedeutung:

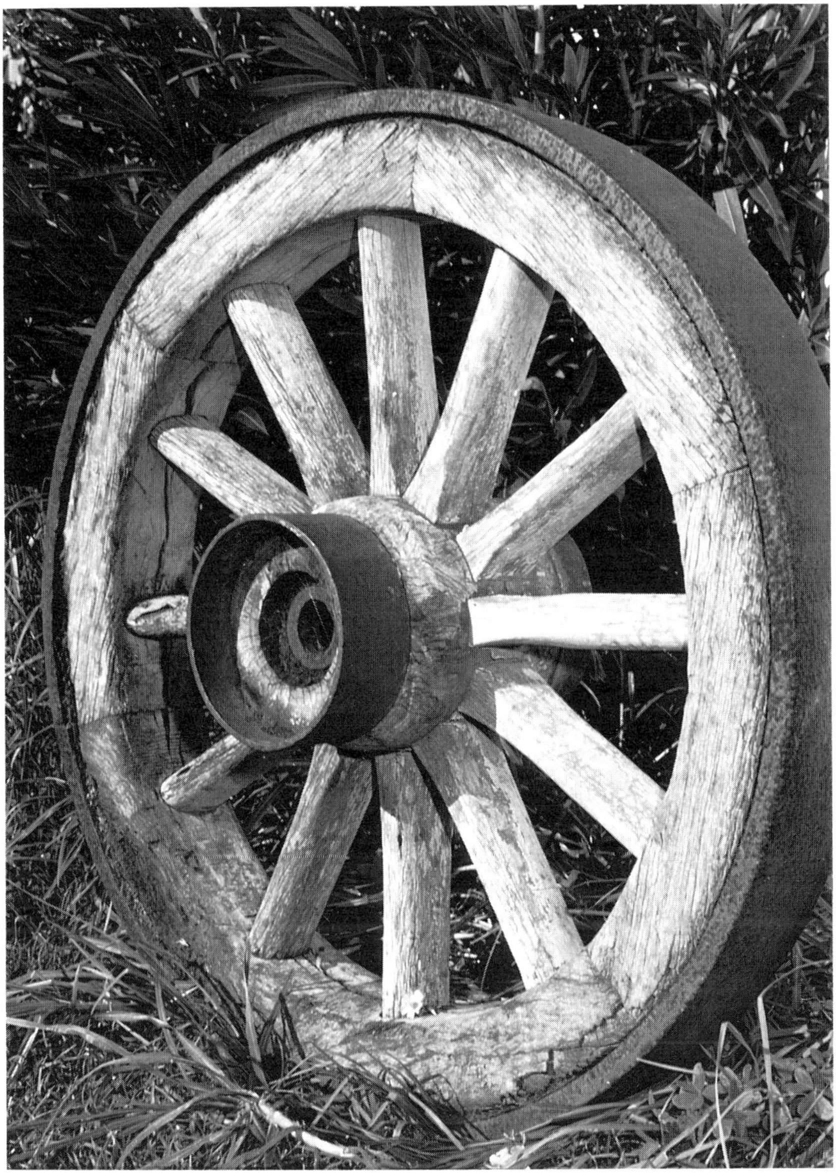

Techniken: Mobilisation

Abb. 11.42. Ein Wagenrad in Analogie zur Rotation der Lendenwirbelsäule

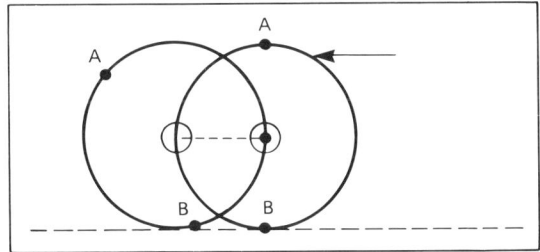

Abb. 11.43. Veränderte Positionen der Punkte *A* und *B* während der Rotation

1. Führe ich die Rotationsbewegung durch, weil ich die Beschwerden hervorrufen oder lindern will:
   a) während der Durchführung; oder
   b) nach der Durchführung der Technik?
2. Welche Wirkung werde ich dabei auf vorhandene pathologische Störungen erzielen?

Variationen der Rotationstechnik im Bereich der Lendenwirbelsäule werden im folgenden beschrieben.

Rotation (↻)

Ausgangsposition

Für diese Mobilisationstechnik sollte der Patient auf der rechten Seite liegen, wobei sein Kopf durch Kissen abzustützen ist. Der Patient bleibt entspannt, während er von der Physiotherapeutin in die erforderliche Lage gebracht wird. Sein linker Arm wird so plaziert, daß die Hand auf der linken Bauchseite liegt, während die Schulter gestreckt und der Ellbogen gebeugt ist. Wird die Rotation in der geringstmöglichen Dosierung durchgeführt, bleibt der Thorax des Patienten in der Seitlage, während Hüften und Knie – linksseitig etwas mehr als rechts – gebeugt sind. Die Physiotherapeutin stellt sich dann hinter den Patienten und hält mit den Händen sein Becken umfaßt. Das zu behandelnde Intervertebralgelenk wird so ausgerichtet, daß es sich in der Mitte zwischen Flexion und Extension befindet; das wird durch einen bestimmten Grad der Hüftflexion und das Halten des Beckens erreicht. Mit Hilfe dieses Griffes um das Becken kann die Physiotherapeutin das Becken in Richtung Flexion bzw. Extension verlagern, wobei die Lendenwirbelsäule jeweils mitbewegt wird.

Soll die Rotation im Ausmaß vergrößert werden, dreht die Physiotherapeutin den Thorax des Patienten nach links, indem sie seinen rechten Arm in Richtung zur Decke hochführt, so daß seine Brust nach oben gewandt ist. Das Ausmaß dieser Rotation wird von der Flexibilität des Patienten bestimmt. Sein unten liegendes (rechtes) Bein ist im Verhältnis zum Rumpf leicht flektiert. Dieses Bein kann jedoch leicht gestreckt oder stärker gebeugt werden, was sich danach richtet, ob die Rotation bei eher extendierter oder mehr flektierter Lendenwirbelsäule ausgeführt werden soll. Das linke Bein wird so gelagert, daß Hüfte und Knie gebeugt sind, wobei der mediale Tibiakopfbereich knapp über den Rand der Liege hinausragt. Wenn während der Mobilisation eine zusätzliche Druckeinwirkung erforderlich wird, kann das oben liegende Bein auch an der Seite der Liege herabhängen.

Die Physiotherapeutin stellt sich dann hinter den Patienten und legt ihre Handflächen auf sein Becken und die linke Schulter, wobei die Finger nach vorne zeigen. Die Hand auf der Schulter umfaßt den Humeruskopf, die Finger sind über den Brustmuskeln ausgespreizt. Wenn die Schulter selbst schmerzt, sollte die Therapeutin sie weniger stark extendiert halten und ihre Hand mehr im Brustbereich ansetzen, um den Druck auszuüben. Die Hand über dem Becken wird nahe dem Darmbeinkamm plaziert, wenn die Rotation bei mehr extendierter Lendenwirbelsäule ausgeführt wird, oder sie wird über den Trochanter major gelegt, wenn die Rotation bei eher flektierter Lendenwirbelsäule erfolgt.

Wenn die Technik als allgemeine Rotation durchgeführt wird, wobei die Lendenwirbelsäule des Patienten in der Mitte zwischen Flexion und Extension positioniert ist, werden die Schultern der Physiotherapeutin genau zwischen den Handpositionen über dem Körper des Patienten gehalten. Die Ellbogen sollten leicht flektiert sein. Wenn die Rotation bei mehr extendierter Lendenwirbelsäule ausgeführt wird, sollte die Physiotherapeutin näher bei der Schulter des Patienten stehen, damit ihr linker Arm so auf das Becken des Patienten einwirken kann, daß durch seine veränderte Haltung die Extension unterstützt wird. Wenn die Rotation jedoch in einer geringfügig flektierten Stellung ausgeführt werden soll, muß die Physiotherapeutin näher beim Becken des Patienten stehen, damit der linke Arm auf das Becken einwirken und während der Rotation die Flexion unterstützen kann.

Ist eine stärkere Mobilisation erforderlich, bleibt die Stellung des Patienten unverändert;

Techniken: Mobilisation

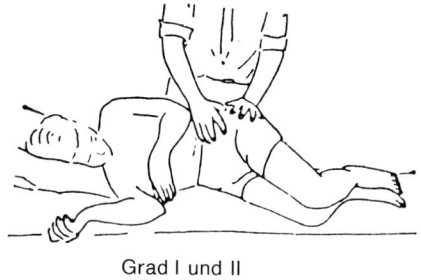

Grad I und II

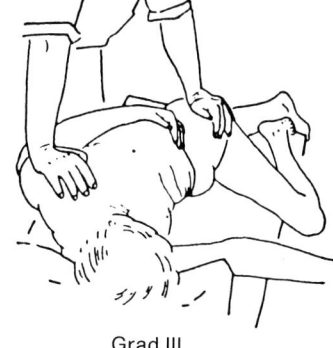

Grad III

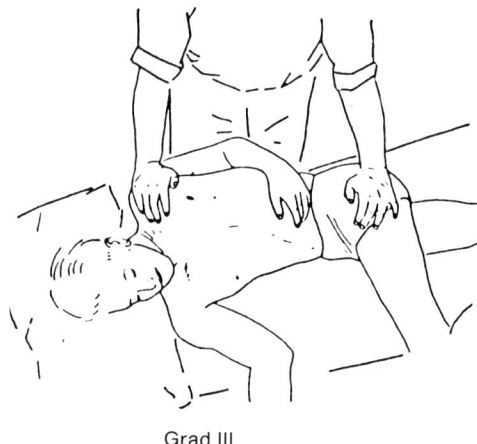

Grad III

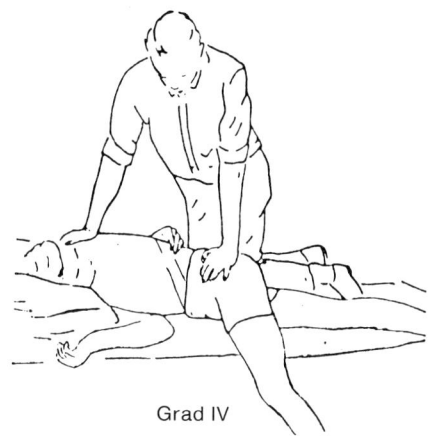

Grad IV

Abb. 11.44. Rotation

die Physiotherapeutin kniet sich hinter dem Patienten auf die Liege. Sie kann dann ihr Gewicht direkt über dem Patienten einsetzen und ihr Knie unter das Gesäß des Patienten schieben, um die Rotation zu unterstützen (Abb. 11.44).

Methode

Da der Hebelarm lang ist, muß die Physiotherapeutin den Rücken des Patienten jederzeit sehen können, um die stattfindenden Bewegungsabläufe zu beobachten.

Bei den sanften Techniken werden die kleinen oszillierenden Bewegungen durch die linke Hand der Physiotherapeutin hervorgerufen, die eine doppelte Funktion hat. Erstens wird durch den Griff dieser Hand um das Becken das Intervertebralgelenk in der Mittelposition zwischen Flexion und Extension eingestellt. Zweitens überträgt die linke Hand die Rotationsbewegung auf das Becken, während es in dieser Stellung gehalten wird. Um eine Bewegung des Brustkorbs zu verhindern, ist kein Gegendruck erforderlich, aber große Sorgfalt ist notwendig, um sicherzustellen, daß die Bewegung ausschließlich als Rotation erfolgt.

Selbst wenn eine Änderung der Ausgangsposition für stärker dosierte Techniken erforderlich ist, bleibt die rotierende Bewegung stets eine Bewegung des Beckens (nicht des Brustkorbs) um eine Mittelachse. Der Brustkorb muß mit Hilfe der plazierten Hand auf der Schulter stabilisiert werden, aber dieser Gegendruck schiebt Schulter und Thorax nicht nach dorsal, sondern ist eher ein Halten, das es dem Brustkorb erlaubt, der Richtung der Beckenbewegung, wenn auch nur in begrenztem Umfang, zu folgen.

Während der Durchführung der Oszillationen empfiehlt es sich, den Rumpf des Patienten von Zeit zu Zeit vor und zurück zu rollen, ohne dabei die Rotation zu verstärken. Dadurch soll sichergestellt werden, daß eine maximale Entspannung erreicht wird und daß die freie Beweglichkeit aufgenommen ist.

Bei diesen Techniken liegt die Rotationsachse unterhalb der Liegeoberfläche, wie dies auf S. 414 (Abb. 11.48) erläutert wird. Das gleiche gilt für die im nächsten Abschnitt erwähnten lokalen Variationen. Vergleicht man dieses Verfahren aber mit der Technik der Rotation der Lendenwirbelsäule, wie sie auf S. 416 beschrieben wird, läßt sich feststellen, daß der Rotationsmittelpunkt viel näher an der Wirbelsäule liegt als die Nabe des Wagenrades.

Lokale Variationen

In diesem Bereich ist ein beträchtliches Maß an Bewegung möglich und es kann ein bemerkenswerter Grad an „Feeling" gewonnen werden trotz der Tatsache, daß der Hebelarm so lang ist. Dieses Fühlen der Bewegung wird ergänzt durch die Beobachtung des Bewegungsverhaltens des Lendenwirbelbereichs des Patienten während der Durchführung der Technik.

Die Rotation der Lendenwirbelsäule in extendierter Position wird besser zur Mobilisation des mittleren und oberen Bereichs der Lendenwirbelsäule angewandt, und die Rotation in flektierter Position sollte auf deren unteren Bereich beschränkt bleiben.

Vorsichtsmaßnahmen

Gelegentlich treten bei einem Patienten im Anschluß an eine Rotation der Lendenwirbelsäule Beschwerden an der Halswirbelsäule auf. Es ist deshalb ratsam, die Kopflage, die der Patient als bequem empfindet, nicht zu verändern, solange das nicht zur Verbesserung der Ausgangsposition erforderlich ist. Eine solche Reizung der Halswirbelsäule verschwindet meist problemlos, doch sollte sie nach Möglichkeit von vornherein vermieden werden.

Die Möglichkeit, eine Reizung der unteren Brustwirbelsäule oder ernsthafte Beschwerden in diesem Bereich hervorzurufen, muß bei einer starken Mobilisation als echte Gefahr berücksichtigt werden. Besondere Sorgfalt ist bei Patienten angebracht, die neben den Beschwerden in der Lendenwirbelsäule, deretwegen sie behandelt werden, auch noch Symptome im unteren Brustbereich haben oder hatten.

Erfolgt die Rotation zu heftig, während das Becken zur schmerzhaften Seite hin gedreht wird, können Schmerzen in das schmerzfreie Bein ausstrahlen.

Anwendungsbereiche

Die Rotation ist eines der nützlichsten Verfahren bei der Behandlung schmerzhafter, von der Lendenwirbelsäule ausgehender Beschwerden. Sie ist äußerst wertvoll, wenn sie bei einseitig auftretenden Symptomen angewandt wird, gleichgültig, ob diese ins Bein ausstrahlen oder auf die Lendenwirbelgegend beschränkt sind. In Fällen, wo die Symptome zentral auftreten, die Zeichen aber einseitig lokalisiert sind, geben diese Aufschluß darüber, welches die schmerzhafte Seite ist. In solchen Fällen verspricht die Technik mehr Erfolg im Hinblick auf die Besserung der Symptome und Zeichen des Patienten, wenn der Patient dabei auf der schmerzfreien Seite liegt; d.h. die schmerzhafte Seite befindet sich oben, so daß das Becken von der schmerzhaften Seite weg rotiert werden kann.

Ein weiterer Aspekt der Anwendung von Mobilisationstechniken bei distal ausstrahlenden Schmerzen muß hier noch erwähnt werden. Häufig führt eine in einem frühen Stadium angewandte Technik zu einer Verschlimmerung der Beschwerden, selbst wenn während der Durchführung der Behandlung die Symptome nicht ausgelöst werden. In diesem Fall wird die Schmerzursache verstärkt und nichts zur Änderung der Pathologie ge-

Techniken: Mobilisation

tan. Unter diesen Umständen führt häufig dieselbe Technik, in sehr kleinen Amplituden im Endbereich des vorhandenen Bewegungsspielraums ausgeführt, zu einer Besserung. Wenn z. B. die Lendenrotation des Grades I keine Schmerzen hervorruft, jedoch eine Verschlimmerung des Zustands bewirkt, kann die gleiche Rotation mit sehr sanfter und sehr kleiner Amplitude als Bewegung des Grades IV durchaus eine Besserung bewirken.

Rotation (↻), alternative Methode

Wenn die Physiotherapeutin Schwierigkeiten hat, den Patienten in eine ausreichend entspannte Haltung zu bringen, die es ihr ermöglicht, die Bewegungen gut auszuführen, kann die folgende alternative Methode ihm vielleicht ein größeres Gefühl der Sicherheit vermitteln und ihm so die Entspannung erleichtern.

Ausgangsposition

Der Patient liegt weit vorne auf der Liege auf seiner linken Seite. Die unten liegende Hüfte und das Knie sind in bequemer Stellung leicht gebeugt. Sein rechter Oberarm ruht seitlich auf seinem Rumpf und beide Unterarme liegen parallel zueinander vor dem Bauch, wobei der linke Unterarm näher am Kinn ist. Die Physiotherapeutin, die seinem Becken zugewandt steht, lehnt sich über seinen Rumpf und legt ihren rechten Unterarm in Längsrichtung auf seinen Rücken. Dann greift sie distal hinter seinen rechten Femur, um mit der linken Hand sein oben liegendes Knie zu umfassen. Sie führt sein rechtes Bein in eine Knie- und Hüftflexion von etwa 90° (Abb. 11.45).

Methode

Mit ihrem Körper und dem rechten Arm stabilisiert die Physiotherapeutin den Körper des Patienten, während sie sein Becken auf der rechten Seite mit Hilfe seines rechten Beines nach vorne dreht. Es ist wichtig, daß bei dieser Technik die Hüfte des Patienten weder abduziert noch adduziert wird; das Bein wird nur als Hebel für die Becken- und daher auch die Lendenwirbelrotation benutzt.

Um die Bewegung zu unterstützen, kann die Physiotherapeutin ihre rechte Hand auf seinem Rücken einsetzen, um:

1. die Rotationsbewegung zwischen benachbarten Dornfortsätzen zu ertasten;
2. die Rotation auf einer bestimmen Ebene zu unterstützen, indem sie den unteren Dornfortsatz im Rhythmus der Rotation anhebt;
3. gegen den Dornfortsatz des oberen Wirbels zu drücken, damit die Bewegung mehr auf das einzelne entsprechende Gelenk begrenzt wird.

11.4.7 Rotation mit kombinierten Bewegungspositionen

Es gibt viele Variationsmöglichkeiten für die Ausführung der Rotation der Lendenwirbelsäule in eine bestimmte Richtung, und selbstverständlich können auch die Kombinationspositionen in der Art der Kombination und der Reihenfolge variiert werden.

1. Die zuerst beschriebene Technik zeigt, daß die Rotationsbewegung von proximal nach distal durchgeführt werden kann (d. h. die rotierende Bewegung wird durch Drehung des Brustkorbs nach dorsal durchgeführt) (Abb. 11.46).
2. Die nächsten vier Techniken sind Beispiele mit identischer Richtung der intervertebralen Rotation (d.h. die Rotation von L5 erfolgt im Uhrzeigersinn (in stehender Po-

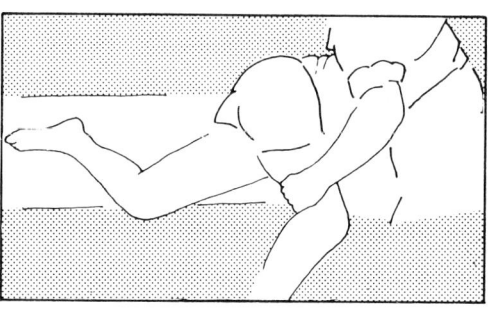

Abb. 11.45. Rotation (↻), alternative Methode

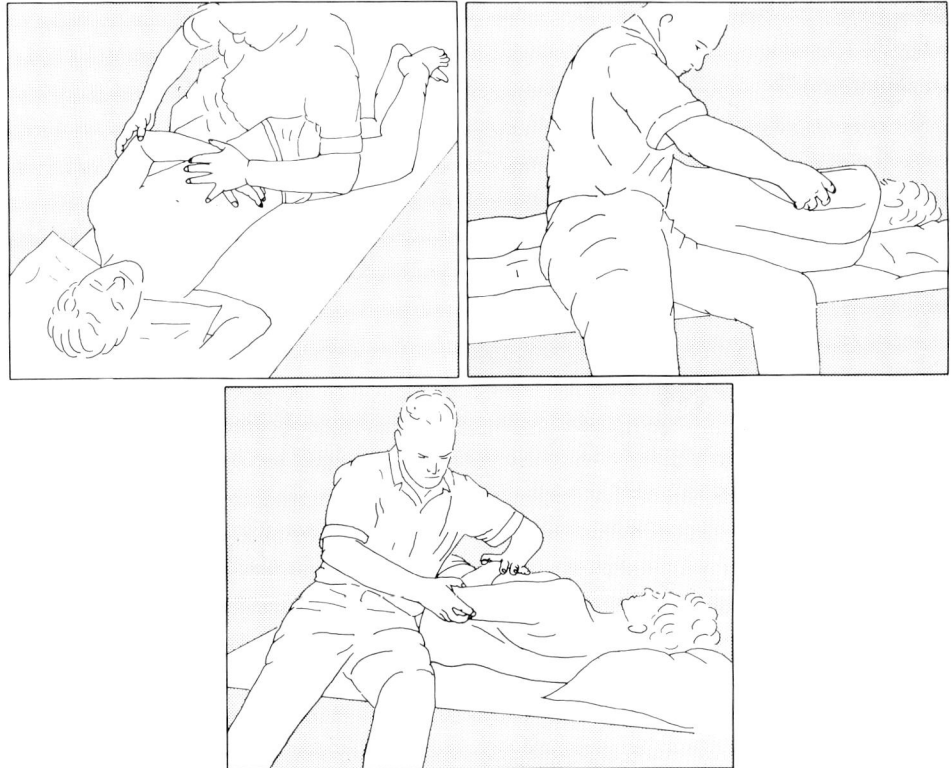

Abb. 11.46. Rotation in Extension von proximal nach distal (in E, L_x ↻)

sition von oben gesehen) unter L4 oder die Rotation von L4 erfolgt dem Uhrzeigersinn entgegen auf L5), und in der gleichen kombinierten Bewegungsposition.
3. Bei den ersten drei dieser vier Techniken liegt die Rotationsachse unter der Liegenoberfläche; bei den beiden ersten liegt die Achse unterhalb des rechten Darmbeins und bei der dritten Technik liegt sie unter dem linken Darmbein. Bei der vierten Technik liegt die Achse in oder in der Nähe des Wirbels.

Rotation in Extension von proximal nach distal (in E, Th ↻)

Ausgangsposition

Der Patient liegt auf der rechten Seite, seine linke Hand ruht auf dem Bauch in Höhe des oberen Wirbels des zu mobilisierenden Gelenks. Die Manualtherapeutin sitzt, seinem Kopf zugewandt hinter dem Patienten, und benutzt ihr linkes Becken, um das Becken des Patienten in einer Position zu stabilisieren, bei der die Lendenwirbelsäule in eine Extensionsstellung gelangt (Abb. 11.46).

Methode

Mit der rechten Hand hält sie seinen Ellbogen, während ihre linke Hand seine linke Hand gegen seinen oberen Bauchquadranten drückt, und sie führt die Rotation in oszillierenden Bewegungen mit ihren beiden Armen herbei. Ihre Stabilisierung seines Beckens ist nicht der Bewegungsrichtung, die durch ihre Arme produziert wird, angepaßt bzw. entgegenwirkend, sondern eher ein Festhalten, das sein Becken daran hindert, soweit wie der untere Thorax nach dorsal zu rotieren.

Techniken: Mobilisation

Anwendungsbereiche

Alle Kombinationsbewegungen im Zusammenhang mit der Lumbalrotation werden auf eine Weise durchgeführt, die von den Untersuchungsergebnissen der Kombinationstests bestimmt wird und darauf abzielt, die Symptome des Patienten entweder hervorzurufen oder deren Auftreten zu verhindern.

Rotation in Flexion und Lateralflexion nach links von distal nach proximal (Lage ® in F+LF Ⓛ, L_x ↻)

Ausgangsposition

Nach dem Hochstellen des Kopfendes der Liege wird der Patient in eine Lateralflexionshaltung und Flexion der Lendenwirbelsäule gebracht. Die Manualtherapeutin umfaßt mit der rechten Hand fest sein linkes Becken, wobei ihre Finger die vorderen oberen Spina iliaca umgreifen, und ihre linke Hand faßt um das linke Gesäß. Dieser Griff sollte so ausgeführt werden, daß das linke Becken des

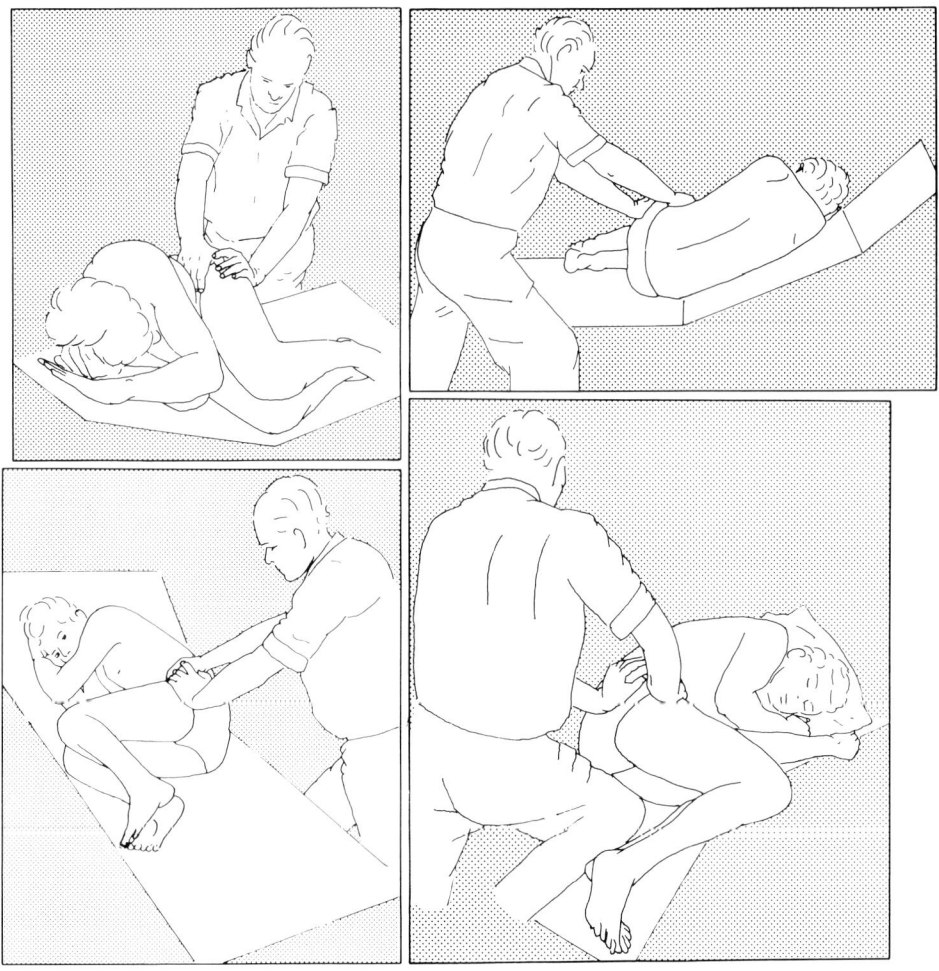

Abb. 11.47. Rotation in Flexion und Lateralflexion nach links von distal nach proximal (in F+LF Ⓛ, ↑ L_x ↻)

Patienten und ihre beiden Arme eine Einheit bilden und sich als solche bewegen (Abb. 11.47).

Methode

Über ihren Griff um das Becken des Patienten lenkt sie den Rotationsdruck in Richtung seiner Arme. Zur Stabilisierung des Brustkorbs des Patienten ist kein Gegendruck erforderlich. Die Richtung ihrer rotierenden Bewegung muß die Lendenwirbelflexion und die Lateralflexion nach links begünstigen oder aufrechterhalten.

Rotation in Flexion und Lateralflexion nach links von proximal nach distal (Lage Ⓡ in F + LFⓁ, Th ↻)

Ausgangsposition

Die Ausgangsposition des Patienten ist dieselbe wie bei der oben beschriebenen Technik; diesmal stabilisiert die Manualtherapeutin jedoch sein Becken mit ihrem eigenen Becken, damit es sich während der Technik nicht nach rückwärts dreht. Mit ihrer rechten Hand hält sie seinen linken Ellbogen und stabilisiert seinen unteren Brustkorb, indem sie mit der linken Hand gegen seine linke Hand drückt (Abb. 11.48).

Methode

Die rotierende Bewegung wird durch ihre Arme hervorgerufen, wobei der Brustkorb des Patienten nach dorsal (d. h. nach links) gedreht wird, während Flexion und Lateralflexion seiner Lendenwirbelsäule nach links bestehen bleiben.

Rotation in Flexion und Lateralflexion nach links von distal nach proximal (Lage Ⓛ in F + LFⓁ, L_x ↻)

Ausgangsposition

Diesmal liegt der Patient auf der linken Seite und die Liege ist in Höhe seiner Taille hochgestellt (Kissen oder zusammengerollte Decken ermöglichen dieselbe Stellung auf einer flachen Liege), um die Lateralflexion der Lendenwirbelsäule nach links herbeizuführen; außerdem wird seine Lendenwirbelsäule in eine Flexionshaltung gebracht. Die Manualtherapeutin kniet knapp hinter seinem Gesäß auf der Liege und umfaßt den Darmbeinkamm, so daß sein rechtes Darmbein durch ihre beiden Hände stabilisiert wird (Abb. 11.49).

Methode

Sie erzeugt die Rotation durch Übertragung ihres Körpergewichts über ihre Arme. Während des Verfahrens ist keine Gegenkraft er-

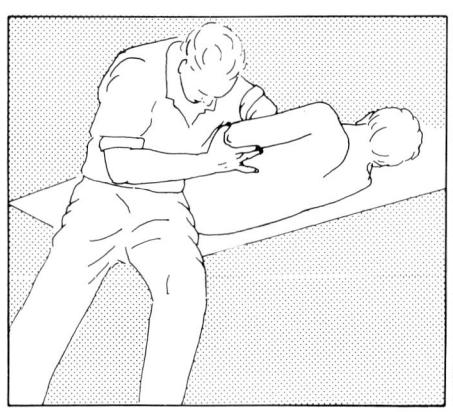 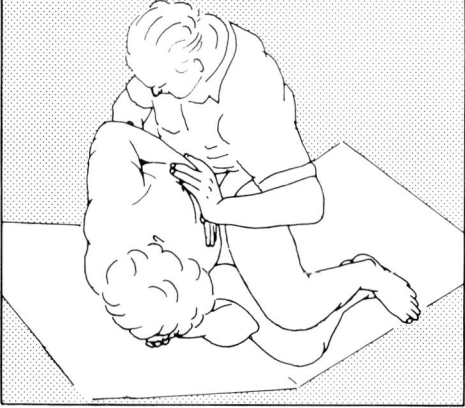

Abb. 11.48. Rotation in Flexion und Lateralflexion nach links von proximal nach distal (in F + LF Ⓛ, Th ↻)

Techniken: Mobilisation

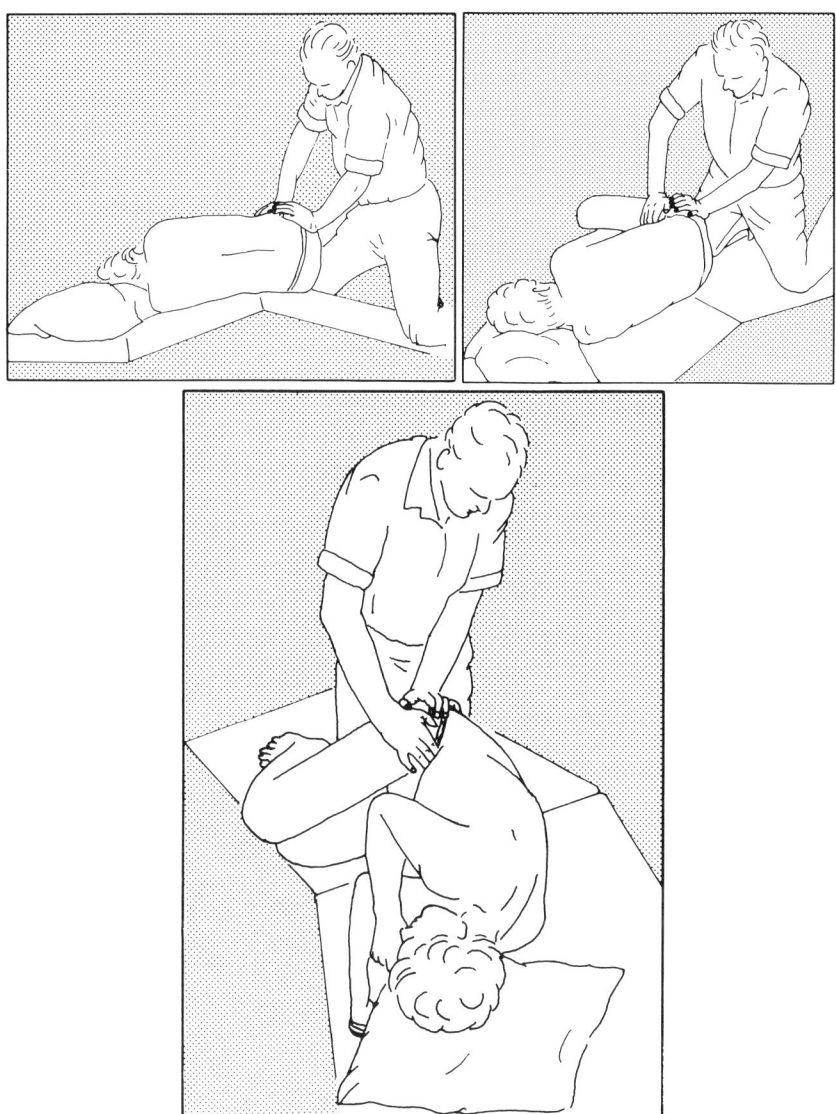

Abb. 11.49. Rotation in Flexion und Lateralflexion nach links von distal nach proximal (in F + LF Ⓛ, ↻ $L_{\bar{x}}$)

forderlich; doch sollte sie seine Lendenwirbelsäule beobachten, um sicherzugehen, daß die rotierende Bewegung tatsächlich erfolgt und daß die Lumbalflexion und die Lateralflexion nach links nicht nachlassen.

Rotation in Flexion und Lateralflexion nach links von distal nach proximal mit vertebraler Achse

Ziel dieser Technik ist es, die Rotationsachse des Beckens bzw. der Lendenwirbelsäule von unterhalb der Liege zu den Wirbeln selbst zu verlagern.

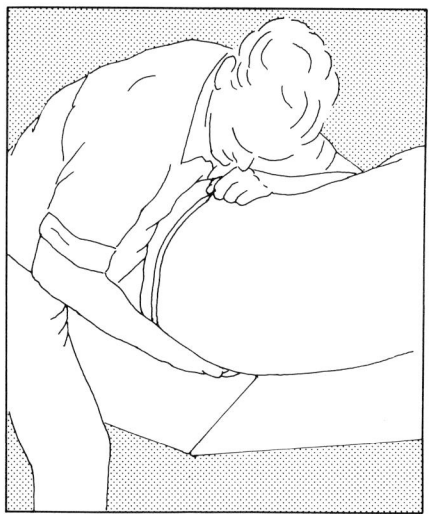

Abb. 11.50. Rotation in Flexion und Lateralflexion nach links von distal nach proximal mit vertebraler Achse (in F + LF Ⓛ, L_x Achse)

Ausgangsposition

Der Patient liegt auf der rechten Seite in Lumbal- und Lateralflexion. Diesmal umfaßt die Manualtherapeutin seinen linken Darmbeinkamm so mit ihrer linken Hand, daß sie ihn nach vorne drücken kann, während sie gleichzeitig unter seinem rechten Darmbeinkamm so weit nach vorne greift, bis sie den vorderen Darmbeinstachel erreicht, so daß sie sein rechtes Darmbein nach hinten ziehen kann (Abb. 11.50).

Methode

Die Rotationsbewegung wird durch eine Synchronbewegung der linken und rechten Hand in entgegengesetzte Richtungen bewirkt. Ihre rechte Hand unter seinem Becken muß auf der Liege rückwärts und vorwärts gleiten, so daß beide Hände die gleichen Strecken zurücklegen und die Rotation um eine Achse an der Wirbelsäule zentriert erfolgt.

Rotation mit Anheben des gestreckten Beins (⤴)

Die Rotation der Lendenwirbelsäule und das Anheben des gestreckten Beins wurden bereits als einzelne Techniken beschrieben. Manchmal ist es jedoch nützlich, das Bein des Patienten während einer Rotationstechnik der Lendenwirbelsäule über den Rand der Liege hängen zu lassen. Ein Vorteil dieser Position besteht darin, daß das Gewicht des Beins die von der Physiotherapeutin durchgeführte Rotation verstärkt. Eine andere wichtige Wirkung ist darin zu sehen, daß der Effekt des seitlich über die Liege nach außen hängenden Beins manchmal fast dem des Anhebens des gestreckten Beins entspricht. Wenn unter bestimmten Umständen ein kräftiges Anheben des gestreckten Beins als Technik eingesetzt werden soll, muß die Rotation der Lendenwirbelsäule etwas anders als zuvor beschrieben durchgeführt werden: die Physiotherapeutin steht vorne und kann ihre Beine einsetzen, um die Streckung des angehobenen Beins zu verstärken.

Ausgangsposition

Der Patient liegt auf seiner rechten Seite und die Physiotherapeutin bringt ihn für die Rotation der Lendenwirbelsäule in die oben be-

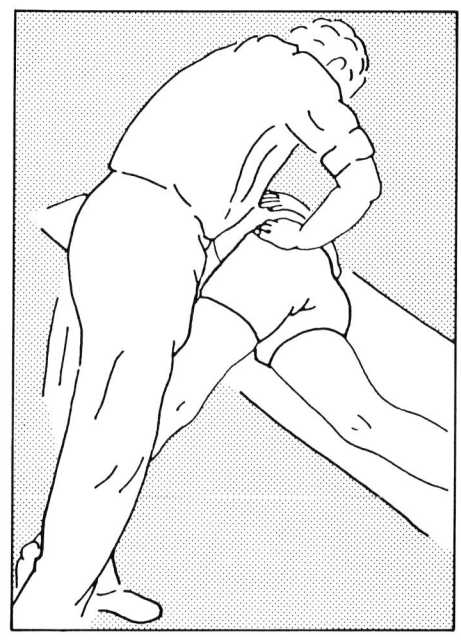

Abb. 11.51. Rotation mit Anheben des gestreckten Beins (⤴)

Techniken: Mobilisation

schriebene Position. Sein Bein hängt seitlich über den Rand der Liege herab, wobei sein Knie über die Kante hinausragt.

Die Therapeutin steht vor dem Patienten und stellt ihren rechten Unterschenkel hinter seine Wade und ihr linkes Knie vor sein linkes Knie. Sie lehnt sich über den Patienten und legt ihre linke Hand gewölbt über die Vorderseite seiner linken Schulter und ihre rechte Hand über seine linke Hüfte. Sie lehnt sich weit genug nach vorne, um ihren rechten Unterarm auf ihren Körper ausrichten zu können (Abb. 11.51).

Methode

Die Physiotherapeutin stabilisiert mit der linken Hand seine Schulter und führt mit der rechten Hand, die gegen seinen Femur drückt, die Rotation aus. Gleichzeitig mit der Anwendung der Rotation auf seine Lendenwirbelsäule verstärkt sie auch die auf das angehobene gestreckte Bein einwirkende Spannung, indem sie auf ihren Füßen eine Drehbewegung ausführt, um die Kniestreckung beizubehalten und gleichzeitig den Winkel der Hüftflexion zu vergrößern.

Vorsichtsmaßnahmen

Diese Technik sollte nicht benutzt werden, bevor nicht andere Techniken versucht wurden und feststeht, daß das Anheben des gestreckten Beins ein notwendiger Teil der Behandlung ist. Auf keinen Fall sollte dieses Verfahren angewandt werden, wenn dadurch Schmerzen im Unterschenkel reproduziert werden.

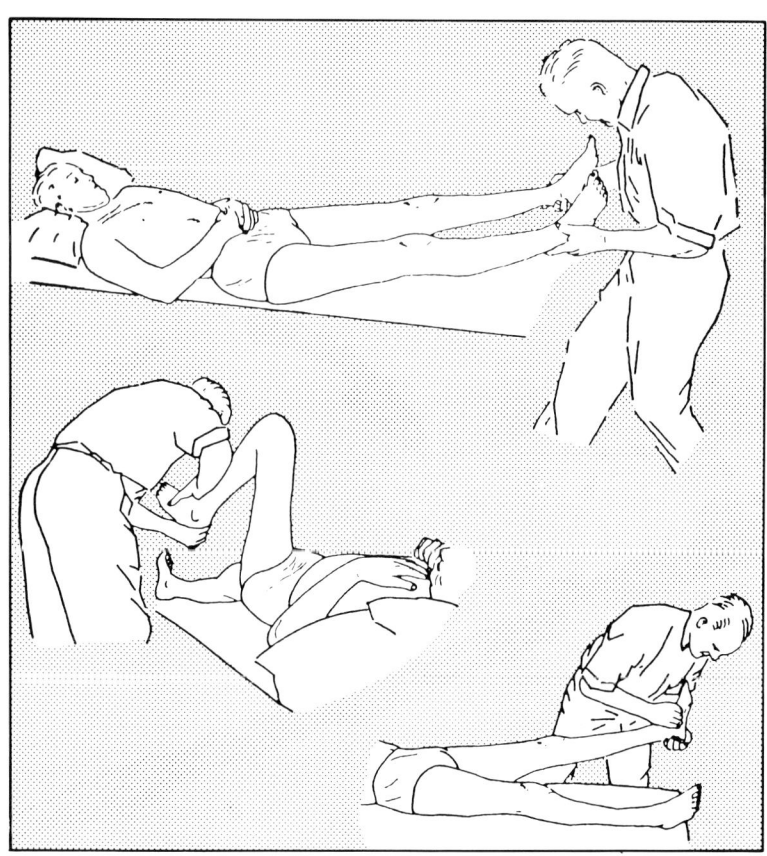

Abb. 11.52. Longitudinalbewegung

11.4.8 Longitudinalbewegung (↔)

Es gibt zwei Methoden, diese Bewegung durchzuführen. Die Therapeutin kann dabei entweder eines oder beide Beine des Patienten einsetzen.

Einsatz beider Beine (↔2)

Ausgangsposition

Der Patient liegt auf einer niedrigen Liege auf dem Rücken, sein Kopf wird durch Kissen gestützt. Die Physiotherapeutin steht, dem Patienten zugewandt, am Fußende der Liege und hält seine Fersen und Knöchel von außen umfaßt. Die Beine des Patienten werden unter Aufrechterhaltung einer gewissen Traktion bis zu einer Höhe angehoben, in der die Lendenwirbelsäule auf halbem Wege zwischen Flexion und Extension entspannen kann. Dazu müssen die Beine um etwa 25° aus der Horizontalen angehoben werden

Es ist ratsam, daß die Physiotherapeutin einen Fuß vor den anderen stellt und sich nach vorne über die Füße des Patienten beugt. Körper und Arme der Physiotherapeutin sind dann in einer Stellung, aus der heraus sie eine maximale Zugkraft bei minimalem Kraftaufwand ausüben kann (Abb. 11.52).

Methode

Ein zu schlaffer Kontakt zwischen dem Körper des Patienten und der Liege wird durch sanftes Ziehen an den Knöcheln des Patienten gestrafft. Von der Physiotherapeutin wird dann durch Flexion ihrer Ellbogen und Extension ihrer Schultern eine Bewegung in Längsrichtung erzeugt, wobei sie in der gebückten Haltung bleibt. Bei einer sanften Mobilisation wird die Lage des Patienten in der Längsrichtung nicht verändert, aber bei den stärkeren Bewegungsgraden können nur 3–6 Ruckbewegungen übertragen werden, weil der Patient dabei etwas auf der Liege gleitet. Der Patient sollte nicht versuchen, diese Bewegung zu verhindern.

Einsatz eines Beines (↔ⓁL)

Ausgangsposition

Der Patient liegt auf einer niedrigen Liege auf dem Rücken mit Kissen unter dem Kopf. Wenn die Physiotherapeutin mit Hilfe des linken Beins mobilisieren will, steht sie, dem Fußende zugewandt, auf der linken Seite der Liege.

Bei dem wichtigen Teil der Technik ist das Bein des Patienten gestreckt. Es ist deshalb ratsam, diese Stellung zuerst einzunehmen, so daß die Physiotherapeutin bequem eine günstige Position einnehmen kann. Die Physiotherapeutin faßt den linken Knöchel des Patienten so, daß die linke Hand unter der Ferse liegt und sie von außen den Bereich der Achillessehne umfaßt, während die rechte Hand vor den Knöchel plaziert wird, wobei der Daumen über dem äußeren Fußbereich vor dem seitlichen Knöchel liegt und die Finger über die innere Fußpartie und den mittleren Knöchel gespreizt sind; dies sollte einen bequemen, den Knöchel umschließenden Griff ergeben. Die Physiotherapeutin bringt ihre Füße gegenüber dem Unterschenkel des Patienten in „Gehstellung", wobei die Füße zum Fußende der Liege zeigen, und sie beugt sich über den linken Fuß des Patienten. Der Winkel, in dem das Bein des Patienten gehalten wird, sollte so gewählt werden, daß der untere Bereich der Lendenwirbelsäule bequem in neutraler Position zwischen Extension und Flexion liegt, während die Traktion auf das Bein erfolgt. Das Knie sollte in entspannter Extension gehalten werden.

Um von der beschriebenen Position aus in die eigentliche Startposition zu gelangen, flektiert die Physiotherapeutin die Hüfte und das Knie des Patienten, ohne aber ihre eigenen Füße zu bewegen. Der Umfang der Hüft- und Knieflexion richtet sich nach dem Sanftheitsgrad der gewünschten Mobilisation. Soll die Technik intensiv durchgeführt werden, wird eine nahezu vollständige Hüft- und Knieflexionsstellung eingenommen. Beginnt die Mobilisation aus einer geringeren Flexionsstellung von Hüfte und Knie, wird sie entsprechend sanfter. Da das Bein des Patienten entspannt sein muß, kann es erforderlich sein,

Techniken: Mobilisation

eine etwaige Abduktion der Hüfte durch Unterstützung der seitlichen Partie des Unterschenkels mit dem rechten Unterarm der Physiotherapeutin zu verhindern (Abb. 11.52).

Methode

Die Physiotherapeutin führt das Bein des Patienten aus der flektierten Position heraus und läßt es abgleiten, doch sollte sie dabei seiner Bewegung zeitlich genügend weit voraus sein, um die Beinstellung stets kontrollieren zu können. In dem Moment, wenn das Knie in die entspannte, voll extendierte Stellung gleitet, übt die Physiotherapeutin einen sanften, kurzen Druck auf den Knöchel des Patienten aus, als ob sie die Längsstreckbewegung des Beins fortsetzen wollte. Die Strecke, die von der Ferse des Patienten durchmessen wird, muß von der Ausgangsposition bis zu der Stelle, wo die Traktion angewandt wird, eine gerade Linie bilden. Diese Linie entspricht der Position des gestreckten Beins, die zu Beginn gewählt wird, um das zu mobilisierende Intervertebralgelenk in seine Mittelstellung zu bringen. *Entscheidend ist bei dieser Technik das Timing der Aktion der Physiotherapeutin, die mit dem abschließenden Herabgleiten des Knies des Patienten in die Extensionsstellung übereinstimmen muß.* Die Arme der Physiotherapeutin und der Fuß des Patienten müssen stets dicht an ihrem Brustkorb gehalten werden.

Ist der Patient nicht in der Lage, sein Knie frei in die Extension herabsinken zu lassen, kann der Vorgang unterstützt werden, indem die Therapeutin ihn bittet, mit seiner Ferse eine leichte Stoßbewegung auszuführen. Auch eine Dorsalflexion des Fußgelenks kann hier weiterhelfen.

Wenn die Physiotherapeutin diese Bewegung ausgeführt hat, wird das Bein des Patienten für die nächste Bewegung in die flektierte Hüft- und Knieposition zurückgebracht. Eine Serie von 3–6 Bewegungen sollte durchgeführt werden, ehe dann der erzielte Fortschritt beurteilt wird. Der Patient darf sich dabei nicht an den Seiten der Liege festhalten, um ein Rutschen zu verhindern, da dadurch eine angemessene Entspannung verhindert werden kann. Wenn der Patient auf der Liege wegrutscht, muß die Physiotherapeutin ihre Fußstellung so verändern, daß sie die Kontrolle über das Verfahren behält.

Vorsichtsmaßnahmen

Bei der Anwendung des Verfahrens mit einem Bein muß der Zustand der Hüfte und der Knie des Patienten vor und während der Therapie kontrolliert werden, um Verletzungen zu vermeiden. Kommt es zu Rückenschmerzen oder Muskelspasmus, wenn das Verfahren mit beiden Beinen angewandt wird, sollte die Technik vorsichtig durchgeführt und Veränderungen unmittelbar danach beurteilt werden.

Anwendungsbereiche

Die mit beiden Beinen durchgeführte Technik wird bei gleichmäßig verteilten schmerzhaften Zuständen angewandt, und die mit einem Bein ausgeführte (wobei das schmerzhafte Bein benutzt wird) bei einseitig auftretenden Symptomen, wenn diese Symptome ihren Ursprung unterhalb des 4. Lendenwirbels haben.

Diese Technik ist sehr nützlich, besonders wenn sie bei akuten Schmerzen im Bereich der Lendenwirbelsäule in Form eines sanften Verfahrens mit Einbeziehung beider Beine angewandt wird.

11.4.9 Flexion (F)

Von der Flexion heißt es häufig, daß diese Bewegung nach Möglichkeit nicht eingesetzt werden sollte; doch gibt es Fälle, wo sie sowohl als sehr sanfte als auch als stärker dosierte Technik ein notwendiger Bestandteil der Behandlung ist. Vier Techniken mit unterschiedlicher Dosierung werden im folgenden beschrieben.

1. Ausgangsposition

Der Patient liegt auf dem Bauch und hat die Arme seitlich angelegt, sein Kopf ist bequem nach einer Seite gedreht. Die Physiotherapeutin steht links von ihm in Höhe seines Ober-

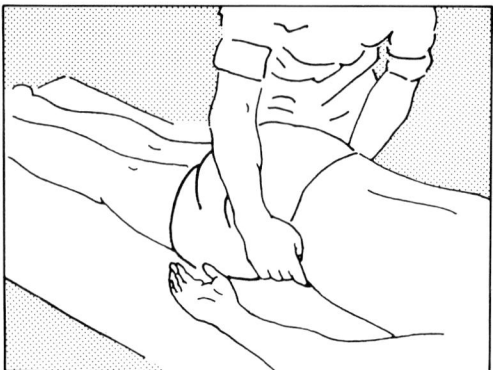

Abb. 11.53. Flexion. 1. Ausgangsposition (F)

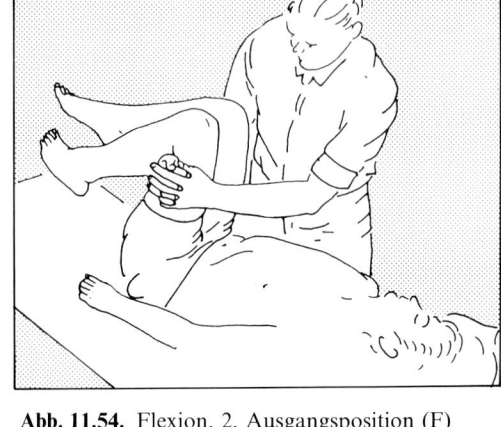

Abb. 11.54. Flexion. 2. Ausgangsposition (F)

schenkels, seinem Becken zugewandt. Sie lehnt sich über den Patienten und palpiert mit der rechten Hand die rechtsseitige anterosuperiore Spina iliaca, während sie mit der linken Hand die linke anterosuperiore Spina iliaca hält. Sie legt ihren rechten Unterarm auf sein rechtes Gesäß (Abb. 11.53).

Methode

Mit einer sehr sanften Zugbewegung ihrer Hände hebt und senkt die Physiotherapeutin das obere Becken geringfügig. Die Bewegung wird dadurch erleichtert, daß sie ihren rechten Unterarm gegen sein Gesäß dreht.

2. Ausgangsposition

Der Patient liegt auf dem Rücken, Hüfte und Knie sind flektiert, die Füße ruhen auf der Liege. Die Physiotherapeutin steht, ihm zugewandt, seitlich an seinem Rumpf. Sie legt ihren rechten Arm in die Kniekehlen des Patienten. Mit ihrem linken Arm greift sie vor seinen Oberschenkeln nach vorne, so daß sich ihre Hände an der Außenseite des abgewandten Knies treffen. Indem sie die Arme anhebt, flektiert sie seine Knie in Richtung Brustkorb (Abb. 11.54).

Methode

Die Physiotherapeutin benutzt beide Arme, um die Beine des Patienten in den Hüften und Knien zu beugen und zu strecken; dadurch wird die Lendenwirbelsäule jeweils sanft flektiert und wieder entrollt. Der größte Teil dieser Aktion wird von ihrem rechten Arm ausgeführt, doch unterstützt der linke Arm die Flexion. Dadurch, daß sich ihr rechter Arm in den Kniekehlen des Patienten befindet, kann sie einen gewissen Traktionseffekt entlang seinem Oberschenkel ausüben und die Flexion der Lendenwirbelsäule durch Anheben des Beckens unterstützen. Die oszillierende Flexionsbewegung kann in jedem Teil des Flexionsbereichs durchgeführt werden.

3. Ausgangsposition

Der Patient sitzt aufrecht und hat die Beine ausgestreckt, die Hände liegen auf den Schienbeinen. Die Physiotherapeutin steht dicht an seiner linken Seite und hat die linke Hand über seine Knie gelegt, die rechte Hand auf seine Brust- und Lendenwirbelsäule. Ihre Beine sind in Gehstellung. Sie beugt sich in Richtung seiner Füße nach vorne (Abb. 11.55).

Methode

Diese Technik hat 4 Phasen, wobei die beiden ersten einander gleich sind. In der 1. Phase nimmt der Patient die Hände von den Knien und streckt sie leicht bis zu seinen Zehen oder darüber hinaus. Dann kehrt er in die ur-

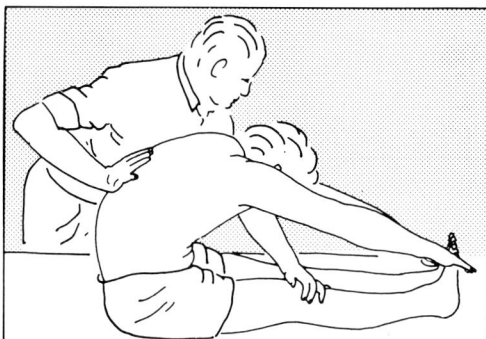

Abb. 11.55. Flexion. 3. Ausgangsposition (F)

sprüngliche Stellung zurück. Die 2. Phase ist eine Wiederholung des sanften Dehnens und Zurückkehrens. Während er diese Bewegungen ausführt, folgt die Physiotherapeutin den sanften Dehnbewegungen und übt mit der rechten Hand einen leichten Druck auf seine Brust- und Lendenwirbelsäule aus, wobei sie seiner Rumpfbeugung mit ihrer eigenen Rumpfbeugung folgt. Die 3. Phase ist die eigentliche Mobilisation, die eine Verstärkung der beiden ersten Phasen darstellt. In dieser 3. Phase beugt und dehnt sich der Patient so weit es ihm möglich ist über seine Füße, während die Physiotherapeutin seine Knie herunterdrückt und mit ihrer Hand gegen seine Brust- und Lendenwirbelsäule Druck anwendet, wobei sie ihr Körpergewicht einsetzt, um eine ausreichende Dehnung zu bewirken. In der 4. Phase erfolgt die Rückkehr in die ursprüngliche Ausgangsposition, bei der die Hände des Patienten auf seinen Knien liegen.

4. Ausgangsposition

Der Patient steht aufrecht, der Abstand zwischen seinen Füßen beträgt 10 cm. Die Physiotherapeutin steht hinter dem Patienten und stellt ihren rechten Fuß zwischen seine Füße. Sie legt ihren rechten Unterarm über seinen Mittel- oder Unterbauch und faßt im Bereich des linken Darmbeinkamms ihre beiden Hände in einem festen Griff. Der Patient beugt sich dann nach vorne und die Physiotherapeutin kontrolliert das Ausmaß seiner Flexion jeweils durch die Stellung ihres rechten Unterarms, über den sie Druck ausübt (Abb. 11.56).

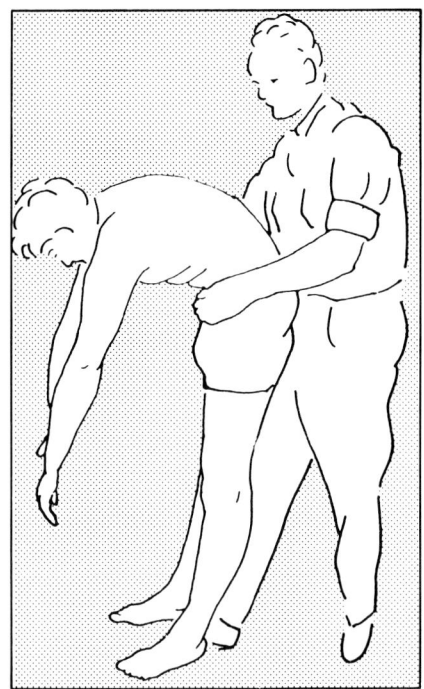

Abb. 11.56. Flexion. 4. Ausgangsposition (F)

Methode

Der Patient federt wiederholt sanft in die Flexionshaltung hinunter. Die Physiotherapeutin läßt die Flexion so weit zu, wie sie es für richtig hält, dann holt sie ihn durch ein Ziehen ihres Unterarms ein kurzes Stück zurück; dabei lehnt sie sich zurück und stemmt ihr rechtes Becken gegen sein Kreuzbein.

Vorsichtsmaßnahmen

Die beiden letzten Methoden werden bei Vorhandensein eines Bandscheibenvorfalls nicht angewandt. Die Flexion kommt erst dann in Frage, wenn andere Verfahren, die eine Bewegung an den Intervertebralgelenken auslösen, ohne Erfolg versucht worden sind.

Bei der ersten Anwendung sollte die Flexion mit aller Vorsicht ausgeführt werden, so daß ihre Auswirkung beurteilt werden kann, ehe man stärker dosierte Techniken anwendet.

Anwendungsbereiche

Das zuerst beschriebene sehr sanfte Verfahren ist besonders wertvoll, wenn der Patient bei der Vorwärtsflexion ein erhebliches Maß an lordotischem Muskelspasmus zeigt. Die beiden intensiveren Techniken können in solchen Fällen nicht eingesetzt werden, sind aber dann wertvoll, wenn die Flexion durch Steifigkeit eingeschränkt, nicht aber durch Muskelspasmus oder Schmerzen behindert ist.

11.4.10 Entkräftende Schmerzen im unteren Rücken, die den Patienten ans Bett fesseln

Es gibt viele Möglichkeiten, äußerst sanfte Mobilisationstechniken vorteilhaft einzusetzen. Das erste Verfahren, das eingesetzt werden kann, ist die bilaterale Longitudinalbewegung (s. Abschn. 11.4.8, Abb. 11.52), kaudalwärts in einer Bewegung des Grades I ausgeführt.

Die folgenden Techniken können gut lokalisiert und sehr sanft durchgeführt werden.

Rotation

Ausgangsposition

Der Patient liegt auf dem Rücken und hat Hüften und Knie bequem gebeugt. Die Manualtherapeutin stabilisiert seine Knie mit ihrer Achselhöhle und legt ihre Hände sanft auf seine seitlichen Darmbeinkämme. Für die Rechtsrotation des Beckens legt sie ihren linken Daumen vor seine anterosuperiore Spina iliaca (Abb. 11.57).

Methode

Ihre beiden Hände arbeiten gleichzeitig; die rechte Hand hebt den Darmbeinkamm vorne an und drückt ihn nach anterior und nach rechts, die linke Hand umfaßt das rechte Darmbein und unterstützt dessen rotierende Bewegung nach dorsal. Das Verfahren muß langsam und sanft durchgeführt werden, so daß ein Auslösen von Schmerzen oder Spasmus vermieden wird.

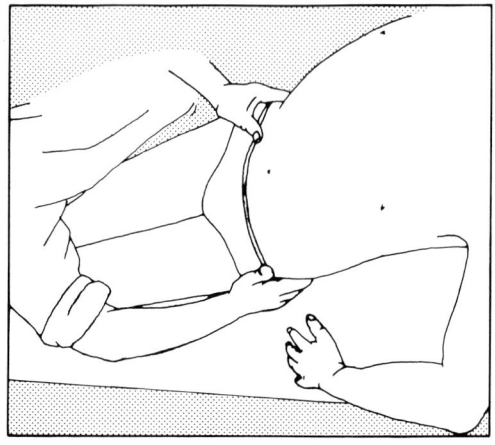

Abb. 11.57. Rotation

Extension

Ausgangsposition

Wieder liegt der Patient auf dem Rücken und hat Hüften und Knie bequem gebeugt; diese werden durch die rechte Achselhöhle der Physiotherapeutin stabilisiert. Sie legt jeweils die gesamte Palmarfläche aller Finger auf die hinteren seitlichen Darmbeinkämme (Abb. 11.58).

Methode

Eine sehr sanfte, gleichmäßig und langsam ausgeführte oszillierende Bewegung wird über ihre Hände auf seine Darmbeinkämme übertragen, so daß sie angehoben werden. Dadurch wird eine Extension der unteren Lendenwirbelsäule herbeigeführt.

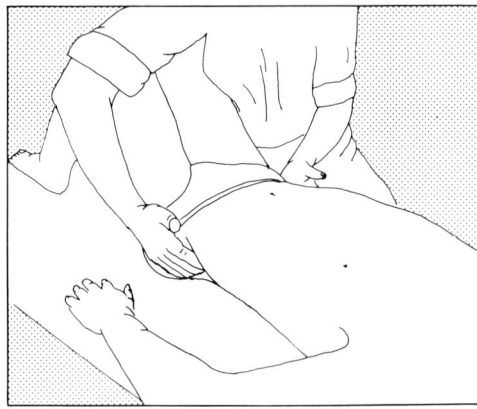

Abb. 11.58. Extension

Techniken: Mobilisation

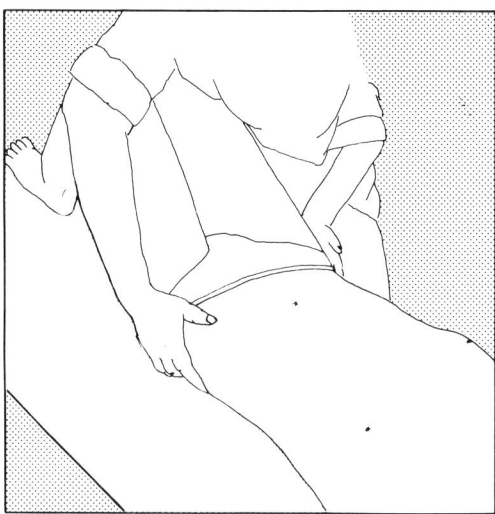

Abb. 11.59. Flexion

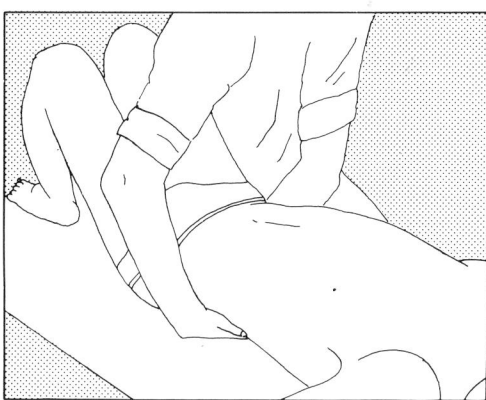

Abb. 11.60. Posteroanteriore Bewegung

Flexion

Es wird dieselbe Ausgangsposition eingenommen; allerdings hat die Physiotherapeutin jetzt die Hände nahe an die großen Trochanteren der Femura. Die oszillierende Flexionsbewegung des Beckens, die durch ihre Arme erzeugt wird, führt zu einer Flexion der Lendenwirbelsäule. Auch hier darf das Verfahren weder Schmerzen verursachen, noch einen Spasmus hervorrufen (Abb. 11.59).

11.4.11 Posteroanteriore Bewegung

Ausgangsposition

Sie ist die gleiche wie bei den vorausgegangenen Techniken, außer daß die Physiotherapeutin diesmal die palmaren Fingerflächen so nahe an die Wirbelsäule heranbringt, wie es ihr bequem möglich ist (Abb. 11.60).

Methode

Es erfordert große Sorgfalt, die anhebende Bewegung im Bereich der Lendenwirbelsäule durchzuführen, ohne mit den Fingerspitzen einen unangenehmen Druck auszuüben. Es kann eine sehr angenehme Bewegung erzeugt werden, die langsam, sanft und gleichmäßig erfolgen sollte. Auch kann die Ebene, auf der die Bewegung betont wird, variiert werden. In Phasen des Krankheitsverlaufs, in denen starke Schmerzen auftreten, ist es klug, einen direkten Kontakt mit den Dornfortsätzen zu vermeiden; doch kann mit fortschreitender Besserung des Bewegungsvermögens ein gewisser Druck auf den Bereich der Querfortsätze übertragen werden.

11.4.12 Anheben des gestreckten Beins (SLR, Ⓛ)

Dies ist kein Verfahren zur Mobilisation eines einzelnen Intervertebralgelenks, sondern eine Mobilisationstechnik, die häufig von ganz wesentlicher Bedeutung für die Behandlung von Beschwerden der Lendenwirbelsäule ist.

Ausgangsposition

Der Patient liegt auf dem Rücken, sein linkes Bein ruht auf der linken Schulter der Physiotherapeutin, wobei die Schulter so niedrig gehalten werden sollte, wie es bei der begrenzten Möglichkeit des Patienten, das Bein gestreckt anzuheben, erforderlich ist. Die Physiotherapeutin kniet sich seitlich neben den Patienten und versucht, sein rechtes Knie gestreckt zu halten, indem sie ihr linkes Knie leicht auf das Knie des Patienten stützt. Das linke Knie des Patienten muß von der linken Hand der Physiotherapeutin extendiert und leicht medial gedreht gehalten werden (Abb. 11.61).

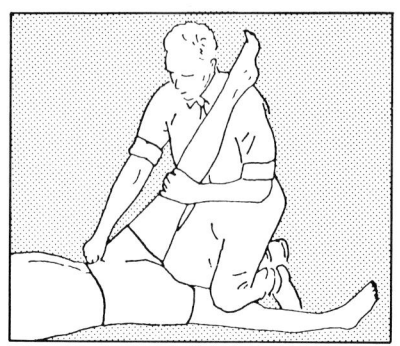

Abb. 11.61. Anheben des gestreckten Beins (SLR Ⓛ)

Methode

Die Dehnung wird für gewöhnlich als eine einzelne, ziemlich rasch erfolgende Bewegung ausgeführt oder als eine Serie kurzer oszillierender Bewegungen, wobei die Physiotherapeutin ihren Körper abwechselnd aus der Hocke hebt und wieder senkt.

Während der Dehnbewegung kann es vorkommen, daß der Patient das Becken auf der schmerzhaften Seite anhebt. Dies kann durch Druckanwendung mit dem Daumen gegen den Darmbeinkamm verhindert werden. Auch kann es sein, daß der Patient sein linkes Bein abduziert und seitlich rotiert. Diese Bewegung kann dadurch verhindert werden, daß die Physiotherapeutin das Bein des Patienten mit der linken Hand medial gedreht festhält und die Dehnbewegung zu einer Flexion mit leichter Adduktion der Hüfte modifiziert.

Vorsichtsmaßnahmen

Wenn ein heftiger Schmerz im Unterschenkel ausgelöst wird oder Parästhesien auftreten, sollte diese Technik überhaupt nicht oder nur extrem vorsichtig und bei sorgfältiger Beurteilung angewandt werden. Besonders sorgfältig muß auch vorgegangen werden, wenn neurologische Veränderungen auftreten. Solche Veränderungen stellen aber nicht unbedingt eine Kontraindikation dar.

Anwendungsbereiche

Das Anheben des gestreckten Beins kann angewandt werden, wenn die Symptome oder Zeichen darauf hinweisen, daß die Schmerzen von der Nervenwurzel herrühren, ob sie nun auf eine Kompression der Nervenwurzel oder auf andere Umstände zurückzuführen sind. Die häufigste Indikation ist eine einseitig auftretende Einschränkung der Fähigkeit, das Bein gestreckt zu heben mit nur geringer Schmerzkomponente, und wenn bei Überdruckanwendung ein Anheben des Beckens bewirkt wird. Dieses Zeichen kann vorhanden sein, wenn der Patient im Rücken oder in einer Extremität Schmerzen hat. Bei Patienten mit uneingeschränkter Beweglichkeit des gestreckten Beins dient die Technik in bestimmten Fällen nur der Mobilisation und Dehnung der Nervs.

Man wird diese Technik nicht wählen, wenn die Beeinträchtigung vom Muskelbereich herrührt. Auch sollte sie nicht angewandt werden, bevor sich nicht andere Techniken als ineffektiv erwiesen haben, durch die die Nervenwurzel nicht so stark bewegt wird.

11.4.13 Slump-Technik

Jede Position des Slump-Tests (s. Abschn. 4.3.2, S. 100) kann als mobilisierende Behandlungstechnik benutzt werden. Am häufigsten wird diese Technik unter folgenden Voraussetzungen verwendet:

1. Wenn die Knieextension begrenzt ist und die Schmerzen des Patienten reproduziert;
2. wenn seine Schmerzen durch die Dorsalflexion des Fußgelenks reproduziert werden.

Ausschlaggebend ist dabei, daß die Mobilisation der Intervertebralgelenke auf der entsprechenden Ebene gar keine oder keine ausreichende Besserung der Kanalzeichen gebracht hat.

Vorsichtsmaßnahmen

Hier gelten die gleichen Regeln wie für das Anheben des gestreckten Beins.

11.5 Techniken: Traktion der Lendenwirbelsäule

Zum Thema „Traktion" bestehen vielfach irrige Vorstellungen. Nicht korrekt ist zum einen der Standpunkt, die Traktion sei etwas völlig anderes als eine Mobilisation. Dies ist ganz falsch und kann sogar verhängnisvoll sein – vor allem dann, wenn sich die Beschwerden dieses Patienten gerade deshalb nicht bessern lassen, weil sanfte Bewegungen in der Traktionsrichtung, d. h. Extension entlang der Längsachse/Longitudinalbewegung kaudalwärts nicht zur Anwendung kommen. Ein Gelenk kann flektieren, extendieren, rotieren, seitlich flektieren; darüber hinaus läßt es sich distrahieren und komprimieren sowie auch in die akzessorischen Bewegungsrichtungen bewegen. Wenn die Manualtherapeutin solche Bewegungen ausführt, wendet sie ganz offensichtlich mobilisierende Techniken an. Setzt sie jedoch eine Bewegung in Längsrichtung ein, wobei sie eine Halterung und eine besondere Apparatur verwendet, gilt die betreffende Technik als Traktion und nicht als Mobilisation.

Zum anderen wird im Zusammenhang mit der Traktion häufig behauptet, die Zugkraft müsse so stark dosiert werden, daß die Wirbelknochen erkennbar und meßbar distrahiert werden. Einer Reihe von Untersuchungen zufolge bedarf es einer Zugkraft von 136 kg, um die Wirbelknochen voneinander zu trennen. Andere Autoren sind der Auffassung, daß es selbst bei dieser Krafteinwirkung nicht zu einer Trennung der Wirbelknochen kommt. Es ist äußerst bedauerlich, daß solche irreführenden Informationen über die Traktion verbreitet werden. An anderer Stelle in diesem Buch war von Bewegungen des Grades I die Rede. Auch wurde darauf hingewiesen, daß die mobilisierenden Techniken mit unterschiedlichem Rhythmus ausgeführt werden können; dies gilt zum einen für die Anwendung sehr sanft dosierter Techniken und zum anderen für anhaltende Druckanwendungen, wie sie z. B. zur Überwindung von Muskelspasmus eingesetzt werden. Weil nun die Traktion grundsätzlich als *eine* der bekannten Bewegungsrichtungen anzusehen ist, und weil außerdem den sehr wichtigen intersegmentalen Intervertebralmuskeln bei dieser Bewegungsrichtung durchaus genau die gleiche Schutzfunktion zukommt wie bei Bewegungen in jeder anderen Richtung, ist die Traktion als Mobilisation zu verstehen in dem Sinne, wie diese Bezeichnung im vorliegenden Buch allgemein gebraucht wird. Deshalb gibt es auch nichts, was aus klinischer Sicht dagegen spräche, daß eine sehr sanfte Traktion des Grades I (3 oder 4 kg) ebenso wirkungsvoll eingesetzt werden kann wie die Mobilisationstechniken.

Die Traktionsbehandlung für die Lendenwirbelsäule wird auf die unterschiedlichste Weise beschrieben, dabei wird die Verwendung vieler verschiedener technischer Vorrichtungen empfohlen. Einige Autoren beschreiben Verfahren, die am stehenden Patienten angewandt werden (Lehmann u. Brunner 1958), während bei von anderen Autoren angesprochenen Verfahren der Patient liegt; einige benutzen einen Brustkorbriemen zur Ruhigstellung des proximalen Bereichs der Wirbelsäule, während andere zur Stabilisierung gepolsterte Stützen in den Achselhöhlen einsetzten (Crisp 1960); einige beschreiben Techniken, bei denen der Patient gerade steht, während andere die Lumbalflexion befürworten (Mennell 1960); einige führen die Traktion auf mit Segeltuch bespannten Liegen durch (Scott 1955), während andere Liegen mit Gleitrollen benutzen (Judovich u. Nobel 1957); einige verabfolgen sie als konstante Zuganwendung (Cyriax 1975), andere als intermittierende Traktion (Judovich u. Nobel 1957). Selbst die Anwendung einer manuellen Traktion der Lendenwirbelsäule wurde bereits beschrieben (Crisp 1960). Licht (1960) bietet eine brauchbare Übersicht über die genannten und andere Publikationen zu allen erdenklichen Formen der Traktion.

Ein Patient mit schweren Nervenwurzelschmerzen sollte mit einer Traktion der Lendenwirbelsäule behandelt werden, wenn eine konservative Therapie vorgesehen ist. Allerdings muß dabei eine Entscheidung getroffen werden zwischen einer stationär durchgeführten konstanten Traktion auf 24-h-Basis und einer Behandlung von jeweils 30 min pro Tag, die in der physiotherapeutischen Praxis vorgenommen wird. Vorausgesetzt, daß für eine Traktionstherapie in der Praxis der Physiotherapeutin eine vernünftige Aussicht auf Erfolg besteht, ist sie die Behandlung der Wahl, denn sie läßt dem Patienten mehr Bewegungsfreiheit als eine Traktionsbehandlung im Krankenhaus. Wenn der Patient starke Schmerzen hat, ist es nicht leicht, von Anfang an die richtige Entscheidung zu treffen. Soll eine Dauertraktion in der Klinik durchgeführt werden, kommt folgende Methode in Frage.

Traktionstherapie in der Klinik

Der Patient liegt auf dem Rücken entweder auf einem waagerecht gestelltem Bett oder auf einem Bett, dessen Fußende um 25 cm angehoben wurde. Ein bequemer weicher Beckengurt wird um den Körper des Patienten gelegt, dessen Bänder an einem Expander befestigt sind. Von dort aus verläuft ein einzelner Zug über eine Scheibe zu den am Fußende des Bettes angebrachten Gewichten (Abb. 11.62). Für den Patienten ist es ratsam, die ganze Zeit über in der Rückenlage zu verbleiben, doch kann ihm manchmal auch eine Änderung der Stellung erlaubt werden. Dem Patienten sollte ein Nachtstuhl zur Verfügung gestellt werden, da die Benutzung einer Bettpfanne bei starken Rückenschmerzen meist zu schmerzhaft ist. Die Fowler-Stellung (Abb. 11.62) ist nur dann erforderlich, wenn der Patient eine ausgeprägte Lumbalkyphose hat, die sich im Liegen nicht ausreichend reduziert. Wenn die Fowler-Stellung notwendig ist, sollte die beschriebene normale Traktionsstellung eingenommen werden, sobald sich die Kyphose bessert. Die Anfangszugkraft sollte etwa 5 kg betragen. Dieses Gewicht kann auf der Basis von 1 kg pro Tag bis zu einem Maximum von 9–11 kg erhöht werden. Zehn Tage sind für gewöhnlich ausreichend, was die Dauer der Traktionsbehandlung angeht; während der darauffolgenden 3 Tage sollte der Patient ambulant behandelt werden. Falls bei konstanter Traktion nach einer Woche keine Besserung festzustellen ist, wird auch ein Fortsetzen der Behandlung mit dieser Technik keine Änderung bewirken.

Im Grunde genommen sind die zwei wesentlichen Kriterien bei der Lendenwirbeltraktion:

– bequeme und einfach einstellbare Riemen, um Thorax und Becken an Festpunkten zu fixieren sowie

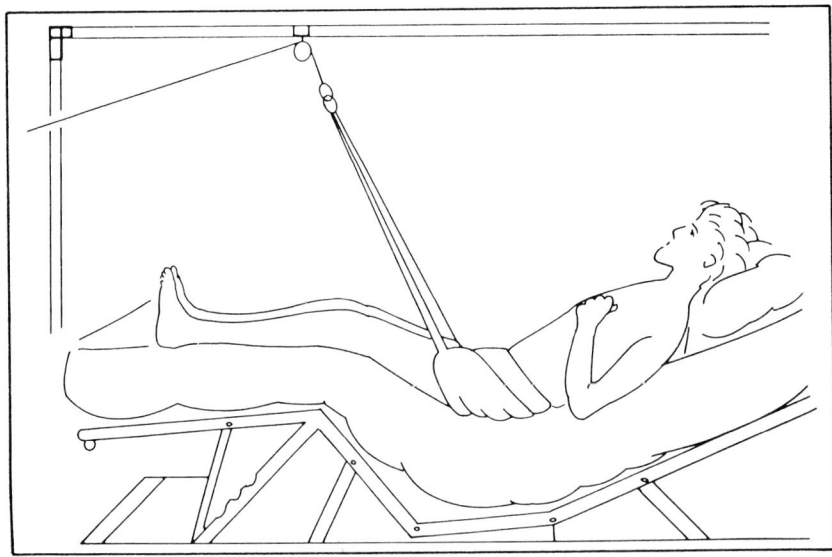

Abb. 11.62. Traktion in Flexionsstellung (Fowler-Stellung)

Techniken: Traktion der Lendenwirbelsäule

– eine bequeme Position für den Patienten, um ihm die Entspannung zu erleichtern.

Unter diesen beiden Gesichtspunkten wird die folgende grundlegende Methode der Traktionstherapie beschrieben.

Ausgangsposition

Ein Riemen wird fest um den Thorax des Patienten angelegt, während er aufrecht steht, ein zweiter Riemen wird ihm in liegender Stellung um das Becken gelegt, wobei darauf zu achten ist, daß kein Teil eines Kleidungsstücks unter einem der beiden Riemen haften bleibt.

Der Patient liegt mit dem Gesicht nach oben auf der Traktionsliege. Vielleicht müssen seine Hüften und Knie in der Rückenlage gebeugt werden. Besonders vorteilhaft ist eine Position, in der das Intervertebralgelenk in einer Stellung auf halbem Weg zwischen Flexion und Extension gebracht wird, damit die größtmögliche Längsbewegung durchgeführt werden kann.

Dann wird der Thoraxriemen durch Bänder an einem Festpunkt hinter dem Kopfende befestigt, und der Beckenriemen an einem Festpunkt hinter dem Fußende der Liege fixiert. Ehe der Patient für die durchzuführende Traktion bereit ist, müssen diese Bänder angezogen werden, um die eventuell noch locker sitzenden Gurte zu straffen (Abb. 11.63).

Methode

Schmerzbereich und Schmerzgrad bei dem Patienten müssen genau erfragt werden, während er für die Anwendung der Traktion bereitliegt.

Die Traktionskraft wird dann entweder vom Kopf- oder vom Fußende der Apparatur oder von beiden Enden gleichzeitig vorgenommen; dabei ist darauf zu achten, daß jede Reibung zwischen dem Körper des Patienten und der Liege vermieden wird, wenn keine Traktionsliege mit Gleitrollen auf der Oberseite verwendet wird. Die Physiotherapeutin erreicht dies, indem sie Thorax und Becken

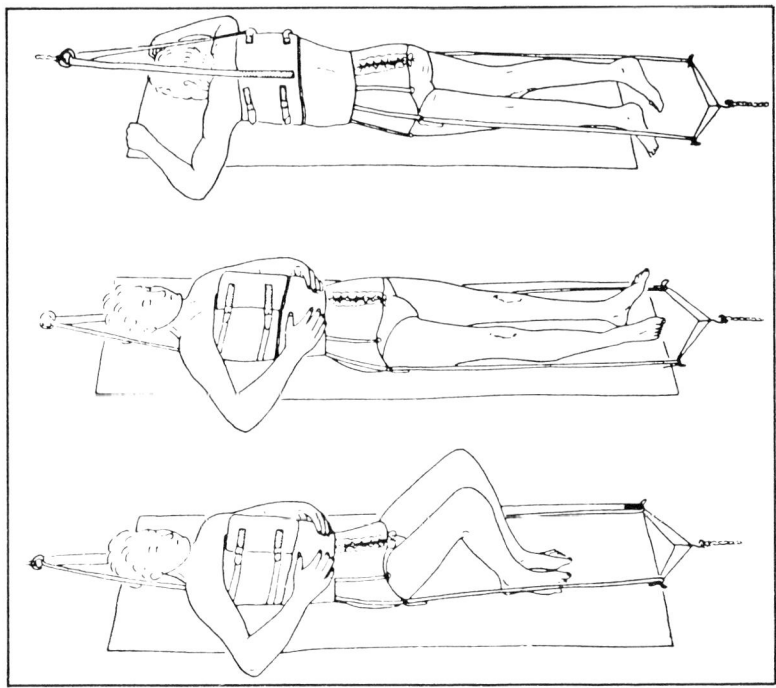

Abb. 11.63. Traktion der Lendenwirbelsäule (LT)

des Patienten wechselweise anhebt und senkt, um sicherzustellen, daß der Dehneffekt zwischen den Riemen zum Tragen kommt und nicht durch eine Reibung zwischen dem Körper des Patienten und der Liege verlorengeht.

Eine solche reibungsfreie Liege ist zwar nicht wesentlich für die Behandlung, sie ist jedoch so überaus vorteilhaft, daß der jeweils investierte Aufwand mehr als nur belohnt wird, selbst wenn lediglich ein einfaches Modell angeschafft werden kann. Die meisten Patientenliegen mit Gleitoberfläche bestehen aus einem festgestellten Brust- und einem gleitenden Lendenwirbelteil. Diese Anordnung ist allerdings nicht sehr günstig. Bei einer wirkungsvollen reibungsfreien Liege laufen beide Abschnitte auf Rollen. Auch ist es wesentlich, daß man die beiden Teile verbinden kann, nicht nur, um die Liege stabil zu machen, sondern auch, um sie für andere Zwecke einsetzen zu können.

Die reibungsfreie Traktionsliege

Eine reibungsfreie Traktionsliege ist für die Traktionstherapie keine unabdingbare Voraussetzung, aber die Vorteile für den Patienten wie auch für die Physiotherapeutin sind beträchtlich. Diese Vorteile können nur anhand eines vergleichenden Traktionstests mit einer reibungsfreien Auflage und ohne eine solche voll gewürdigt werden. Allein schon die Zeitersparnis durch das Ausschalten der Reibung bei Anwendung der Traktion auf einer reibungsfreien Liege ist wertvoll, doch der wichtigste Faktor liegt vermutlich darin, daß mit Leichtigkeit und Genauigkeit geringe Zunahmen und Abnahmen der Traktionskraft vorgenommen werden können, wobei gewährleistet ist, daß sie unmittelbar auf die Wirbelsäule einwirken. Ein weiterer wichtiger Faktor ist der, daß eine bei der Traktion verwendete Meßskala genauere Werte für die zwischen Thorax- und Beckenriemen wirkende Traktionskraft ermitteln kann.

Es gibt eine Vielzahl patentierter reibungsfreier Liegen, doch sind sie meistens mit einem beweglichen Lendenwirbel- und einen festen Thoraxteil ausgestattet. Das ist unbefriedigend, weil sich bei Anwendung der Traktionskraft der Thorax bewegt, selbst wenn diese Bewegung manchmal nur geringfügig ist. Ist der Thoraxbereich der Liege nicht frei beweglich, wird ein Teil der Zugkraft durch die Reibung zwischen dem Thorax des Patienten und der Liege aufgenommen. Deshalb müssen sowohl der Thorax- als auch der Lendenabschnitt frei beweglich sein. Auch muß es möglich sein, die reibungsfreie Rollauflage in einer stabilen Position zu fixieren, damit der Patient sich auf die Liege legen und wieder aufstehen kann, und damit sie auch für andere Behandlungsverfahren verwendbar ist. Diese Erfordernisse werden bei der im folgenden beschriebenen Liege erfüllt; die notwendigen Änderungen können an jeder Liege vorgenommen werden, die eine Auflage aus Holz oder hölzerne, bis zur Auflagefläche reichende Kanten hat.

Die reibungsfreie Auflage entsteht dadurch, daß zwei Abschnitte aus 1,85 cm starkem Sperrholz stumpf an die Auflagefläche einer normalen Liege angefügt werden, wobei Rundhölzer die Funktion von Rollen zwischen den Sperrholzplatten und der Oberseite der Liege übernehmen. Der Abschnitt für den Thoraxbereich ist 76 cm lang und der für den Lendenwirbelbereich 107 cm. Die Breite der Sperrholzplatten entspricht der Breite der Liege. Wenn die Oberfläche der Liege eine Länge von 1,98 m hat und beide Sperrholzabschnitte aneinandergefügt werden, wobei das obere Ende des Thoraxteiles exakt mit dem Kopfende der Liege abschließt, bleiben 15 cm der Liege unterhalb des Fußendes des Abschnitts für den Lendenwirbelbereich ohne Sperrholzabdeckung. Vier Rundhölzer von 1,85 cm Durchmesser und einer der Breite der Liege entsprechenden Länge werden quer zur Liege unter den Sperrholzplatten angebracht. Zwei Rundhölzer dienen zur Abstützung jeweils einer Sperrholzplatte.

Um zu vermeiden, daß die Sperrholzplatten über das Kopfende der Liege hinausgleiten, wird mit Nägeln ein Stück Holz so am Ende der Liege befestigt, daß die Oberseite des Holzstückes bündig zur Oberseite der Sperrholzplatte ist (Abb. 11.64 a). Um zu verhindern, daß die Sperrholzauflage über das Fußende der Liege weggleitet, fertigt man ein

Techniken: Traktion der Lendenwirbelsäule

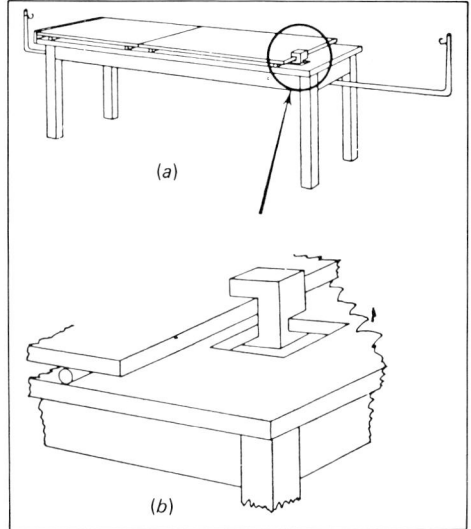

Abb. 11.64. a Traktionstisch mit beweglicher Oberfläche. **b** Verlängerung des Endabschnitts

„U"-förmiges Stück an; dieses paßt in eine „L"-förmige Öffnung, die an der Oberseite des Tisches unmittelbar unter dem Fußende der Sperrholzplatte für den Lendenwirbelbereich ausgeschnitten wird (Abb. 11.64b). Um die reibungsfreie Oberfläche in eine stabile Position gegenüber dem am Kopfende der Liege befestigten Stück Holz zu bringen, wird das „U"-förmige Holzstück in den größeren Abschnitt der an der Liege ausgeschnittenen Öffnung gesenkt und nach vorne geschoben, wodurch es fest an der Oberseite der Sperrholzplatte und unter der Oberseite der Liege verblockt wird. Dann wird es zur Seite geschoben, um das „U"-förmige Teil in dem kleineren Anteil der Öffnung zu verblocken. In dieser Position verhindert das „U"-förmige Teil auch, daß das Fußende der Platte für den Lendenwirbelbereich angehoben wird, wenn der Patient auf der Mitte der Liege sitzt. Dieses Anheben muß vermieden werden, wenn die Liege neben der Traktion für andere Behandlungen verwendet werden soll. Wenn das „U"-förmige Teil entfernt wird, können beide Sperrholzabschnitte unabhängig voneinander zum Fußende der Liege verschoben werden.

Die vier Rundhölzer müssen sorgfältig und genau angeordnet werden, damit beide Sperrholzteile für die Traktionsbehandlung weit genug verschoben werden können und damit die reibungsfreie Oberseite stabil genug ist, so daß auch andere physiotherapeutische Behandlungen darauf durchgeführt werden können. So sollte unter jedem Sperrholzteil 12,7 cm vom oberen Ende entfernt ein Rundholz angebracht werden und das andere bündig zum unteren Ende. Jeder Sperrholzabschnitt kann dann jeweils 27,5 cm bewegt werden, ehe das Rundholz am Kopfende das Ende seines jeweiligen Sperrholzabschnitts erreicht. Der Umstand, daß sich das Rundholz unter dem Fußende des Thoraxabschnitts befindet, gestattet es dem Patienten auch, sich auf die Mitte der Couch zu setzen, wo die beiden Sperrholzabschnitte zusammentreffen, ohne daß das Kopfende des Thoraxabschnitts angehoben wird. Das Fußende des Lendenwirbelabschnitts wird durch den Blockierungseffekt des „U"-förmigen Teils daran gehindert, sich zu heben, was der Fall wäre, wenn der Patient näher zum Kopfende des Lendenwirbelabschnitts säße als dort, wo sich das Rundholz befindet.

Die Gesamtmaterialkosten für den Umbau einer normalen Behandlungsliege in eine stabile und zweckmäßige reibungsfreie Liege sind minimal, und auch die anfallenden Lohnkosten sehr gering.

Weil viele Physiotherapeuten durch hohe Preise und durch Modelle, die für routinemäßige therapeutische Verfahren zu schwerfällig sind, davon abgehalten werden, eine reibungsfreie Liege für die Lendenwirbeltraktion zu kaufen, soll nachstehend eine billige und einfache Methode beschrieben werden, wie zwei Fixpunkte, die für eine Traktion auf einer normalen Behandlungsliege erforderlich sind, angebracht werden können. Die Zugkraft wird über ein System von Seilen und Seilrollen ausgeübt. Diese werden an einem Ende, üblicherweise dem Fußende, befestigt, während auf der anderen Seite eine Skala angebracht wird. Diese Methode ist einer Traktion über Räder auf einem Schraubengewinde vorzuziehen, weil hier die Wirkung rascher übertragen wird. Darüber hinaus vermittelt das Seil- und Seilrollensystem der Therapeutin während der Anwendung ein Gefühl für die Zugkraft. Eine Anpassung der Spannung des Riemens zu Beginn der Behandlung ist bei dem Seilrollensystem außerdem sehr viel leichter.

Wenn unter einer normalen Behandlungsliege ein Rohr mit einem Innendurchmesser von 3,17 cm durch an jedem Ende angebrachte Metallbänder befestigt wird, können zwei Rohre mit einem etwas kleineren Außendurchmesser als 3,17 cm von jedem Ende aus in dem festen Rohr hin und her gleiten. Dabei sollte jedes innere Gleitrohr die halbe Länge des äußeren befestigten Rohrs aufweisen. Rechtwinklig zu jeweils einem Ende jedes Innenrohrs sollte ein Kopfband angeschweißt werden, wobei ein Ende dieses Kopfbandes so beschaffen sein sollte, daß sich die Spitze etwa 13 cm oberhalb der Ebene der Liegenoberseite befindet. Das gilt für eine senkrechte Anordnung, wobei sich das Innenrohr in dem festangebrachten Außenrohr befindet.

Wenn die Liege nicht für die Lendenwirbeltraktion benutzt wird, können diese Gleitrohre ins Innere des festen Rohrs geschoben werden. Wenn sie gebraucht werden, sollten sie am Kopfende um etwa 36 cm und am Fußende um 81 cm ausgezogen und bei aufrechtstehenden Kopf- bzw. Endverstrebungen jeweils mit einer Schraube gehalten werden, die durch entsprechende Bohrungen an den Außen- und Innenrohren an jedem Liegenende angebracht wurden. Mit Hilfe dieser Vorrichtung können die Seile und Seilrollen am Fußende und die Skala am Kopfende angebracht werden.

Zum Thema „Liegen" ist noch anzumerken, daß es eine Vielzahl unterschiedlicher Markenprodukte gibt, die alle sehr teuer sind. Eine gute Physiotherapeutin sollte in der Lage sein, mit einer normalen „Untersuchungsliege" zu improvisieren, ohne auf Spezialliegen zurückzugreifen. Nachdem das klargestellt ist, wäre zu ergänzen, daß eine Spezialliege sowohl hinsichtlich des Kräfteeinsparens als auch bei der Behandlung schwerer Patienten, bei denen sanfte, rhythmische Bewegungen durchzuführen sind, von großem Vorteil sein kann.

Bei Patienten mit Schmerzen im unteren Thoraxbereich oder an der Lendenwirbel-

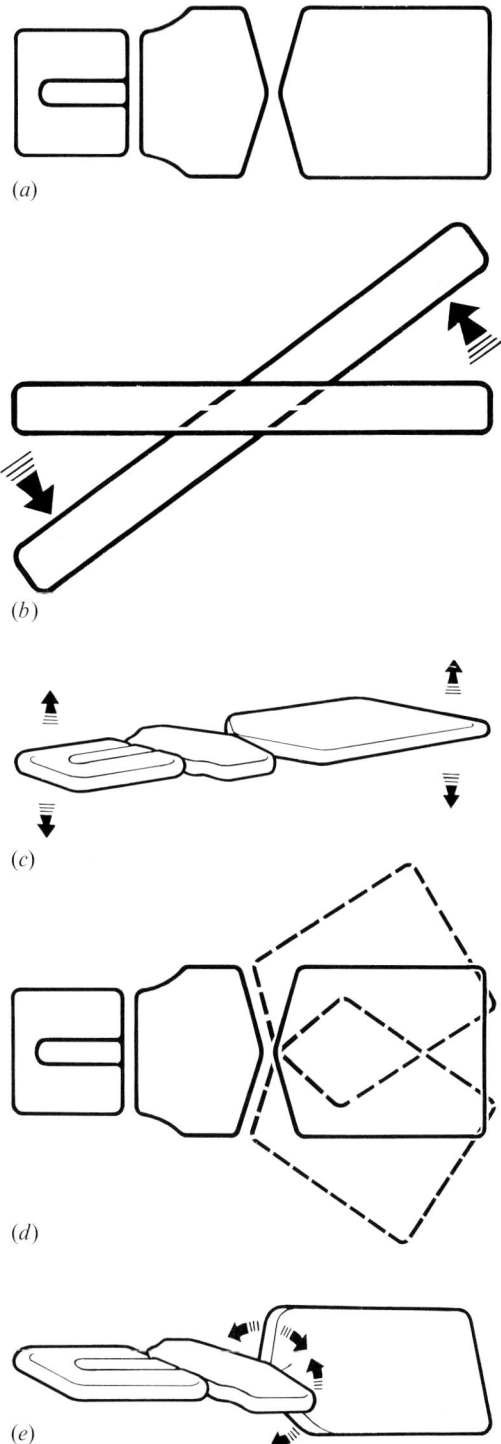

Abb. 11.65 a–e. Mobilisationsliege. **a** Bodenebene, **b** Rotation, **c** Extension, **d** Lateralflexion, **e** Rotation. (Mit freundlicher Genehmigung der Fa. Akron Therapy Products)

säule muß die Achse der „Mobilisationsliege" für die Lateralflexion und Rotation an der richtigen Stelle sein, wenn eine durch den gesamten Bewegungsbereich geführte Technik mit großer Amplitude erforderlich ist. Die Firma Akron Therapy Products stellt zu ihrer Liege die in 11.65 a–e gezeigten Zeichnungen zur Verfügung; darauf sind die verschiedenen möglichen Achsen dargestellt. Es ist dies die einzige mir zur Zeit bekannte Liege, die die richtige Achsenstellung für die Lateralflexion ermöglicht. In der Legende werden die den einzelnen Teilabbildungen entsprechenden Bewegungsrichtungen genannt, bei deren Anwendung der Patient jeweils die Rückenlage einnimmt.

Es sollte an dieser Stelle erwähnt werden, daß die Untersuchungen, die durchgeführt wurden, um zu zeigen, wie gering die durch stark dosierte Traktionskräfte erzeugte Intervertebralbewegung ist, verdeutlichen, wie wenig im klinischen Bereich die Möglichkeiten zur Verbesserung der Symptome und Zeichen der Patienten durch minimale Dosierungen gewürdigt werden. Häufig ist nichts weiter als eine Traktion durch ein bloßes „Auseinanderziehen" des Thorax- und Lendenwirbelabschnitts auf der reibungsfreien Liege erforderlich. In solchen Fällen darf sich der Patient nicht bewegen, abgesehen davon, daß er „atmet" und die „Augenlider bewegt". Der Traktionstherapie liegt nicht die Absicht zugrunde, die Wirbelsäule auseinanderzuziehen und einen Unterdruck zwischen den Bandscheiben zu erzielen; sie ist lediglich eine der verschiedenen Mobilisationstechniken, die im vorliegenden Kapitel beschrieben werden.

Dosierung der Traktion

Wenn ein Patient zum ersten Mal eine Lendenwirbeltraktion erhält, sollte eine geringe Kraft, die 13 kg nicht übersteigt, angewandt und nicht länger als höchstens 10 min beibehalten werden. Dem Patienten sollte es nicht gestattet werden, die Arme über den Kopf zu strecken; wenn er während der Traktion lesen will, ist das zulässig, allerdings nur dann, wenn seine Ellbogen dabei auf der Liege ruhen.

Auf Symptome im unteren Wirbelsäulenbereich als Folge der Traktion sollte sorgfältig geachtet werden, selbst wenn sie nur bei Bewegung der Lendenwirbelsäule oder beim Husten empfunden werden. Empfindet der Patient Schmerzen im unteren Bereich der Wirbelsäule, sollten Dauer und Dosierung der ersten Behandlung verringert werden. Wenn 13 kg eingesetzt werden können, sollten die Symptome des Patienten, d.h. sowohl lokale Rückenschmerzen als auch ausstrahlende Gliederschmerzen, nach einer Wartezeit von 10 s beurteilt werden. Dabei ist dann folgendermaßen vorzugehen:

1. Wenn starke Beschwerden (besonders solche im Bein) vollständig beseitigt sind, sollte die Stärke der Zugkraft mindestens um die Hälfte verringert werden, und die Dauer der Anwendung sollte 5 min nicht überschreiten. Wird dies nicht berücksichtigt, erleidet der Patient höchstwahrscheinlich eine markante Verschlechterung der Symptome.

2. Die Beschwerden werden bei einer Traktionskraft von 13 kg vielleicht minimal gelindert; unter diesen Umständen kann die Intensität auf etwa 20 kg und die Dauer auf 10 min gesteigert werden. Wenn die Beschwerden jedoch bei 20 kg vollkommen beseitigt sind (vor allem starke Beschwerden), sollte die Stärke auf etwas weniger als 18 kg reduziert werden.

3. Wenn die Beschwerden unverändert bleiben, sollte die Traktionskraft auf 20 kg erhöht und 10 min lang beibehalten werden.

4. Haben sich die Beschwerden verschlimmert, sollte die Traktionskraft auf ein Gewicht reduziert werden, bei dem der Patient wieder dieselben Symptome zeigt wie vor Anwendung der Traktion. Die Dauer sollte auf 5 min begrenzt werden.

Während die Traktionskraft langsam verringert wird, sollte der Patient das Becken durch Hin- und Herdrehen von einer Seite zur anderen leicht bewegen und leicht kippen. Empfindet er bei dieser Beckenbewegung Schmerzen, sollte die Traktion an diesem Punkt beibehalten werden, bis der Schmerz nachläßt. Nach Beendigung der Traktion sollte der Patient vor dem Aufstehen ein paar Minuten ruhen. Das ist nicht immer nötig, sollte aber bei der ersten Behandlung unbedingt beachtet werden. Der Patient muß darauf hingewiesen werden, daß es normal ist, wenn er für eine Dauer von etwa 2 h nach Therapieende ein „komisches" Gefühl in seinem Rücken verspürt.

Weitere Behandlung

Am Tage nach der ersten Streckbehandlung werden die Symptome und Zeichen des Patienten untersucht und mit den vor dem Beginn der Traktionsbehandlung festgestellten Befunden verglichen. Aus diesen Fakten läßt sich ableiten und bestimmen, ob die Traktion wiederholt und wie sie abgestuft werden sollte. Die Zeichen können unmittelbar nach der Traktion beurteilt werden; allerdings liefert die Flexion häufig keine nützlichen Informationen, und sie ist sicherlich nicht das Hauptkriterium für die weitere Behandlung, zumal sie oft unmittelbar nach der Traktion stärker eingeschränkt ist. Können andere Zeichen nicht beurteilt werden, zeigt ein bestimmter Faktor, ob die Traktionstherapie erfolgreich ist: Wenn festgestellt wurde, daß der Schmerz bei einem bestimmten Intensitätsgrad der Kraftanwendung ausgelöst wird und wenn bei der nachfolgenden Behandlung die Intensität gesteigert wird, ohne daß die Beschwerden auftreten, ist dies ein Indiz dafür, daß der Zustand des Patienten sich bessert.

Wenn während der ersten Behandlung die Beschwerden sich zu Beginn verschlimmert haben und die Traktionskraft erheblich verringert werden mußte, wobei die Beschwerden weiterhin stark ausgeprägt bleiben und sich auch die Zeichen verschlechtert haben, muß die Traktionstherapie abgebrochen werden. Wenn die Symptome sich jedoch dann wieder bessern und die Zeichen sich nicht verschlimmern, kann die Traktion wiederholt werden. Während der zweiten Behandlung sollte festgestellt werden, welche Kraft angewandt werden kann, ohne daß es zu einer Verschlimmerung der Beschwerden kommt, so daß man diesen Befund dann mit dem Ergebnis der vorigen Behandlung vergleichen kann. Ist eine stärkere Zuganwendung möglich, ist dies als Fortschritt zu werten.

Wurde die Intensität am ersten Tag reduziert, weil die Beschwerden während der Traktionsbehandlung vollständig verschwanden, richtet sich das weitere Vorgehen sowohl nach den Veränderungen des Schweregrads der Beschwerden im Anschluß an die Behandlung als auch nach den Veränderungen der Zeichen. Über den Zeitraum der ersten drei oder vier Streckbehandlungen ist wahrscheinlich nur eine geringfügige Besserung der Zeichen zu erwarten. Wenn die Zeichen darauf hindeuten, daß die Traktionsbehandlung fortgesetzt werden sollte, sollte die Intensivierung der Behandlung über die Dauer der Anwendung und nicht über die Verstärkung der Krafteinwirkung erfolgen. Tritt im Anschluß an die Behandlung oder nach Ablauf von 15 min keine Verschlimmerung ein, kann die Traktionsstärke allmählich erhöht werden.

Von den soeben angesprochenen Umständen abgesehen, können Traktionskraft und Dauer gleichzeitig erhöht werden. Im allgemeinen erreicht man die durchschnittliche Intensität zwischen 30 und 45 kg, doch gelegentlich sind Zugkräfte von bis zu 65 kg notwendig, wenn bei niedrigeren Werten die Besserung zu langsam vorangeht. Die Dauer braucht jedoch 15 min nicht zu übersteigen, da längere Perioden keine weitere Besserung bringen außer bei der Behandlung von Bandscheibenschäden, die zu Nervenwurzelbeschwerden geführt haben.

Obwohl hier bestimmte Traktionsstärken vorgeschlagen wurden, sollte während der Behandlung die Skala nicht der bestimmende Leitfaden sein. Sie sollte nur herangezogen werden, wenn sich die Dosierung der Traktionsbehandlung an den Symptomen und Zeichen des Patienten orientiert. Der besondere Wert der Skalenmessung zeigt sich bei der Protokollierung der Befunde.

Wie für die anderen Bereiche der Wirbelsäule kann die intermittierende variable Traktion auch bei der Lendenwirbelsäule angewandt werden. Dauer und Intensität einer solchen Behandlung unterliegen den gleichen Einschränkungen, wie sie oben ausgeführt wurden. Die zeitlichen Kriterien für die Beibehaltung der Traktion und die Ruheperiode variieren, wie auf S. 320f. bereits erläutert.

Leider gibt es bisher noch keine Vorrichtung für die intermittierende Traktion, deren Zuggeschwindigkeit sowohl in der einen als auch in der anderen Richtung verändert werden kann. Bei einem Patienten mit allgemeinen Schmerzen in einem Bereich der Wirbelsäule, in dem die Röntgenuntersuchung markante degenerative Veränderungen gezeigt hat, ist eine intermittierende Traktion ohne Ruhe- oder Beibehaltungszeiten besonders nützlich. Es wäre sinnvoll, wenn hier die Steigerungs- und Entspannungsgeschwindigkeiten im Vergleich zu denen, die bei den besseren Apparaturen möglich sind, verdoppelt werden könnten. Ähnliches gilt, wenn trotz starker Schmerzen das Gelenk eine Bewegung in Längsrichtung zu benötigen scheint; hier wäre es vorteilhaft, wenn die Geschwindigkeit um die Hälfte reduziert werden könnte.

Vorsichtsmaßnahmen

Abgesehen von einem Unbehagen, das von dem benutzten Gurt herrühren kann, wird bei schwach dosierten Traktionskräften kein Unwohlsein empfunden. Unter diesem Gesichtspunkt sollte während der Traktion besonders auf eventuell auftretende Beschwerden im unteren Rückenbereich geachtet werden. Nach Anwendung der Traktion sollte der Patient versuchen, die Lendenwirbelsäule abwechselnd zu beugen und zu strecken.

Auch sollte er gebeten werden zu husten, um zu prüfen, ob sich dabei eventuell ein Mißempfinden im Rückenbereich einstellt.

Es empfiehlt sich, die erste Traktionsbehandlung als eine Art Probelauf zu betrachten, so daß die zwar harmlose, aber für den Patienten doch unangenehme Situation vermieden wird, in der er Schwierigkeiten beim Aufstehen hat. Vor allem beim ersten Mal kann es geschehen, daß nach einer sorglos vorgenommenen zu stark dosierten Traktion der Patient wegen starker Schmerzen im unteren Rückenbereich nicht in der Lage ist aufzustehen. Das läßt sich zwar nicht vorhersehen, aber doch vermeiden, wenn bei der Erstbehandlung jeweils größte Vorsicht geübt wird.

Anwendungsbereiche

Die Traktion kann für die Schmerzbehandlung im Bereich der Lendenwirbelsäule besonders gut bei den drei folgenden Indikationen eingesetzt werden:

1. Bei Symptomen, die im Lendenbereich lokalisiert sind oder ins Bein ausstrahlen und sich nach und nach über Tage oder auch längere Zeiträume hinweg eingestellt haben, wobei keinerlei Hinweis dafür vorliegt, daß sie durch ein Trauma verursacht wurden, kann die Traktionsbehandlung Erfolg haben.
2. Ein Schmerz, der seinen Ursprung in der Lendenwirbelsäule hat und auf markante Veränderungen der Knochenstruktur zurückzuführen ist, gleichgültig, ob diese durch ausgeprägte Degeneration, durch eine alte Verletzung oder durch posturale Fehlstellungen hervorgerufen wurden, reagiert im allgemeinen positiv auf eine sanfte Traktion oder eine intermittierende variable Traktion.
3. Schmerzen, die von der Lendenwirbelsäule herrühren, ohne daß der aktive Bewegungsbereich der Lendenwirbelsäule beeinträchtigt ist, reagieren meist besser auf eine Traktion als auf eine Manipulation.

Eine Traktionstherapie sollte immer dann versucht werden, wenn durch eine Mobilisationsbehandlung kein weiterer Fortschritt erzielt werden kann.

Oftmals muß der Traktion eine Manipulation vorausgehen, besonders, wenn die Traktion bei Vorhandensein einer schmerzfreien Einschränkung der Beweglichkeit an einem Intervertebralgelenk eingesetzt wird. Wenn die Traktion bei einem Patienten ein Stadium erreicht hat, wo kein weiterer Fortschritt mehr erzielt wird, empfiehlt es sich, wieder auf die Mobilisation zurückzukommen, da sie dann häufig erfolgreich ist, was vor der Traktion nicht der Fall war.

11.6 Techniken: Manipulation

Die meisten Mobilisationstechniken können als Manipulationen durchgeführt werden, indem die Geschwindigkeit der angewandten Technik am Ende oder gegen Ende des vorhandenen Bewegungsspielraums verstärkt wird. Von den beiden Arten der Manipulation, d.h. der „allgemeinen" und der „lokal begrenzten" Manipulation ist in der „allgemeinen" Gruppe die Rotation die wichtigste Technik.

11.6.1 Rotation der Lendenwirbelsäule (↻)

Das Symbol gibt die Rotationsrichtung des Beckens an. Die auf S. 416 beschriebene Mobilisation kann zwar durch eine plötzliche Steigerung des Krafteinsatzes in eine Manipulation umgewandelt werden; in der nachstehend beschriebenen Ausgangsposition ist die Technik jedoch leichter durchzuführen.

Ausgangsposition

Der Patient liegt auf dem Rücken, sein Kopf ruht auf einem Kissen, während die Physiotherapeutin dem Patienten zugewandt auf der rechten Seite der Liege steht. Sie winkelt den rechten Arm des Patienten nach außen ab, so daß er ihr nicht im Wege ist. Sie umfaßt mit der linken Hand die linke Schulter des Patienten, greift mit ihrer rechten Hand von außen in seine linke Kniekehle und flektiert Hüfte und Knie zum rechten Winkel. Dann wird durch Adduktion der linken Hüfte des Patien-

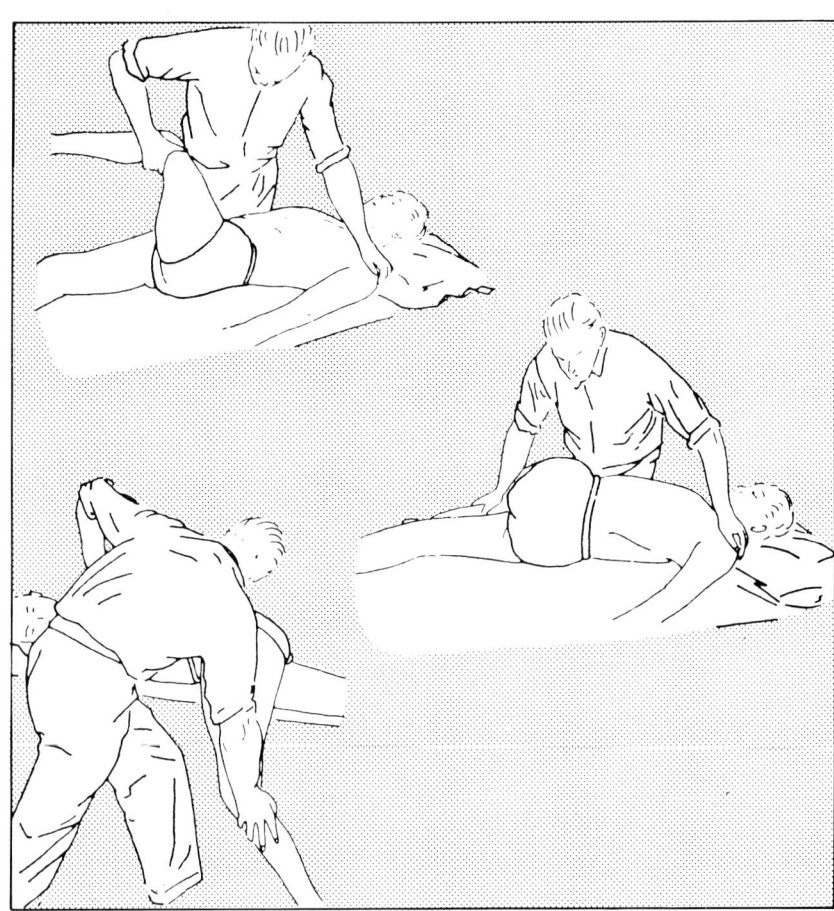

Abb. 11.66. Lumbalrotation

Techniken: Manipulation

ten sein Knie über den Körper und nach unten in Richtung zum Boden gezogen; dadurch wird das Becken nach rechts rotiert. Durch sorgfältiges Ausrichten des Patienten zu Beginn der Behandlung wird vermieden, daß sein linkes Knie gegen den Rand der Liege gedrückt wird (Abb. 11.66).

Methode

Ist die Stellung der vollständigen Rotation erreicht, ändert die Physiotherapeutin den Griff ihrer rechten Hand, um nun die posterolaterale Partie der oberen Wade zu umfassen; der Handballen liegt hinter dem Fibulaköpfchen und die Finger sind nach unten ausgestreckt. Die Rotationsstellung wird durch Erhöhung des Drucks gegen Schulter und Bein des Patienten noch zusätzlich verstärkt. Dann übt die Physiotherapeutin einen plötzlichen, nach unten gerichteten rotierenden Stoß gegen sein Bein und gleichzeitig einen starken Gegendruck gegen seine Schulter aus. Der entscheidende Faktor ist der, daß die Bewegungsrichtung des linken Beins des Patienten eine Rotation des Beckens, jedoch keine Adduktion der Hüfte hervorruft. Diese Rotation kann bei flektierter oder extendierter Lendenwirbelsäule durchgeführt werden, wobei die Stellung des unten liegenden Beines und der Winkel der Hüftbeugung für das Bein, das als Hebel wirkt, entsprechend verändert wird.

Im folgenden werden die mehr lokalisierten Manipulationen beschrieben, die eigentlich nur mit größerer Geschwindigkeit durchgeführte Mobilisationstechniken sind.

11.6.2 Posteroanteriorer zentraler vertebraler Druck, posteroanteriorer unilateraler vertebraler Druck und transversaler vertebraler Druck

Die Umwandlung dieser Mobilisationstechniken in Manipulationen erfordert eine plötzliche Steigerung des Drucks um eine winzige Amplitude, von der Position ausgehend, wo das Gelenk bis zum Ende der Beweglichkeit gedehnt ist, um so eine plötzliche Bewegung innerhalb eines sehr kleinen Bereichs herbei-

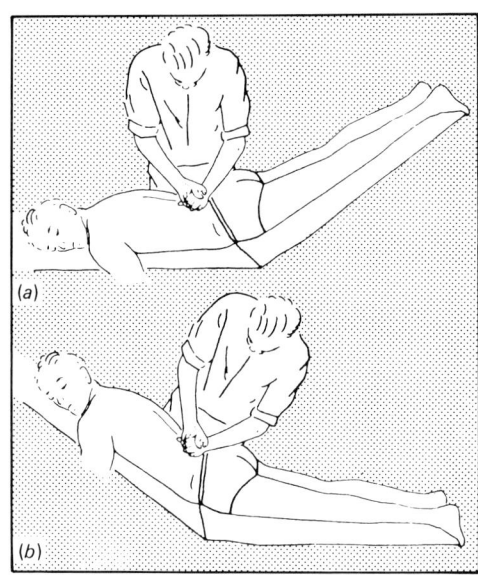

Abb. 11.67 a, b. Posteranteriorer zentraler vertebraler Druck (lumbal). **a** Anheben des distalen Endes. **b** Anheben des proximalen Endes

zuführen. Der zur Durchführung dieser kleinen Bewegung erforderliche Druck ist für die Lendenwirbelregion erheblich stärker als im übrigen Wirbelsäulenbereich. Um die Effektivität der Manipulation im Lendenwirbelbereich zu erhöhen, können Rumpf oder Beine des Patienten in Extensionsstellung gestützt werden, wodurch die Lendenwirbellordose verstärkt wird (Abb. 11.67).

11.6.3 Intervertebralgelenke T10 – S1 (Rotation ⟲)

Ausgangsposition

Der Patient wird gebeten, sich auf die rechte Seite zu legen, während die Physiotherapeutin ihm zugewandt an der Längsseite der Liege steht. In dieser Position wird der Patient gebeten, sich zu entspannen, wobei man ihm erklärt, daß er nun in die erforderliche Position gebracht wird. Zunächst werden die linke Hüfte und das Knie des Patienten flektiert, bis der Fußrücken hinter seinem rechten Knie zu liegen kommt. Das gerade liegende rechte Bein wird in der Hüfte leicht gebeugt, so daß das zu behandelnde Intervertebralgelenk in

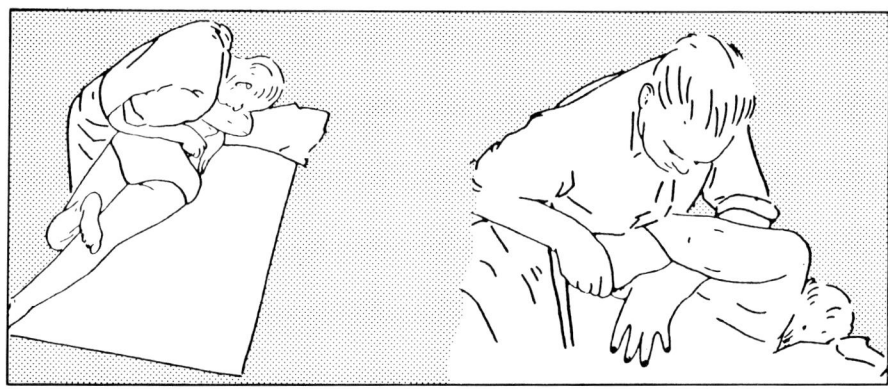

Abb. 11.68. Zwischenwirbelgelenke T10–S1 (Rotation)

eine Mittelposition zwischen Flexion und Extension gebracht wird. Der linke Arm des Patienten wird in der Schulter extendiert und im Ellbogen gebeugt, so daß der Unterarm seitlich aufliegt. Dann wird eine Rotation des Intervertebralgelenks herbeigeführt, indem der rechte Arm des Patienten in Richtung zur Decke geführt und so der Thorax gedreht wird, bis sich sein Knie von der Liege abhebt. Dabei ist darauf zu achten, daß die Position des Gelenks auf halbem Weg zwischen Flexion und Extension unverändert beibehalten wird. Die Physiotherapeutin beugt sich über den Patienten, führt ihren linken Unterarm durch das Dreieck, das durch den linken Arm und den Rumpf des Patienten gebildet wird, und lehnt ihren linken oberen Unterarm gegen die linke Schulter des Patienten. Gleichzeitig legt sie ihren rechten oberen Unterarm hinter die linke Hüfte des Patienten. Dadurch hat sie beide Hände frei, um die Rotation am Intervertebralgelenk zu verstärken. Der linke Daumen drückt gegen die linke Seite des Dornfortsatzes des oberen Wirbels nach unten und der rechte Mittelfinger (als für gewöhnlich stärkster Finger) drückt von unten gegen die rechte Seite des Dornfortsatzes des unteren Wirbels nach oben (Abb. 11.68).

Methode

Die Physiotherapeutin bewirkt bei der Rotation ein Höchstmaß an Dehnung, indem sie den Patienten mit den Unterarmen leicht hin und her bewegt und dabei die Lage ihres rechten Unterarms auf der Gesäßseite verändert, wenn die Stellung der Lendenwirbelsäule angepaßt werden muß.

Nach und nach wird mit zunehmender Dehnung der Druck gegen den Dornfortsatz erhöht, bis das Gelenk fixiert ist. Die Manipulation besteht dann darin, den über die Unterarme ausgeübten Krafteinsatz zu steigern und den Druck gegen die angrenzenden Dornfortsätze um einen entsprechenden Impuls zu erhöhen.

11.7 Ein Behandlungsbeispiel

Wenngleich im letzten Kapitel dieses Buches eine ganze Reihe von Krankengeschichten vorgestellt werden, dürfte es doch nützlich sein, hier ein Beispiel dafür einzuflechten, wie die Physiotherapeutin im Falle eines Patienten mit einem schwierigen und atypischen Wirbelsäulenproblem gedanklich ihren Weg sucht (Abb. 11.69). Dieses Beispiel zeigt, wie die Theorie im Einzelfall mit dem klinischen Erscheinungsbild in Einklang zu bringen ist. Es verdeutlicht auch, welche unterschiedlichen Komponenten das Beschwerdebild eines Patienten aufweisen kann, und wie sich die eine Komponente bessern kann, während die andere unverändert bleibt. Anhand der Beschwerden dieses Patienten wird gezeigt, wie die Physiotherapeutin ihre Techniken an die erwarteten und nicht erwarteten Veränderungen bei den Symptomen und Zeichen des Pa-

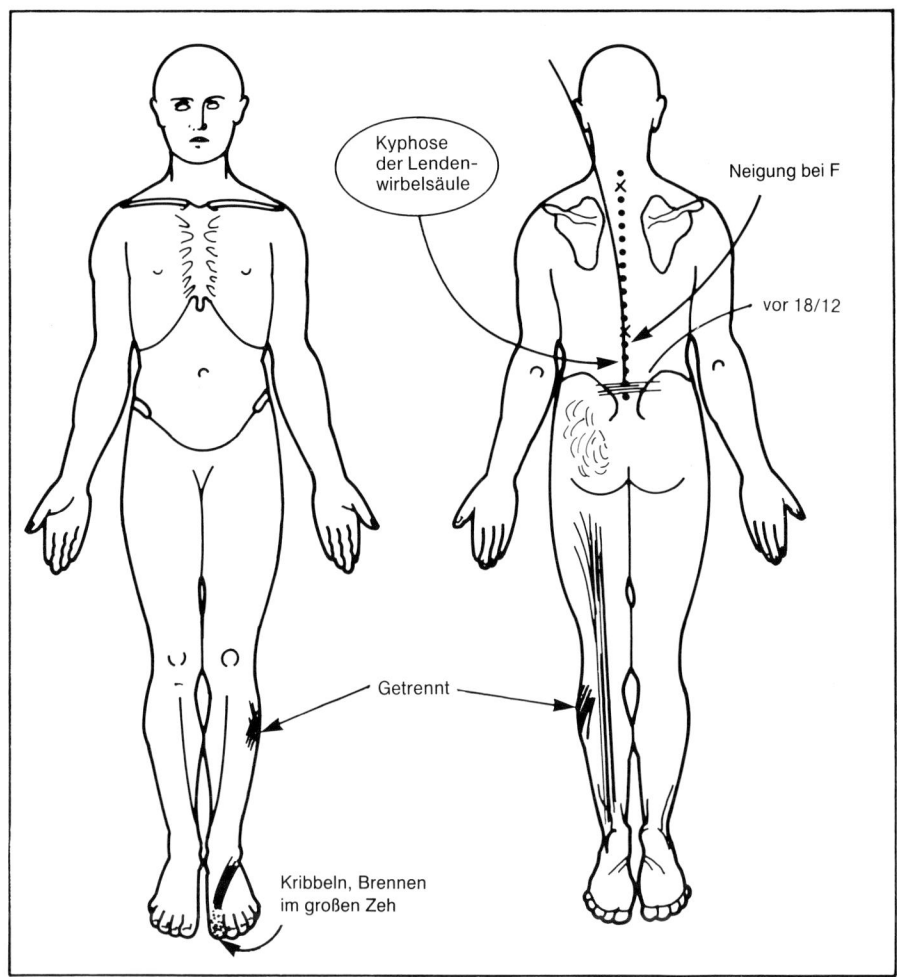

Abb. 11.69. Körpergraphik, Herr L

tienten anpassen muß. Das Beispiel zeigt hoffentlich auch, wie aufgeschlossen sie sein muß und wie detailgenau und analytisch ihr Verstand arbeiten muß, um Veränderungen festzustellen und zu interpretieren.

Patient - Herr L.

Vor 18 Monaten wachte Herr L., ein gesunder, athletisch gebauter 34jähriger Mann, der noch nie Rückenprobleme gehabt hatte, mit Schmerzen im linken Gesäß auf. An den 2 vorhergehenden Tagen hatte er sehr starke Schmerzen im unteren Lendenwirbelbereich gehabt, die sein Arzt auf eine Virusinfektion zurückführte, da er auch allgemein in anderen Körperteilen Schmerzen verspürte. Herr L. sagte, daß er „überall Grippeschmerzen" habe, die aber im unteren Rücken am schlimmsten seien. Während der vorhergehenden Woche war er in Urlaub gewesen und hatte schwere Lasten gehoben und Windsurfing betrieben (eine neue Erfahrung für ihn). Zwei Tage nach dem Einsetzen der Schmerzen im Gesäß strahlten sie über Nacht ins linke Bein aus und verursachten ein Kribbeln und Brennen im Bereich der großen Zehe des linken Fußes (? Radikuläres Symptom bei L5). Einige Tage später wechselte das Brennen im großen Zeh mit Brennen am äußeren Rand des Fußes und in den beiden äußeren Zehen ab (? Radikuläres Symptom bei S1). Bis vor 18 Monaten hatte er nie irgendwelche Rückenbeschwerden gehabt, und auch in seiner Familie war keine entsprechende Veranlagung bekannt. Sechs Monate lang ließ er zahlreiche (orthodoxe und unorthodoxe) Behandlungen über sich ergehen, jedoch ohne jeden Erfolg. Eine gewisse Zeit lang ließen die Beschwerden nach, aber er war nie ganz beschwerdefrei.

Nach einem Sturz 3 Wochen zuvor, durch den sich seine Beschwerden verschlimmerten, wurde eine Lumbalpunktion vorgenommen (die sich als negativ erwies), und er wurde eine Woche lang im Krankenhaus einer Traktionstherapie unterzogen. Danach wurden seine Schmerzen im unteren Rücken schlimmer. Als er zum ersten Mal in die physiotherapeutische Praxis kam, wies er folgende Symptome auf:

1. Am Morgen wachte er mit Rückenschmerzen und Rückensteifigkeit auf. Die Steifigkeit hielt meist einige Stunden an (was ungewöhnlich ist für einen nichtentzündlichen Prozeß im Bereich des Stütz- und Bewegungsapparats).
2. Husten verursachte sowohl Rückenschmerzen als auch Schmerzen in der linken Wade.
3. Er nahm jede Nacht Indometacin-Suppositorien und war überzeugt, daß er sie unbedingt brauche, um die Schmerzen zu lindern (dies bedeutet vielleicht, daß doch eine entzündliche Komponente vorhanden ist).
4. Das Vorwärtsbeugen verursachte starke Schmerzen im Rücken und im Bein, die sofort aufhörten, wenn er aufrecht stand. (Letzteres bedeutet, daß eine Behandlungstechnik, durch die Schmerzen im Bein provoziert werden, nicht kontraindiziert sein muß. Um überhaupt wirksam zu sein, muß die Technik vielleicht die Schmerzen im Bein auslösen).
5. Wenn er 1 min aufrecht stand, nahmen die Schmerzen im Rücken zu und strahlten in sein Bein aus.
6. Die einzige diagnostizierte neurologische Veränderung war eine Wadenmuskelatrophie.

Die anfängliche physiotherapeutische Behandlung, die andernorts durchgeführt worden war, hatte alle seine Beschwerden oberflächlich verbessert. Die ersten drei dieser Behandlungen bestanden aus posteroanterioren Druckeinwirkungen auf L5 und einseitige posteroanteriore Druckeinwirkungen auf die linke Seite von L4. Diese letzte Behandlung, so sagte er, habe Wadenschmerzen im Rhythmus mit der Technik hervorgerufen. Bei der dritten Behandlung hatte man mit intermittierender Traktion angefangen, die ihm aber nicht geholfen hatte.

Beurteilung. Ich sah ihn 5 Tage später zum ersten Mal.

1. Bei einer genaueren Befragung die Lokalisation des Schmerzes betreffend war es interessant festzustellen, daß er, obwohl die hauptsächlichen Schmerzen in der Wade auftraten, auch im oberen posterolateralen Bereich der Wade Schmerzen hatte, die er als „andere Schmerzen" beschrieb. Diese beiden Schmerzherde waren manchmal gleichzeitig aktiv, aber meistens verspürte er sie getrennt. (Das scheint darauf hinzudeuten, daß sie zwei unterschiedliche Ursachen haben könnten: zwei Komponenten.)
2. Das Stehen (er konnte nicht aufrecht stehen, d. h. er hatte eine Lumbalkyphose) verursachte Schmerzen im linken Bein, und er konnte sich wegen heftiger werdender Beinschmerzen nicht nach hinten beugen.
3. Bei der Flexion war eine ipsilaterale Ausweichbewegung festzustellen.

Die Punkte 2) und 3) scheinen anzuzeigen, daß er einen Bandscheibenschaden hat, der möglicherweise Wurzelschmerzen hervorruft. Der die Schmerzen auslösende Teil der Bandscheibe liegt wahrscheinlich medial zur Nervenwurzel, so daß passive Bewegungstechniken hier wohl schwer werden helfen können. Die Nackenflexion verstärkte die Schmerzen im Bein. (Hier muß bei seiner Störung auch eine Kanalkomponente im Spiel sein.) Sie verstärkte aber nicht seine Rückenschmerzen. (Die Ursache der Rückenschmerzen ist wahrscheinlich nicht auch für die Beinschmerzen verantwortlich. Zwei verschiedene Aspekte der einen Struktur? Vielleicht die Bandscheibe?)

4. Eine Linksrotation in gebeugter Haltung bewirkte eine fast 100prozentige Zunahme der Schmerzen im Bein. Die Rechtsrotation in Flexionshaltung führte zu einer geringfügigen, aber doch deutlich wahrnehmbaren Abnahme der Beinbeschwerden. (Es ist sehr hilfreich im Hinblick auf die Behandlung, wenn sich bei den verschiedenen Rotationsrichtungen unterschiedliche Reaktionen zeigen.) Bei der Auswahl der Technik ist es im Fall dieses Patienten weise, die Erleichterung bringende Position zu verwenden und die Rotationsrichtung zu wählen, die eine Linderung bewirkt.
5. In aufrechter Haltung und bei lateraler Verschiebung des Rumpfes nach links nahmen die Schmerzen ab; eine Verschiebung nach rechts verstärkte die Symptome etwas. Aufgrund dieser Schmerzreaktion muß die Ausweichbewegung unmittelbar mit der Störung in Zusammenhang stehen.
6. Das Anheben des gestreckten linken Beins verursachte bei 35° Schmerzen auf der Dorsalseite des Beines. Beim rechten Bein war dies bei 70° der Fall, und der Patient sagte, es entstehe dabei seitlich am linken Fuß ein unangenehmes Spannungsgefühl und ein Brennen und Kribbeln. (Gekreuzte Reaktion bei Anheben des gestreckten Beins – die Behandlung muß eventuell rechtsseitig eine Dehnung beim angehobenen gestreckten Bein einschließen.)
7. Eine Prüfung der Muskelspannung der Wade im Stehen ergab eine gewisse Schwäche, die neurologischen Ursprungs, aber auch eine reflektorisch-schmerzbedingte Reaktion gewesen sein kann.

Ein Behandlungsbeispiel

8. Nach kurzem Sitzen (½ min) hatte der Patient bei dem Versuch, aufrecht zu stehen, Rückenschmerzen und eine schwere Lumbalkyphose, die erst nach ungefähr 15 s oder mehr (einen sehr langen Zeit) zurückging. Da sich die Kyphose so schnell entwickelte, bedeutete dies, daß die die Rückenschmerzen verursachende Störung *sehr mobil* war.
9. Die Tatsache, daß der Schmerz im Bein beim Stehen zuerst minimal war, aber dann allmählich an Intensität und Ausstrahlungsweite in das Bein hinunter zunahm, bedeutete, daß die für seine Beinschmerzen verantwortliche Störung eine *latente Komponente* hatte.
10. Da seine Schmerzen im Bein und im Rücken getrennt voneinander ausgelöst werden konnten, mußten *seinen Störungen mindestens zwei Komponenten zugrundeliegen*. Einschließlich der unter Punkt 1) festgehaltenen Information waren wenigstens drei Komponenten vorhanden. Punkt 4) verweist auf eine vierte Komponente.
11. Das Brennen und Kribbeln, das er entweder in der großen Zehe oder am äußeren Rand des Fußes fühlte, wies auf die *mögliche* Beteiligung zweier Nervenwurzeln hin. Das konnte bedeuten, daß zwei Bandscheiben einbezogen waren oder daß bei diesem Patienten die Nervenwurzeln anatomisch anomal ausgebildet waren (s. Abb. 7.2).
12. Der Patient wies auch Abweichungen bei der Bewegung der Wirbelkanalstrukturen sowie der Intervertebralgelenke auf.

Die Beschwerden des Patienten waren eindeutig atypisch. Die Bandscheibenkomponente schien ihn mehr zu behindern als der Wurzelschmerzaspekt, aber dieser Nervenwurzelaspekt stand eindeutig im Vordergrund. Atypisch heißt, daß die Therapeutin sehr aufmerksam beobachten muß, um Veränderungen bei den Untersuchungsreaktionen der einzelnen Komponenten zu erkennen und jeweils mit geeigneten Änderungen der Anwendung der Technik zu reagieren.

Behandlung. Weil es ein diskogener Prozeß (Aufstehen aus sitzender Haltung) in Verbindung mit einer Nervenwurzelreizung zu sein schien, galt folgendes:

1. die Rotation war die Technik der Wahl;
2. die Rotation mußte in der „die Symptome erleichternden" Stellung und Richtung erfolgen, um das Auslösen von Schmerz zu vermeiden;
3. bei der Planung des weiteren Behandlungsablaufs erschien es möglich, daß die Wirbelkanalzeichen nicht parallel zu den Gelenkbeschwerden nachließen und daß deshalb später eine Dehnung des angehobenen gestreckten Beins (SLR) erforderlich würde.

Herr L. wurde gebeten, sich auf seine linke Seite zu legen; unter den Darmbeinkamm wurde als Stütze ein zusammengefaltetes Handtuch geschoben, um eine seitliche Verlagerung nach links zu erreichen (die für ihn bequeme Beugehaltung, siehe oben, Punkt 5). Er wurde auch in einen gewissen Grad von Flexion gebracht, um zu vermeiden, daß die Lendenwirbelsäule in die schmerzhafte und deutlich begrenzte Extensionsstellung geriet. Auch eine Rechtsrotation seines Brustkorbs im Verhältnis zum Becken wurde vorgenommen und sein rechtes Bein blieb auf der Liege, um eine Dehnung der Wirbelkanalstrukturen zu vermeiden (die eintreten würde, wenn sein rechtes Bein über den Rand der Liege herunterhinge). Die Technik bestand darin, sein Becken in Form einer (wegen der latenten Komponente) anhaltenden Rotation des Grades IV nach links zu drehen (d. h. in dieselbe Richtung wie die Thoraxrotation nach rechts abläuft, aber von distal nach proximal ausgeführt).

1. Während der Durchführung der Technik fühlte er ein Nachlassen der Beinbeschwerden, was ein günstiges Zeichen war.
2. Bei der erneuten Beurteilung seiner Bewegungen nach Anwendung der Technik waren die Gelenkbewegungen verbessert, aber das SLR unverändert.

Die Technik wurde wiederholt und diesmal mit mehr Kraftaufwand ausgeführt und länger beibehalten.

Während der Durchführung dieser Technik verschwand das Brennen und Kribbeln in seinem Fuß. Im Anschluß an die Technik ergab sich folgendes Bild:

1. die Bewegungen hatten sich weiter verbessert, aber
2. das SLR war unverändert;
3. symptomatisch fühlte er sich wohler, und er hatte das Gefühl, besser aufrecht stehen zu können.

Nach vier solchen Behandlungen war eine allgemeine Besserung eingetreten, aber das SLR, das sich zwar auch besserte, zeigte nie die gleichen guten Fortschritte wie sie die Gelenkbewegungen aufwiesen. Auch das Sitzen fiel dem Patienten leichter. Die Wadenkraft war normal. Während dieser Behandlungsphase ergab ein Computertomogramm laterale Bandscheibenvorfälle auf der Ebene L4/5 und auch auf L5/S1.

Weil sich die '?diskogene'? Komponente gebessert hatte und auch die Nervenwurzelsymptome weniger ausgeprägt waren (hinzu kam die verbesserte Wadenkraft), wurde das linksseitige SLR als Technik eingesetzt. Nach vier Behandlungssitzungen mit dieser Methode konnte er das linke Bein dann durch den vollständigen Bereich völlig schmerzfrei gestreckt anheben. Allerdings war das SLR rechtsseitig noch immer beeinträchtigt und verursachte minimale Beschwerden im linken Bein. Als Behandlungstechnik wurde nun das rechtsseitige SLR gewählt. Dadurch verschwand die Spannung für eine Dauer von 4 h.

Bei der nächsten Behandlungssitzung wurde das SLR links- und rechtsseitig angewandt und abschließend die zuvor benutzte Rotationstechnik in der entsprechenden Stellung wiederholt. Wir beschlossen, die Behandlung auszusetzen (sofern kein Rückfall eintrat) und nach einem Monat alle Punkte neu zu überprüfen.

Die Beurteilung nach einem Monat ergab, daß nicht nur die gesamten Behandlungserfolge bestehen geblieben waren, sondern daß der Patient auch besser sitzen, stehen und sich viel aktiver bewegen konnte. Seine Bewegungen waren uneingeschränkt und fast frei von Beschwerden. Er wurde nach 2 Monaten noch einmal untersucht und dann aus der Behandlung entlassen. Es wurde ihm besonders nahegelegt, „auf seinen Rücken zu achten", besonders im Hinblick (1) auf seine „Schwachstelle", (2) darauf, daß sich eine Schädigung auch schmerzfrei entwickeln kann und (3) auf Prädispositionsfaktoren (s. Anhang 4).

Aus diesem Bericht wird deutlich, daß die Manualtherapeutin erkennen muß, welche Art von Pathologie bei den Beschwerden eines solchen Patienten eine Rolle spielen könnte, daß sie aber vor allem auf Veränderungen bei den Symptomen und Zeichen achten muß. Zum Beispiel war die Tatsache, daß seine Störung durchaus zu einer Nervenwurzelkompression hätte fortschreiten können, kein Hinderungsgrund für die Anwendung des Anhebens des gestreckten Beins als Behandlungsform, weil die vermuteten Nervenleitungszeichen sich besserten und auch die möglicherweise radikulären Symptome eine Besserung zeigten. Trotzdem durfte das erste SLR nur einmal angewandt werden, und dieses eine Mal auch nur mit einer sanften Dehnung. Die „Beurteilung nach 24 h" zeigte, daß die Technik vorsichtig weiterhin durchgeführt werden konnte.

12 Sakroiliakalbereich

Das Sakroiliakalgelenk als solches kann lokale sowie auch ausstrahlende Schmerzen hervorrufen. Früher nahm man an, daß alle Schmerzen im unteren Rückenbereich ihren Ursprung im Sakroiliakalgelenk hätten. Diese Auffassung änderte sich allmählich und man gelangte zu der Ansicht, daß dieses Gelenk, da es nur einen geringen Bewegungsspielraum aufweist, auch kaum als Ausgangspunkt von Schmerzen angesehen werden kann.

Der Hauptgrund für die unterschiedlichen Meinungen ist in der Tatsache zu sehen, daß bei vielen körperlichen Untersuchungstests, die von Befürwortern der These durchgeführt werden, das Sakroiliakalgelenk sei als potentielle Schmerzursache anzusehen, viele andere Gelenke gleichzeitig mitbewegt werden. Deshalb sind diese Tests unzuverlässig, und die Differentialdiagnose kann dann zu falschen Schlußfolgerungen führen.

Die im folgenden vertretene These ist zwar als relative Aussage nur schwer zu belegen; doch ist nach Meinung des Autors das Sakroiliakalgelenk nicht als häufige mechanische Schmerzquelle anzusehen, selbst wenn der Schmerz im Sakroiliakalbereich auftritt. Solche Schmerzen treten jedoch beispielsweise während der Schwangerschaft sowie bei einer aktiven entzündlichen Störung recht häufig auf.

Die meisten Patienten mit Schmerzen im Bereich des Sakroiliakalgelenks, die zur Manualtherapie überwiesen werden, haben überhaupt keine Störungen am Sakroiliakalgelenk. In Wirklichkeit hat der dort empfundene Schmerz häufig seinen Ursprung im Lumbosakralbereich. Deshalb ist es wichtig, dem nachzugehen und den tatsächlichen Sachverhalt zu klären, ehe man die Aussage trifft, daß der Schmerz vermutlich vom Sakroiliakalgelenk herrührt (wobei natürlich vorausgesetzt wird, daß die Tests für den Bereich des Sakroiliakalgelenks positiv ausgefallen sind).

12.1 Objektive Untersuchung

Von allen körperlichen Tests, die zur Untersuchung des Sakroiliakalgelenks eingesetzt werden können, sind nur zwei geeignet, dieses Gelenk zu testen, ohne gleichzeitig auch den unteren Bereich der Wirbelsäule miteinzubeziehen – stets vorausgesetzt, daß sie einwandfrei durchgeführt werden (Grieve 1980).

Bei dem ersten Test wird das Darmbein synchron bewegt, um eine Öffnung an den Vorderseiten der beiden Sakroiliakalgelenke herbeizuführen und anschließend auch die hinteren Gelenkflächen zu öffnen.

Öffnen der Vorderflächen

Ausgangsposition

Der Patient liegt auf dem Rücken. Ein kleines Kissen unter den Knien trägt bei den meisten Patienten dazu bei, den unteren Bereich der Lendenwirbelsäule in einer neutralen Position zu halten und dort die Bewegung zu vermindern, solange das Sakroiliakalgelenk untersucht wird. Die Physiotherapeutin, die rechts von dem Patienten in Oberschenkelhöhe steht und sich dem Kopf des Patienten zuwendet, legt die Handfläche ihrer rechten Hand auf die mediale Fläche der rechten vorderen oberen Spina iliaca. Zu diesem Zweck muß sie sich über sein Becken beugen, so daß sie ihren rechten Unterarm in der Frontalebene von seiner linken Seite her zur Spina iliaca hin ausrichten kann. Sie legt die Handfläche der linken Hand auf die linke vordere obere Spina iliaca des Patienten und richtet ihren linken Unterarm von rechts nach links quer über das Becken des Patienten aus. Beide Unterarme sollten einander jetzt berühren und flach auf der unteren Bauchwand aufliegen. Um den bestmöglichen mechanischen Effekt zu erzielen, sollte die Physiotherapeutin das Sternum nahe an ihre Unterarme heranbringen.

Methode

Um auf die Vorderfläche beider Sakroiliakalgelenke einen Öffnungsdruck ausüben zu können, ist der über die Brustmuskeln der Physiotherapeutin erzeugte Druck zunächst sehr sanft, um dann jedoch nach und nach in eine kräftige oszillierende Bewegung überzugehen, durch die die Hände der Physiotherapeutin auseinandergedrückt werden, was gleichzeitig bedeutet, daß die vorderen oberen Spina iliaca voneinander weg gedrückt werden. Dadurch werden gleichzeitig die Sakroiliakalgelenke auf der Vorderseite gedehnt (bzw. auf der Rückseite komprimiert).

Dieser Test kann als positiv angesehen werden, wenn im Einklang mit dem Rhythmus der oszillierenden Testbewegung ein lokaler Sakroiliakalschmerz reproduziert wird.

Öffnen der hinteren Flächen

Ausgangsposition

Der Patient liegt, wie oben beschrieben, auf dem Rücken und die Physiotherapeutin steht wiederum rechts von ihm. Um das beabsichtigte Verfahren durchzuführen, legt sie die Handfläche der rechten Hand seitlich gegen den linken Darmbeinkamm des Patienten und lehnt sich über seinen unteren Abdominalbereich, damit sie den rechten Unterarm frontal von der linken Seite des Patienten zur rechten hin ausrichten kann. Die Handfläche ihrer linken Hand legt sie gegen die seitliche Fläche des rechten Darmbeinkamms und hält den linken Unterarm gleichfalls in der Frontalebene.

Die Finger beider Hände sollten die vorderen oberen Darmbeinstachel anterior umfassen, und zwar so, daß der bestmögliche Bewegungsrhythmus erzeugt werden kann. Das Sternum der Physiotherapeutin muß gegen das Abdomen des Patienten gelehnt sein, damit sie ihre Ellbogen näher zum Boden halten kann als ihre Handflächen.

Methode

Auch hier ist ein kräftiger Einsatz der Brustmuskeln erforderlich, doch wird die oszillierende Bewegung, durch die posteriorer Streß auf das Gelenk ausgeübt wird (wobei anterior eine Kompression erfolgt) dann bewirkt, wenn die Linie der Unterarme nach vorne abgewinkelt ist.

Der zweite Test bedeutet eine direkte Druckeinwirkung auf das Sakrum und das angrenzende Ilium mit dem Ziel, die Beschwerden zu reproduzieren.

Ausgangsposition

Der Patient liegt auf dem Bauch und die Physiotherapeutin legt ihre Hände zunächst zentral auf das obere Sakrum. Die Handposition ist dabei die gleiche wie die auf S. 402 beschriebene.

Methode

Zunächst wird ein oszillierender Druck auf der Ebene von S1 (Abb. 12.1a) ausgeübt, doch sollte er nicht auf diese Ebene beschränkt bleiben, sondern auf allen Ebenen angewandt werden, bis das distale Ende des Sakrums erreicht ist (Abb. 12.1b).

Die Berührungsstelle wird dann zum hinteren oberen Bereich der Spina iliaca ausgeweitet und der Druck von hinten nach vorne ausgerichtet (Abb. 12.1c). Bei all diesen Verfahren sollten unterschiedliche Winkelstellungen eingesetzt werden, um diese Tests in vollem Umfang auszuschöpfen. So zeigt beispielsweise Abb. 12.1d, wie der von hinten nach vorne ausgeübte Druck seitlich gegen die linke hintere obere Spina iliaca ausgerichtet wird.

Objektive Untersuchung

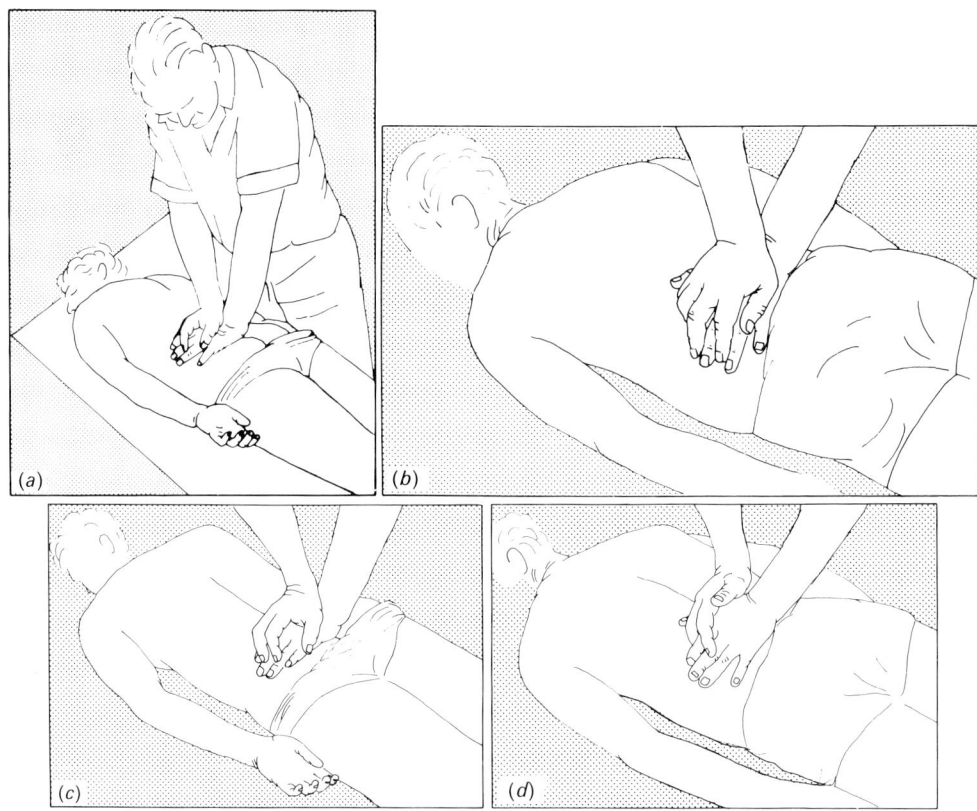

Abb. 12.1 a–d. Posteroanteriore Druckanwendungen. **a** Oberes Sakrum, **b** Unteres Sakrum, **c** Linkes Sakroiliakalgelenk, **d** Seitlich ausgerichteter Druck

Der Sakroiliakaltest sollte bei jedem Patienten mit Rückenschmerzen als fester Bestandteil durchgeführt werden, gleichgültig ob die Wahrscheinlichkeit besteht, daß die Beschwerden von diesem Bereich herrühren oder ob dies nicht vermutet wird, zumal Schmerzen bei diesen Bewegungen das erste Anzeichen einer ankylosierenden Spondylitis sein können.

Zwei weitere Tests zur Untersuchung der Drehbewegungungen des Beckens im Verhältnis zum Sakrum um eine Querachse sollten durchgeführt werden, wenn der Verdacht besteht, daß das Sakroiliakalgelenk für den Schmerz verantwortlich ist. Bei dem ersten Test wird der obere Beckenbereich nach hinten und beim zweiten Test nach vorne geneigt.

Test 1

Ausgangsposition

Bei der Untersuchung des linken Sakroiliakalgelenks liegt der Patient auf der rechten Seite, wobei Hüften und Knie bequem in einem Winkel von weniger als 90° gebeugt sind. Die Physiotherapeutin steht seinen Schultern zugewandt vor seinen Hüften und lehnt sich über diese, um den Handballen der rechten Hand über die hintere Fläche seines linken Tuber ischii zu legen, wobei ihre Finger und ihr Unterarm über die Hüfte hinweg auf ihr Gesicht zuweisen. Dann setzt sie den Ballen der linken Hand an die vordere Spina iliaca, wobei ihre Finger und der Unterarm über das Becken hinweg zu ihrer anderen Hand hin ausgerichtet sind. Dann beugt sie sich tiefer über die Hüfte des Patienten, um ihre Unterarme so ausrichten zu können, daß sie aufeinander zuweisen (Abb. 12.2).

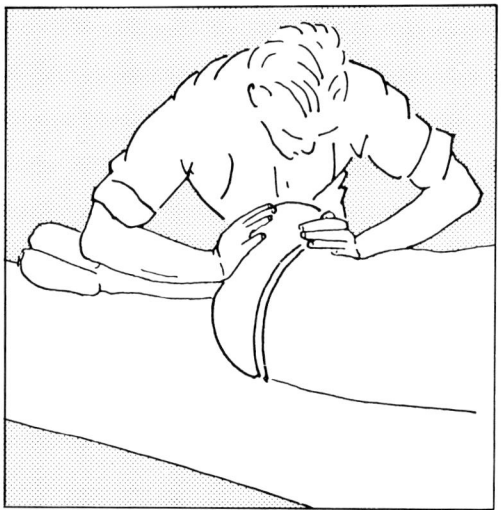

Abb. 12.2. Bewegung des Sakroiliakalgelenks in Richtung der Lumbalflexion

Methode

Indem sie beide Arme gegeneinanderdrückt und gleichzeitig ihr Becken nach links verlagert, übt die Physiotherapeutin einen rotatorischen Streß auf das Sakroiliakalgelenk aus; dabei bewegt sie die vordere Spina iliaca nach oben und rückwärts und den Tuber ischii nach vorwärts.

Die entgegengesetzt ausgerichtete rotatorische Bewegung wird in ähnlicher Weise durchgeführt.

Test 2

Ausgangsposition

Der Patient nimmt die gleiche Ausgangsposition ein, aber diesmal steht die Physiotherapeutin vor der Taille des Patienten und wendet sich seinen Hüften zu; sie lehnt sich dann nach vorne über den Patienten, und setzt den Ballen der linken Hand am posterolateralen Rand des Darmbeinkamms an. Ihre Finger zeigen dabei nach oben und umfassen das Darmbein. Sie legt die rechte Handfläche so über den linken Tuber ischii, daß der Handballen so tiefreichend wie möglich gegen den proximalen dorsalen Oberschenkelbereich des Patienten gedrückt wird. Ihre Finger sind dabei nach dorsal über dem Gesäß des Patienten ausgespreizt (Abb. 12.3).

Methode

Durch die gleichen alternierenden Druckanwendungen, wie sie oben beschrieben wurden, wird das Sakroiliakalgelenk einer rotatorischen Krafteinwirkung ausgesetzt.

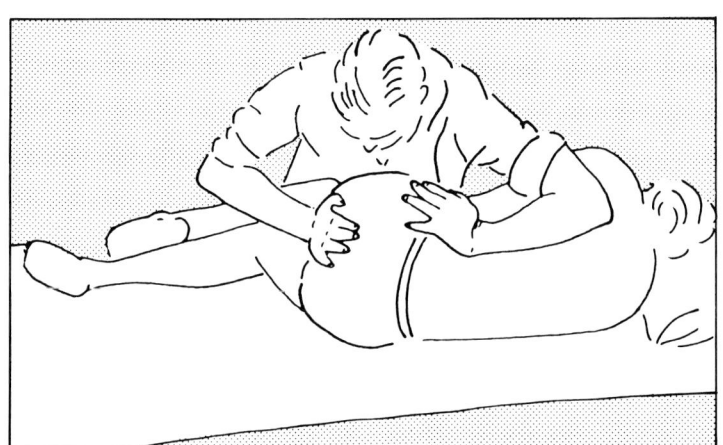

Abb. 12.3. Bewegung des Sakroiliakalgelenks in Richtung der Lumbalextension

12.2 Behandlungstechniken

Wenn die Testbewegung zu einer positiven Schmerzreaktion führt und andere angrenzende Gelenke in das pathologische Geschehen einbezogen sind, sollte zuerst die Technik angewandt werden, die den Schmerz reproduziert hat. Zu Beginn sollte sie in so geringer Dosierung durchgeführt werden, daß dadurch lediglich ein Minimum an Beschwerden ausgelöst wird. Eine 24 h später durchgeführte Beurteilung wird dann Aufschluß darüber geben, ob die Testbewegung mit mehr Krafteinsatz durchgeführt werden kann oder ob umgekehrt sanfter vorgegangen werden muß.

13 Sakrokokzygeal- und Interkokzygealbereich

Diese Region stellt sich recht häufig als zentraler Schmerzbereich dar, und es ist nicht immer einfach festzustellen, ob es sich bei den jeweiligen Beschwerden um einen aus dem lumbosakralen Bereich ausstrahlenden Schmerz handelt oder um einen lokalen Schmerz aufgrund einer Gelenkaffektion. In beiden Fällen ist die Palpation schmerzhaft. Treten bei der Beckenbewegung in sitzender Haltung Schmerzen auf, wird ein Differenzierungstest herangezogen, um die Schmerzquelle zu bestimmen. Zum einen wird dabei die Schmerzreaktion bei der Bewegung des Beckens in Sitzhaltung auf einem festen Stuhl getestet, zum anderen bei den gleichen Beckenbewegungen, wobei der Patient auf dem gleichen Stuhl sitzt, diesmal aber mit je einer gepolsterten Unterlage unter jedem Sitzbeinhöcker; in dieser Position wird kein Druck auf das Steißbein ausgeübt.

13.1 Objektive Untersuchung

Die Palpation ist der wichtigste Teil der Untersuchung. Dabei ist die Ausrichtung der Segmente das erste wesentliche Kriterium, und die Schmerzreaktion auf die palpatorische Bewegung ist der zweite und wichtigste Aspekt. Bei dem ersten passiven Bewegungstest durch Palpation wird ein zentraler posteroanteriorer Druck eingesetzt.

Posteroanteriorer zentraler Druck auf das Steißbein

Ausgangsposition

Der Patient liegt auf dem Bauch und die Physiotherapeutin legt einen möglichst großen Teil der Kuppe ihres Daumens über den mittleren Steißbeinbereich (Abb. 13.1).

Methode

Die Technik ist die gleiche, wie sie bereits für ähnliche Verfahren beschrieben wurde, doch ist es hier wichtig, einen möglicherweise durch den direkten Kontakt zwischen den Knochen hervorgerufenen Schmerz zu vermeiden (Abb. 13.1).

Zunächst sollten die Bewegungen sanft ausgeführt werden; die Intensität sollte erst dann verstärkt werden, wenn die Schmerzreaktion dies zuläßt. Besonders wichtig ist es bei diesem Verfahren, daß folgende Variationsmöglichkeiten so intensiv wie möglich genutzt werden:

1. Veränderung der Berührungsstelle von jeweils bis zu 1 mm;
2. Veränderung des Druckwinkels, kopfwärts, kaudalwärts, nach links, nach rechts und kombiniert.

Es sollte zwischen den Beschwerden, die durch die von der Physiotherapeutin ausgeführte Technik hervorgerufen werden und den Beschwerden, die auf die Störung zurückzuführen sind, differenziert werden; der Patient ist häufig in der Lage, die Unterschiede zu erkennen. Wenn der Patient glaubt, daß sein Mißempfinden auf die Einwirkung ihrer Daumen zurückzuführen ist und nicht auf seine

Objektive Untersuchung

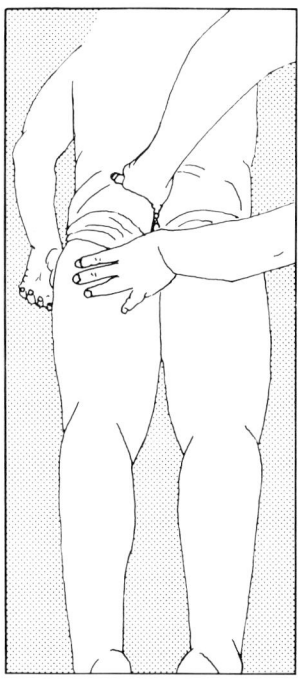

Abb. 13.1. Posteroanteriorer zentraler Druck auf das Steißbein

Beschwerden, so muß sie ihren Daumenkontakt so lange immer wieder verändern, bis das Mißempfinden verschwunden ist.

Transversaler Druck auf das Steißbein

Ausgangsposition

Die einzige Veränderung gegenüber der zuvor beschriebenen Technik besteht darin, daß die Physiotherapeutin die Kuppen ihrer Daumen nach links ausrichtet und sie an der rechten Seite des Steißbeins ansetzt (Abb. 13.2).

Methode

Im Hinblick auf mögliche Kontaktbeschwerden und die Veränderungen der Neigungswinkel, gilt hier das gleiche wie für das oben beschriebene Verfahren. Bei diesem Verfahren ist es notwendig, die Daumen sehr tief einzudrücken, wenn der gesamte seitliche Randbereich des Steißbeins erreicht werden soll.

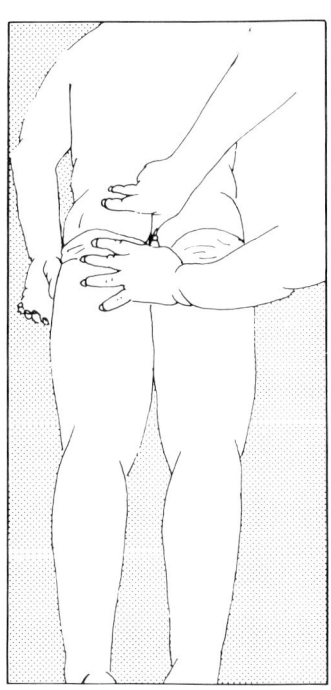

Abb. 13.2. Transversaler Druck auf das Steißbein

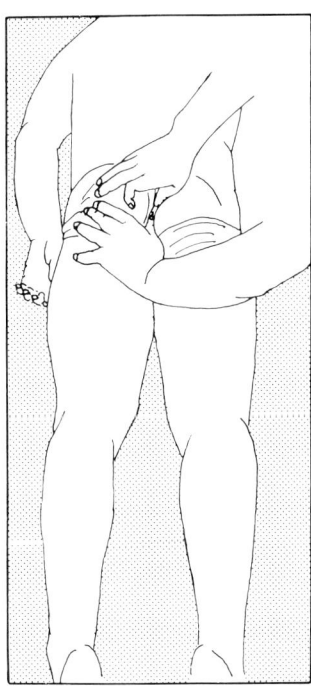

Abb. 13.3. Anteroposteriorer Druck auf das Steißbein

Anteroposteriorer Druck auf das Steißbein

Ausgangsposition

Auch hier liegt der Unterschied zu der zuerst beschriebenen Technik nur in der Änderung der Daumenführung der Physiotherapeutin. Erneut muß sie die Daumen tief entlang des Steißbeins eindrücken, um den anterolateralen Rand des Steißbeins zu erreichen (Abb. 13.3).

Methode

Das Verfahren kann, wie in Abb. 13.3 dargestellt, unilateral durchgeführt werden; dadurch erhält die Bewegungsrichtung ein gewisses Maß an seitlicher Inklination. Sie kann aber auch in der Weise durchgeführt werden, daß beide Daumen, jeweils einer auf jeder Seite, an der gleichen anterolateralen Kontaktstelle ansetzen. Die Daumen übertragen dann einen synchronen Druckimpuls auf das Steißbein, wodurch eine gerade anteroposteriore Bewegung bewirkt wird. Um eine solche anteroposteriore Bewegung herbeizuführen, besteht keine Notwendigkeit für ein anales Vorgehen.

13.2 Behandlungstechniken

Die Untersuchungsverfahren, die die erwartete Schmerzreaktion hervorrufen, werden als Behandlungsverfahren eingesetzt. Es ist allerdings empfehlenswert, die Techniken als Bewegungen des Grades II oder III auszuführen, bis feststeht, daß kräftiger dosierte Verfahren keine ungünstigen Reaktionen auslösen.

14 Behandlungsbeispiele

In den vorausgegangenen Kapiteln dieses Buchs sind die Techniken und die Prinzipien ihrer Anwendung beschrieben. Nun geht es darum, diese Kenntnisse in die Praxis umzusetzen. Natürlich ist dabei die beste Methode die begleitende Beratung des Studenten bei der Behandlung von Patienten; als Anleitung für die Praxis werden jedoch im folgenden auch eine Reihe ausgewählter Krankengeschichten in einer gewissen Ausführlichkeit dargestellt, wobei die Gründe für die jeweiligen Maßnahmen erläutert werden und gezeigt wird, welche Ergebnisse dabei erzielt wurden.

Bei den nachfolgenden Krankengeschichten werden auch bestimmte Aspekte der Untersuchung erwähnt, die bisher noch nicht zur Sprache kamen; doch kann davon ausgegangen werden, daß alle relevanten, zum Zeitpunkt der Behandlung bekannten pathologischen Veränderungen berücksichtigt werden. Diese Krankengeschichten wurden formal so aufbereitet, daß sie sich als jederzeit greifbares Nachschlagematerial anbieten. Jede Krankengeschichte wird ergänzt durch eine Körpergrafik, aus dem der jeweilige Schmerzbereich des Patienten ersichtlich ist; die Legende gibt jeweils die spezifische Ursache der Beschwerden an.

14.1 Untersuchung

Der Abschnitt Untersuchung befaßt sich mit den jeweils relevanten Aspekten der Patientenvorgeschichte und den entsprechenden Zeichen; er ist jeweils wie folgt gegliedert:

1. kurze Darstellung der Vorgeschichte der Situation, wie sie sich zum Behandlungszeitpunkt darstellte;

2. die jeweiligen körperlichen Befunde, wie sie sich bei der Untersuchung des Patienten während der ersten Sitzung ergeben haben.

14.2 Behandlung

Die Beschreibung der Behandlung ist wie folgt strukturiert:

1. Auflistung der bei der manipulativen Behandlung allgemein relevanten Faktoren;
2. Beschreibung der durchgeführten Behandlung und ihrer Auswirkung, unter Hinweis auf die Faktoren, die für die eintretenden Veränderungen maßgebend waren.

Mit den folgenden Berichten wird die Hoffnung verbunden, daß sie dem Lernenden als Anleitung für die ersten Phasen der Entscheidungsfindung bei der Behandlung dienen, aber auch dem behandelnden Arzt als Leitfaden bei der Beurteilung der Frage von Nutzen sind, zu welchen Behandlungsergebnissen seine Physiotherapeutin gelangen müßte, wenn er Patienten für eine solche Behandlung an sie überweist. Diese Fallbeispiele sollen nicht lediglich als Lesestoff angesehen werden, sondern bieten sich als Nachschlagematerial und Anleitung für den Studenten an.

Grundlage dieses Buchs ist es, bei der Behandlung von den Symptomen und Zeichen auszugehen, die bei der Untersuchung festgestellt wurden. Dieses Konzept ist für viele praktische Ärzte unannehmbar, weshalb es nicht empfehlenswert ist, eine manipulative Behandlung ins Auge zu fassen, solange keine Diagnose möglich ist. Allerdings sind dabei zwei Sachverhalte zu beachten. Erstens ist es bisweilen nicht möglich, eine Diagnose zu stellen und die Mobilisation kann nicht diagnostisch eingesetzt werden. Zweitens liefert eine bestehende Diagnose nicht notwendigerweise genügend Informationen, um als Leitlinie für die notwendige Behandlungsform zu dienen. Dies ist darauf zurückzuführen, daß der Patient bei einer bestimmten Diagnose eines von mehreren miteinander verwandter Symptome und Zeichen aufweisen kann, von denen jedes einen anderen Behandlungsansatz empfehlenswert erscheinen läßt. Obwohl die Diagnose zweifellos ein wichtiges Element darstellt, ist das entscheidende Kriterium die eindeutige Feststellung der Symptome und Zeichen, die sich aus der Untersuchung ergeben. In Stoddards Handbuch (1969) wird die Art der Behandlung eindeutig zur Diagnose in Beziehung gesetzt, doch sind noch weitergehende Differenzierungen möglich.

Als Beispiel hierfür sei auf die ersten vier Krankengeschichten verwiesen, wo bei allen Patienten die Diagnose auf „Bandscheibenschaden mit Nervenwurzelkompression" lautete. Bei der Untersuchung der Beschwerden zeigte es sich jedoch, daß diese sich erheblich voneinander unterschieden, weshalb auch jeder einzelne Fall unterschiedlich behandelt wurde. Gerade deshalb spielen Symptome und Zeichen eine solch wichtige Rolle und müssen eingehend analysiert werden.

14.3 Krankengeschichten

Die im folgenden behandelten Krankengeschichten sind in Tabelle 14.1 aufgelistet.

14.3.1 Nervenwurzelsyndrome

Starke Nervenwurzelschmerzen im Bereich der Halswirbelsäule

Untersuchung

Vorgeschichte
Im November traten bei einem 42jährigen Mann ohne ersichtlichen Grund Schmerzen in der rechten Skapula auf. Über einen Zeitraum von 2 Wochen ließen diese Beschwerden wieder nach, verschwanden aber nicht vollständig. Im Januar traten die Symptome erneut auf, um sich in den darauffolgenden 3 Wochen wieder zu beruhigen. Die nächste Schmerzattacke erfolgte im April und die Symptome breiteten sich während der folgen-

Tabelle 14.1. Dargestellte Krankengeschichten

Lendenwirbelbereich	Seite	*Halswirbelsäule*	Seite
Starke Nervenwurzelschmerzen im Bereich der Halswirbelsäule	450	Schmerzen, die auf eine vermeintliche Herzaffektion schließen lassen	460
Starke Nervenwurzelschmerzen im Bereich der Lendenwirbelsäule	452	Schmerzen, die auf ein vermeintliches Supraspinatussyndrom schließen lassen	462
Verbliebene intermittierende Nervenwurzelschmerzen	454	Schmerzen, die auf eine vermeintliche Migräne schließen lassen	464
Chronische Nervenwurzelbeschwerden im Bereich der Lendenwirbelsäule	455	Schmerzen im Schulterblatt	467
Schleichendes Einsetzen von Schmerzen im Bein	457	Akuter Tortikollis	468
Schlecht umgrenzte Beinbeschwerden	459	Blockierung eines Halswirbelgelenks	471
Schmerzen im unteren Rückenbereich	473	Stechende Okzipitalschmerzen	471
Akute Rückenschmerzen	475	„Handschuhartige" Verteilung der Beschwerden	485
Schmerzen im Gesäß (L1)	477		
Spondylotische und spondylarthrotische Wirbelsäule mit lokaler Pathologie	479	*Brustwirbelsäule*	Seite
Kokzygodynie	480	Rückenschmerzen im Thoraxbereich	487
Bandscheibenschädigung im jugendlichen Alter	482	Traumatisch bedingte, gürtelartig verteilte Beschwerden	490
Beidseitige Beinsymptome	483	Abdominalbeschwerden mit vage ausgeprägten Symptomen	492

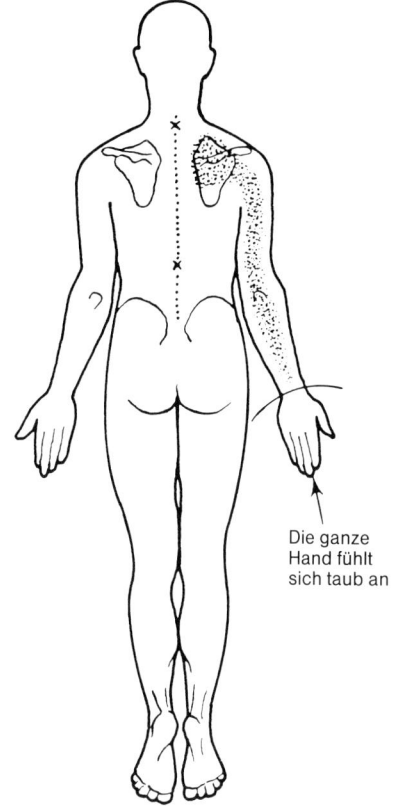

Abb. 14.1. Starke Nervenwurzelschmerzen im Bereich der Halswirbelsäule

den 4 Tagen nach und nach in den rechten Arm aus. Die Behandlung begann 3 Wochen nach dem Einsetzen der Schmerzen im April. Als der Patient zum ersten Mal in der Praxis erschien, litt er sichtlich unter den Schmerzen. Die beiden Hauptschmerzbereiche waren in der rechten Skapula und im rechten Unterarm lokalisiert. Auch klagte er über ein allgemein geschwollenes, taubes Gefühl in der gesamten Hand (Abb. 14.1).

Körperliche Befunde
Alle Bewegungen der Halswirbelsäule und des Arms waren durch den vollen Bewegungsspielraum möglich, während Extension, Lateralflexion nach rechts und Rechtsrotation der Halswirbelsäule Schmerzen im rechten Schulterblatt hervorriefen. Bei diesen drei Bewegungen traten am Ende des Bewegungsspielraums zusätzlich Symptome im rechten Unterarm auf und in der rechten Hand entstand ein allgemeines kribbelndes Gefühl. Im Anschluß an die Untersuchung des Bewegungsvermögens der Halswirbelsäule kam es zu einer markanten Verschlimmerung seiner Beschwerden, die erst nach 5 min wieder abklangen. Als einzige eindeutige neurologische Veränderung war eine mäßige Schwäche des rechten Musculus triceps festzustellen.

Behandlung

Behandlungsrelevante Faktoren
1. Bei diesem Beispiel starker Nervenwurzelschmerzen im Bereich der Halswirbelsäule ist eine Traktionstherapie die einzige konservative Behandlungsmethode, die vom Standpunkt der Physiotherapeutin aus in Erwägung gezogen werden sollte.
2. Angesichts der so rasch eintretenden Verschlimmerung der Symptome muß die einleitende Behandlung sehr sanft vorgenommen werden.
3. In dieser Phase der Behandlung ist eine Mobilisation, in welcher Form auch immer angewandt, nicht das geeignete Verfahren.
4. Der Patient sollte darauf hingewiesen werden, daß er in den ersten 7 Tagen mit keiner allzu durchgreifenden Besserung seiner Beschwerden wird rechnen können. Trotzdem sollte es möglich sein, anhand der Zeichen bereits Fortschritte zu erkennen.
5. Der Patient sollte auch auf die Möglichkeit hingewiesen werden, daß im Anschluß an die erste Behandlung eine gewisse Verschlimmerung seiner Beschwerden eintreten kann.

1. Tag
Eine sehr vorsichtige Traktion der Halswirbelsäule in Flexionsstellung wurde über einen Zeitraum von 15 min am liegenden Patienten durchgeführt. Diese Behandlung wurde an 5 aufeinanderfolgenden Tagen fortgesetzt, wobei an den beiden letzten Tagen jeweils die Dauer der Traktion verlängert wurde. Am 5. Tag betrug die Dauer der Traktion schon 25 min. In dieser Phase der Behandlung nahm der Patient selbst keinerlei Besserung

wahr, obwohl bei der Untersuchung die Extension im Bereich der Skapula etwas weniger Schmerzen verursachte und die erreichte Position länger beibehalten werden konnte, ehe die Beschwerden im Arm auftraten.

6. Tag
Am 6. Tag konnte der Patient doch feststellen, daß es ihm besser ging; daraufhin wurde die Traktionsbehandlung auf 30 min ausgedehnt.

11. Tag
Am 11. Tag fühlte er sich zu 70% besser; in dieser Phase zeigten sich in der beibehaltenen Extensionsstellung keinerlei Beschwerden mehr.

Am 15. Tag konnte er bereits sagen, daß sein Arm sich besser anfühle als je zuvor; seine Bewegungen waren jetzt nahezu beschwerdefrei. Daraufhin wurde die Behandlung unterbrochen und der Patient gebeten, sich 2 Wochen später zu einer Nachuntersuchung einzufinden. Seine Beschwerden waren dann zu 90% besser und störten ihn nicht mehr. Die Bewegungen waren nun schmerzfrei; die Schwächung des Trizepsmuskels war allerdings unverändert vorhanden.

Starke Nervenwurzelschmerzen im Bereich der Lendenwirbelsäule

Untersuchung

Vorgeschichte
Dieser 45jährige Mann hatte 6 Wochen vor Beginn der Behandlung beim Heben einer Last einen plötzlichen Schmerzanfall. Über einen Zeitraum von 3 Wochen entwickelten sich Symptome im unteren Bein und Fuß, verbunden mit Muskelschwäche. Er wurde ins Krankenhaus eingeliefert und dort 12 Tage lang stationär einer Traktionsbehandlung unterzogen. Im Anschluß daran wurde er zur weiteren physiotherapeutischen Behandlung überwiesen (Abb. 14.2).

Körperliche Befunde
Bei der Vorwärtsflexion konnte der Patient mit den Händen nur seine Knie erreichen und verspürte in dieser Position lediglich Schmerzen im Rücken. Die Extensionsbewegung gelang durch den vollen Bereich und war auch schmerzfrei. Die Lateralflexion nach links war eingeschränkt und verursachte bei 40° Schmerzen im Rücken, die sich bei 45° verstärkten; gleichzeitig setzten dabei auch die Schmerzen im Fuß ein. Der Tibialis anterior, der Extensor hallucis longus und die Zehenextensoren zeigten eine deutliche Schwäche.

Behandlung

Behandlungsrelevante Faktoren
1. Hier dürfte als erstes Behandlungsverfahren eine Traktion in Erwägung gezogen werden. Da der Patient bereits in der Klinik einer Traktionsbehandlung unterzogen worden war, durch die seine Beschwerden erheblich gelindert wurden, kann die letzte Phase der Besserung seines Bewegungsvermögens möglicherweise rascher durch eine Mobilisationsbehandlung herbeigeführt werden.
2. Für eine Mobilisationsbehandlung wäre eine allgemeine Rotationsbewegung wohl die am besten geeignete Technik, weil seine Symptome unilateral auftreten und die Ursache der Beschwerden höchstwahrscheinlich im Bereich der Bandscheiben zu suchen ist.
3. Bei relevanten neurologischen Veränderungen muß die Behandlung behutsam und vorsichtig angegangen werden. Außerdem muß täglich eine Beurteilung der neurologischen Veränderungen vorgenommen werden.

1. Tag
Eine Lumbalrotation mit Drehung des Beckens nach rechts wurde vorsichtig als Bewegung des Grades IV angewandt. Im Anschluß an eine 2malige Durchführung dieses Verfahrens ergab sich bei der Beurteilung folgendes Bild: Die Symptome im unteren Beinbereich hatten sich gebessert und die linksseitige Lateralflexion schien etwas weiter möglich zu sein. Das Anheben des gestreckten linken Beins blieb unverändert.

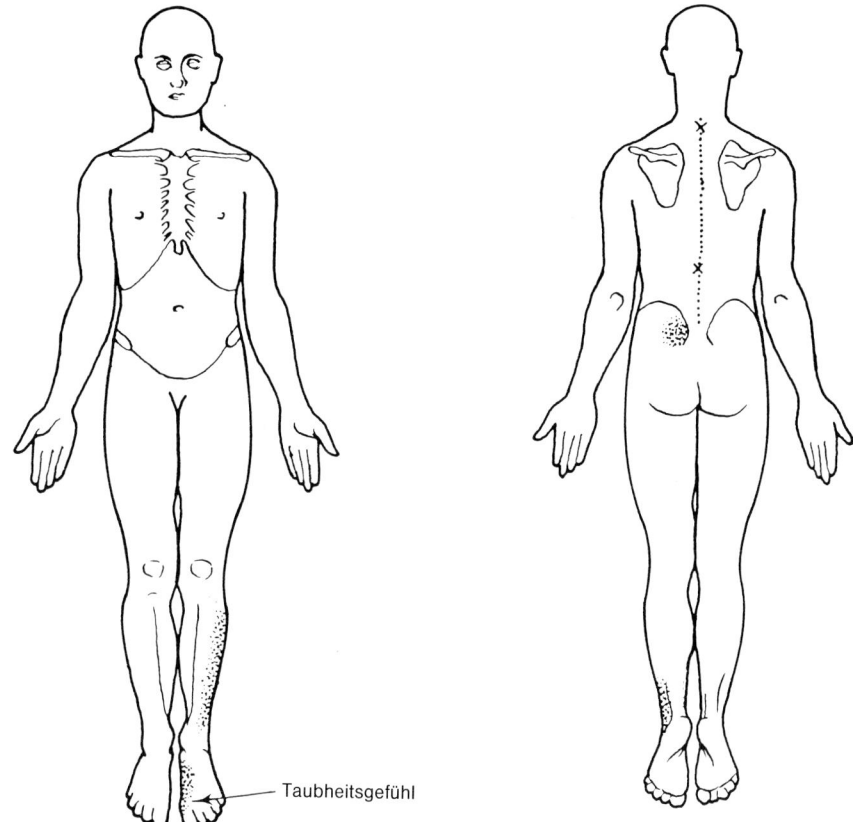

Abb. 14.2. Starke Nervenwurzelschmerzen im Bereich der Lendenwirbelsäule

2. Tag
Bei der Beurteilung seiner Bewegungen ergaben sich keine Veränderungen, doch hatte der Patient den Eindruck, daß sich bei seinem Bein bisweilen eine Besserung gezeigt hatte. Das gleiche Verfahren wurde diesmal 3mal durchgeführt. Dadurch besserte sich die Flexion und das Anheben des gestreckten Beins um 5 cm, doch seine Symptome blieben unverändert.

3. Tag
Die Symptome und Zeichen des Patienten waren unverändert, weshalb man beschloß, die Behandlung umzustellen. Man entschied sich für eine Traktionsbehandlung und beschloß, anstelle einer konstanten Anwendung eine intermittierende variable Traktion durchzuführen, weil die als oszillierende Bewegung ausgeführte Lumbalrotation offensichtlich doch eine gewisse Veränderung zur Folge hatte. Zehn min lang wurde ein Gewicht von 12 kg angesetzt, mit 5 s Halte- und nicht angehaltener Ruhephase.

4. Tag
Der Patient hatte den Eindruck, daß es ihm nun tatsächlich etwas besser gehe, weshalb die Behandlung nun für eine Dauer von 12 min eingesetzt wurde.

5. Tag
Erneut fühlte der Patient sich etwas besser und sowohl die Flexion als auch das Anheben des gestreckten Beins wies eine Besserung um 5 cm auf. Man beschloß daraufhin, ergänzend zu der Traktionstherapie eine Rotationsbehandlung vorzunehmen, um festzustellen, ob damit eine etwas raschere Besserung erzielt werden könne. Deshalb folgten im Anschluß

an eine Traktionsperiode von 15 min bei Einsatz eines Gewichts von 14 kg 2 vorsichtig ausgeführte Rotationsphasen.

6. Tag
Der Patient berichtete, daß es ihm wieder schlechter gehe und daß sein Flexionsbereich wieder etwas von dem zuvor hinzugewonnenen Bereich eingebüßt habe. Man beschloß daraufhin, nur die Traktionsbehandlung fortzusetzen und jede andere Therapie einzustellen. Die Traktionskraft wurde von Tag zu Tag höher dosiert, bis 25 kg über 15 min eingesetzt wurden.

14. Tag
Zu diesem Zeitpunkt waren die Beschwerden nur noch minimal ausgeprägt; die Vorwärtsflexion war zu 70% wieder möglich, und er war in der Lage, mit den Händen das untere Drittel des Schienbeins zu erreichen. Das Anheben des gestreckten linken Beins war bis 70° möglich und schmerzfrei. Bei der Untersuchung seiner Muskelkraft waren der Extensor hallucis longus und die Zehenextensoren normal, und der Musculus tibialis anterior hatte sich fast vollständig erholt.

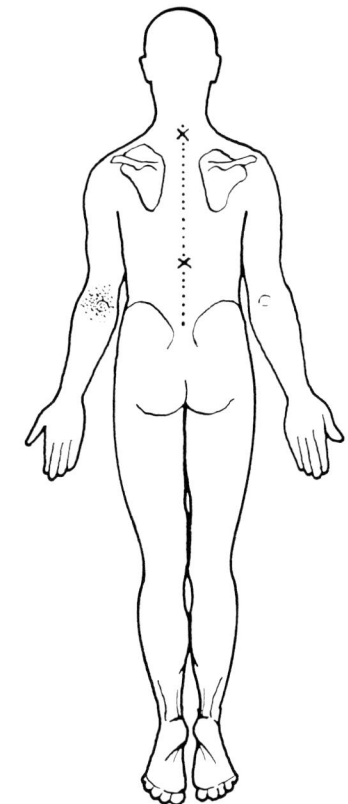

Abb. 14.3. Verbliebene intermittierende Nervenwurzelschmerzen

Verbliebene intermittierende Nervenwurzelschmerzen

Untersuchung

Vorgeschichte
Vier Monate vor Behandlungsbeginn war bei einer 35jährigen Frau laut der ihr mitgeteilten Diagnose ein Bandscheibenschaden mit Nervenwurzelkompression festgestellt worden. Durch eine Traktionsbehandlung wurden die Beschwerden im folgenden Monat beträchtlich gemildert. Im Anschluß daran erhielt sie keine weitere Behandlung mehr, obwohl sie feststellte, daß hin und wieder Beschwerden im linken Ellbogen auftraten. Schließlich wurden erneut physiotherapeutische Verfahren angewandt, aber diesmal besserten sich die Beschwerden nicht. Sie klagte über intermittierende Schmerzanfälle im linken Ellbogen, die mehrmals täglich auftraten. Sie hielten nicht lange an und seien auch nicht besonders stark, andererseits aber unangenehm (Abb. 14.3).

Körperliche Befunde
Alle Bewegungen der Halswirbelsäule und Arme waren durch den gesamten Bewegungsbereich schmerzfrei möglich. Selbst eine anhaltende Quadrantenbewegung war schmerzfrei. Andererseits war eine markante Schwäche des linken Trizeps zu verzeichnen, doch waren die Reflexe offensichtlich normal. Bei der Untersuchung durch Palpation konnte problemlos festgestellt werden, daß am linken Intervertebralgelenk C6/7 das Bewegungsvermögen zu mindestens 50% eingeschränkt war.

Behandlung

Behandlungsrelevante Faktoren
1. Da die Beschwerden unilateral auftreten, muß als Verfahren entweder ein posteroanteriorer unilateraler vertebraler Druck oder eine Rotationstherapie eingesetzt werden.
2. Eine Traktionstherapie kommt deshalb nicht in Frage, weil sie erstens bereits zuvor erfolglos angewandt wurde, und weil zweitens die Symptome nicht allzu stark ausgeprägt sind.
3. Eine Mobilisationstherapie würde sich in der Wirkung rascher bemerkbar machen als eine Traktionstherapie und sollte deshalb zuerst versucht werden.
4. Da die Gelenkzeichen allein durch Palpation genau bestimmt werden konnten, erscheint es angebracht, diese Befunde für die erste Behandlungsbewegung zu nutzen.

1. Tag
In 3 Phasen von je 1 min wurde ein posteroanteriorer unilateraler vertebraler Druck auf die linke Seite von C6/7 ausgeübt; dabei war lediglich festzustellen, daß bei dieser Bewegung die Beschwerden sich offensichtlich mit fortschreitender Behandlung geringfügig besserten. Die Patientin wurde auf eine mögliche Verschlimmerung ihres Zustands als Folge der ersten Behandlung hingewiesen und gebeten, jede Veränderung des Beschwerdeprofils zu protokollieren.

2. Tag
Die Patientin berichtete, daß die Häufigkeit der Beschwerdeanfälle sich um mindestens 50% verringert habe. Bei der Untersuchung durch Palpation zeigte sich, daß die Besserung, die am Tag davor erzielt worden war, offensichtlich erhalten geblieben war. Die Behandlung wurde deshalb wiederholt.

3. Tag
Die Patientin berichtete, daß sie fast keine Beschwerden mehr gehabt habe, doch seien diese, als sie auftraten, genauso unangenehm gewesen wie zuvor. Die Behandlung wurde wiederholt und nach der 3. Periode wurde festgestellt, daß das Bewegungsvermögen nun nahezu normal war. Man beschloß, die Behandlung 1 Woche lang auszusetzen, um festzustellen, ob eine weitere Behandlung notwendig sein würde. Die Patientin wurde angewiesen, sich wieder zur Behandlung einzufinden, wenn sich Anzeichen dafür bemerkbar machten, daß die Beschwerden wieder einsetzen könnten.

1 Woche später
Da die Beschwerden verschwunden waren, war die Patientin sehr zufrieden, und die Behandlung brauchte nicht fortgesetzt zu werden.

Chronische Nervenwurzelbeschwerden im Bereich der Lendenwirbelsäule

Untersuchung

Vorgeschichte
Bei diesem 35jährigen Mann waren über einen Zeitraum von 8 Jahren immer wieder Beschwerden im Rücken aufgetreten. In den vergangenen 18 Monaten vor der Behandlung war auch sein linkes Bein davon betroffen. Frühere Anfälle waren erfolgreich von einem Osteopathen behandelt worden. Vor 2½ Monaten spürte der Patient beim Unkrautjäten im Garten leichte Beschwerden in der Gesäßseite, die auch in sein Bein ausstrahlten. Diese Symptome nahmen im Laufe des Tages zu und entwickelten sich in den darauffolgenden 3 Tagen zu einem konstanten Schmerzzustand. Das Sitzen wurde zu einer schmerzhaften Angelegenheit, wodurch auch seine Arbeit als Büroangestellter beeinträchtigt wurde. Seinem Osteopathen war es nicht gelungen, die Schmerzen zu lindern, weshalb er zu seinem Hausarzt ging, der ihn seinerseits zur physiotherapeutischen Behandlung überwies (Abb. 14.4).

Körperliche Befunde
Die Flexionsbewegung war bis zu einem Abstand der Fingerspitzen von 23 cm zum Boden möglich. Das Anheben des gestrecken Beins war auf 60° eingeschränkt. Abgesehen von diesen beiden Befunden waren die Bewegungen ansonsten schmerzlos. In der Wade

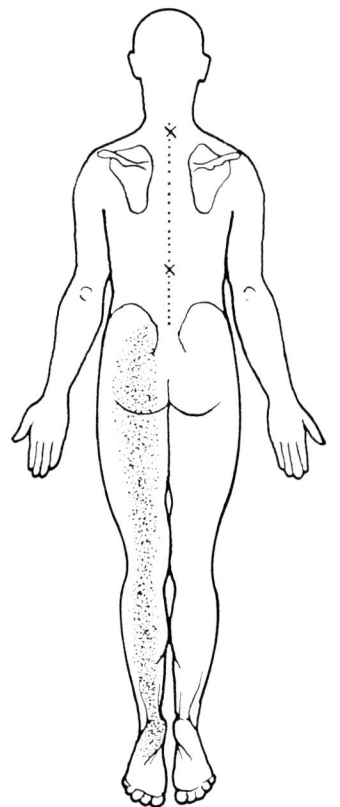

Abb. 14.4. Chronische Nervenwurzelschmerzen im Bereich der Lendenwirbelsäule

war eine gewisse Schwäche festzustellen, und er empfand ein Kribbeln am seitlichen Rand der Fußsohle, wobei jedoch keine Beeinträchtigung der Sensibilität bestand. Seine Reflexe waren normal.

Behandlung

Behandlungsrelevante Faktoren
1. Da es sich höchstwahrscheinlich um ein Bandscheiben/Nervenwurzelproblem handelt, stehen als anzuwendende Verfahren die Rotations- und die Traktionsbehandlung zur Wahl.
2. Da seine Beschwerden nicht allzu stark sind und die Mobilisation raschere Erfolge verspricht, ist es klüger, zunächst einmal die Rotationstechnik zu versuchen.
3. Da die Nervenwurzel in das Geschehen einbezogen ist, ist es vielleicht notwendig, später das Anheben des gestreckten Beins als Behandlungstechnik einzubeziehen.

1. Tag
Aufgrund der Feststellung, daß die Beschwerden nicht irritierbar waren, wurde beschlossen, die Rotationsbehandlung sehr intensiv und anhaltend einzusetzen. Bei dieser Behandlung wurde das Becken nach rechts gedreht und in dieser Stellung gehalten. Das Verfahren wurde 4mal wiederholt. Nach Abschluß der Behandlung äußerte der Patient, daß seine Beschwerden etwas nachgelassen hätten. Auch konnte das gestreckte Bein um weitere 5 cm angehoben werden und die Flexion hatte sich gebessert.

2. Tag
Der Patient gab an, daß sich sein Befinden nicht geändert habe, wenngleich das Bewegungsvermögen etwas besser geblieben war. Es wurde beschlossen, die Rotation zu wiederholen, zusätzlich aber posteroanterioren zentralen vertebralen Druck durchzuführen. Dies geschah auch, woraufhin das Bewegungsvermögen sich um weitere 5 cm verbesserte.

3. Tag
Die Beschwerden hatten geringfügig nachgelassen und der am Vortag erzielte Bewegungsbereich war erhalten geblieben. Die Behandlung wurde wiederholt; danach sagte der Patient, daß die Beschwerden in seiner Wade sich nun doch erheblich gebessert hätten.

5. Tag
Am 5. Tag wurde beschlossen, zusätzlich eine Traktion anzuwenden. Danach fühlte sich der Patient sehr viel besser. Sein Bewegungsvermögen verbesserte sich ebenfalls, wenngleich auch langsamer, und man war der Meinung, daß die weiteren Fortschritte nun schneller vonstatten gehen sollten.

7. Tag
In diesem Stadium der Behandlung wurde beschlossen, eine Traktionstherapie, gefolgt von

einer posteroanterioren zentralen vertebralen Druckanwendung und einer Rotation auszuführen. Darüber hinaus sollte das Anheben des gestreckten Beines als eine einzige, lange, starke Dehnung angewandt werden. Zwei Tage später sagte der Patient, er sei nahezu beschwerdefrei. Sein Bewegungsvermögen schien nahezu normal zu sein, woraufhin die Behandlung beendet wurde.

Schleichendes Einsetzen von Schmerzen im Bein

Untersuchung

Vorgeschichte
Seit 10 Jahren waren bei einer 35jährigen Frau immer wieder anfallsweise Rückenschmerzen aufgetreten, die sie jedes Mal zur Bettruhe gezwungen hatten. Diese Beschwerden waren jeweils plötzlich aufgetreten, nachdem sie kleinere Lasten gehoben hatte. Drei Monate vor der Behandlung spürte sie einen oberflächlichen Schmerz in der seitlichen Partie des rechten Oberschenkels. Die Schmerzen waren zunächst intermittierend, hielten dann aber konstant eine ganze Woche lang an. Auch spürte sie ein Kribbeln in der seitlichen Partie des Unterschenkels und des Fußes, das in einen echten Schmerz und in ein Gefühl der Taubheit auf dem Fußrücken überging (Abb. 14.5). Diese Beschwerden entwickelten sich über einen Zeitraum von 3 Wochen. Auf Veranlassung ihres Arztes trug sie 6 Wochen lang ein Gipskorsett, ohne daß sich an den Beschwerden etwas veränderte. Nach 3 Wochen wurde der Gips wieder entfernt, woraufhin man ihr empfahl, einen „Versuch mit einer Manipulations- und Traktionstherapie" zu machen.

Körperliche Befunde
Bei der Vorwärtsbeugung erreichte die Patientin einen Finger-Fußbodenabstand von 40 cm. Bei dieser Bewegung nahmen die Schmerzen im Bein zu, während gleichzeitig eine ischiasbedingte Skoliose evident wurde, die zu einer Seitneigung des Rumpfs nach links führte. Die Skoliose verschwand bei Rückkehr in die aufrechte Körperhaltung. Die Lateralflexion nach rechts in dem Bereich der Vorwärtsbeugung, in dem die Skoliose herbeigeführt wurde, war sehr begrenzt und verursachte leichte Rückenschmerzen. Alle anderen Bewegungen der Wirbelsäule waren eingeschränkt, jedoch nicht fühlbar schmerzhaft. Wurde ein starker Druck entlang der Wirbelsäule angewandt, führte dies weder zu Schmerzen noch zu Muskelspasmus, doch gab es ein allgemeines Gefühl einer intervertebralen Straffheit im Bereich der Lendenwirbelsäule. Beim Anheben des gestreckten rechten Beins fehlten 20° bis zum Ende des Bewegungsbereichs; dabei traten auf der Rückseite des gesamten Beins Schmerzen auf. Reflexe, Sensibilität und Muskelkraft waren innerhalb der Norm.

Behandlung

Behandlungsrelevante Faktoren
1. Beschwerden, die sich schleichend entwickeln, lassen sich durch eine Traktionstherapie mit mehr Aussicht auf Erfolg behandeln als durch eine Manipulationstherapie.

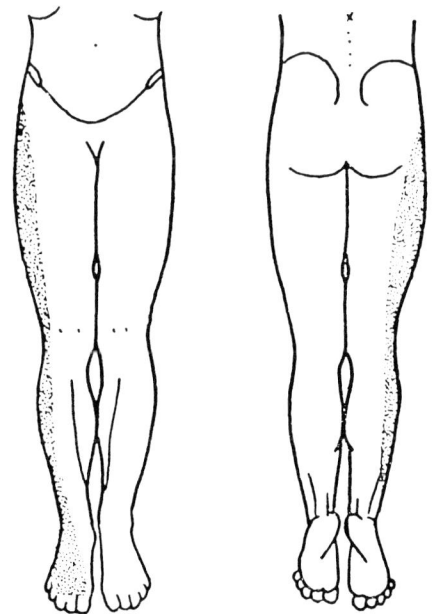

Abb. 14.5. Schleichendes Einsetzen von Schmerzen im Bein

2. Eine allgemeine Einschränkung des Bewegungsvermögens der Intervertebralgelenke, die für die Symptome mitverantwortlich ist, kann eher durch Mobilisation als durch Traktion verbessert werden.
3. Der betreffenden Patientin kann vermutlich am besten durch eine Kombination aus einer Traktions- und einer Mobilisationstherapie geholfen werden.
4. Wird eine Mobilisationstherapie versucht, dürfte die Rotation die am besten geeignete Methode sein.
5. Da keine neurologischen Veränderungen vorliegen und das Anheben des gestreckten Beins nicht entscheidend beeinträchtigt ist, sind die Aussichten für eine vollständige Beseitigung der Beschwerden gut.

1. Tag

Zunächst wurde eine Traktionstherapie eingeleitet, um deren Auswirkungen zu beurteilen, bevor zusätzlich eine Mobilisation angewandt wurde.

Eine sehr vorsichtige Traktion in Rückenlage wurde 10 min lang angesetzt. Während dieser Traktion linderten sich die Schmerzen im Bein, und als die Zugkraft wieder zurückgenommen wurde, blieben die Symptome abgeschwächt. Nach einer 5minütigen Ruhephase konnte die Patientin das gestreckte Bein 10° weiter anheben. Sie ging nach Hause und wurde angewiesen, sich hinzulegen.

2. Tag

Die Patientin hatte den Eindruck, daß sich ihre Beschwerden durch die Traktion gebessert hatten. Ihre Schmerzen im Rücken waren nicht mehr aufgetreten. Die Vorwärtsflexion war um 5 cm verbessert und das Anheben des gestreckten Beins war nach wie vor um 10° besser.

Die Traktionsbehandlung wurde fortgesetzt; da keine Rückenschmerzen mehr auftraten, wurde sie nun bei Bauchlage der Patientin ausgeführt; es wurde 15 min lang ein starker Zugeffekt (35 kg) ausgeübt, wobei alle Schmerzempfindungen im Bein verschwanden. Nach Rücknahme der Traktionseinwirkung war wieder ein gewisser Schmerz vorhanden. Nach kurzer Ruhephase konnte festgestellt werden, daß das Anheben des gestreckten Beins sich wiederum etwas gebessert hatte.

3. Tag

Die Patientin empfand eine weitere leichte Besserung. Die Vorwärtsflexion erreichte einen Punkt 32 cm über dem Boden (was einer Verbesserung von 2,5 cm entsprach); bei dem gestreckten Bein fehlten aber immer noch 10° bis zum Ende des vollen Bereichs.

Die Traktionsbehandlung wurde bei gleicher Dosierung fortgesetzt und es zeigten sich, ähnlich wie an den Vortagen, weitere Symptomverbesserungen. Die Traktionsdauer lag bei 30 min.

4. Tag

Im Vergleich zum 1. Tag war eine beträchtliche Besserung eingetreten. Allerdings mußte festgestellt werden, daß in den beiden letzten Tagen die Entwicklung zum Besseren sich verlangsamt hatte. Bei der Vorwärtsflexion fehlten jetzt noch 31 cm bis zum Boden und beim Anheben des gestreckten Beins 5° zum vollen Bereich.

Das Traktionsgewicht wurde gesteigert (70 kg); nach der Anwendung wurde der Patientin eine längere Ruhezeit verordnet.

5. Tag

Bei der Vorwärtsflexion fehlten jetzt noch 25 cm, während das gestreckte Bein bis zum Ende des Bewegungsbereichs angehoben werden konnte. Auch ansonsten war eine weitere Besserung der Symptome zu verzeichnen.

Da man der Meinung war, daß die Entwicklung rascher vorangehen müsse, begann man nun mit der Mobilisationsbehandlung. Auf der linken Körperseite liegend erhielt die Patientin 4 Rotationsbehandlungen. Nach jeder Behandlungsphase zeigte sich eine weitere Besserung der Vorwärtsflexion, und zwar um 5 cm nach der 1. und 2. Anwendung, um 2 cm nach der 3. und um nur 1 cm nach der 4. Phase. Im Anschluß an die Mobilisation wurde eine stark dosierte Traktion angewandt.

6. Tag
Die Patientin fühlte sich erheblich besser. Ihr Rücken fühlte sich freier an und die Schmerzen im Bein waren fast verschwunden. Bei der Vorwärtsflexion war das erreichte Ausmaß erhalten geblieben, und die Fingerspitzen waren jetzt nur noch 11 cm vom Boden entfernt. Das Anheben des gestreckten Beins war normal.

Nach einer Wiederholung der Rotation war die Vorwärtsflexion um weitere 2 cm verbessert. Auch die Traktionsbehandlung wurde noch einmal wiederholt.

7.–9. Tag
Die Routine des 5. und 6. Behandlungstages wurde wiederholt. Am 10. Tag war die Patientin völlig beschwerdefrei. Das Anheben des gestreckten Beins war normal und die Vorwärtsflexion bis zum Boden möglich; alle Anzeichen einer ischiasbedingten Skoliose waren verschwunden. Auch das Gefühl des Kribbelns war am 7. Tag nicht mehr vorhanden. Alle aktiven und passiven Bewegungen waren viel freier als am ersten Behandlungstag.

Schlecht umgrenzte Beinbeschwerden

Untersuchung

Vorgeschichte
Seit 2 Jahren hatte ein 45jähriger Mann hin und wieder ein Gefühl des Kribbelns empfunden, das auf dem linken Fußrücken begann und sich nach und nach auf den äußeren Bereich des Beins, der Wade und des Gesäßes ausdehnte (Abb. 14.6).

Zwei Wochen vorher war der Patient wegen Herzbeschwerden stationär aufgenommen worden. Während dieses Zeitraums hatten sich die erwähnten Symptome verschlimmert. Bis zum Zeitpunkt des Behandlungsbeginns verspürte der Patient ständig einen dumpfen Schmerz in der linken äußeren Gesäßseite, in der Wade und im Bein und ein Kribbelgefühl auf dem Fußrücken.

Körperliche Befunde
Die aktiven Bewegungen der Wirbelsäule waren vollständig erhalten und schmerzfrei, mit Ausnahme der Vorwärtsflexion, bei der im

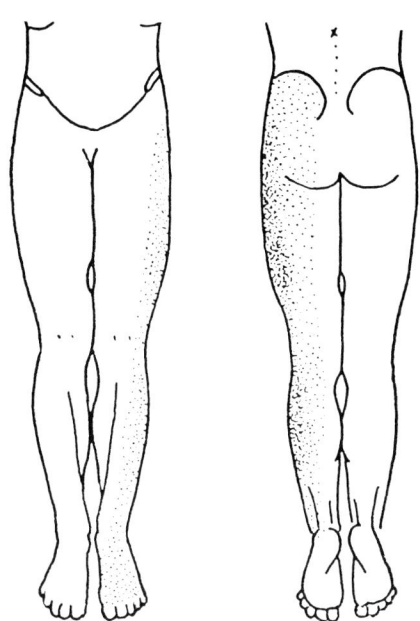

Abb. 14.6 Schlecht umgrenzte Beinbeschwerden bei gutem Bewegungsvermögen

hinteren Bereich des linken Beins ein ziehendes Schmerzgefühl auftrat, wenn die Fingerspitzen 13 cm vom Fußboden entfernt waren. Die passiven Bewegungen der Lendenwirbelsäule wiesen eine markante Beeinträchtigung der Flexions-/Extensionsbewegung zwischen dem 4. und 5. Lendenwirbel auf. Die Ergebnisse anderer Tests der Wirbelsäule, der Sakroiliakalgelenke und Hüften waren innerhalb der Norm.

Der überweisende Arzt verordnete eine 2tägige Behandlung, da der Patient dann nach Hause auf dem Land zurückfahren mußte.

Behandlung

Behandlungsrelevante Faktoren
1. Der einzige objektive Befund ist die Bewegungseinschränkung im Bereich von L4/5.
2. Es ist keine durch einen Muskelspasmus bedingte Bewegungseinschränkung des Intervertebralgelenks L4/5 feststellbar.

3. Da die Behandlung nur an 2 Tagen durchgeführt werden kann, und da die Steifigkeit im Bereich von L4/5, falls sie die Ursache der Beschwerden ist, sich vermutlich über 2 Jahre entwickelt hat, um das jetzige Stadium zu erreichen, ist es vermutlich reiner Zeitverlust, die Behandlung mit Mobilisationsverfahren zu beginnen.
4. Angesichts der in den drei vorhergehenden Abschnitten angesprochenen Punkte erscheint es am besten, mit einer manipulativen Behandlung des Intervertebralgelenks zwischen L4 und L5 zu beginnen.

1. Tag
Die als Manipulation eingesetzte Rotation wurde, gezielt auf das Gelenk L4/L5 ausgerichtet, 2mal nach rechts und 2mal nach links durchgeführt. Dadurch verbesserte sich jeweils der Bereich der Vorwärtsflexion, bis der Patient in der Lage war, mit den Fingerspitzen die Zehen zu erreichen, ohne daß dabei das ziehende Schmerzgefühl im linken Bein wieder auftrat. Die Schmerzen im Bein besserten sich von Beginn an und das kribbelnde Gefühl im Fuß war nach 4 Manipulationen verschwunden.

2. Tag
Der Patient war nach wie vor in der Lage, seine Zehen zu berühren, und die Schmerzen im Bein und Gesäß waren verschwunden. Das Kribbeln trat nur noch gelegentlich auf und hatte seit der manipulativen Behandlung nachgelassen. Das Gelenk L4/5 war durch die Behandlung schmerzempfindlich.

Die Behandlung des 1. Tages wurde wiederholt; daraufhin verschwand das Kribbeln im Fuß.

Bei einem erneuten Test zeigte sich, daß das Bewegungsvermögen von L4/5 sich erheblich gebessert hatte.

Zehn Tage später teilte der Patient in einem Brief mit, daß er inzwischen beschwerdefrei sei.

14.3.2 Halswirbelsäule

Schmerzen, die auf eine vermeintliche Herzaffektion schließen lassen

Untersuchung

Vorgeschichte
Ein 54jähriger Mann wurde 7 Jahre zuvor wegen eines Menière-Syndroms und wegen Taubheit behandelt. Drei Jahre später traten bei ihm während der Nacht sehr starke Schmerzen in der linken Brust und im linken Arm auf. Später erinnerte er sich daran, daß er mit einem Gefühl leichter Nackensteife aufwachte, die schon einige Tage vor diesem Anfall aufgetreten war. In diesem Stadium des Geschehens war der Arzt der Meinung, daß die Ursache der Schmerzen im Herzbereich zu vermuten sei und behandelte den Patienten auf der Grundlage dieser Annahme. Zehn Tage vor Beginn der physiotherapeutischen Behandlung wachte der Patient erneut mit Schmerzen in der linken Brust und im linken Arm auf und seit diesem Zeitpunkt waren diese Schmerzen bisweilen unerträglich (Abb. 14.7).

Der zuweisende Facharzt stellte fest, daß keinerlei nennenswerte Anzeichen für eine Herzerkrankung vorlägen; da seine Nackenbewegungen eingeschränkt waren, sollte im Rahmen der Diagnosefindung eine Manipulations- und Traktionsbehandlung eingeleitet werden.

Körperliche Befunde
Die Bewegungen der Halswirbelsäule waren in der Tat erheblich beeinträchtigt. Die Extension war überhaupt unmöglich, während die Vorwärtsflexion, die Lateralflexion nach links und die Linksrotation um 60° eingeschränkt waren; die Lateralflexion nach rechts und die Rechtsrotation waren um etwa 25° eingeschränkt. Alle diese Bewegungen verursachten Schmerzen im Arm.

Die röntgenologische Untersuchung zeigte, daß der Wirbelkörper von C6 vertikal verschmälert und der Raum zwischen den Wirbelkörpern von C6/C7 erheblich eingeengt war; hinzu kamen degenerative Veränderungen der Gelenkfacetten.

Krankengeschichten

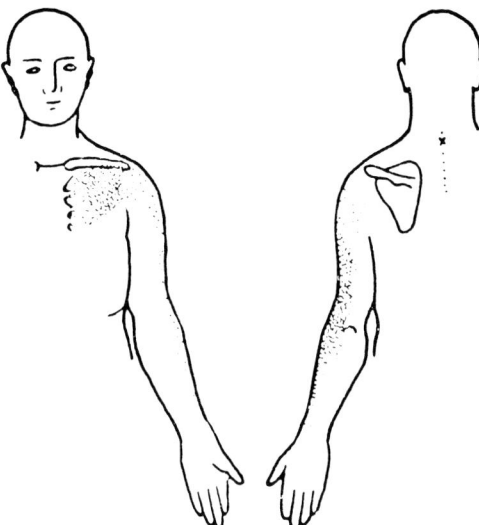

Abb. 14.7. Starke Schmerzen in der linken Brust und im linken Arm, die auf eine mögliche Herzerkrankung hindeuten

Behandlung

Behandlungsrelevante Faktoren
1. Die Schmerzen in der linken Brust und im linken Arm, die unter Umständen eine Herzerkrankung vermuten lassen, können von der Ebene von T4 oder C7 herrühren.
2. Bei derart starken Beschwerden und im Hinblick auf die Bewegungseinschränkungen infolge einer erheblichen Zunahme der Armschmerzen dürfte eine Traktionstherapie einer manipulativen Therapie vorzuziehen sein.
3. Bei deutlicher Einschränkung der Beweglichkeit und einer eindeutig schmerzhaften Einschränkung der Vorwärtsflexion muß damit gerechnet werden, daß das angestrebte Ergebnis sich nur langsam einstellen wird.
4. Wenn aufgrund der Traktionsbehandlung der Schmerz nachläßt und der volle Flexionsbereich wiederhergestellt worden ist, können zur Beschleunigung des Fortschritts mobilisierende Techniken herangezogen werden.

1. Tag
Da die Extension zu stark eingeschränkt war, wurde eine Zervikaltraktion in Flexionsstellung (etwa 35°) durchgeführt, wodurch die Schmerzen fast vollständig zum Verschwinden gebracht wurden. Die Behandlung umfaßte 2 Streckphasen von jeweils 10 min Dauer. Jedesmal, wenn die Traktionskraft reduziert wurde, kehrten die Schmerzen zurück. Der Patient wurde auf ein mögliches Wiederaufflackern der Beschwerden nach der ersten Behandlung hingewiesen. Er wollte versuchen, während der Behandlung seine berufliche Tätigkeit fortzusetzen.

2. Tag
Das Bewegungsvermögen und die Schmerzen waren gegenüber dem 1. Tag in etwa gleich. Die Traktion wurde wiederholt, doch betrug die Streckdauer jetzt 15 min. Beim Nachlassen der Traktion blieb eine gewisse Besserung der Symptome erhalten.

3. Tag
Die Schmerzen hatten etwas nachgelassen und die Rotation zeigte eine gewisse Besserung. Die Traktionsbehandlung wurde wiederholt.

4.–7. Tag
Als Ergebnis der täglichen Traktionstherapie zeigten sich deutliche Fortschritte.

8. Tag
In dieser Phase der Therapie hatten die Schmerzen nachgelassen und alle Bewegungen waren weniger eingeschränkt. Die Vorwärtsflexion war schmerzfrei, aber die Schmerzen in der Brust und im ganzen Arm waren unverändert vorhanden.

Da die Beschwerden nachgelassen hatten und die Vorwärtsflexion schmerzfrei geworden war, wurde beschlossen, mit einer Mobilisationsbehandlung zu beginnen und gleichzeitig die Traktionsbehandlung fortzusetzen. Eine 3mal nach rechts angewandte Zervikalrotation führte zur Beseitigung der Schmerzen im Unterarm und zu einem Nachlassen der Schmerzen im Oberarm, während die Brustschmerzen unverändert blieben.

Dann wurde die Brustwirbelsäule zwischen T1 und T5 3mal mobilisiert, wobei die Dornfortsätze mit Hilfe eines transversalen vertebralen Drucks von rechts nach links gedrückt wurden. Dadurch ließen die Brustschmerzen nach, während die Schmerzen im Unterarm sich nur geringfügig besserten.

Die Traktionsbehandlung wurde wiederholt und dadurch verschwanden auch die Schmerzen im Unterarm völlig.

9. Tag
Die Schmerzen waren um das gewohnte Maß zurückgegangen, doch das Bewegungsvermögen hatte jetzt größere Fortschritte gemacht als zuvor. Da infolge der Mobilisation von T1–T5 ein Mißempfinden im Thoraxbereich zugenommen hatte, wurde an diesem Tage nur eine Traktionsbehandlung durchgeführt.

10. Tag
Das lokale Mißempfinden hatte sich gebessert, so daß die Behandlung des 8. Tages wiederholt werden konnte.

Am 13. Tag hatten die jeden 2. Tag angewandte Mobilisation und die tägliche Traktionsbehandlung dazu geführt, daß alle Bewegungen ohne Einschränkungen durchgeführt werden konnten. Nur gelegentlich traten noch gewisse Schmerzempfindungen im Arm auf.

Schmerzen, die auf ein vermeintliches Supraspinatussyndrom schließen lassen

Untersuchung

Von der Wirbelsäule in die Gelenke ausstrahlende Schmerzen sind ein häufig anzutreffendes Beschwerdebild, und es ist manchmal schwierig, die Ursache z. B. von Schulterschmerzen zu ergründen, wie in dem nachfolgenden Beispiel gezeigt werden soll. Bei ausstrahlenden Schmerzen äußern sich die Gelenkzeichen als Schmerzen bei der Bewegung ohne gleichzeitige Bewegungseinschränkung. Bisweilen kommt es auch zu Schmerzen in einem angrenzenden Bereich wie z. B. in der Skapula, die dem Untersucher bei der Suche nach der Ursache des Schmerzes leiten, doch muß dies nicht immer so sein. Manchmal liegen überhaupt keine Anzeichen auf eine Beteiligung der Wirbelsäule vor. Der einzige Weg, zu einem eindeutigen Befund zu kommen, besteht darin, die Halswirbelsäule zu behandeln und dabei die Schulterschmerzen zu beobachten. Ist die Halswirbelsäule für die Schmerzen verantwortlich, tritt die Reaktion auf die Therapie stets rasch ein, was auch die Beurteilung erleichtert. Das Problem peripherer Gelenkschmerzen, die von der Wirbelsäule ausgehen, ist besonders im Hüft- und Schulterbereich relevant und ist weniger häufig im Bereich von Ellbogen oder Knie vorzufinden. Die folgende Krankengeschichte enthält ein Beispiel für eine solche Konstellation.

Vorgeschichte
Ein junger Mann, 25 Jahre alt, wurde zur physiotherapeutischen Behandlung seiner rechten Schulter überwiesen, die bereits seit 2 Monaten schmerzhaft war. Kortison-Injektionen in die Schulter hatten 18 Tage zuvor eine heftige Reaktion herbeigeführt. Der Patient berichtete, daß die Beschwerden sich nach und nach eingestellt hätten; an irgendwelche früheren Schmerzen oder Verletzungen könne er sich nicht erinnern. Bei seinen Symptomen handelte es sich um Schmerzen in der Schulter, die er während der Nacht verspürte und um Schmerzanfälle im oberen Schulterbereich, die während des Tages bei Armbewegungen einsetzten (Abb. 14.8).

Körperliche Befunde
Im mittleren Bereich der Abduktion traten proximal an der Schulter Schmerzen auf. Eine statische Kontraktion des Supraspinatus führte gleichfalls zu Schmerzen auf der Schulter. Passive Bewegungen des Akromioklavikular-

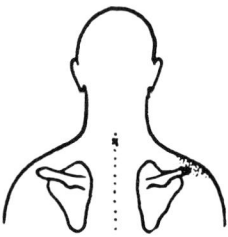

Abb. 14.8. Schulterbeschwerden, die von der Wirbelsäule ausgehen

gelenks und des Schultergelenks waren schmerzlos. Alle Bewegungen der Halswirbelsäule waren uneingeschränkt schmerzfrei möglich. Abgesehen von einer geringfügigen Druckdolenz im Bereich der Insertion der Supraspinatussehne zeigten sich die angrenzenden Bereiche unauffällig.

Behandlung

Behandlungsrelevante Faktoren
Es soll eine Behandlung der Schulter durchgeführt werden, die sich vor allem auf die Supraspinatussehne konzentriert und eine Kurzwellendiathermie und Tiefenmassage der Sehne umfaßt.

1.–10. Tag
Während der ersten 10 Behandlungstage gab es einige Nächte, in denen die Schulter nicht schmerzte. Der Schmerzbogen bei der Abduktion änderte sich dagegen nicht. Am 11. Tag hatte sich der Schmerz in die Mitte der Fossa supraspinata verlagert.

11. Tag
Nachdem sich der Schmerz wie erwähnt verlagert hatte, wurden die Bewegungen der Halswirbelsäule erneut überprüft, wobei sich zeigte, daß sie nach wie vor keine Einschränkungen aufwiesen; allerdings wurden durch die Rechtsrotation und die Extension die Schmerzen in der Fossa supraspinata reproduziert. Bei näherer Befragung des Patienten erinnerte er sich daran, daß er in diesem Bereich 2 Wochen vor dem Einsetzen der Schulterbeschwerden Schmerzen verspürt hatte. Auch wies er darauf hin, daß er in früheren Jahren gelegentlich mit einem etwas steifen Nacken aufgewacht sei, doch sei diese Steifigkeit 1–2 h nach dem Aufstehen wieder verschwunden. Zur Mobilisation der Halswirbelsäule wurde eine Linksrotation über einen Zeitraum von 1 min als oszillierende Bewegung ausgeführt. Nachdem eine positive Reaktion festgestellt werden konnte, wurde dieses Verfahren noch 2mal wiederholt. Die Abduktionsbewegung wies dann keinen Schmerzbogen mehr auf und die Bewegungen der Halswirbelsäule waren schmerzfrei. Auch der statische Test des Supraspinatus war schmerzfrei. Die lokale Schulterbehandlung wurde abgesetzt.

12. Tag
Der Patient berichtete, daß es ihm viel besser gehe, daß jedoch die Rechtsrotation der Halswirbelsäule nach wie vor Schmerzen in der Fossa supraspinata hervorrufe. Die Extension der Halswirbelsäule und die Abduktion der Schulter waren nach wie vor schmerzlos. Die Mobilisation durch Linksrotation wurde 3mal wiederholt, woraufhin seine Nackenbewegungen schmerzfrei waren.

13. Tag
Die Schmerzen im oberen Schulterbereich waren wieder aufgetreten; auch der schmerzhafte Abduktionsbogen hatte sich wieder eingestellt, und die Rechtsrotation der Halswirbelsäule führte erneut zu Schmerzen in der rechten Fossa supraspinata. Die Mobilisation der Halswirbelsäule durch Linksrotation wurde wiederholt und führte schließlich zur Beseitigung sämtlicher Symptome und Zeichen, einschließlich des Schmerzbogens bei der Abduktion.

14. Tag
Die Behandlung wurde abgeschlossen, da der Patient keine Schmerzen mehr hatte. Die Nacken- und Schulterbewegungen waren schmerzfrei.

Behandlung im weiteren Verlauf

Zwei Wochen später kam es zu einem leichten Rückfall mit Schmerzen im Bereich der Fossa supraspinata. Diese konnten durch eine Mobilisation der Halswirbelsäule durch Linksrotation an 2 aufeinanderfolgenden Tagen beseitigt werden. Später war zu erfahren, daß der Patient über einen Zeitraum von 4 Monaten schmerzfrei war.

Aus dieser Krankengeschichte sollte nicht der Schluß gezogen werden, daß alle Schulterbeschwerden mit einem schmerzhaften Bewegungsbogen durch Mobilisation der Halswirbelsäule therapiert werden müßten, sondern vielmehr, daß solche Beschwerden unter Umständen eine zervikale Komponente haben können.

Schmerzen, die auf eine vermeintliche Migräne schließen lassen

Untersuchung

Vorgeschichte
Eine 40jährige Frau litt schon seit 21 Jahren an Beschwerden, die der Arzt als Migräne diagnostiziert hatte. Während dieser Zeit war die längste schmerzfreie Periode 2 Jahre gewesen. Bei jedem Schmerzanfall begannen die Beschwerden im Nacken und strahlten dann in den rechten Okzipitalbereich und weiter über den Kopf bis zum rechten Ohr und zum rechten Stirnbereich aus. Die Beschwerden, die sie als heimtückische klopfende und pulsierende Schmerzen beschrieb, dauerten zwischen 2 und 8 Tagen und zwangen sie in der Anfangsphase, das Bett zu hüten. Die Schmerzsymptome wurden von Übelkeit und dem Gefühl eines „Schleiers vor den Augen" begleitet. Das einzige warnende Vorzeichen war ein „Gefühl des Wohlbefindens" (Abb. 14.9).

Zum Zeitpunkt der Behandlung traten bei der Patientin 2 Anfälle pro Woche auf, die sie mit Medikamenten behandelte.

Körperliche Befunde (nach Abklingen eines Anfalls)
Die Kopf- und Nackenbewegungen weisen keine Einschränkungen auf, doch bewirkten die Flexions- und die Extensionsbewegung ein allgemeines Mißempfinden im rechten oberen Nackenbereich. Die Lateralflexion nach rechts führte zu geringen Schmerzen auf beiden Nackenseiten auf der Höhe von C1, während die Lateralflexion nach links nur auf der rechten Seite von C1 Beschwerden hervorrief. Die Linksrotation war normal, während die Rechtsrotation Schmerzen rechts von C1 hervorrief.

Behandlung

Behandlungsrelevante Faktoren
1. Solange die Symptome der Patientin sehr stark sind, kann eine sanfte, anhaltende Traktion in Neutralstellung sie möglicherweise erheblich lindern.
2. Die Rotation ist üblicherweise das beste Verfahren bei Nackenbeschwerden, besonders wenn sie einseitig auftreten.
3. Der Patientin muß erklärt werden, daß, sobald die Schmerzen rechts von C1 beseitigt worden sind (diese können durch Testbewegungen hervorgerufen werden), die Behandlung jeweils nur während der Schmerzanfälle durchgeführt werden kann, weshalb die Patientin den Eindruck haben könnte, daß sich das gewünschte Ergebnis nur sehr langsam einstellt.
4. Die Fortschritte sollten sich in einer Linderung der anfallsweise auftretenden Schmerzen manifestieren und in einer Verlängerung der schmerzfreien Perioden zwischen den Anfällen.
5. Die Therapie sollte begonnen werden, sobald ein Anfall einsetzt, gleichgültig, zu welcher Stunde und zu welcher Tageszeit dies geschieht.
6. Während der Behandlung im Verlauf eines Anfalls muß mit langen Therapiesitzungen gerechnet werden, weil zwischen den einzelnen Anwendungen der Verfahren längere Ruhephasen eingehalten werden müssen.
7. Die Veränderungen, mit denen aufgrund der verschiedenen Verfahren zu rechnen ist, sollten die gleichen sein wie bei allen anderen vertebralen Syndromen.
8. Das Ziel der Behandlung besteht zunächst darin, bei sämtlichen Bewegungen der Halswirbelsäule den Schmerz rechts von C1 abzubauen und festzustellen, wie die Beseitigung dieser Schmerzen den Schmerzzyklus der Patientin verändert.

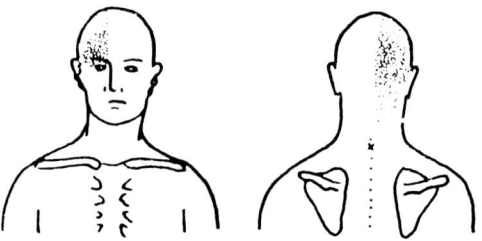

Abb. 14.9. Kopfschmerzen, die von der Halswirbelsäule ausgehen

1.–3. Tag
Die Mobilisationen wurden in Form einer sanften, aber anhaltenden Rotation (nur nach links ausgeführt) vorgenommen, und zwar am 1. Tag 2mal und am 2. und 3. Tag 4mal. Dies führte zu einem allmählichen Nachlassen der Schmerzen auf der rechten Seite des 1. Halswirbels.

4. Tag
Die Patientin verspürte alle mit ihren Anfällen verbundenen Mißempfindungen, doch litt sie diesmal nicht an den üblichen klopfenden und pochenden Kopfschmerzen; die Schmerzen rechts von C1 hatten, diesmal in stärkerer Form, wieder eingesetzt.

Eine vorsichtige Traktion in neutraler Position wurde für eine Dauer von 10 min durchgeführt; dadurch verschwand das Gefühl der Übelkeit und des „Schleiers vor den Augen". Diese Symptome kehrten auch nach Beendigung der Traktion nicht zurück. Nach 5minütiger Ruhe wurde die Traktion wiederholt.

5. und 6. Tag
Die Übelkeit war, wenngleich weniger stark ausgeprägt, nach wie vor vorhanden und stellte sich am 4. und 5. Tag 2 bzw. 4 h nach der Therapie wieder ein.

Die Traktionsbehandlung wurde an beiden Tagen in 2 Phasen wiederholt, die erste über eine Dauer von 20 min und die zweite über 10 min, doch brachte dies nur eine geringe Verbesserung.

7. Tag
Das Sehvermögen war normal und die Übelkeit war nicht mehr wiederaufgetreten. Die Schmerzen rechts von C1 bei der Rotationsbewegung und vor allem bei der Rechtsrotation, aber nach wie vor vorhanden. Außerdem kam es zu geringfügigen Schmerzen im rechten Stirnbereich.

Eine Linksrotation wurde 4mal in Form einer stärker dosierten oszillierenden Bewegung durchgeführt. Dies führte schließlich zu einer Beseitigung aller Symptome und Zeichen.

8. Tag
Die Patientin berichtete, daß es ihr gut gehe; die Schmerzen rechts von C1 traten nur noch auf, wenn ihr Kopf in die vollständige Extension gebracht und dann seitlich flektiert und nach rechts gedreht wurde.

Eine Linksrotation wurde 2mal als kräftig dosierte Bewegung durch den gesamten Rotationsbereich angewandt. Dazwischen wurde eine Ruhephase von 10 min eingeschaltet. Danach war die Patientin schmerzfrei.

Behandlung im weiteren Verlauf – 1

Die Patientin blieb 10 Tage lang schmerzfrei (und somit viel länger als gewöhnlich), doch traten danach wieder Schmerzen auf der rechten Nackenseite auf, die über die rechte Kopfseite bis zur Stirn ausstrahlten und mit einem „Schleier vor den Augen" und Übelkeit verbunden waren.

Bei der Untersuchung zeigten sich bei der Rechtsrotation Schmerzen auf der rechten Nackenseite in Höhe von C1. Diese Schmerzen nahmen an Stärke und Ausdehnung zu und erstreckten sich bis in die rechte Schädelhälfte, wenn die Rotation mit einer Lateralflexion nach rechts bei voller Extension (oberer zervikaler Quadrant) kombiniert wurde.

1. Tag
Die Patientin wurde 3mal innerhalb von 2 h mit einer Linksrotation ohne Traktion manipulativ behandelt; dabei wurden längere Ruhephasen eingelegt. Die Beschwerden gingen erheblich zurück und die Bewegungen wurden weniger schmerzhaft.

2. und 3. Tag
Die Patientin war erfreut darüber, daß sie nun auf die Einnahme von Medikamenten verzichten konnte. Die Beschwerden waren zurückgegangen und am 3. Tag verspürte sie nur noch geringfügige Schmerzen im rechten Stirnbereich bei der Durchführung eines Rotationstests in Lateralflexion nach rechts und Extension.

Die manipulativ ausgeführte Linksrotation wurde mit kürzeren Ruhephasen wiederholt, die sich als immer weniger notwendig erwiesen. Am Ende der Behandlung des 3. Tages war sie erneut symptom- und schmerzfrei.

4. und 5. Tag
Während der Nacht war es zu einem Wiederauftreten leichter Beschwerden (keiner eigentlichen Schmerzen) in der rechten Schädelhälfte gekommen, die es angebracht erscheinen ließen, die Behandlung fortzusetzen. Dabei stellten sich aber weder Übelkeit noch das Gefühl des „Schleiers vor den Augen" ein. Während der Therapie am 4. und 5. Tag wurden wechselweise eine Longitudinalbewegung, eine Rechtsrotation und ein posteroanteriorer zentraler vertebraler Druck versucht; doch wurden dabei die Symptome jeweils verstärkt, weshalb erneut eine Linksrotation eingesetzt werden mußte, um diese Beschwerden zu lindern. Dadurch war man zu der Überzeugung gekommen, daß die manipulativ ausgeführte Rotationsbewegung nach links in diesem Fall die richtige Therapie war.

6. und 7. Tag
Die Linksrotation wurde jetzt als einziges Verfahren eingesetzt, und nach Ablauf des 7. Tages war die Patientin erneut symptom- und beschwerdefrei.

Behandlung im weiteren Verlauf – 2

Die Patientin blieb 13 Tage lang beschwerdefrei, was auf eine weitere Besserung ihres Zustands hindeutete, doch dann setzten wieder leichte Schmerzen im rechten Hinterkopf und im angrenzenden Nackenbereich ein; gleichzeitig traten geringfügige Schmerzen auf der rechten Stirnseite auf. Das Gefühl der Übelkeit war nur gering ausgeprägt. Bei der Rechtsrotation traten wieder die bereits bekannten Schmerzerscheinungen auf.

1. Tag
In diesem Stadium war eine manipulative Behandlung durch Linksrotation ohne Traktion die wirksamste Therapie für diese Patientin, und man wußte inzwischen, daß dieses Verfahren auch ohne Bedenken in kräftig dosierter Form ausgeführt werden konnte. Da das Gefühl der Übelkeit nicht allzu stark ausgeprägt war, waren längere Ruheperioden zwischen den einzelnen manipulativen Phasen nicht erforderlich. Die Linksrotation wurde 4mal in Form einer sehr intensiven und anhaltenden oszillierenden Bewegung durchgeführt, die durch einen manipulativen Impuls ergänzt wurde. Die linke Nackenseite der Patientin war dann zu empfindlich, um eine weitere Behandlung zu erlauben. Die aktive Rechtsrotation war fast schmerzfrei und alle Übelkeit sowie auch die Kopfschmerzen waren verschwunden.

2. Tag
Es war keinerlei Übelkeit zu verzeichnen und nur geringfügige Schmerzen im Stirnbereich. Rechtsrotation verursachte nach wie vor gewisse Schmerzen rechts von C1.

Eine bis zum Ende des Bewegungsspielraums forcierte Linksrotation, die 3mal durchgeführt wurde, führte zu einer vollständigen Beseitigung sämtlicher Symptome und Zeichen.

Behandlung im weiteren Verlauf – 3

Die Patientin blieb weitere 3 Wochen beschwerdefrei; dann traten geringfügige Schmerzen an der rechten Stirnseite auf. Die aktive Rechtsrotation war, selbst in Verbindung mit einer rechtsseitigen Lateralflexion und Extension, schmerzfrei.

1. Tag
Eine manipulativ angewandte Linksrotation wurde 2mal durchgeführt und anschließend wurde eine Ruhephase von 30 min eingehalten. Da die Beschwerden nicht wieder einsetzten, erschien es nicht notwendig, die manipulative Behandlung fortzusetzen.

Diese Behandlung erfolgte im Jahr 1957. Es ist bekannt, daß bei der Patientin bis zu ihrem Tod im Jahr 1965 keine weiteren Schmerzattacken mehr auftraten.

Schmerzen im Schulterblatt

Untersuchung

Vorgeschichte

Eine Woche vor Beginn der Behandlung fühlte eine 40jährige Frau beim „Gähnen und Sich-Strecken" einen stechenden Schmerz über der linken Skapula. Im Verlauf der folgenden 2 h nahmen die Schmerzen leicht zu und strahlten über einen größeren Bereich aus, bis sie schließlich die linke Seite des unteren Nackenbereichs und den mittleren und oberen Bereich der linken Skapula (Abb. 14.10) erfaßten. Danach hielten die Beschwerden in diesen Bereichen ohne jede Veränderung an. Die Patientin hatte 1 Jahr zuvor ein ähnliches Erlebnis gehabt, doch waren damals die Beschwerden nach 4 Tagen ohne Behandlung wieder verschwunden.

Körperliche Befunde

Die Beschwerden äußerten sich in Form eines konstanten Schulterschmerzes, der durch Bewegung verstärkt und durch Ruhe teilweise gelindert wurde. Rumpf- und Schulterbewegungen zeigten keinerlei Einschränkungen und waren schmerzfrei, während andererseits alle Zervikalbewegungen, mit Ausnahme der Lateralflexion nach links und der Rechtsrotation, sehr stark eingeschränkt waren und Schmerzen in der Schulter hervorriefen. Die Vorwärtsflexion erreichte nur 50% des vollen Bewegungsspielraums, und obgleich es möglich war, in die Extension hineinzugehen, unterbanden die auftretenden Schmerzen die weitere Bewegung. Die Linksrotation des Kopfes war um 50% eingeschränkt und Schmerzen limitierten die Lateralflexion nach rechts auf wenige Grade. (Diese Kombination aus eingeschränkter Rotation zur einen Seite hin und limitierter Lateralflexion zur anderen Seite hin ist außergewöhnlich.) Bei all diesen Bewegungen nahmen die Schmerzen in der linken Schulter stark zu. Eine Druckdolenz war lediglich über den Dornfortsätzen zwischen T2 und T4 festzustellen.

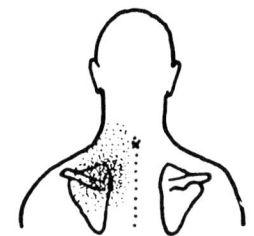

Abb. 14.10. Schmerzen im Schulterblatt

Behandlung

Behandlungsrelevante Faktoren

1. Schmerzen im Schulterblatt können entweder durch eine Störung im Halswirbelbereich oder im oberen Brustwirbelbereich hervorgerufen werden; daher müssen beide Bereiche behandelt werden.
2. Da die Bewegungen der Halswirbelsäule so stark eingeschränkt sind, dürfte es empfehlenswert sein, diesen Bereich zuerst zu behandeln.
3. Beschwerdebilder, die durch ein plötzliches Auftreten von Schmerzen gekennzeichnet sind, reagieren im allgemeinen rascher auf eine manipulative Behandlung als auf eine Traktionsbehandlung.
4. Die Rechtsrotation dürfte in dem vorliegenden Fall vermutlich die zentrale Behandlungstechnik sein.

1. Tag

Die Mobilisation der Halswirbelsäule durch Rechtsrotation wurde vorsichtig 20 s lang durchgeführt. Im Anschluß daran zeigte sich, daß die Zervikalextension und die Lateralflexion nach rechts um jeweils 20° vergrößert worden waren. Das Verfahren wurde wiederholt und, nachdem bei der Oszillationsbewegung keine Schmerzen oder Muskelspasmen auftraten, mit stärkerer Druckanwendung ausgeführt. Nach 3 Applikationen dieser Rotationstherapie hatte die Patientin 50% ihrer Extension und ihrer Lateralflexion nach rechts zurückgewonnen. Bis zum vollen Flexions- und linksseitigen Rotationsspielraum fehlten nur noch je 20°. Alle diese Bewegungen verursachten nach wie vor Schmerzen im

Schulterblatt. Die Patientin wurde auf die Möglichkeit einer Verschlechterung der Beschwerden im Anschluß an die Behandlung hingewiesen.

2. Tag

Es war zu keiner Verschlechterung der Schmerzen gekommen und die Patientin fühlte sich viel besser. Der verbesserte Bewegungsspielraum vom 1. Behandlungstag war erhalten geblieben. Es wurde das gleiche Mobilisationsverfahren angewandt, diesmal jedoch in 7 Phasen. Die beiden zusätzlichen Applikationen erbrachten keine Besserung des Rotationsvermögens, doch insgesamt konnten weitere Fortschritte bei den Bewegungen erzielt werden. Die Flexion und die Lateralflexion nach rechts waren uneingeschränkt und schmerzfrei möglich. Die Linksrotation war um 10° verbessert, so daß jetzt nur noch die restlichen 10° des Spielraums fehlten, während die Extension, um 10° verbessert, immer noch um 30° eingeschränkt war. Bei diesen beiden Bewegungen traten Schmerzen im linken Schulterblatt auf.

3. Tag

Das verbesserte Bewegungsvermögen war erhalten geblieben, und es wurde beschlossen, den oberen Bereich der Brustwirbelsäule in die Mobilisationsbehandlung einzubeziehen, nachdem die Fortschritte sich am 2. Tag verlangsamt hatten. Da man wußte, in welchem Maß die Rotationsbehandlung des 2. Tages die Beschwerden gebessert hatte, wurde die Mobilisation der Brustwirbelsäule zunächst in der Absicht vorgenommen, das Ergebnis der thorakalen Mobilisationsbehandlung mit dem der zervikalen Mobilisation zu vergleichen. Es wurde ein transversaler vertebraler Druck gegen die rechte Seite der Dornfortsätze von T2–T4 ausgeübt und für eine Dauer von 1 min in relativ starker Dosierung beibehalten. Als Ergebnis waren eine uneingeschränkte Rotation und Extension des Kopfs zu verzeichnen, wenngleich beide Bewegungen nach wie vor Schmerzen verursachten. Nach 2 weiteren Anwendungen transversalen vertebralen Drucks waren alle Schmerzen beseitigt.

4. Tag

Die Patientin spürte bei voller Extension bzw. voller Linksrotation des Kopfes jetzt nur noch Schmerzen im Bereich des linken Schulterblatts. Zum Abschluß der Therapie wurde erneut ein transversaler vertebraler Druck gegen die spinalen Dornfortsätze von T2–T4 ausgeübt und durch eine Rechtsrotation der Halswirbelsäule ergänzt. Alle Bewegungen waren nach der Mobilisation schmerzfrei. Eine weitere Therapie erwies sich als unnötig, da die Patientin auch am folgenden Tag noch beschwerdefrei war.

Akuter Tortikollis

Untersuchung

Vorgeschichte

Ein 16jähriger Junge wurde 2 Nächte vor Behandlungsbeginn um 3 Uhr früh durch Schmerzen in der rechten Nackenseite geweckt. Er hatte zuvor niemals irgendwelche Nackenbeschwerden gehabt; auch hatte er in den Tagen unmittelbar vor dem Auftreten dieser Erscheinungen keine ungewohnten Arbeiten verrichtet oder sich unwohl gefühlt (Abb. 14.11).

Körperliche Befunde

Kopf- und Nackenhaltung waren gekennzeichnet durch eine Lateralflexion nach links von etwa 35° und eine geringfügige Vorwärtsflexion. Der Patient berichtete, daß nach 1tägiger absoluter Bettruhe keine Besserung eingetreten sei.

Die aktive Flexion war uneingeschränkt möglich, doch traten dabei gewisse Beschwerden im rechten mittleren Bereich des Nackens

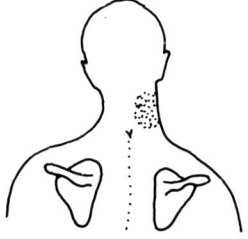

Abb. 14.11. Akuter Tortikollis

auf. Sowohl die Extension als auch die rechtsseitige Lateralflexion waren erheblich durch die Schmerzen beeinträchtigt. Die Links- bzw. Rechtsrotation war schmerzhaft, doch konnte die Linksrotation bis zum Ende des Bewegungsspielraums durchgeführt werden, während die Rechtsrotation geringfügig beeinträchtigt war.

Behandlung

Behandlungsrelevante Faktoren
1. Da in diesem Fall eine gewisse Seitabweichung der Halswirbelsäule bei der Flexion vorliegt, ist hier nicht so schnell mit positiven Ergebnissen zu rechnen wie bei Fällen, in denen nur eine Abweichung Richtung Lateralflexion besteht.
2. Da ein Tag völliger Ruhe keinen Erfolg gebracht hatte, dürfte der Patient auch nicht so rasch oder leicht auf eine Therapie reagieren wie manche andere Patienten mit ähnlichen Symptomen und Zeichen.
3. Wenn man sich für eine manipulative Behandlung entscheidet, muß diese sehr vorsichtig durchgeführt werden, so daß der Patient dabei keinerlei Beschwerden empfindet.
4. Das beste Ergebnis dürfte vermutlich dadurch erzielt werden, daß eine gering dosierte Mobilisation angewandt wird, um den Bewegungsbereich etwas zu vergrößern, und anschließend eine vorsichtige Traktion vorgenommen wird, um die Besserung zu erhalten und um die Schmerzempfindlichkeit zu beseitigen. Dann könnte eine weitere Mobilisation erfolgen. Dieser Zyklus sollte solange wiederholt werden, bis das bestmögliche Ergebnis erzielt worden ist. Als letzte Behandlungstechnik müßte dabei eine Traktion vorgenommen werden.
5. Da der Patient nicht in der Lage ist, die Halswirbelsäule zu extendieren, muß die Traktion in Flexionshaltung vorgenommen werden. Dies gilt auch für die Anwendung der Mobilisation.
6. Im Anschluß an die Behandlung muß der Patient sich hinlegen, wobei sein Nacken durch Kissen abgestützt sein sollte.
7. Wenn während der Therapie an den beiden ersten Tagen jeweils eine wesentliche Besserung eintritt, jedoch nachts jeweils eine Verschlimmerung zu verzeichnen ist, muß gegebenenfalls eine weiche Halsstütze angelegt werden, um die Besserung der Situation zu erhalten. Die Stütze sollte allerdings nicht über mehrere Tage angelegt werden.
8. Da die Beschwerden rechtsseitig auftreten, dürfte die ideale Technik in einer Linksrotation bestehen; da jedoch eine Seitabweichung vorliegt, muß mit entsprechender Sorgfalt vorgegangen werden, um sicherzustellen, daß es zu einer physiologisch richtigen rotatorischen Bewegung kommt.

1. Tag
Zunächst wurde eine mobilisierende Linksrotation bei angenehm flektierter Nackenhaltung vorgenommen. Die Rotationsbewegung wurde vorsichtig bis zu der Stelle innerhalb des Bewegungsspielraums geführt, wo Schmerzen auftraten. Nachdem das Ende des vorhandenen Spielraums erreicht war, wurde eine vorsichtige oszillierende Bewegung eingesetzt und dabei stetig eine Vergrößerung des spasmusfreien Bereichs versucht; diese Technik wurde etwa 1 min lang fortgesetzt. Da allein diese eine Mobilisation bereits eine wesentliche Besserung erbrachte, beschloß man eine Traktion bei Flexionshaltung in Rückenlage vorzunehmen, die dann über 15 min angewandt wurde. Dieses Vorgehen sollte dazu beitragen, daß die nachfolgenden Mobilisationen u. U. wirksamer und für den Patienten mit weniger Mißempfinden verbunden sein würden als dies möglich war, wenn die Mobilisation an den Anfang gestellt wurde.

Nach der 15minutigen Traktionsbehandlung war die Seitabweichung geringer, doch die Beeinträchtigung der Lateralflexion nach rechts war nach wie vor stark ausgeprägt. Die Extension hatte sich erheblich gebessert. Die mobilisierende Linksrotation wurde 3mal wiederholt und zeigte eine weitere Besserung. Während der Mobilisation war die Rotationsbewegung leichter durchzuführen und die Muskelspasmen viel geringer. Auch die Traktion wurde wiederholt.

Der Bereich der Lateralflexion betrug dann 50% des normalen Ausmaßes und der Bereich der Extension 75% des normalen Ausmaßes; doch verursachte jede Bewegung immer noch Schmerzen im rechten Nackenbereich. Die Fehlhaltung war gleichfalls nach wie vor ansatzweise vorhanden, doch war der Patient in der Lage, schmerzfrei die normale Kopfhaltung einzunehmen. Die Rotationsbewegung wurde 3mal wiederholt. In dieser Phase war es möglich, diese Technik viel intensiver auszuführen. Die Traktion wurde ebenfalls wiederholt.

Im Anschluß daran verursachte die Extension im Endbereich Schmerzen, während die Lateralflexion nach rechts 75% des vollen Bewegungsbereichs erreicht hatte. Die Fehlhaltung war fast verschwunden. Die Mobilisation durch Linksrotation wurde noch 2mal wiederholt und es wurde erneut eine Traktion eingesetzt. Die Bewegungen erreichten jetzt jeweils das normale Ausmaß, wurden jedoch sehr vorsichtig durchgeführt. Die Fehlhaltung war verschwunden.

Der Patient wurde gebeten, sich hinzulegen und seinen Nacken in geeigneter Weise abzustützen. Da er ein Gummikissen verwendet hatte, wurden ihm dessen Nachteile erklärt. Bekanntlich ist Gummi formbeständig, was dazu führt, daß das Kissen während des Schlafs ständig gegen den entspannten Nacken drückt. Obwohl es vielleicht trivial erscheint, reicht dies doch bereits aus, um eine anfällige Halswirbelsäule zu reizen. Da die Behandlung in jeder Hinsicht unterstützt werden sollte, wurde dem Patienten gezeigt, wie er ein normales Daunen- oder Federkissen in eine „Schmetterlingsform" bringen kann, indem er den Inhalt des Kissens zu den beiden Enden hin schüttelt und den mittleren Bereich mit einem Band leicht umschnürt. Er wurde gebeten, den Kopf so zu legen, daß der eingeschnürte Mittelbereich des Kissens stützend unter seinen Nacken zu liegen kommt, während die prallen Seitenteile den Kopf stabilisieren sollen. Gleichgültig, ob der Patient dann auf dem Rücken oder auf der Seite liegt, sind Nacken und Kopf nun jeweils richtig abgestützt. Notfalls kann vorübergehend auch ein zweites kleines Kissen unter das „Schmetterlings"-Kissen gelegt werden, um den jeweiligen Flexionsgrad zu erreichen, der notwendig ist, um den Schmerz zu beseitigen.

2. Tag
Die Fehlhaltung war fast vollständig verschwunden; die Extension war unbeeinträchtigt möglich, verursachte jedoch noch leichte rechtsseitige Nackenschmerzen im Endbereich der Extension. Die Lateralflexion nach rechts war noch um etwa 25% eingeschränkt. Die Linksrotation war uneingeschränkt und schmerzfrei möglich, während bei der Rechtsrotation im Endbereich Schmerzen auftraten. Immerhin waren die Fortschritte größer als erwartet (s. Behandlung 1 und 2). Deshalb konnte jetzt schon mehr unternommen werden, ohne daß dies bei dem Patienten Mißempfindungen hervorrief.

Die Linksrotation wurde in Form einer kraftvollen oszillierenden Bewegung wiederholt, wodurch der Bereich der Lateralflexion nach rechts nach 3 Mobilisationen fast vollständig wiederhergestellt werden konnte; doch erbrachten zusätzliche Wiederholungen der Rotationsbewegung keine weiteren Fortschritte. Die Extension war nunmehr unbeeinträchtigt und schmerzfrei möglich, ebenso die Linksrotation. Allerdings verursachten die Lateralflexion und die Rechtsrotation im Endbereich Schmerzen. Man modifizierte deshalb die Behandlung und versuchte eine Mobilisation mit Lateralflexion nach links. Nachdem man diese Technik 2mal durchgeführt hatte, zeigte sich eine leichte Besserung. Da der Nacken des Patienten aufgrund der kräftiger durchgeführten Behandlungen schmerzhaft und empfindlich war, wurde eine Traktion in Rückenlage bei Flexionsstellung durchgeführt.

Im Anschluß daran war keine Fehlhaltung mehr festzustellen. Schmerzen traten nur noch bei der Rechtsrotation auf. Es wurde nun eine kräftige Rotation, diesmal aber nach rechts, durchgeführt. Die Beurteilung wurde durch Beschwerden infolge der Mobilisation erschwert, doch wurde dem Patienten gesagt, daß er sich zu Hause nicht mehr hinlegen müsse.

3. Tag

Es war keine Fehlhaltung mehr zu erkennen und die Schmerzen im rechten Nackenbereich traten nur noch bei voller Lateralflexion und Rechtsrotation auf.

Der Patient wurde 2mal manipulativ mit einer Linksrotation behandelt, eine Traktion wurde nicht mehr vorgenommen; danach waren die Bewegungen schmerzfrei.

Blockierung eines Zervikalgelenks

Untersuchung

Vorgeschichte

Ein 15jähriges Mädchen hatte beim Basketballspiel den Kopf in einer plötzlichen Bewegung nach links gedreht und war dann nicht mehr in der Lage gewesen, ihn in die Normalposition zurückzudrehen. Sie spürte Schmerzen auf der rechten Nackenseite. Davor hatte sie keinerlei Verletzungen oder Beschwerden im Nacken gehabt und war auch sonst nicht krank (s. Abb. 14.11).

Körperliche Befunde

Die Patientin war nicht in der Lage, den Kopf zu extendieren, ihn seitlich zu flektieren oder nach rechts zu drehen. Die Untersuchung durch passiv ausgeführte Intervertebralbewegungen zeigte, daß das Gelenk C2/3 blockiert war.

Behandlung

Behandlungsrelevante Faktoren

1. Da diese Erscheinung so unvermittelt aufgetreten ist, kann damit gerechnet werden, daß sie auch problemlos wieder beseitigt werden kann.
2. Zuerst sollte man eine vorsichtige Longitudinalbewegung und eine Rotation versuchen.
3. Wenn die Mobilisation nicht hilft, sollte eine lokale Manipulation angewandt werden, um das Gelenk C2/3 rechts zu öffnen.
4. Eine vollständige Wiederherstellung des Bewegungsbereichs sollte schon am 1. Tag erreicht werden, selbst wenn die Bewegung dabei vielleicht noch schmerzhaft ist.

1. Tag

Die Longitudinalbewegung erwies sich als erfolglos. Als nächstes wurde eine Linksrotation versucht; dabei zeigte sich eine geringfügige Besserung. Eine Wiederholung dieser Bewegung half aber nicht weiter. Danach wurde eine lokale diagonale Impulsbewegung angewandt, dabei wurde der Kopf der Patientin nach links geneigt und in dieser Position behutsam hin- und herbewegt, um zunächst den Muskelspasmus zu lindern. Eine Manipulation reichte schon aus, um das Bewegungsvermögen vollständig wiederherzustellen. Im Anschluß an die Manipulation erfolgte ein Test durch passive Intervertebralbewegung, um festzustellen, ob der Bewegungsbereich tatsächlich vollständig wiederhergestellt war. Wärme und Massage wurden dann angewandt, um die Gelenkschmerzen zu beseitigen.

2. Tag

Die Bewegungen waren jetzt normal, doch die Gelenkschmerzen waren nach wie vor vorhanden. Es wurden nun palliative Maßnahmen angewandt; eine weitere manipulative Behandlung hielt man für unnötig.

„Stechende" Okzipitalschmerzen

Untersuchung

Vorgeschichte

Ein 38jähriger Mann hatte 5 Wochen vor Beginn der Behandlung plötzlich einen stechenden Schmerz im Nacken in Höhe von C1 verspürt, als er sich über das Waschbecken beugte. Im Anschluß daran konnte er seinen Kopf nicht mehr bewegen, ohne daß Schmerzen damit verbunden waren.

Er klagte über stechende Schmerzen im oberen Nackenbereich in Höhe von C1 beim Drehen des Kopfes und über einen nach unten ausstrahlenden Schmerz in der Mitte von C1 bis T1 (Abb. 14.12).

Körperliche Befunde

Die Nackenflexion bewirkte ein ziehendes Gefühl im Bereich der oberen Halswirbelsäule, doch war bei vorsichtigem Vorgehen die

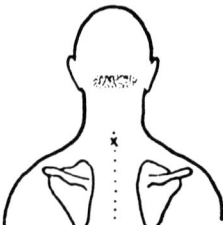

Abb. 14.12. „Stechende" Okzipitalschmerzen bei Bewegung

Bewegung nicht eingeschränkt. Extension und Lateralflexion waren schmerzlos. Die Rotation war nach beiden Seiten uneingeschränkt möglich, bewirkte aber leichte Schmerzen im Bereich unterhalb des Okziputs. Alle Bewegungen mußten dabei jedoch langsam ausgeführt werden. Bei rasch ausgeführten Flexions- oder Rotationsbewegungen kam es zu stechenden Schmerzen unterhalb des Okziputs. Der überweisende Arzt schlug eine Behandlung durch Traktion und Manipulation vor, die in der genannten Reihenfolge versucht werden sollten.

Behandlung

Behandlungsrelevante Faktoren
1. Da die Beschwerden sich vornehmlich als stechende Schmerzen bei Bewegungen äußern, muß ein nicht wirksames Verfahren rasch aufgegeben und dann zu einer anderen Technik übergegangen werden.
2. Plötzlich einsetzende Beschwerden in Verbindung mit Einschränkungen des Bewegungsbereichs, die sich aber in den folgenden 2–3 Tagen nicht zunehmend verschlimmern, können besser durch eine Mobilisation als durch eine Traktion behandelt werden.
3. Bei Beschwerden im oberen Halswirbelbereich ist eine schnelle Besserung im allgemeinen schwieriger zu erreichen, als wenn der mittlere Zervikalbereich betroffen ist.
4. Die Rotation ist im allgemeinen das wirksamste Verfahren für die Halswirbelsäule, wobei allerdings bei gleichförmig verteilten Symptomen im allgemeinen ein posteroanteriorer zentraler vertebraler Druck die besten Ergebnisse erbringt.
5. Ist eine Traktionsbehandlung vorgesehen, sollte diese vorzugsweise in neutraler, d. h. axialer Stellung und nicht in flektierter Stellung durchgeführt werden, da die Beschwerden vermutlich ihren Ursprung im oberen Bereich der Halswirbelsäule haben.
6. Da der Patient jeweils nur an 2 aufeinanderfolgenden Tagen zur Behandlung erscheinen kann, ist es vernünftig, trotz vorhandener Beschwerden die Behandlung jeweils am 2. Tag länger auszudehnen, wenn ein Erfolg erzielt werden soll, da der Patient dann erst wieder eine Woche später die nächste Behandlung erhält.

1. Tag
Zunächst wurde sehr vorsichtig in neutraler Haltung eine Traktion angewandt, doch da hierdurch keine Linderung der Schmerzen bei den Bewegungen erreicht werden konnte, steigerte man die Dosierung stufenweise, bis eine feste Traktion für einen Zeitraum von 10 min beibehalten wurde. Im Anschluß daran empfand der Patient ein brennendes Gefühl unterhalb des Okziputs und ein allgemeines Gefühl der Lockerung im Nackenbereich, doch zeigten sich keinerlei Veränderungen im Hinblick auf die stechenden Schmerzen. Es erschien deshalb nutzlos, die Traktionsbehandlung fortzusetzen, da auf diese Weise keine rasche Besserung erzielt worden war.

Am liegenden Patienten wurde dann als oszillierende Technik eine Longitudinalbewegung angewandt. Nach 20 s hatte sich die Linksrotation gebessert, während andere Bewegungsrichtungen keine Veränderung zeigten. Man wiederholte das Verfahren noch 2mal, ohne daß sich weiterhin etwas veränderte.

Die Rechtsrotation verursachte jetzt stärkere Schmerzen als die Linksrotation. Deshalb beschloß man, die Linksrotation als nächste Mobilisationstechnik einzusetzen. Dies geschah zuerst in Form eines oszillierenden Verfahrens und dann in Form einer manipulativen Behandlung ohne Traktion. Da auch hierdurch keine Besserung eintrat, versuchte man es in der gleichen Reihenfolge mit einer Rechtsrotation, aber auch dadurch besserte sich die Situation nicht. An diesem Tag wurde die Behandlung nicht weiter fortgesetzt. Der Patient wurde darauf hingewiesen, daß im Anschluß an die Behandlung die Beschwerden möglicherweise zunehmen würden.

2. Tag

Der Patient berichtete, daß er eine schlimme Nacht mit ständigen stechenden Schmerzen hinter sich habe, daß diese Beschwerden sich jedoch heute wieder auf ihr normales Maß reduziert hätten.

Da sich Traktion und Rotation als Fehlschlag erwiesen hatten, wurde als nächstes ein posteroanteriorer zentraler vertebraler Druck mit Lokalisierung auf C1 und C2 versucht, der zunächst vorsichtig für eine Dauer von 15 s angewandt wurde. Im Anschluß an diese Technik zeigte sich sofort eine Besserung des Rotationsvermögens.

Die Mobilisation wurde fortgesetzt, da sie zu einer stetigen Besserung und zur Beseitigung der Schmerzen bei Bewegungen führte. Da der Patient dann wiederum eine Woche lang nicht zur Behandlung erscheinen konnte, wurde diese Technik 12mal bei allmählich zunehmendem Druck durchgeführt. Erneut wurde der Patient darauf hingewiesen, daß seine Beschwerden möglicherweise vorübergehend wieder zunehmen konnten.

3. Tag (1 Woche später)

Dreißig Minuten nach der letzten Behandlung mußte sich der Patient übergeben und litt an anhaltenden stechenden Schmerzen unterhalb des Okziputs. Am darauffolgenden Tag fühlte er sich jedoch deutlich besser und war seither nahezu schmerzfrei. Zur Zeit beschränkten sich seine Beschwerden auf ein „Gefühl" der Einschränkung bei der Rotation des Kopfs, doch traten keine echten Schmerzanfälle mehr auf.

Der gleiche posteroanteriore zentrale vertebrale Druck wurde noch 5mal angewandt; daraufhin war die Rotationsbewegung des Kopfes schmerzfrei und wies keine Einschränkungen mehr auf.

4. Tag (darauffolgender Tag)

Abgesehen von leichten Schmerzen bei rasch ausgeführter aktiver Rotation des Kopfes durch den vollen Bereich fühlte sich der Patient normal. Das Erbrechen war eine einmalige Episode gewesen. Die Behandlung, die am 3. Tage angewandt worden war, wurde wiederholt und führte schließlich zu einer durch den vollständigen Bereich uneingeschränkten Rotationsbewegung des Kopfes. Der Patient schrieb eine Woche später einen Brief, in dem er mitteilte, daß alle seine Beschwerden verschwunden seien.

14.3.3 Lendenwirbelsäule

Schmerzen im unteren Rückenbereich

Untersuchung

Vorgeschichte

Eine 43jährige Frau wurde bei ihrer Hausarbeit stark beeinträchtigt durch Rückenbeschwerden und Schmerzen beim Bewegen des Rückens. Seit ihrem 20. Lebensjahr traten bei ihr immer wieder, für gewöhnlich nach harter körperlicher Arbeit, anfallsweise Rückenschmerzen auf.

Die letzten anfallartigen Schmerzen waren 2 Wochen zuvor aufgetreten und hatten sich seither nicht gebessert (Abb. 14.13).

Die Schmerzen ließen sich durch kurze Ruhepausen lindern, doch führte die Bettruhe zu

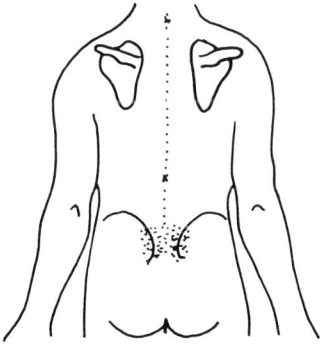

Abb. 14.13. Schmerzen im unteren Rückenbereich mit deutlichen, röntgenologisch nachgewiesenen degenerativen Veränderungen

Steifigkeit im unteren Rückenbereich. Diese Steifigkeit verschwand sehr rasch wieder, wenn sie sich tagsüber aktiv bewegte, doch die Rückenschmerzen verschlimmerten sich jeweils zum Abend hin. Beim Sitzen nahmen die Rückenschmerzen zu und sie hatte stets Schwierigkeiten, wieder aufzustehen. Beim Nießen verspürte sie die Rückenschmerzen besonders stark.

Körperliche Befunde
Bei der Vorwärtsflexion war der untere Bereich der Lendenwirbelsäule der Patientin lordosiert. Sie konnte mit den Fingerspitzen nur die Knie erreichen, ein Weiterbewegen in dieser Richtung war sehr schmerzhaft. Das Rückwärtsbeugen war gleichfalls eingeschränkt, ebenso die Lateralflexion nach rechts und in etwas geringerem Ausmaß auch die Lateralflexion nach links. Die Rotation und das Anheben des gestreckten Beins waren normal. Die Lendenwirbelsäule war im Schmerzbereich (L4–S1) generell empfindlich. Röntgenologisch konnte nachgewiesen werden, daß die Wirbelkörper L4 und L5 stark einander angenähert und linksseitig verwachsen waren. Der lumbosakrale Bandscheibenraum war, vor allem auf der linken Seite, erheblich verschmälert. Dies hatte zu einer rechtskonvexen Skoliose von L4 bis S1 geführt, verbunden mit einer kompensierenden Skoliose oberhalb von L4 konvex nach links und einer leichten Rotationsveränderung. Die passiven Intervertebralbewegungen der unteren Wirbelsäule konnten aus Schmerzgründen nicht auf den möglichen Bewegungsbereich hin untersucht werden.

Behandlung

Behandlungsrelevante Faktoren
1. Schmerzhafte Bewegungen, die mit markanten, röntgenologisch nachgewiesenen degenerativen Veränderungen einhergehen, können häufig durch sanfte oszillierende Mobilisationsverfahren, besonders jedoch durch posteroanterioren zentralen vertebralen Druck erfolgreich behandelt werden.
2. Selbst wenn die Symptome bilateral auftreten ist der Schmerz bei der Lateralflexion stärker ausgeprägt, wenn die Bewegung nach rechts ausgeführt wird. Es ist deshalb vielleicht ratsam, eine mobilisierende Rotation einzusetzen mit der rechten Seite als der dominant schmerzhaften Seite.
3. Symptome, die sich nach und nach einstellen, sprechen im allgemeinen auf eine Traktionsbehandlung besser an als auf eine manipulative Therapie.

1. Tag
Ein posteroanteriorer zentraler vertebraler Druck wurde für eine Dauer von 20 s als sehr sanftes oszillierendes Verfahren über L4 und L5 angewandt. Die Vorwärtsflexion wurde dadurch stärker eingeschränkt und die Patientin konnte mit den Fingerspitzen nur noch einen Punkt erreichen, der 50 cm über dem Fußboden lag.

Danach ging man zu einer sanften oszillierenden Rotationstechnik über, wobei die Patientin auf der linken Seite lag. Da daraufhin eine Besserung der Vorwärtsflexion eintrat, wurde diese Behandlung 3mal wiederholt. Die Vorwärtsflexion besserte sich dabei weiterhin, so daß der Abstand zwischen den Fingerspitzen und dem Boden nur noch 30 cm betrug. Die Patientin wurde auf die Möglichkeit einer vorübergehenden Verschlimmerung ihrer Beschwerden hingewiesen.

2. Tag
Die Patientin berichtete, daß es ihr nach der Behandlung eine Zeitlang besser gegangen sei, doch als sie dann nach Hause kam, seien die Schmerzen sehr stark gewesen und sie habe eine schlimme Nacht verbracht. Bei der am 2. Tag durchgeführten Untersuchung war die Vorwärtsflexion immer noch bis zu 30 cm bis zum Boden hin möglich. Vermutlich war die Menge der Behandlung die Ursache für die Verschlechterung der Symptome und nicht etwa die angewandte Technik; deshalb wurde die Rotation bei der auf der linken Seite liegenden Patientin 3mal wiederholt. Um die Möglichkeit einer weiteren Verschlimmerung zu verringern, beschloß man, es bei der 3maligen Anwendung der Rotation zu belas-

sen. Die Vorwärtsflexion konnte nur um 5 cm verbessert werden.

3. Tag
Die Patientin berichtete, daß sie erneut eine schlimme Nacht verbracht habe. Die Vorwärtsflexion kam über eine Distanz von 25 cm zum Boden nicht hinaus. Als nächster Schritt sollte eine Traktion angewandt werden. Da eine Bewegungsbehandlung notwendig war, beschloß man, eine intermittierende variable Traktionstherapie einzuleiten, wobei 12 kg Gewicht 10 min lang bei Haltephasen von jeweils 5 s und ohne Ruhephasen eingesetzt wurden. Schon bei diesem niedrigen Gewicht verspürte die Patientin eine Linderung ihrer Beschwerden, meinte jedoch, daß bei einer Intensivierung des Verfahrens ihre Rückenschmerzen wieder einsetzen würden.

Nach der Wegnahme der Traktionskraft kam es zu mäßigen Rückenbeschwerden. Nach einer kurzen Ruhephase fühlte sich die Patientin besser als vor der Traktionsbehandlung. Die Vorwärtsflexion wurde nicht getestet, weil diese Bewegung unmittelbar nach einer Traktion häufig für kurze Zeit stärker eingeschränkt ist.

4. Tag
Die Patientin fühlte sich erheblich besser; die Vorwärtsflexion war jetzt bis zu einem Punkt 20 cm über dem Fußboden möglich. Die Traktionsbehandlung wurde wiederholt.

5.–9. Tag
Es kam nun stetig von Tag zu Tag zu einer deutlichen Besserung, und der bei der Traktion angewandte Zug konnte jeden Tag geringfügig gesteigert werden. Am 9. Tag verspürte die Patientin bei Anwendung einer Traktionskraft von 30 kg keine Rückenbeschwerden mehr. Die Dauer der Traktion betrug dabei nicht mehr als 15 min.

Nach der 5. Traktionsphase (am 9. Tag) waren alle aktiven Bewegungen schmerzfrei durch den vollen Bereich möglich und die Patientin konnte nun ihre Hausarbeit ohne Beschwerden verrichten.

Akute Rückenschmerzen
Untersuchung

Vorgeschichte
Während der letzten 5 Jahre hatte ein schwergewichtiger 62jähriger Mann drei verhältnismäßig schwach ausgeprägte Episoden von Rückenschmerzen gehabt, die jeweils bei geringfügigen Anlässen plötzlich aufgetreten waren. Der derzeitige Anfall begann mit leichten Rückenschmerzen, nachdem der Patient eine Woche zuvor im Garten Unkraut gejätet hatte. Die Schmerzen ließen dann wieder nach, verstärkten sich jedoch vor 3 Tagen nach einer 8stündigen Autofahrt. Nach und nach wurden die Beschwerden stärker und änderten ihr Art, indem jetzt stechende Schmerzen bei Bewegungen auftraten, bis er schließlich nicht mehr gehen konnte. Nachdem die Beschwerden sich nach 2 Tagen Bettruhe nicht gebessert hatten, überwies der Hausarzt den Patienten zur manipulativen Behandlung. Zum Zeitpunkt der Behandlung lag der Patient im Bett und war unfähig sich zu bewegen, weil er an einschießenden Schmerzen im mittleren unteren Rückenbereich litt (Abb. 14.14).

Körperliche Befunde

Es war unmöglich, andere Bewegungen zu untersuchen als das Anheben des gestreckten Beins, das Auseinander- und Zusammendrücken der Iliae und die Nackenflexion. Das Anheben des gestreckten Beins war auf beiden Seiten

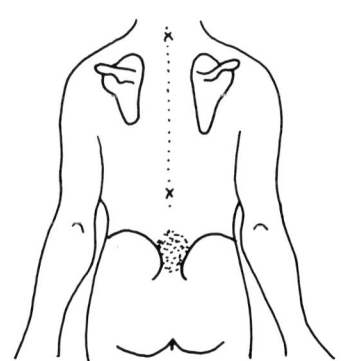

Abb. 14.14. Akute Rückenschmerzen, die den Patienten zur Bettruhe zwingen

kaum beeinträchtigt, doch traten beim Anheben des rechten Beins stärkere Rückenschmerzen auf als beim Anheben des linken Beins. Die Flexion des Nackens bei zur Brust gesenktem Kinn verursachte geringfügige Rückenschmerzen. Der Test des Sakroiliakalgelenks verlief negativ.

Behandlung

Behandlungsrelevante Faktoren
1. Die Untersuchung ist zu begrenzt, als daß sie aussagekräftig sein könnte, doch steht zumindest fest, daß die Beschwerden im Rücken angesiedelt sind und daß das Anheben des gestreckten Beins beidseitig möglich ist.
2. Die Tatsache, daß die Reaktion auf das Anheben des gestreckten Beins im Vergleich zwischen linkem und rechtem Bein leicht unterschiedlich ist, kann gegebenenfalls eine unilaterale Technik empfehlenswert erscheinen lassen, sobald der Patient mobiler ist.

1. Tag
Die einzige Technik, die bei einem solchermaßen immobilen Patienten möglich ist und vermutlich auch die beste Entscheidung im Hinblick auf seine spezifischen Beschwerden ist eine Longitudinalbewegung. Die Anwendung dieser Technik erfolgte vorsichtig, jedoch kräftig dosiert durch 3maliges scharfes Ziehen an beiden Beinen. Jedesmal traten dabei in dem Bereich, wo die Beschwerden ihren Ursprung hatten, starke Schmerzen auf. Danach waren jedoch die Schmerzen bei der Nackenflexion geringer. Die ruckartigen Zugbewegungen wurden wiederholt und die Nackenflexion wurde schließlich schmerzfrei. Das Anheben des gestreckten Beins war dann linksseitig normal, und wenngleich rechtsseitig der volle Bewegungsbereich vorhanden war, traten bei der Bewegung immer noch gewisse Schmerzen im Rücken auf. Der Patient war nach wie vor nicht bereit zu versuchen, sich im Bett zu bewegen. Man beschloß daraufhin, die Longitudinalbewegung nur mit dem rechten Bein und ansonsten auf die gleiche Art wie das Verfahren mit beiden Beinen durchzuführen, da der Patient offensichtlich nicht in der Lage sein würde, das Bein aktiv zu bewegen. Dieses Verfahren wurde 2mal mit jeweils 2 ruckartigen Zugbewegungen ausgeführt. Das Anheben des gestreckten Beins erwies sich dann als normal. Der Patient wurde darauf hingewiesen, daß im Lauf der nächsten Stunden eine gewisse Verschlimmerung der Beschwerden eintreten könne.

2. Tag
Die Beschwerden waren nur schwach wiederaufgeflackert und der Patient war nun in der Lage, hin- und herzugehen, er konnte sich jedoch nicht nach vorne beugen. Die einschießenden Schmerzen waren zum größten Teil verschwunden. Bei der Untersuchung zeigte sich eine geringfügige Schonskoliose mit Verlagerung der Schultern nach links. Die Vorwärtsflexion war stark eingeschränkt und mit Schmerzen in Höhe von L5 verbunden. Die Lateralflexion nach rechts war stark eingeschränkt und schmerzhaft, nach links war sie jedoch schmerzfrei durch den vollen Bereich möglich. Das Rückwärtsbeugen, das Anheben des gestreckten Beins und die Nackenflexion waren normal.

Die Schonskoliose nach links und das am Vortag beobachtete nur einseitig mögliche Anheben des gestreckten Beins deuteten auf ein unilaterales (vornehmlich rechtsseitiges) Problem hin, obgleich die Symptome zentral lokalisiert waren. Es wurde dann als mobilisierende Behandlung eine Rotation angewandt, wobei der Patient auf der linken Seite lag. Nach 2 Rotationsphasen war die Skoliose verschwunden und die Lateralflexion nach rechts uneingeschränkt und schmerzfrei möglich. Die Vorwärtsflexion hatte sich gebessert, war jedoch immer noch eingeschränkt und schmerzhaft. Die Rotationsbehandlung wurde dann noch 2mal wiederholt, ohne daß sich die Situation weiterhin veränderte. Daraufhin wurde dem Patienten empfohlen, 1 h zu ruhen und danach so lange wie möglich umherzugehen, vorausgesetzt, daß sich die Beschwerden dadurch nicht verschlimmerten.

3. Tag
Es war zu keiner Verschlechterung der Situation gekommen und der Patient war fast den ganzen Tag über auf den Beinen gewesen. Auch waren die Symptome geringer geworden. Zwar hatte sich die Skoliose wieder eingestellt, aber die Lateralflexion nach rechts war durch den vollen Bereich schmerzfrei möglich. Die Vorwärtsflexion war nach wie vor eingeschränkt.

Die Rotation wurde 2mal wiederholt; dadurch wurde die Skoliose beseitigt und der Bereich der Vorwärtsflexion teilweise gebessert. Das Verfahren wurde dann nochmals 2mal wiederholt, jedoch ohne daß sich daraufhin eine weitere Besserung erkennen ließ.

Es wurde dann 4mal eine Longitudinalbewegung durch das rechte Bein angewandt. Bei den ersten 3 Bewegungen wurde eine Vergrößerung des Bereichs der Vorwärtsflexion nahezu bis zum vollen Ausmaß erreicht, doch die 4. Anwendung brachte keine weitere Besserung mehr. Der Patient wurde gebeten, normal hin- und herzugehen.

4. Tag
Die Skoliose war nicht wieder aufgetreten und die Vorwärtsflexion war nur geringfügig beeinträchtigt. Der Patient erklärte, daß er sich „fast wie gesund" fühle. Die Rotationsbehandlung wurde 2mal wiederholt, anschließend wurden 2 Longitudinalbewegungen mit Einsatz des rechten Beins des Patienten ausgeführt. Die Vorwärtsflexion war daraufhin durch den gesamten Bereich und schmerzfrei möglich.

Die Vorwärtsflexion blieb auch weiterhin normal und die Behandlung konnte damit abgebrochen werden.

Schmerzen im Gesäß (L1)

Untersuchung

Vorgeschichte
Bei einem 55jährigen Mann hatten 6 Monate vor Beginn der Behandlung nach und nach über einen Zeitraum von 5 Tagen Schmerzen im rechten Gesäß eingesetzt, während er

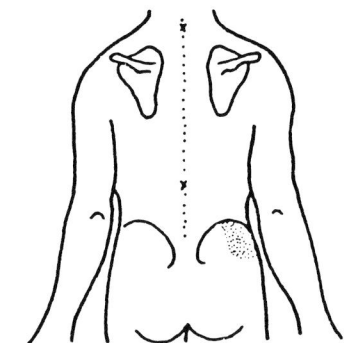

Abb. 14.15. Schmerzen im Gesäßbereich (L1)

schwere körperliche Arbeit mit der Schaufel verrichtete. Er war dann durchaus in der Lage, weiterhin zur Arbeit zu gehen, denn seine Schmerzen verschlimmerten sich nicht, wurden aber auch nicht besser. Nach einer längeren erfolglosen Behandlung, bei der, wie er erwähnte, „Einrenkungen" vorgenommen wurden, ging er zu seinem Hausarzt. Aber auch 1 Woche Bettruhe brachte ihm keine Besserung, so daß sein Arzt ihm schließlich vorschlug, einen weiteren Versuch mit manipulativer Physiotherapie zu unternehmen (Abb. 14.15).

Körperliche Befunde
Seine Symptome äußerten sich in einem konstanten an der Oberfläche empfundenen Schmerz im rechten oberen Gesäßmuskelbereich. Der Schmerz veränderte sich offensichtlich bei mäßiger Aktivität oder in Ruhelage nicht wesentlich. Mit Ausnahme der Extensionsbewegung, durch die die Schmerzen im Gesäß reproduziert wurden, waren alle Bewegungen der Wirbelsäule schmerzlos, dabei allerdings durch Steifigkeit eingeschränkt. Der Bereich von Brust- und Lendenwirbelsäule war kyphotisch, was jedoch, wie der Patient sagte, schon immer so gewesen sei. Weder im Gesäß noch im Wirbelsäulenbereich waren schmerzempfindliche Stellen zu finden, doch konnte durch einen festen Druck über den Dornfortsätzen von L1 und L2 ein tiefliegender Muskelspasmus gefühlt werden. Mit Hilfe dieser Drucktechnik war es möglich, eine Einschränkung des Bewegungsvermögens in posteroanteriorer Richtung gegenüber

den Bereichen oberhalb und unterhalb dieser Ebene festzustellen. Durch Befragen des Patienten wurde in Erfahrung gebracht, daß die Behandlung durch „Einrenkungen" aus einer Rotation der Lendenwirbelsäule bestanden hatte sowie aus einer Impuls-Aktion am Rücken durch die Beine des auf dem Bauch liegenden Patienten.

Behandlung

Behandlungsrelevante Faktoren
1. Wenn ein Patient bereits erfolglos mit manipulativen Verfahren behandelt wurde, ist damit zu rechnen, daß die Linderung der Symptome sich als besonders schwierig erweisen wird.
2. Die bei der früheren Behandlung eingesetzte Impuls-Aktion und Druckanwendung dürfte nur im Bereich der unteren Lendenwirbelsäule erfolgversprechend sein. Eine Rotationstherapie ist für die Behandlung der unteren Lendenwirbelsäule sinnvoller als für den oberen Bereich der Lendenwirbelsäule.
3. Angesichts des tiefliegenden Muskelspasmus im oberen Lendenwirbelbereich und der Beeinträchtigung des posteroanterioren Bewegungsvermögens wäre es besser, die Mobilisation auf diese Ebene auszurichten, wobei ein posteroanteriorer zentraler vertebraler Druck eingesetzt werden sollte.
4. Es ist durchaus möglich, daß die Schmerzen im Gesäß von dem oberen Bereich der Lendenwirbelsäule ausgehen.
5. Da die Rotation bei der früheren Behandlung des Patienten nicht geholfen hat, wäre es besser, mit einem posteroanterioren zentralen vertebralen Druck oder einem transversalen vertebralen Druck zu beginnen.
6. Da die Beschwerden sich allmählich entwickelt haben und auf die Einrenkungen nicht ansprachen, dürfte es besser sein, die Behandlung mit einer Traktion einzuleiten.

1. Tag
Wegen des vorhandenen Muskelspasmus und im Hinblick darauf, daß die Beschwerden wahrscheinlich vom oberen Lendenwirbelbereich ausgingen, beschloß man, zunächst mit einer Mobilisation zwischen T12 und L1 zu beginnen. So wurde ein starker posteroanteriorer zentraler vertebraler Druck angewandt, wobei versucht wurde, den maximal möglichen Druck auszuüben, ohne einen Muskelspasmus herbeizuführen. Eine Minute wurde darauf verwandt, den betreffenden Bereich mit diesem Druck zu mobilisieren. Dieses Verfahren führte jedoch zu keiner erkennbaren Veränderung der Symptome und Zeichen des Patienten. Die Technik wurde noch 2mal wiederholt, weil man den Eindruck hatte, daß der Muskelspasmus nachließ. Nach Abschluß der Behandlung hatten die Schmerzen im Gesäß um 50% nachgelassen.

2. Tag
Obwohl die inzwischen eingetretene Veränderung minimal war, erklärte der Patient, daß er zum ersten Mal seit 6 Monaten eine Besserung seiner Beschwerden verspüre. Dies deutete darauf hin, daß die Behandlung wahrscheinlich doch auf der richten Ebene angesetzt worden war. Deshalb wiederholte man die posteroanteriore zentrale vertebrale Druckanwendung, diesmal jedoch abwechselnd mit transversalem vertebralem Druck, wobei die Dornfortsätze jeweils von links nach rechts bewegt wurden. Als Ergebnis zeigte sich nach 4 Behandlungen mit dieser Technik eine weitere spürbare Besserung der Beschwerden.

3.–6. Tag
Die Behandlung des 2. Tages wurde an den darauffolgenden 4 Tagen fortgesetzt. Von Mal zu Mal ließen die Beschwerden nach, bis am 6. Tag die posteroanteriore Bewegung als normal und frei von Muskelspasmus empfunden wurde.

Wäre am 3. Tag eine Traktionsanwendung in den Behandlungsablauf einbezogen worden, hätte die Gesamtbehandlungszeit möglicherweise um 1 oder vielleicht 2 Tage verkürzt werden können. Andererseits hielt man es für unklug, von Maßnahmen abzuweichen, die

Spondylotische und spondylarthrotische Wirbelsäule mit überlagerter lokaler Läsion

Untersuchung

Vorgeschichte
Bei einem älteren Mann entwickelten sich, nachdem er wegen einer Niereninfektion das Bett hatte hüten müssen, stechende Schmerzen in der linken Leistengegend und dem M. quadriceps. Er klagte über anhaltende dumpfe, teilweise auch stechende Schmerzen (Abb. 14.16).

Körperliche Befunde
Röntgenologisch offenbarten sich deutliche spondylarthrotische Veränderungen im gesamten Bereich der Lendenwirbelsäule. Die Untersuchung der Bewegungen der Lendenwirbelsäule zeigte, daß Extension und linksseitige Lateralflexion erheblich eingeschränkt waren und Schmerzen im linken Oberschenkel verursachten. Alle anderen Bewegungen waren schmerzfrei. Eine Palpation im Bereich von L2/3 ergab, daß ein an diesem Gelenk nach rechts ausgeübter Transversaldruck seine Schmerzen im rechten M. quadriceps reproduzierte.

Behandlung

Behandlungsrelevante Faktoren
1. Einem älteren Patienten mit erheblichen spondylarthrotischen Veränderungen und einer überlagerten lokalen Gelenkläsion zu helfen dürfte besonders schwierig sein.
2. Die lokal ausgerichteten Mobilisationsverfahren dürften hier hilfreicher sein als die allgemeinen Verfahren.
3. Eine Traktion müßte eher in Form einer intermittierenden variablen Therapie als mit einer konstanten Anwendung ausgeführt werden.
4. Wahrscheinlich müssen alle geeigneten Therapieverfahren aufeinander abgestimmt eingesetzt werden.

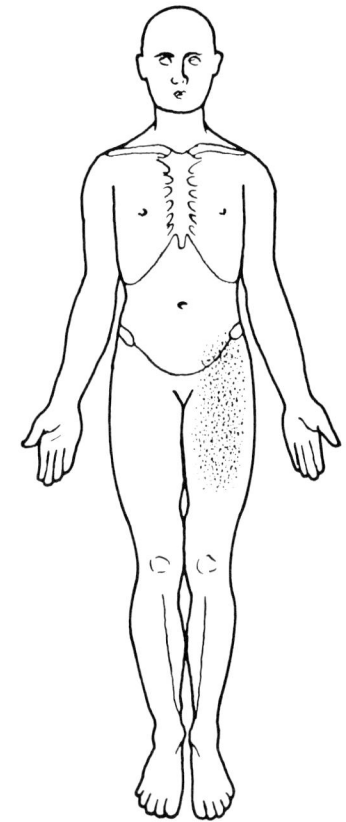

Abb. 14.16. Überlagerte lokale Schmerzen

1. Tag
Ein transversaler Druck nach links in Höhe der Ebene L2/3 sowie oberhalb und unterhalb dieses Gelenks wurde 3mal ausgeübt. Es kam zu einer Besserung der Extension und der linksseitigen Lateralflexion, doch waren diese Bewegungen nach wie vor sehr schmerzhaft.

2. Tag
Nach der 1. Behandlung waren ungünstige Reaktionen ausgeblieben; deshalb wurde im Anschluß an die transversalen Druckanwendungen zusätzlich eine intermittierende variable Traktion durchgeführt, wobei die Traktionseinwirkung sehr sanft dosiert und kurzzeitig angewandt wurde. Ein Gewicht von 12 kg wurde über einen Zeitraum von 10 min bei Traktionsphasen von jeweils 3 s Dauer und ohne Ruhepausen eingesetzt.

4. Tag
Im Bewegungsbereich der Extension und der linksseitigen Lateralflexion schien sich eine allmähliche, allerdings nur langsam fortschreitende Besserung abzuzeichnen; die bisherige Behandlung wurde daher fortgesetzt, und es wurde zusätzlich ein zentraler posteroanteriorer vertebraler Druck eingesetzt.

6. Tag
Als weitere zusätzliche Technik kam nun eine Rechtsrotation der Lendenwirbelsäule und des Beckens hinzu.

Folgende Tage
Die Behandlung wurde über einen Zeitraum von 3 Wochen täglich fortgesetzt. Nach Ablauf dieser Periode erklärte der Patient, daß er in den 3 vorhergehenden Tagen keine Schmerzen mehr im Bein verspürt habe und daß er darüber hinaus in der Lage gewesen sei, problemlos 18 Löcher Golf zu spielen. Die Behandlung wurde daraufhin beendet.

Kokzygodynie

Untersuchung

Vorgeschichte
Sechs Wochen nach einer außergewöhnlich langen Fahrradtour (auf einem Fahrrad mit breitem Sattel) entwickelten sich bei einer 34jährigen Frau Schmerzen im Bereich des Steißbeins. Diese Schmerzen nahmen allmählich an Intensität zu, bis sie ein Stadium erreichten, in dem die Patientin nicht mehr in der Lage war, längere Zeit zu sitzen. Vor allem nach längerem Sitzen hielten die Schmerzen mindestens noch 1 h lang an. Wenn Sie sich dann nicht mehr hinsetzte, blieb sie beschwerdefrei.

Schon seit ihrem 16. Lebensjahr hatte sie nach Gartenarbeit oder anstrengender Hausarbeit leichtere Schmerzen im unteren Rückenbereich, doch bei diesem Symptom hatte sich in den vorausgegangenen 6 Monaten keine Veränderung gezeigt (Abb. 14.17).

Der Hausarzt, der sie überwies, war der Meinung, daß ihre Symptome möglicherweise eher vom unteren Rückenbereich als vom Steißbein ausgingen. Er schlug vor, die Len-

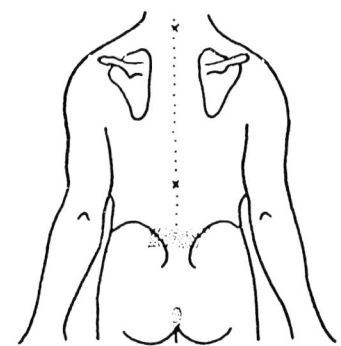

Abb. 14.17. Kokzygodynie

denwirbelsäule versuchsweise manipulativ zu behandeln, um auf diese Weise den Ursprung der Beschwerden zu bestimmen.

Körperliche Befunde
Alle Bewegungen der Lendenwirbelsäule waren schmerzlos durch den vollen Bereich möglich; allerdings konnten die Schmerzen im Steißbein dadurch hervorgerufen werden, daß sie sich auf einen harten Stuhl setzte und sich um 10° zurücklehnte. Sowohl das Steißbein als auch das lumbosakrale Gelenk waren bei Druckanwendung schmerzempfindlich.

Behandlung

Behandlungsrelevante Faktoren
1. Während der einzelnen Behandlungsperioden sind die einzigen Anhaltspunkte, die Aufschluß über die erzielten Fortschritte geben können, Schmerzempfindungen bei Druckeinwirkung und die Fähigkeit der Patientin, sich im Sitzen auf einem harten Stuhl nach rückwärts zu lehnen.
2. Da die Beschwerden nicht einseitig verteilt auftreten, sollte als besonders geeignete Mobilisationsbehandlung ein zentraler posteroanteriorer vertebraler Druck angewandt werden.
3. Da die Schmerzempfindlichkeit einer der erwähnten Anhaltspunkte ist, dürfte es besser sein, die Behandlung mit einer Rotation zu beginnen, um das Entstehen von Rückenschmerzen zu vermeiden, die es der Patientin erschweren würden, ihre Steißbeinbeschwerden richtig zu beurteilen.

4. Wird als erste Mobilisationstechnik die Rotation eingesetzt, ist es gegebenenfalls erforderlich, das Verfahren innerhalb einer Behandlungsphase nur nach einer Seite hin durchzuführen und dann während der folgenden 24 h die Fähigkeit der Patientin zu sitzen zu beurteilen.

1. Tag
Die Behandlung durch Mobilisation mit einem zentralen posteroanterioren vertebralen Druck wurde zunächst als sanftes oszillierendes Verfahren von L3 bis L5 durchgeführt. Obgleich über L5 ein gewisses Maß an Schmerzhaftigkeit festgestellt wurde, war dort kein Muskelspasmus zu erkennen. Bei der Beurteilung der Fähigkeit der Patientin, sich im Sitzen nach hinten zu lehnen, trat der Schmerz nach wie vor bei einem Winkel von 10° auf. Das Verfahren wurde noch 2mal wiederholt; danach war der Winkel, bis zu dem die Patientin sich zurücklehnen konnte, schon auf 20° erweitert. Daraufhin wurde die Mobilisation fortgesetzt, doch führte dies zu keiner weiteren Besserung, so daß die Behandlung abgebrochen wurde.

2. Tag
Die Patientin hatte keinerlei Besserung verspürt, doch traten jetzt die Steißschmerzen beim Sitzen in zurückgebeugter Haltung erst bei 20° auf. Da diese Besserung erhalten geblieben war, beschloß man, den zentralen posteroanterioren vertebralen Druck zu wiederholen. Nach der 3. Phase konnte beim Sitztest eine weitere Besserung um 5° festgestellt werden. Die 4. Phase brachte jedoch keine weitere Besserung.

3. Tag
Das Mißempfinden im unteren Rückenbereich hatte stark zugenommen, aber die Fähigkeit, längere Zeit zu sitzen, hatte sich nicht gebessert. Die Steißschmerzen traten beim Zurücklehnen in Sitzhaltung nach 15° auf. Damit war fast wieder der ursprüngliche Zustand erreicht. Als nächste Mobilisationstechnik wurde eine Rotationsbewegung eingesetzt, bei der die Patientin auf der linken Seite lag. Diese Seite wurde ganz einfach deshalb gewählt, weil an einem Tag jeweils nur eine Seite behandelt werden konnte. Nach 4 Applikationen zeigte sich beim Sitztest eine Besserung um 10° (auf 25°).

4. Tag
Da keine Besserung festgestellt werden konnte und der Sitztest unverändert die am vorausgegangenen Tag erreichten 25° aufwies, wurde die Rotation nun bei Rechtsseitenlage der Patientin durchgeführt. Nach 3 Applikationen konnte beim Sitztest eine weitere Zunahme um 10° (auf 35°) festgestellt werden, doch brachte die 4. Rotationsanwendung an diesem Tage keine weitere Besserung.

5. Tag
Die gesamten Beschwerden im unteren Rückenbereich waren verschwunden und die Patientin stellte fest, daß ihre Steißbeinbeschwerden beim Sitzen sich erst viel später einstellten. Die Untersuchung ergab eine unverändert vorhandene Schmerzempfindlichkeit über dem Steißbein, doch war beim Sitztest der Winkel von 35° nach wie vor erhalten geblieben. Die Rotationsbehandlung bei Rechtsseitenlage der Patientin wurde 3mal wiederholt; daraufhin konnte die Patientin sitzen und sich zurücklehnen, ohne daß irgendwelche Beschwerden auftraten. Auch die Steißbeinempfindlichkeit war fühlbar zurückgegangen.

6. Tag
Die Patientin erklärte, daß sich ihre Fähigkeit, schmerzfrei zu sitzen, bis zu 80% normalisiert habe. Bei Palpation traten nur geringe Beschwerden auf, doch empfand die Patientin im Sitzen beim Zurücklehnen immer noch Steißbeinbeschwerden. Die Rotationsbehandlung wurde 4mal wiederholt; anschließend erwies sich der Sitztest als normal und die Beschwerden waren beseitigt. Man beschloß deshalb, die Behandlung 1 Woche zu unterbrechen, um die dann erzielten Fortschritte zu beurteilen; man empfahl jedoch der Patientin, wieder zur Behandlung zu kommen, falls die Beschwerden sich verschlimmerten.

1 Woche später
Die Schmerzen traten nur noch gelegentlich auf. Während der vorausgegangenen Woche war die Patientin 2mal im Kino gewesen. Bei der Untersuchung war der Sitztest normal und die Palpation erwies sich als schmerzfrei. Die Mobilisation durch Rotation wurde noch 4mal wiederholt; damit war die Behandlung abgeschlossen.

Bandscheibenschädigung im jugendlichen Alter

Untersuchung

Vorgeschichte
Nach einem Bootsunfall traten bei einem 19jährigen Jugendlichen Schmerzen in der rechten Gesäßseite auf, die in das Knie ausstrahlten. Zuvor hatte er nie Rückenbeschwerden gehabt. Obwohl die Beschwerden nicht sehr stark ausgeprägt waren, behinderten sie ihn doch in seiner normalen beruflichen Tätigkeit; nachts hatte er Schlafprobleme (Abb. 14.18).

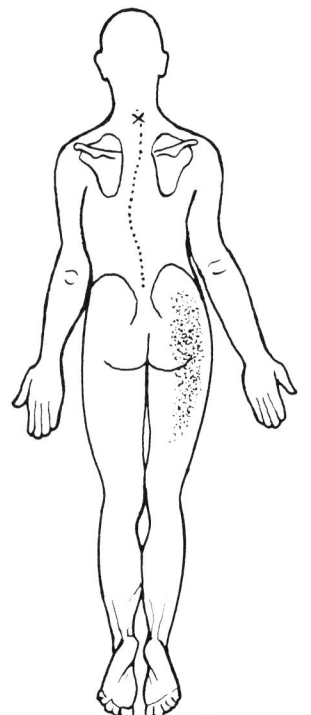

Abb. 14.18. Bandscheibenschädigung im jugendlichen Alter

Körperliche Befunde

Beim Stehen wies der Patient eine kontralaterale skoliotische Neigung der Wirbelsäule auf, die bei Bewegung in seine eingeschränkte Vorwärtsflexion hinein zunahm. Er war nicht in der Lage, mit den Fingerspitzen weiter als bis zu den Knien zu reichen, doch war diese Einschränkung des Flexionsvermögens mehr auf Verspannungen der Rückenmuskulatur als auf Schmerzempfindungen im Gesäß oder im Bein zurückzuführen. Das Anheben des gestreckten Beins rechtsseitig war auf 40° eingeschränkt, doch alle anderen Bewegungen waren vollständig und schmerzlos möglich. Neurologische Veränderungen konnten nicht festgestellt werden.

Behandlung

Behandlungsrelevante Faktoren
1. Da es sich um einen jungen Patienten handelt, ist damit zu rechnen, daß er nur langsam auf die Behandlung ansprechen wird.
2. Da die Diagnose auf Bandscheibenschädigung lautet, dürften Rotation und Traktion hier die beiden wichtigsten Behandlungstechniken sein.
3. Vermutlich müssen diese Techniken mit entsprechendem Kraftaufwand durchgeführt werden.
4. Die Behandlung wird wahrscheinlich eine Besserung der Symptome herbeiführen; sie wird jedoch nicht so schnell eine Besserung der festgestellten Zeichen bewirken.

1. Tag
Viermal wurde eine Linksrotation des Beckens durchgeführt, und obwohl dies offensichtlich keine nennenswerten Veränderungen seines Bewegungsvermögens bewirkte, hatte der Patient doch das Gefühl, daß sein Bein sich freier anfühle.

2. Tag
Die Besserung im Bein hatte 4 h lang angehalten; dann war wieder der frühere Zustand eingetreten. Die Behandlung wurde dennoch fortgesetzt; zusätzlich wurde ein zentraler posteroanteriorer vertebraler Druck eingesetzt.

Diese Behandlung führte erneut zu einer Besserung.

3. Tag
Diesmal hatte die Besserung der Beschwerden im Bein länger angehalten, aber am 3. Tag waren die Symptome mehr oder weniger wieder die gleichen wie am Anfang. Die Behandlung wurde fortgesetzt und es wurde zusätzlich eine Traktion eingeleitet. Erneut besserten sich die Beschwerden.

Darauffolgende Tage
In den folgenden 5 Tagen wurde die gleiche Rotationstechnik, verbunden mit zentralen Druckanwendungen und Traktionsbehandlungen, fortgesetzt. Die Symptome wurden zunehmend geringer. Von Behandlung zu Behandlung blieb auch das zuvor erreichte Ergebnis erhalten, und die Skoliose verringerte sich um 50%. Das Anheben des gestreckten Beins und die Vorwärtsflexion waren im wesentlichen unverändert, außer daß die im Endbereich dieser Bewegungen empfundenen Schmerzen erheblich nachgelassen hatten. Die Behandlung wurde unterbrochen; ein Monat später wurde der Patient wieder untersucht. In diesem Stadium waren die Symptome nach wie vor schwach ausgeprägt und die Bewegungen in etwa gleich. Zwölf Monate später war die Skoliose verschwunden, das Anheben des gestreckten Beins und die Vorwärtsflexion hatten sich um 30% gebessert, waren jedoch immer noch nicht normal; allerdings waren sie in diesem Bereich schmerzfrei.

Schmerzen in beiden Beiden

Es versteht sich von selbst, daß nicht alle Patienten auf eine Behandlung durch Mobilisation oder Manipulation ansprechen. Aber selbst wenn die Behandlung erfolglos bleibt, kann das Ergebnis einer auf methodische und konstruktive Weise durchgeführten Therapie für den überweisenden Arzt besonders aussagekräftig und damit von großem Nutzen sein. Oft ist deutlich erkennbar, daß ein Patient chirurgisch behandelt werden muß und auf konservative Maßnahmen nicht anspricht. Andererseits tritt häufig genug das Unerwartete ein, so daß ein Manipulationsversuch immer gerechtfertigt ist; denn im allgemeinen genügen dabei wenige Behandlungen, um zu einem schlüssigen Ergebnis zu gelangen.

Untersuchung

Vorgeschichte
Eine 27jährige Frau litt bereits seit 5 Jahren an Beschwerden im unteren Rückenbereich, wobei die Symptome gelegentlich auch im Gesäß und bis zu den Knien auftraten. Die Beschwerden hatten in den ersten 18 Monaten eine schleichende Entwicklung mit gelegentlichen Rückenschmerzen genommen, ehe die Schmerzen dann auch in das Bein ausstrahlten. Die Patientin konnte während dieser gesamten Zeit weiterhin ihre Hausarbeit verrichten. Zwei Wochen vor ihrer stationären Aufnahme hatte sie in Fußbodenhöhe Schränke gereinigt; nachdem sie eine halbe Stunde in gebeugter Haltung gearbeitet hatte, war sie nicht mehr in der Lage, sich aufzurichten

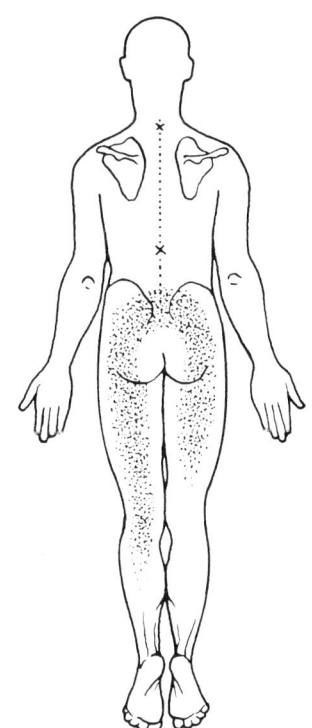

Abb. 14.19. Schmerzen in beiden Beinen

ten. Sie wurde ins Krankenhaus eingeliefert und einer konstanten Lendenwirbeltraktion unterzogen. Nach 11 Tagen war weder bei den Symptomen noch bei den Zeichen eine Besserung eingetreten (Abb. 14.19).

Körperliche Befunde
Bei der Untersuchung konnte die Patientin bei Flexion mit den Fingerspitzen nur bis zu den Knien reichen und war nicht in der Lage, sich seitlich nach links zu beugen. Die rechtsseitige Lateralflexion war auf etwa 50% eingeschränkt und bei der Extensionsbewegung waren sogar nur noch 10% möglich. Das Anheben des gestreckten Beins war linksseitig bis 30° und rechtsseitig bis 45° möglich. Die durch Druck über den 4. und 5. Lendenwirbeldornfortsätzen erzeugte Bewegung war in allen Richtungen um 50% eingeschränkt, wobei starke reflektorische Muskelspasmen auftraten. Neurologische Veränderungen konnten nicht festgestellt werden.

Behandlung

Behandlungsrelevante Faktoren
1. Die Symptome sind, was ihren Ursprung betrifft, höchstwahrscheinlich im Bandscheibenbereich angesiedelt. Deshalb dürften Rotation und Traktion erfolgversprechende Behandlungstechniken sein.
2. Die Patientin wurde aber bereits erfolglos einer konstanten Traktionstherapie unterzogen; deshalb würde auch eine weitere Traktionsbehandlung sehr wahrscheinlich erfolglos bleiben.
3. Die Verfahren, die in rascher Aufeinanderfolge angewandt werden können, um für den Bereich der Lendenwirbelsäule eindeutige Erkenntnisse zu erzielen, sind Rotation, zentraler Druck, Traktion und möglicherweise Anheben des gestreckten Beins.
4. Patienten mit beidseitigen Beinbeschwerden reagieren im allgemeinen sehr langsam auf eine Behandlung, und es ist relativ schwierig, eine spürbare Besserung herbeizuführen.
5. Da diese Patientin sowohl erhebliche Schmerzen als auch markante Bewegungseinschränkungen aufweist, muß bei den Verfahren mit entsprechender Sorgfalt vorgegangen werden, um zu vermeiden, daß die Beschwerden sich verschlimmern.
6. Es muß eine sehr sorgfältige Beurteilung vorgenommen werden mit dem Ziel, möglichst rasch Aufschluß über den jeweiligen Behandlungseffekt zu gewinnen.
7. Bei Anwendung der Rotation ist sowohl im Hinblick auf Gelenkzeichen als auch auf Symptome die linke Seite dominant.

1. Tag
Zunächst wurde eine Rechtsrotation als Bewegung des Grades I durchgeführt. Dadurch wurden die Symptome jedoch gereizt und es zeigte sich auch keine Besserung beim Anheben des gestreckten Beins und bei den anderen Zeichen. Die gleiche Bewegung wurde dann als sehr sanfte Bewegung des Grades IV versucht. Bei diesem Verfahren waren die Schmerzen geringer. Bei der Untersuchung der Vorwärtsflexion ergab sich eine Besserung um 5 cm, während für die linksseitige Lateralflexion erste Ansätze einer Bewegung zu erkennen waren. Das Verfahren wurde wiederholt, führte jedoch zu keiner weiteren Besserung. Die Patientin klagte darüber, daß die Symptome im Rücken sehr viel stärker geworden seien.

2. Tag
Ihre Symptome waren am 2. Tag sehr viel stärker ausgeprägt; allerdings galt dies nur für ihren Rücken und nicht für die Beschwerden in den Beinen. Bei der Untersuchung wurde festgestellt, daß der Fortschritt bei der Flexion und linksseitigen Lateralflexion konstant geblieben war. Man versuchte die gleiche Rotationsbehandlung, doch war diesmal ein Muskelspasmus vorhanden, der eine Bewegung in gleichem Ausmaß, wie es zuvor erreicht worden war, verhindert. Bei der erneuten Untersuchung zeigte sich auch, daß sich das Bewegungsvermögen nicht gebessert hatte. Man entschloß sich daher, die Rotation in diese Richtung aufzugeben und eine Rotation nach der anderen Seite zu versuchen. Diese ließ sich etwas weniger leicht als nach der rechten Seite durchführen und die Technik führte auch hier zu keiner Besserung des

Bewegungsvermögens. Die Patientin nahm dann die Bauchlage ein, und man versuchte einen zentralen posteroanterioren vertebralen Druck, doch es stellte sich heraus, daß diese Bewegung nun stärkere Beschwerden hervorrief als bei der anfänglichen Untersuchung. Im Anschluß an eine Anwendung der Technik als sehr vorsichtige Bewegung des Grades I wurde das Bewegungsvermögen erneut untersucht. Wiederum hatte sich nichts geändert.

3. Tag
Die Patientin berichtete erneut, daß sie wieder stärkere Rückenschmerzen habe. Die Bewegungen hatten sich im Vergleich zu den nach der Behandlung am 1. Tag festgestellten Befunden in keiner Weise verändert. An diesem 3. Tag waren die Rotation und der zentrale posteroanteriore vertebrale Druck schwieriger durchzuführen als am 2. Tag. Damit war ziemlich klar, daß es keinen Sinn hatte, die Behandlung in dieser Form fortzusetzen.

Ein Myelogramm offenbarte eine starke zentrale lumbosakrale Bandscheibenprotrusion L5/S1. Durch eine Dekompressionsoperation konnten die Beschwerden beseitigt werden.

14.3.4 Brustwirbelsäule

„Handschuhartige" Verteilung der Symptome

Hierbei geht es im allgemeinen um das T4-Syndrom. Dies soll aber nicht bedeuten, daß dabei stets das Gelenk T4/5 betroffen sein muß. Das Syndrom kann den Bereich von T3 bis T7 umfassen, doch es geht meist mit Symptomen schwer definierbarer Natur einher, die vermutlich über das autonome Nervensystem einbezogen werden. So kann es mit Symptomen im Arm oder im Kopf in Zusammenhang stehen. Diese gedämpft empfundenen Symptome können den ganzen Kopf, die Hand oder den Arm erfassen. Bei dem nachstehend beschriebenen Beispiel handelt es sich um Symptome, die lokal in Höhe von T4 empfunden wurden. Dies ist allerdings kein wesentliches Kriterium, wenngleich Zeichen stets auch an dem entsprechenden thorakalen Gelenk gefunden werden, wenn die Symptome von dort ausgehen.

Untersuchung

Vorgeschichte
Eine 42jährige Frau klagte über gelegentliches „Ameisenlaufen" in der ganzen rechten Hand. Diese Beschwerden traten im Verlauf des Tages mindestens 5mal auf und hielten jeweils bis zu 1 h lang an. Während der Nacht war sie beschwerdefrei. Während der vorausgegangenen 2 Jahre waren diese Beschwerden auch schon vorhanden gewesen, allerdings in geringerem Ausmaß. In letzter Zeit hatten sie jedoch hinsichtlich ihrer Stärke und auch ihrer jeweiligen Dauer zugenommen. Sie erinnerte sich an keine Verletzung oder Überanstrengung, die vor 2 Jahren die Beschwerden hätte auslösen können oder die für die erst in letzter Zeit eingetretene Verschlimmerung verantwortlich sein könnte.

Die Patientin hatte, unverändert seit vielen Jahren, im mittleren Brustwirbelsäulenbereich eine Stelle extremer Schmerzempfindlichkeit. Diese Empfindlichkeit ging durch Wärme und durch Massagen zurück (Abb. 14.20). Es wurde eine Behandlung durch Traktion und Mobilisation vorgeschlagen.

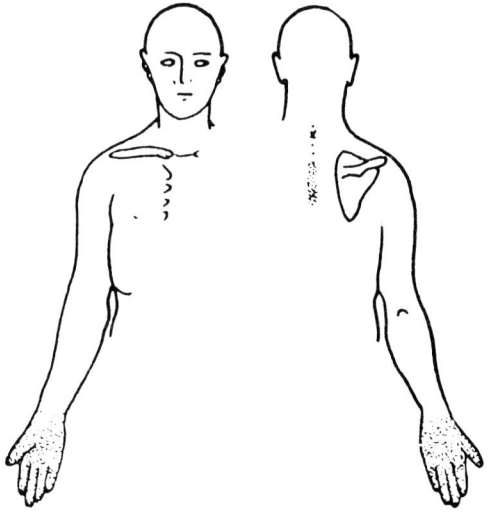

Abb. 14.20. „Handschuhartige" Verteilung der Symptome

Körperliche Befunde
Als einzige Bewegung der Halswirbelsäule, war die Vorwärtsflexion schmerzhaft. Diese Bewegung war zu 40% beeinträchtigt und verursachte stechende Schmerzen in der vorderen Partie des rechten Arms, die sich von der Schulter bis zum Handgelenk erstreckten. Die Bewegungen des Rumpfs und der oberen Extremitäten war uneingeschränkt und schmerzlos möglich. Im Bereich der Halswirbelsäule konnte keine Druckschmerzhaftigkeit festgestellt werden, doch war T5 äußerst empfindlich und schmerzhaft; ein in diesem Bereich ausgeübter Druck verursachte Schmerzen im Bereich des rechten Ellbogens. Die Patientin konnte stechende und brennende Schmerzen in der Hand durch Bewegungen auslösen, wie sie sie beim Kämmen ihrer Haare ausführte. Wenn sie dann die Hand kräftig schüttelte, gingen die Schmerzen zurück.

Behandlung

Behandlungsrelevante Faktoren
1. Da diese Beschwerden nicht auf ein plötzliches oder traumatisches Ereignis zurückzuführen waren, sollte vielleicht als erstes Verfahren eine Traktion versucht werden.
2. Eine Traktionsbehandlung in flektierter Haltung sollte vor einer Traktion in neutraler Haltung versucht werden, da die Beschwerden wohl kaum vom oberen Bereich der Halswirbelsäule ausgehen können.
3. Im Hinblick auf Mobilisationstechniken sollte vor Anwendung eines zentralen posteroanterioren vertebralen Drucks eine Rotation der Halswirbelsäule versucht werden, da die Beschwerden einseitig verteilt sind.
4. Falls keines der genannten Verfahren zu einer Linderung der Beschwerden führt, sollte zusätzlich eine Mobilisation des Bereichs um T5 angewandt werden. Zu beachten ist, daß die autonome Nervenversorgung für den Arm bis zu einer noch tieferen Ebene, nämlich T8, ausgeht.

1. Tag
Zunächst wurde eine Traktion in Flexionshaltung mit 10minütiger kräftig dosierter Zugeinwirkung (ca. 15 kg) vorgenommen. Da zum Zeitpunkt der Behandlung die Hand gerade beschwerdefrei war, konnte die Dosierung der Zugkraft bei der Traktion nicht den Symptomen entsprechend ausgerichtet werden. Nach Wegnahme der Traktion hatte sich die Nackenflexion etwas gebessert, doch das prickelnde, kribbelnde Gefühl trat nach wie vor auf, wenn die Patientin ihre Haare kämmte. Nachdem die Traktion in Flexionshaltung weitere 15 min angewandt worden war, zeigten sich keinerlei Veränderungen in bezug auf die Nackenbewegungen und das „Ameisenkribbeln" in der Hand.

2. Tag
Die Patientin erklärte, daß die Intensität der Symptome in der Hand möglicherweise etwas nachgelassen habe, doch seien die Beschwerden beim Haarekämmen nach wie vor unverändert. Die Nackenflexion hatte sich im Vergleich zum Vortag geringfügig gebessert. Die Traktion in Flexionshaltung wurde wiederholt, diesmal unter stärkerer Krafteinwirkung (25 kg), da gegenüber der vorausgegangenen Behandlungssitzung keine wesentliche Veränderung im positiven oder negativen Sinne zu verzeichnen war. Die Dauer dieser Behandlung betrug 20 und 15 min. Nach der Behandlung war die Nackenflexion um weitere 5° verbessert (insgesamt somit um etwa 10°), doch bei der Testbewegung des Haarekämmens zeigte sich immer noch keine Veränderung.

3. Tag
Bei der Nackenflexion war die leichte Besserung erhalten geblieben, doch hatte sich, was die Symptome in der Hand betrifft, keine weitere Besserung eingestellt. Um die Traktionswirkung zu intensivieren, wurde die Traktion jetzt von der neutralen Position ausgehend durchgeführt. Der jetzt angewandte Zug war so stark, daß die Patientin fast vom Stuhl hochgehoben wurde. In dieser Position versuchte sie dann den Test mit dem Haarekämmen und stellte fest, daß das „Ameisenkrib-

beln" zwar auch jetzt wieder auftrat, daß es aber nun doch von geringerer Intensität war. Bei der 1. Anwendung konnte die Patientin die Traktionskraft nur 3 min lang aushalten und beim 2. Versuch nur für eine Dauer von 2 min, weil im mittleren Thoraxbereich Schmerzen auftraten. Nach der 2. Traktionsphase war das Flexionsvermögen im Nacken um 5° schlechter als zuvor, und auch bei dem Test mit dem Haarekämmen war keine Änderung eingetreten.

4. Tag
Die Patientin berichtete, daß sie sich wieder genauso fühle wie vor der Behandlung und auch die Untersuchung ergab keinen nennenswerten Fortschritt. Man ging deshalb von der Traktion zu Mobilisationsbehandlungen über. Zunächst wurde dabei eine Linksrotation der Halswirbelsäule versucht. Angesichts der Tatsache, daß die Patientin einer starken Traktion ausgesetzt werden konnte, ohne daß sich dabei nachteilige Auswirkungen gezeigt hatten, wurde die Mobilisation von Anfang an recht kräftig dosiert angewandt, und die Bewegung wurde 1 min lang beibehalten. Danach war der Test mit dem Haarekämmen unverändert, doch hatte sich die Nackenflexion um 10° gebessert. Daraufhin wurde die Rotation mit noch mehr Kraftaufwand vorgenommen, doch führte dies zu keiner weiteren Veränderung der Symptome und Zeichen. Da somit keine wesentlichen Fortschritte zu verzeichnen waren, wurde als nächste Mobilisationstechnik ein zentraler posteroanteriorer vertebraler Druck 3mal abwechselnd mit einem gegen die linke Seite der Dornfortsätze zwischen C4 und T1 ausgerichteten transversalen vertebralen Druck angewandt. Diese Verfahren bewirkten jedoch keine Veränderungen, die eine Fortsetzung dieser Therapie gerechtfertigt hätten. Man beschloß deshalb, den mittleren Bereich der Brustwirbelsäule zu mobilisieren, ehe eine Lateralflexion der Halswirbelsäule versucht werden sollte. Von T3 bis T7 wurde ein zentraler posteroanteriorer vertebraler Druck angesetzt, der so dosiert war, daß dadurch keine Schmerzen im Ellbogen der Patientin auftreten konnten; diese oszilierende Bewegung wurde 1,5 min lang fortge-

setzt. Nach der Behandlung war die Nackenflexion unbeeinträchtigt und schmerzfrei und das Ergebnis des Tests mit dem Haarekämmen hatte sich um etwa 50% verbessert. Bei der Wiederholung dieser Mobilisation stellte man fest, daß der Druck jetzt erheblich verstärkt werden konnte, ohne daß dadurch lokale oder ausstrahlende Schmerzen ausgelöst wurden. Nach der 3. Mobilisation konnte die Patientin das Kribbeln und Prickeln in der Hand beim Haarekämmen nicht mehr auslösen.

5.–7. Tag
Sowohl der Schweregrad als auch die Dauer der Beschwerden hatten nach dem 4. Behandlungstag deutlich abgenommen, und die Nackenflexion war in keiner Weise mehr eingeschränkt, obwohl die Bewegung immer noch Schmerzen im Unterarm hervorrief. Man wiederholte den zentralen posteroanterioren vertebralen Druck zwischen T3 und T7, ohne daß dies zu Schmerzen im Ellbogen führte, und die Patientin wies daraufhin wiederum keinerlei Symptome und Zeichen mehr auf. Nach dem 6. Behandlungstag blieb die Patientin beschwerdefrei, doch da T5 nach wie vor schmerzhaft war, wurde die Mobilisationstechnik am 7. Tag nochmals wiederholt.

Behandlung im weiteren Verlauf
Einen Monat später kam es zu einem leichten Rückfall, der jedoch nach 2tägiger Behandlung durch Mobilisation des mittleren Brustwirbelsäulenbereichs wieder beseitigt werden konnte.

Dieser Fallbericht wurde in die Berichtsammlung aufgenommen, um zu zeigen, daß die Therapeutin auch mit dem Auftreten atypischer Symptome rechnen und bereit sein muß, bisweilen auch die weniger auffälligen Bereiche zu behandeln.

Rückenschmerzen im Thoraxbereich

Untersuchung

Vorgeschichte
Eine 31jährige Frau verspürte zum ersten Mal vor 4 Jahren Rückenschmerzen im Thoraxbe-

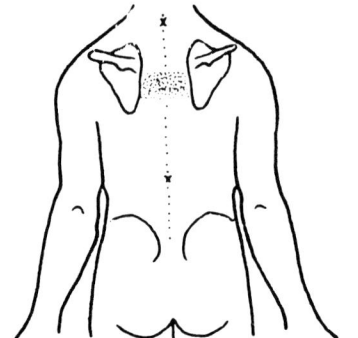

Abb. 14.21. Rückenschmerzen im Thoraxbereich

reich. Diese traten nach einem Tag außergewöhnlich harter körperlicher Arbeit auf und klangen erst nach 2 Wochen wieder ab. Im Anschluß an diese Attacke war es jeweils nach besonders harter Arbeit zu ähnlichen Erscheinungen gekommen, obwohl sich bei der Arbeit selbst nie ein solcher plötzlicher Schmerzanfall einstellte. Die Schmerzen klangen jeweils innerhalb von 2 Wochen wieder ab. In jüngster Zeit waren die Schmerzen jedoch zu einer ständigen Begleiterscheinung geworden; bei schwerer körperlicher Anstrengung wurden sie stets verschlimmert. Beim morgendlichen Aufwachen hatte die Patientin ein Gefühl der Steifigkeit in diesem Bereich der Brustwirbelsäule (Abb. 14.21), die etwa 30 min nach dem Aufstehen verschwand.

Körperliche Befunde
Die Beschwerden waren gleichförmig auf beiden Seiten der Brustwirbelsäule verteilt. Die Rotation des Rumpfs war nach beiden Seiten um 20 bis 25° eingeschränkt, und beide Bewegungen verursachten jeweils Schmerzen 2,5 cm links von T8/9. Bei den passiven Tests der Intervertebralgelenke stellte man eine Einschränkung der Rotation zwischen T4 und T5 und zwischen T5 und T6 fest. Über den Dornfortsätzen von T4, T5 und T6 und in geringerem Maße auch über T3 und T7 wurde eine deutliche Druckempfindlichkeit festgestellt. Bei fester Druckeinwirkung in diesem Bereich der Wirbelsäule kam es zu starken Muskelkontraktionen, die die Intervertebralbewegung verhinderten.

Behandlung

Behandlungsrelevante Faktoren
1. Die Mobilisationsbehandlung wird jeweils nur bis zu der Stelle durchgeführt werden können, wo der Muskelspasmus auftritt.
2. Die Beschwerden sind gleichförmig verteilt, doch treten bei der Rotationsbewegung nach links und nach rechts linksseitige Schmerzen auf, was ein nach einer Seite ausgerichtetes Verfahren erforderlich macht.
3. Besonders günstig reagiert die Brustwirbelsäule zunächst auf einen zentralen posteroanterioren vertebralen und danach auf einen transversalen vertebralen Druck zur schmerzhaften Seite hin (in diesem Falle nach links).
4. Bei dieser Patientin geht es darum, drei Komponenten zu beseitigen: den Schmerz, die Steifigkeit beim Aufstehen und die Empfindlichkeit im Zusammenhang mit der Begrenzung des Bewegungsvermögens zwischen T4 und T6. Diese Empfindlichkeit und die Einschränkung des Bewegungsvermögens können durch Mobilisation gebessert werden; die Schmerzen und die Steifigkeit könnten eine Traktionsbehandlung erforderlich machen.
5. Da die Mobilisationsbehandlungen schneller zu positiven Ergebnissen führen, sollten sie zuerst angewandt werden.

1. Tag
Über den Dornfortsätzen von T3 abwärts bis zu T8 wurde ein zentraler posteroanteriorer vertebraler Druck angewandt. Der Bereich zwischen T4 und T6 war besonders empfindlich und schmerzhaft, so daß dort der Druck geringer dosiert werden mußte. Die oszillierende Bewegung wurde in einem konstanten Rhythmus etwa 1,5 min lang über den gesamten Bereich verteilt angewandt. Der Muskelspasmus erwies sich dabei nicht als hinderlich, da aufgrund der lokalen Schmerzhaftigkeit die oszillierende Bewegung nicht so tief ausgeführt werden konnte, daß dabei der Muskelspasmus ausgelöst wurde. Die Rotation nach beiden Seiten besserte sich um jeweils 10°, aber linksseitig traten nach wie vor Schmerzen auf.

Diese sanfte oszillierende Mobilisation wurde noch 3mal wiederholt. Das Rotationsvermögen besserte sich dadurch weiterhin, war aber noch nicht vollständig wiederhergestellt; die Bewegung bewirkte nun eine allgemeine Empfindlichkeit im Thoraxbereich, das die linksseitigen Schmerzen überlagerte. Nach einer kurzen Ruhephase erklärte die Patientin, daß die Schmerzen geringer seien als vor der Behandlung.

Sie wurde darauf hingewiesen, daß sich die Beschwerden möglicherweise nach der Behandlung verstärken könnten und wurde gebeten, zunächst keine Arbeiten zu verrichten, durch die die Beschwerden erfahrungsgemäß verschlimmert werden würden.

2. Tag

Die Schmerzen und die Steifigkeit beim Aufstehen waren unverändert. Die Patientin hatte eine Empfindlichkeit in der Rückenmitte (vermutlich als Folgeerscheinung der Mobilisationsbehandlung), und die Linksrotation löste linksseitige Schmerzen aus, doch fehlten jetzt nur noch 15° bis zum normalen Ende des Rotationsbereichs.

Es wurde die gleiche zentrale posteroanteriore vertebrale Drucktechnik angewandt, diesmal jedoch mit stärkerem Kraftaufwand. Obwohl der therapierte Bereich empfindlich war, war es doch möglich, den Druck bis zur Ebene des Muskelspasmus zu verstärken. Die Technik wurde 4mal wiederholt; dabei wurde die oszillierende Bewegung jeweils 1,5 min lang angewandt. Danach war der Bewegungsbereich vollständig und schmerzfrei wiederhergestellt, während die Wirbelsäule nach wie vor sehr empfindlich war.

Man beschloß, die Behandlung für 48 h zu unterbrechen, damit die Empfindlichkeit abklingen konnte, was dann erst eine eindeutige Beurteilung ermöglichen würde.

3. Tag

Am Tag nach der Behandlung war der Rücken der Patientin empfindlich, doch berichtete sie, daß die Schmerzen weniger stark gewesen seien. Die Steifigkeit beim Aufstehen war unverändert geblieben. Die Rotationsbewegung war jetzt nur noch geringfügig eingeschränkt, verursachte jedoch nach wie vor linksseitig Beschwerden. Die Empfindlichkeit war aber weniger stark ausgeprägt als zu Beginn der Behandlung und der Muskelspasmus war verschwunden.

Die zentrale posteroanteriore vertebrale Druckbehandlung wurde vorsichtig 4mal in Form einer kontinuierlichen oszillierenden Bewegung wiederholt; jeweils abwechselnd mit einem transversalen vertebralen Druck gegen die rechte Seite der Dornfortsätze von T3 bis T7, der zur linken schmerzhaften Seite hin ausgerichtet wurde; diese Technik wurde 3mal wiederholt. Daraufhin war die Rotation schmerzfrei durch den vollen Bereich möglich, was das bisher beste bei dieser Patientin erzielte Behandlungsergebnis darstellte. Man beschloß, die Behandlung 3 Tage zu unterbrechen, damit alle Empfindlichkeit wieder vollständig abklingen konnte.

4. Tag

Alle Beschwerden waren abgeklungen, und die Rückenschmerzen waren nahezu verschwunden. Die Steifigkeit beim Aufstehen war jedoch nach wie vor vorhanden, und obwohl die Rotationsbewegung keine Einschränkung mehr aufwies, verursachte sie doch ein allgemeines Schmerzempfinden im Bereich der Brustwirbelsäule.

Die Bewegungen schienen normal zu sein, doch waren nach wie vor bis zu einem gewissen Grad noch Rückenschmerzen und Steifigkeit vorhanden, weshalb man beschloß, eine Traktionsbehandlung einzuleiten. Man stellte fest, daß der passive intervertebrale Rotationsbereich sich gebessert hatte und nahezu normal war. Da eine gewisse Einschränkung zurückgeblieben war, beschloß man, die Mobilisationsbehandlung zu wiederholen. Wenn diese zu keiner Besserung führen würde, mußte man die Intervertebralgelenke dann manipulativ behandeln.

Die am 3. Behandlungstag angewandten oszillierenden Verfahren wurden wiederholt. Es war kein Muskelspasmus mehr vorhanden, und auch die Empfindlichkeit war nur noch sehr schwach ausgeprägt. Im Anschluß daran wurden zwei Traktionsanwendungen von 15 bzw. 10 min Dauer durchgeführt. Der Zugwinkel des Zervikalriemens betrug ca. 30° zur Horizontalen, und obwohl die Patientin keine Schmerzen im unteren Rückenbereich hatte, nahm sie eine Position mit flektierter Hüft- und Kniestellung ein.

5. Tag
Am Morgen fühlte sich die Patientin nach eigenen Aussagen sehr viel besser. Sie hatte keine Schmerzen und auch beim Aufstehen fast kein Steifigkeitsgefühl mehr. Die Rotationsbewegung war sowohl bei den aktiven als auch bei den passiven Tests der Bewegungen des Intervertebralgelenks normal.

Es erfolgte keine weitere Mobilisationsbehandlung, doch wurde die Traktion noch 2mal für eine Dauer von 10 bzw. 15 min wiederholt.

Eine Woche später berichtete die Patientin, daß sie seit der letzten Behandlung keinerlei Rückenschmerzen und keine Steifigkeit mehr verspürt habe.

Traumatisch bedingte „gürtelartig" verteilte Thoraxschmerzen

Untersuchung

Vorgeschichte
Im Anschluß an einen Verkehrsunfall, der sich 1 Woche vor Behandlungsbeginn ereignet hatte, erlitt ein 33jähriger Mann einen Kollaps des linken oberen Lungenlappens, wobei gürtelartig verteilte Thoraxschmerzen (linksseitig stärker als auf der rechten Seite) in Höhe des 5. Brustwirbels auftraten. Wegen der Brustschmerzen fiel ihm das Atmen schwer, das Husten war ihm überhaupt nicht möglich, und er konnte den linken Arm nicht über Kopfhöhe hinaus hochheben.

Es wurden zwei Leitungsanästhesien durchgeführt, doch diese führten nur zu einer vorübergehenden Linderung der Beschwerden (Abb. 14.22)

Körperliche Befunde
Der Rumpf wurde „starr" gehalten, als sollte jede Bewegung vermieden werden, da Bewegungen des Kopfes Brustschmerzen verursachten. Auf der linken Rumpfseite strahlten die konstanten Schmerzen in Höhe der 5. Brustwirbelebene zirkulär um den Brustkorb bis zum Sternum aus. Die rechtsseitigen Schmerzen, die nur schwach ausgeprägt waren und den Patienten nicht ständig quälten, ließen in Ruhelage nach. Die Rotationsbewegung des Rumpfs nach links bewirkte Schmerzen im gesamten Bereich, die posterior auf der linken Seite schon nach einer Rotationsbewegung von 10° besonders heftig empfunden wurden. Die nach rechts gerichtete Rotationsbewegung bewirkte Schmerzen nach 40°. Bei Lateralflexion des Rumpfs traten Schmerzen schon zu Beginn der Seitbewegung nach links auf und nach 20° der Bewegung nach rechts. Die Rumpfflexion war besser möglich als alle anderen Bewegungen, doch mußte sie sehr langsam ausgeführt werden. Ohne fühlbare Rumpfbewegungen löste die Extension des Kopfs und des Nackens bei 50° die Schmerzen in der Brust aus. Die Rotationsbewegung der Halswirbelsäule nach links, bei der 20° bis zum Ende fehlten, verursachte gleichfalls Schmerzen in der Brust. Diese waren über den Dornfortsätzen zwischen dem 3. und 4. Brustwirbel am stärksten ausgeprägt.

Behandlung

Behandlungsrelevante Faktoren
1. Mit Rücksicht auf die heftigen und die stark eingeschränkten Bewegungen wird die Mobilisationsbehandlung äußerst vorsichtig durchgeführt werden müssen.
2. Eine Traktionsbehandlung dürfte dadurch erschwert werden, daß der Patient nicht in der Lage ist, ohne Schmerzen auf dem Rücken zu liegen; doch vielleicht könnte sie im Sitzen vorgenommen werden.
3. Obwohl die Symptome und Zeichen eine gewisse einseitige Dominanz aufweisen, dürfte der zentrale posteroanteriore vertebrale Druck vermutlich die beste Behandlungsmethode sein, da diese Technik bevorzugt im Thoraxbereich angewandt wird, und da die Symptome sich nach beiden Seiten ausbreiten.

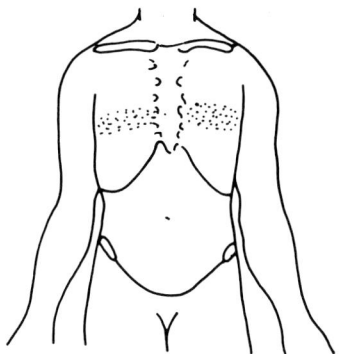
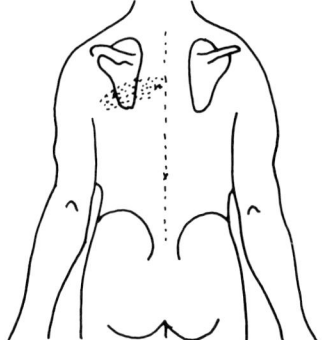

Abb. 14.22. Traumatisch bedingte „gürtelartig" verteilte Thoraxschmerzen

1. Tag
Der zentrale posteroanteriore vertebrale Druck wurde sehr vorsichtig über den Dornfortsätzen zwischen dem 2. und 6. Brustwirbel angesetzt. Die Mobilisation, die so sanft durchgeführt wurde, daß weder Muskelspasmus noch Schmerzen auftreten konnten, wurde über einen Zeitraum von 2 min angewandt. Die Rumpfdrehung nach links besserte sich von 10° auf 25°. Das Verfahren wurde noch 2mal wiederholt, wonach die Linksrotation bis 45° gelang. Alle anderen Bewegungen besserten sich dabei, so auch das Anheben des Arms. Der Patient sagte, daß die Schmerzen nun nicht mehr ganz so heftig seien. Um Gelenkbeschwerden zu vermeiden, beschloß man, die Behandlung für diesen Tag zu beenden. Der Patient wurde auf die Möglichkeit hingewiesen, daß die Symptome sich im weiteren Verlauf des Tages verschlimmern könnten.

2. Tag
Der Patient berichtete, daß er sich 5 h lang wunderbar gefühlt habe, daß die Beschwerden aber am Morgen schlimmer geworden seien. Bei der Untersuchung zeigte die Armbewegung unverändert eine Besserung und die Linksrotation des Rumpfs war bis 30° möglich. Dies ist ein Beispiel für einen Patienten, der sich zwar möglicherweise aufgrund der Behandlung schlechter fühlt, während seine Zeichen jedoch eine Besserung aufweisen. So kann es sein, daß ein Patient über starke Schmerzen klagt und auch weiterhin, über einen Zeitraum von 5 Tagen, der Meinung ist, daß seine Schmerzen sich verschlimmern, obwohl die entsprechenden Zeichen sich längst gebessert haben. Eine Besserung der Zeichen dient der Therapeutin als Orientierungshilfe hinsichtlich der Wahl der weiteren Behandlungstechniken. Ein zentraler posteroanteriorer vertebraler Druck, der nun kräftiger dosiert wiederholt wurde, erwies sich als unangenehmer für den Patienten als die Anwendung am vorausgegangenen Tag, doch war der Druck immer noch nicht so stark, daß er einen Muskelspasmus auslösen konnte. Das Verfahren wurde 3mal wiederholt, wodurch eine weitere Vergrößerung der Linksrotation des Rumpfes bis zu 60° erreicht wurde.

3. Tag
Der Patient fühlte sich viel besser und die Linksrotation des Rumpfes war bis 45° möglich. Nun wurde ein transversaler vertebraler Druck gegen die rechte Seite der Dornfortsätze des 2. bis 7. Brustwirbels angewandt, und zwar zur schmerzhaften linken Seite hin. Nach 2 Anwendungen dieser Technik war die Drehung des Rumpfs nach links bis 65° möglich. Diese Technik schien jedoch, was die erzielten Ergebnisse betraf, dem zuvor eingesetzten Verfahren nicht überlegen zu sein. Daraufhin wurde 2mal ein zentraler posteroanteriorer vertebraler Druck angewandt, was zur Folge hatte, daß die Linksrotation schmerzfrei bis 75° möglich wurde. Der insgesamt erzielte Fortschritt war als befriedigend anzusehen.

4.–6. Tag
Die Behandlung wurde in Form einer Kombination aus zentralem posteroanteriorem vertebralem Druck und transversalem vertebralem Druck fortgesetzt, wobei jeweils 4mal von dem einen zum anderen Verfahren gewechselt wurde. Dabei wurde der Druck von Tag zu Tag allmählich in dem Maße gesteigert, wie bei den Symptomen Fortschritte zu verzeichnen waren. Von einer Traktionsbehandlung wurde aus zwei Gründen abgesehen: Der Fortschritt war zufriedenstellend und der Patient konnte, nachdem er nun wieder voll berufstätig war, nur noch die für die Behandlung absolut erforderliche Zeit aufwenden. Am 6. Tag machten sich die Beschwerden nur noch als geringfügige Beeinträchtigung bemerkbar, und die Bewegungen waren durch den vollen Bereich möglich, wenngleich die Linksrotation des Rumpfes und die Extensionsbewegung nach wie vor leichte Schmerzen im linken Thoraxbereich hervorriefen. Die Armbewegungen waren normal, und weder beim Atmen noch beim Husten traten Beschwerden auf.

Weitere Behandlung
Die Behandlung wurde daraufhin in 3 weiteren Sitzungen fortgesetzt, die an jedem 2. Tag stattfanden; dieser Behandlungsrhythmus war auf die beruflichen Verpflichtungen des Patienten abgestimmt. Die gleiche Behandlungsroutine, wie sie zuvor angewandt worden war, wurde nun in kräftiger Dosierung fortgesetzt; beim letzten Besuch waren die Bewegungen normal und schmerzfrei und die Beschwerden des Patienten waren verschwunden.

Abdominalbeschwerden mit vage ausgeprägten Zeichen

Der nachfolgende Fallbericht zeigt an einem konkreten Beispiel, wie bei einer unsicheren Diagnose manipulative Verfahren zum Zweck der Diagnosefindung herangezogen wurden; er wurde in dieses Kapitel aufgenommen, um zu demonstrieren, wie die manipulative Therapie, obgleich es sich dabei um eine empirisch fundierte Behandlungsform handelt, methodisch und konstruktiv als eine aktive und doch sichere eliminative Behandlungsform eingesetzt werden kann.

Untersuchung

Vorgeschichte
Bei der Patientin handelt es sich um ein 12jähriges Mädchen, das für den Wettkampfschwimmsport trainierte. Achtzehn Monate vor der Behandlung trat bei ihr beim Schwimmen ein heftiger stechender Schmerz auf der linken Abdominalseite auf, und sie mußte aus dem Wasser gehoben werden. Drei Wochen später konnte sie wieder mit dem Schwimmsport beginnen und danach traten nur noch gelegentlich kurze stechende Schmerzen auf. Vor 2 Monaten setzten wieder vage linksseitige Abdominalschmerzen ein, die allmählich immer länger anhielten und sie beim Schwimmtraining mehr und mehr beeinträchtigten. Bei der Befragung erwähnte sie, daß sie 6 Monate vorher beim Training außerhalb des Schwimmbeckens leichte Schmerzen im Rücken zwischen T12 und L2 (Abb. 14.23) verspürt habe.

Als einziges Symptom war zum Zeitpunkt der Behandlung ein vorwiegend linksseitiger Abdominalschmerz zu verzeichnen, der beim Schwimmen und in geringerem Maße bei längerem Spazierengehen auftrat.

Der überweisende Arzt empfahl ihr, vorübergehend mit dem Schwimmen aufzuhören und es erst nach einer probeweise angewandten manipulativen Therapie wieder damit zu versuchen, um dann zu sehen, ob diese Behandlung geholfen habe.

Körperliche Befunde

Bei der Untersuchung waren alle aktiven Bewegungen schmerzfrei, doch schien die aktive Lateralflexion nach links im Vergleich zu der gleichen Bewegung nach rechts zwischen den Dornfortsätzen von T12 und L2 eingeschränkt zu sein. Die passive Untersuchung des Bereichs der Intervertebralbewegungen ergab eine Einschränkung zwischen T12 und L1 sowie zwischen L1 und L2.

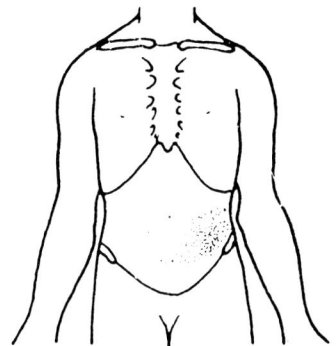
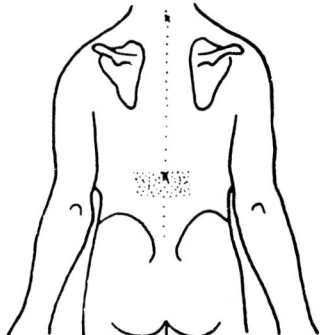

Abb. 14.23. Abdominalschmerzen und vage Zeichen bei einer jungen Patientin

Bei der auf dem Bauch liegenden Patientin wurde ein starker Druck gegen die linke Seite des Dornfortsatzes von T12 ausgeübt, so daß dieser nach rechts gedrückt wurde, dabei traten bisweilen Schmerzen in der linken Seite des Abdomens auf.

Behandlung

Behandlungsrelevante Faktoren
1. Jungen Patienten mit hartnäckigen Beschwerden, die wegen ihres Schweregrads eine Behandlung erforderlich machen, kann häufig schwerer geholfen werden als Menschen mittleren Alters mit ähnlichen Symptomen.
2. Wenn die Symptome ihren Ursprung am Übergang zwischen Brust- und Lendenwirbelsäule haben, sind die drei wichtigsten Mobilisationstechniken: der zentrale posteroanteriore vertebrale Druck, der transversale vertebrale Druck sowie die Rotation der Lendenwirbelsäule; Behandlungen sollten auch vorzugsweise in der genannten Reihenfolge angewandt werden.
3. Bei einer Einschränkung des aktiven Bewegungsbereichs zwischen T12 und L2, wie sie bei dieser Patientin vorliegt, könnte die Mobilisation durch transversalen vertebralen Druck entweder auf die Wiederherstellung der vollständigen Beweglichkeit ausgerichtet werden oder sie könnte dem allgemeinen Prinzip zufolge darin bestehen, daß die Dornfortsätze zur schmerzhaften Seite hin gedrückt werden. Beide Ansätze beinhalten jeweils die Anwendung von transversalem vertebralem Druck, jedoch jeweils von entgegengesetzten Seiten.
4. Die Intervertebralgelenke T12–L1 und L1/2 können manipuliert werden, wenn die Symptome sich durch die Mobilisationsbehandlung nicht bessern lassen.
5. Als Richtwerte für einen möglichen Behandlungsfortschritt können lediglich die Veränderungen der Schmerzen beim Gehen bzw. beim Schwimmen herangezogen werden. Wenn beim Gehen eine Normalisierung erreicht werden kann und dies als Indiz für eine Besserung der Beschwerden gewertet wird, ist es gerechtfertigt, einen Schwimmtest zu versuchen, sobald das Gehen schmerzfrei geworden ist.

1. Tag
Man wählte den zentralen posteroanterioren vertebralen Druck in Verbindung mit einem transversalen vertebralen Druck gegen die linke Seite des Dornfortsatzes zwischen T11 und L2. Auf diese Weise sollte die Einschränkung des aktiven Bereichs der Lateralflexion verringert werden (im Gegensatz zu dem Prinzip der „Druckanwendung zur Schmerzseite hin"). Diese beiden Mobilisationen wurden 3mal in jeder Richtung durchgeführt. Das Mädchen wurde gebeten, vor dem Frühstück 3 km zu gehen, um den Zeitpunkt des Auftretens und den Schweregrad des Schmerzes selbst zu beurteilen.

2. Tag
Die Patientin berichtete über linksseitige, nur kurze Zeit verspürte Abdominalschmerzen, die zunächst nach 450 m und dann erneut nach 800 m einsetzten. Die aktive Lateralflexion nach links zeigte keine Veränderung, während jedoch gewisse lokale Schmerzen an der Wirbelsäule als Folge der Behandlung des vorausgegangenen Tages zu verzeichnen waren. Da es der Patientin allem Anschein nach weder besser noch schlechter ging, wurde die Behandlung vom Vortag wiederholt. Die Patientin wurde gebeten, den Gehtest vor dem Frühstück zu wiederholen.

3. Tag
Die Schmerzen beim Gehen waren an diesem Morgen weniger stark. Die linksseitig verspürten stechenden Schmerzen traten zunächst nach 550 m und dann wieder nach 700 m auf. Da dies auf einen möglichen Fortschritt hindeutete, wurde das gleiche mobilisierende Verfahren wiederholt.

4. Tag
Beim Gehtest traten in etwa die gleichen stechenden Schmerzen auf wie am vorhergehenden Tag. Die Lateralflexion war offenbar unverändert. Man war der Meinung, daß sie sich nach dem 3. Behandlungstag hätte bessern müssen und daß auch der Gehtest weitere Fortschritte hätte ergeben müssen. Die Behandlung wurde deshalb geändert; es wurde nur ein transversaler vertebraler Druck angewandt, der diesmal gegen die rechte Seite der Dornfortsätze von T11 und T12 gerichtet war, so daß diese zur schmerzhaften Seite hin gedrückt wurden. Diese Technik wurde 4mal für eine Dauer von jeweils ungewähr 1 min angewandt. Dazwischen wurde jeweils die aktive linksseitige Lateralflexion untersucht, bei der sich aber keine Veränderung zu zeigen schien.

5. Tag
An diesem Morgen waren beim Gehen keine Schmerzen mehr aufgetreten und bei der Untersuchung zeigte die linksseitige Lateralflexion eine leichte Besserung. Die Behandlung vom 4. Tag wurde deshalb fortgesetzt und man empfahl der Patientin, einen Schwimmtest über 800 m (½ Meile) zu versuchen.

6. Tag
Beim Schwimmen waren nur 2mal kurzzeitig stechende Schmerzen aufgetreten. Die Lateralflexion hatte sich etwas gebessert. Bei sehr starkem gegen die linke Seite von T12 ausgeübtem Druck traten keine Abdominalschmerzen mehr auf. Die Behandlung des 4. und 5. Tages wurde wiederholt und ein Schwimmtest über 3200 m (2 Meilen) empfohlen.

7. Tag
Trotz der längeren Schwimmstrecke waren keine Beschwerden mehr aufgetreten. Die Lateralflexion erschien gegenüber dem 6. Tag unverändert. Man beschloß, die Behandlung abzusetzen, da das normale Schwimmtraining am vorhergehenden Tag keinerlei Symptome mehr verursacht hatte.

Nach Beendigung ihres Sommertrainingsprogramms berichtete die Patientin vier Monate später, daß sie keine weiteren Beschwerden mehr gehabt habe.

Anhang 1. Theoretische Grundlagen und Erstellung des Bewegungsdiagramms

„Die Geographie wäre ohne Kartenmaterial nicht erfaßbar. Karten fassen eine Vielzahl verwirrender Fakten in einer Form zusammen, die ein unmittelbares Verstehen ermöglicht. Ich vermute, daß auch die Wirtschaftswissenschaften (beziehungsweise die passive Bewegung) im Grunde genommen nicht komplizierter sind (ist) als die Geographie, nur daß es sich dabei um Dinge handelt, die in Bewegung sind. Wenn doch nur jemand eine dynamische Karte erfinden würde" (Snow 1965).

Das Bewegungsdiagramm als Unterrichts- und Kommunikationshilfe und zum Selbstlernen

Das Bewegungsdiagramm soll lediglich die Funktion einer Unterrichtshilfe und eines Kommunikationsmittels haben. Wenn beispielsweise die posteroanteriore Bewegung des Intervertebralgelenks C3/4 untersucht werden soll, die durch einen Druck auf die Dornfortsätze (s. Abb. 9.59) herbeigeführt wird, so werden in dieser Testmethode Ungeübte Schwierigkeiten haben, genau zu erkennen, was sie eigentlich tasten. Anhand des Bewegungsdiagramms lernen sie jedoch, die Bewegung nach Kriterien wie Bewegungsbereich, Schmerz, Widerstand und Muskelspasmus zu analysieren. Darüber hinaus werden sie auch dazu veranlaßt zu analysieren, in welcher Art und Weise diese Faktoren zusammenwirken und wie sie die Bewegung beeinflussen.

Das Bewegungsdiagramm (und dies gilt auch für die einzelnen Bewegungsgrade) spielt keine entscheidende Rolle bei der Anwendung passiver Bewegung als Behandlungsform. Es ist andererseits jedoch wesentlich für das Verständnis des Zusammenhangs zwischen den verschiedenen Bewegungsgraden und den festgestellten Gelenkzeichen. Obgleich das Bewegungsdiagramm für Therapeuten, die die Manipulation erfolgreich in der Praxis einsetzen wollen, keine besondere Bedeutung hat, ist es jedoch für den Unterricht sehr wichtig, wenn dieser das gesamte Konzept der manipulativen Behandlung umfaßt und auf höchstem Niveau erfolgen soll. Bewegungsdiagramme sind wesentlich, wenn es darum geht zu versuchen, die verschiedenen Komponenten zu trennen, die bei der Untersuchung einer Bewegung getastet werden. Sie erweisen sich deshalb als wesentlich für das Unterweisen anderer Personen wie auch für das Selbststudium und, in Verbindung damit, für die Entwicklung der eigenen Analysefähigkeiten und des Verstehens der Behandlungstechniken und ihrer Wirkung auf die Symptome und Zeichen.

Die in dem Diagramm dargestellten Komponenten sind *Schmerz, spasmusfreier Widerstand* (Steifigkeit) und *Muskelspasmus,* wie sie bei der Untersuchung der Gelenke festgestellt werden, deren jeweilige Ausprägung und ihr Verhalten innerhalb des gesamten Bewegungsbereiches und ihrer jeweiligen Wechselbeziehungen. Die Reaktion des Gelenks auf Bewegung wird deshalb in sehr ausführlicher Form erläutert. Die Theorie des Bewegungsdiagramms wird in diesem Anhang in der Weise beschrieben, daß zunächst seine Komponenten für sich getrennt erörtert werden. Die Zusammenstellung eines Diagramms für eine bestimmte Bewegungsrichtung eines Gelenks bei einem bestimmten Patienten folgt auf S. 507.

Jede der genannten Komponenten stellt für sich allein einen umfassenden Themenkomplex dar; es ist vorgesehen, diese Sachverhalte auf folgende Aspekte eingegrenzt knapp darzustellen. Bei dem hier angesprochenen Muskelspasmus handelt es sich um einen reflektorischen Muskelspasmus als sekundärer Erscheinung bei einer Gelenkstörung (Schutzspasmus). Nicht berücksichtigt werden spastische Zustände, die durch Erkrankungen der oberen motorischen Neuronen hervorgerufen werden und die willkürliche Kontraktion der Muskeln. Häufig steht die Intensität einer solchen willkürlichen Kontraktion in keinem Verhältnis zu dem tatsächlich empfundenen Schmerz, sondern ist eher ein Ausdruck der Furcht des Patienten vor der Art des Untersuchers, mit dem Gelenk umzugehen.

Ein Bewegungsdiagramm wird in der Weise erstellt, daß man im Hinblick auf das Verhalten des Schmerzes, des physischen Widerstands und des Muskelspasmus Kurven aufzeichnet, wobei veranschaulicht wird, in welcher Position innerhalb des Bereichs die jeweilige Erscheinung auftritt (dies wird auf der waagerechten Linie AB markiert) und welche Intensität bzw. Qualität jede dieser Erscheinungen aufweist (was auf der vertikalen Linie AC vermerkt wird) (Abb. A1.1).

Die Basislinie AB steht für einen beliebigen Bewegungsbereich, von einem Ausgangspunkt A bis zu dem Endpunkt des durchschnittlichen normalen passiven Bereichs bei B reichend, wobei daran zu erinnern ist, daß bei der Untersuchung der Bewegungen eines beliebigen Gelenks des Patienten diese nur dann als normal beurteilt werden können, wenn ein fester zusätzlicher Druck im Endbereich der Bewegung angewandt werden kann, ohne daß dabei Schmerzen auftreten (s. Abschn. 4.3). Es ist ohne Belang, ob der darzustellende Bewegungsbereich gering oder groß ist, ob er die Bewegung eines Gelenks oder einer Gruppe von Gelenken, die zusammenwirken, beinhaltet, ob er eine posteroanteriore Bewegung auf dem Dornfortsatz von C4 mit einem Ausmaß von 2 mm darstellt oder eine Linksrotation der Halswirbelsäule von 90°, die von der neutralen Position ausgeht.

Aufgrund der Dehnbarkeit der Weichteilgewebe weist das Ende des Bewegungsbereichs eines *jeden* Gelenks eine gewisse physiologische oder pathologische „Weichteilgewebekomponente" auf. Somit ist der „Endbereich" ein beweglicher Punkt bzw. er hat eine bestimmte Tiefe oder Position auf der Bereichslinie. Indem auf halber Strecke des Gesamtausmaßes des „Endbereichs" als Markierung „Grad IV" eingetragen und diese Bezeichnung jeweils auf der entsprechenden Seite mit einem Pluszeichen (+) bzw. Minuszeichen (–) versehen wird, läßt sich darstellen, mit welchem Kraftaufwand die Bewegung gegen Ende des Bereichs auszuführen ist (A. Edwards, unveröffentlichte Beobachtungen).

Punkt A, als Ausgangspunkt der Bewegung, ist gleichfalls variabel. Seine Position kann an der äußersten Stelle des Bereichs dem Punkt B gegenüber liegen oder irgendwo im mittleren Bereich, was sich danach richtet, welcher Ausgangspunkt für das Diagramm am geeignetsten ist. Wenn es sich beispielsweise bei der darzustellenden Bewegung um die Rotation der Halswirbelsäule handelt und der Schmerz oder die Bewegungseinschränkung erst bei den letzten 10° des Bewegungsbereichs eintritt, zeigt das Diagramm das Verhalten der drei anderen Faktoren in deutlicherer Form, wenn die Grundlinie lediglich die letzten 20° und nicht die gesamten 90° der Halswirbelrotation darstellt. Um es klar und deutlich zu sagen, die Position A wird definiert durch Festlegung des durch die Grundlinie AB dargestellten Bereichs. In dem genann-

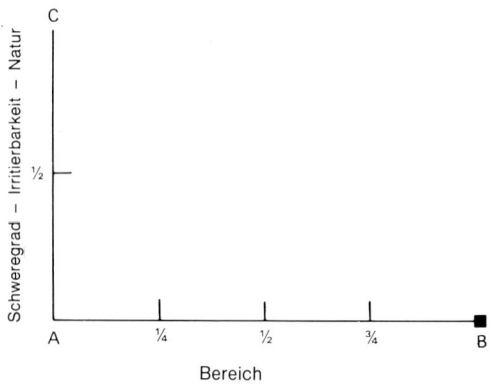

Abb. A1.1. Anlegen eines Bewegungsdiagramms

ten Beispiel muß, wenn die Grundlinie einen Bereich von 90° darstellt, A dann die Position markieren, in der der Kopf sich in Mittelstellung befindet; in ähnlicher Weise muß, wenn die Grundlinie 20° darstellt, der Punkt A die Position kennzeichnen, in der der Kopf um 70° nach links gedreht ist (wobei natürlich davon ausgegangen wird, daß der normale durchschnittliche Rotationsbereich nach jeder Seite 90° beträgt).

Wenn das Bewegungsdiagramm dazu verwendet wird, die bei der Untersuchung der passiven Bewegung getasteten Befunde zu veranschaulichen, muß klar sein, daß der Punkt B jeweils den äußersten Punkt der *passiven Bewegung* darstellt und daß dieser, von Ausnahmefällen abgesehen, stets jenseits des äußersten Punkts des aktiven Bewegungsbereichs liegt; dies zu berücksichtigen ist sehr wichtig.

Die vertikale Achse AC stellt die Qualität oder Intensität der aufgezeichneten Faktoren dar; Punkt A bedeutet das absolute Fehlen des Faktors und Punkt C die maximale Qualität oder Intensität des Faktors, die die Untersucherin dem betreffenden Patienten zuzumuten bereit ist. Die Verwendung des Begriffs „Maximum" in bezug auf die „Intensität" ist naheliegend; damit ist gemeint, daß der Punkt C die maximale Schmerzintensität darstellt, die die Untersucherin hervorzurufen bereit ist. Das „Maximum" hinsichtlich der „Qualität" bezieht sich auf zwei weitere wesentliche Aspekte des Konzepts.

1. *Irritierbarkeit*. Die Untersucherin bricht die Testbewegung ab, wobei der Schmerz nicht unbedingt sehr stark ausgeprägt sein muß; andererseits aber fühlt sie, daß es zu einer Verschlimmerung oder latenten Reaktion kommen könnte, wenn sie mit der Bewegung weiter in den schmerzhaften Bereich hineingeht.
2. *Verhalten*. Ein Schmerz im Gesäß setzt bei der mit S_1 bezeichneten Stelle ein, strahlt dann jedoch bei weiterführender Bewegung in das Bein aus. Die Untersucherin kann entscheiden, die Bewegung nicht weiterzuführen, wenn der dadurch hervorgerufene Schmerz das Knie und den oberen Bereich der Wade erreicht hat.

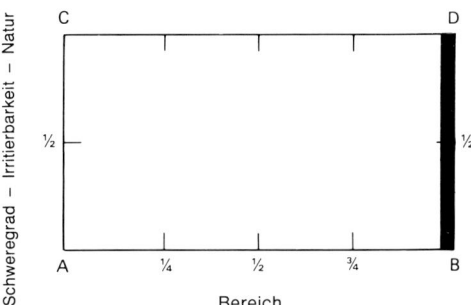

Abb. A1.2. Vervollständigtes Bewegungsdiagramm

Diese Bedeutung von „Maximum" im Verhältnis zu jeder der bereits erwähnten Komponenten wird an anderer Stelle nochmals angesprochen. Das Basisdiagramm wird durch vertikale und horizontale Linien, die von B und C zu D gezogen werden (Abb. A1.2), vervollständigt.

Andere Variationsmöglichkeiten der Grundlinie AB werden auf S. 507 besprochen.

Schmerz

S_1

Zunächst geht es darum festzustellen, ob der Patient überhaupt Schmerzen hat und, falls dem so ist, ob sie in Ruhelage oder nur bei Bewegungen auftreten.

Wir nehmen nun an, daß die Schmerzen nur bei Bewegungen auftreten.

Der erste Schritt besteht darin, das Gelenk langsam und vorsichtig in den Bereich hineinzubewegen, der getestet werden soll, wobei der Patient gebeten wird, es sofort zu sagen, wenn er irgendwelche Beschwerden empfindet. Die Position, wo dies dann der Fall ist, wird notiert.

Der zweite Schritt besteht in der Durchführung mehrerer kleinerer oszillierender Bewegungen in verschiedenen Abschnitten des schmerzfreien Bereichs, wobei die Bewegung nach und nach innerhalb des Bereichs weiter vordringt bis zu der Stelle, wo die ersten Schmerzen auftreten. Auf diese Weise wird genau die Stelle ermittelt, an der die Schmerzen zuerst empfunden werden. Wenn dabei mit der erforderlichen Sorgfalt vorgegangen

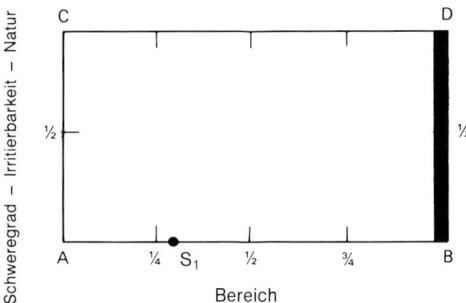

Abb. A1.3. Einsetzen von Schmerz

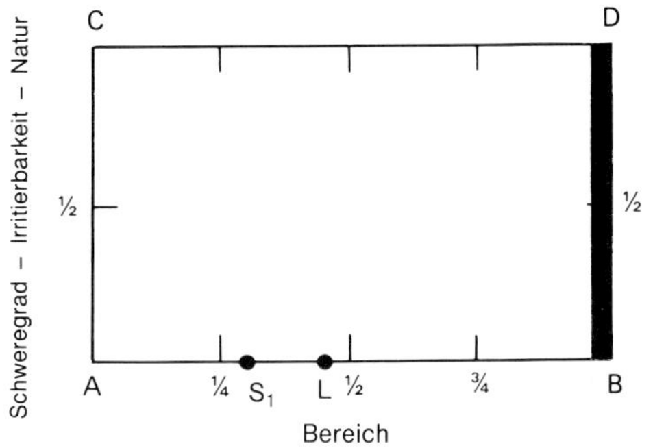

Abb. A1.4. Ende des Bewegungsbereichs

wird und wenn die Untersucherin sich vor Augen hält, daß es ausschließlich darum geht, die Stelle zu lokalisieren, an der das erste Schmerzempfinden auftritt, besteht keine Gefahr einer Verschlimmerung. Die Stelle, an der der Schmerz einsetzt, wird mit S_1 bezeichnet und auf die Grundlinie des Diagramms notiert (Abb. A 1.3).

Der Punkt S_1 wird also in zwei Phasen ermittelt:

1. zunächst mit einer einzelnen langsamen Bewegung,
2. dann mit kleinen oszillierenden Bewegungen.

Ist der Schmerz relativ stark, liegt der Punkt, der bei der ersten langsamen Einzelbewegung festgestellt wird, innerhalb des Bereichs tiefer als der Punkt, der durch die oszillierenden Bewegungen ermittelt wird. Nachdem man also herausgefunden hat, wo der Schmerz bei der langsamen Bewegung zum ersten Mal empfunden wurde, werden die oszillierenden Testbewegungen in einem Bereich durchgeführt, in dem keine Verschlimmerung hervorgerufen werden kann.

$L - (a)$ wo

Der nächste Schritt besteht darin, den vorhandenen Bewegungsbereich zu bestimmen. Dies geschieht durch langsame Bewegung des Gelenks über den Punkt S_1 hinaus, bis das Ende des Bewegungsbereichs erreicht ist. Dieser Punkt wird auf der Grundlinie durch den Buchstaben L gekennzeichnet (Abb. A 1.4).

$L - (b)$ was

Als nächstes wird festgestellt, welche Komponente eine weitere Bewegung verhindert oder beeinträchtigt. Da hier bisher nur vom Schmerz die Rede war, wird mit S_2 senkrecht über L die maximale Qualität oder Intensität des Schmerzes (Abb. A 1.5) angegeben.

Die Intensität oder Qualität des Schmerzes in jeder einzelnen Position wird als ein Punkt angenommen, der irgendwo auf der senkrechten Achse des Diagramms (d.h. zwischen A und C) zwischen völliger Schmerzfreiheit (A) und dem Ende des möglichen Bewegungsbereichs (C) liegt. Dabei ist es wichtig festzuhalten, daß die maximale Intensität oder Qualität

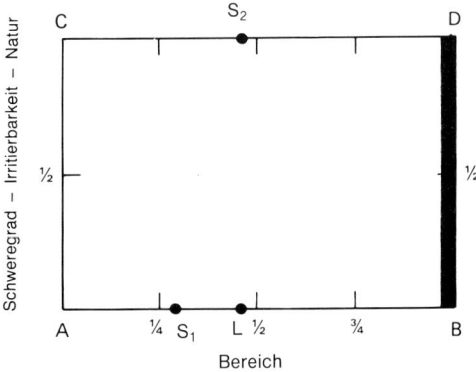

Abb. A1.5. Maximale Qualität oder Intensität des Schmerzes

des Schmerzes in dem Diagramm das Maximum an Schmerz darstellt, das die Physiotherapeutin auszulösen bereit ist. Dieser Punkt liegt deutlich unterhalb und weit abseits der Ebene, die einen für den Patienten unerträglichen Grad der Schmerzintensität bedeuten würde. Dieses Schätzen beim Bestimmen des „Maximums" ist naturgemäß ein rein subjektives Vorgehen, das von Person zu Person unterschiedliche Ergebnisse bringt. Obwohl manche Leser nunmehr der Meinung sein könnten, daß dies eine schwerwiegende Schwäche des Bewegungsdiagramms sei, *ist es doch in Wirklichkeit gerade seine Stärke.* Wenn die Studentin ihr „L" und „S_2" mit dem ihres Lehrers vergleicht, zeigen ihr die gegebenenfalls bestehenden Unterschiede, daß sie zu kräftig vorgegangen ist oder zu „sanft und vorsichtig".

L – (c) wie

Nachdem entschieden wurde, die Bewegung bei L wegen der maximalen „Qualität oder Intensität" des Schmerzes abzubrechen und entsprechend den Punkt S_2 auf der Linie CD einzutragen, muß S_2 qualifiziert werden. Wenn der Grund für das Einhalten der Bewegung bei L die Intensität des Schmerzes ist, dann sollte S_2 wie folgt qualifiziert werden: „S_2 (Intensität)".

Wenn jedoch die Untersucherin glaubt, daß es zu einer gewissen latenten Reaktion kommen könnte, falls sie das Gelenk noch weiterbewegt, obwohl der Schmerz nicht sehr stark ist, sollte S_2 wie folgt qualifiziert werden: „S_2 (latent)" (Abb. A1.6).

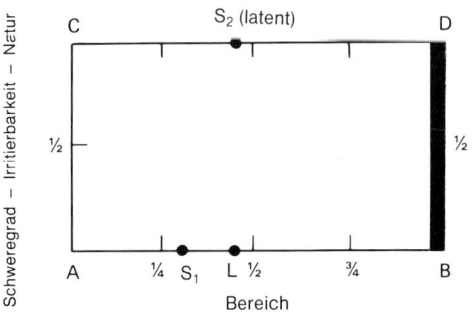

Abb. A1.6. Latente Reaktion bei maximaler Qualität oder Intensität des Schmerzes

$S_1\ S_2$

Der nächste Schritt besteht darin, das Verhalten des Schmerzes zwischen S_1 und S_2 während der Bewegungsphase zu ermitteln. Wenn der Schmerz gleichförmig mit der fortschreitenden Bewegung in den schmerzhaften Bereich hinein zunimmt, ist die S_1 und S_2 verbindende Linie eine Gerade (Abb. A1.7). Allerdings kann es auch sein, daß der Schmerz nicht gleichmäßig zunimmt; sein Verlauf kann auch unregelmäßig sein, so daß sich dann eine bogen- oder winkelförmig ausgebildete Kurve ergibt. So wird der Schmerz vielleicht zuerst in etwa im ersten Viertel des Bereichs empfunden und verändert sich anfänglich rasch; dann kann die Bewegung weitergeführt werden, bis schließlich im dritten Viertel ein Endpunkt erreicht ist (Abb. A1.8).

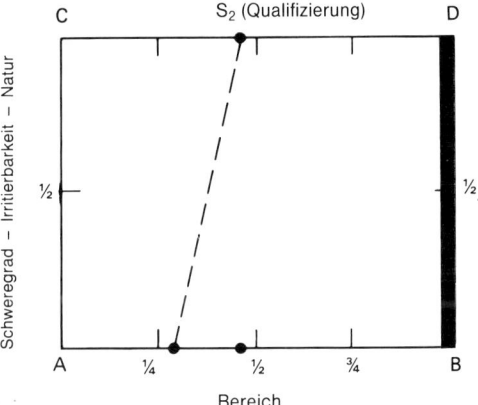

Abb. A1.7. Bei der Bewegung gleichförmig zunehmender Schmerz - - - - = Schmerz

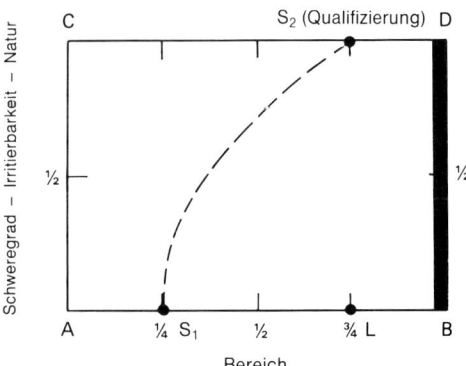

Abb. A1.8. Unregelmäßige Zunahme des Schmerzes

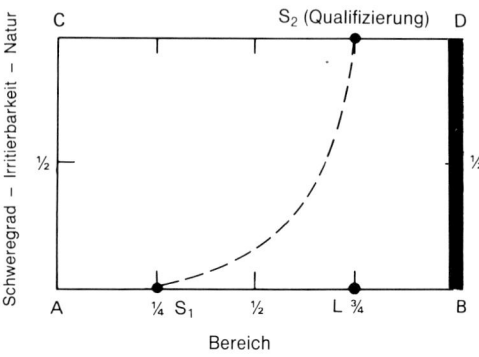

Abb. A1.9. Der Schmerz erreicht im dritten Viertel des Bereichs ein Maximum

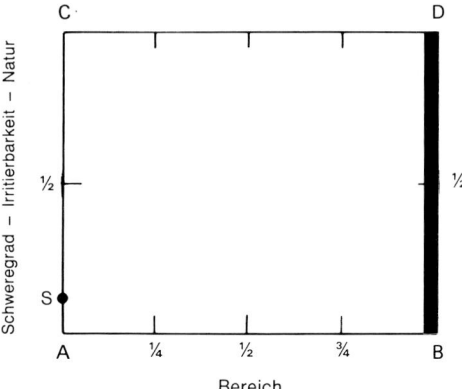

Abb. A1.11. Schmerzen in Ruhelage

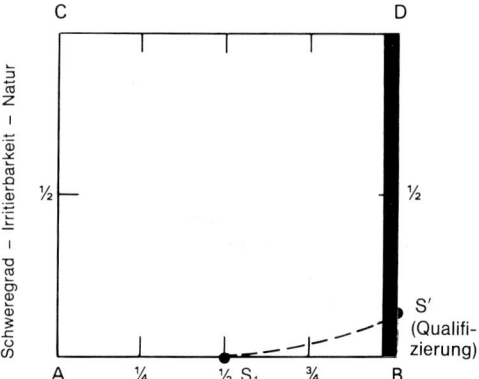

Abb. A1.10. Schmerzintensität, die die Bewegung nicht limitiert

Bei einem anderen Beispiel tritt der Schmerz vielleicht im Viertelbereich auf und bleibt schwach ausgeprägt, bis er sich plötzlich verändert und im Dreiviertelbereich S_2 erreicht (Abb. A1.9).

Diese Beispiele beziehen sich auf Schmerzen, die die Bewegung des Gelenks durch den vollen Bewegungsbereich verhindern, doch gibt es Fälle, wo der Schmerz zu keinem Zeitpunkt eine Intensität erreicht, die ein Weiterbewegen über diesen Punkt hinaus unmöglich machen würde. Abbildung A1.10 zeigt ein Beispiel für einen auf der Hälfte des Bewegungsbereichs wahrgenommenen leichten Schmerz, der sich über diesen Punkt hinaus kaum verändert, so daß das Ende des normalen Bewegungsbereichs erreicht werden kann, ohne daß dabei ein die Bewegung limitierender Schmerz ausgelöst wird. Es gibt somit keinen Punkt L; S′ (= S Strich) erscheint auf der senkrechten Linie BD und bezeichnet die betreffende Stärke des Schmerzes an dieser Stelle (Abb. A1.10). Die Verwendung des mathematischen „S-Strich" in diesem Zusammenhang ist damit zu begründen, daß sie einen numerischen Wert darstellt, der als einzige Faktoren nur sich selbst und Einheit aufweist (Concise Oxford Dictionary).

Um nun zu einem zu Beginn dieses Kapitels erwähnten Beispiel zurückzukehren, bei dem das Gelenk schon in Ruhelage schmerzhaft ist: hier muß abgeschätzt werden, welche Stärke und Qualität der Schmerz in Ruhelage aufweist; dieser Wert erscheint als S auf der senkrechten Achse AC (Abb. A1.11). In einem solchen Fall wird langsam und vorsichtig mit der Bewegung begonnen, bis der anfangs verspürte Schmerz allmählich zunimmt (S_1 in Abb. A1.12). Das Schmerzverhalten über diesen Punkt hinaus wird in der bereits beschriebenen Weise aufgezeichnet. Abbildung A1.13 zeigt ein Beispiel für eine solchen Kurve. Wenn das Gelenk in Ruhelage schmerzhaft ist, so werden die Beschwerden schon allein durch unachtsames Bewegen verschlimmert. Erfolgt die Untersuchung jedoch mit Sorgfalt und Geschick, dürften keine Schwierigkeiten auftreten.

Erneut muß darauf hingewiesen werden, daß diese Art der Beurteilung des Schmerzes rein subjektiver Natur ist. Dessen ungeachtet handelt es sich dabei um eine wertvolle Me-

Das Bewegungsdiagramm

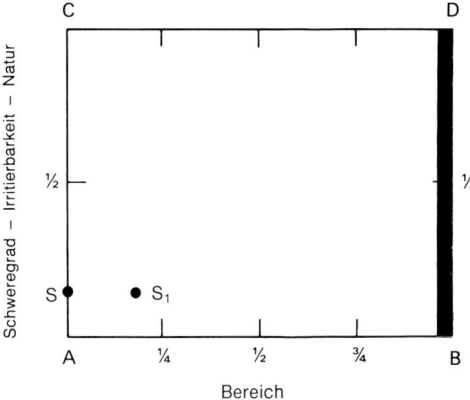

Abb. A1.12. Niveau, von dem aus der Schmerz zunimmt

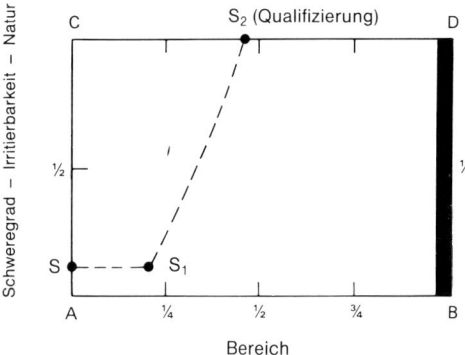

Abb. A1.13. Schmerzen bei zunehmender Bewegung

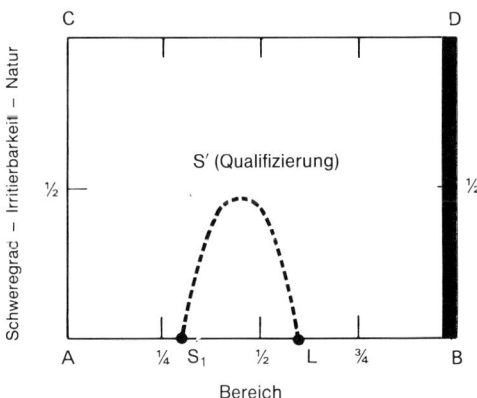

Abb. A1.14. Schmerzhafter Bogen

thode, mit deren Hilfe die Studenten lernen können, die unterschiedlichen Formen des Schmerzverhaltens wahrzunehmen. Ein solches Einschätzen der unterschiedlichen Schmerzverhaltensmuster gewinnt in dem Maße an Qualität, wie diese Art der Beurteilung von Patient zu Patient immer wieder praktiziert und dann jeweils mit der von einer erfahreneren Physiotherapeutin vorgenommenen Beurteilung verglichen wird.

Ein schmerzhafter Bogen, der durch eine passive Bewegung ausgelöst wird, könnte wie in Abb. A1.14 dargestellt aussehen.

Widerstand (frei von Muskelspasmus)

Diese Art von Widerstand kann auf eine adaptive Verkürzung der Muskeln oder Kapseln, ein Narbengewebe, Veränderungen arthrotischer Gelenke und viele andere Situationen zurückzuführen sein, bei denen kein Muskelspasmus beteiligt ist.

Ein normales Gelenk, das im Zustand völliger Entspannung passiv bewegt wird, fühlt sich an wie „gut geölt", und die Bewegung geht „reibungsfrei" vor sich, so wie nasse Seife auf feuchtem Glas gleitet (Maitland 1980). Für die Physiotherapeutin, die die passive Bewegung als Behandlungsform einsetzt, ist es wichtig, den Unterschied zu erkennen zwischen einer ungehindert ablaufenden reibungsfreien Bewegung und einer Bewegung, die zwar durch den vollen Bewegungsbereich ausgeführt werden kann, jedoch innerhalb dieses Bereichs einen geringfügigen Widerstand aufweist.

Bei der Darstellung der Kräfte, die beim Dehnen eines Ligaments vom Beginn der Bewegung bis zum Bruchpunkt zur Einwirkung gebracht werden, umfaßt die Kurve einen „Ausgangsbereich", einen „linearen Bereich" und einen „plastischen Bereich". Der plastische Bereich endet mit dem „Bruchpunkt" (Abb. A1.15).

Bei der Beurteilung eines anomalen Widerstands bei einer Gelenkbewegung ist physikalischen Gesetzen zufolge davon auszugehen, daß unmittelbar in dem Augenblick, in dem

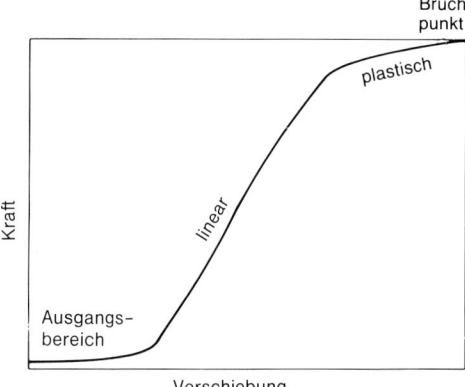

Abb. A1.15. Dehnungsdiagramm

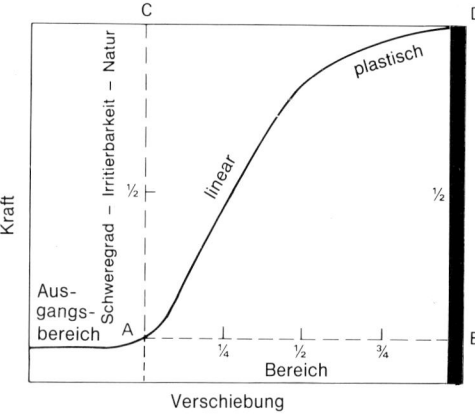

Abb. A1.16. Bewegungsdiagramm (ABCD) innerhalb des Dehnungsdiagramms. Der gestrichelte rechteckige Bereich (ABCD) ist der Teil des Dehnungsdiagramms, der die Grundlage des zur Darstellung anomaler Widerstände (W_1, W_2 oder W_1 W') verwendeten Bewegungsdiagramms bildet

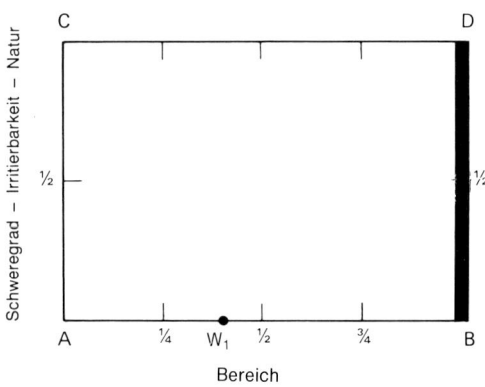

Abb. A1.17. Ermittlung der Position von W_1

die Bewegung beginnt, ein gewisser Grad an Widerstand gegeben sein muß. Der Widerstand wirkt dabei der Bewegungsrichtung entgegengesetzt; er kann so minimal sein, daß er von der Physiotherapeutin nicht wahrgenommen wird. Dies entspricht dem sogenannten „Ausgangsbereich" des Dehnungsdiagramms, der in dem Bewegungsdiagramm, wie es von der Manualtherapeutin verwendet wird, ausgespart bleibt.

Der Abschnitt der Dehnungskurve, der dem eigentlichen Bewegungsdiagramm entspricht, gibt die klinischen Befunde hinsichtlich des Verhaltens des Widerstands wieder, wobei das Bewegungsvermögen des Patienten nur im linearen Bereich untersucht wird (Abb. A 1.16).

W_1

Bei der Beurteilung einer Gelenkbewegung im Hinblick auf Widerstand besteht die beste Methode, die freie Bewegung eines Gelenks zu prüfen darin, das Gelenk mit einer Hand zu stützen und zu umfassen, während die andere Hand eine oszillierende Bewegung durch einen beliebigen Bereich des Bewegungsspielraums ausführt. Wenn die Therapeutin fühlt, daß diese Bewegung reibungsfrei vonstatten geht, kann die oszillierende Bewegung weiter in den Bereich hinein geführt werden. Auf diese Weise kann der gesamte mögliche Bewegungsbereich beurteilt werden. Mit zunehmender Erfahrung und durch Vergleich zweier Patienten sowie durch Vergleich der rechten Seite des Patienten mit seiner linken Seite wird die Physiotherapeutin rasch lernen, selbst einen geringfügigen Widerstand bei einer Gelenkbewegung wahrzunehmen. Auf diese Weise wird dann der Punkt W_1 ermittelt und auf der Grundlinie AB notiert (Abb. A 1.17).

$L - wo$, $L - was$

Die Bewegung des Gelenks wird dann bis zum Ende des Bewegungsbereichs ausgeführt. Wenn die Bewegung durch Widerstand eingeschränkt ist, wird der vorhandene Bewegungsbereich festgestellt und mit dem Buch-

Das Bewegungsdiagramm

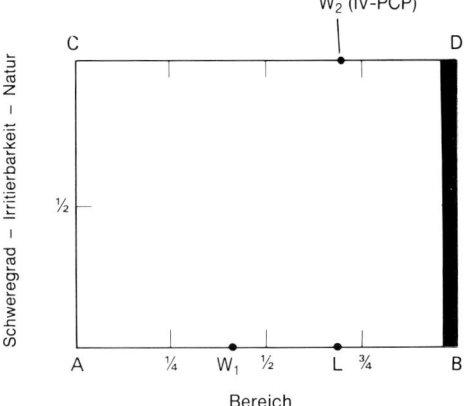

Abb. A1.18. Qualifizierung von W_2

ren wie z. B. eine primär chronische Polyarthritis die durch den Punkt W_2 gekennzeichnete Stärke des Widerstands auf ein relativ geringes Maß beschränken. Deshalb muß W_2 genauso wie S_2 qualifiziert werden. Die Qualifizierung muß, wenn es sich um den vorsichtigen schonenden Bereich handelt, auf zweierlei Art (z. B. W_2 (IV –, PCP)) erfolgen, wobei erstens die Stärke und zweitens der Grund anzugeben ist, weshalb die Bewegung gestoppt wird, obwohl der Widerstand nur schwach ausgeprägt ist. Wenn W_2 einen starken Widerstand dokumentiert (z. B. W_2 (IV + +)), muß nur dessen Grad angegeben werden (Abb. A1.18).

staben L auf der Grundlinie markiert. Senkrecht über L wird auf der Linie CD W_2 eingetragen, was bedeutet, daß es der Widerstand ist, der für die Einschränkung des Bewegungsbereichs verantwortlich ist. Mit W_2 wird dabei nicht notwendigerweise ausgesagt, daß die Physiotherapeutin zu schwach wäre, um die Bewegung noch weiterzuführen; vielmehr bezeichnet dieser Punkt die Stärke des Widerstands, über die hinauszugehen die Physiotherapeutin nicht bereit ist. Dabei können Fakto-

W_1 W_2

Der nächste Schritt besteht darin, das Verhalten des Widerstands zwischen W_1 und L, d.h. zwischen W_1 und W_2, zu ermitteln. Das Verhalten des Widerstands zwischen W_1 und W_2 wird durch ein Hin- und Herbewegen des Gelenks innerhalb des Bereichs zwischen W_1 und L beurteilt; in dem Diagramm wird dann durch Einzeichnen einer Linie das Verhalten des Widerstands notiert (Abb. A1.19).

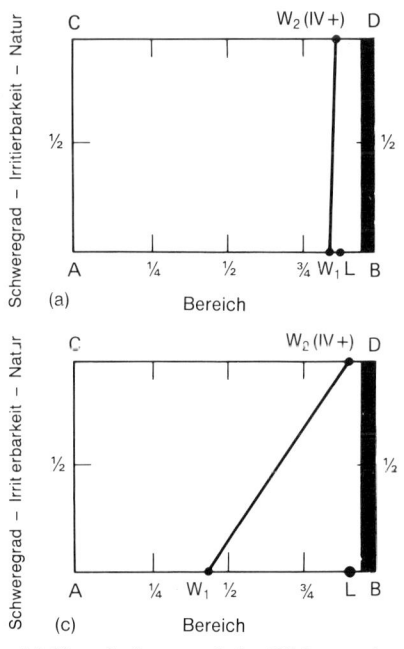
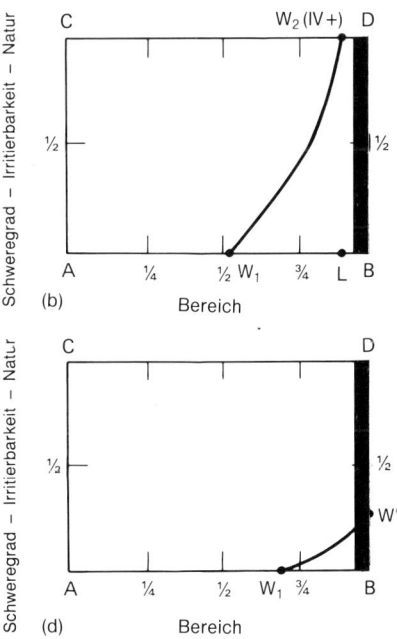

Abb. A1.19 a–d. Spasmusfreier Widerstand

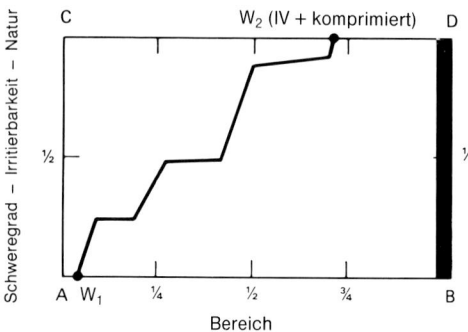

Abb. A1.20. Krepitation

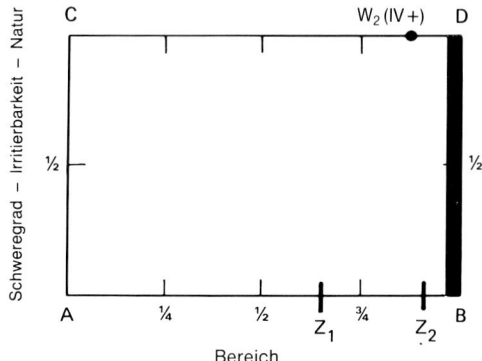

Abb. A1.21. Widerstand bei passiver Bewegung zwischen Z_1 und Z_2

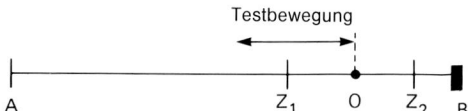

Abb. A1.22. Differenzierung von Widerstand gegenüber Spasmus

Ähnlich wie der Schmerz kann auch der Widerstand sein Verhalten verändern. Entsprechende Beispiele sind in Abb. A1.19a–d dargestellt.

Die bisher erwähnten Arten von Widerstand bezogen sich auf außerhalb des Gelenks liegende Strukturen. Bei der Kompression der Gelenkflächen kann jedoch auch ein intraartikulärer Widerstand gefühlt werden. Ein solcher Widerstand könnte in etwa wie in Abb. A1.20 dargestellt werden.

Muskelspasmus

Dieser Abschnitt behandelt nur zwei Arten von Muskelspasmus: In der einen Form manifestiert sich der Spasmus stets als Bewegungseinschränkung, die sich auf einen kleinen Teil des Bereichs erstreckt, während die andere Art in Form einer schnellen Kontraktion auftritt, um eine schmerzhafte Bewegung zu unterbinden.

Ob der Bewegungsbereich nun durch Spasmus oder Steifigkeit eingeschränkt ist, kann häufig nur durch eine wiederholte Bewegung genau erfaßt werden, die (1) etwas jenseits der Stelle erfolgt, an der der Widerstand zum ersten Mal empfunden wird und (2) mit unterschiedlicher Geschwindigkeit durchgeführt wird. Ein Muskelspasmus hat die Kraft einer gespannten Feder. Ein Widerstand, der keine Muskelaktivität beinhaltet, besitzt diese Qualität nicht; er zeigt vielmehr an jedem beliebigen Punkt innerhalb des Bereichs eine konstante Ausprägung.

Die nachfolgenden Beispiele sollen dazu beitragen, diesen Aspekt zu verdeutlichen. Wenn bei einer passiven Bewegung zwischen Z_1 und Z_2 auf der Grundlinie AB des Bewegungsdiagramms ein Widerstand (Abb. A1.21) verspürt wird, und wenn diese Blockierung ein „spasmusfreier Widerstand" ist, muß am Punkt „O" zwischen Z_1 und Z_2 (AZ_1OZ_2B (Abb. A1.22)) die Stärke des Widerstands jeweils genau gleich sein, gleichgültig wie schnell oder langsam die oszillierende Bewegung bis zu diesem Punkt ausgeführt wird. Ist die Blockierung jedoch durch einen Muskelspasmus bedingt, nimmt bei den Testbewegungen, die mit unterschiedlichen Geschwindigkeiten bis zu einem Punkt „O" ausgeführt werden, die Stärke des Widerstands zu und wird mit zunehmender Geschwindigkeit ausgeprägter sein (Abb. A1.22).

Darüber hinaus verhält sich jede Zunahme der Bewegungseinschränkung unmittelbar proportional zum Fortschreiten der Bewegung innerhalb des Bereichs, gleichgültig mit welcher Geschwindigkeit die Bewegung ausgeführt wird. Dies bedeutet, daß ein Widerstand, der an einem bestimmten Punkt der

Bewegung empfunden wird, stets geringer ist als ein Widerstand, der an einem tiefer im Bewegungsbereich liegenden Punkt empfunden wird.

Die erste der beiden genannten Formen des Muskelspasmus fühlt sich wie eine Stahlfeder an und läßt die Testbewegung zurückschnellen, besonders, wenn diese im Hinblick auf Geschwindigkeit und Position innerhalb des Bereichs variiert wird.

M_1

Die Untersuchung dieser Art von Spasmus erfolgt durch Bewegung des Gelenks bis zu dem Punkt, an dem der Spasmus zuerst ausgelöst wird. Dieser Punkt wird auf der Grundlinie als M_1 notiert. Danach wird versucht, die Bewegung noch über diesen Punkt hinauszuführen. Wird vor dem Ende des Bewegungsbereichs die maximale Intensität des Spasmus erreicht, wird er somit zum die Bewegung einschränkenden Faktor.

$L - wo$, $L - was$

Dieser Endpunkt der Bewegung wird durch den Buchstaben L auf der Grundlinie gekennzeichnet und M_2 wird senkrecht über L auf der Linie CD vermerkt. Wie bei S_2 und W_2 muß M_2 anhand der Kriterien Stärke und Qualität qualifiziert werden (z.B. M_2 IV $-$, sehr heftig).

$M_1 M_2$

Die Kurve für das Verhalten des Spasmus wird zwischen M_1 und M_2 (Abb. A1.23a – c) gezeichnet. Man wird dabei feststellen, daß der Muskelspasmus, wenn er für die Einengung des Bewegungsbereichs verantwortlich ist, sein Maximum an Intensität stets rasch erreicht und somit nur einen kleinen Abschnitt des Bewegungsbereichs einnimmt. Deshalb erfolgt die Darstellung stets als nahezu vertikale Linie (Abb. A1.23 a, b). In manchen Fällen, wenn die Gelenkschädigung weniger stark ausgeprägt ist, kann unmittelbar vor dem Ende des Bewegungsbereichs ein geringer, leicht zunehmender Spasmus empfunden werden, der jedoch die vollständige Bewegung niemals behindert (Abb. A1.23c).

Die zweite Form des Muskelspasmus verhält sich unmittelbar proportional zu dem Schweregrad der Schmerzen des Patienten. Die Bewegung des Gelenks in unterschiedlichen Abschnitten des Bereichs bewirkt kurzzeitig limitierende, schnelle Muskelkontraktionen. Dies geschieht im allgemeinen dann, wenn ein sehr schmerzhaftes Gelenk ohne die erforderliche Sorgfalt bewegt wird, und kann völlig vermieden werden, wenn das Gelenk ausreichend gestützt und vorsichtig bewegt wird. Bei dieser Form des Spasmus handelt es sich

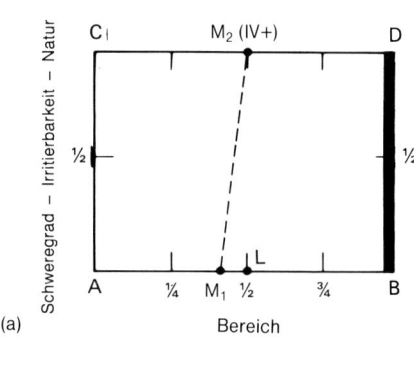

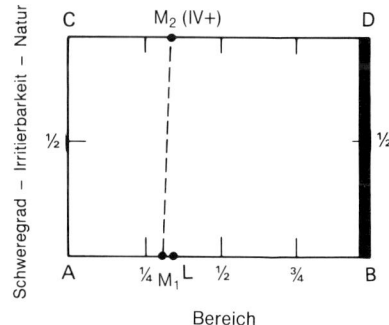

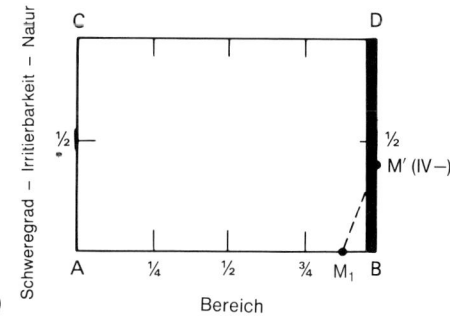

Abb. A1.23 a – c. Muskelspasmus. ---- = Spasmus

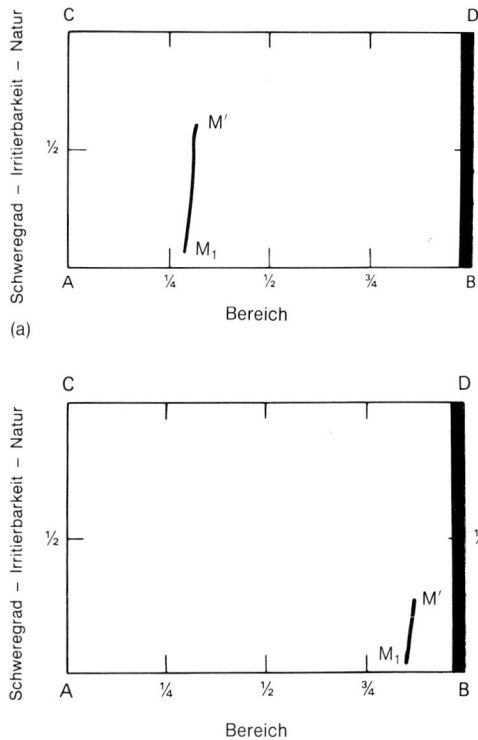

Abb. A1.24a, b. Spasmus, der den Bewegungsbereich nicht beeinträchtigt

und Position in bezug zur Basislinie zeigt, ob der Spasmus leicht zu provozieren ist und welche Stärke er in etwa aufweist. Die beiden Extreme, die dabei festgestellt werden können, sind in Abb. A1.24a und b veranschaulicht.

Modifiziertes Bewegungsdiagramm

Es gibt eine Variationsmöglichkeit hinsichtlich der Grundlinie AB, die dann angewandt werden kann, wenn der abzubildende signifikante Bereich nur 10° umfaßt und bis B noch 50° fehlen. Das Bewegungsdiagramm würde dann etwa wie in Abb. A1.25 gezeigt aussehen; wenn es zur Darstellung einer Bewegung verwendet werden soll, muß der Bereich zwischen „L" und „B" genauer definiert werden. Die Grundlinie AB für eine aufzuzeichnende hypermobile Gelenkbewegung würde der Linie AB in Abb. 5.6 entsprechen, wobei dort die einzelnen Bewegungsgrade dargestellt

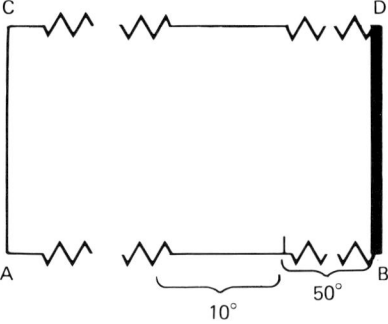

Abb. A1.25. Modifiziertes Bewegungsdiagramm

Abb. A1.26. Rahmen des Bewegungsdiagramms zur Darstellung eines hypermobilen Gelenks

um einen Reflex, der bei der Testbewegung sehr rasch und plötzlich ausgelöst wird. Eine ähnliche Art der Muskelkontraktion kann als willkürliche Aktion des Patienten auftreten; sie ist ein Indiz für eine jähe Zunahme des Schmerzes. Wenn die Physiotherapeutin die Geschwindigkeit ihrer Testbewegungen variiert, wird sie auch in der Lage sein, zwischen dem Reflexspasmus und dem willkürlichen Spasmus zu unterscheiden, und zwar aufgrund der Geschwindigkeit, mit der der Spasmus einsetzt: im Vergleich zu dem willkürlichen Spasmus tritt der Reflexspasmus als Reaktion auf eine provozierende Bewegung rascher auf. Diese zweite Form des Spasmus, durch die der Bewegungsbereich nicht eingeschränkt wird, kann im allgemeinen durch entsprechende Sorgfalt und Vorsicht bei der Durchführung des Tests vermieden werden.

Um diese Art des Spasmus graphisch darzustellen, wird eine nahezu vertikale Linie von oberhalb der Basislinie gezogen; ihre Höhe werden; der Rahmen des Bewegungsdiagramms würde wie in Abb. A1.26 gezeigt aussehen.

Nachdem die graphische Darstellung der einzelnen Elemente eines Bewegungsdiagramms ausführlich besprochen wurde, ist es nun notwendig, diese zu einem Ganzen zusammenzufassen.

Erstellung eines Bewegungsdiagramms

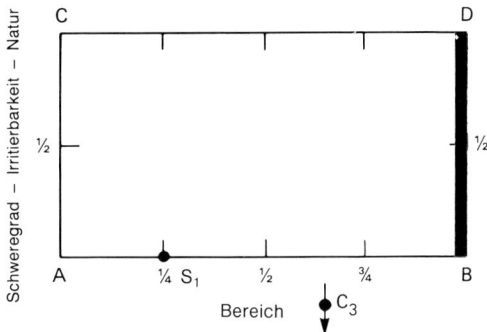

Abb. A1.27. Punkt, an dem der Schmerz zuerst empfunden wird

In diesem Buch wird den verschiedenen Ausprägungsformen und Verhaltensweisen von Schmerz im Zusammenhang mit den verschiedenen Bewegungen der geschädigten Gelenke ganz besondere Aufmerksamkeit gewidmet. Das Schmerzempfinden ist für den Patienten außerordentlich wichtig und beansprucht deshalb Priorität bei der Untersuchung der Gelenkbewegungen. Im folgenden wird gezeigt, wie das Diagramm zu erstellen ist. Bei einer Untersuchung des Gelenks von C3/4 durch posteroanterioren Druck (z.B.) auf den Dornfortsatz von C3 ergibt sich routinemäßig folgender Ablauf:

1. Phase S_1

Auf den Dornfortsatz von C3 wird in posteroanteriorer Richtung ein sanfter, sehr langsam zunehmender Druck ausgeübt; der Patient wird gebeten, sich zu äußern, wenn er die ersten Schmerzen empfindet. Dieser Punkt im Bewegungsbereich wird notiert, und die Physiotherapeutin lockert dann den Druck gegen den Dornfortsatz etwas und führt statt dessen kleine oszillierende Bewegungen durch; wieder fragt sie den Patienten, ob er dabei irgendwelche Schmerzen verspürt. Verneint er dies, kann die oszillierende Bewegung etwas tiefer in den Bereich hineingehen. Umgekehrt sollte die oszillierende Bewegung im Bereich zurückgenommen werden, wenn der Patient Schmerzen empfindet. Durch diese oszillierenden Bewegungen in verschiedenen Abschnitten des Bereichs kann die Stelle, an der bei Ausführung der Bewegung der erste Schmerz empfunden wird, festgestellt und dann auf der Basislinie des Bewegungsdiagramms als S_1 (Abb. A1.27) notiert werden. Die Position des Punkts S_1 innerhalb des Bereichs wird am besten dadurch ermittelt, daß die oszillierenden Bewegungen jeweils in einem Teilbereich durchgeführt werden, der dem Gefühl der Physiotherapeutin nach den Viertelbereich, dann den Drittelbereich und schließlich den Halbbereich ausmacht. Auf diese Weise kann S_1 sehr genau ermittelt werden. Somit wird S_1 in zwei Phasen bestimmt:

1. eine einzelne langsame Bewegung, und
2. kleine oszillierende Bewegungen.

2. Phase L – wo

Nachdem der Punkt S_1 gefunden wurde, sollte die Physiotherapeutin die posteroanteriore Bewegung weiter in den Bereich hinein-

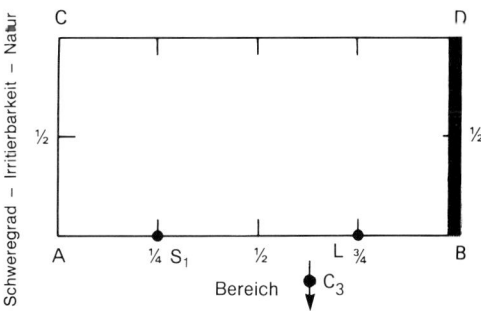

Abb. A1.28. Ende des Bewegungsbereichs

3. Phase L – was

Im Hinblick auf das hypomobile Gelenk ist in der nächsten Phase zu entscheiden, warum die Bewegung an diesem Punkt L abgebrochen werden mußte. Dies bedeutet, daß die Untersucherin das Gelenk so weit bewegt hat, wie sie bereit war mit der Bewegung zu gehen, doch hat sie dabei nicht den Punkt „B" erreicht. Nachdem festgestellt worden ist, *wo* „L" liegt, muß die Untersucherin entscheiden, warum sie es vorgezogen hat, bei L mit der Bewegung innezuhalten; *was* hat sie daran gehindert „B" zu erreichen. Wenn wir bei unserem Beispiel annehmen, daß ein spasmusfreier Widerstand die Bewegung über den Punkt L hinaus verhindert hat, wird der Punkt, an dem die senkrechte Linie über L die Horizontalprojektion CD schneidet, mit W_2 gekennzeichnet (Abb. A1.29). Der Punkt W_2 muß durch Worte oder Symbolzeichen qualifiziert werden, so daß deutlich wird, worauf der Widerstand zurückzuführen war, der die Untersucherin daran gehindert hat, das Gelenk über diesen Punkt hinaus zu dehnen; so litt der Patient möglicherweise an chronischer Polyarthritis und die Untersucherin war nicht bereit, weiter zu bewegen (s. Abb. A1.29).

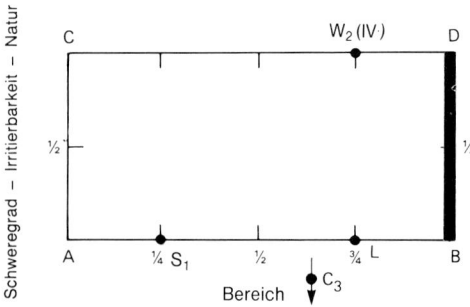

Abb. A1.29. Spasmusfreier Widerstand, der die Bewegung limitiert

4. Phase S' und Definition

Die Physiotherapeutin bestimmt nun Qualität oder Intensität des Schmerzes am Ende des Bewegungsbereichs, die mit Hilfe zweier Vergleichswerte eingeschätzt werden können: (1) Wie würde sich der Schmerz anfühlen, wenn er den Maximalwert erreichte, und (2) welche Intensität weist der Schmerz auf halber Strecke (50%) zwischen schmerzfreiem Zustand und Maximalwert auf. Damit läßt sich die Intensität des Schmerzes relativ problemlos feststellen, und die Physiotherapeutin kann den Punkt S' auf der Vertikalen über L in seiner genau geschätzten Position eintragen (Abb. A1.30). Wenn der einschränkende Faktor bei L gleich S_2 ist, wird in der 4. Phase die Qualität bzw. die Intensität von W' bestimmt und definiert (Abb. A1.31).

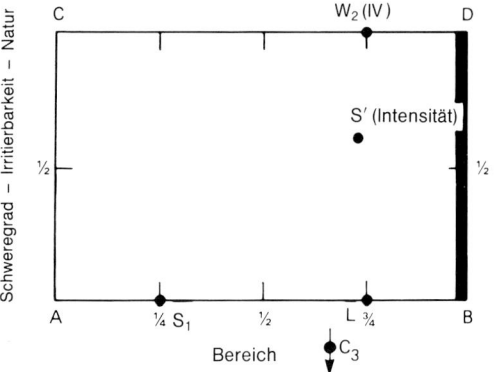

Abb. A1.30. Qualität oder Intensivität des Schmerzes bei L

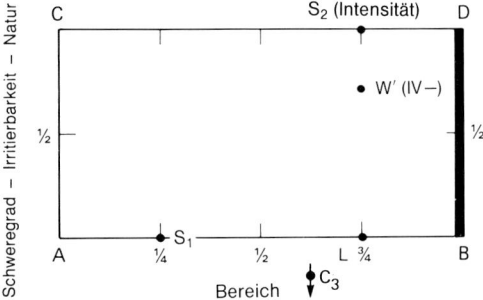

Abb. A1.31. Qualität oder Intensität des spasmusfreien Widerstands

Zusammenstellung eines Bewegungsdiagramms

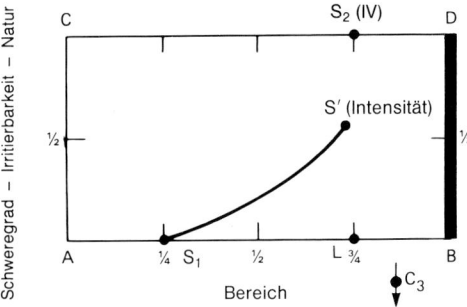

Abb. A1.32. Verhalten des Schmerzes

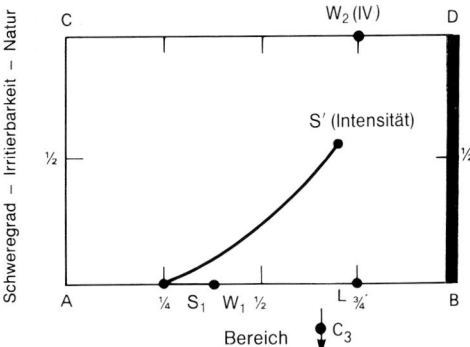

Abb. A1.33. Einsetzen des Widerstands

5. Phase. Verhalten des Schmerzes S_1 S_2 oder S_1 S'

Das Gelenk C3/4 wird dann in posteroanteriore Richtung zwischen S_1 und L bewegt, wobei durch Beobachten der Hände und des Gesichts des Patienten sowie durch Befragen festgestellt wird, wie der Schmerz sich zwischen S_1 und S_2 bzw. S_1 und S' verhält. Im übrigen ist es besser, hier von dem Schmerz zwischen S_1 und L zu sprechen, weil bei L der Schmerz als S_2 bzw. S' dargestellt wird. Die Linie, die das Verhalten des Schmerzes veranschaulicht, wird dann im Bewegungsdiagramm gezogen, d.h., die Linie S_1 S_2 bzw. S_1 S' wird vervollständigt (Abb. A1.32).

6. Phase. W_1

Wenn die graphische Darstellung des Schmerzes abgeschlossen ist, muß der Aspekt des Widerstands analysiert werden. Dies geschieht, indem die Bewegung bis zu dem Bereich vor dem Punkt S_1 zurückgenommen wird, wo dann durch sorgfältig ausgeführte und sanft getastete oszillierende Bewegungen das Vorhandensein bzw. Nichtvorhandensein von Widerstand festgestellt wird. Die Stelle, wo er einsetzt, wird mit W_1 auf der Grundlinie AB vermerkt (Abb. A1.33).

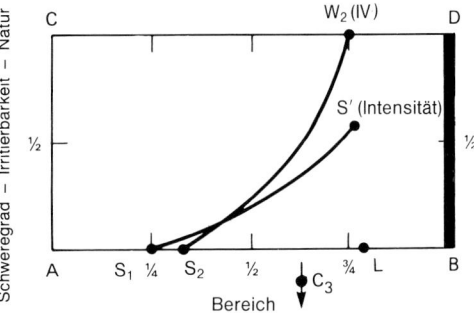

Abb. A1.34. Verhalten des Widerstands

7. Phase. Verhalten des Widerstands W_1 W_2

Durch Bewegung des Gelenks zwischen W_1 und L kann das Verhalten des Widerstands bestimmt und auf der Kurve zwischen den Punkten W_1 und W_2 (Abb. A1.34) dargestellt werden. Hier ist es ebenfalls notwendig, W_2 zu qualifizieren bzw. zu definieren.

8. Phase. M_1 M'

Wenn während dieser Untersuchung kein Muskelspasmus festgestellt wurde und wenn der Schmerz des Patienten nicht zu stark ausgeprägt ist, sollte die Physiotherapeutin die oszillierenden posteroanteriden Bewegungen auf C3 fortsetzen, sie jedoch jetzt stärker und schneller ausführen, um festzustellen, ob dadurch ein Spasmus ausgelöst werden kann. Ist dies nicht der Fall, muß auch im Bewegungsdiagramm nichts registriert werden. Wenn je-

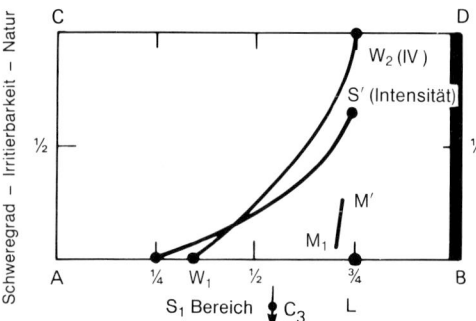

Abb. A1.35 Intensität des Spasmus $M_1 M'$

Tabelle A1.1. Die einzelnen Phasen der Erstellung des Bewegungsdiagramms

Wenn *Widerstand* die Bewegung einschränkt	Wenn *Schmerz* die Bewegung einschränkt
1. S_1 (a) langsam (b) oszillierend	1. S_1 (a) langsam (b) oszillierend
2. L – wo	2. L – wo
3. L – was (Definition)	3. L – was (Definition)
4. S' (Definition)	4. $S_1 S_2$ (Verhalten)
5. $S_1 S'$ (Verhalten)	5. W_1
6. W_1	6. W' (Definition)
7. $W_1 W_2$ (Verhalten)	7. $W_1 W'$ (Verhalten)
8. M (Definition)	8. P (Definition)

doch durch schnelle intensivere Bewegungen ein reflexartiger Muskelspasmus ausgelöst wird, der als Schutzmechanismus wirkt, sollte dies auf dem Bewegungsdiagramm vermerkt werden; aus der Aufzeichnung muß ersichtlich sein, wie leicht bzw. schwierig es ist, den Spasmus hervorzurufen (z.B. durch Annäherung der Spasmuslinie an den Punkt A, wenn der Spasmus leicht zu provozieren ist bzw. an B, wenn er schwer zu provozieren ist). Die Intensität des so ausgelösten Spasmus wird durch die Höhe der Spasmuslinie M' (Abb. A1.35) angegeben.

Auf diese Weise wird ein Diagramm für eine bestimmte Bewegung erstellt, das das Verhalten aller relevanten Elemente reflektiert. Damit ist es dann auch möglich, die Wechselbeziehungen zwischen den bei der Untersuchung gefundenen Faktoren zu beurteilen. Diese Erkenntnisse liefern dann zuverlässige Ansatzpunkte im Hinblick darauf, welche Behandlung im Einzelfall vorzunehmen ist, besonders, was die Dosierung der Behandlungsbewegungen betrifft, d.h., ob der „Schmerz" behandelt werden soll oder ob sich die Behandlung auf den Widerstand konzentrieren muß.

Zusammenfassung

Das Erstellen eines Bewegungsdiagramms mag kompliziert erscheinen, ist es aber nicht. Es spielt in der Ausbildung der Manualtherapeutin eine ganz wesentliche Rolle, weil sie dadurch gezwungen wird, klar und eindeutig zu verstehen, was sie eigentlich spürt, wenn sie ein Gelenk passiv bewegt. Dadurch, daß sie ihre Überlegungen zu Papier bringt, wird bloßen Vermutungen und einer aufs Geratewohl vorgenommenen Behandlung vorgebeugt. Tabelle A1.1 faßt die einzelnen Schritte zusammen, die bei der Anfertigung eines Bewegungsdiagramms vorgenommen werden. Dabei ist zu unterscheiden zwischen Fällen, wo Widerstand für die Einschränkungen des Bewegungsvermögens verantwortlich ist und solchen, wo Schmerz als limitierender Faktor auftritt.

Modifizierte Grundlinie des Diagramms

Wenn entweder der Endpunkt des möglichen Bewegungsbereichs sehr früh erreicht ist (d.h. wenn L sehr weit von B entfernt ist), oder wenn die im Bewegungsdiagramm enthaltenen Elemente nur einen kleinen prozentualen Anteil des vollen Bereichs einnehmen, muß das Bewegungsdiagramm entsprechend modifiziert werden, indem die Grundlinie wie in Abb. A1.36 dargestellt aufgeteilt wird. Der

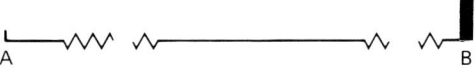

Abb. A1.36. Modifizierte Basislinie des Diagramms

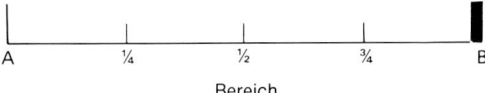

Abb. A1.37. Die letzten 8° vor Ende der Knieextension

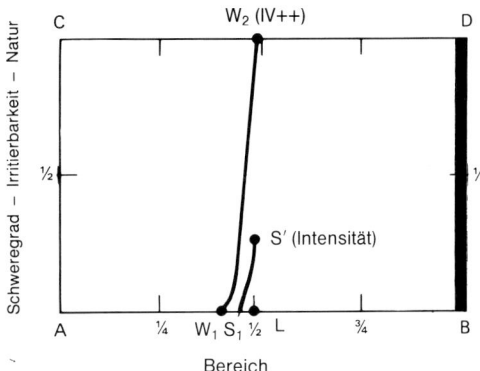

Abb. A1.39. Einschränkung des Bereichs um 50% in einem nichtmodifizierten Diagramm dargestellt (Knieflexion 160°)

mittlere Abschnitt entspricht dann einer beliebigen Strecke in einem beliebigen Teil des minimal verfügbaren vollen Bereichs. Wenn die Untersuchungsbefunde z. B. innerhalb der letzten 5° des vollständigen Bewegungsbereichs ermittelt werden, wird der Punkt A innerhalb des Bereichs verlegt und die Linie AB in geeigneter Weise gekennzeichnet, wie dies in Abb. A1.37 dargestellt ist. Dieses Beispiel zeigt, daß zwischen A und B eine Strecke von 8° liegt, und daß die Strecke von A bis ¼ 2° entspricht, usw.

Beispiel – Einschränkung des Bewegungsbereichs um 50%

Eine mit „L" markierte deutliche Bewegungseinschränkung muß in großem Abstand von „B" liegen, wenn ein modifiziertes Format des Bewegungsdiagramms erforderlich sein soll. Beim folgenden Beispiel geht es um eine eingeschränkte Knieflexion, die seit längerer Zeit als Folgeerscheinung einer Fraktur besteht. Das erste darzustellende Element ist W_1, wobei der Abstand zwischen W_1 und L nur 12°

beträgt. Der Schmerz wird nur bei Dehnung (Abb. A1.38) ausgelöst. Wird das Bewegungsdiagramm im normalen Format gezeichnet, sieht es so aus wie die Darstellung in Abb. A1.39.

Ganz offensichtlich wird in dem Diagramm in Abb. A1.38 sehr viel Raum vergeudet, was die Interpretation der Graphik erschwert. Werden die Befunde aus den gleichen Gelenkbewegungen dagegen im modifizierten Format des Bewegungsdiagramms dargestellt, erweist sich die Graphik gleich als aussagekräftiger und viel zweckmäßiger. Die Verwendung des modifizierten Formats der Grundlinie (s. Abb. A1.38) macht nur die Darstellung zweier zusätzlicher Messungen erforderlich, und zwar:

1. der Strecke zwischen L und B und
2. der Strecke zwischen W_1 und L.

Da bekannt ist, daß W_1 bis L 12° ausmacht, ist leicht festzustellen, daß W_1 etwa 7° vor S_1 liegt. Dadurch, daß nun mehr Platz für die Darstellung der Elemente der Bewegung zur Verfügung steht, ist es auch erheblich einfacher ihr Verhalten zu veranschaulichen.

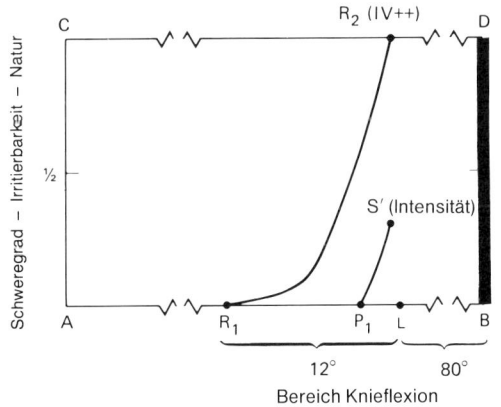

Abb. A1.38. Modifiziertes Diagramm

Anhang 2. Klinische Beispiele

Hypermobilität

Dieses Beispiel dient dem ausdrücklichen Zweck, die im Hinblick auf die Hypermobilität bestehenden Mißverständnisse zu klären; es richtet sich an die Adresse der Autoren und Ärzte, die ein zurückhaltendes Vorgehen bei der Behandlung hypermobiler Gelenke befürworten.

Wenn bei Anwendung eines posteroanterioren Drucks auf C3 zur Untersuchung des Gelenks C3/4 (s. S. 515) die Bewegung sich als hypermobil erweist, bevor sie schmerzhaft wird, sieht das Grundformat des Bewegungsdiagramms so aus wie in Abb. A2.1 gezeigt.

1. Phase. S_1

Die Methode wird in dem Beispiel auf S. 515 erläutert (Abb. A2.2).

2. Phase. L – wo

Die Methode wird in dem Beispiel auf S. 517 gezeigt (Abb. A2.3).

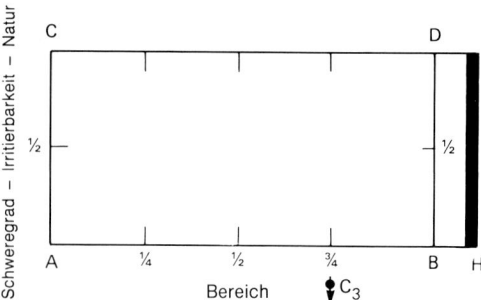

Abb. A2.1. Bewegungsdiagramm für den hypermobilen Bereich

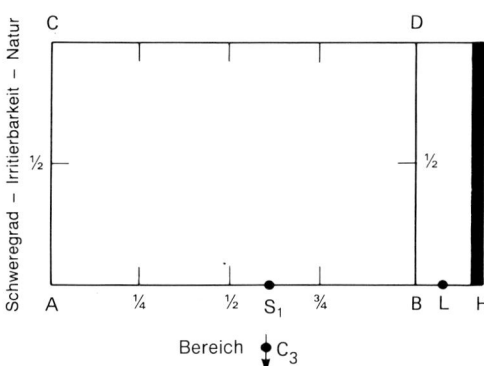

Abb. A2.3. L – wo, hypermobiles Gelenk

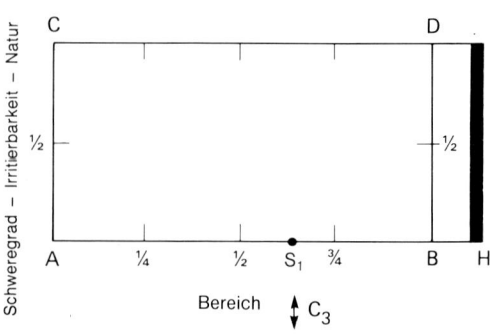

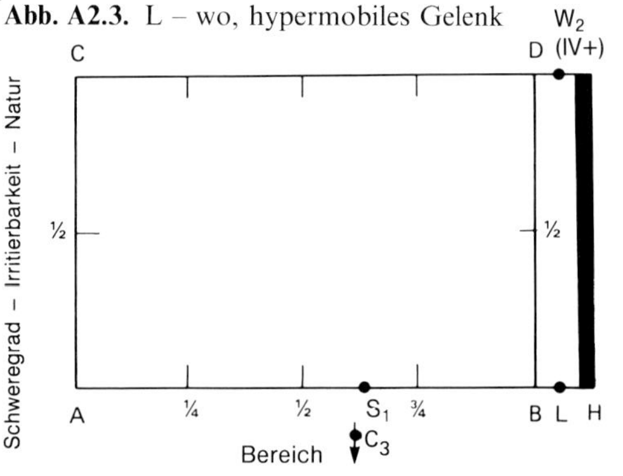

Abb. A2.2. S_1, hypermobiles Gelenk

Abb. A2.4. L – was (Definition), hypermobiles Gelenk

Hypermobilität

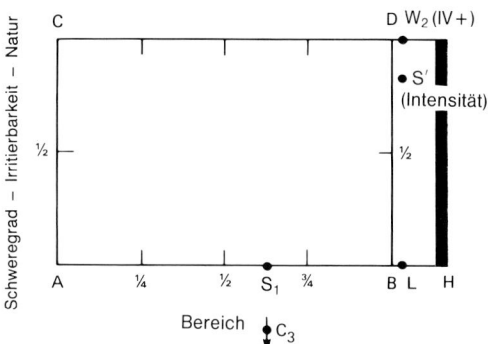

Abb. A2.5. P' – definieren, hypermobiles Gelenk

3. Phase. L – was (Definition)

Die Methode wird in dem Beispiel auf S. 517 erläutert (Abb. A 2.4).

4. Phase. S' (Definition) (Abb. A 2.5)

5. Phase. Verhalten S_1S' (Abb. A 2.6)

6. Phase. W_1 (Abb. A 2.7)

7. Phase. Verhalten von W_1, W_2 (Abb. A 2.8)

Behandlung

Die Hypermobilität ist keine Kontraindikation für eine manipulative Behandlung. Die meisten Patienten mit hypermobilen Gelenken, von denen eines schmerzhaft wird, weisen an diesem Gelenk einen hypomobilen Zustand auf. Solche Patienten werden deshalb genauso behandelt wie dies für hypomobile Gelenkzustände gilt. Es macht dabei keinen Unterschied, ob bei der Untersuchung festgestellt wurde, daß der Endpunkt „L" des Bewegungsbereichs jenseits des Endes des durchschnittlichen normalen Bereichs liegt (wie in dem oben angeführten Beispiel, wo L hinter B liegt) oder davor (wobei L diesseits von B liegt).

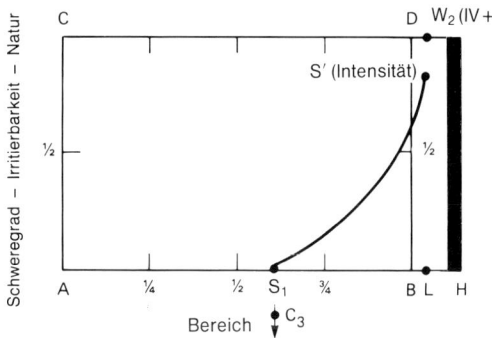

Abb. A2.6. Verhalten von P_1 P', hypermobiles Gelenk

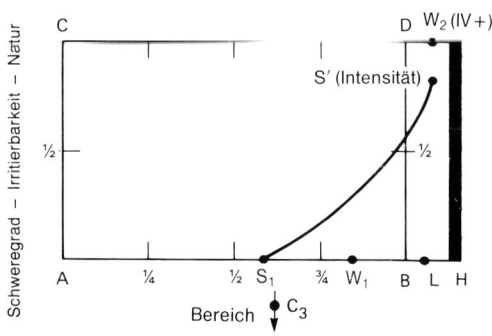

Abb. A2.7. W_1, hypermobiles Gelenk

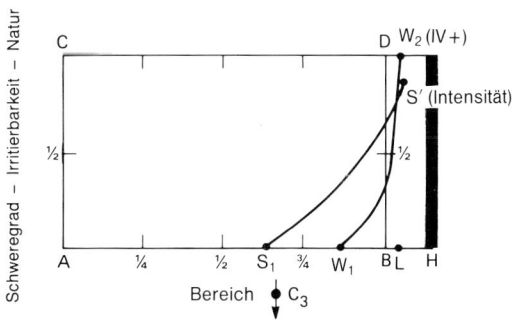

Abb. A2.8. Verhalten von W_1 W_2, hypermobiles Gelenk

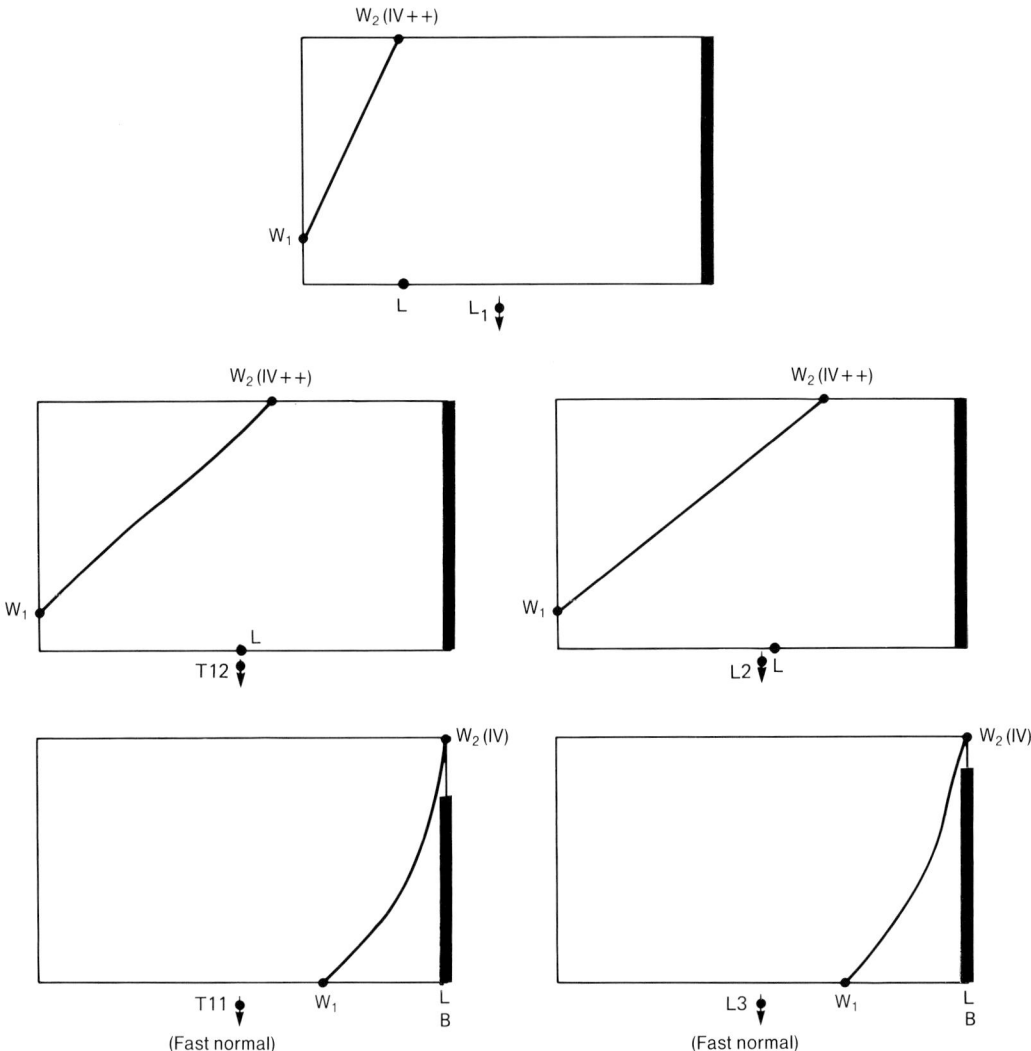

Abb. A2.9. Inaktive Scheuermann-Wirbelsäule

Scheuermann-Erkrankung

Manualtherapeuten werden häufig gebeten, Patienten zu behandeln, die über Rückenschmerzen in Verbindung mit einer Steifigkeit klagen, die von einem alten, inaktiven Scheuermann-Syndrom herrührt. In den folgenden Bewegungsdiagrammen soll veranschaulicht werden, welches „Endgefühl" bei posteroanterioren zentralen vertebralen Druckanwendungen auf eine durch die Scheuermann-Erkrankung geschädigte Wirbelsäule charakteristisch ist.

Diese Bewegungsdiagramme stellen nur das Element des (spasmusfreien) Widerstands dar. Es wird angenommen, daß der Scheitel der charakteristischen Kyphose bei L1 liegt. Der Patient liegt auf dem Bauch, wodurch der oder die betroffenen Hauptwirbel in die Endposition ihres Extensions- und posteroanterioren Bewegungsbereichs gelangen (Punkt A auf der Grundlinie des Diagramms) (Abb. A2.9).

Interessanterweise ist es beim Jugendlichen möglich, durch die Art des Widerstands bei posteroanterioren Druckeinwirkungen auf

5 aneinandergrenzende Wirbel festzustellen, daß eine Scheuermann-Erkrankung vorliegt, noch ehe der röntgenologische Beweis vorliegt. Von den 5 erwähnten Wirbeln haben dabei der oberste und der unterste einen normalen Bewegungsbereich, während der mittlere Wirbel einen etwas vorstehenden Dornfortsatz aufweist und dem posteroanterioren Druck Widerstand entgegensetzt. Die Wirbel, die an den mittleren vorstehenden und durch Steifigkeit eingeschränkten Wirbel angrenzen, setzen den Druckeinwirkungen einen gewissen Widerstand entgegen, der:

1. an beiden Wirbeln gleich stark ist;
2. einem eingeschränkten Bewegungsgrad entspricht, der halb so stark ausgeprägt ist wie der der beiden normalen Wirbel.

Spondylotische Halswirbelsäule

Viele oder die meisten älteren Patienten, die wegen einer Behandlung lokaler Halswirbelsymptome überwiesen werden, weisen zugrundeliegende degenerative Veränderungen auf. Diese Veränderungen sind nicht notwendigerweise für ihr aktuelles Problem verantwortlich, wenngleich sie es doch für eine gewisse Einschränkung des Bewegungsvermögens und ein gewisses Unbehagen sein können, das der Patient aber als normal ansieht. In solchen Fällen besteht die Aufgabe der Manualtherapeutin nicht darin, den vollständigen schmerzfreien Bewegungsbereich wiederherzustellen. Ihr Ziel ist eine Art Kompromiß, was bedeutet, daß der Bewegungsbereich bis zu dem Punkt wiederhergestellt wird, der vorhanden war, ehe die Symptome einsetzten. Das Endziel ist also eine Situation, wo die Symptome entweder beseitigt oder bis zu einem Zustand gebessert worden sind, den der Patient als normal angesehen hat.

Solche Umstände sind so häufig anzutreffen, daß es sich lohnt, sie mit Hilfe des Bewegungsdiagramms darzustellen.

Bei dem folgenden Beispiel geht es um einen älteren Mann, der sich in Behandlung be-

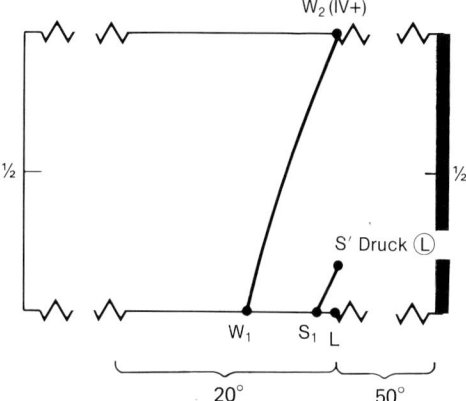

Abb. A2.10. Rechtsrotation der Halswirbelsäule, Bewegungsdiagramm des Normalzustands

gab, weil er in zunehmendem Maß Beschwerden auf der rechten Seite des mittleren Zervikalbereichs verspürte, wenn er seinen Kopf nach rechts drehte, was sich besonders dann zeigte, wenn er versuchte, seinen Wagen zu wenden und dabei zurückschauen mußte.

Ehe er die ärztliche Praxis aufsuchte, glaubte er, daß er den Kopf gleich weit nach rechts und nach links drehen könne, und daß die Bewegungen schmerzfrei seien. Wie dies häufig der Fall ist, lag aber bei ihm der normale Rotationsbereich der Halswirbelsäule nur bei etwa 35–40°. In einem Bewegungsdiagramm dargestellt (d. h. als Rotationsbewegung der gesamten Halswirbelsäule und nicht nur einer bestimmten intervertebralen Ebene) würde die Graphik etwa so aussehen wie in Abb. A2.10, wobei hier die Situation zu dem Zeitpunkt gezeigt wird, als er das Gefühl hatte, alles sei normal.

Zu dem Zeitpunkt, als die Schmerzen auf der rechten Seite der Halswirbelsäule auftraten, wich das Bewegungsdiagramm der Zervikalrotation nach rechts in geringfügiger, aber signifikanter Form von der ersten Darstellung ab (Abb. A2.11). Die Unterschiede betrafen:

1. S_1S' (eine bemerkenswerte Veränderung des Schmerzempfindens),
2. W_1W_2 (ein verändertes Verhalten des Widerstands).

S_1 in Abb. A2.11 wird erst dann zu seinem „normalen" Zustand zurückkehren, wenn der

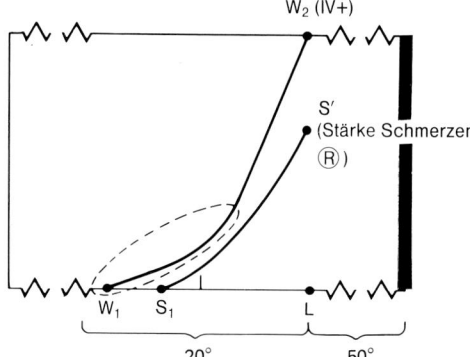

Abb. A2.11. Rechtsrotation der Halswirbelsäule, Bewegungsdiagramm des symptomatischen Zustands (spondylotische Wirbelsäule)

neue bogenförmige erste Teil (eingekreist) des W_1W_2-Verhaltens des Widerstands begradigt worden ist. Wenn die Behandlung erfolgreich ist, verändert sich die Linie W_1W_2 so, daß das Widerstandsverhalten wie ursprünglich in einer geraden Linie (W_1W_2 in Abb. A 2.10) abgebildet werden kann. S_1S' in Abb. A 2.11 nehmen dann auch wieder die Position von S_1S' in Abb. A 2.10 ein. Der Leser glaubt vielleicht, es sei unmöglich, solche geringen Veränderungen im Verhalten des Widerstands (eingekreister Abschnitt in Abb. A 2.11) zu beurteilen. Wenn er jedoch mit der erforderlichen Disziplin an das Anfertigen von Bewegungsdiagrammen herangeht, d. h. daß er die passiven Bewegungen sorgfältig und kritisch durchführt und das, was er tastet, jeweils analysiert, statt die Bewegungen instinktiv durchzuführen, wird er überrascht sein, wie genau seine Beurteilung ausfällt (s. auch Evans 1982).

Anhang 3. Untersuchungsbeispiele

Unterschiedliche Neigungen und Kontaktpunkte

Auf S. 112–118 wurde festgestellt, daß bei der Anwendung von Palpationsuntersuchungstechniken variiert werden muß: (1) im Hinblick auf den Neigungswinkel, selbst um minimale Beträge wie 1° oder 2°, und auch (2) hinsichtlich der Kontaktstellen, die in ähnlicher Weise vielleicht nur 1 mm oder weniger voneinander entfernt liegen. Das Ziel dieser Untersuchungstechnik ist es, die Bewegung zu finden, die am stärksten mit den Symptomen des Patienten vergleichbare Symptome hervorruft. Wenn eine durch posteroanterioren zentralen vertebralen Druck erzeugte Bewegung untersucht wird, kann die sagittale Richtung wie folgt geneigt werden:

1. kopfwärts/kaudalwärts,
2. links/rechts,
3. in verschiedenen Kombinationen

Der Kontaktpunkt auf jedem Dornfortsatz kann, von beiden gespaltenen Dornfortsätzen ausgehend, folgendermaßen verlagert werden:

1. auf einen Teil des Dornfortsatzes,
2. weiter oberhalb/unterhalb auf dem einen Dornfortsatz,
3. medial/lateral auf dem Dornfortsatz,
4. in verschiedenen Kombinationen hiervon,
5. die gleichen Variationen 1.)–4.) bei Kontakt mit beiden Teilen des Dornfortsatzes (wobei 3.) sich als „links/rechts" verstehen würde.

Dies soll nun am Beispiel eines Patienten mit allgemeinen, im mittleren Bereich der Halswirbelsäule lokalisierten Schmerzen verdeutlicht werden, die in Höhe des M. trapezius auf der rechten Seite bis zur Oberseite der rechten Schulter ausstrahlen. Bei der Untersuchung durch Palpation und Bewegung des Dornfortsatzes von C5 durch Variation der Neigungen und Kontaktstellen können folgende Aspekte im Bewegungsdiagramm dargestellt werden:

1. Die genaue sagittale posteroanteriore Bewegung mit beiden Daumen, je auf je einem gespaltenen Dornfortsatz von C5 (Abb. A 3.1) ansetzen.
2. Wenn die sagittale posteroanteriore Bewegung auf den rechten gespaltenen Fortsatz konzentriert wird, verändert sich das Diagramm hinsichtlich der Schmerzreaktion; dies kommt einem „vergleichbaren" Schmerz näher als dies oben bei 1.) (Abb. A 3.2) der Fall ist.

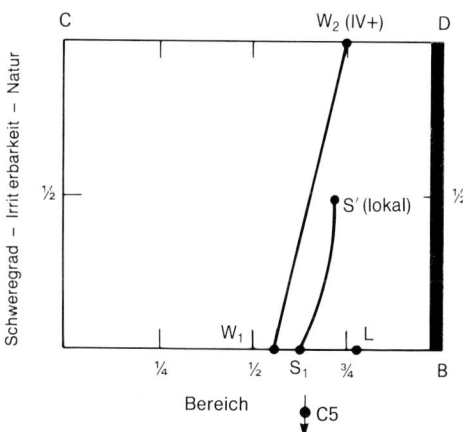

Abb. A3.1. Präzise sagittale posteroanteriore Bewegung; die Daumen berühren je einen gespaltenen Dornfortsatz von C5

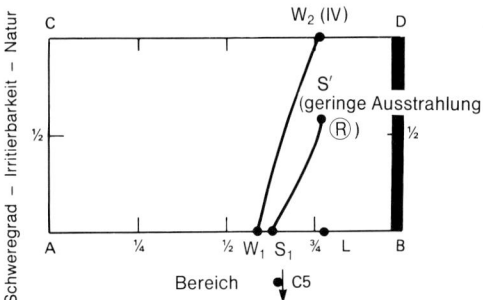

Abb. A3.2. Sagittale posteroanteriore Bewegung, betont auf den rechten gespaltenen Dornfortsatz von C5 angewandt

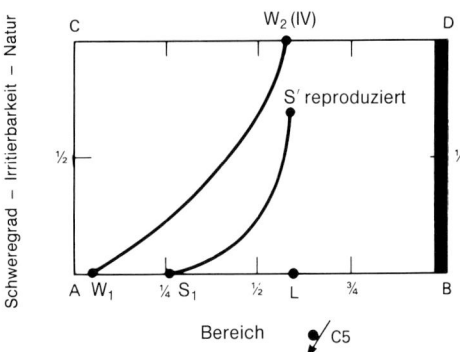

Abb. A3.4

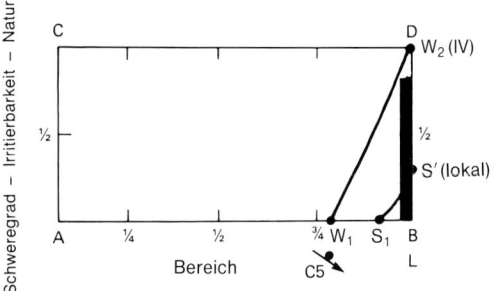

Abb. A3.3. Sagittale posteroanteriore Bewegung; Kontaktstelle seitlich des linken gespaltenen Dornfortsatzes von C5, um 10° nach rechts gerichtet

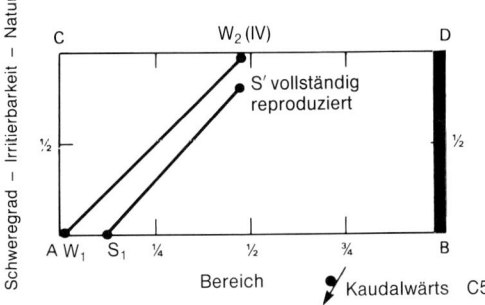

Abb. A3.5

3. Wenn der Kontaktpunkt mehr seitlich zum linken gespaltenen Dornfortsatz hin verlagert und 10° nach rechts ausgerichtet wird, ergibt sich ein völlig anderes Resultat (Abb. A 3.3). Offensichtlich ist diese Testbewegung im Vergleich zu den beiden vorausgegangenen Tests unerheblich.

4. Wenn die Untersuchung in der hier dargestellten Reihenfolge durchgeführt wurde, könnte der Gedankengang folgender sein: „Nun, der Druck auf den rechten gespaltenen Dornfortsatz zeigt bis jetzt die am stärksten eingeschränkte Bewegung und die Schmerzreaktion bewirkt ein gewisses Ausstrahlen des Schmerzes bis zur Fossa supraspinata. Ich frage mich, wie wohl die Schmerzreaktion sein wird, wenn ich meinen Kontaktpunkt seitlich zum rechten gespaltenen Dornfortsatz verlagere und den posteroanterioren Druck um vielleicht 20° nach links verändere?" (Abb. A 3.4). Diese Schmerzreaktion ist den Symptomen des Patienten weit besser vergleichbar und die Bewegung ist nicht nur stärker eingeschränkt, sondern in ihrem Verhalten dem Verhalten des Schmerzes auch viel ähnlicher als alle vorausgegangenen Bewegungen.

5. „Ich frage mich, ob diese Befunde ausreichend vergleichbar sind, um die Bewegung als Behandlungstechnik einzusetzen? Ich glaube, ich versuche einfach mal, über denselben Kontaktpunkt eine etwas mehr nach kaudalwärts gerichtete Neigung einzusetzen" (Abb. A 3.5). Die hierbei ausgelöste Schmerzreaktion, die so eindeutig ein „reproduzierter Schmerz" ist, ist sehr günstig. Ein anderer Aspekt, der auf eine gute Vergleichbarkeit der hier gefundenen Reaktion mit den Beschwerden des Patienten hinweist, ist die Ähnlichkeit im Verhalten des Widerstandselements zum Verhalten des Schmerzelements.

Diese Überlegungen können noch einen Schritt weiter geführt werden, allerdings in

Sagittale posteroanteriore Bewegungen

eine etwas andere Richtung. Wenn die Manualtherapeutin die mit dem Daumen ausgeführte Palpationsbewegung als Behandlungstechnik einsetzen möchte, muß sie zwischen folgenden möglichen Ansätzen wählen:

1. Vermeiden der Schmerzauslösung beim Patienten und deshalb Anwendung der in Abb. A 3.3 dargestellten Behandlungstechnik;
2. Auslösen seiner Symptome und deshalb Einsatz der in Abb. A 3.5 wiedergegebenen Technik;
3. Einschlagen eines verhältnismäßig sicheren Weges über das in Abb. A 3.4 dargestellte Verfahren, jedoch als Bewegung des Grades IV oder sogar des Grades IV –, so daß Schmerzen geringerer Intensität hervorgerufen werden.

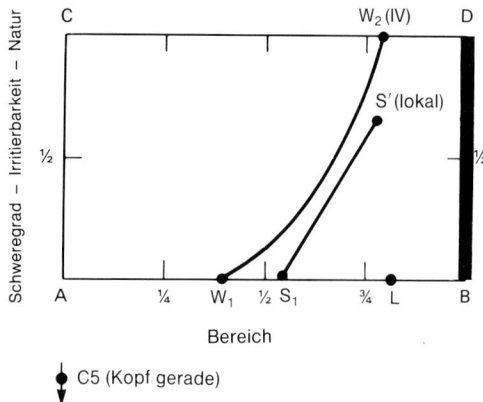

Abb. A3.6. Zentrale posteroanteriore Bewegungen bei gerader Kopfhaltung des Patienten

Sagittale posteroanteriore Bewegungen in kombinierten Positionen

Auf den Wert von Kombinationsbewegungen bei der Untersuchung und Behandlung wurde in diesem Buch mit besonderem Nachdruck hingewiesen. Man stelle sich einen Patienten vor, der linksseitige supraskapuläre Beschwerden hat, die durch kompressionsartige Bewegungen wie Extension, Lateralflexion nach links, Rotation nach links und zentrale posteroanteriore Bewegungen auf den linken Gelenkfortsatz von C5 ausgelöst werden:

1. Wenn die zentralen posteroanteriore Bewegungen bei gerader Kopfhaltung des Patienten durchgeführt werden, könnte das Bewegungsdiagramm wie in Abb. A 3.6 gezeigt aussehen.
2. Wenn die gleiche sagittale posteroanteriore Bewegung durchgeführt wird, während der Kopf nach links gedreht ist, wird das Diagramm anders aussehen, wie in Abb. A 3.7 deutlich wird.
3. Sagittale posteroanteriore Bewegungen bei lateral nach links flektiertem Kopf könnten das in Abb. A 3.8 gezeigte Bewegungsdiagramm ergeben.

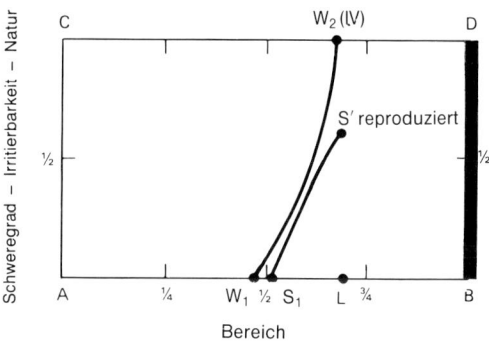

Abb. A3.7. Dieselben Bewegungen wie in Abb. A.3.6 bei nach links gedrehtem Kopf

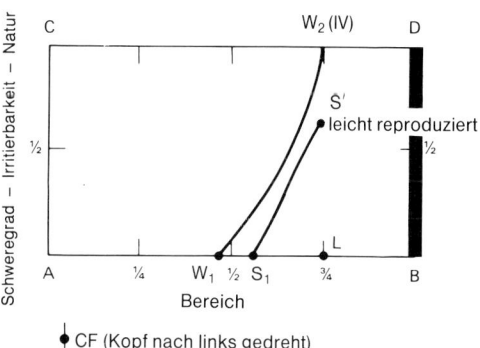

Abb. A3.8. Dieselben Bewegungen wie in Abb. A3.6 mit Lateralflexion des Kopfes nach links

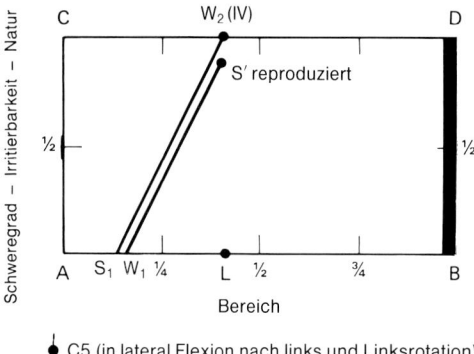

Abb. A3.9. Sagittale posteroanteriore Bewegungen, wobei der Kopf des Patienten zuerst lateral nach links flektiert und dann links rotiert wird

4. Wenn der Kopf des Patienten zuerst lateral nach links flektiert und dann in dieser Position nach links rotiert wird, könnten die posteroanterioren Bewegungen in dieser kombinierten Position das in Abb. A3.9 dargestellte Bild ergeben.

Die Zahl der möglichen Kombinationen ist unbegrenzt; die Manualtherapeutin sollte sich der Möglichkeiten bewußt sein, die ihr zur Verfügung stehen und diese voll ausschöpfen können, wenn der Behandlungsfortschritt nicht den Erwartungen entspricht.

Diagramme verschiedener Bewegungen bei einem Patienten mit einer bestimmten Störung

Bei der Untersuchung der Bewegungen eines Patienten kann es sein, daß sein Schmerz im linksseitigen mittleren Zervikalbereich durch drei Hauptbewegungen ausgelöst wird. Nehmen wir an, daß es sich dabei um die Linksrotation der Halswirbelsäule, die Extension, und einen posteroanterioren einseitigen vertebralen Druck auf die linke Seite von C3 handelt. Die Bewegungsdiagramme einer jeden Bewegung könnten wie in Abb. A3.10 a–c dargestellt aussehen.

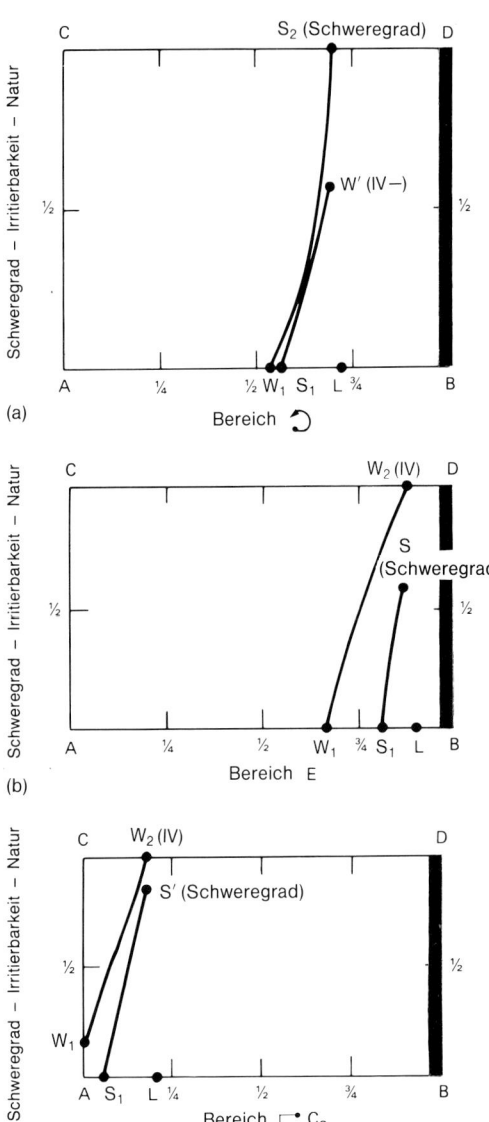

Abb. A3.10 a–c. Bewegungen, die Schmerzen im linken mittleren Zervikalbereich hervorrufen. **a** Linksrotation der Halswirbelsäule. **b** Extension. **c** Posteroanteriorer einseitiger vertebraler Druck, linksseitig auf C3 (4 mm)

Die drei Bewegungsdiagramme unterscheiden sich voneinander, und gerade an diesen Unterschieden kann sich die Therapeutin bei ihrer Entscheidung orientieren, welche dieser Bewegungen (falls überhaupt) als Behandlungstechnik benutzt werden soll. Wenn sie eine Bewegung gewählt hat, die sich als erfolg-

Diagramme verschiedener Bewegungen 521

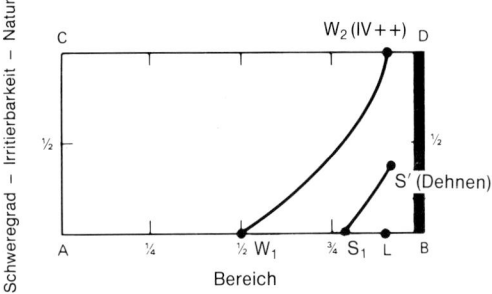

Abb. A3.11. Rechtsrotation der Halswirbelsäule beim gleichen Patienten wie in Abb. A3.10

reich erweist, steht zu hoffen, daß sich bei allen drei Diagrammen die gleiche Besserung zeigt. Wenn jedoch bei zwei Diagrammen eine Besserung zu verzeichnen ist, nicht aber bei dem dritten und auch der Patient selbst keine Besserung verspürt, würde wahrscheinlich die Bewegung, deren Diagramm unverändert ist, als Behandlungstechnik benutzt werden.

Ein anderer wichtiger Aspekt muß noch berücksichtigt werden. Neben den drei erwähnten Diagrammen könnte die Rechtsrotation der Halswirbelsäule ein hilfreiches Diagramm ergeben und als Behandlungstechnik von Nutzen sein (Abb. A3.11).

Die in Abb. A3.10 und A3.11 gezeigten Diagramme beziehen sich auf physiologische und akzessorische Standardbewegungen; komplizierter wird es, wenn Kombinationsbewegungen hinzugenommen werden. Wenn jedoch Kombinationsbewegungen als Bestandteil der Untersuchung eingesetzt werden, können dafür auf die gleiche Weise Diagramme erstellt werden, wie dies in diesem Anhang bereits erläutert wurde.

Anhang 4

Dieser Anhang beschäftigt sich eigentlich nicht unmittelbar mit der manipulativen Behandlung der Wirbelsäule; es geht jedoch um Faktoren, die mit der Behandlung von Wirbelsäulenschäden generell im Zusammenhang stehen. Diesen wird offensichtlich trotzdem nicht die ihnen gebührende Aufmerksamkeit zuteil, oder sie werden von manchen Autoren und Praktikern nicht ausreichend gewürdigt. Die im einzelnen genannten Aspekte müssen nicht notwendigerweise aufeinander Bezug nehmen und werden somit in kurzen, für sich stehenden Abschnitten aufgeführt; manche dieser Aussagen mögen dem Leser auch provokativ erscheinen.

Muskelspasmus

Über den Muskelspasmus im Zusammenhang mit Wirbelsäulenproblemen, besonders im unteren Bereich der Lendenwirbelsäule, wurden Artikel und ganze Bücher geschrieben. Manche Patienten mit Schmerzen in der Lendenwirbelsäule weisen als Begleiterscheinung zweifellos auch eine Schonhaltung auf. Diese wird zumindest teilweise durch Muskeln verursacht, und – trotz der Erkenntnis, daß keine von den Extensoren ausgehende elektromyographische Reaktion festzustellen sei – haben die meisten Kliniker keinerlei Zweifel daran, daß Muskelspasmus vorhanden sei. Einige Autoren vertreten die Meinung, daß der Spasmus sich löst, wenn der Patient sich hinlegt. Dies ist genauso falsch, wie die Interpretation der fehlenden elektromyographische Reaktion. Offensichtlich ist das Problem in der Tatsache zu sehen, daß der Spasmus, der beim Liegen verschwindet, mit den langen Rückenmuskelextensoren im Zusammenhang steht, während die konstitutionellen intrasegmentalen Muskeln zwischen benachbarten Wirbeln nicht genügend beachtet werden. Diese Muskeln verbleiben in einem spastischen Zustand, um das Gelenk davor zu schützen, daß es in eine schmerzhafte Position gerät.

Der intersegmentale Muskelspasmus kann durch Palpation gefühlt werden, wenn der Patient auf dem Bauch liegt. Obwohl beim liegenden Patienten die Gelenkbelastung geringer ist, und somit auch die Notwendigkeit eines Schutzspasmus geringer ist, verschwindet der Spasmus nicht vollständig, wie dies elektromyographische Untersuchungen bisher vermuten ließen.

Beschwerden

Drei Punkte sind in diesem Zusammenhang zu beachten:

1. Komponenten
2. Auswirkungen von Zugluft
3. Gelenkhafte Personen

Komponenten

Viele Störungen und Beschwerden im Bereich des Stütz- und Bewegungsapparates, die von der Manualtherapeutin behandelt werden sollen, haben nicht ausschließlich den Charakter rein mechanischer Störungen. Sie weisen eine subklinische Komponente auf, die entzündlicher Natur ist. Diese subklinische Komponente kann ein aktiver degenerativer Prozeß der Bandscheibe sein oder ein osteoarthrotischer Prozeß der Apophysealgelenke. Mit anderen Worten, es kann sich bei einem Gelenkleiden um einen subklinischen aktiven degenerativen Prozeß in Verbindung mit einer mechanischen Komponente handeln.

Die Manualtherapeutin kann die Symptome, die von der mechanischen Komponente herrühren, bessern; sie kann jedoch wenig oder überhaupt nichts im Hinblick auf die aktive subklinische Komponente tun. In diesem Bereich spielen Anweisungen für aktive Übungen und „Rückendisziplin" eine wichtige Rolle.

Auswirkungen von Zugluft

Nicht jeder Therapeut, der Störungen und Beschwerden des Stütz- und Bewegungsapparates behandelt, ist bereit, die Aussage eines Patienten, daß seine Nacken- oder Rückenbeschwerden durch Sitzen oder Liegen in Zugluft verschlimmert oder ausgelöst werden, wirklich ernstzunehmen. Manche Patienten sagen vielleicht auch, daß die kühle Luft einer Klimaanlage ihre Beschwerden beeinflußt. Die meisten Therapeuten dürften auch schon von Patienten gehört haben, daß ihr derzeitiger Anfall von Beschwerden im unteren Lendenwirbelbereich darauf zurückzuführen sei, daß sie in einem zugigen Raum schliefen. Solchen Aussagen sollte man durchaus Glauben schenken.

Dieses Phänomen ist charakteristisch für eine Kategorie von Patienten, deren Symptomen leicht abzuhelfen ist, bei denen es jedoch schwierig ist, ein Wiederauftreten zu verhindern. Wenn die Beschwerden im Bereich der Halswirbelsäule lokalisiert sind, ist das Tragen eines Schals für den Patienten äußerst vorteilhaft, gleichgültig ob das Wetter warm oder kalt ist.

Was die Lendenwirbelsäule betrifft, so sollen einer „Altweibergeschichte" zufolge Personen mit Beschwerden in dieser Region einen „roten Flanellgürtel" tragen; tatsächlich gibt es Patienten, die einen solchen Gürtel getragen und davon profitiert haben. Dabei ist aber folgendes wichtig:

1. Der Gürtel braucht nicht unbedingt rot sein.
2. Der Flanellgürtel sollte nicht um den ganzen Körper des Betreffenden reichen.
3. Das warme Flanell sollte nur den Lendenwirbelbereich abdecken, und zwar so, daß es diesen Bereich wärmer hält als den Bereich unmittelbar oberhalb und unterhalb des Gürtels.

Gelenkhafte Personen

Dieser Begriff steht für Patienten, die jeweils zu einer von drei spezifischen Kategorien gehören. Die Bezeichnung besagt nichts weiter, als daß es Gruppen von Menschen gibt, die von vielen Gelenken Symptome haben. Ein Rheumatologe hat in diesem Zusammenhang von „akuten Gelenkwahrnehmung" gesprochen.

1. Die erste Gruppe besteht aus Patienten, die wegen Schmerzen z. B. im unteren Zervikalbereich den Arzt aufsuchen. Die Beschwerden sind im allgemeinen lokal konzentriert, wobei sie allerdings auch auf die unmittelbare Umgebung ausstrahlen können. Wenn diese Patienten auf die ersten Phasen der Mobilisationsbehandlung hin eine Besserung verspüren, berichten sie häufig plötzlich über Schmerzen im mittleren Thoraxbereich. Wenn auch dieser Bereich behandelt worden ist und sich gebessert hat, sind es plötzlich Schmerzen im unteren Lendenwirbelbereich, auf die die Patienten hinweisen. Diese Patienten sind niemals völlig frei von Beschwerden in einem oder mehreren dieser drei Bereiche. Die Mobilisation trägt dazu bei, die Symptome jeweils bei einer Verschlimmerung zu lindern, doch empfiehlt es sich bei diesen Patienten, einem Familienangehörigen zu zeigen, wie man bestimmte Bereiche der Wirbelsäule vorsichtig mobilisieren kann (Schwimmen ist gleichfalls eine nützliche Übung).

2. In der zweiten Gruppe haben die betroffenen Personen gelegentliche Gelenksymptome an zahlreichen peripheren Gelenken. Diese Beschwerden weisen kein regelmäßiges Muster auf, was die beteiligten Gelenke angeht. Auch solchen Patienten kann durch Mobilisation geholfen werden und auch hier sollten durch einen Familienangehörigen Behandlungen zu Hause vorgenommen werden und einen festen Bestandteil des Gesamtbehandlungsplans bilden.
3. Zur dritten Gruppe gehören Patienten, bei denen eine Kombination der für die beiden ersten Gruppen charakteristischen Erscheinungen zu beobachten ist, d. h., daß bei ihnen sowohl die Wirbelsäule als auch die peripheren Gelenke betroffen sind. Diese Gruppe ist jedoch die kleinste der drei genannten.

Aufzeichnungen

Es hat sich gezeigt, daß es notwendig ist, ein bestimmtes Schema für die Protokollierung der Behandlung festzulegen. Das in diesem Buch gezeigte Modell der Protokollierung der manipulativen Behandlung kann auch für jede andere physiotherapeutische Behandlung herangezogen werden. Wenn z. B. Ultraschall zusätzlich als Teil der Behandlungsmaßnahmen eingesetzt werden soll, sollte dies auf die gleiche Weise protokolliert werden wie die manipulativen Techniken, einschließlich aller symptomatischer Reaktionen während und nach der Applikation (Tabelle A 4.1). Wenn aktive Übungen Bestandteil des Behandlungskomplexes sind, sollte auch die Wirkung einer jeden Einzelbehandlung in ähnlicher Weise auf Schmerzreaktionen hin beurteilt und entsprechend protokolliert werden. Dabei ist es noch wichtiger, die Reaktionen bei den aktiven Übungen zu protokollieren als die bei Ultraschallanwendungen beobachteten Wirkungen. Art und Auswirkung einer Übung sollten während der Behandlungssitzung beurteilt werden; die gleichen Beurteilungen sollten von dem Patienten vorgenommen werden, wenn er die Übungen zu Hause durchführt. Er sollte bei seinen häuslichen Übungen die Symptome und Bewegungsbereiche protokollieren, und zwar zuerst vor, dann während und schließlich nach der jeweiligen Sitzung – d. h. auf die gleiche Art und Weise, wie die Physiotherapeutin dies tut. Nur durch Einhalten dieses festen Schemas kann die Auswirkung der Behandlung beurteilt werden.

Beurteilung

Manche Physiotherapeuten glauben, daß Patienten mit Beschwerden im unteren Rückenbereich beigebracht werden müsse, sich während der Behandlungssitzung auf eine bestimmte Art auf die Behandlungsliege hinzulegen und auch wieder aufzustehen. So beharren sie beispielsweise darauf, daß der Patient, wenn er sich aus der liegenden Position erheben soll, sich auf die Seite drehen, Hüften und Knie im rechten Winkel beugen und dann die Beine zum Boden bringen solle, während er sich mit Hilfe seiner Arme aufrichtet. Das umgekehrte Verfahren wird dem Patienten als die günstigste Methode gezeigt, von der Sitzhaltung in die liegende Position zu kommen.

Hierzu soll folgendes festgestellt werden:

1. Wenn ein Patient im unteren Rückenbereich erhebliche Schmerzen und somit auch Schwierigkeiten hat, sich aus der liegenden Position aufzurichten und aufzustehen, wird er im allgemeinen seine eigene Methode finden, bei der der Schmerz am geringsten ist. Sollte er nicht in der Lage sein, eine für ihn vorteilhafte Methode zu fin-

Tabelle A4.1. Beispiel für die Aufzeichnung einer Behandlung mit Ultraschall

Konstanter US 1 Watt cm² über Gelenkfortsatz C2–4. Wärmeempfindung wohltuend	C/O viel bequemer O/E Rot^n ®. Gleicher Bereich, aber kein S.

den, dann – und nur dann – sollten die oben erwähnten Anleitungen als Hilfestellung gegeben werden.
2. Die Methode eines Patienten, sich auf die Liege zu legen und wieder aufzustehen, wie auch die Schwierigkeiten, die dabei deutlich werden, ergeben ein unentbehrliches „Beurteilungssternchen" (Asterisk). Kein Patient fügt sich einen Schaden zu, wenn er sich mühsam von der Behandlungsliege aufrichtet, gleichgültig, auf welche Art und Weise er dies tut. Der Nutzen dieser Beobachtungen für die Beurteilung kann gar nicht hoch genug eingeschätzt werden.

Aktive Übungen

Es gibt fünf Hauptkategorien von aktiven Übungen, die bei Beschwerden an der Wirbelsäule eingesetzt werden können: (1) stabilisierende Übungen, (2) mobilisierende Übungen, (3) Übungen zur Stärkung der Muskelkraft, (4) Übungen zur Verbesserung der Aktionsgeschwindigkeit der Muskeln und (5) Übungen zur Verbesserung der Ausdauer der Muskelaktion. In bezug auf die Lendenwirbelsäule gibt es noch zwei andere Faktoren, die bei der Anwendung aktiver Übungen relevant sind: die Durchführung von Flexionsübungen im Vergleich zu Extensionsübungen, und das Training der intersegmentalen Muskeln im Vergleich zu den längeren Muskeln (Erector trunci) die sich über mehrere Segmente erstrecken. Drei Punkte gilt es hier zu beachten:

1. Im Prinzip sollten aktive Übungen einzeln vorgenommen werden und während der Behandlungssitzung durchgeführt werden, so daß eine umfassende Protokollierung der Auswirkungen während und nach ihrer Durchführung möglich ist. Wenn der Patient die Übungen zu Hause macht, sollte ihm gezeigt werden, wie er diese Beurteilungen selbst vornehmen kann.
2. Mobilisationsübungen, die eingesetzt werden, um den Bewegungsbereich schmerzhafter arthrotischer oder spondylotischer Gelenke zu erhalten, sollten in einer nicht gewichtbelasteten oder pendelnden Stellung durchgeführt werden. Auf jeden Fall sollten sie widerstandsfrei, langsam und schmerzlos absolviert werden.
3. In den meisten Fällen spielt es keine Rolle, ob aktive Übungen während der Ausführung örtliche Schmerzen hervorrufen; doch ist es wichtig, daß die Symptome sehr rasch wieder verschwinden, sobald die Übungen beendet sind. Falls verstärkte Symptome länger als ½ h nach Beendigung des Übungsprogramms anhalten, sollten die Übungen gegebenenfalls verkürzt, geändert oder auf einen späteren Zeitpunkt verschoben werden.

Wiederauftreten der Symptome

Zu diesem Thema wurden schon viele Artikel, Bücher und Broschüren verfaßt. Mit den nachfolgenden Feststellungen soll lediglich auf einige Probleme hingewiesen werden, die bisher vielleicht noch nicht in angemessener Weise berücksichtigt wurden.

1) Aktive Übungen

Nicht jeder Patient mit Beschwerden im Bereich der Wirbelsäule sollte, nachdem die Symptome beseitigt sind, angeleitet werden, ein Übungsprogramm zu beginnen, das er auf regelmäßiger, langfristiger Basis durchzuführen hat. Wenn tatsächlich *jeder* Patient angewiesen wird, solche Übungen durchzuführen, um einem Wiederauftreten der Beschwerden vorzubeugen, steht unsere Beurteilung auf tönernen Füßen. Unter Umständen stellen wir dann später fest, daß der Patient die Übungen nur 2 Wochen lang regelmäßig durchgeführt und sie dann vergessen hat, und daß er dennoch über einen Zeitraum von 5 Jahren keinerlei Rückenbeschwerden mehr hatte. Der Prozentsatz der Patienten, die die Übungen langfristig fortsetzen, ist gering; die meisten geben bereits im 1. Monat auf.

Die Notwendigkeit, solche Übungen durchzuführen, läßt sich besser einschätzen, wenn dem Patienten erklärt wird, daß aktive

Übungen auch eine Verschlimmerung der Beschwerden zur Folge haben können; es sei deshalb besser, wenn man ihn mit den Prinzipien der „Rückenschule" vertraut macht, um Übungen solange zurückzustellen, bis sich erwiesen hat, daß er zu Rezidiven neigt. Tritt innerhalb kurzer Zeit ein solcher Rückfall infolge einer geringfügigen Ursache auf, ist es nicht nur zweckmäßiger, prophylaktisch aktive Übungen einzusetzen, sondern auch wahrscheinlicher, daß der Patient die Übungen fortsetzen wird, weil er von deren möglichem Wert überzeugt ist. Das Wort „möglich" wird hier besonders deshalb verwendet, weil sich die Erkrankung vielleicht in einem Stadium befindet, in dem die Übungen nicht ausgeführt werden können.

Die Frage, welche Rolle aktive Übungen bei diskogenen Schädigungen im unteren Lendenwirbelbereich als Vorbeugemaßnahmen gegen Rückfälle spielen können, muß sorgfältig überdacht werden. Die Übungen sollten nicht routinemäßig bei solchen Beschwerden verordnet werden. Ein Bandscheibenschaden, besonders im fortgeschitteneren Stadium, oder das Vorhandensein eines fortlaufenden subklinischen aktiven Prozesses können ein Übungsprogramm von vornherein ausschließen. Zumindest sollte immer bedacht werden, daß Übungen das Beschwerdebild durchaus auch verschlimmern können, weshalb ihre Anwendung nur langsam gesteigert werden darf und sorgfältig beobachtet werden muß.

Häufig wird die Frage gestellt, ob in bestimmten Fällen bei Bandscheibenschädigungen im unteren Lendenwirbelbereich Flexions- oder Extensionsübungen durchgeführt werden sollten. Das ideale Endergebnis des Behandlungsprogamms ist darin zu sehen, daß der Patient in der Lage ist, intensiv aktive Flexions- und Extensionsübungen auszuführen. Isometrische Übungen in allen Richtungen sind weniger kritisch als isotonische Übungen, da sie nur sehr geringe Gelenkbewegungen beinhalten. Dessen ungeachtet wird während der Übung der intradiskale Druck verstärkt. Deshalb ist bei Anwendung von Flexionsübungen stets Vorsicht geboten, wenn durch eine Schädigung der Bandscheiben Schmerzen hervorgerufen werden.

2) Kissen

Bei manchen Patienten, die an Beschwerden im Zervikalbereich leiden, ist das von ihnen verwendete Kissen für Irritationen sowie fortdauernde Beschwerden oder auch Rückfälle verantwortlich. Im Hinblick auf das Kissen sind die beiden folgenden wichtigen Aspekte zu beachten:

1. Größe des Kissens im Verhältnis zur Liegehaltung des Patienten;
2. Kisseninhalt im Verhältnis zur Irritierbarkeit der spezifischen Beschwerden des Patienten.

Die Höhe des Kissens sollte den gesamten Kopf- und Nackenbereich in einer neutralen Position stützen. Der Inhalt des Kissens sollte so beschaffen sein, daß eine durch Eindrücken der Faust geformte Senke oder Mulde bestehen bleibt. Je schneller die Mulde wegen des federnden Kisseninhalts wieder verschwindet, desto nachteiliger ist die Wirkung eines solchen Kissens auf einen Nacken, der zu Beschwerden neigt. Die Patienten sollten nicht auf dem Bauch liegend schlafen, weil in dieser Position die Intervertebralgelenke der Halswirbelsäule in einer Richtung gedreht und dabei stark gedehnt werden.

3) Bett

Im Normalfall ist das feste, flache Bett die beste Lösung. Die Erfordernisse des einzelnen Patienten sind dagegen jeweils sehr individuell und spezifisch. Wenn ein Patient ein sehr breites Becken und einen schmalen Thorax hat und in der Regel auf der Seite schläft, dürfte er auf einem weicheren Bett bequemer liegen als auf einem harten Bett.

Wenn ein Patient Beschwerden im unteren Lendenwirbelbereich hat, ist im allgemeinen entweder die Flexion problemlos und die Extension unangenehm oder umgekehrt. Die Lendenwirbelsäule kann in Rückenlage flektiert bzw. extendiert werden (1) bei ausgestreckten Beinen mit einer geringen Stütze unter der Lendenwirbelsäule (Extension), oder (2) mit flektierten Hüften und Knien ohne

Unterstützung im Lumbalbereich (Flexion). Für den Patienten ist es jedoch weit besser, auf der Seite zu liegen, die ihm die bequemste Liegeposition ermöglicht und den Grad der Hüft- und Knieflexion so zu wählen, daß sich seine Lendenwirbelsäule in der günstigsten extendierten oder flektierten Stellung befindet.

Ähnlich wie bei Beschwerden im Bereich der Halswirbelsäule ist für Patienten mit Beschwerden im unteren Lendenwirbelbereich die Bauchlage meist besonders ungünstig. Wenngleich sich manche Patienten in der Bauchlage besser fühlen, haben die meisten große Schwierigkeiten, sich umzudrehen, wenn sie in der Bauchlage eingeschlafen sind.

4) Zugluft

Dieses Thema wurde bereits behandelt, doch sollte ein derart wichtiger Aspekt an dieser Stelle durchaus noch einmal erwähnt werden.

5) Anfälliges Gelenk

Einem Patienten, der wegen starker Beschwerden behandelt werden mußte, sollte stets bewußt sein, daß der entsprechende Wirbelsäulenanteil, selbst wenn er symptomfrei ist, bei jeder zu starken Belastung besonders anfällig reagieren wird.

6) Kumulationsfähigkeit

Auch sollte nicht unerwähnt bleiben, daß die anfällige Struktur, die die Beschwerden verursacht, das Potential in sich trägt, den Schaden asymptomatisch zu kumulieren, bis ein Stadium erreicht ist, wo sich ein unbedeutender Vorfall als „der Tropfen" erweist, „der das Faß zum Überlaufen bringt". Wenn diese Patienten schwere Arbeit schmerzfrei verrichten können, so heißt das nicht, daß ihr Problem geheilt ist und sie immer so weiter machen können.

Dem Patienten muß verdeutlicht werden, durch welche Ursachen in erster Linie Rückfälle herbeigeführt werden:

1. durch Heben schwerer Lasten;
2. durch über längere Zeit ausgeführte Aktivitäten in einer Position kurz vor oder am Ende des Bewegungsbereichs;
3. durch plötzliche, unvorhergesehene oder unkontrollierte Bewegungen.

Darüber hinaus sollte der Patient wissen, daß seine „Schwachstelle" diesen drei Formen schädlicher Einwirkungen gegenüber besonders sensibel ist bei Übermüdung oder körperlichem bzw. seelischem Stress.

Nicht vollständig beseitigte Beschwerden

Bei vielen Patienten treten rezidivierende Symptome im Hals- oder Lendenwirbelsäulenbereich auf, die von manchen Anwendern manipulativer Techniken durch eine oder zwei Behandlungen beseitigt werden können. Kommt ein solcher Patient zur Manualtherapie, sollten alle Testbewegungen gründlich beurteilt werden, was besonders für die palpatorischen Techniken im Wirbelbereich gilt. In vielen Fällen kommt es bei diesen Patienten deshalb zu Rückfällen, weil die Behandlung abgebrochen wird, sobald keine Symptome mehr vorhanden sind, obwohl das Intervertebralgelenk noch nicht frei von Zeichen ist. In solchen Fällen sollte die Therapeutin dem Patienten die betreffenden Gelenkzeichen demonstrieren und ihm erklären, daß die Rückfälle in größeren zeitlichen Abständen und geringerer Intensität auftreten werden, wenn es gelingt, diese Gelenkzeichen abzubauen. Selbstverständlich kann nicht jedes Gelenk beschwerdefrei gemacht werden, wegen dem Stadium der Störung; *falls* dies jedoch gelingt, profitiert der Patient in jedem Falle davon. Im Zusammenhang mit Vorbeugemaßnahmen gegen Rückfälle ist dies ein ganz wesentlicher Aspekt, der bei der Therapie von Wirbelsäulensyndromen häufig zu wenig Beachtung findet.

Erhaltende Therapie

Die erhaltende Therapie ist für die Patienten von Nutzen, deren Beschwerden zuvor als „subklinisch" charakterisiert bzw. als „akute Gelenkwahrnehmung" eingestuft wurden. Hierbei gibt es zwei unterschiedliche Behandlungsformen:

1. Wie bereits erwähnt, können Angehörige des Patienten in Techniken unterwiesen werden, die regelmäßig angewandt werden, um zu erreichen, daß die Symptome auf ein für den Patienten erträgliches Maß begrenzt gehalten werden. Ein Eingreifen der Manualtherapeutin wird nur dann erforderlich, wenn eine Verschlimmerung der Symptome nicht zum Abklingen gebracht werden kann.

2. Bei anderen Patienten können die Symptome leichter auf reduziertem Niveau gehalten werden, wenn alle 4–8 Wochen eine Behandlung durchgeführt wird, als wenn gar keine erhaltende Therapie vorgenommen wird.

Bei ihren Überlegungen, ob es besser ist, eine Behandlung zu Hause oder eine erhaltende Therapie vorzusehen, darf die Manualtherapeutin allerdings keinesfalls den oft zitierten Satz außer acht lassen, wonach man „schlafende Hunde nicht wecken" sollte.

Epilog

Dieser Epilog ist den Lesern gewidmet, die sich intensiv mit passiver Bewegung (Mobilisation, Manipulation) als Therapieform befassen, besonders aber denjenigen, die dieses Buch als Unterrichtsgrundlage verwenden. Es sei hier mit allem Nachdruck darauf hingewiesen, daß das Buch, oder genauer gesagt, die darin beschriebenen Verfahrenstechniken, nicht als Dogma angesehen werden sollten, sondern vielmehr als Grundlage und Bezugsrahmen, von dem ausgehend Modifikationen im Hinblick auf die jeweils spezifischen Situationen vorgenommen werden können und sollen, in denen sie zur Anwendung kommen.

Wenn dieses Buch ein Konzept vermittelt und nicht lediglich als eine unter vielen Veröffentlichungen über manipulative Verfahrenstechniken verstanden wird, erübrigt sich dieser Epilog. Allerdings ist viel zu häufig von den „Maitland-Techniken" die Rede, als daß man diese irreführende Bezeichnung übergehen dürfte, ohne einige klärende Worte anzufügen. Man kann durchaus von „Maitland-Therapie", „-Methode" oder „-Konzept", jedoch nicht von „Maitland-Techniken" sprechen; wenngleich bestimmte Techniken bisher noch nicht von anderen Autoren beschrieben wurden (so z. B. einige Palpationsverfahren), wird andererseits in dem Buch betont, daß eine Technik das „geistige Produkt der Erfindungsgabe" ist (S. 134) und daß es deshalb keine *starr festgelegten* Techniken gibt.

Wie dringend notwendig es ist, diesen Punkt besonders hervorzuheben, geht aus einem Bericht über eine Untersuchung hervor, die durchgeführt wurde, um den Wert von „Mobilisation und Manipulation der Wirbelsäule nach Maitland" zu bestimmen (Sims-Williams et al. 1979). Von 48 Patienten, die in diese Untersuchung einbezogen worden waren, hätte eine beträchtliche Anzahl (jeder einzelne behandelte Patient entspricht einem Anteil von etwa 2% der insgesamt 94 beteiligten Patienten) nicht einbezogen werden dürfen – bei Anwendung des „Konzepts" wären sie ausgeschlossen worden, die „Techniken" konnten dies jedoch nicht tun.

Wenn der Leser den Sinn und Zweck dieses Buchs versteht, wird der Begriff der „Maitland-Techniken" allmählich in Vergessenheit geraten, und die damit verbundene Vorstellung wird nach und nach aus unseren Köpfen verschwinden.

Literaturverzeichnis

Literaturangaben können wie Statistiken ausgewählt und verwendet werden, d. h., im Sinne einer ganz bestimmten intendierten Aussage. Manche Buchrezensenten achten nicht nur ganz besonders auf die Anzahl der angegebenen Quellen, sondern auch auf deren Zeitnähe zu dem betreffenden Artikel oder Buch; gerade sie werden vermutlich in ihren Rezensionen zur fünften Auflage dieses Buchs auf diesen Aspekt eingehen. Nun ist das Buch jedoch als Leitfaden für Klinik und Praxis gedacht; es basiert auf der Grundlage vieler Jahre klinischer Erfahrungen, die stets von Selbstkritik geprägt waren. Es ist also keine akademische Abhandlung, deren Textteil durch eine lange Liste gerade aktueller Literatur gerechtfertigt werden mußte. Die im folgenden aufgelisteten Literaturhinweise wurden wegen ihres klinischen Bezuges ausgewählt. Das Jahr der Veröffentlichung ist unwesentlich, wichtig ist hingegen die klinische Bedeutung der Publikation.

Eines der besten Bücher über Rückenschmerzen wurde von einem weltbekannten Autor auf diesem Gebiet geschrieben: das Buch mit dem Titel „Rückenschmerzen" von Ian Macnab. Es enthält nicht eine einzige Quellenangabe.

Agnoli AL (1976) Anomale Wurzelabgänge im Lumbrosacralen Bereich und ihre klinische Bedeutung. Journal of Neurology 211:217–228
Argyle M (1975) Bodily Communication. Methuen, London
Bandler R, Grinder J (1975) The Structure of Magic. Vol 1, Chap 2. Science & Behaviour Books, Palo Alto, Cal
Bandler R, Grinder J (1975) Patterns of Hypnotic Techniques. Vol 1. California Meta Publications, pp 15–17
Bateson G (1980) Mind and Nature. A Necessary Unity. Fontana, London, pp 37, 38, 122
Bernini P, Wiesel SW, Rothman RH (1980) Metrizamide myelography and the identification of anomalous lumbosacral nerve roots. A report of two cases and review of the literature. Journal of Bone and Joint Surgery 62A:1203–1208
Bladin P, Merory J (1975) Mechanisms in cerebral lesions in trauma to high cervical portion of the vertebral artery – rotation injury. Proceedings of The Australian Association of Neurology 12:35
Bogduk N (1980a) Lumbar dorsal ramus syndrome. Medical Journal of Australia II:537–541
Bogduk N (1980b) The anatomy and pathology of lumbar back disability. Bulletin of The Post-Graduate Committee on Medicine. 36:2–17
Bogduk N, Wilson AS, Tynan W (1982) The human lumbar dorsal rami. Journal of Anatomy 134:383–387
Brain L, Wilkinson M (1967) Cervical Spondylosis and Other Disorders of the Cervical Spine. Heinemann, London, p 73
Brain R (1957) The treatment of pain. South African Medical Journal 31:973
Bremner RA (1958) Manipulation in the management of chronic low backache due to lumbosacral strain. Lancet i:20
Bremner RA, Simpson M (1959) Management of lumbosacral strain. Lancet ii:949
Brewerton DA (1964) Conservative treatment of the painful neck. Proceedings of The Royal Society of Medicine 57:163–165
Brieg A (1978) Adverse Mechanical Tension in the Central Nervous System. Almqvist & Wilksell, Stockholm
Charnley J (1951) Orthopaedic signs in the diagnosis of disc protrusion. Lancet I:186
Cloward RB (1958) Cervical discography: technique, indications and use in diagnosis of ruptured cervical discs. American Journal of Roentgenology 79:563
Cloward RB (1959) Cervical discography: a contribution to the aetiology and mechanism of neck, shoulder and arm pain. Annals of Surgery 150:1052–1064
Cloward RB (1960) The clinical significance of the sinu-vertebral nerve in relation to the cervical disc syndrome. Journal of Neurology, Neurosurgery and Psychiatry 23:321–326
Cope S, Ryan GMS (1959) Cervical and otolith vertigo. Journal of Laryngology and Otolaryngology 73:113

Corrigan B, Maitland GD (1983) Practical Orthopaedic Medicine. Butterworths, London

Crisp EJ (1960) Disc Lesions and Other Intervertebral Derangement Treated by Manipulation, Traction and Other Conservative Methods. Livingstone, London

Cyriax J (1975) Textbook of Orthopaedic Medicine. Vol 1, 8th Edn. Balliere Tindall, London

Cyriax J (1978) Textbook of Orthopaedic Medicine. Vol 1, 7th Edn. Balliere Tindall, London

Cyriax J (1980) Textbook of Orthopaedic Medicine. Vol 2, 10th Edn. Balliere Tindall, London

Cyriax J (1982) Textbook of Orthopaedic Medicine. Vol 2, 8th Edn. Balliere Tindall, London, p 281

De Bono E (1980) Lateral Thinking, Pelican, Harmondsworth

De Kleyn A, Nieuwenhuyse A (1927) Schwindelanfälle und Nystagmus bei einer bestimmten Stellung des Kopfes. Acta Otolarygologic. VIII:155–157

De Palma AF, Rothman RH (1970) The Intervertebral Disc. Saunders, Philadelphia

De Seze S (1955) Les attitudes antalgiques dans la sciatique discoradiculaire commune. Seminaire Hôpital Paris 31:2291

Edgar MA, Park WM (1974) Induced pain pattern on passive straight leg raising in lower lumbar disc protrusion. Journal of Bone and Joint Surgery 56B:658–667

Edwards BC (1979) Combined movements of the lumbar spine, examination and clinical significance. Australian Journal of Physiotherapy 25:4

Edwards BC (1980) Combined movements in the cervical spine (C2–7). Their value in examination and technique choice. Australian Journal of Physiotherapy 26:5

Elvey RL (1979) Brachial plexus tension tests and the patho-anatomical origin of arm pain. In: Proceedings of Multi-disciplinary International Conference on Manipulative Therapy, Melbourne, Australia, pp 105–111

Ethelberg S, Rüshede J (1952) Malformation of lumbar spinal roots and sheaths in the causation of low backache and sciatica. Journal of Bone and Joint Surgery 34B:442–446

Evans DH (1982) Accuracy of Palpation Skills. PhD Thesis, South Australian Institute of Technology

Farfan HF (1973) Mechanical Disorders of The Low Back. Lea & Febiger, Philadelphia, p 54

Farfan HF (1975) Muscular mechanism of the lumbar spine and the position of power and efficiency. Orthopedic Clinics of North America 6:135–144

Feinstein B, Langton JNK, Jamieson RM, Schiller F (1954) Experiments on pain referred from deep somatic tissue. Journal of Bone and Joint Surgery 36A:981–997

Frymoyer JW, Pope MH, Costanza MC, Rosen JC, Goggin JE, Wilder DG (1980) Epidemiologic studies of low back pain. Spine 5:419–423

Glover JR (1960) Back pain and hyperaesthesia. Lancet I:1165

Glover JR (1977) Characteristics of localized pain. In Buerger AA, Tobis JS (eds) Approaches to The Validation of Manipulation Therapy, Thomas, Springfield, Ill., p 175

Gowers E (1979) The Complete Plain Words. Penguin, Harmondsworth

Gray's Anatomy (1981) 36th Edn. Longman, Edinburgh. p 438

Green D, Joynt R (1959) Vascular accidents to the brain stem associated with neck manipulation. Journal of The American Medical Association, 170:5

Gregerson GC, Lucas DB (1967) An in-vivo study of the axial rotation of the human thoracolumbar spine. Journal of Bone and Joint Surgery 49A:247–262

Grieve GP (1980) Common Vertebral Joint Problems. Churchill-Livingstone, Edinburgh

Harris RI, Macnab I (1954) Structural changes in the lumbar intervertebral disc. Their relationship to low back pain and sciatica. Journal of Bone and Joint Surgery 36B:304

Hirsch C, Inglemark B, Miller M (1963) The anatomical basis for low back pain. Acta Orthopaedica Scandinavica 33:1–17

Hockaday JM, Whitty CWM (1967) Pattern of referred pain in the normal subject. Brain 90:481–495

Inman VT, Saunders JB de CM (1944) Referred pain from skeletal structures. Journal of Nervous and Mental Diseases 99:660–667

Judovich B, Nobel GR (1957) Traction therapy, a study of resistance forces, preliminary report on a new method of lumbar traction. American Journal of Surgery 93:108

Jull G (1984) The sensitivity of manual examination. A preliminary report. Proceedings MTAA on Back Pain

Kapandji AI (1969) The Physiology of Joints. Annotated Diagrams of the Mechanics of Human Joints, 2nd Edn. Livingstone, London

Kapandji AI (1974) Trunk and Vertebral Column. The Physiology of the Joints. Vol 3, 2nd Edn. Churchill-Livingstone, London

Keele KE (1967) Discussion on research into pain. Practitioner 198:287

Kellgren JH (1939) On the distribution of pain arising from deep somatic structures. Clinical Science 4:35–46

Kelsey JL, Hardy RJ (1975) Driving of motor vehicles as a risk factor for acute herniated lumbar intervertebral disc. American Journal of Epidemiology 102:63–73

Keon-Cohen B (1968) Abnormal arrangement of the lower lumbar and first sacral nerves within the spinal canal. Journal of Bone and Joint Surgery 50B:261–265

Krueger B, Okazaki H (1980) Vertebral-basilar distribution infarction following chiropractic cervical manipulation. Mayo Clinic Proceedings. 55:322

Lehmann JF, Brunner GD (1958) A device for the application of heavy lumbar traction. Archives of Physical Medicine 39:696

Licht S (1960) Massage, Manipulation and Traction. Licht, Connecticut

Liss L (1965) Fatal cervical cord injury in a swimmer. Neurology, Minneapolis 15:675

Loebl WY (1973) Regional rotation of the spine. Rheumatology and Rehabilitation 12:233

Lysell E (1969) Motion of the cervical spine. Acta Orthopaedica Scandinavica, Supplement 123

McCall IW, Park WM, O'Brien JP (1979) Induced pain referral from posterior lumbar elements in normal subjects. Spine 4:441–446

MacDonald R (1970) Black Money. Collins-Fontana, London, p 74

McKenzie RA (1981) The Lumbar Spine. Mechanical Diagnosis and Treatment. Spinal Publications, New Zealand

Macnab I (1971) Negative disc exploration. An analysis of the causes of nerve-root involvement in 68 patients. Journal of Bone and Joint Surgery 53A:891–903

Macnab I (1977) Backache. Williams & Wilkins, Baltimore

Maitland GD (1957) Low back pain and allied symptoms, and treatment results. Medical Journal of Australia II:851

Maitland GD (1961) Some observations on sciatic scoliosis. Australian Journal of Physiotherapy 7:84

Maitland GD (1966) Manipulation–mobilization. Physiotherapy 52:382–385

Maitland GD (1970a) Application of manipulation. Physiotherapy. 56:1–7

Maitland GD (1970b) Peripheral Manipulation. 2nd Edn. Butterworths, London

Maitland GD (1978) Acute locking of the cervical spine. Australian Journal of Physiotherapy 24:103–109

Maitland GD (1980a) The hypothesis of adding compression when examining and treating synovial joints. Journal of Orthopaedic and Sports Physical Therapy 2:7–14

Maitland GD (1980b) Movement of pain-sensitive structures in the vertebral canal in a group of physiotherapy students. South African Journal of Physiotherapy 36:4–12

Maitland GD (1982) Examination of the cervical spine. Australian Journal of Physiotherapy 28:6

Maitland GD (1988) Manipulation der peripheren Gelenke. Rehabilitation und Prävention, Band 20. Springer Berlin Heidelberg New York

Mennell JMcM (1960) Back Pain. Diagnosis and Treatment Using Manipulative Techniques. Churchill, London

Mesdagh H (1976) Morphological aspects and biomechanical properties of vertebro-axial joint. (C2–3). Acta Morphologica Neurologica Scandinavica

Miller J (1978) The Body In Question. Cape, London

Mooney V, Robertson J (1976) The facet syndrome. Clinical Orthopaedics and Related Research 15:149–156

Nachemson A, Morris JM (1964) In vivo measurements of intradiscal pressure. Journal of Bone and Joint Surgery 46A:1077

Nathan H, Feuerstein M (1970) Angulated course of spinal nerve roots. Journal of Neurosurgery 2:349–352

Paintal AS (1960) Functional analysis of group III afferent fibres of mammalian muscles. Journal of Physiology (London) 152:250–270

Parke WA (1975) Applied Anatomy of the Spine. The Spine, Vol 1. Saunders, Philadelphia, pp 19–47

Penning L (1978) Normal movements of cervical spine. American Journal of Roentgenology

Pratt-Thomas H, Berger K (1947) Cerebral and spinal injuries after chiropractic manipulation. Journal of The Americal Medical Association 133:9

Recamier M (1838) Revue Medecine France 1:74

Rolander SD (1966) Motion of the lumbar spine with special reference to the stabilizing effect of posterior fusion. Acta Orthopaedica Scandinavica, Supplement 90

Ryan GMS, Cope S (1955) Cervical vertigo. Lancet II:1355

Ryan G, Cope S (1959) Cervical and otolith vertigo. Journal of Laryngology and Otology 73:113

Scheenan S, Bauer R, Meyer J (1969) Vertebral artery compressions in cervical spondylosis. Neurology, Minneapolis 10:968

Schwartz G, Geiger J (1956) Posterior inferior cerebellar artery syndrome of Wellenburg after chiropractic manipulation. Archives of Australian Medicine 97:352

Scott BO (1955) A universal traction frame and lumbar harness. Annals of Physical Medicine 2:258

Shellhas K, Latchaw R, Wendling L, Gold L (1980) Vertebrobasilar injuries following cervical manipulation. Journal of The American Medical Association 244:13

Sims-Williams H, Jayson MIV, Young SMS, Baddeley H, Collins E (1979) Controlled trial of mobilisation and manipulation for low back pain: hospital patients. British Medical Journal II:1318–1320

Sinclair DC, Feindel WH, Falconer MA (1948) The intervertebral ligaments as a source of segmental pain. Journal of Bone and Joint Surgery 30B:515–521

Smith RA, Estridge MN (1962) Neurological complications of head and neck manipulation. Journal of The American Medical Assocation 182:528

Smyth MJ, Wright V (1958) Sciatica and the intervertebral disc. An experimental study. Journal of Bone and Joint Surgery 40A:1401

Snow CP (1965) Strangers and Brothers. Penguin, London, p 67

Stoddard A (1959) Manual of Osteopathic Technique. Hutchinson, London

Stoddard A (1969) Manual of Osteopathic Practice. Hutchinson, London

The Age (1982) August 21

The Manipulative Therapists Association of Australia (1984) Low Back Pain, Prevention, Treatment, Research Symposium, March, 1984

Troup JDG (1978) Driver's back pain and its prevention. A review of the postural, vibratory and muscular factors, together with the problem of transmitted road-shock. Applied Ergonomics 9:207–214

Troup JDG, Hood CA, Chapman AE (1968) Measurements of the sagittal mobility of the lumbar spine and hips. Annals of Physical Medicine 9:308–321

Tulsi RS, Perrett LV (1975) The anatomy and radiology of the cervical vertebrae and the tortuous vertebral artery. Australian Radiology 19:258–264

White AA, Panjabi MM (1978) Clinical Biomechanics of The Spine. Lippincott, Philadelphia

Wyke B (1976) The lumbar spine and back pain. In Jayson M (ed) Neurological Aspects of Low Back Pain. Grune & Stratton, New York, pp 189–256

Zieg J (ed) (1980) A Teaching Seminar With Milton H. Erickson. Brunner-Mazel, New York, p 159

Sachverzeichnis

A
Ätiologie, Definition 186
Alter und Manipulation 22
Anästhesie, manipulative Therapie unter – 146
Anheben des gestreckten Beines (SLR) 99
– – – bei Beschwerden der Lendenwirbelsäule 435
– – – mit Rotation der Lendenwirbelsäule 416
– – – mit Rotation der Lendenwirbelsäule, Vorsichtsmaßnahmen 417
Anomalien, angeborene 231
Anpassungsfähigkeit 16
Anulus fibrosus, Schwächung 182
Apophysealgelenk 176, 197
–, arthritisches/arthrotisches, Schmerzen und Wahl der Behandlungstechnik 204
–, Abdominalschmerzen 493
–, Bänder- und Kapselstrukturen 176
–, –, Auswahlkriterien bei der Wahl der Technik 196
–, –, Beschwerden 184
–, Begleiterscheinung 181
–, Beschwerdeformen in bezug auf Wahl der Technik 197
–, Distorsion 184
–, Schmerzen 178, 204
–, – und Auswahl der Technik 191
–, Strukturen 174
–, Überbelastung 184
–, Zwischengelenke T3–T10, Longitudinalbewegung 365
Arm, Ursache der Schmerzen 93
Armmuskulatur, Beurteilung 127
Arthropathie, entzündliche 21
Arzt–Physiotherapeutin, Zusammenarbeit 19
Atembeschwerden 336
– durch Brustschmerzen 490

Atlantookzipitalgelenk, Flexion/Extension 290
–, Lateralflexion 289
–, Longitudinalbewegung 330
–, postanteriorer Druck einseitig 328
–, Rotation 290, 328
–, –, Grad V 327
Atlas, Anomalien 283
Aufzeichnungen 163–165, 524

B
Bandscheibe, s. *Intervertebraler Diskus*
Befunde, normale/anormale 231
Behandlung, Aufzeichnungen 163, 164, 218
–, –, Symbole 164
–, Auswahl, s. *Technik, Auswahl*
–, Bezug zu Anamnese, Symptomen und Zeichen 14, 17
–, Beeinflussung durch Bewegungsvermögen 151
–, – durch Schmerzen 152
–, – durch Trauma 151
–, Beurteilung 148
–, – im Verlauf der Behandlung (s.a. *Beurteilung*) 217
–, Bewegungen, akzessorische 158
–, Bewegungsmuster 156
–, Gelenksschmerzen 229
–, Grad der Besserung 149
–, Geschwindigkeit der Veränderung 148, 149
–, Hauptbereiche 5, 449
–, Kompromißergebnis 248
–, Kontraindikationen 24
– und Muskelspasmus 153
– und neurologische Veränderungen 160
– und Osteoporose 160
– und primär-chronische Polyarthritis 159

–, routinemäßige 149
– und Schmerzskoliose 150
–, Umfang pro Behandlungssitzung 244
–, Veränderungen während der Behandlung 15
–, Vergleich zwischen Mobilisation und Manipulation 155
–, vorsichtige 4, 13, 24
–, Wichtigkeit der Untersuchung 449
Behandlungsbeispiele 449–493
Behandlungsdauer 154
–, Zusammenhang zwischen Wahl und Technik 196
Behandlungsergebnisse 15, 149
Behandlungsfortschritt 150
Behandlungshäufigkeit 154
Behandlungstechnik, s. *Technik*
Bein, bilaterale Schmerzen, Behandlung 484
–, –, ausstrahlende 373
–, –, von der Bandscheibe 482
Beinbeschwerden, schwach ausgeprägte, Behandlung 459
Beinmuskel, Beurteilung 127–129
Beschwerden 522
–, Definition XXIII
–, Komponenten 523
–, Kumulationsfähigkeit 527
– die Schmerzen im Wirbelsäulenbereich verursachen 20
Besserung, Geschwindigkeit der – 149
Bett 526
Beurteilung XXIII, 14–16, 18, 26, 211–253
– bei Abschluß der Behandlung 249
– bei Abschluß der Behandlungssitzung 244

Beurteilung
-, analytische 14-16, 18, 250
-, von Anomalien, angeborene 231
-, Aspekte der - 214
- aufgrund der Untersuchung 214
-, Aufzeichnungen des Patienten 239
-, Bedeutung 136, 152, 214, 215
-, Befunde, normale und anormale 231
- zu Beginn einer jeder Behandlungssitzung 236
- wenn Behandlungsfortschritt sich verändert hat 246
- von Behandlungsplanung 251
- von Bewegungsanomalien 235
- in Bezug auf Behandlung 13
- nach Durchführung der Technik 243
- während der Durchführung der Behandlungstechnik 240
- und Kommunikation 217, 221, 246, 253
- von Knochenveränderungen 235
- von Krankheitsprozessen 233
- von Patienten mit mehreren Schmerzen 227
-, Patientenaufzeichnungen 218, 240
-, rückblickende 26, 246
-, - Kommunikation 62
- von Schmerzen, ausstrahlende 242
- der Schmerzreaktion 236
- von Schmerzveränderungen 227
- von Schmerzverhalten 221
- von Symptom-Muster 218
- und Techniken 5
- von Tests 212
- nach einer Unterbrechung der Behandlung 248
- zur Unterstützung der Differentialdiagnose 250
- bei der erstmaligen Untersuchung 215
- von Veränderungen 215
-, -, degenerative 233
- - der Gewebe 234
-, -, neurologische 226
-, -, traumatische 233
- - der Weichteilstrukturen 235

-, -, Zeitpunkt 218
- des Verhaltens des Muskelspasmus 230
- im Verlauf der Behandlung 217
- von Widerstand 229
-, Wirbelsäule, anomale 233
-, -, „durchschnittliche" 231
-, -, ideale 157
- über einen Zeitraum von 24 h 245
- und Zuhören 11
Bewegungen, aktive 87
-, akzessorische 4
-, - in Behandlung 158
-, Amplitude 138, 143
-, atlantookzipitale, Beurteilung 282
-, Auswahlkriterien für Technik 171, 172
-, Einschränkung durch diskogene Schmerzen 175
-, Einschränkung durch Muskelspasmus 133, 153, 154
-, Endbereich 138
-, funktionelle 13
-, hypermobile 139
-, maximale 136
-, normale 89
-, passive (s. a. Techniken) XXIV, 211
-, -, Arten 157
-, -, Definition 4
-, - und Dehnung 136
-, -, oszillierende 4
-, physiologische 4, 87, 104
-, -, Behandlung von Schmerzen 199
-, -, Wahl der Technik 171
-, -, Reaktionen 117
-, -, Auswahlkriterien für Technik 173
-, Rhythmus/Symptomreaktion 145
-, sagittale posteroanteriore, in kombinierten Positionen 519
-, Stakkatobewegungen 144
-, Störungen des normalen Behandlungsrhytmus 137
-, Untersuchung 191
-, Variation der Neigungsebene 113
-, Widerstand auf - 117
- der Wirbelsäule 93
Bewegungsanomalie 91, 109, 111, 235
Bewegungsbereich
-, Auswirkungen auf Behandlungserfolg 151
-, im Bewegungsdiagramm 498, 502

Bewegungsdiagramm XXIII, 495-511
-, Bewegungsbereich 498, 502
-, Kommunikationsmittel 495
-, Komponenten 495
-, modifizierte Grundlinie 510
-, Muskelspasmus 504, 505
-, Schmerz 497
-, Schmerzverhalten 499, 509
-, Theorie 495
-, verschieden bei einem Patienten 520
-, Widerstand 501-503, 509
-, -, Verhalten 509
-, Zusammenstellung 495, 507
Bewegungseinschränkungen, schmerzhafte 17
Bewegungsgrade XXIII, 7, 138
Bewegungsmuster 94-97
- und Behandlungstechnik 157
-, regelmäßige 96, 97
-, -, Behandlung 158
-, unregelmäßige, und Behandlung 97
-, Variationen 96
Bewegungsrichtung 158
-, Komponente 158
Bewegungsrhythmus XXIII
-, Störungen der normalen 137
Bizepsreflexe 132
Brustschmerzen, atembeschwerende 490
Brustwirbelsäule 336-369
-, Abdominalschmerzen 492
-, Bereich der Schmerzen 337
-, Bewegungen 343
-, - physiologische 344
-, -, posteroanteriore, kreisförmige 352
-, C7-T4, Flexion 344
-, -, Flexion/Extension 345
-, -, Lateralflexion 346
-, -, Rotation 346
-, Differenzierungstest 339
-, Flexion 89
-, „handschuhartige" Verteilung der Symptome 485
-, Knochenveränderungen und Positionstest 343
-, Kombinationstest 340
-, Kompressions-Bewegungs-Tests 342
-, Manipulation 363
-, -, Behandlungsbeispiel 367
-, -, mittlerer, Mobilisation 349
-, -, posteroanteriorer vertebraler Druck, unilateraler 355

Sachverzeichnis

–, Mobilisation 349, 461
–, Mobilisationstechnik 169
–, obere, Mobilisation 349
–, –, Rotation 339
–, –, transversaler vertebraler Druck 353
–, Palpation 342
–, posteroanteriorer kostovertebraler Druck, unilateraler 356, 357
–, – vertebraler Druck 349
–, – – –, einseitiger 343, 356
–, – – –, einseitiger, lokale Variationen 357
–, – – –, zentraler 343, 349, 478
–, – – –, zentraler, lokale Veränderungen 351
–, – – –, zentraler, bei Rückenschmerzen 488
–, – – –, zentraler, bei T4-Syndrom 485
–, – – –, zentraler, bei traumatisch bedingten „gürtelartigen" Thoraxschmerzen 491
–, Rechtsrotation 359
–, Rotation 338
–, – bei Rückenschmerzen 488
–, Schweißbereich 342
–, Slump-Test 342
–, T4–T11, Flexion/Extension 347
–, –, Lateralflexion 348
–, –, Rotation 348
–, Techniken 349
–, Temperaturveränderungen 342
–, Traktion 361
–, – in Flexion 485, 486
–, – bei T4-Syndrom 485, 486
–, –, Variationen 363
–, transversaler vertebraler Druck 353, 468
–, – – –, bei traumatisch bedingten „gürtelartigen" verteilten Thoraxschmerzen 491
–, untere, Mobilisation 351
–, –, posteroanteriorer vertebraler Druck, unilateraler 355
–, –, Traktion 362
–, –, transversaler vertebraler Druck 353
–, Untersuchung, objektive 337, 338
–, –, –, Zusammenfassung 338
–, –, subjektive 336
–, –, –, Zusammenfassung 337

–, Verdickung des interspinalen Gewebes 342
–, Weichteilgewebe, Veränderungen 342
–, Zwischenwirbelgelenke C7–T3, Manipulation 363
–, Zwischenwirbelgelenke T3–T10, Longitudinalbewegung 365
–, – –, Manipulation 364
–, – –, Rotation 366

C

Cauda equina, Erkrankungen, Gegenindikation für Behandlung 20
Cloward-Bereiche 73
Cricothyreoidgelenk, Palpationstechniken 310

D

Deformität, Auswirkung auf Technik 150
Dehnen, anhaltendes 4
– und passive Bewegung 136
Dehnungsschmerz, Wahl der Technik 173
Dermatome 67, 129, 130
– auf der Basis embryologischer Segmente 69
– auf der Grundlage der Schmerzausstrahlungsbereiche 70
– aufgrund der Verteilung der Nervenwurzeln 69
Diagnose 16
– und Ätiologie 186
– und Anamnese 79, 80
–, Auswahlkriterien 171, 184, 185, 198, 209
– und Beurteilung 250
–, Definition 186, 187
–, Informationen 188
–, Kategorien 8
–, Probleme 7, 215
–, Rolle des Arztes 19
–, Wichtigkeit 211
Distorsion 184
Dornfortsatz, Abweichung 235
–, –, abnorme 235
–, Bewegung 116
–, Druckeinrichtung 137
–, Transversaldruck 114
–, Untersuchung 112
„Dowager-Fortsatz" 288
Druck auf Gelenksäule 114
Dura mater 174, 399
Dura, Schmerzen 180
„durchlässige Mauer"-Konzept 9, 26

E

Entlastungsschmerz 222
Erscheinungsbild, klinisches 9

F

Foramina intervertebralia, Bewegungen 273
– –, schmerzempfindliche Strukturen 98, 174, 180
Faktoren, psychologische 24

G

„Gate-Theorie" der Schmerzen 13
gelenkbelastete Personen 523
Gelenkbewegung, Reaktion auf 117
Gelenke, Definition XXIII
–, „knackende Geräusche" 156
–, normales Gefühl 501
–, schmerzhafte 87
–, spondylotische 525
–, Untersuchung 86
Gelenkpfeiler, Veränderungen 235
Gelenksäule, Druck auf – 114
Gelenkschmerzen nach Behandlung 229
–, pathologische 229
Geweberveränderungen, frische oder alte 108
„gürtelartige" Thoraxschmerzen 490

H

Halswirbelsäule 254–335
–, anteroposteriorer vertebraler Druck 308
–, atlantoaxiale Bereiche C2–3 284
–, – – –, Bewegungsanomalien 285
–, – – –, Knochenanomalien 284
–, –, – –, Untersuchung 284
–, –, – –, Veränderungen im Weichteilgewebe 284
–, atlantoaxiales Gelenk, Rotation 331
–, Atlantookzipitalgelenk 289
–, –, einseitiger posteroanteriorer Druck 328
–, –, Flexion/Extension 290
–, –, Lateralflexion 289
–, –, Longitudinalbewegung 330
–, –, Rotation 290
–, –, –, Grad V 327

Halswirbelsäule
–, Betten 527
–, Bewegung in den Foramina intervertebralia 273
–, – der Nervwurzeln 273
–, – im Wirbelkanal 273
–, Beurteilung der physiologischen Bewegungen 289
–, Beurteilung, qualifizierte 272
– C1, transversaler vertebraler Druck 310
–, C1–2, Palpation 279
–, –, Rotation in Rückenlage 291
–, –, Rotation im Sitzen 290
–, C2, posteroanteriorer vertebraler Druck 306
–, C2–6, transversaler vertebraler Druck, alternative 312
–, C2–7, Flexion 292
–, –, Flexion/Extension, bilaterale 293
–, –, Lateralflexion, Öffnung 297
–, –, –, Schließbewegung 295
–, –, Palpation 280
–, –, Rotation 297
–, –, transversal Iv Öffnung 334
–, –, Transversaldruck zum Schließen der rechten Seite Iv 335
–, Flexion 318, 325
–, Kissen 526
–, Krankengeschichten 9, 473
–, Lateralflexion 89, 136, 158, 159, 218
–, – als Maßstab zur Beurteilung 223
–, –, „Umfassen"-Prinzip 136
–, Longitudinalbewegung 300
–, –, Anwendungsbereiche 301
–, – bei Blockierung eines Gelenkes 472
–, –, Variationen, lokale 301
–, –, Vorsichtsmaßnahmen 301
–, Manipulation, Grad V 327
–, mittlere, Bewegungsanomalien 287
–, –, Knochenanomalien 287
–, –, Untersuchung 287
–, –, Veränderungen der Weichteilgewebe 286
–, obere, Aussagewert der Befunde 286
–, –, Hilfstests 263

–, –, Palpation 282
–, –, Transversaldruck 329
–, –, Unterscheidung von unterer Halswirbelsäule 254
–, –, Untersuchung 254, 282
–, –, Unterteilung 254
–, Okziput bis C3 330
–, –, Extension 297
–, –, Transversaldruck 330
–, Palpation 278–289, 300
–, –, Bewegungen 280, 285
–, –, Bewegungsanomalien 284
–, –, Knochenanomalien 283, 284
–, –, Knochenveränderungen und Lageprüfungen 279
–, –, routinemäßig 278
–, –, Veränderungen der Weichteilgewebe 278
–, posterioranteriorer vertebraler Druck, beidseitig 307
–, – – –, einseitig 305, 306, 455
–, – – – gegen Okzipitalschmerzen 472
–, – – –, lokale Variationen 303
–, – – –, zentral 301
–, – – –, zentral als Kombinationstechnik 303
–, Rotation 89, 313, 464
–, – bei akuter Tortikollis 468
–, – Grad V 327
–, – bei Kopfschmerzen 464
–, – bei Okzipitalschmerzen 471
–, – bei Schmerzen im Schulterblatt 467
–, –, Sorgfalt in der Durchführung 161
–, –, Richtung 95
–, – bei T4 Syndrom 485
–, –, Variationen, lokale 314
–, Schmerzen bei Flexion oder Extension 89
–, –, die auf eine vermeintliche Herzerkrankung deuten 461
–, Schulterschmerzen 273–277
–, Seitenabweichung bei der Flexion 469
–, spondylotische 515
–, subokzipitaler Bereich, Bewegungsanomalien 284
–, –, Knochenanomalien 283
–, – –, Veränderungen des Weichteilgewebes 283
–, Supraspinatussyndrom 462
–, Symptombereich 254, 255
–, Techniken 300

–, –, allgemeine Hinweise zur Anwendung 319
–, Traktion 319–327, 425
–, – in Flexion 320, 322, 325, 361
–, –, intermittierende 321
–, –, – variable 321
–, –, Kopfhalterungen 319
–, –, im Krankenhaus 321
–, –, Nachfolgebehandlung 324
–, – in neutraler Position 320, 322, 472
–, – für Tortikollis 468
–, transversaler vertebraler Druck 310
–, – – –, alternative 312
–, – – – C1 312
–, – – –, Variation, lokale 310
–, untere, Bewegungsanomalien 288
–, –, Differenzierung zu oberen HWS 259
–, –, Hilftests 263
–, –, Knochenanomalien 288
–, –, Schmerzreaktion 289
–, –, Schmerzverteilung 256
–, –, Untersuchung 255, 288
–, –, Veränderung der Weichteilgewebe 288
–, Untersuchung, Anamnese 255
–, –, Aussagewert der Befunde 278
–, –, Bewegungen 280
–, –, Dornfortsätze 279
–, –, Knochenveränderungen 279, 283, 284
–, –, Lageprüfung 279
–, –, Palpation 278
–, –, objektive, Aufeinanderfolgen von Kombinationsbewegungen 264
–, –, –, Hilftests 263
–, –, –, Zusammenfassung 259
–, –, Schmerzreaktion 281
–, –, Schwitz- u. Temperaturveränderungsbereiche 278
–, –, subjektive 254–258
–, –, –, besondere Fragen 257
–, –, –, Verhalten der Symptome 255, 257
–, –, –, Zusammenfassung 255
–, –, Testbewegungen unter Kompression 266
–, –, Veränderung der Weichteile 278
–, –, Vertebrobasilararterie 268

Sachverzeichnis

–, Unterteilung 254, 255
–, –, degenerative 268, 304, 311
–, –, –, Kontraindikation für manipulative Technik 272
–, Wahl der Technik 168, 169
–, Weichteilveränderungen 278
–, –, atlantoaxiale Bereiche 284
–, –, subokzipitaler Bereich 283
Heilungsprozesse 203
Hemiplegie 367
Herzerkrankungen, vorgetäuscht durch zervikale Schmerzen 460, 461
Hüfte, osteoarthrotische 82
Husten und Rückenschmerzen 373
Hypermobilität 109
–, Arten 161
– und Behandlung 161, 162
– und Beurteilung 235
–, Definition XXIII, 161
Hypomobilität 109
–, alte 109
– und Beurteilung 235

I

Instabilität, Behandlung und – 161, 162
–, Definition XXIV, 162
Intervertebralbewegung, Störung des normalen Rhythmus 89
Intervertebralebenen, Differenzierung der Schmerzquelle 122
Intervertebraler Diskus (Bandscheibe) 175
–, Bandscheibenlesion, Behandlung 437
–, Bandscheibenschädigung im jugendlichen Alter 482
–, Bandscheibenvorfall 22, 82, 160, 187, 216
–, –, Ätiologie 182
–, –, neurologische Veränderungen durch 183
–, –, Progression der Erkrankung 182
–, –, Stabilität der Erkrankung 182
–, –, Symptome 181, 182
–, –, Wechselwirkungen 183
–, Nervenwurzelsymptome, chronische Restbeschwerden 206
–, Palpationsuntersuchung 106

–, Schmerzen 22, 72, 88, 182
–, –, ausstrahlende 178
–, –, diskogene 175, 257, 258
–, –, –, Bewegungseinschränkung 175
–, –, –, Merkmale 175
–, –, –, Ursachen 176
–, Symptome von – 206
–, –, heftige und behindernde 206
–, Übungen, aktive 525
–, Veränderungen, altersbedingte 181
–, –, Ursachen 181
–, Wahl der Technik 181
Intervertebralgelenke, C7 – T3, Manipulation 363
–, T3 – T10, Manipulation 366
–, –, Rotation 366
–, T10 – S1, Rotation 435
–, Tests 112
Intervertebralsegment, Untersuchung 87
Intervertebraltests durch Palpation 105, 115
Irritierbarkeit 17
–, Beurteilung 76
–, Definition XXIV
„Ischiasskoliose" 379

K

Kaudasyndrom, Gegenindikation für Behandlung 159
Kissen 526
Kniereflex 132
Knochenanomalien 109, 111
Knochenveränderungen, Beurteilung 234
Körper, Anpassungsfähigkeit 16
Körperhaltung und berufliche Tätigkeit 24
Kokzygodnie 480
Kommunikation 2, 26 – 64
–, Aussagen, spezifische 35, 47
– und Bewegungsdiagramm 495
– und Beurteilung 217, 221, 247, 253
–, ethnische Besonderheiten 38
–, Fehlerbereiche 36
–, Fehlinterpretationen 37
–, Fertigkeiten 28
– bei der Anamneseerhebung 32
–, Informationen umsetzen 35
–, Interpretation 37

–, Interviewbeispiele 39
–, Klärung subjektiver Beurteilung 44
–, Komponenten der – 28, 29
–, Mißverständnisse 34, 35
–, nichtverbale 29, 30
–, Rückfragen, spontane 41
–, Schmerzreaktionen 54 – 57
–, Stichworte 35, 45
–, Überprüfungssitzung 62
–, Unterschiede, subjektiv empfundene 44
–, während der Untersuchung 65, 66
–, verbale 31
–, –, Beeinflussung der Antwort 34
–, –, Kürze 34
–, –, Störungen 35
–, Verhalten der Symptome 51
–, Vermutungen 39
–, Wichtigkeit 26
–, – des Zuhörens 11, 16, 17
–, Wortwahl, geschickte 11, 17, 34
Kommunikationsebenen, verschiedene 27
Kompressionsschmerz, Wahl der Technik 173
Kontaktpunkte 517
Kopfbewegungen und Schwindelgefühl 268, 269
Kopfschmerzen 254
–, zervikale 284, 285, 309
–, –, Behandlung 464
Kombinationsbewegungen 94
–, Untersuchung der HWS 264
–, Wert 519
Kostotransversalgelenke 352
–, Bewegung 352
–, Test 113
Krämpfe 372
Krankengeschichten 450 – 494
Krepitation 235
Kyphose, lumbale 377
– im Thoraxbereich 363

L

Lendenwirbelbereich, Erkrankungen, die Schmerzen verursachen 20
–, Schmerzen 73
–, –, Benutzung der Liege 439
–, –, entkräftigende 422
–, –, Wahl der Technik 168 – 170
Lendenwirbelsäule 370 – 440
–, Anamnese 374
–, Anheben des gestreckten Beins (SLR) 423

Lendenwirbelsäule
–, Bandscheibenschäden 374
–, –, Wiederauftreten der Symptome 525
–, Behandlungsbeispiel 436, 473
– und Bett 526
–, Bewegung 381
–, –, posteroanteriore 423
–, Diagnosegruppen 375
–, Extension 381
–, Flexion 89, 376, 419
–, – bei entkräftenden Schmerzen im unteren Rücken 422
–, –, – –, Vorsichtsmaßnahmen 422
–, Instabilität 398
–, Knochen und Lage 393
–, Kombinationsbewegungen 384
–, – in Extension 385
–, – in Flexion 384
–, –, Lateralflexion nach links 387
–, –, – nach rechts 402
–, – in Linksrotation 389
–, Kyphose 377
–, Lokalisation der Beschwerden 372
–, Longitudinalbewegungen 418, 476
–, –, Einsatz beider Beine 418
–, –, – eines Beines 418
–, –, Vorsichtsmaßnahmen 419
–, Nervenwurzelbeschwerden 455
–, Nervenwurzelschmerzen, starke 452
–, Palpation 394
–, – zum Erzeugen von Bewegung 394
–, – der interspinalen Lumbalräume 393
–, –, Schmerzreaktion 394
–, Patientengruppen 370
–, posteroanteriorer vertebraler Druck, einseitig 403, 435
–, – – –, zentral 400, 401, 435, 455, 478
–, – – –, zentral, bei Abdominalschmerzen 493
–, – – –, zentral, bei Bandscheibenschädigung 482
–, – – –, zentral, bei Beinschmerzen 485
–, – – –, zentral, bei Kokzygodynie 480
–, – – –, zentral, als Kombinationsbewegung 402

–, – – –, lokale Veränderungen 401
–, Rotation 406, 408, 434, 436, 452, 456–458, 473–475
–, – bei Abdominalschmerzen 493
–, –, alternative Methode 410
–, – mit Anheben des gestreckten Beines 416
–, –, Anwendung 407, 408
–, – bei Bandscheibenschädigung 482
–, – in Extension von proximal nach distal 412
–, – in Flexion und Lateralflexion 413–415
–, – bei Kokzygodynie 481
–, – mit kombinierten Bewegungspositionen 411
–, –, lokale Veränderungen 410
–, – bei Schmerzen in den Beinen 484
–, – bei Schmerzen (entkräftende) im unteren Rücken 422
–, –, Vorsichtsmaßnahmen 410, 417
–, Schmerzen ins Bein ausstrahlende 371–373
–, – im Gesäß 373
–, Schmerzreaktion, Änderung 394
–, Scheuermann-Erkrankung 514
–, Scheuermann-Syndrom 394
–, Seitenabweichungen 382
–, Slump-Test 399
–, Störungen des Bewegungsablaufes 394
–, Symptombereich 371–373
–, Symptome 373
–, –, Verhalten 373
–, T11–S1, Flexion/Extension 398, 399
–, –, Lateralflexion 395
–, –, Rotation 396, 434
–, Techniken 399
–, Temperatur 392
–, Traktion 23, 425, 451, 456–458
–, –, Anwendungsbereiche 433
–, –, Ausgangsposition 427
–, –, Behandlung, weitere 432
–, –, intermittierende 433, 453
–, –, Methode 427
–, –, Vorsichtsmaßnahmen 433
–, Traktionsliege 428

–, Traktionstherapie in der Klinik 426
–, transversaler vertebraler Druck 404, 435
–, – – –, bei Abdominalbeschwerden 492
–, Übungen, aktive 525
–, Untersuchung, besondere Fragen 373
–, Untersuchung, objektive 375
–, –, –, Zusammenfassung 376
–, –, subjektive 370
–, –, –, Zusammenfassung 371
–, Veränderung, spondylotischer 479
–, Weichteilgewebe 392
–, Wirbelblockierung 395
–, Wirbelsäulenveränderungen, arthrotische 375
Lordose 401
Lumbalkyphose und Mobilisation 151
Lumbosakaler Bereich, Behandlung 147

M
Manipulation 4
–, unter Anästhesie 146
–, Arten 146
–, Behandlung, Zeitpunkt 155
–, Behandlungsphase, frühe 155
–, Definition XXIV, 4
–, Gefahren 162
–, Kontraindikation 20, 21, 159
–, –, bei Hypermobilität 161
–, Konzept 1, 6
– und Mobilisation 192
– bei Osteoporose 160
–, Patientengruppen 167
–, primär-chronische Arthritis 160
–, Rhythmus 145
–, Sicherheit in – 146, 148
–, Theorie 9
–, Schwangerschaft 20
–, Vergleich mit Mobilisation 155
–, Vertigo 161
–, Wachstum und Verbreitung 1
Manipulationskonzept 6
M. gluteus, Schmerzen 372, 477
Migräne, vermeintliche 464

Sachverzeichnis

Mobilisation 146
–, Arten 4
–, Behandlung, weitere 205
–, Definition XXIV, 4
–, Faktoren 135
–, Geschwindigkeit des Erfolges 156
– oder Manipulation 192
–, Rhythmus 142
–, Techniken 134
–, –, Auswahl 169
–, Vergleich mit Manipulation 156
–, Zeitpunkt der Anwendung 155
Mobilisationsbehandlungen 152
Muskelgewebe, Veränderung 108
Muskelverhalten 230
Muskelschmerzen 82
Muskelschwäche durch Nervenwurzelkompression 127
Muskelspasmus 117, 144, 304, 402, 522
–, Arten 504
–, Behandlung 150, 152, 153
– im Bewegungsdiagramm 495, 504
–, bewegungseinschränkender 143, 144, 152
–, Kategorien 230
– von der Lendenwirbelsäule 478
–, Reaktion auf Schmerz und Bewegung 117, 118
–, Verhalten 230
Muskelverdickung 235
Muskelverletzung, Schmerzen von – 82
Myotomdiagramm 71
Myotome 71

N
„Nachschmerz" 224
Nackenschmerzen 199
Nackensteifheit 257
Nervenversorgung, Nervenwurzeln 130
Nervenwurzelbeschwerden, chronische 455
Nervenwurzelkompression, Muskelschwäche durch 127
Nervenwurzeln 126
–, Nervengeflechte 180
–, Störungen, sensorische 129
–, Versorgung, motorische 130, 131
–, Wurzelkompression, drohende 23

Nervenwurzelreizung 185
Nervenwurzelscheide 175, 178
–, Ausstrahlungsschmerz 178
Nervenwurzelschmerzen 22, 100, 180
–, Behandlung 151
– im Bereich der Lendenwirbelsäule 452
– in der Halswirbelsäule 450
–, Halswirbelfraktion 321
–, Schmerzveränderung 226
–, starke, Behandlung 451
–, Symptom, Manipulation 22, 23
–, Traktion der Lendenwirbelsäule 425
–, verbliebene intermittierende 454
Nervenwurzelsymptomen, Restbeschwerden 208
Nucleus pulposus, Prolaps 216

O
Okzipitalschmerzen „stechende" 472
Okziput-C3, Transversaldruck 329
Omarthrose 9
Osteoporose, Behandlung 21, 159

P
Paget-Krankheit 159
Palpation, allgemeine routinemäßige 110
–, Intervertebraltests 105, 115
–, Präzision 106, 141, 142
–, Schmerzreaktion 109
–, Veränderungen des Weichteilgewebes 108, 110
Palpationstest 106
–, Genauigkeit 106
Patient, Charakter 30
–, Geschwindigkeit des Besserungsprozesses 149
–, Kommunikation, s. Kommunikation
–, redseliger 32, 43
–, Untersuchung, s. Untersuchung des Patienten
–, zuhören 11, 17, 212, 221
–, zurückhaltender 32, 40
Patientenaufzeichnungen 240
Patientengespräch 32
Polyarthritis, primär-chronische (PCP)
–, – –, Kontraindikation 159
Prophylaxe 249

R
Reflexverhalten 132
Reflexvermögen, Störungen, Schmerzen 160
Rekonvaleszenzschmerz 222
Rippen, Mobilisation 358
–, Palpation 357
–, Untersuchung 356, 357
Rippenschmerzen 357
Röntgenuntersuchungen 132
Rücken, Veränderungen, degenerative 473
Rückenschmerzen, akute, Behandlung 475
– im rechten oberen Quadranten 367
– im Thoraxbereich 487
– im unteren Rückenbereich 473
Ruhehaltung, Auswirkungen auf den Schmerz 77
Rhythmus/Symptomreaktion 145

S
Sakroiliakalbereich 441–445
–, Behandlungstechniken 445
–, Öffnen der hinteren Flächen 442
–, – der Vorderfläche 441
–, postanteriorer zentraler Druck auf das Steißbein 447
–, Schmerzen vom 441
–, Tests 443
Sakroiliakalgelenk, Schmerzen 441
Sakroiliakaltest 443
Sakrokozygealbereich 446–448
–, Palpation 446
–, posteroanteriorer zentraler Druck auf das Steißbein 446
„Sanftheit", Wichtigkeit 3, 13, 24, 140, 152, 160, 163, 207
Scheuermann-Erkrankung 514
Scheuermann-Syndrom 394
Schiefhals 92, 301
Schmerz, Auswirkung der Ruhehaltung 77
–, momentaner, Wahl der Technik 204
–, radikulärer XXIV
– und Technik 152, 153
–, Terminologie XXIV
–, „unveränderter" 227, 228
–, Verteilung 86
–, Wahl der Technik 199

Schmerzbehandlung 143, 203, 204
– mit physiologischen Bewegungen 199
Schmerzbereich 11, 12, 66
Schmerzen (s. a. Art, Bereich etc.) 117, 118
– im Abdominalbereich 75, 492, 493
–, –, unteren 75
–, anhaltende 223, 242
– im Arm, Ursachen 93
–, Arten, mehrere 17, 216, 225
–, Aspekte, die die Wahl der Technik beeinflussen 188
–, ausstrahlende XXIV, 462
–, –, von der Bandscheibe 178
–, –, Bereich 67
–, – in periphere Gelenke 462
–, –, Wahl der Technik 173
–, Beweglichkeitsbeeinträchtigung 13
–, Darstellung 14
–, –, im Bewegungsdiagramm 497
– im Endbereich des Bewegungsspielraumes, Auswahl der Technik 173
– gegen Ende der Bewegung IX, 17
–, durch den gesamten Bewegungsspielraum XXIV, 17
–, – –, Wahl der Technik 173
– im Gesäß, Behandlung 478
–, – –, durch Bandscheibenschädigung 482
–, –, Herkunft 477
–, Gewöhnung 228
– im Halswirbelbereich 20
– beim Husten 373
–, Intensität 499
–, latente XXIV, 17, 222
–, –, Arten 222
–, Muskelspasmus als Reaktion 153
–, Nervenwurzel, s. Nervenwurzelschmerzen
– in periphere Gelenke, Differenzierung 119
–, psychogene 24, 25
– im rechten oberen Quadranten 367
– im Rhythmus der Behandlungstechnik 241
– im Schulterblatt 467
– und Steifigkeit, Wahl der Technik 201, 202
– im Thoraxbereich 73, 74
–, vermeintliche Herzaffektion 460
–, – Migräne 464

–, viszerale 336
–, Wichtigkeit von – 507
– und Witterungsumschwünge 228
– im Zusammenhang mit Reflexvermögen 160
Schmerzmuster 85, 216
– von schmerzempfindlichen Strukturen 174
–, Wahl der Technik 192
Schmerzreaktion 10, 109
– während der Behandlungssitzung 59, 60
–, Beurteilung 112, 236
– auf Bewegung, Wahl der Technik 173, 174
–, latente 144
–, Veränderung 60
– während Testbewegungen 54, 55
– während der Untersuchung 109, 112
Schmerzregion 12
Schmerzschub 60
Schmerzschwelle 221
Schmerzursache, Differenzierung zwischen Wirbelsäule und peripheren Gelenken 119
Schmerzveränderungen, Beurteilung 227
Schmerzverhalten 75
–, Beurteilung und – 221
– im Bewegungsdiagramm 499, 507
–, Wichtigkeit 212
Schonfehlhaltung XXIV, 92
Schonhaltungsskoliose 149, 151
Schulter, Untersuchung 272, 273
Schulterschmerzen, ausstrahlende 462
–, zervikalbedingte 273–277
Schwangerschaft und Manipulation 20
Schweißabsonderung 110
Schwindelgefühl, klinische Tests 269
– durch Kopfbewegungen 268, 269
– von der Vertebrobasilararterie 268
Sicherheit 145, 149, 163
Sklerotomdiagram 71
Sklerotome 71
Skoliose, ischiasbedingte 92, 379, 457
Slump-Test 100, 424
Spinalstenose 20

Spondylitis, ankylosierende 22, 54
–, –, Kontraindikation für eine manipulative Behandlung 159
Spondylose 151
Spondylolisthesis 21, 151
Stakkatobewegungen 144
Steifigkeit 53
–, Flexion der Halswirbelsäule 318
–, Verhalten 229
–, Wahl der Technik 200, 201
Steißbein 446, 447
–, Druck, anteroposteriorer 447
–, –, posteroanteriorer zentraler 446
–, –, transversaler 447
–, Palpation 446
–, Schmerzen 480
Stichworte 35
Störungen, arthrotische, Anamnese 79
–, sensorische und Nervenwurzel 129
„Straight leg raising" (SLR) 99
Strukturen, schmerzempfindliche und deren Schmerzmuster 174
–, schmerzliche, im Wirbelkanal und Foramina 180
Supraspinatussyndrom, vermeintliches 462
Symbole, Aufzeichnungen 164
Symptome, Einsetzen und Entwicklung 79
–, Lokalisation 67
–, Untersuchung 106
–, Verhalten 75
– und Zeichen 26
– –, Bezug zur Behandlung 14
Symptomreaktion 145

T
T_4-Syndrom 485
Technik (s. a. Bewegungen etc.) 4, 16, 529
–, Amplituden 142
–, Anwendung 148–166
–, Aufzeichnungen 17, 163, 524
–, Bewegungsgrade 138–140
–, Bewegungsrichtung 158
–, Beziehung zwischen Bewertung 16
– bei Deformität 150

Sachverzeichnis

– als geistiges Produkt der Erfindungsgabe 134
–, Kontraindikationen 159
–, Leitlinien 170
– und Muskelspasmus 153
–, Pathologie als Auswahlkriterium 151
–, Prinzipien 134–147
–, Rhythmus 142
–, Rhythmus/Symptomreaktion 144
–, Schmerzen als Auswahlkriterium 152
–, Vergleich zwischen Manipulation und Mobilisation 155
–, Wahl 148, 157, 167
–, –, allgemeine Aspekte 171
–, –, Anwendung falscher Verfahren 229
–, –, und Art der Durchführung 195
–, –, und Art des Schmerzes 199
–, –, bei arthritisches/arthrotisches Intervertebralgelenk 197, 204
–, –, Auswahlkriterien 192
–, –, Mobilisation oder Manipulation 192
–, –, –, Zusammenfassung 208, 209
–, –, und Behandlungsziel 191
–, –, Bewegungsrichtung 193
–, –, Dehnungs- oder Kompressionsschmerz als Kriterium 173
–, –, und derzeitige Stabilität 187
–, –, Diagnose 171, 184, 209
–, –, Einfluß der Aspekte des Schmerzes 188
–, –, einsetzbare Bewegungen 198
–, –, Kategorien von Beschwerdeformen 198
–, –, bei momentanen Schmerz 204
–, –, Position des Zwischenwirbelgelenks 194
–, –, physiologische Bewegungen 171
–, –, Reihenfolge 168
–, –, Rolle der Pathologie 171, 172, 180, 181
–, –, bei Schmerzen im gesamten Bereich des Bewegungsspielraums 173
–, –, bei Schmerz und Steifigkeit 201
–, –, Schmerzmuster 191

–, –, Schmerzreaktion 173
–, –, bei Steifigkeit 200
–, –, Symptome und Zeichen als Auswahlkriterium 190
–, –, Unterteilung in Diagnosegruppen 197
–, –, Untersuchung der Bewegungen 191
–, –, Vorgeschichte 191
–, –, Wechselbeziehung zu Bäder u. Ligamente 197
–, –, Wechselbeziehung zur Dauer der Behandlung 196
–, –, Wechselbeziehung zur Diagnose 196
–, –, Wiederholung 148
–, –, Wirkung, unmittelbare 243
Temperaturerhöhung 110
Tests, aktive 87
–, differential-diagnostische 14, 17
–, neurologische 125
Testbewegungen, Schmerzanfall 223
–, Schmerzreaktionen 54
–, –, Veränderung 59
–, Schmerzverursachende 222, 223
Therapie, erhaltende 528
–, Hauptbereiche 5
Thoraxbereich, Anwendung der Traktionsliege 430
–, Beschwerden, die Schmerzen verursachen 20
–, Rückenbereich 487
–, Seitenabweichung vom Becken 382, 383
–, Schmerzen im 73, 74
Thoraxschmerzen, traumatisch bedingte „gürtelartige", Behandlung 490
Tortikollis, akuter 468
–, Behandlung 469
Traktion 23
–, intermittierende 23
–, Ursache für Symptome im unteren Wirbelsäulenbereich 431
Traktionsliege, reibungsfreie 428
–, Variationen 428, 429
Trauma, Behandlung 151
–, Beurteilung von Veränderung durch Trauma 231
–, Vorgeschichte 78
Trizepsreflexe 131

U
Übergang, Hals- und Brustwirbelsäule, Schmerzursache 339

Übungen, aktive, Bedeutung 525
„Umfassen" 136
Unbehagen 13
Untersuchung, Ausführlichkeit 224
–, Beschwerde reproduzieren 93
–, Bewegungen der Wirbelknochen 112, 133
–, Bewegungsanomalien 109, 111
–, Bewegungstechnik 113
–, Differenzierung von Schmerzen, Gelenk und Wirbelkanal 122
–, Differenzierung von Schmerzen, Intervertebralebene 85
–, Differenzierung von Schmerzen, Wirbelsäule u. peripheren Gelenken 119
–, objektive 86–133
–, –, Bewegungsverhalten schmerzempfindlicher Strukturen 98, 99
–, –, Differenzierungstest 119
–, –, Hauptbefunde 220
–, –, passiver Bereich der physiologischen Bewegung 87
–, –, passive physiologische Bewegungen 104, 118
–, –, Planung 83–85
–, –, Protokollierung 218
–, –, Schmerzmuster 85
–, –, Schmerzreaktion 109, 112
–, –, Schmerzverteilung 86
–, –, Test, aktive 87
–, –, –, passive 98
–, Palpation 141, 142
–, –, allgemeine Befunde 110
–, –, Genauigkeit 106
–, –, Intervertebraltests 105, 114
–, –, routinemäßige 110
–, –, Schmerzreaktion 109
–, –, Tests 106
–, –, Veränderungen der Weichteilgewebe 108
– des Patienten 4, 12, 13, 17, 65, 449
–, Beurteilung 211
–, Bewegungen, funktionelle 13
–, Bewegungstests, aktive, Hilftests 98
–, Kombinationsbewegungen 93

Untersuchung des Patienten
– –, Knochenanomalien 110, 111
– –, Kommunikation (s. a. Kommunikation) 65
– –, Notierung d. Befunde 68, 165, 218
– –, Reaktionen auf die Bewegungen 117, 118
– –, Röntgenuntersuchungen 132
– –, „Slump-Test" 100
– –, „Straight-leg-raising" (SLR) 99, 100
– –, subjektive, besondere Fragen 77
– –, –, Nervenwurzel d. Brustwirbelsäule 100
– –, –, Planung 82, 83
– –, –, Verhalten der Symptome 75
– –, –, Zervikalnervenwurzel 100
–, subjektive, 65 83
–, –, Abschnitte 66
–, –, Art der Beschwerden 66
–, Tests, neurologische 125
–, Wichtigkeit 134
–, Zusammenhänge zwischen Symptomen und Untersuchungsbefunden 107
Untersuchungsbeispiele 517
Untersuchungsplan 65

V
Veränderungen, degenerative 106
–, –, Beurteilung 233
–, –, intervertebraler 107
–, neurologische, Behandlung 160
–, –, Beurteilung 226
– der Weichteilgewebe 108
Verlaufsrückblicke 62, 63
Verschreibung manualtherapeutischer Verfahren 19
Vertebrobasilararterie, Beurteilung, qualifizierte 272
–, Einbeziehung 268–270
–, Insuffizienz 268, 272
–, Untersuchung der Wirbelsäule 268
–, Verengung 268
Vertigo und Manipulation 161

Vorgeschichte 7, 26, 32, 78
–, Aussagen, spezifische 47
–, Auswahlkriterien 171, 88
– in bezug zur Behandlung 14, 17
–, Cloward-Bereiche 73
– und Diagnose 79
–, Fragen, besondere 77
–, –, parallele Ausrichtung 50
–, Gliederung 81
–, Hauptaspekte 79
–, Interviewbeispiele 39
–, Kommunikation während – (s. a. Kommunikation) 32, 48, 49
–, Lokalisation der Symptome 67
–, Schmerzbereich 67
–, Schmerzreaktion während einer Behandlungstechnik 60
–, Klärung subjektiver Beurteilungen 44
–, Reaktionen, nichtverbale 45
–, Rückfragen, spontane 41
– bei Trauma 79
–, Unterschiede, subjektiv empfundene 44
–, Verhalten der Symptome 51, 57, 62, 75

W
Wahl der Technik, s. Technik, Wahl
Weichteilgewebe, Dehnbarkeit 496
–, Veränderungen 108, 110
–, –, Beurteilung 235
–, –, Palpation 106
Widerstand 117, 118
–, anomaler 502
–, im Bewegungsdiagramm 502–504, 509
–, Verhalten 229
–, – im Bewegungsdiagramm 509
Wiederauftreten der Symptome 525
– –, Ursachen 527
Wirbelarterien, Erkrankungen, und Manipulation 20
Wirbelkanal, Bewegung 273
–, Differenzierung der Schmerzquelle 122

–, Stellung schmerzempfindlicher Strukturen 174, 176, 177, 399
Wirbelknochen, Bewegung 112
–, –, Variation der Neigungsebene 113
–, Druck 112
–, Lage 280
Wirbelsäule, anomale 233
–, –, Definition 107
–, Anomalien im Nervenbereich 232
–, Bewegungen 94
–, „durchschnittliche" 105, 106, 231
–, –, Mangelerscheinungen 106
–, Druck, direkter 137
–, Druckanwendung, sorgfältige 137
–, ideale 105, 231
– und periphere Gelenke, Differenzierung als Schmerzursache 119
–, Rotation 94, 95
–, spondylarthrotische, mit lokaler Läsion 479
–, Trauma 21
–, Tumoren 21
Wirbelsäulenerkrankungen, Arthropathien, entzündliche 21, 22
–, degenerativ 21, 473
–, entwicklungsbedingte 21
–, infektionsbedingte 21
–, Kontraindikation für manipulative Behandlung 21, 159
–, stoffwechselbedingte 21
Witterungsumschwünge und Schmerzen 228

Z
Zervikalgelenkblockierung, Behandlung 471
Zervikalnervenwurzel, Bewegung der – 100, 273
Zugluft 527
–, Auswirkungen 523
Zuhören 16
–, Wichtigkeit 11, 16, 17, 221
Zusammenarbeit zwischen Arzt und Physiotherapeutin 19

aus der Reihe
Rehabilitation und Prävention

Band 23   V. Schweizer

Neurotraining
Therapeutische Arbeit mit hirngeschädigten Erwachsenen im kognitiven Bereich

Beilagenset: Arbeitsblätter

Geleitwort von W. M. Zinn

1989. XIII, 115 S. 93 Abb. u. Arbeitsblätter. Brosch. DM 68,–; öS 530,40; sFr 75,–.
ISBN 3-540-50489-3
Das Beilagenset kann auch separat bezogen werden: **Neurotraining.** Beilagenset.
Arbeitsblätter. Unverbindliche Preisempfehlung DM 14,–; öS 109,20; sFr 15,50.
ISBN 3-540-50488-5

Band 22   D. Beckers, M. Buck

PNF in der Praxis
Eine Anleitung in Bildern

1988. 150 Abb. in 379 Einzeldarstellungen. X, 170 S.
Brosch. DM 64,–; öS 499,20; sFr 70,50. ISBN 3-540-18970-X

Band 12   S. Klein-Vogelbach

Ballgymnastik zur funktionellen Bewegungslehre
Analysen und Rezepte

3., überarb. Aufl. 1990. XVIII, 228 S. 567 Abb. u. 1 Ausklapptafel.
Brosch DM 76,–; öS 592,80; sFr 84,–. ISBN 3-540-51867-3

Band 4   S. Klein-Vogelbach

Therapeutische Übungen zur funktionellen Bewegungslehre
Analyse und Instruktion individuell anpaßbarer Übungen

Geleitwort von W. M. Zinn

3., überarb. Aufl. 1992. XVI, 364 pp. 111 Abb. in 275 Teilabb.
Brosch. DM 72,–; öS 561,60; sFr 79,50. ISBN 3-540-54648-0

Band 1   S. Klein-Vogelbach

Funktionelle Bewegungslehre

4., überarb. Aufl. 1990. XIII, 333 S. 329 Abb.
Brosch DM 76,–; öS 561,60; sFr 79,50.
ISBN 3-540-51624-7

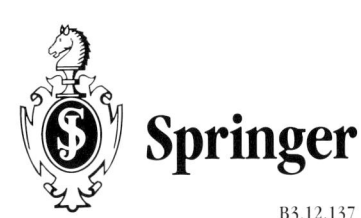

Preisänderungen vorbehalten   B3.12.137